临床麻醉学病例解析

CLINICAL CASES ANALYSIS IN ANESTHESIOLOGY

主　审　罗爱伦　北京协和医院

薛张纲　复旦大学附属中山医院

姚尚龙　华中科技大学同济医学院附属协和医院

主　编　王英伟　复旦大学附属华山医院

李天佐　首都医科大学附属北京世纪坛医院

副主编　鲁开智　陆军军医大学附属西南医院

余剑波　南开大学附属南开医院

戚思华　哈尔滨医科大学附属第四医院

赵　晶　中日友好医院

张　野　安徽医科大学第二附属医院

欧阳文　中南大学湘雅三医院

人民卫生出版社

PEOPLE'S MEDICAL PUBLISHING HOUSE

图书在版编目（CIP）数据

临床麻醉学病例解析/王英伟,李天佐主编. —北京：
人民卫生出版社,2018

ISBN 978-7-117-27276-6

Ⅰ.①临… Ⅱ.①王…②李… Ⅲ.①麻醉学-病案-
分析 Ⅳ.①R614

中国版本图书馆 CIP 数据核字(2018)第 191095 号

| 人卫智网　www.ipmph.com | 医学教育、学术、考试、健康,
购书智慧智能综合服务平台 |
| 人卫官网　www.pmph.com | 人卫官方资讯发布平台 |

临床麻醉学病例解析

主　　编：王英伟　李天佐

出版发行：人民卫生出版社（中继线 010-59780011）

地　　址：北京市朝阳区潘家园南里 19 号

邮　　编：100021

E - mail：pmph @ pmph. com

购书热线：010-59787592　010-59787584　010-65264830

印　　刷：三河市宏达印刷有限公司（胜利）

经　　销：新华书店

开　　本：889×1194　1/16　印张：42

字　　数：1419 千字

版　　次：2018 年 10 月第 1 版　2022 年 8 月第 1 版第 3 次印刷

标准书号：ISBN 978-7-117-27276-6

定　　价：368. 00 元

打击盗版举报电话:010-59787491　E-mail:WQ @ pmph. com

（凡属印装质量问题请与本社市场营销中心联系退换）

张　军　复旦大学附属华山医院

张明生　江西省人民医院

张诗海　华中科技大学同济医学院附属协和医院

张晓庆　同济大学附属同济医院

陈向东　华中科技大学同济医学院附属协和医院

陈莲华　上海交通大学医学院附属第一人民医院

邵建林　昆明医科大学第一附属医院

周　锦　东北国际医院

单世民　天津市第五中心医院

赵　璇　同济大学附属第十人民医院

胡智勇　浙江大学医学院附属儿童医院

贾　珍　青海大学附属医院

顾小萍　南京大学医学院附属鼓楼医院

倪新莉　宁夏医科大学总医院

徐铭军　首都医科大学附属北京妇产医院

黄立宁　河北医科大学第二医院

梅　伟　华中科技大学同济医学院附属同济医院

阎文军　甘肃省人民医院

葛圣金　复旦大学附属中山医院

韩如泉　首都医科大学附属北京天坛医院

嵇富海　苏州大学附属第一医院

编者 （以姓氏笔画为序）

丁　璟　丁韶丽　于　芸　马　纪　马媛媛　马臻杰　王一男　王自伟　王进全

王志勇　王　来　王春姝　王桂龙　王　琳　王瑞珂　王　鹏　王　露　车向明

毛　煜　文新灵　邓安智　邓　赓　石存现　叶　敏　田　明　田　婧　白　玉

包晓航　邢艳红　曲倩倩　朱兰芳　朱冰清　朱国松　乔迎帅　任儒国　全承炫

刘志龙　刘　真　刘晓军　刘晓媛　刘　悦　刘　翔　闫　瑞　孙章楠　杜智勇

李孔兵　李宁涛　李　津　李　姝　李　健　李　清　李清梅　李　锐　杨纯勇

杨　敏　连　明　肖仁杰　吴　洁　吴　蓓　何艳红　何　静　余怡冰　邹吉贺

汪　欢　沈友素　宋志高　张云倩　张双银　张　伟　张青林　张玥琪　张　炜

张　怡　张莲花　张海盛　张　瑛　张媛媛　张婷婷　陈　伟　陈秀斌　陈　玲
陈贵珍　陈洪飞　苑　方　范晓华　林红妃　易　斌　岳红丽　周志强　周　涛
周涤非　郑　旭　项国联　赵明晔　赵　晖　赵燕玲　赵曦宁　郝　伟　胡妙凤
南　洋　钟河江　侯百灵　宫丽荣　姚伟瑜　贺振秋　顾健腾　钱　玥　钱　坤
倪　萍　徐振东　殷姜文　奚　丰　高宇博　高昌俊　高宝来　高　洁　高　巍
郭晓昱　郭　瑜　黄文婷　黄星辉　黄施伟　梅弘勋　曹译匀　曹新顺　康　芳
康定鑫　梁旅权　寇志坚　彭沛华　葛　莉　韩婷婷　韩　睿　覃　罡　焦志华
舒洛娃　甯交琳　谢玉海　谢永刚　窦梦云　裴春明　廖　炎　廖　琴　翟明玉
穆　蕊　魏　薇

主编助理

陈斯琴　杨笑宇

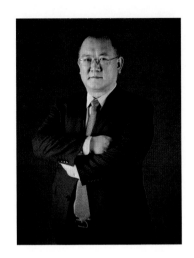

主编简介

王英伟

　　现任中华医学会麻醉学分会青年委员会副主任委员(10、11、12届)、中国医师协会麻醉医师分会常务委员、中国高等教育学会麻醉学教育研究理事会常务理事、中国研究型医院麻醉学分会常务委员、中华医学会麻醉学分会神经外科麻醉学组副组长、中华医学会麻醉学分会基础与应用研究学组秘书、中国药理学会麻醉药理分会常务委员,国家科技部、国家自然科学基金委评审专家。任上海市医学会麻醉学分会秘书、委员,上海市医学会医疗鉴定专家、上海市麻醉质控委员。曾留学美国华盛顿大学3年,后获美国医师执照在华盛顿大学医学院附属Barnes-Jewish医院麻醉科担任讲师。以第一作者和通讯作者发表学术论著60余篇,其中SCI收录30余篇,包括神经科学权威杂志《Journal of Neuroscience》、麻醉学最高杂志《Anesthesiology》。主编专著1部、副主编专著2部。任《国际麻醉学与复苏杂志》副总编、《中华麻醉学杂志》常务编委、《Mol Pain》(IF:3.58)杂志编委。作为项目负责人获得国家自然科学基金重点项目1项、863重点攻关课题1项、科技部重点专项课题1项,国家自然科学基金面上和青年项目5项。曾获教育部"新世纪优秀人才"、上海市科委"启明星"、"启明星后"、"优秀学术带头人"、上海市教委"曙光学者"、上海市卫生局"优秀学科带头人"等荣誉,荣获上海市卫生系统"银蛇奖"二等奖、市卫生局先进工作者、行政记大功一次。

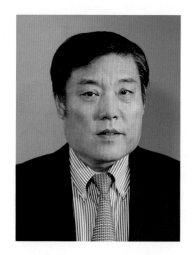

主编简介

李天佐

主任医师、教授、博士生导师。首都医科大学附属北京世纪坛医院党委书记,副院长。首都医科大学肿瘤医学院党委书记。中华医学会麻醉学分会第十二届委员会常务委员;中国医师协会麻醉学医师分会副会长;北京医学会第十二届麻醉专业委员会主任委员;首都医科大学麻醉学系副主任;中国抗癌协会肿瘤麻醉与镇痛委员会常委;中国医疗保健国际交流促进会常务理事;中华医学会麻醉学分会五官科麻醉学组(筹)组长;中华麻醉学杂志副总编辑;临床麻醉学杂志编委;国际麻醉学与复苏杂志编委;《中华耳鼻喉头颈外科杂志》编委;北京医学杂志编委等。曾获北京市科学技术三等奖、北京市卫生局科技成果一等奖。主持国家自然基金面上项目 2 项。主编、主译专著 5 部。以第一作者或通讯作者发表论文 40 余篇。

序

  经过一代又一代麻醉学人的努力,历经风雨沧桑,我国麻醉学科正在迎来生机蓬勃的春天和重要的历史变革时期,新的历史使命在召唤:一是要努力实现跨越式发展;二是要从麻醉大国发展成为麻醉强国。当我们在倡导围术期医学的理念与内容时,应当清楚地看到现今麻醉学的工作领域已超出围术期,因此,我们必须"两步并作一步走",实现跨越式发展;当我们看到我国人口众多、手术麻醉数量及麻醉科医师数量已居世界首位的时候,应当清醒的认识到我们只是麻醉大国而不是麻醉强国,因此必须努力实现从麻醉大国到强国的历史变革。一个麻醉强国的标志主要应包括:其学术指南与管理规范可供国际借鉴;麻醉科医师培养的品质国际公认,有国际知名度高的权威专家;建有世界麻醉学创新高地及科学中心,科技成果与学术能在全球引领。实现历史使命任重而道远,机遇与挑战并存,我国麻醉学人要团结一致、奋发图强、众志成城,共创历史壮举。

  在此背景下,我细细翻阅《临床麻醉学病例解析》一书,在脑海中蓦然浮现出:一名优秀的麻醉科医生,必须具有高尚的医德、精湛的医术及不断实践-创新-再实践的进取精神,必须走好从求技到求艺,从求艺到求道的"大医精诚"之路,为此,我们必须要阅读浩瀚的中外文献,掌握新理论、新技术和新进展,潜心于临床实践,从实践中发现问题,总结归纳提升,再运用于临床实践,以能更好的为患者服务。这本《临床麻醉学病例解析》就是这一过程的结晶。

  《临床麻醉学病例解析》由我国著名青年麻醉学专家王英伟教授和李天佐教授主编,汇集几十位国内麻醉界的中青年专家,由他们集思广益、精心挑选病例加以编著而成。这些中青年专家以其宽广的知识面、精湛的技术和丰富的临床实践经验为基础,以临床工作中的实际病例为蓝本,结合最新、最有价值的参考文献,对病例进行深入浅出的解析,引导思考,提出问题,指出解决问题的思路与方法。此书涵盖了临床麻醉的方方面面,因此具有较高的临床指导性,称其为临床工作、特别是规培工作中教科书式的读物亦不为过。

  君子曰:学不可以已。年轻的麻醉医生们,希望你们不拘于时,精勤不倦,不忘初心,砥砺前行。你们终将实现自己的理想和抱负,我国麻醉学科的建设与发展也将由你们发扬光大,再上新平台。

曾因明

2018 年 8 月 22 日于徐州医科大学

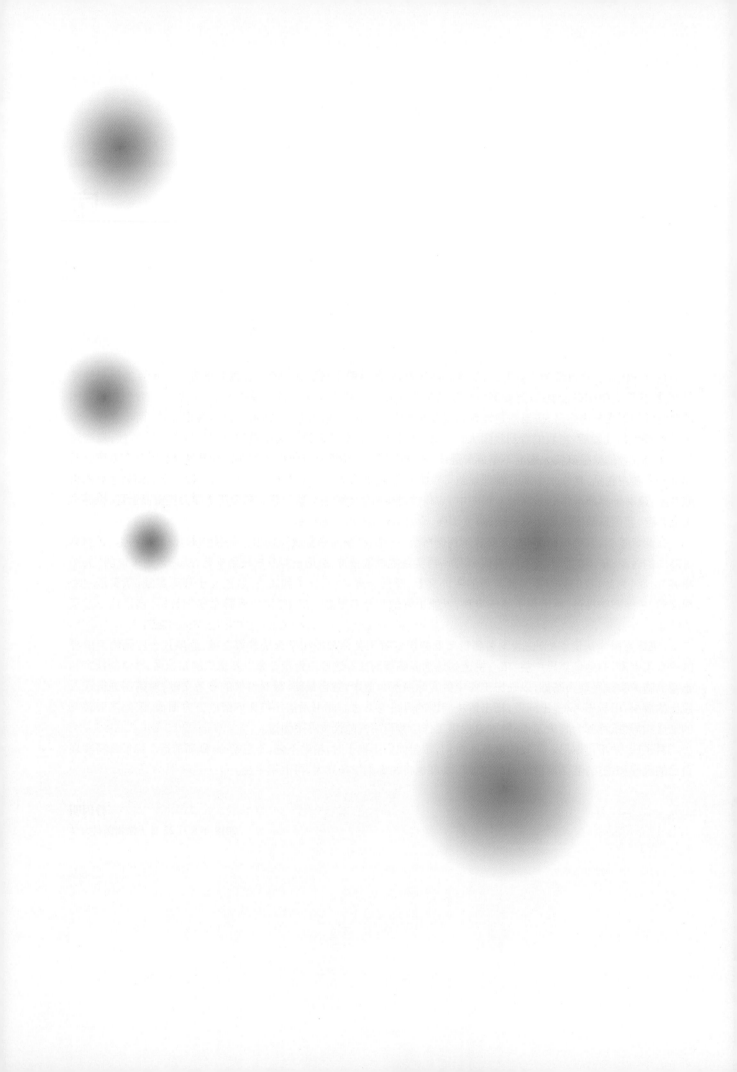

前　言

　　临床手术麻醉永远是麻醉学科的核心和基础。正是基于此,才有了麻醉学科近几十年来的蓬勃发展,以及在医学中的作用和地位的日益突出。随着麻醉专业的内涵和外延的加速拓展,麻醉医学正快速向围术期医学发展,在自身进步并为相关学科的发展提供了广阔空间的同时,麻醉学科正在成为医院中的重要枢纽和临床平台学科。而复杂疑难手术治疗水平的提高更使麻醉专业成为围术期医疗质量控制的关键学科。

　　诚然,一个好的临床麻醉医生不仅需要全面的基础知识和技能,更需要长时间的临床实践的磨炼与积累。麻醉是一门高风险学科,病人的病情瞬息即变,看似不可预见,实则有迹可循。以书本的知识为基础,结合循证医学证据,对临床病例进行分析处理,当是培养临床思维的必经之路,而这种思维方式应该贯穿到每一例麻醉的实践中,尤其是年轻医生的培养过程中。

　　如何在病人错综复杂的病情中觅迹寻踪,找出关键问题所在,从而化险为夷?如何在看似风平浪静的麻醉过程中,发现远处的风起云涌,完美避开风暴?为了回答这些问题,《临床麻醉学病例解析》一书应运而生。

　　本书在涵盖临床麻醉的各个领域的前提下,精选出140多个来自临床的真实病例,包括了从临床常见病的麻醉管理到麻醉危重疑难病例和各种紧急事件。所有病例分析均出自全国几十名临床一线的知名中青年专家的亲身实践并亲自执笔编写。每一份病例均经过查阅大量文献和书籍,并以问题为导向,对病例进行简洁清晰的分析,抽丝剥茧,逐步深入,为读者提供全面的解答及实用的临床处理要点,总结经验和教训。同时,附上参考文献,方便读者进行延伸阅读。本书在探讨围术期精准麻醉的实施、麻醉风险的预防、以及危机事件的处理等方面,既提供了经验分享,又方便了年轻麻醉医生在实践中索引查阅,举一反三,锻炼临床思维能力,提升突发事件的快速处理能力。基层麻醉医生可将此书作为临床应急手册,在偶尔遇到危重病、罕见病时,能从此书中找到处理方案,保障医疗安全,改善患者转归。希望本书的出版,能够为规范化培养麻醉科住院医生,改进临床麻醉管理流程,推动我国临床麻醉医疗水平的提高提供助力。

　　此书从动议、组织编写到出版不足一年,加上所选皆为真实病例,因此,难免有病例信息不全或各种疏漏,更兼我们的水平所限,一定会有许多待完善之处,恳请读者多提宝贵意见。

　　借此机会,我深深的感谢各位主审的关切和指导,各位编委对本书编写所作出的巨大贡献,感谢出版社的支持和努力,感谢一直关心本书出版的领导、专家和同道们。

王英伟　李天佐

2018 年 6 月

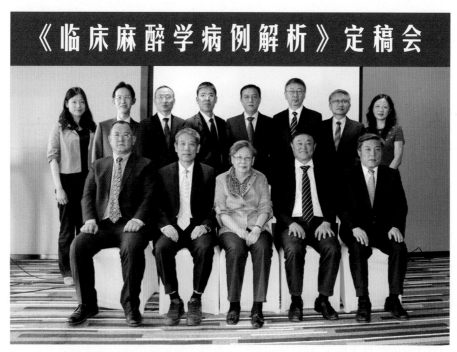

后排左起：杨笑宇　欧阳文　余剑波　尚军　鲁开智　戚思华　张野　赵晶
前排左起：王英伟　薛张纲　罗爱伦　李杰　李天佐

目 录

第六章　泌尿外科手术麻醉 / 320

第七章 骨科手术麻醉 / 379

第八章 妇产科手术麻醉 / 436

第九章　儿科手术麻醉 / 559

第十章　围术期过敏反应 ／ 636

索引 ／ 650

第一章　神经外科手术麻醉

1 镰幕交界区脑膜瘤切除术中脑组织膨出而常规降颅压措施无效病例的诊断与处理

【导读】

在神经外科手术麻醉中,颅内压控制是非常重要的环节之一,也是对麻醉医师的巨大挑战。尤其是术前已经表现出颅高压症状的患者在麻醉诱导、气管插管、打开颅骨骨瓣、剪开硬脑膜及暴露肿瘤等关键时间点都要采取有效措施控制颅内压在合适的范围。而在颅内肿瘤切除过程中、尤其是大部分肿瘤切除后、脑脊液引流速度过快等因素造成颅内压骤然降低的情况下,突然发生的常规降低颅内压措施无法控制的进行性脑组织膨出,此时需考虑手术部位远端发生颅内血肿的可能。

【病例简介】

患者,男性,62岁,体重68kg,主诉"阵发性头晕不适2个月余",无明显头痛、恶心呕吐等不适,无意识障碍、无肢体抽搐。于外院就诊行磁共振(MRI)检查提示镰幕交界区占位,肿瘤大小4cm×3cm×3cm,诊断为"镰幕交界区脑膜瘤"(图1-1)。此次入我院,拟于气管插管全身麻醉下行开颅镰幕交界区脑膜瘤切除术。患者否认既往其他系统病史,术前检查未发现异常,格拉斯哥评分(glasgow coma scale,GCS评分)15分。患者入手术室后行无创血压、3导联心电图、脉氧饱和度常规监测。全麻诱导用药:咪达唑仑1mg、利多卡因60mg、丙泊酚TCI(target controlled infusion,TCI)设定血浆靶浓度4.0μg/ml,芬太尼200μg,罗库溴铵0.9mg/kg。全麻维持全凭静脉麻醉,丙泊酚TCI设定血浆靶浓度3.5~5.0μg/ml、瑞芬太尼TCI设定血浆靶浓度1.0~3.0ng/ml。麻醉诱导后进行桡动脉穿刺置管、中心静脉置管、导尿管置入,监测有创动脉血压、中心静脉压、尿量。手术体位为俯卧位,手术切口取右枕部马蹄形切口,当肿瘤大约切除了2/3部分时,手术医生抱怨患者脑压逐渐增大,脑组织向骨窗外膨隆,触及脑组织压力有显著增高,术野渐变小。于是,调节麻醉机呼吸参数使$ETCO_2$在25~30mmHg,给予地塞米松5mg、呋塞米20mg,并且检查气道峰压18cmH_2O、CVP 10~12mmHg、出入液量平衡。与手术医生沟通后行术中CT扫描,检查发现左侧额颞顶硬膜下血肿,血肿量约为70ml(图1-2)。于平卧位行左侧额颞顶硬膜下血肿清除术。然后变动体位至俯卧位继续切除肿瘤(次全切除),术毕保留气管导管送至NICU。术后第二天患者苏醒情况不佳,保留气管插管,自主呼吸,GCS5分,双瞳等大,对光反应迟钝,四肢刺激后均可见活动,病理征阴性。再次入手术室行左侧额颞顶硬膜下血肿清除术,术后第一天患者清醒后拔除气管导管。

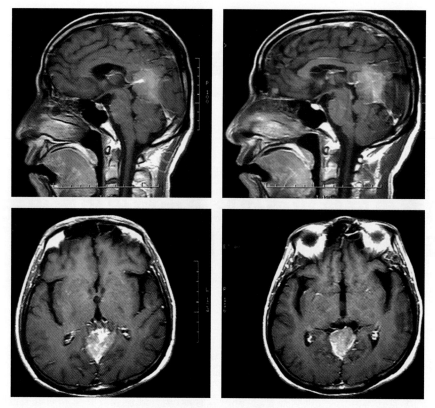

图1-1　术前患者 MRI 图像

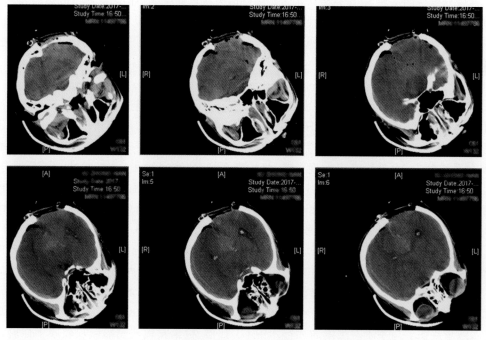

图1-2　术中 CT 图像

【问题】

1. 颅内压的正常值及颅高压的病理生理改变？
2. 麻醉药物及辅助用药对脑代谢、脑血流及颅内压的影响？
3. 术中出现颅内压升高的原因排查及处理措施？

4. 颅内肿瘤切除术过程中出现手术部位远端硬膜外或硬膜下血肿的原因？

5. 过度通气在降低颅内压方面应用需注意哪些因素？

1. 颅内压的正常值及颅高压的病理生理改变？

颅腔是一个相对闭合的空间，容纳着脑组织、血液及脑脊液三种内容物，其所占比例分别为80%、12%和8%。颅内压是指上述颅内容物对颅腔壁所产生的压力，称为颅内压（intracranial pressure，ICP），又称脑压。正常成人颅内压0.7kPa～2.0kPa（5～15mmHg）。根据公式：CPP＝MAP－ICP（CPP，脑灌注压；MAP，平均动脉压），如果ICP升高，MAP也随之相应升高，才能维持脑灌注压以免产生脑缺血损伤。随着MAP不断升高，触发颈动脉窦压力感受器、引起反射性心率减慢，这就解释了颅高压时Cushing三联征之一的"高血压伴有缓脉"。当ICP持续性升高就会引起脑组织从高压区向低压区移位，使这些脑组织被挤到附近的生理孔道或非生理孔道，使部分脑组织、神经及血管受压，即形成脑疝，严重威胁患者的生命。

2. 麻醉药物及辅助用药对脑代谢、脑血流及颅内压的影响？

表1-1　麻醉药物及辅助用药对脑代谢、脑血流及颅内压的影响

药物	CMR	CBF	ICP
氟烷	↓↓	↑↑↑	↑↑
异氟烷	↓↓↓	↑	↑
七氟烷	↓↓↓	↑	↑
地氟烷	↓↓↓	↑	↑
N₂O	↓	↑	↑
巴比妥类	↓↓↓↓	↓↓↓	↓↓↓
依托咪酯	↓↓↓	↓↓	↓↓
丙泊酚	↓↓↓	↓↓↓↓	↓↓
苯二氮䓬类	↓↓	↓	↓
氯胺酮	N	↑↑	↑↑
阿片类镇痛药	N	N	N
利多卡因	↓↓	↓↓	↓↓

↑升高、↓降低、N无明显变化；CMR，脑代谢率；CBF，脑血流；ICP，颅内压

3. 术中出现颅内压升高的原因排查及处理措施？

表1-2　术中出现颅内压升高的原因排查及处理措施

影响颅内压因素	检查项目	处理措施
脑血流	①脑内静脉回流是否通畅 ②气道压是否升高 ③PaO₂、PaCO₂是否正常 ④是否使用促使脑血管扩张的药物	①避免头颈部扭曲、头部抬高15° ②避免气管导管扭曲、吸痰、加深麻醉、给予足量肌松药、治疗支气管痉挛 ③纠正低氧、过度通气 ④停用N₂O、硝普钠、钙离子通道阻滞剂，改吸入麻醉为TIVA
脑	①脑代谢增高 ②脑水肿 ③脑损伤（血肿、颅腔积气）	①加深麻醉深度、使用苯妥英钠 ②20%甘露醇、地塞米松、呋塞米 ③血肿清除术等外科手术治疗
脑脊液	脑脊液量增多	脑脊液分流术

4. 颅内肿瘤切除术过程中出现手术部位远端硬膜外或硬膜下血肿的原因？

颅内肿瘤切除术过程中出现的血肿按照出现血肿部位与手术部位的关系可以分为四种：手术部位相邻区域、对侧、双侧及幕下肿瘤切除术后幕上出现的血肿。颅内肿瘤切除术过程中出现手术部位远端硬膜外或硬膜下血肿的原因主要是由于肿瘤切除后颅内压快速降低，导致手术部位远端脑组织塌陷，进而牵拉脑膜、撕裂血管造成硬膜下或硬膜外血肿。除了上述原因外，脑膜悬吊不紧密、止血不充分导致血液及冲洗液从切口脑膜边缘渗漏进手术部位远端的颅腔及硬脑膜间隙形成硬膜外血肿。还有术前存在梗阻性脑积水的患者行脑脊液分流术时放脑脊液速度过快，或是梗阻部位肿瘤切除后脑脊液迅速漏出都可导致颅内压快速下降而造成手术部位远端硬膜外或硬膜下血肿的形成。如果发生这种情况，应该立即行血肿清除术，术后患者的预后通常比较令人满意。

5. 过度通气在降低颅内压方面应用需注意哪些因素?

过度通气能够使 $PaCO_2$ 降低,从而使 CBF 降低以达到降低颅内压的目的。但是需要注意的是低 $PaCO_2$ 所引起的脑血管收缩会使患者脑缺血损伤风险增加,尤其是在已经有脑损伤基础病变的情况下,比如颅脑外伤、蛛网膜下腔出血、缺血性脑血管疾病等等。随着过度通气时间的延长,其降低颅内压的效应达到极限后将不再有持续性作用。长时间过度通气后应该将患者 $PaCO_2$ 从 25mmHg 缓慢升至 40mmHg,否则将出现反跳性 CBF 及 ICP 升高。因此,术中采用过度通气降低颅内压,积极处理造成颅内压升高原因的前提下,适度短时采取过度通气策略,持续时间尽可能短,当手术进行至关闭脑膜前即可停止过度通气,使 ICP 恢复以减少颅内气体残存,避免术后脑积气的发生。

【小结】

这是 1 例颅内肿瘤切除术过程中由于 ICP 快速降低造成手术部位对侧硬膜下血肿而使脑组织从术野疝出的病例。在发生 ICP 恶性升高的紧急情况下,我们迅速排查原因、在积极采取过度通气、利尿剂、激素等降颅内压措施的同时,与手术医师及时沟通,从而及时发现问题保障了患者的生命安全。

【专家简介】

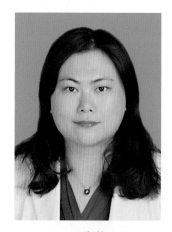

王海莲,副主任医师,复旦大学附属华山医院麻醉科。主要研究方向:吸入麻醉药的神经保护作用及机制领域的基础研究。以项目负责人身份承担各级科研课题 1 项,以第一或通讯作者在国内外专业期刊发表论文 10 篇。现任国际脑血流及脑代谢学会会员。

王海莲

【专家点评】

在神经外科手术麻醉中,麻醉医师的关注点是防止颅内压升高、维持有效的脑灌注压,既为手术医师提供一个"松弛"的脑、以利于手术操作,又要避免脑缺血性损伤的发生。但是,我们往往忽略了手术原因造成 ICP 快速降低时所造成的危害,比如手术远端部位的硬膜外或硬膜下血肿、颅腔内积气等问题。正如这一病例中,由于肿瘤大部分切除所导致颅内压快速下降而造成手术部位对侧硬膜下血肿。所以,对接受神经外科手术的患者麻醉医师应该严密观察 ICP 变化,对其升高与迅速下降的情况都要给予及时有效地处理,才能保障患者围术期的安全、为手术者提供最便利的操作条件。而当术中出现 ICP 迅速、大幅度升高、脑组织膨出术野时,需按照表 2 所述迅速排查原因,当排除了麻醉相关原因之后要考虑到手术部位远端出现血肿的可能,及时与手术医师沟通、运用术中 CT 等手段迅速明确诊断并且积极进行血肿清除术,经过上述及时有效的干预患者的预后一般来说比较理想。

【参考文献】

1. Ronald D. Miller. Miller's anesthesia. 8th ed. Philadelphia:ELSEVIER SAUNDERS,2015.

2. Butterworth JF, Mackey DC, Wasnick JD. Morgan & Mikhail's clinical anesthesiology. 5th ed. New York：McGraw-Hill, 2013.

3. Whittle IR, Viswanathan R. Acute intraoperative brain herniation during elective neurosurgery：pathophysiology and management considerations. J Neurol Neurosurg Psychiatry, 1996, 61（6）：584-590.

4. Yu J, Yang H, Cui D, et al. Retrospective analysis of 14 cases of remoteepidural hematoma as a postoperative complication after intracranial tumorresection. World J Surg Oncol, 2016, 14（1）：1-9.

2　血管外皮瘤患者行开颅肿瘤切除术术中大量输血的麻醉管理

【导读】

颅内血管外皮瘤（hemangiopericytoma,HPC）是一种少见的间叶来源肿瘤,通常血供异常丰富。罹患这类肿瘤的患者术中可能出现大失血并需要大量输血（massive transfusion,MT）,麻醉管理的关键是进行充分的术前准备与恰当的围术期管理,术中麻醉管理的目标是维持正常或接近正常的容量状态、血液携氧能力、体温及凝血功能。

【病例简介】

患者,男性,28 岁,体重 70kg。因"右侧枕叶血管外皮瘤术后 7 年,体检发现肿瘤复发 1 个月"入院,患者于 2009 年因右侧枕叶血管外皮瘤于外院行手术切除,术后病理提示为血管外皮瘤 WHO Ⅱ~Ⅲ级,术后行三次伽马刀放疗加化疗,2016 年 10 月复查头颅磁共振（magnetic resonance imaging,MRI）提示：窦汇处和右枕叶肿瘤复发,增强后明显强化,MRV 未见横窦和乙状窦闭塞（图 1-3）。

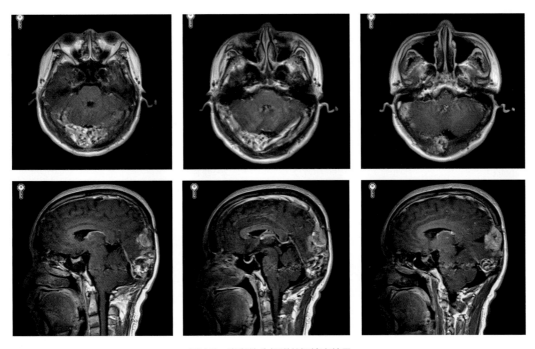

图 1-3　患者的头颅磁共振检查结果

　　患者神志清楚,言语正常,格拉斯哥昏迷评分(Glasgow coma scale,GCS)15 分,双侧瞳孔等大等圆,对光反射灵敏,眼球运动无受限,四肢肌力及肌张力均正常,步态平稳,病理征(-)。既往无其他系统疾病史。术前检查血常规、肝肾功能、电解质及出凝血功能无异常,血常规:血红蛋白(HB):140g/L;血细胞比容(Hct):43.3%;血小板计数(PLT):200×10⁹/L;国际标准化比值(INR):0.99。术前准备:备浓缩红细胞2000ml,病毒灭活冰冻血浆1000ml,单采血小板1U。

　　患者拟于全麻下行开颅肿瘤切除术,患者入室后给予常规心电图,无创血压,脉搏氧饱和度监测,于局麻下行左侧桡动脉穿刺置管监测有创血压,麻醉诱导采用咪达唑仑、丙泊酚(血浆靶控输注)、芬太尼,罗库溴铵,麻醉达到足够深度后插入内径8.0mm 的加强气管导管,接呼吸机行控制通气。诱导后行右侧颈内静脉穿刺置管(双腔深静脉导管)并监测中心静脉压,同时经鼻置入体温监测探头行鼻咽部温度监测。以丙泊酚和瑞芬太尼靶控输注维持麻醉,间断给予罗库溴铵保持肌松。由于肿瘤侵犯颅骨且侵及矢状窦、横窦、乙状窦,血供异常丰富,在去除骨瓣时出血达 1500ml,行血气分析提示 HB 82g/L,Hct 25%,予输注浓缩红细胞1200ml,病毒灭活冰冻血浆400ml,同时通知血库再次备血(浓缩红细胞3000ml,病毒灭活冰冻血浆1000ml)。在开始切除肿瘤2 小时内,出血较迅猛,出血量累计约5000ml,患者出现短时间的低血压(平均动脉压 50mmHg 左右,维持时间 20 分钟左右),经晶体、胶体扩容,输注血制品和使用血管活性药物后改善,此时采血检测血常规和凝血功能,结果提示:HB 72g/L,PLT 72×10⁹/L,INR 1.44,凝血酶原时间(PT)17.3s,部分凝血活酶时间(APTT)67.9s,纤维蛋白原定量(FIB)0.5g/L,凝血酶时间(PT)24.2s,D-二聚体 4.33mg/L,纤维蛋白原降解产物(FDP)9μg/ml。此后出血逐渐得到控制,继续输入浓缩红细胞、病毒灭活冰冻血浆,并追加输注单采血小板和冷沉淀。手术共历时 12 小时,共计失血约 10 000ml,术中共输注晶体 11 000ml,羟乙基淀粉2000ml,浓缩红细胞4400ml,病毒灭活冰冻血浆 2000ml,白蛋白20g,单采血小板1U,冷沉淀10U,重组人凝血因子Ⅶa 2mg,凝血酶原复合物600U。除了在肿瘤切除早期患者出现短时间低血压外,其余时间循环总体平稳,累计尿量 5000ml,术中各时点血气分析见(表1-3)。术后患者保留气管导管送神经外科重症监护室。术后第一天患者清醒,生命体征平稳,予拔除气管导管,测凝血功能提示:INR 0.78,PT 9.3s,APTT 21.8s,FIB 2.0g/L,D-二聚体 14.52mg/L,FDP 52.40μg/ml;术后第二天凝血功能基本正常。术后2 周患者康复出院。

表1-3　患者不同阶段血气分析结果

项目名称	入室	出血 1500ml	出血 5000ml	出血 8000ml	出室
pH	7.382	7.454	7.356	7.485	7.341
PCO₂(mmHg)	37.3	31.7	32.8	36.4	40.3
PO₂(mmHg)	96	594	572	550	568
THBc(g/L)	120	82	68	56	76
Hct(%)	36.3	25.2	20.9	17.3	23.3
K⁺(mmol/L)	4.0	4.0	4.0	3.8	4.1
Na⁺(mmol/L)	143	141	140	144	146
Ca²⁺(mmol/L)	1.31	1.12	1.02	1.06	1.04
Cl⁻(mmol/L)	103	113	118	112	114
Glu(mmol/L)	5.1	5.2	7.0	7.9	9.3
Lac(mmol/L)	1.8	3.1	2.7	2.5	4.3
ABE(mmol/L)	1.0	-1.7	-6.6	3.5	-3.6

【问题】

1. 请简述中枢神经系统血管外皮瘤的特点?

2. 大量输血的概念是什么?

3. 失血性休克的病理生理变化是怎样的?

4. 对于术中大出血的神经外科患者,如何评估其容量状态?

5. 大量出血及大量输血是如何影响凝血功能的?

6. 什么是大量输血方案(massive transfusion protocol, MTP),该病例适合采用大量输血方案吗?

1. 请简述中枢神经系统血管外皮瘤的特点?

颅内血管外皮瘤(hemangiopericytoma, HPC)占原发性中枢神经系统肿瘤的0.5%,是一种少见的间叶来源肿瘤,通常发生于大脑凸面、小脑幕、硬膜静脉窦和颅底。由于HPC与脑膜瘤在大体形态,好发部位和影像学表现等方面有诸多相似之处,曾将其归为脑膜瘤的一种亚型。现已证实中枢神经系统HPC为具有特定组织学、超微结构和生物学特征的一类肿瘤。其生物学特性为恶性,即使手术彻底切除,肿瘤仍易复发和转移。中枢神经系统HPC的血供丰富,肿瘤血供可来源于颈内或颈外动脉系统,甚至由颈内和颈外动脉系统同时供血,术前应准备充足的血源,有必要时术前可行全脑血管造影以判断肿瘤的血供和供血动脉并行部分供血动脉栓塞。该例患者尽管经手术切除、术后放疗和化疗,仍出现复发。影像学检查发现增强MRI下肿瘤强化明显,提示肿瘤血供丰富,且肿瘤侵及颅骨、矢状窦、横窦、乙状窦,手术难度较大。

2. 大量输血的定义是什么?

大量输血(massive transfusion, MT)指的是:在短时间内将大量的血液制品输入存在严重的、未控制出血的患者体内。其定义基于输入血制品的容量和输注的时间,主要适用于创伤患者,目前被广泛认可的成人大量输血的定义有:

(1)24小时输入大于4000ml的浓缩红细胞(约相当于一个正常体型成人的全身血容量)。

(2)1小时内输入浓缩红细胞的量大于1600ml,并还需要进一步输入血液制品。

(3)3小时内输入相当于50%血容量的血液制品。

该例患者在12小时内失血量达到10 000ml,输注浓缩红细胞4400ml,且可能需进一步输注血液制品,满足成人大量输血的标准。

3. 失血性休克的病理生理变化是怎样的?

失血性休克早期,机体交感-肾上腺系统兴奋,儿茶酚胺大量释放入血,循环血量重新分布以保证心脑等重要脏器的有效灌注,皮肤、腹腔内脏和肾血管尤其是微动脉、后微动脉和毛细血管前括约肌收缩,使毛细血管前阻力增加、真毛细血管关闭、真毛细血管网血流减少,血流速度减慢。若休克继续发展,终末血管床对儿茶酚胺的反应性降低,微动脉和后微动脉痉挛较前减轻,毛细血管血液淤滞,组织细胞缺血缺氧加重,乳酸堆积,酸中毒,血压呈进行性下降,冠状动脉和脑血管也出现灌注不足,肾灌注不足,可出现少尿甚至无尿。休克发展至晚期阶段,微血管平滑肌麻痹,对血管活性物质失去反应,微循环血流停止,进入微循环衰竭期,组织得不到足够的氧气和营养物质供应,酸中毒进一步恶化,在此基础上可诱发弥散性血管内凝血(disseminated intravascular coagulation, DIC)。

4. 对于术中发生大出血的神经外科患者,麻醉医生如何评估其容量状态?

临床上有许多监测方法可用来评估血容量,无论采取何种方法,都应结合患者的临床情况,仅依赖单一的监测手段来指导容量治疗可能导致错误的判断。

中心静脉压(central venous pressure, CVP)大致反映了右房压的水平,其提供的信息和反映容量状态的可靠性相对有限,但如能结合患者的其他临床信息如血压、心率和尿量等,它还是能在一定程度上反映患者的容量状态。

置入肺动脉导管可以对肺毛细血管楔压和每搏量进行测量,肺毛细血管楔压可间接地反映左室舒张末期压力(left ventricle end diastolic pressure, LVEDP),能相对更精确地反映左室前负荷,可用于休克患者的目标导向治疗。但对其并发症的顾虑及其他创伤更小的替代监测方法的出现限制了其应用。

经胸心脏超声(transthoracicechocardiography, TTE)和经食管心脏超声(transesophageal echocardiography, TEE)是围术期评估心脏功能的最佳手段,可用于围术期血流动力学不稳定患者的诊断和鉴别诊断,区分其原因是心肌缺血、心功能不全、心脏瓣膜问题还是低血容量。由于该患者术中循环不稳的原因相对单一及确定(失血性),上述2种监测手段不在我们的选择之列。

功能性血流动力学监测(functional hemodynamic monitoring, FHM)是以呼吸运动时心肺相互作用为基本原理,将呼吸运动时心室每搏量产生周期性变化的程度作为衡量指标,以此预测循环系统对液体负荷的反应,进而对容量状态进行判断的血流动力学监测方式。FHM 相应的指标称为功能性血流动力学参数（functional hemody-namic parameters，FHP）。相对于静态性指标（CVP，肺动脉楔压），用 FHP 来指导危重症患者以及围术期患者的液体治疗更为准确合理。现在临床上较常用的功能性血流动力学参数有收缩压变异率（systolic pressure variation，SPV），脉压变异率（pulse pressure variation，PPV）、每搏量变异率（stroke volume variation，SVV）等。其中 PPV 的测量通过有创动脉血压监测便可获得，PPV>10%～15% 提示患者有液体反应性（fluid responsive-ness），即通过补液增加前负荷可以使患者的每搏量有所增加。此患者实施了有创动脉及 CVP 监测，结合血气分析、尿量、CVP、PPV 以指导容量复苏，获得了较好的效果和预后。

5. 大量出血及大量输血是如何影响凝血功能的？

大量出血及后续的大量输血除对患者的体温、电解质、酸碱平衡状态造成影响外，也可对凝血系统产生明显的影响，对大量输血所引发的凝血功能障碍的理解大多来自动物实验和对严重创伤患者的临床研究。难治性凝血功能障碍、低体温和持续性酸中毒是导致严重创伤者不良预后的致死三要素。在大量输血中，凝血功能障碍主要同以下因素相关：

（1）稀释性凝血病：血小板在库血的储存条件下破坏很快，被破坏的血小板进入体内后会迅速被网状内皮系统吞噬清除，残余的血小板存活期也大大缩短；大量输血后会导致凝血因子尤其是 V 因子、Ⅷ因子的稀释。因此对于大量失血的患者，仅输注晶体、胶体以及红细胞会导致凝血成分的稀释，产生稀释性凝血病。

（2）低体温：快速输入大量库血，可使受血者体温下降，凝血因子的活力也随体温的下降而降低，通常每下降 10℃，凝血因子的活力下降 50%；低体温还可使大量血小板滞留于肝脏和脾脏，引起血小板数量下降并明显降低血小板的黏附功能和凝血酶的活性。同时，低体温也不利于末梢循环的恢复，从而进一步加重酸中毒的程度。因此，对于大量输血的患者，应行体温监测，输液加温和保温措施。对于该例患者，我们在大量输注液体和血制品时，使用了快速输液加温系统（Level 1 H-1200，Smiths Medical）以防止患者体温的过度下降，术中患者体温最低降至 35.4℃，我们如能辅以充气式保温装置应可获得更好效果。

（3）酸中毒：失血性休克可导致机体的代谢性酸中毒，当 pH 由 7.4 下降到 7.0 时，TF/FVIIa 复合物和 FXa/FVa 复合物的活性分别下降 55% 和 70%，纤维蛋白原浓度下降 20%，凝血酶的生成明显延迟。

（4）创伤性凝血病（early trauma induced coagulopathy，ETIC）：研究表明，创伤患者的凝血功能障碍在外伤后 30 分钟就可发生，这是由于创伤和外科手术可造成局部乃至全身的组织因子释放进而活化凝血系统，导致机体大量的凝血活性物质消耗而引发凝血病，其实验室检查呈类 DIC 表现，表现为 PT 和 APTT 延长，血小板和纤维蛋白原浓度下降，D-二聚体显著增高，但微循环内没有微血栓形成。

6. 什么是大量输血方案（massive transfusion protocol，MTP），该病例适合采用大量输血方案吗？

大量输血方案是一个预先制订好的血液制品投递方案，旨在促进输血相关部门（急诊科，麻醉科，输血科，检验科和护理部）之间的合作，以避免血制品输注的随意性，降低输血量及输血相关的并发症，它是损伤控制性复苏的重要组成部分。大多数 MTP 按一定配比、顺序和规定的时间间隔进行血制品投递（表1-4）。近期的研究认为：对于严重创伤出血的患者，早期输注血浆和血小板，提高血浆和血小板的输注比例有助于改善创伤患者的预后。

表1-4　成人大量输血方案列举

研究项目	输血包1	输血包2	输血包3	备注
Cotton 等	10U 红细胞悬液 4UAB 型血浆 2U 单采血小板	6U 红细胞悬液 4U 血浆 2U 单采血小板	重复输血包2	依临床医师需求给予冷沉淀
Dente 等	6U 红细胞悬液 6U AB 型血浆	6U 红细胞悬液 6U 血浆 1U 单采血小板	6U 红细胞悬液 6U 血浆 10U 冷沉淀	依临床医师需求给予Ⅶ因子
Nunez 等	10U 红细胞悬液 6U AB 型血浆 2U 单采血小板	重复输血包1	重复输血包1	
Riskin 等	6U 红细胞悬液 4U 血浆 1U 血小板	重复输血包1	重复输血包1	输注两轮血制品后考虑给予Ⅶ因子

MTP 应该包括以下组成部分：

（1）MTP 的启动时机和由谁来启动。

（2）通知输血科及检验科开始及结束 MTP。

（3）必要的实验室检查（PT、APTT、纤维蛋白原、血气分析、全血细胞计数，血栓弹力图等）。

（4）血制品的准备及转运。

MTP 主要被用于急性创伤患者的复苏，非创伤患者的病理生理状况同创伤患者有所不同。现在，MTP 已被更多地应用于产科出血及腹主动脉瘤破裂患者的血制品输注，但尚无将 MTP 用于神经外科术中大失血患者的报道，我院也尚未建立我们自己的大量输血方案。但是，在处理神经外科术中大出血的患者时，我们可以将 MTP 所倡导的理念（加强同输血科、检验科的交流；早期输注血浆和血小板）运用到临床实践中，以改善患者的预后。

【小结】

对于术中需要大量输血的患者，除及时进行容量复苏，输注红细胞，维持稳定的循环和组织灌注外，麻醉医生尤其需要关注患者的凝血功能、体温、电解质和酸碱平衡状态。大量输血方案作为一种制度，有助于促进输血相关部门间的合作，减少不必要的拖延，改善患者的预后。

【专家简介】

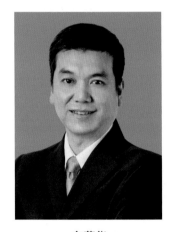

车薛华，复旦大学附属华山医院副主任医师。现任中华医学会麻醉学分会肿瘤与麻醉学组委员、上海市医学会麻醉学分会气道管理学组委员。自 1995 年毕业于复旦大学上海医学院后，一直就职于复旦大学附属华山医院麻醉科。20 年来积累了丰富的临床麻醉工作经验，擅长神经外科手术的临床麻醉管理，并具丰富的教学经验。主要科研方向为臂丛神经阻滞和神经麻醉临床研究。迄今已在国内核心杂志发表论文 10 多篇。

车薛华

【专家点评】

1. 人脑仅占人体体重的 2%，其血流量和氧耗却占人体的约 20%，高氧耗以及氧储备的不足使脑对缺血缺氧非常敏感。上述生理特征一方面使得神经外科开颅手术中的出血量可能非常大、出血速度可能非常快；另一方面，一旦发生出血，神经外科医生不可能像其他部位手术那样较长时间地阻断供血动脉以控制出血。因此，对于血供丰富的脑肿瘤切除手术，术前优化患者的全身状况，充分准备好各种血制品对手术的顺利进行和患者的预后十分重要。

2. 神经外科患者的围术期凝血功能障碍可能在术中、术后导致颅内出血等灾难性后果。对于术中大量输血的患者，麻醉医生应对患者的凝血功能给予关注。常规的凝血相关检查包括活化部分凝血活酶时间（APTT），凝血酶原时间（PT）和纤维蛋白原。对于大量出血患者，血小板计数的检测具有重要的意义。血栓弹力图（thrombelastography，TEG）通过对低切应力环境下血液凝结成块时的粘弹性进行评估，获得血凝块的强度和稳定性方面的参数，进而反映患者的凝血功能状态，相对于常规的凝血功能检查，它具有实时迅速、可评估凝血过程的更多组分（如血小板和纤溶状态）等优点。基于 TEG 的目标导向治疗模式可更好地评估大量输血患者的凝血功能并指导输血治疗。

【参考文献】

1. 谢清，宫晔，周良辅. 脑膜血管外皮瘤和脑膜肉瘤//周良辅. 现代神经外科学. 上海：复旦大学出版社. 2015，684-689.
2. Carabini LM，Ramsey G：Hemostasis and transfusion. In Paul G. Barash，Bruce F. Cullen，Robert K. Stoelting，et al. Clinical Anesthesia. 7ᵗʰ ed. Philadelphia：LIPPINCOTT WILLIAMS & WILKINS. 2013，408-444.
3. RaymerJM，FlynnLM，MartinRF. Massivetransfusionofbloodinthesurgical patient. Surg Clin North Am 2012，92：221-234，vii.
4. Reiss RF. Hemostatic defects in massive transfusion：rapid diagnosis and management. Am J Crit Care 2000，9：158-65；quiz 66-67.
5. Hayakawa M. Pathophysiology of trauma-induced coagulopathy：disseminated intravascular coagulation with the fibrinolytic phenotype. J Intensive Care，2017，5：14：PMC5282695.
6. Cushing M，Shaz BH. Blood transfusion in trauma patients：unresolved questions. Minerva Anestesiol，2011，77：349-359.
7. H.P.Pham and B.H.Shaz. Update on massive transfusion. British Journal of Anaesthesia，2013，111（S1）：i71-i82.

3 开颅听神经瘤切除术术中面神经监测的麻醉管理

【导读】

术后面神经麻痹是神经外科、耳科、头颈外科中涉及面神经手术的重要并发症,严重影响患者在社会交往中的自信心和生活质量。神经电生理监测技术可以用于术中定位面神经的走行,评估神经系统的功能状态,预测术后神经功能恢复情况,因此它已成为提高此类手术治疗效果和评估预后的重要手段。术中面神经监测是基于神经-肌肉接头的电生理传递功能实现的,然而为了保证精细的显微手术安全进行,以及维持全麻机械通气的需要,不发生体动是麻醉的基本要求,如何维持正常的面肌反应与麻醉制动之间的平衡是这类手术麻醉的关键问题。麻醉医师应该全面了解面神经监测的原理、应用,以及影响面神经监测的因素,选择最佳的麻醉方案,在避免术中体动的同时保证面神经功能监测的正常进行。

【病例简介】

患者,男性,37 岁,体重 82kg。因"左耳耳鸣伴听力下降一年"入院,磁共振（MRI）检查提示左侧桥小脑角区听神经瘤,肿瘤大小 33mm×35mm,（图 1-4）。拟于气管插管全身麻醉下行开颅肿瘤切除术。患者术前评估 ASA Ⅰ级,House-Brackman 面神经分级 Ⅰ级（表 1-5）。

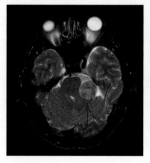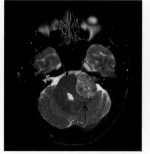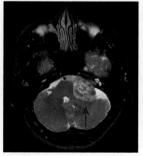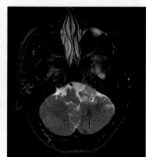

图 1-4 患者的磁共振图像

表1-5　House-Brackman 面神经功能分级

分级	观察项目
Ⅰ级,正常	面部各部位运动功能均正常
Ⅱ级,轻度功能障碍	肉眼观:仔细检查可见轻度面肌无力,可能有轻度的联带运动
	静止:面部对称,肌张力正常
	运动:额,正常;眼,稍用力完全闭眼;口角轻度不对称
Ⅲ级,中度功能障碍	肉眼观:明显的面基无力,但无面部变形;联带运动明显或半面痉挛
	静止:面部对称,肌张力正常
	运动:额,减弱;眼,用力后完全闭眼;口角用最大力后轻度不对称
Ⅳ级,中重度功能异常	肉眼观:明显的面肌无力和(或)面部变形
	静止:面部对称,肌张力正常
	运动:额,无;闭眼不完全;口角用最大力后不对称
Ⅴ级,重度功能异常	肉眼观:仅有几乎不能察觉的面部运动
	静止:面部不对称
	运动:额,无;闭眼不完全;口角轻微运动
Ⅵ级,完全麻痹	无运动

除常规麻醉前准备外,另备 NIM-Neuro 3.0 面神经监护仪、TOF-Watch SX 肌松监测仪。麻醉前开放动静脉通路,心电监护,并接好肌松监测仪。麻醉诱导咪达唑仑 2mg、芬太尼 0.2mg、丙泊酚 130mg、罗库溴铵 50mg,约 90 秒肌松起效后,经口插入 7.0 加强型气管导管。麻醉维持七氟烷吸入,调整吸入浓度使 MAC 值维持在 0.9~1.1,间断追加芬太尼,丙泊酚维持麻醉,结合血管活性药物使平均动脉压维持在 70~80mmHg 左右。接面神经监护仪,其中,皮下针式电极斜面朝上约 30°角分别置入术侧眼轮匝肌、口轮匝肌、颏肌和额肌。监护仪参数设置为刺激电流 0.8mA;事件阈值 100μV;刺激抑制期 3.1ms;时间尺度 50ms;垂直尺度 500μV。术中肌松方案采用微泵持续输注罗库溴铵,维持 T1＝10%~50%;此病例中罗库溴铵的维持剂量为 0.2mg/(kg·h)。手术取左侧乳突后部直切口,行枕下乙状窦入路,分层切开头皮,颈部肌肉,磨除乳突,显露横窦及乙状窦;显微镜下"丁"字形切开硬膜,翻向横窦及乙状窦方向;自动脑压板牵开小脑外侧半球可见肿瘤,包膜完整,约 3cm×3cm 大小,质地较软,血供丰富。肿瘤向内侧压迫三叉神经,将面听前庭神经挤压至肿瘤外侧,并将神经包裹。肿瘤长入内听道,向内侧压迫脑干。采用标准 Prass 平头探头探测面神经,若碰到面神经,则术侧眼轮匝肌、口轮匝肌、颏肌、额肌的皮下针式电极就会记录刺激面神经所诱发的动作电位振幅(图1-5)。探测肿瘤表面确认无损伤面神经,电凝肿瘤表面血管,切开包膜,采用 CUSA 分块切除肿瘤,行囊内减压。小心将肿瘤包膜自脑干表面剥离;显露面神经脑干端及内听道端。术中发现神经已经被肿瘤侵犯包裹,在面神经监测下小心剥离肿瘤,仅残留少量包裹面神经的肿瘤组织。最后严密止血,反复冲洗,严密缝合硬膜,骨瓣回纳,颅钉固定,分层缝合头皮。手术顺利,术闭患者苏醒,肌松恢复良好,拔气管导管送麻醉复苏室观察,2 小时后安返病房。术后随访 House-Brackman 面神经分级Ⅰ级,预后良好。

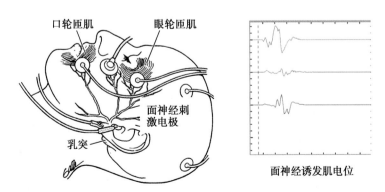

图1-5　面神经监测记录电极位置及相应面部肌肉诱发的动作电位

【问题】

1. 面神经监测的途径有哪些?
2. 面神经监测的刺激方式有哪些?
3. 需进行面神经监测的手术中,如果不使用肌松药,如何进行麻醉管理?
4. 进行面神经监测的同时如果使用肌松药,如何进行肌松管理?
5. 临床麻醉中应用肌松监测仪监测肌松恢复程度,需要关注哪些参数?

1. 面神经监测的途径有哪些?

面神经监测的基本原理是给予面神经一定程度的刺激,动作电位传至神经肌接头,引起所支配肌肉的终板去极化,记录肌肉的复合动作电位。刺激面神经通路上的任何点都可以产生诱发肌电位反应(Evoked Electromyography,EEMG),按照刺激的部位从上至下分三种监测途径,分别用于相应部位的手术术中面神经功能区及神经走行定位和功能评估。①经颅刺激面神经运动诱发电位监测(Transcranial Motor Evoked Potentials,tc-MEPs):在面神经对应的运动皮质在头皮的投影点放置刺激电极(C3、C4点,头皮针式刺激电极),在面神经支配的眼轮匝肌和口轮匝肌放置记录电极,记录电刺激(或磁刺激)引发的眼轮匝肌和口轮匝肌复合动作电位。优点是可以判断整个面神经传导通路是否完整,监测时不受面神经形态和位置的影响,尤其适用于涉及面神经皮质功能区及桥小脑角的颅内手术术中监测。②直接刺激面神经脑功能区的皮质运动诱发电位监测(Cortical Motor Evoked Potentials,cMEPs):单极刺激电极通过适配器附着在手术器械或电钻上,在术野中探测,面神经功能区受刺激时,诱发非同步反应波,同时反复发出非同步的"喀哒"声;记录电极置于眼轮匝肌和口轮匝肌。用于判断刺激点以下的面神经传导通路完整性,最适用于涉及面神经皮质功能区的颅内手术术中神经功能区定位。③直接刺激面神经管或神经的运动诱发电位监测(Compound Muscular Activity Potentials,cMAPs)。刺激电极:单极刺激电极在术野中探测,所需电流强度要较高,通常为0.2~0.5mA,如神经受牵拉、挤压等机械刺激或受热等,诱发非同步反应波,反复发出非同步的喀哒声;如直接接触面神经表面或通过骨管刺激神经表面,则发出和刺激同步的嘟嘟声;记录电极置于眼轮匝肌和口轮匝肌,记录反应电流阈值及同步反应波振幅;适用于桥-小脑角或耳-颅底手术术中面神经走行定位和神经功能评估。

2. 面神经监测的刺激方式有哪些?

术中面神经监测有三种方法:连续式肌电图(FEMG),触发式肌电图(TEMG)和刺激式肌电图(SEMG)。FEMG作实时记录,扫描时程200ms~5s;TEMG用于捕捉高于预设电压的自发性反应;SEMG记录脑神经探针或探头电刺激的反应,电刺激电流时程和强度通常为0.05~0.1s和0.05~0.1mA。现代的监测技术将手术器械或电钻通过适配器连接监测装置,把这类器械和钻头用作电刺激探头,利用肌电或肌传感器声控反馈给手术者,使手术者不需另用专门电刺激探头,也不必另设助手调节和监视监测装置,因而可以一边手术一边连续监测面神经。记录电极的设置有二种类型,单极型和双极型。单极型的工作电极放在预设肌节处(如:眼轮匝肌),参考电极放在对侧颞部;双极型工作电极和参考电极均设置在同一块肌肉上。最常用的EEMG记录方法是双极型皮下配对针电极,两对皮下针电极插入面肌;配对电极距离愈近,EEMG表达的肌肉纤维数量愈少。电极放置的位置应尽量远离其他脑神经支配的肌肉,例如放置眼轮匝肌电极应放在眶上缘偏中位置,使电极接近额肌(受面神经支配),远离颞肌(受三叉神经支配)。

3. 需进行面神经监测的手术中,如果不使用肌松药,如何进行麻醉管理?

术中神经电生理监测的准确性受多种因素的影响,包括麻醉方法和机体内环境状态等。相对于躯体感觉诱发电位和脑干听觉诱发电位而言,运动诱发电位(Motor Evoked Potentials,MEPs)受干扰的因素较少。吸入麻醉药对MEPs的影响结论并不一致,有报道异氟烷、七氟烷和地氟烷低浓度(0.3MAC)时对MEPs并没有影响,而浓度达0.5MAC以上可使MEPs波幅降低;但也有报道即使七氟烷浓度达1.0MAC以上也不影响成串刺激的MEPs;因此总体上认为吸入麻醉药仅仅对经颅刺激的MEPs(tc-MEPs)有轻微影响,但并不影响经神经刺激的MEPs。有报道静脉麻醉药硫喷妥钠呈剂量依赖性抑制tc-MEPs,咪达唑仑静脉注射时也降低tc-MEPs振幅;丙泊酚采用维持麻醉的血浆浓度连续输注并不影响成串刺激技术的 tc-MEPs 监测结果,仅大剂量静脉注射时抑制 tc-MEPs 振幅;依托咪酯也只有在诱导剂量静脉注射时会产生一过性 tc-MEPs 振幅降低;但所有临床使用剂量静脉麻醉药对经神经刺激的 MEPs 无影响,因此维持外科麻醉深度剂量的静脉麻醉药用于术中面神经监测无顾虑。阿片类镇痛药在外科麻醉水平的血药浓度下,对所有诱发电位反应都无影响。

进行面神经监测(EEMG)的前提条件是保持面神经-肌肉足够的神经信号传导,而肌松药的作用机制恰恰是阻断神经肌接头传导,这样就影响了术中面神经诱发肌电位的监测。因此,对术中面神经监测影响最大的就是肌松药,理论上实施应该避免使用肌松药。问题是,在颅脑外科或耳-颅底外科这类手术中,无肌松麻醉状态下突然的体动可能造成灾难性后果。为了确保病人制动和满足机械通气条件,往往要加深麻醉以减少肌松药用量,但过深的麻醉可能带来循环抑制和苏醒延迟等不良后果。如何选择性减少使用肌松药,既保留面神经肌接头传导功能,又确保四肢骨骼肌制动,是涉及面神经监测的手术麻醉的关键问题。不管使用何种麻醉方案,目的都是要维持足够的麻醉深度,同时保留面神经肌接头足够的传导。全凭静脉麻醉(Total Intravenous Anesthesia,TIVA),特别是靶控输注技术(TCI)的应用,使得临床麻醉已经能做到精确调节麻醉药的血药浓度从而保持恒定的麻醉深度,从根本上扭转了静脉给药凭经验和感觉的局面,比如:在术中监测阶段使用不包含肌松药的丙泊酚-瑞芬太尼全凭静脉麻醉可以用于 EEMG 和 tc-MEPs 监测。吸入麻醉药有一定程度的肌肉松弛作用,可与肌松药产生协同效应,减少肌松药的使用剂量,也可适用于涉及面神经监测的麻醉;然而,为了较好地维持术中机械通气和病人制动,麻醉药用量经常相对更大,老年人或循环不稳定病人容易发生循环抑制和苏醒延迟。静吸复合麻醉能综合两者的优势,吸入麻醉药(七氟烷或地氟烷)复合瑞芬太尼静脉输注的麻醉方案能较好地维持血流动力学的稳定,麻醉苏醒快速平稳,是适合面神经监测的较好麻醉方案。

4. 进行面神经监测的同时如果使用肌松药,如何进行肌松管理?

用于需要施行面神经监测的手术的肌松药使用方法有以下几种:①在麻醉诱导时给予单次负荷剂量,达到气管插管所需肌松,然后不再给予肌松药,待肌松消退后施行面神经监测。但此种方法不能确保术中不发生体动或过深麻醉带来的副作用。②术中常规使用罗库溴铵维持足够程度肌松,待拟行面神经监测时使用特异性拮抗剂 Sugammadex 逆转肌松作用,但此法在需要反复探测面神经的情况下可行性差。③待肌松程度部分恢复后,在肌松监测下予以小剂量肌松药维持部分神经肌接头阻滞程度,既保留面神经肌接头能满足面神经监测所需的传导功能,又确保四肢骨骼肌足够的制动。罗库溴铵起效快、作用时间短、无蓄积作用、可滴定给药、副作用小,且有特异性拮抗药(Sugammadex),因此是用于面神经监测的麻醉较好的选择。

有学者证明,肌松药在较低剂量部分阻滞骨骼肌的神经肌接头时可同时维持一定程度的骨骼肌松弛和面神经 EEMG 的反应性;单次肌颤搐刺激下 T_1 =30%~40% 是适用于术中经颅刺激面神经运动诱发电位监测的肌松程度。我们的临床研究维持肢体骨骼肌 T_1 =50% 的肌松时能确保制动的同时保持面神经监测良好的反应性,而且 EEMG 的反应性与外周神经肌肉阻滞程度(Neuromuscular Blockade,NMB)之间存在直线相关关系,刺激阈值与 NMB 呈正相关,反应振幅与 NMB 呈负相关,说明面肌和四肢骨骼肌对肌松药的敏感性可能存在差异。进一步的基础研究也证明其机制在于面神经和肢体神经支配的肌肉运动终板乙酰胆碱受体密度和分布均有差异。此外,很大一部分患者术前面神经就存在一定程度的损伤,此时保护面神经避免不必要的刺激加重损伤程度显得尤为重要,但是与正常面神经相比,受损面神经的 EEMG 反应敏感性更低,潜伏期延长、振幅降低,因此对于受损面神经术中行 EEMG 监测评估神经功能时使用肌松药更应该谨慎。

本例病例术中麻醉维持采用静吸复合麻醉,七氟烷吸入浓度维持在 0.9~1.1MAC,罗库溴铵 0.2mg/(kg·h)微泵持续输注维持 T_1 =10%~50%,获得了满意的麻醉深度和面神经监测条件。

5. 临床麻醉中应用肌松监测仪监测肌松恢复程度,需要关注哪些参数?

通常选择刺激尺神经,观察拇指和小指内收肌的复合动作电位(肌电图)、肌肉收缩力(肌机械图)、或肌肉收缩加速度(加速度仪)的变化,用颤搐反应高度与术前对照值的比值来表示肌松恢复的程度。目前临床应用较多的是加速度仪,其操作简单,精确度高,抗干扰性强,能显示各项参数并有图像、数据、趋向连续打印功能。基本原理是根据牛顿第二定律,即力等于质量和加速度的乘积,公式为:$F=ma$,因质量不变,力的变化与加速度成正比,因此加速度可以反映力的变化。测定时,放置在尺神经部位的电极刺激尺神经,通过神经肌肉传导引起拇指收缩,将拇指移位经换能器转换为电信号,输入加速度仪进行分析。

临床常用的参数有 5 种,①单次颤搐刺激:应用单次超强电刺激,频率 0.1~1.0Hz,刺激时间 0.2ms,每隔 10s 刺激一次。在用肌松药前测定反应对照值,用药后测定值与对照值的百分比表示 NMB 程度。②四个成串刺激(TOF):为连续 4 次刺激,频率 2Hz,每 0.5 秒一次的 4 个超强刺激,波宽 0.2~0.3ms,每组刺激是 2s,两组刺激间隔 12s,以免影响 4 次颤搐刺激的幅度。TOF 引起 4 个肌颤搐,分别以 T_1~T_4 表示,出现 NMB 时,从 T_4~T_1 依次衰减,根据 TOF(T_4/T_1)比值判断 NMB 程度和类型(图 1-6)。③强直刺激:目前临床上应用 50Hz 持续 5s 的强直刺激,此时诱发的肌肉收缩力相当于人类自主用最大力所能达到的肌肉收缩性程度。这种刺激只能用于完全松弛的病人,不能用于清醒病人。④强直刺激后计数(PTC):当肌松药作用使 TOF 和单次颤搐刺激反应完全消失时,在此无反应期间,先给 1Hz 单次颤搐刺激 1min,然后用 50Hz 强直刺激 5s,隔 3s 后用 1Hz 单次刺激共 16 次,记录强直刺激后单次颤搐反应的次数,用来预测神经肌肉收缩功能开始恢复的时间。⑤双短强直刺激:连续 2 组 0.2ms 和频率 50Hz 的强直刺激,每 2 次间相隔 20ms,两组强直刺激间相隔 750ms,用于在临床没有记录装置时能更敏感地用拇指感觉神经肌肉功能的恢复程度。

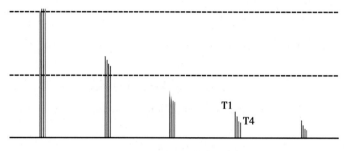

图1-6　四个成串刺激(TOF)

目前临床应用最广的刺激方式是 TOF,即使没有清醒对照值,也可直接读数。颤搐幅度可以反映肌松程度,颤搐衰减和出现的时间可以判断肌松药起效、持续和恢复时间(图 1-7)。在需要进行面神经监测的手术期间,如同时应用 TOF,可以根据 T_4/T_1 比值调节肌松药的剂量,将神经-肌肉阻滞控制在满意的程度,既能保持神经监测所需的面肌神经肌接头传导水平,又能够使得四肢骨骼肌达到制动程度的松弛。

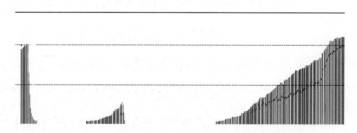

图1-7　使用 TOF 监测肌松药作用下肌颤搐幅度的衰减和恢复过程

【小结】

面神经监测仪有多种设计及其产品,在国外使用已很普及,国内也越来越受到重视。面神经术中全程监测临床意义在于:①可以确认面神经功能区或神经就近位置;②预警手术者对面神经操作有所不规范;③在做面神经移位或将面神经从肿瘤分离下来时降低损伤面神经的风险;④在术中就能预测术后面神经的功能从而有助于手术者术中决策。

在颅脑外科和耳-颅底外科手术术中进行面神经诱发肌电位监测有助于外科医生识别面神经在骨及软组织中的走行,减少医源性面神经的损伤并可以评估面神经功能。面神经监测的原理是给面神经一定的电刺激,经过神经-肌肉的兴奋传递过程,引起肌肉的复合动作电位,因此面神经监测依赖于正常的神经-肌肉接头的电生理信号传递功能。在既保留面神经-肌肉接头传导功能,又确保四肢骨骼肌制动的情况下,如何合理使用肌松药是涉及面神经监测的手术麻醉的关键问题。采用部分外周神经肌接头阻滞技术,在肌松监测下予以罗库溴铵静脉输注,维持肢体骨骼肌的肌松程度 T_1 30%~50%，是用于涉及术中面神经监测的麻醉较好的肌松药使用方案。

【专家简介】

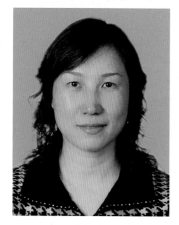

陈莲华

陈莲华，医学博士，主任医师，教授，博士研究生导师，现任上海交通大学附属第一人民医院麻醉科南部执行主任。 主要研究方向：麻醉与气道管理、麻醉与脑保护、肌松药药理。 以项目负责人身份承担国家自然科学基金面上项目 2 项，以第一或通讯作者在国内外专业期刊发表论文 70 余篇，其中 SCI 收录 20 余篇。 现任中国女医师协会疼痛学专业委员会常务委员、中国心胸血管麻醉学会疼痛学分会常务委员、上海市医学会麻醉学分会委员、上海医师协会麻醉学分会委员、上海市口腔医学会麻醉学分会委员、上海医学会麻醉学专科分会神经外科学组副组长、上海市松江区医学会麻醉学分会副主任委员。

【专家点评】

此病例为一桥小脑角区听神经瘤患者，肿瘤位置邻近面神经，术中意外损伤面神经可能导致面瘫，影响患者的生活质量。进行术中面神经监测可以帮助外科医生判断肿瘤与面神经的毗邻关系，在切除肿瘤的同时保护面神经不受损伤。麻醉医生则需要留意肌松药物对面神经监测的影响，在保证麻醉安全的同时又能提供顺利施行面神经监测的条件。

面神经监测的原理是通过刺激面神经通路诱发面神经支配的肌肉产生肌电位。根据刺激部位的不同又可细分为三类：经颅刺激面神经运动诱发电位监测：适用于涉及面神经皮质功能区及桥小脑角的颅内手术术中监测；直接刺激面神经脑功能区的皮质运动诱发电位监测：适用于涉及面神经皮质功能区的颅内手术术中神经功能区定位；直接刺激面神经管或神经的运动诱发电位监测：适用于桥小脑角手术或耳科手术术中面神经走行定位和神经功能评估。本例患者的肿瘤在桥小脑角区，术中通过直接刺激的方法，确定了面神经已经被肿瘤组织包绕，若没有行面神经监测，则很可能在切除肿瘤的过程中一并损伤面神经。

面神经监测成功的关键是保持面神经-肌肉的神经信号传导，而全身麻醉时使用的肌松药恰恰阻断了神经肌肉头传导。如果一味满足面神经监测的需要，在术中不再追加肌松药，势必要将其他麻醉药物的药量加大；过深的麻醉可能带来循环抑制和苏醒延迟等其他不良后果。研究表明：面神经支配的肌肉对肌松药反应敏感性低于肢体神经支配的肌肉，因此在行面神经监测时，可以使用较低剂量的肌松药维持一定程度的四肢骨骼肌松弛，同时保证面神经监测的反应性。在全麻诱导插管后减小肌松药的用量，根据患者的公斤体重小剂量持续泵注肌松药，使单次刺激 T_1 维持在 30%~50% 之间，既能保证患者在术中制动，又能保证面神经监测的反应性。罗库溴铵起效快、作用时间短、无蓄积作用、可滴定给药、副作用小，且有特异性拮抗药（Sugammadex），是用于面神经监测麻醉较好的选择。

【参考文献】

1. Dillon FX. Electromyographic（EMG）neuromonitoring in otolaryngology-head and neck surgery. AnesthesiolClin，2010；28（3）：423 42.

2. Aimoni C，Lombardi L，Gastaldo E，et al. Preoperative and postoperative electroneurographic facial nerve monitoring in patients with parotid tumors. Arch Otolaryngol Head Neck Surg，2003；129（9）：940-3.

3. Blair EA，Teeple E，Sutherland RM，et al. Effect of neuromuscular blockade on facial nerve monitoring. American Journal of Otology，

1994；15（2）：161-7.

4. Lotto ML，Banoub M，Schubert A. Effects of anesthetic agents and physiologic changes on intraoperative motor evoked potentials. Journal of Neurosurgical Anesthesiology，2004；16（1）：32-42.

5. Zentner J，Albrecht T，Heuser D. Influence of halothane，enflurane，and isoflurane on motor evoked potentials. Neurosurgery，1992；31（2）：298-305.

6. Fabregat LJ，Porta VG，Martin-Flores M. Reversal of moderate and intense neuromuscular block induced by rocuronium with low doses of sugammadex for intraoperative facial nerve monitoring. Rev Esp Anestesiol Reanim，2013；60（8）：465-8.

7. Cai Yi-rong，Xu Jing，Chen Lian-hua. et al. Electromyographic facial nerve monitoring during middle ear microsurgery under different levels of peripheral neuromuscular blockade. Chinese Medical Journal，2009；122（3）：311-314.

8. Chung YH，Kim WH，Chung IS，et al. Effects of partial neuromuscular blockade on lateral spread response monitoring during microvascular decompression surgery. Clin Neurophysiol，2015；126（11）：2233-40.

9. Xing Y，Chen L，Li S. Evoked electromyography to rocuronium in orbicularis oris and gastrocnemius in facial nerve injury in rabbits. J Surg Res，2013；185（1）：198-205.

10. Zhou RY，Xu J，Chi FL，et al. Differences in sensitivity to rocuronium among orbicularis oris muscles innervated by normal or damaged facial nerves and gastrocnemius muscle innervated by somatic nerve in rats：combined morphological and functional analyses. Laryngoscope，2012；122（8）：1831-7.

4　巨大垂体瘤患者行开颅垂体瘤切除的围术期管理

【导读】

垂体肿瘤占所有颅内肿瘤的 10%，垂体作为人体的重要内分泌腺之一，其分泌的促激素可对全身各系统产生广泛的影响。垂体瘤患者的麻醉对神经麻醉医生提出了特有的挑战，麻醉医生需要对垂体的功能、下丘脑-垂体-肾上腺轴（hypothalamic-pituitary-adrenal-axis，HPA 轴）的生理及垂体瘤的病理生理有必要的了解，并在此基础上同神经外科医生和内分泌科医生开展多学科的紧密合作，共同做好患者的围术期管理。

【病例简介】

患者，男性，47 岁，体重 65kg。因头晕 3 个月，1 个月前突发意识障碍 1 次，于外院就诊行磁共振（MRI）检查提示垂体巨大腺瘤，肿瘤大小 7cm×5cm×5cm，向鞍上生长并侵入左侧侧脑室，同时伴脑积水（图 1-8）。当时于外院行左侧侧脑室外引流术，术后格拉斯哥评分（glasgow coma scale，GCS）15 分。此次入我院，拟于气管内插管全身麻醉下行开颅巨大垂体腺瘤切除术。患者否认既往其他系统病史，发病以来无面容改变，无向心性肥胖，无紫纹、多尿。现患者颅高压症状已改善，意识清醒，无嗜睡、癫痫、头痛、呕吐。术前诊断为：巨大垂体腺瘤；脑积水；脑室外引流术后。患者术前检查提示：血红蛋白：100g/L，白蛋白：38g/L，尿比重：1.008，肝肾功能及电解质水平在正常范围。术前激素检查提示：生长激素（GH）：0.80mU/L（正常值范围：<12mU/L），胰岛素样生长因子 1（IGF-1）：131μg/L（正常值范围：115~358μg/L），游离三碘甲状腺原氨酸（FT3）：3.11pmol/L（正常值范围：3.5~6.5pmol/L），游离甲状腺素（FT4）：11.71pmol/L（正常值范围：11.5~22.7pmol/L），促甲状腺激素（TSH）：1.7750mIU/L（正常值范围：0.55~4.78mIU），三碘甲状腺原氨酸（T3）：1.22nmol/L（正常值范围：1.23~3.39nmol/L），甲状腺素（T4）：84.80nmol/L（正常值范围：54~174nmol/L），促肾上腺皮质激素（ACTH）20.10pg/ml（正常值范围：5~60pg/ml），皮质醇（早晨）5.72μg/dl（正常值范围：6.2~19.4μg/dL）。胸片及心电图检查正常。入院后患者开始口服醋酸可的松片，剂量：早 50mg，晚 25mg，治疗一周。

麻醉诱导前给予甲基强的松龙 20mg 静注。全麻诱导采用咪达唑仑、丙泊酚靶控输注（target-controlled infu-

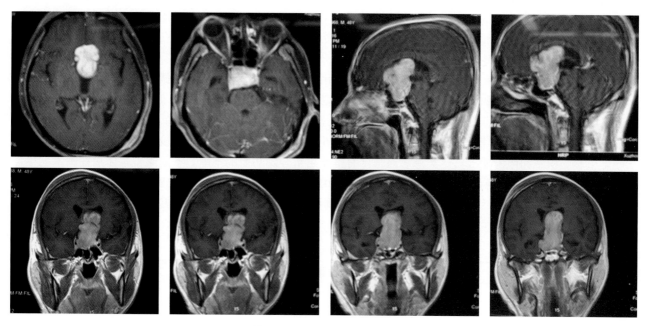

图1-8　患者的增强磁共振图像

sion,TCI)、芬太尼,全麻维持采用丙泊酚、瑞芬太尼靶控输注,罗库溴铵间断推注。手术时间7小时,出血量约600ml,尿量1900ml,共补液2450ml,其中晶体1750ml,胶体700ml,输少浆红细胞400ml。麻醉期间循环、呼吸稳定,术后患者自主呼吸恢复后入麻醉后恢复室(PACU),20分钟后顺利拔管。

术后第一天患者出现连续4小时尿量增多,平均每小时尿量400ml。测尿比重:1.001(下降);血糖:6.2mmol/L;血电解质提示血钠:157mmol/L(上升)。给予静脉滴注0.45% NaCl溶液1000ml,去氨加压素2μg。3小时后尿量逐渐恢复正常,次日复查尿比重、血钠恢复正常。

手术当天患者回NICU后给予甲基强的松龙20mg单次静注,术后第一天和第二天给予患者地塞米松静脉注射5mg每日一次。此后2周给予醋酸可的松早晨50mg,晚上25mg口服。

术后第7天患者顺利出院。

【问题】

1. 垂体分泌哪些激素,这些激素的功能是什么? 什么是下丘脑-垂体-靶内分泌腺轴?
2. 垂体瘤的分类有哪些? 该患者属于哪类垂体瘤?
3. 围术期需行肾上腺糖皮质激素替代的情况有哪些? 该患者在围术期是否应补充糖皮质激素?
4. 对于垂体瘤患者,常用的糖皮质激素补充方案是怎样的?
5. 围术期尿崩的临床表现、诊断和治疗有哪些?

1. 垂体分泌哪些激素,这些激素的功能是什么? 什么是下丘脑-垂体-靶内分泌腺轴?

正常垂体分为垂体前叶(腺垂体)和垂体后叶(神经垂体)。垂体前叶主要分泌六种激素:促甲状腺激素(TSH)、促肾上腺皮质激素(ACTH)、卵泡刺激素(FSH)、黄体生成素(LH),生长激素(GH)和泌乳素(PRL)。这些激素具有调控相应靶内分泌腺分泌激素的作用。垂体后叶本身不分泌激素,而是储存下丘脑合成的抗利尿激素(ADH)和催产素(OXT)。抗利尿激素在调节机体水平衡方面起着重要作用,可促进肾小管对水的重吸收,生成浓缩尿。同时抗利尿激素具有收缩动脉和毛细血管、升高血压的作用。

下丘脑分泌的促释放激素通过垂体门脉系统避开了全身循环直接作用于腺垂体,促使腺垂体以脉冲的方式分泌特定的促激素,并进一步作用于外周靶内分泌腺体,产生特定的生物效应。外周腺体产生的激素可反过来作用于下丘脑和垂体水平,反馈调节垂体的分泌水平。如下丘脑分泌促肾上腺皮质激素释放激素(corticotropin releasing hormone,CRH),促进腺垂体合成与释放促肾上腺皮质激素(adrenocorticotropic Hormone,ACTH)。ACTH

作用于肾上腺,维持肾上腺的正常形态和功能,促进肾上腺分泌皮质醇。血浆皮质醇水平又对下丘脑及垂体的分泌功能起着负反馈调节作用。此即下丘脑-垂体-肾上腺皮质轴。

2. 垂体瘤的分类有哪些,该患者属于哪类?

垂体瘤可依照瘤体的大小进行分类。瘤体大于1cm的为大腺瘤,小于1cm为微腺瘤。垂体瘤可进一步分为"有功能型"和"无功能型"腺瘤。功能型垂体腺瘤起源于分泌泌乳素、生长激素、促肾上腺皮质激素、促甲状腺激素或促性腺激素细胞,可分泌相应的激素。无功能型腺瘤约占所有垂体腺瘤的1/3,由于缺乏激素过度分泌的临床表现,因此很难早期被发现,发现时往往已产生中枢占位效应(如压迫视交叉引起视力的改变,阻塞三脑室引起脑积水和颅内高压),这类患者通常伴有垂体正常分泌功能的下降。不同类型垂体瘤在围术期可能面临的问题见表1-6。该患者肿瘤大小7cm×5cm×5cm,呈侵袭性生长并侵入侧脑室。从各项激素水平上看,患者皮质醇明显降低、甲状腺素轻度下降。综合瘤体体积,激素水平判断,该患者应属于巨大垂体腺瘤,无功能型。

表1-6　不同类型垂体瘤的表现及围术期可能面临的问题

垂体瘤类型	临床麻醉中可能面临的问题	处置
ACTH型腺瘤	中央型肥胖	做好困难气道的准备工作
	糖尿病	术中血糖控制
	高血压	控制血压
	低钾	补钾
	组织脆性增高	围术期注意受压部位的保护
GH型腺瘤	下颌、会厌、舌体肥厚,声门狭窄	做好困难气道的准备工作
	糖耐量异常	
	高血压,心肌病变	术中血糖控制
		术中适当控制心脏的前、后负荷
TSH型腺瘤	引起甲状腺功能亢进	使用生长抑素类似物
PRL型垂体瘤、颅咽管瘤及无功能型垂体腺瘤	皮质醇水平低下甚至全垂体功能减退	围术期补充糖皮质激素
	甲状腺功能低下	围术期补充左旋甲状腺素

3. 围术期需行肾上腺糖皮质激素替代的情况有哪些?该患者在围术期是否应补充糖皮质激素?

肾上腺糖皮质激素是围术期常用的药物,可用于围术期激素替代治疗、恶心呕吐的治疗、抑制气道高反应性、过敏反应的治疗和脓毒症休克的治疗等。其中围术期替代治疗是其重要的适应证之一。正常人体每天约分泌皮质醇20~30mg,而当机体处于应激状态时(如手术和感染),其分泌量可增至75~150mg/d。导致HPA轴功能改变的因素(外源性使用糖皮质激素、肾上腺病变、下丘脑垂体病变)均可导致机体在应激的情况下不能分泌足够的皮质醇,严重的甚至可引发急性肾上腺皮质危象(addisonian crisis),表现为顽固性低血压,低血容量和电解质紊乱。因此对于HPA轴功能受抑制的患者,均应在围术期补充糖皮质激素进行替代。

该患者因肿瘤很大,压迫正常垂体组织,导致垂体功能不全,激素水平低下(血浆皮质醇和三碘甲状腺原氨酸低于正常水平),为继发性肾上腺功能不全,而且手术不可避免地会对正常的垂体组织造成一定的损伤,可导致术后垂体功能的进一步下降,所以在围术期对其进行糖皮质激素的替代治疗是必须的。继发性肾上腺功能不全的特点为:盐皮质激素功能通常正常,很少发生低血容量。临床上常用的糖皮质激素包括氢化可的松、强的松、甲基泼尼松龙等。它们药理特性(表1-7)。

表1-7　常用糖皮质激素的药理特性

激素	等效剂量(mg)	糖皮质活性	盐皮质活性	半衰期(h)
氢化可的松(皮质醇)	20	1	1	8~12
可的松(皮质酮)	25	0.8	0.8	8~12
强的松	5	4	0.25	18~36
甲基强的松龙	4	5	0.25	18~36
地塞米松	0.75	20~30	无	36~54

4. 常用的围术期糖皮质激素补充方案是怎样的?这例患者应如何补充?

一般观点认为应根据手术应激的大小进行围术期激素替代治疗(表1-8),对于本例患者,开颅垂体瘤手术虽然为中型手术,但由于疾病本身对 HPA 轴产生了直接影响,应按大手术补充糖皮质激素。我们在术中麻醉前给予患者 20mg 甲基强的松龙,相当于 100mg 的氢化可的松。我院神经外科目前对于开颅垂体瘤切除术术后的激素补充方案为:手术当天再给予 20mg 甲基强的松龙,术后第 1,2 天单次静脉给予地塞米松 5mg,此后 2 周内,给予醋酸可的松片早 50mg,晚 25mg 口服,并在 6 周内逐渐减量至停药。

表1-8　围术期激素替代治疗方案

手术类型	应用剂量 (常规剂量+应激剂量)
小型手术	仅在手术当天静脉予 25mg 氢化可的松或 5mg 甲基强的松龙
中型手术	手术当天静脉予 50~75mg 氢化可的松或 10~15mg 甲基强的松龙。1~2 天后快速阶段性撤药至常规剂量
大型手术	手术当天静脉予 100~150mg 氢化可的松或 20~25mg 甲基强的松龙。1~2 天后快速阶段性撤药至常规剂量

5. 围术期尿崩的临床表现、诊断和治疗有哪些?

尿崩是鞍区肿瘤切除术后的潜在并发症,术中损伤下丘脑和垂体柄可通过影响抗利尿激素的分泌而导致术中和术后尿崩的发生。通常尿崩发生于术后 4~12 小时,术中尿崩偶有发生。其诊断标准为:①尿量 >250ml/h,大于液体入量且连续 2 小时以上,或尿量 >3000ml/d。②尿比重 <1.005,或尿渗透压 <300mOsm/(kg · H_2O)。③血清钠浓度正常或升高,血浆渗透压 ≥300mOsm/(kg · H_2O)。④精氨酸加压素或去氨加压素治疗有效。⑤伴有烦渴多饮、心悸、脉压减少等症状。⑥排除血糖增高、使用利尿剂等其他因素引起的多尿。其治疗包括:调整补液的种类和速度,补液采用 0.45% NaCl 溶液,每小时补液量为生理维持量+前 1 小时尿量的 2/3。如患者的尿量持续增多,可静脉给予去氨加压素(DDAVP)0.5~4μg。

该患者术后连续 4 小时尿量超过 250ml,尿比重降低并伴有高钠,血糖正常,给予补液、应用去氨加压素后,尿量下降至正常,可诊断为尿崩。尽管尿崩在术中发生的可能较低,但神经麻醉医生仍有必要对其有所了解,术中往往会使用甘露醇等利尿剂,其引起的多尿可能会干扰尿崩的诊断,但熟悉这些利尿剂效应的持续时间,结合尿比重和血浆电解质的测定有助于做出正确的诊断。

【小结】

巨大垂体腺瘤可影响垂体的正常激素分泌功能,麻醉医生需关注患者的下丘脑-垂体-肾上腺皮质轴的功能,对于这类患者,围术期应常规给予糖皮质激素补充。鞍区手术可能损伤下丘脑和垂体柄,引起术中和(或)术后尿崩,其治疗包括维持水、电解质平衡和给予去氨加压素。

【专家简介】

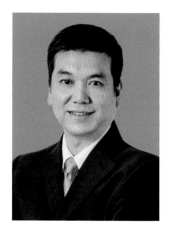

车薛华,副主任医师复旦大学附属华山医院副主任医师。 现任中华医学会麻醉学分会肿瘤与麻醉学组委员、上海市医学会麻醉学分会气道管理学组委员。 自 1995 年毕业于复旦大学上海医学院后,一直就职于复旦大学附属华山医院麻醉科。 20 年来积累了丰富的临床麻醉工作经验,擅长神经外科手术的临床麻醉管理,并具丰富的教学经验。 主要科研方向为臂丛神经阻滞和神经麻醉临床研究。 迄今已在国内核心杂志发表论文 10 多篇。

车薛华

【专家点评】

1. 该例患者为一巨大的垂体瘤患者,临床上对这类患者是否需要在围术期补充糖皮质激素没有争议。对于这类患者,麻醉医生应更为关注肿瘤同邻近解剖结构(颈内动脉,海绵窦)的关系,术中意外地损伤上述结构可能导致严重的出血。此外,术中尿崩也是我们需要留意和细心加以识别的问题。

2. 对于那些罹患垂体微腺瘤拟行经蝶垂体瘤切除术的患者(这类患者占一些神经外科诊疗中心患者总数的20%),是否应在术前及术后补充糖皮质激素在近期引起了更多的关注。Salem 认为:临床上,大多数常规的糖皮质激素补充方案往往给予了患者过度的治疗。近期一项 Meta 分析综述了 18 个临床研究(其中 7 项研究涉及围术期皮质醇测定)后发现:对于术前 HPA 轴功能正常的行经蝶垂体瘤切除的患者,其术后皮质醇的水平较术前有明显升高。因此更为现代的观点认为:对于经蝶垂体瘤切除术,应根据患者的 HPA 轴功能情况,制定个体化的围术期糖皮质激素替代方案。

3. 由于机体的 ACTH 和皮质醇的分泌呈脉冲式,单次血浆 ACTH 或皮质醇测定只能反映测定当时的水平而不能反映患者 HPA 轴的功能。临床上有一系列试验可用来评估患者术前垂体储备功能及 HPA 轴是否受抑制,ACTH 激发试验是实施方便且被应用较多的试验,其实施方法为:静脉注射 ACTH1-24(合成 ACTH,Cosyntropin)250μg,测定给药后即时,30 分钟及 60 分钟时血皮质醇水平,如果 60 分钟皮质醇>550nmol/L,证明垂体功能良好,术前可不使用糖皮质激素;如皮质醇<550nmol/L,提示 HPA 轴功能下降,术前就应给予糖皮质激素。对这些患者,Inder 的方案是被许多神经外科中心采用的经蝶垂体瘤切除术的围术期激素补充方案,其方案如下:手术当天给予氢化可的松 50mg q8h,术后第一天给予氢化可的松 25mg q8h,术后第二天早晨给予氢化可的松 25mg 单剂。

【参考文献】

1. 下丘脑-腺垂体疾病. 詹姆森.哈里森内分泌学. 北京:人民卫生出版社,2010,17-48.
2. 中华医学会麻醉学分会专家组. 肾上腺糖皮质激素在围术期应用的专家共识. 临床麻醉学杂志,2013,29(2):200-204.
3. Zada G,M.D,Woodmansee W W,et al. Perioperative management of patients undergoing transsphenoidal pituitary surgery. Anesthesia & Analgesia,2005,101(4):1170-1181.
4. Inder W J,Hunt P J. Glucocorticoid replacement in pituitary surgery:guidelines for perioperative assessment and management. Journal of Clinical Endocrinology & Metabolism,2002,87(6):2745-2750.
5. Tohti M,Li J,Zhou Y,et al. Is peri-operative steroid replacement therapy necessary for the pituitary adenomas treated with surgery? A systematic review and meta analysis. Plos One,2015,10(3):e0119621.

5 急性蛛网膜下腔出血患者行动脉瘤夹闭的围术期管理

【导读】

目前国际上普遍认为,颅内动脉瘤在发生蛛网膜下腔出血(Subarachnoid hemorrhage,SAH)后应在早期(出血后 72 小时内)手术,越早切除动脉瘤,减缓血管痉挛的发生及发展程度,病变部位再出血的可能性越小。但是由于 SAH 后早期脑组织水肿明显,大量血液进入脑脊液,出血部位处凝血时间较短易增加术中动脉瘤再次破裂等因素,使得早期手术难度加大。与此同时,对麻醉医生也提出了特有的挑战,麻醉医生应在充分了解正常脑生理及其病理生理状态的基础上,同神经外科医生紧密合作,共同做好患者的围术期管理工作。

【病例简介】

患者,男性,45 岁,体重 60kg。因突发头痛、头晕 1 天,于外院就诊行头颅 CT 示蛛网膜下腔出血,头颅 CTA 示右侧后交通动脉瘤。入我院,拟于气管内插管全身麻醉下行右侧颈内动脉后交通动脉瘤显微夹闭术。患者合并 8 年高血压病病史,血压最高达 230/130mmHg 左右,未规律服药及监测血压。本次发病以来,精神差、嗜睡、意识清醒,GCS 评分 14 分。术前诊断为:①蛛网膜下腔出血;②右侧后交通动脉瘤。患者术前检查示:白细胞数目 (WBC) 14. 50×10^{12}/L、红细胞数目 (RBC) 5. 17×10^{12}/L、血红蛋白 (HGB) 160g/L、血小板数目 (PLT) 213×10^9/L、中性粒细胞百分比 (Neu%) 91. 6%。心脏彩超:左房稍大;室间隔与左室后壁增厚明显。心电图:①窦性心律不齐;②交界接性逸搏;③ST-T 改变。术前准备:鲁米那钠 0. 1g、阿托品 0. 5mg 术前 30 分钟肌注。

患者入室后突然烦躁,剧烈头痛。立即行 NBP、ECG、SPO2 监测及建立外周静脉通道。第一次测无创袖带血压为 208/104mmHg,心率 128 次/分。随后患者烦躁、头痛加剧并伴意识障碍,血压进一步升高至 280/133mmHg、心率 169 次/分。即刻通知外科医生并迅速行全麻诱导插管、右颈内静脉及左桡动脉穿刺、测压。全麻诱导采用咪达唑仑、二异丙酚、舒芬太尼、顺苯磺阿曲库铵,全麻维持采用二异丙酚、舒芬太尼靶控输注 (TCI)、右美托咪定泵注,顺苯磺阿曲库铵间断推注。麻醉完成并逐渐加深麻醉后,血压渐降至 120/70mmHg 左右、心率 80 次/分左右。手术时间 6 小时,出血量约 200ml,尿量 600ml,隐性失水 300ml,共补液 1450ml (乳酸林格液 1000ml、生理盐水 200ml、甘露醇 250ml)。麻醉期间,呼吸、循环稳定,术后患者带管送入神经外科监护室,当天自主呼吸恢复后顺利拔管。

术后第一天患者意识清楚、正确对答,能遵嘱活动。复查头颅 CT 未显示出血及梗死,出入量不平衡 (16 小时入量 1665ml,出量 3407ml),遂给予补液治疗,并维持水盐平衡,次日出入量大致相当。内环境监测平稳。术后治疗重点防治蛛网膜下腔出血所致血管痉挛。

术后第 21 天患者顺利出院。

【问题】

1. 如何评估 SAH 的严重性?
2. SAH 对循环有何影响?
3. 蛛网膜下腔出血围术期的麻醉管理主要包括哪几个重要方面?
4. 打开硬脑膜时脑组织张力较高,如何处理?
5. 动脉瘤夹闭术的复苏方案是什么?
6. 若手术后患者没有恢复其术前的神经功能,应作哪些鉴别诊断?
7. 蛛网膜下腔出血最严重的并发症是什么?

1. 如何评估 SAH 的严重性?

Hunt 与 Hess 分级 (表 1-9) 和基于 Glasgow 昏迷量表的国际神经外科医师联合会 (WFNS) 分级 (表 1-10) 是评估 SAH 后神经功能分级的 2 个最常用的量表。它们被用于确定神经功能的基础水平,并藉此评估相对于基础水平的急性改变。

表 1-9　改良的 Hunt 与 Hess 临床分级

等级	标　准
0 级	动脉瘤未破裂
I 级	无症状或轻微头痛和轻度项背强直
II 级	中重度头痛,项背强直,除脑神经麻痹外无其他神经系统功能缺损
III 级	困倦、意识混乱或轻度局部功能障碍
IV 级	木僵,轻度到重度偏瘫,可能出现轻度去大脑强直、自主神经障碍
V 级	深昏迷,去大脑强直,濒死状

表 1-10　WFNS 分级量表

WFNS 分级	Glasglow 昏迷评分	运动功能障碍
Ⅰ级	15	无
Ⅱ级	13～14	无
Ⅲ级	13～14	有
Ⅳ级	7～12	有或无
Ⅴ级	3～6	有或无

2. SAH 对循环有何影响？

SAH 损伤下丘脑后部引发肾上腺髓质和心交感神经传出末梢释放去甲肾上腺素,去甲肾上腺素可以导致后负荷增加并具有心肌毒性,导致心内膜下缺血。对死于急性 SAH 的患者进行心肌病理分析显示,镜下可见心内膜下出血和心肌细胞崩解。

50%～80% 的 SAH 患者出现心电图异常,最常表现为 ST 段异常和 T 波倒置,但是也可见 QT 间期延长、U 波和 P 波改变。ST-T 改变常为广泛导联异常,并非特异性分布。80% 的 SAH 患者出现心律失常,常首发于起病 48 小时内,最常见室性期前收缩,也可出现其他类型的心律失常,如 QT 间期重度延长、尖端扭转和室颤。在这一系列心律失常中,66% 为轻度心律失常,29% 为中度,5% 为重度。除儿茶酚胺分泌增多之外,皮质醇增多症和低钾血症也是导致 SAH 患者出现心律失常的原因。

大约 30% 的 SAH 患者可出现能诱发肺水肿的心室功能异常。在预测 SAH 患者心肌功能异常时,心脏肌钙蛋白 I 的敏感度为 100%,特异性为 91%,与 CK-MB 的预测性能相当(敏感度为 60%,特异性为 94%)。在拟定麻醉预案时,需确定心功能不全的原因,是来源于心肌梗死还是可逆性神经源性心室功能异常,这一点至关重要。Duke 所做的一项回顾性研究表明,发生可逆性神经源性心室功能异常时,肌钙蛋白浓度为 0.22～0.25ng/ml,超声心动显示射血分数(EF)低于 40%。

3. 蛛网膜下腔出血围术期的麻醉管理主要包括哪几个重要方面？

麻醉技术主要包括以下几个重要方面:①绝对避免急性高血压急剧升高,以免血管瘤再破裂的危险;②术中保持脑松弛,便于动脉瘤手术操作;③维持一个较高的正常平均动脉压(灌注压),防止近期受累及周边正常的脑灌注区域灌注血流 CBF 明显减少;④当术者尝试钳夹动脉瘤或(和)控制破裂的动脉瘤出血时,应精确控制 MAP。

(1) 麻醉药物的选择:适当控制 MAP 的技术是可取的。动脉瘤手术中,唯一绝对需要预防的是阵发性高血压。再出血可为致命性,SAH 后早期钳夹术患者的动脉瘤上血凝块不牢靠,易发生再出血。诱导时发生再出血常为致命性事件。流出的动脉血不易通过 CSF 流出道而更容易渗入脑组织,从而导致 ICP 极度增加,因此时颅内顺应性差(脑肿胀、积水)。

(2) 诱发性低血压:一旦需要降低血压,麻醉医师应立即并精确地降低血压。在出血前应做好降血压的准备。资料显示,可使脑血管扩张的药物比不能使脑血管扩张的药物更可取。偶尔,在活动性动脉出血时,麻醉医师要求控制 MAP 在 30～50mmHg,这对出血开始时呈低血容量状态的患者来说很困难,因此,我们应维持正常的血容量。

(3) 诱发性高血压:在暂时阻断动脉时,为了增加侧支 CBF,可能需要采用诱发性高血压。另外在钳夹动脉瘤后,有些外科医生需要穿刺动脉瘤来确定合适的钳夹部位,此时可能需要暂时升高收缩压至 150mmHg。在以上两种情况下,均可使用去氧肾上腺素。

(4) 低碳酸血症:低碳酸血症可通过收缩脑血管一直而用作松弛脑组织的一种辅助措施。因其可能加重脑缺血而受收到质疑。应根据 ICP/脑松弛的不同要求,应用或避免低碳酸血症。

(5) 甘露醇:甘露醇在一定程度上可使脑组织收缩,手术野暴露得更清晰并且减轻撑开器的压力。实验显示,甘露醇可提高 CBF 中度减少区域的 CBF,其机制尚不清楚。但是,甘露醇可减轻毛细血管周围组织间隙的压力,或改变血流动力学(或两者均发生)。通常在硬膜打开前使用甘露醇 1g/kg。有些外科医生在暂时阻断血流前约 15 分钟再次输注 1g/kg 甘露醇,以提高流量。

(6) 脑保护:重要的脑保护措施包括维持 MAP 以保证使用撑开器下侧支血流和灌注、保持脑松弛以利于手术进行和减轻撑开器压力、限制短暂性阻断的时间和浅低温的可能使用。一些麻醉药物也有脑保护的作用。

（7）低温：目前浅低温在人体动脉瘤手术中的有效性尚未证实。但是许多单位的神经外科医师在血管可能阻断时将体温降至 32~34℃。应用较低体温的单位乐于接受麻醉苏醒延迟。这种延迟必须维持麻醉，以保证足够的时间复温，避免低温时苏醒引起严重的高血压。

4. 打开硬脑膜时脑组织张力较高，如何处理？

打开硬脑膜前任何使颅内压迅速下降的方法，都可能突然增加跨血管壁压力并导致动脉瘤破裂。打开硬脑膜后，最快的降低脑血流并改善术野的方法之一就是过度通气。打开硬脑膜前维持轻度低碳酸血症（$PaCO_2$：30~35mmHg），并在打开硬脑膜后维持中度低碳酸血症（$PaCO_2$：25~30mmHg）。但鉴于脑血流减少有继发脑缺血的风险，对于血管痉挛的患者应当维持正常二氧化碳水平。

甘露醇是我们医院最常采用的利尿剂，剂总量为 0.7g/kg（0.25~1.0g/kg）。其即时效应是血管内容量一过性增加，这可能给心室功能不全的患者带来问题。此外，过快输注可能导致体循环血管阻力减少。其利尿作用起效时间为 10~15 分钟，作用高峰时间为 60~90 分钟，如果甘露醇不能达到降低脑张力的预期效果，并且血清胶体渗透压高于320mOsm，则增加甘露醇用量可能并不会产生额外效果。对于不能耐受甘露醇初始效应的患者，可替代使用静脉注射呋塞米（0.1~0.3mg/kg）。两种药物都可以导致体液及电解质紊乱，故需要密切监测。

对于改善术野，无论通过腰部还是脑室置管引流脑脊液通常都有效。切忌在打开硬脑膜前大量引流脑脊液，以免脑疝或跨血管壁压突然增加。同理，手术期间任何时候脑脊液引流过快都会引发血流动力学不稳定。

若脑张力仍有问题，则需确认是否存在低氧血症或高碳酸血症。此外，由于所有吸入人性麻醉剂都有脑血管扩张和潜在增加 ICP 的作用，因此应考虑停用 N_2O，并减小吸入性麻醉药物的浓度。当然，如果减小吸入麻醉药物的浓度，则应使用合适的静脉麻醉药物以维持足够的麻醉深度。

摆放体位期间，必须确保不能妨碍大脑的静脉回流［如避免头部过度屈曲或旋转，避免监测导线（心电图导联）缠绕颈部］。

5. 动脉瘤夹闭术的复苏方案是什么？

维持目标是使患者舒适、无呛咳或应激、无高碳酸血症、无血压剧烈波动。

停用所有麻醉药后拮抗肌松作用，单次静脉注射利多卡因（1.5mg/kg）可以显著减轻呛咳和不耐管反应。必须严格控制血压，尤其是在出现心肌缺血或怀疑多发性动脉瘤的患者中。必须将血压波动维持控制在患者正常血压的20%以内。

6. 若手术后患者没有恢复其术前的神经功能，应作哪些鉴别诊断？

若患者在手术间内苏醒时表现出局部神经功能缺损，最可能的原因就是手术所致，尽管新发的血管痉挛也是可能的原因。

若患者未能苏醒，第一步是确保已经停用所有吸入性麻醉或静脉麻醉药。第二步是确认已经完全拮抗所有肌松作用。鉴于体温过低将延长所有静脉药物的作用时间，因此需要确保已经对患者实施了适当的复温。在考虑拮抗患者的苯二氮䓬类和镇痛药物的作用之前，应排除低氧血症、高碳酸血症、低钠血症和低糖血症等原因。还需要考虑手术中癫痫发作也可能导致发作后苏醒延迟。若所有麻醉药物的作用均已得到逆转，但患者仍然还没有苏醒，则需要行 CT 检查以便排除硬膜下血肿、颅内出血、脑积水和气颅。还可能需要进行血管造影以排除血管阻塞。脑电图可以用来排除癫痫惊厥前状态。

7. 蛛网膜下腔出血最严重的并发症是什么？

SAH 后最严重的并发症是脑血管痉挛。一般认为血管痉挛是由于 SAH 后血红蛋白降解产物积聚在 Willis 环附近所致。其特殊机制/介质不明，但目前绝大多数研究认为是内皮素所致。患者最初病情稳定，继而发生神经系统病情恶化，其原因常是血管痉挛，疲倦常是先出现的体征。由于血管痉挛本身的疾病过程就会导致一些严重的后果，且血管痉挛引起的缺血预处理包括容量负荷和诱发性高血压，这些均会加重再出血的风险。

【小结】

颅内动脉瘤破裂是自发性蛛网膜下腔出血的最主要原因，常以自发性蛛网膜下腔出血为首发症状。通过头部

CT 和 MRI 扫描可早期确诊。麻醉诱导要力求平稳,避免呛咳等,以免瘤体破裂或使本已破裂的瘤体出血加重。术中分离瘤体时为便于手术操作和清晰暴露视野,常要求行控制性低血压,一旦瘤体夹闭或切除,应逐步将收缩压提升至患者术前水平,以免脑缺血、出血发生。术后适当行扩血管治疗,防止脑血管痉挛。

【专家简介】

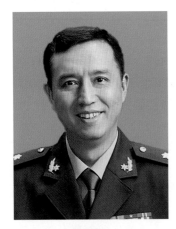

鲁开智,男,医学博士,主任医师,教授,博士研究生导师,现任陆军军医大学附属西南医院麻醉科主任。 现为中华医学会麻醉学分会常务委员;中国医师协会麻醉学医师分会常务委员;中国中西医结合协会麻醉学分会常务委员;重庆市医学会麻醉学专委会主任委员;重庆市医师协会麻醉学医师分会副会长。 近年来主要从事远端器官疾病致肺损伤的临床和基础研究,第一完成人获重庆市科技进步一等奖 1 项,作为负责人或主研人员参加国内外研究项目二十余项(含主持 NSFC 4 项);以第一作者或通讯作者发表学术论文五十余篇,在国外学术刊物(SCI 收录)上发表论文 25 篇;总影响因子80.925。

鲁开智

【专家点评】

该例患者为 1 例右侧后交通动脉瘤所致的蛛网膜下腔出血,拟行急诊动脉瘤夹闭术的患者。临床上对于此类患者的围术期管理,需要注意以下几点:

1. 颅内压的控制　应从颅内空间的四个组成部分组成:细胞,细胞间液和细胞内液,脑脊液和血液,其中麻醉医生可以通过调节通气、利尿剂的使用、调节血压等方式调节颅内压。

2. 血压的管理　在动脉瘤夹毕之前,要实施控制性降压,绝对避免急性血压升高导致动脉瘤再次破裂,术中则需要维持一个高于正常的平均动脉压,以保证受损脑组织和依靠侧支循环的脑组织的灌注;在试图钳夹动脉瘤时,包括血管临时阻断时,都应该精确控制血压,既要避免动脉瘤再次破裂,又要保证受损脑组织的灌注。

3. 尽管亚低温治疗取得了令人鼓舞的临床前期数据的支持,但目前是否可以用于重症监护病房中的颅脑损伤患者或颅内动脉瘤患者的手术中,尚需要进一步的临床研究予以证实。

【参考文献】

1. Bulsara KR, McGirt M J, Liao L, et al. Use of peak troponin value to differentiate myocardial infarction from reversible neurogenic left ventricular dysfunction associated with aneurysmal subarachnoid hemon-hage. J Neurosurg 2003;98:524-528.
2. Fun-Sun F.Yao.Yao &Artusio 麻醉学:问题为中心的病例讨论(第6版). 北京:北京大学出版社,2010.
3. van Gijn J, Bromberg JE, Lindsay KW, et al. Definition of initial grading, specific events, and overall outcome in patients with aneurysmal subarachnoid hemorrhage. A survey. Stroke 1994;25:1623.
4. Uyar AS, Yagmurdur H, Fidan Y, et al. Dexmedetomidine attenuates the hemodynamic and neuroendocrinal responses to skull-pin head-holder application during craniotomy. J Neurosurg Anesthesiol 2008;20:174.
5. Berger M, Philips-Bute B, Guercio J, et al. A novel application for bolus remifentanil:blunting the hemodynamic response to Mayfield skull clamp placement. Curr Med Res Opin 2014;30:243.

6 动脉瘤破裂后蛛网膜下腔出血患者行动脉瘤栓塞术的麻醉管理

【导读】

自发性蛛网膜下腔出血(SAH)的最常见原因是颅内动脉瘤破裂。颅内动脉瘤是神经血管外科或神经介入科最常见的诊治疾病,确诊后立即予以治疗可降低致残率和死亡率,因此常常是以急诊的方式进入手术室。其不仅对神经外科造成严重的挑战,动脉瘤破裂后导致高颅内压,低脑灌注及意识丧失需要建立气道也是麻醉医生需要面对的严重挑战。其围术期管理具有非常鲜明的神经麻醉特点。

【病例简介】

患者,男性,年龄46岁,身高175cm,体重90kg,BMI 29.4。患者被友人发现意识丧失,晕厥在床,呼之不应,床边无明显呕吐物,病程中无明显癫痫。后立即将其送至当地医院,行头颅CT检查提示颅内出血,蛛网膜下腔出血,脑室积血,考虑颅内动脉瘤可能;于当地医院时血压达220/205mmHg,予行保守治疗及气管插管等治疗待生命体征平稳后为进一步诊治转至我院急诊,急诊以"蛛网膜下腔出血,脑室积血"收入我院。既往有高血压病4年,血压最高达200/100mmHg,平日口服降压药,具体不详。入院诊断:①蛛网膜下腔出血;②颅内动脉瘤;③高血压病。拟施手术:全脑血管造影+动脉瘤栓塞术+双侧脑室外引流术。术前检查:头颅CT提示蛛网膜下腔出血,Fisher V级,脑室积血。体格检查:神志不清,平车推入病房。双侧瞳孔不等,对光反射消失。心率120bpm,脉氧饱和度(吸纯氧)为99%,血压(无创血压):188/110mmHg。心律齐,两肺呼吸运动对称,两肺满肺啰音。颈软,无抵抗,病理反射引出脑膜刺激征阳性。ASA分级:Ⅳ E级。

麻醉手术经过:患者在气管插管全麻下行全脑血管造影+动脉瘤栓塞术+双侧脑室外引流术,术中患者平卧位于DSA检查床上,行脑CT灌注检查显示双侧侧脑室出血,蛛网膜下腔出血。DSA结果示:前交通动脉瘤,左侧主供血,余血管无明显异常。急诊行前交通动脉瘤介入栓塞术,复查造影证实动脉瘤基本不显影,载瘤动脉通畅。术毕送至中心手术室行脑室外引流+ICP置入术。术中无并发症,失血量:50ml,未输血,尿量1000ml。术毕ICP 20mmHg,血压:120/50mmHg,心率:120次/分,保留经口气管插管接呼吸机辅助呼吸,转送NICU病房。

【问题】

1. 破裂动脉瘤患者病程及应如何分级,对麻醉医生的意义是什么?
2. 颅内动脉瘤围术期的问题和处理是什么?
3. 如何进行急诊动脉瘤介入手术的术前评估?
4. 全脑血管造影和动脉瘤栓塞术中麻醉管理要点是什么?

1. 破裂动脉瘤患者病程及应如何分级,对麻醉医生的意义是什么?

破裂动脉瘤的自然病程明显差于未破裂者。再出血率48小时内为高峰,约6%,继以每天递增为1.5%,两周累计为21%。以后出血率趋于下降。再出血的病死率明显增高。对破裂动脉瘤患者的临床分级旨在让麻醉医生了解不同级别的手术风险,针对术后管理的目标以及评估预后。目前应用最广泛的是Hunt和Hess分级(表1-

11），而以哥拉斯格昏迷评分（GCS）为基础的世界神经外科联盟分级越来越受到重视（表 1-12）。因头颅 CT 是诊断脑动脉瘤破裂引起蛛网膜下腔出血的首选，改良 Fisher 分级也广泛用于临床（表 1-13）。

<table>
<tr><td colspan="2">表 1-11　Hunt 和 Hess 分级</td></tr>
<tr><td>级别</td><td></td></tr>
<tr><td>1</td><td>无症状或轻度头痛、颈项强直</td></tr>
<tr><td>2</td><td>脑神经麻痹（如Ⅲ、Ⅳ），中~重度头痛，颈项强直</td></tr>
<tr><td>3</td><td>轻度局灶神经功能缺失，嗜睡或错乱</td></tr>
<tr><td>4</td><td>昏迷，中~重度偏瘫，去大脑强直早期</td></tr>
<tr><td>5</td><td>深度昏迷，去大脑强直，濒死</td></tr>
</table>

表 1-12　世界神经外科联盟（WFNS）分级		
级别	GCS	运动功能障碍
1	15	无
2	13~14	无
3	13~14	存在
4	7~12	存在或无
5	3~6	存在或无

表 1-13　改良 Fisher 分级

分级	CT 表现	发生血管痉挛危险性（%）
0	为出现出血或仅脑室内出血或脑实质出血	3
1	仅见基底池出血	14
2	仅见周边脑池或侧裂池出血	38
3	广泛蛛网膜下腔出血伴脑实质内血肿	57
4	基底池和周边脑池、侧裂池较厚积血	57

2. 颅内动脉瘤围术期的问题和处理是什么？

颅内动脉瘤存在三大问题：动脉瘤破裂、脑血管痉挛和颅内压增高。

（1）动脉瘤破裂：在麻醉诱导过程发生动脉瘤破裂率约为 1%~4%，一旦发生，死亡率高达 50%；在手术过程的发生率为 5%~19%，多发生在分离动脉瘤、夹闭瘤蒂、持夹钳脱离、剪开硬膜颅内压降至大气压水平、过度脑回缩引起反射性颅内高压时。因此，在整个麻醉过程中应严格控制血压，避免增高动脉瘤的跨壁压和维持适当低的平均动脉压或收缩压。

（2）脑血管痉挛：脑血管痉挛是指 SAH 引发的动脉狭窄和脑血流量减少。颅内动脉瘤破裂发生蛛网膜下腔出血后 6~15 天，约 30%~50% 病人可出现脑血管痉挛，平均持续 14 天。手术后的脑血管痉挛发生率更高。动脉瘤破裂经手术治疗后脑血管痉挛的发病率约为 30%，严重脑梗死发病率约为 10%。脑血管痉挛的发生机制不明，但其发生率和严重程度与 CT 显示的蛛网膜出血量相关。采用的治疗包括：

1）3H 疗法，即高血压、高血容量、血液稀释：维持中心静脉压 5~12cmH$_2$O 或肺动脉楔状压（PAWP）在 5~15mmHg，并采用药物适度升高血压，使血压较正常升高 20%；维持血细胞比容 30%~35% 左右，可有效减少血管痉挛。升压应在动脉瘤夹闭后或栓塞后，以防止诱发再出血；扩容宜用晶体与胶体比为 1~3∶1 的溶液，但高血容量存在导致肺水肿和心衰的风险，因此在应用时需谨慎。

2）钙离子拮抗剂：二氢吡啶类药物尼莫地平是目前临床用以预防和治疗脑血管痉挛的钙离子拮抗剂，易透过血-脑屏障，选择性拮抗脑血管平滑肌的钙离子通道而特异性地扩张脑血管，而对全身血压的影响较小，可改善脑血管痉挛导致的脑缺血。方案是 SAH 发生后第 1 天开始给予尼莫地平，一般按 5~10μg/（kg·min）静脉泵注，维持 3 周。

3）维持镁离子浓度 2~2.5mmol/L 可以拮抗钙和 NMDA 受体。

（3）颅内高压：大部分颅内动脉瘤夹闭手术病人，颅内压虽已正常，但可能存在颅内顺应性降低。但如果并存脑血管扩张、脑水肿、血肿或脑积水，则颅内压可增高，需要紧急手术。对已有颅内高压的病人，在颅骨切开前应避免采用吸入麻醉药，如需施行异氟烷控制性降压者，必须先采用过度通气，保持呼末二氧化碳在 25~30mmHg 左右，以抵消吸入性麻醉药引起脑血管扩张的负作用，同时更需避免高血压、麻醉过浅、呛咳及高碳酸血症等，以防止颅内压进一步升高。

3. 如何进行急诊动脉瘤介入手术的术前评估？

针对动脉瘤破裂引起蛛网膜下腔出血的患者入室后应详细了解疾病过程（动脉瘤破裂的诱因、时间，诊疗经过，尤其关注利尿剂、脱水剂、解痉药物的使用情况）、评估患者生命体征（血压、心率、氧饱和度）、评估患者意识状况（Hunt-Hess 分级、WFNS 分级）、评估患者气道情况（部分动脉瘤破裂引起蛛网膜下腔出血需急诊行动脉瘤栓塞术的患者已在转运途中建立高级气道管理,入室后评估有无自主呼吸,听诊双肺,确认气管导管位置并且连接麻醉机)、评估患者禁食情况(评估患者是否存在吸入性肺炎可能,建议饱胃患者行胃肠减压)。

部分患者在 SAH 后出现低钠血症,可以考虑以下两种可能。一种为抗利尿激素分泌异常综合征(SIADH),此种情况的表现为稀释性低钠、水负荷增加,可以是正常血容量或轻度高血容量,治疗时应限制液体输注。另外一种可能则为脑盐消耗综合征,其主要表现为低钠血症、容量减少和尿中高钠(>50mmol/L),这可能是由于钠利尿肽的释放有关。手术过程中区别低钠血症的这两种原因可能会浪费宝贵的抢救时间,可采取输注等张液体,并以血管内容量正常为目标进行治疗。

持续 SAH 患者可出现 ECG 异常,可表现为"峡谷 T 波"、非特异性 T 波改变、QT 间期延长、ST 低平、或者出现 U 波。这可能与 SAH 发生后儿茶酚胺水平升高有关。儿茶酚胺水平升高引起发作性极度高血压和自主神经放电,可导致"顿抑"样心肌损害,肌钙蛋白中度升高。但 ECG 改变和心肌功能障碍并不一致。ECG 不能准确预示心肌功能障碍,甚至不能预示心脏疾病。因此仅有 ECG 显示心肌缺血时,无需特殊处理。但是较严重的 SAH 后出现 QT 间期延长(>550ms)可能与恶性室性心律失常有关。儿茶酚胺的大量释放可能与肺动脉高压有关。

4. 全脑血管造影和动脉瘤栓塞术中麻醉管理要点是什么?

原则:绝对避免急性高血压,以免动脉瘤再次破裂;维持较高的正常平均动脉压(灌注压),防止近期受累及周边正常的脑灌注区域 CBF 明显减少;最大限度的采取脑保护措施。

麻醉诱导:麻醉方法采用全身麻醉,静脉麻醉诱导,外周静脉建议选择 16G 静脉留置针,开放两路外周静脉通路。在麻醉诱导前必须建立 A-line,了解内环境情况,同时联系血库进行备血,根据患者血流动力学的变化进行诱导,大剂量或中等剂量的阿片类镇痛药是静脉诱导的关键成分,并根据心功能情况选用静脉麻醉药丙泊酚或依托咪酯,力求平、顺,避免呛咳。

术中管理:

(1) 监测:动脉瘤栓塞前根据有创血流动力学监测维持血流动力学平稳,避免阵发性高血压,栓塞成功后,可将血压升高为栓塞前20%左右;监测有创血流动力学时进行 ABG 分析,了解 $PaCO_2$、电解质、Hb 和 Hct,将 Hb 维持在 10g/L,Hct 30%~35%,及时进行输血治疗;动脉瘤栓塞术不需要常规中心静脉置管,但是危重患者可在条件允许下或术后建立中心静脉,根据 CVP 进行输液,CVP 可维持在 5~12mmHg,建议按照晶体∶胶体1~3∶1进行输液;栓塞过程中可行电生理监测,及时了解栓塞对脑功能造成的影响。

(2) 脑保护:脑保护措施包括降低脑代谢、改善脑灌注和维持正常生理;降低脑代谢可通过药物和低温两种方法。除氯胺酮外,多数麻醉药物都具有降低脑代谢的作用;低温可降低脑代谢,但浅低温是否可达到脑保护的效果有待证实,浅低温后必须保证在一定麻醉深度下进行复温以避免低温苏醒造成的高血压;改善脑灌注是脑保护措施中的重要一项,脑灌注压是平均动脉压与颅内压或中心静脉压之差(CPP=MAP−ICP 或 CVP,取 ICP、CVP 两者间较大的一个值),术中的管理目标是维持 CPP>70mmHg,以保证脑血流量,脑血流量 CBF 在高于和低于自身调节的限度(60~160mmHg)时,是压力依赖性的,与 CPP 呈线性关系。自身调节受病理过程的影响,也受 CPP 变化快慢的影响。在自身调节范围内,当动脉压变化过于迅急,也可造成 CBF 短暂变化。依据脑灌注压下降,脑缺血损伤可分为三个阶段:脑血容量(CBV)代偿阶段、氧摄取率(OEF)代偿阶段和失代偿阶段;在脑血容量(CBV)代偿阶段,当 CPP 开始下降时,由于脑自动调节功能时毛细血管前阻力血管扩张,导致 CBV 增加,从而维持脑血流(CBF)和脑代谢($CMRO_2$)不变。氧摄取率(OEF)代偿阶段,当 CPP 进一步下降超过脑自动调节功能,代偿性血管扩张已达极限,CBF 开始降低,OEF 增加以维持 $CMRO_2$。但是失代偿阶段,当 OEF 达90%,失代偿即发生,CBF 进一步下降,$CMRO_2$ 也下降,脑功能受损。通过改善脑灌注保证脑血流的具体操作可包括维持 SBP<160mmHg、降低颅内压、保证良好氧合、维持内环境稳定且优化容量状态;过度通气虽然可以"松弛"大脑,但是对于动脉瘤破裂引起 SAH 的患者,过度通气因 $PaCO_2$ 的降低减少脑血流量,从而加重脑缺血损伤,一般建议 $PaCO_2$ 维持在 35~40mmHg;脑保护措施中的维持正常生理强调的是维持正常血压、正常血糖、正常氧合和正常的二氧化碳分压。

动脉瘤再次破裂的处理:在术前、术中和术后都存在动脉瘤再次破裂的风险,动脉瘤再次破裂可表现为血压、心率升高、瞳孔散大,管理重点在于采用血管活性药物(尼卡地平、艾司洛尔)控制血压、心率,甘露醇快速滴注控制颅压,同时外科医生对破裂处进行栓塞或对载瘤动脉进行闭塞,必要时可行开颅手术;栓塞成功后,可行术中 CT

再次明确颅内出血情况后,行脑室外引流,以便清除血肿、降低颅压;置入 ICP 后,可根据 ICP 变化,进行干预,改善预后。

【小结】

颅内动脉瘤破裂是非常危重的急诊,需要立刻进行手术或介入治疗。有时候不能充分评估和检查,以及生命体征的剧烈变化考验着麻醉医生的水平和能力。对动脉瘤破裂后发生的病理生理改变需要有充分的认识:Cushing 反应、脑血管痉挛和颅内压增高。针对这些脑和全身循环、内环境的改变,需要全盘考虑,一一应对,主要的目标是:避免动脉瘤的再次破裂、改善脑血流和血供以及防止脑血管痉挛诱发的延迟性脑缺血。同时必要的监测(特别是有创动脉压监测);备好血管活性药物和微量泵;以及大号静脉通路和血制品的准备都是颅内动脉瘤手术围术期管理所应具备的。

【专家简介】

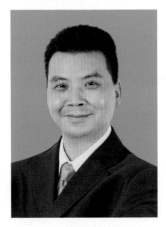

张军

张军,主任医师,博士,博士生导师,复旦大学附属华山医院麻醉科副主任。 以第一作者或通讯作者发表论文近 30 篇(其中在 BJA 和 NeuroImage 等 SCI 收录期刊发表论文 16 篇),并参加《全麻原理及研究新进展》和《神经导航外科学》的编写。 获得 1 项国家自然科学基金面上项目和多项局级课题资助。 主要从事术中容量治疗、应用神经电生理监测和 fMRI 进行麻醉机制研究以及麻醉药对发育脑的神经毒性研究。 2009 年 8 月—2010 年 2 月在美国麻省总医院麻醉科作访问学者。 目前是上海医学会麻醉学分会青年委员会副主委及疼痛学会委员。

【专家点评】

颅内动脉瘤常常被称为"脑内的定时炸弹",一旦破裂,病情非常凶险。因此这类患者的治疗需要开通"绿色通道"来进行及时救治。针对这样一种情况,术前的检查和准备常常是不完善甚至是不充分的,因此需要麻醉医生及时和神经介入和神经外科医生进行沟通和交流,及时了解病情和手术的意图。在整个过程中,实行边准备边检查,以及边实施麻醉的策略。气道的管理是第一步,因为这类患者往往失去意识,并且可能存在饱胃甚至反流误吸的可能。防止动脉瘤再次破裂及控制颅内压和保证脑灌注是围术期管理的目标,麻醉医生不仅需要过硬的操作技术和丰富的神经病理生理知识,还要有敏锐的判断力和实际应变的能力。

【参考文献】

1. Abd-Elsayed AA, Wehby AS, Farag E. Anesthetic management of patients with intracranial aneurysms. Ochsner J. 2014; 14; 418-25.

2. Chowdhury T, Petropolis A, Wilkinson M, Schaller B, Sandu N, Cappellani RB. Controversies in the anesthetic management of intraoperative rupture of intracranial aneurysm. Anesthesiol Res Pract. 2014; 595837.

3. Lin BF, Kuo CY, Wu ZF. Review of aneurysmal subarachnoid hemorrhage—focus on treatment, anesthesia, cerebral vasospasm prophylaxis, and therapy. Acta Anaesthesiol Taiwan. 2014; 52; 77-84.

4. Tsyben A, Paldor I, Laidlaw J. Cerebral vasospasm and delayed ischaemic deficit following elective aneurysm clipping. J Clin Neurosci. 2016; 34; 33-38.

5. Velly LJ，Bilotta F，Fàbregas N，Soehle M，Bruder NJ，Nathanson MH；European Neuroanaesthesia and Critical Care Interest Group（ENIG）. Anaesthetic and ICU management of aneurysmal subarachnoid haemorrhage：a survey of European practice. Eur J Anaesthesiol. 2015；32：168-76.

7　脑动脉瘤栓塞术中突发神经源性肺水肿的诊疗分析

【导读】

脑动脉瘤（Cerebral aneurysm）是指脑动脉内腔的局限性异常扩大造成动脉壁的一种瘤状突出，一旦破裂出血，临床表现为严重的蛛网膜下腔出血，甚至昏迷。脑动脉瘤栓塞术是近些年来开展的微创介入治疗手段，往往需在 DSA（Digital subtraction angiography）室内动脉造影下完成。患者起病急骤，神志不清、颅压和血压升高，且常伴有饱胃、呕吐误吸肺部感染等情况。术中应保持适当的麻醉深度以维持血流动力学平稳，并积极地治疗可能存在的合并症如误吸、肺部感染、低氧血症等，同时应时刻警惕术中可能出现的并发症如瘤体破裂、蛛网膜下腔出血、高颅压危象、肺水肿等。因此，需要麻醉医师完善血流动力学和呼吸监测，准备多种血管活性药和强心药，对病情变化迅速做出判断并加以干预。

【病例简介】

患者，女性，48 岁，约一周前开始经常出现头痛，7 小时前被发现摔倒俯卧在卧室，当时神志不清，口角及地上有胃内呕吐物。紧急送我院行急诊。入院时 BP 154/102mmHg，HR 128 次/分，RR 24 次/分，吸空气 SpO_2 84%。紧急行头颅 CT 检查，诊断为右颈内动脉动脉瘤、蛛网膜下腔出血、肺部感染。患者家属述患者既往体健，否认心、肺、脑等重要脏器疾患。神经外科予以甘露醇降颅压，乌拉地尔和尼莫地平静脉泵注降压、解痉。要求 DSA 室急诊行血管造影+动脉瘤栓塞术。

患者入室神志模糊，躁动不配合，瞳孔等大对光反射灵敏。呼吸促，双肺呼吸音粗，可闻及较明显的湿啰音，口腔内有胃内呕吐物残余痕迹。BP 136/79mmHg，HR 133 次/分，RR 25 次/分，吸空气 SpO_2 84%，面罩加压吸纯氧 SpO_2 升至 92% 左右。实验室检查：WBC 25.2×10^9，HB 92g/L，PLT 82×10^9，D-二聚体 3.9mg/L，纤维蛋白原 4.7g/L，血糖 8.49mmol/L，K^+ 3.0mmol/L，其余检查结果正常。ECG：显著心动过速（133 次/分），T 波倒置，右心房轻度扩大。

麻醉诱导采用舒芬太尼 10µg、顺阿曲库铵 14mg、异丙酚 100mg，BP 95/56mmHg，HR 117 次/分，面罩加压给纯氧下 SpO_2 87%~90%。气管插管顺利，纯氧通气下 SpO_2 92%~94%，吸痰可见有少许淡红色血性痰，吸痰后 SpO_2 无改善。予以 PEEP 5cmH_2O，SpO_2 逐渐上升至 98%~100%。静脉点滴补钾 1.0g。麻醉维持采用右旋美托咪定 32~40µg/h、瑞芬太尼 300~400µg/h、七氟烷 1.0%~1.25Vol%，顺阿曲库铵间断追加。患者出现较显著低血压 BP 75~85/40~50mmHg，一般升压药难以纠正。予以去氧肾上腺素 1.5~3µg/（kg·min）和多巴胺 5~8µg/（kg·min）静脉泵注，维持 BP 100~120/55~70mmHg。

手术进行 80 分钟后，SpO_2 开始逐渐下降至 92%，BP 115~145/75~85mmHg，HR 110~135 次/分。听诊两肺满肺湿啰音，见气管导管内有大量粉红色痰液冒出。瞳孔等大，对光反射存在，此时补液约 600ml，尿量 150ml。

予以吸痰，发现可持续不断地吸引出大量粉红色泡沫痰（图 1-9），SpO_2 迅速下降至 60%~70%，手控加压通气后稍改善为 75%~80%，但仍见大量粉红色痰持续不断地从导管涌出，每次吸痰后 SpO_2 更加恶化。血气分析：

pH 7.11,PaCO₂ 65mmHg,PaO₂ 50mmHg,Na⁺ 135mmol/L,K⁺ 4.3mmol/L,Glu 6.2mmol/L,Lac 2.7mmol/L,Hct 24%,HCO₃⁻ 20.6mmol/L,BE −8.5mmol/L,SpO₂ 72%。术中紧急行胸部 X 片检查,显示两肺大量渗出性改变(图 1-10)。碳酸氢钠 100ml 纠酸,考虑急性肺水肿,予以呋塞米 20mg 利尿。

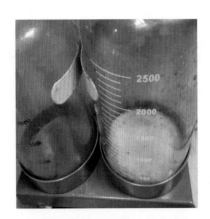

图 1-9　吸引出的大量粉红色泡沫痰

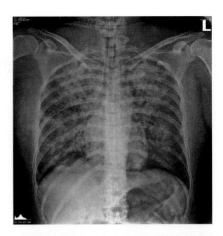

图 1-10　胸部 X 线片显示两肺弥漫性渗出性改变

　　神经内科和 ICU 医师会诊后考虑神经源性肺水肿(Neutrogena pulmonary edema),处理意见:调高 PEEP 值压制肺水渗出,避免气管内吸引,甘露醇 250ml 降颅压,升压药继续维持血压。PEEP 逐渐上调至 10~15cmH₂O,气管内粉红色痰减少,SpO₂ 逐渐回升,45 分钟后 SpO₂ 升至 94%~97%。改用去甲肾上腺素和多巴胺维持血压。手术结束后使用带 PEEP 功能的呼吸机将患者转运至 ICU 继续治疗。

　　ICU 继续高 PEEP 治疗,PEEP 逐渐升至 25cmH₂O,SpO₂ 维持 92%~94% 左右,继续多巴胺和去甲肾上腺素维持血压,抗感染和酌情镇静、镇痛。心肌酶谱:肌钙蛋白-I 3.6ng/ml,乳酸脱氢酶 636IU/L,脑钠肽 3070pg/ml。床边 ECG:T 波倒置,心超未见明显异常。心内科会诊:脑心综合征,冠心病可能。给予瑞舒伐他汀、曲美他嗪治疗,必要时联合使用单硝酸异山梨酯。

　　ICU 行连续心排血量(Pulse indicate Contour Cardiac Output,PICCO)监测,显示外周血管阻力尚可,血管外肺水指数升高明显,全心舒张末期容积和胸腔内血容量积偏低,考虑有效循环容量不足,继续补液,予新鲜冰冻血浆 480ml。

　　第二天患者两肺湿啰音开始减少,血压逐渐趋稳定,升压药逐渐减量,血管外肺水指数有所改善,但查体可发现前胸及颈部触及捻发音。调整 PEEP 值,逐渐降至 16cmH₂O,FiO₂ 降至 40%,SpO₂ 95%~100%。随后病情逐日改善,PEEP 逐日降低,四天后拔除气管导管,一周后转入普通病房治疗。

【问题】

　　1. 急性肺水肿的病理生理特点? 如何鉴别诊断心源性和非心源性肺水肿?

　　2. 神经源性肺水肿的定义、病因及其可能发病机制是什么?

　　3. 本例患者术前的低氧血症是误吸所致? 还是神经源性肺水肿的早期表现?

　　4. 神经源性肺水肿的治疗措施,其早期呼吸机治疗的原则是什么?

　　5. PICCO 监测技术可监测那些血流动力学指标,其正常值是多少?

　　6. 本例患者在 ICU 治疗中使用 PICCO 的意义?

　　1. 急性肺水肿的病理生理改变? 如何鉴别诊断心源性和非心源性肺水肿?

　　在生理情况下,肺血管与肺泡、肺组织间隙及肺淋巴管之间的液体渗出与回收,处于动态平衡。病理状态下上述平衡被打破,从血管内滤过液体的速率超过淋巴管引流的能力,使组织间隙和肺泡积存过多的血管外水,包括气道内液体。由于肺泡充满了液体,严重影响气体的交换而表现出低氧血症,严重时常可危及生命。

1896 年 Starling 提出液体通过血管内皮屏障的方程式：

$$Qf=Kf[(Pmv-Ppmv)-\sigma f(\pi mv-\pi pmv)]$$

Qf：在单位时间内液体通过单位面积毛细血管壁的净流量。Kf：液体过滤系数，即每单位压力改变所引起的管壁通透液量的改变。σf：反射系数(0.8)，表明肺毛细血管膜对蛋白的屏障作用，其有效率为80%。Pmv：毛细血管静水压。PPmv：肺组织间隙的静水压。πmv：血浆蛋白胶体渗透压。πpmv：组织液的胶体渗透压，可以淋巴为代表。

正常情况下，肺淋巴引流量接近于 Qf，否则将出现肺组织间隙液体的异常积聚。引起 Qf 增加的原因有三种可能：①静水压梯度增加；②胶体渗透压梯度下降；③血管通透性增加。

心源性肺水肿和非心源性肺水肿在治疗上完全不同，因此鉴别诊断非常重要(表 1-14)。

表 1-14　心源性肺水肿和非心源性肺水肿的鉴别

项目	心源性肺水肿	非心源性肺水肿
病史	有心脏病史	无心脏病史，有其他基础疾病史
体征	有心脏病体征	无心脏病异常体征
X 线表现	自肺门向周围碟状浸润，肺上野血管影增深	肺门不大，两肺周围弥漫性小片状阴影
水肿液蛋白含量	蛋白含量低，<60%	蛋白含量高，>75%
肺小动脉楔压	>1.3kPa(10mmHg)	<1.3kPa(10mmHg)
肺动脉舒张压-肺小动脉楔压差	<0.7kPa(5mmHg)	>0.7kPa(5mmHg)

2. 神经源性肺水肿的定义、临床表现、病因及其可能发病机制是什么？

神经源性肺水肿的定义：无心、肺、肾等疾病情况下，由于中枢神经系统损伤导致的急性肺水肿，又称"中枢性肺水肿"或"脑源性肺水肿"。

神经源性肺水肿的临床表现：起病急骤，CNS 损伤后数小时或数天内发生。在排除心、肺等原发疾病，无误吸、过快过量输液时，出现呼吸频率进行性加快，氧合指数呈进行性下降，出现三凹征及发绀和难以纠正的低氧血症。咳嗽，咳粉红色或白色泡沫样痰，查体可闻及两肺湿罗音或哮鸣音。早期血压显著升高，晚期则可出现低血压。其中重症者出现大量、持续不断的粉红色泡沫样痰，需要长时间的呼吸机治疗才能纠正，死亡率高达30%以上。

引起神经源性肺水肿的病因包括：①颅内出血或蛛网膜下腔出血；②大面积脑梗；③癫痫持续状态；④颅脑损伤(特别是下丘脑和脑干损伤)。本例患者诊断为右颈内动脉动脉瘤，蛛网膜下腔出血，该疾患是诱发神经源性肺水肿的高危因素之一。

目前神经元性肺水肿的发病机制尚不清楚。不同学者提出了不同的发病机制理论，概括起来包括以下二种理论：

(1) 冲击伤理论—血流动力学说：颅脑损伤导致交感异常兴奋，产生儿茶酚胺风暴，导致毛细血管内皮损伤，引发血管渗透性异常。有学者提出认为下丘脑受损引起功能紊乱是主要原因，下丘脑部疾病(如出血、肿瘤或创伤)及近脑干手术时，可引起交感神经过度兴奋，特别是去甲肾上腺素的释放，外周血管收缩使外周血流进入体循环，增加回心血量和心输出阻力，同时引起心室舒张间期缩短，也可直接导致左心衰竭，引起肺水肿，其机制见图1-11。

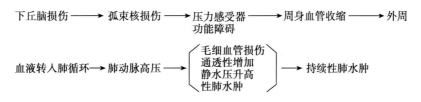

图 1-11　神经源性肺水肿的发生机制

(2) 渗透缺陷理论：颅脑损伤导致交感神经过度兴奋引起儿茶酚胺大量释放入血，肺组织中 α 受体持续被激活，而 β 受体活性持续下降，导致肺血管内皮细胞持续收缩，细胞间隙扩大，连接松弛和脱落，引起肺毛细血管通透性增加导致肺水肿形成。

3. 本例患者术前的低氧血症是误吸所致？还是神经源性肺水肿的早期表现？

患者被发现时摔倒在卧室,当时神志不清,口角及地上有胃内呕吐物,应该考虑胃内容物误吸的可能性。但患者发病是在后半夜,距离前天晚上进食时间间隔在 6 小时以上,胃内排空已经比较充分,患者被发现时是俯卧在地上,该体位也减少了误吸机会。本例患者存在难以纠正的严重低氧血症,一般来说只有误吸量比较大时才会发生,但从气管导管内并未吸引出明显胃内容物,不支持大量误吸。因此,我们认为至少误吸不是引起本例严重低氧血症的主要原因。

患者诊断为颅内出血、右颈内动脉动脉瘤、蛛网膜下腔出血,该疾患是诱发神经源性肺水肿的高危因素之一。神经源性肺水肿临床表现为呼吸频率进行性加快,氧合指数呈进行性下降,其典型症状是难以纠正的低氧血症和肺水肿表现。本例患者入院时有呼吸急促和难以纠正的低氧血症等,符合神经源性肺水肿早期临床表现,入 DSA 室气管插管后气管内吸引可见少许淡红色血性痰,提示此时肺水肿已经进一步发展,而施加 PEEP 5cmH$_2$O 可显著改善 SpO$_2$,也可支持术前就存在神经源性肺水肿。

4. 神经源性肺水肿的治疗措施,其早期呼吸辅助治疗的原则是什么？

神经源性肺水肿的治疗措施包括以下几个方面:

(1) 降低颅压:及时、迅速地降低颅压非常重要,可选用甘露醇、高渗盐、利尿剂等,结合头颅局部的亚低温技术效果更好。

(2) 早期呼吸机辅助治疗:当 RR>25 次/min,PaO$_2$<65mmHg,SpO$_2$<90% 时,就应该及早机械通气改善氧供,有利于疾病转归。

(3) 抑制交感神经过度兴奋:有研究认为早期血浆儿茶酚胺水平与脑损伤的死亡率由直接相关性。早期的儿茶酚胺风暴也是触发神经源性肺水肿的机制之一,因此早期出现高血压时使用抑制交感神经药物可能是有利的,药物包括 β$_1$ 受体阻断剂如美托洛尔,α$_2$ 受体激动剂可乐定等,异丙酚也可选用,但后期出现低血压时则需血管活性药支持。

(4) 糖皮质激素的使用和其他对症处理。

早期呼吸辅助治疗的原则有以下几点:

1) 当出现指征尽早进行呼吸辅助治疗,指征包括:RR>25 次/min,PaO$_2$<65mmHg,SpO$_2$<90%。

2) 保护性肺通气策略:低潮气量、高频率、高呼吸比和高 PEEP。高水平的 PEEP 被用于治疗严重的低氧血症。V$_T$ 6~8ml/kg,PEEP 从 3~5cmH$_2$O 开始,直至合适的氧合水平 SpO$_2$>94%。

3) 当肺水开始减少时,应根据氧合情况逐渐降低 PEEP 水平,以利早期撤机。早期的高 PEEP 目的不仅仅是机械扩张小气道和肺泡,更重要的是增加肺内压减少肺血流、抑制肺毛细血管渗漏,减轻肺及间质充血水肿。

本例患者属于典型的重症神经源性肺水肿,早期出现大量粉红色渗出物,此时导管内吸引只会加快肺水渗出,只有高 PEEP 才能压制肺水渗出。当然,长期间高 PEEP 治疗也会对肌体带来一些损害如心脏负荷加重、肺压伤和气胸等,本例患者 ICU 治疗期间就出现了气胸,头颈部出现捻发感,至于以肌钙蛋白-I 升高为表现的心肌损伤是否与与此有关,尚需进一步分析。肺渗出改善需较长时间,因此 PEEP 也是逐日减小,历时一周才撤机成功。

5. PICCO 监测技术可监测那些血流动学指标,其正常值是多少？

PICCO 监测技术的原理是利用经肺热稀释技术和脉搏波型轮廓分析技术,进行血液动力监测和容量管理的技术。大多数病人不再需要放置肺动脉导管,对重症病人来说是一种简便、微创、高效比的血流动力学参数的监测技术。根据临床监测的需要可选择经肺热稀释技术和动脉脉搏轮廓分析技术,图 1-12 是两种不同技术下的典型

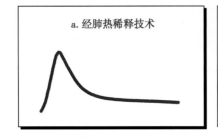
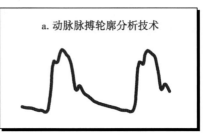

图 1-12　PICCO 两种技术下的典型波形

波形,另外,不同技术可监测的血流动力学指标也不同,表 1-15 是这两种技术下可监测的指标及其正常值。

表 1-15　PICCO 监测技术可监测的血流动力学参数及其正常值

热稀释时获得的参数	正常参考值	持续脉搏波型分析时的参数	正常参考值
心输出量	4.0~8.0L/min	心输出量	4.0~8.0L/min
心功能指数	2.5~4.0L/(min·m^2)	每搏变异量	<10%
全心舒张末容量	600~750ml/m^2	每搏量	40~60ml/m^2
胸腔内血容量	850~1000ml/m^2	左心室收缩指数	1000~2000mmHg/s
全心射血分数	25%~35%	体循环阻力	1500~2000dynes·sec/cm^{-5}
肺血管通透性指数	1~3	其他	
血管外肺水量	3.0~7.0ml/kg		

6. 本例患者在 ICU 治疗中使用 PICCO 的意义?

PICCO 监测技术具有诸多优点:①导管不经过心脏,创伤更小,技术容易掌握,并发症少;②可对每一次心脏搏动进行分析和测量;③可测量全心指标,反映全心功能,不是以右心代表整个心脏;④直接给出容量参数,无需对其他指标(如压力)进行翻译;⑤不受机械通气等外部压力变化的影响;⑥可测量前负荷、后负荷和流量等多种指标;⑦在床旁就可以完成定量测量肺水肿情况,避免 X 线造成的困惑。

本例患者通过 PICCO 监测技术,可以动态地、即时地了解患者的全心功能、外周血管阻力和循环血量等重要参数,指导我们更合理进行容量治疗,避免过量输液加重心脏负荷和肺水渗出。另外,通过 PICCO 技术还可以得到患者的血管外肺水量(EVLW/EVLWI)情况,从而帮助了解 PEEP 压制肺水渗出的治疗效果,及时调整 PEEP 值,也可减轻心脏负荷和肺损伤。因此,在 PICCO 监测技术指导下,患者的治疗会形成一个良性循环,有效地缩短了呼吸辅助治疗的时间,改善了疾病的转归。从本例患者抢救成功的过程分析,PICCO 监测技术的运用也是必不可少的重要一环。

【小结】

颅脑损伤和脑出血等疾患容易诱发神经源性肺水肿,在排除心、肺等原发疾病后,出现起病急骤、进行性呼吸困难和难以纠正的低氧血症,伴有咳嗽,咳粉红色或白色泡沫样痰,早期血压显著升高,查体可闻及两肺湿啰音或哮鸣音时应考虑该疾病。

【专家简介】

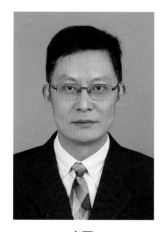

李军

李军,教授、主任医师,医学博士,硕导。温州医科大学附属二院育英儿童医院麻醉学科(系)主任、麻醉与围术期医学科主任。曾任 CSA 第十、十一届青年委员会委员、输血与血液保护学组委员及骨科麻醉学组委员,现任中国心胸血管麻醉学会疼痛学分会副主委兼胸科分会常委、中国药理学会麻醉药理学分会常委兼副秘书长、CSA 骨科麻醉学组委员兼学术秘书、浙江省麻醉学分会常委兼骨科麻醉学组组长等;《国际麻醉学与复苏杂志》编委,《中华医学杂志》(英文版和中文版)等杂志审稿人和通讯编委。1990 年开始从事围术期脏器保护研究及临床麻醉工作。近年来作为课题负责人获得国家自然基金 1 项、省部级课题 4 项,发表论文 188 篇,其中中华系列 40 余篇、SCI 论文 12 篇。入选浙江省高校优秀中青年学科带头人、浙江省"151 人才工程"第三层次及温州市 551 人才工程第一层次人选。

【专家点评】

1. 颅脑损伤和脑出血等疾患易诱发神经源性肺水肿,但是临床医生或麻醉医师很少注意到这类肺水肿。在排除心、肺等原发疾病后,有颅脑损伤或出血病史,病程中出现起病急骤、进行性呼吸困难和难以纠正低氧血症,伴有咳嗽、咳粉红色或白色泡沫样痰,早期血压显著升高,查体可闻及两肺湿啰音或哮鸣音时应考虑该疾病。

2. 神经源性肺水肿需要一定时间呼吸治疗及综合治疗才能纠正,死亡率较高。病因包括:①颅内出血或蛛网膜下腔出血;②大面积脑梗;③癫痫持续状态;④颅脑损伤(特别是下丘脑和脑干损伤)。一般认为符合冲击伤理论—血流动力学说为主要发病机制,颅脑损伤—交感异常兴奋—儿茶酚胺风暴—毛细血管内皮损伤—血管渗透性异常;部分与渗透缺陷理论有关(儿茶酚胺大量释放—肺 α 受体持续激活而 β 受体活性持续下降—肺血管内皮细胞间隙扩大—肺毛细血管通透性增加)。

3. 本例排除误吸所致后,重点考虑为神经源性肺水肿,综合治疗措施包括:降低颅压;应尽早进行呼吸辅助治疗,选择合理 PEEP 值压制肺水渗出,改善氧合;抑制交感神经过度兴奋;糖皮质激素的使用和其他对症处理等综合治疗措施。

4. 低潮气量、高频率的保护性肺通气策略常应用于长时间、高 PEEP 呼吸治疗中。在重症患者中运用 PICCO 监测技术,可动态地、即时地了解全心功能、外周血管阻力、循环血量和血管外肺水量等重要参数,指导更合理进行容量治疗及时调整 PEEP 值,有助于改善疾病的转归。

【参考文献】

1. Ronald D. Miller. Miller's Anesthesia, 7th Edition. Singapore:Elsevier Pte Ltd, 2011.
2. 邓小明,姚尚龙,于布为,等. 现代麻醉学,第 4 版. 北京:人民卫生出版社,2014.
3. 朱敬伟,魏强. 重度颅脑损伤后神经源性肺水肿的诊断和治疗. 实用诊断与治疗杂志,2007,21(10):793-4.
4. Baumann A,Audibert G,McDonnell J,et al. Neurogenic pulmonary edema. Acta Anaesthesiol Scand,2007;51(4):447-55.
5. Solenski NJ,Kassell NF,Kongable G,et al. Medical complications of aneurysmal subarachnoid hemorrhage:a report of the multicenter, cooperative aneurysm study. Participants of the Multicenter Cooperative Aneurysm Study. Crit Care Med,1995;23(6):1007-17.
6. Pyeron AM.Respiratory failure in the neurological patient:the diagnosis of neurogenic pulmonary edema. J Neurosci Nurs,2001,33:203-207.
7. Fletcher SJ,Atkinson JD. Use of prone ventilation in neurogenic pulmonary edema. Br J Anaesth,2003;90(2):238-40.

8　神经源性心脏病患者的麻醉管理

【导读】

神经源性心脏病(neurogenic cardiomyopathy,NCM)是应激性心肌病的一种,是指各种原因引起的大脑损伤引发的可逆性的心肌损伤和心脏功能的改变,最常见原因是蛛网膜下腔出血。无论既往有无心脏病的患者均可发生。神经源性心脏病的诊断应同时具备以下三点:有明确的中枢神经系统病因、可逆性以及与血管病变的不一致性。神经源性心脏病的处理原则包括早期严密监测、治疗原发疾病、心肌保护和对症治疗。术前应着重评估患者心脏功能。术中麻醉管理应特别注重心肌氧供需平衡的维持。术后应持续监测心肌酶、心电图及超声心动图等,以观察心脏功能的变化趋势。对于 NCM,一般去除原发病后,心脏状态会逐渐好转,直至完全恢复。

【病例简介】

患者,女性,60岁,因"突发头痛伴意识消失32小时"于8日前以"蛛网膜下腔出血"收入院。现拟于全麻下行"动脉瘤夹闭术"。发病后,患者自述无胸痛、胸闷等心脏不适症状。入室神志清醒,血压144/71mmHg,心率65次/min,心肺查体未见明显异常。既往史:高血压20年,血压控制不详;自述有冠心病,具体诊治情况不详。心电图:窦性心律,ST-T改变。超声心动图:左室下后壁基底段运动减弱,二尖瓣、三尖瓣少量反流,左室舒张功能减低。下肢静脉超声:双下肢肌间静脉血栓。实验室检查:发病后心肌酶(CK-MB、cTnI、Myo)持续升高,cTnI在发病后第2天增至11.066ng/ml;BNP水平持续升高(表1-16)。

表1-16 围术期心肌损伤标志物变化

日期	BNP(pg/ml)	CK-MB(ng/ml)	Myo(ng/ml)	cTnI(ng/ml)
		发病后-术前		
2016-8-30	1482.8	54	129.1	11.066
2016-8-31	939.4	27	93.9	4.75
2016-8-31	1092	17.7	52	3.686
2016-9-01	754.4	4	155.6	1.304
2016-9-02	615.8	3.2	32.3	0.684
2016-9-04	320.9	1.8	37.3	0.125
2016-9-04	20.3	1.7	40.8	0.048
2016-9-05	192.3	1.8	34	0.029
		术后		
2016-9-06	188.7	17.1	132.9	0.031
2016-9-07	176.7	1.7	50.6	0.024
2016-9-08	188.5	2.0	45.3	0.02
2016-9-10	261.6	2.5	30.6	0.021
2016-9-11	215.1	2.9	22.6	0.014
		正常		
2016-9-12	111.6	2.1	21.8	0.017
2016-9-13	85.1	1.9	23.7	0.013

患者入室意识清。常规监测心电图、无创血压、脉搏指氧饱和度。入室无创血压144/69mmHg,心率64次/分,S_PO_2 100%。局麻下行有创动脉穿刺,监测有创血压,血压167/63mmHg。诱导前输入约400ml晶体液扩容。麻醉诱导:舒芬太尼15ug,顺式阿曲库铵10mg,丙泊酚80mg,小量、分次给予。诱导后5分钟行气管插管(Fr7.5mm),听诊双肺呼吸音对称后固定,予机控呼吸,气道压16cmH_2O。诱导后行颈内静脉穿刺置管。麻醉维持:七氟烷2%,瑞芬太尼0.1μg/(kg·min)维持麻醉。术中有创血压维持在140~120/60~80mmHg之间,心率在55~65次/分之间,呼末二氧化碳分压($P_{et}CO_2$ 30~35mmHg)。手术历时3.5小时,输液2500ml,出血300ml,尿量500ml。术毕关闭七氟烷,停止瑞芬太尼输注后8分钟患者自主呼吸恢复,清醒,拔除气管插管。

患者术毕安返神经重症病房,生命体征平稳,一天后转回普通病房。术后给予解痉、预防癫痫、抑酸、抗血栓、降脂稳定斑块、纠正水电解质酸碱紊乱等常规治疗。严密监测心肌酶的动态变化(表1-16)。心肌酶逐渐降低至正常水平,转归良好,术后第12天,顺利出院。

【问题】

1. 神经源性心脏病的定义?
2. 神经源性心脏病的临床表现及诊断依据有哪些?
3. 术前评估的要点有哪些?
4. 麻醉管理要点有哪些?

1. 神经源性心脏病的定义？发病机制是什么？

神经源性心脏病（neurogenic cardiomyopathy，NCM）是应激性心肌病（stress-induced cardiomyopathy，SCM）的一种，是指由于各种原因所致的大脑损伤而引发的可逆性的心肌损伤和心脏功能的改变。可以发生在既往有或无心脏病者。引起 NCM 的病因，主要为蛛网膜下腔出血（subarachnoid hemorrhage，SAH），占 60%～70%，其次为缺血性脑卒中（ischemic stroke，IS），占 15%～20%。NCM 也可出现于脑外伤、脑炎、脊髓炎、吉兰-巴雷综合征、开颅手术后、癫痫持续状态和其他急性中枢神经系统损伤。

发病机制主要包括两方面。交感神经系统：儿茶酚胺大量释放可引发心肌损伤。局部去甲肾上腺素的作用尤为重要。大脑皮质和下丘脑的损伤引起交感神经末梢释放儿茶酚胺增加，神经末梢突触后膜受体局部过度刺激，引起 β₁ 肾上腺素受体依赖性钙通道持续开放，钙离子内流，使得 ATP 储存减少和线粒体功能障碍；同时自由基释放和细胞膜过氧化，加重心肌局部毒性作用。此外，副交感神经系统对 NCM 的发展也有作用，主要通过调节急性神经系统损伤导致的炎性反应。

2. 神经源性心脏病的临床表现及诊断依据有哪些？

神经源性心脏病的临床表现：患者主要以神经系统的临床表现为主，可无胸闷、胸痛、呼吸困难等心功能障碍的特异性症状（如本例患者）。如发生心血管系统症状，则主要为高血压、低血压、心律失常，严重者可发生急性左心衰竭导致心因性休克，甚至心跳骤停。心律失常是最常见的伴随症状，发生于 100% 的 SAH 患者和 20%～40% 的缺血性脑卒中患者。窦性心动过缓、窦性心动过速、室上性心动过速、室颤、室扑等是 NCM 的常见心律失常表现，常发生于急性神经损伤后 48 小时内。在少数患者中，心脏表现是首发症状。

诊断依据：目前尚无明确的 NCM 诊断标准。临床上主要根据心电图、超声心动图、心肌酶及心肌损伤标记物、冠脉血管造影和心脏磁共振等检查来综合判断。

（1）心电图形态的改变：以 QT 间期延长为最常见表现（发生于 45%～71% 的 SAH 患者，64% 的脑出血者和 38% 的缺血性脑卒中者），此外 ST 段改变、T 波倒置、新发 Q 波和 U 波等心电图形态也可出现。大脑不同部位在人体调节中所起作用不同，损伤后表现不同。额叶脑挫裂伤常引起窦性心律失常、室上性心动过速、Q-T 间期延长、T 波、U 波出现，颞叶血肿引起房早、T 波异常、ST 段抬高，鞍底及枕叶病变引起 I 度房室传导阻滞，累及到脑干病变常引起房颤>200 次/分，小脑病变常致 T 波变化，大脑右半球在心率控制方面占优势，大脑左半球在致心律失常方面起主要作用，脑损伤后还可通过延髓调节迷走神经的心动抑制性神经元引起呼吸性心律失常。

（2）超声心动图：左心室壁收缩功能障碍，主要表现为心室基底部和室间隔室壁运动功能减弱（心尖部可能不受累），或整个左心室的运动能力减弱。且在既往有心脏病患者中，左心室收缩功能异常与病变冠脉血管的分布区域不相吻合。心室舒张功能减低会导致左室舒张末压升高和交感神经系统激活，继而导致内皮细胞损伤和体内高凝状态。舒张功能状态（常以 E/A 比表示）是急性脑卒中的预后标志。

（3）实验室检查：可出现代谢性酸中毒以及心肌酶的升高。①肌红蛋白：目前肌红蛋白对于 NCM 诊断价值尚无定论。②CK-MB：可出现在中毒、药物或肾功能障碍等情况，因此对 NCM 的诊断没有特异性。③肌钙蛋白 I：是心脏损伤的最特异性指标，但过于敏感，可在多种病理状态中升高，如脑卒中，急性心肌炎，急性心包炎（伴随心外膜和表面的心肌炎），脓毒血症，肺栓塞，心衰，肾功能障碍等。但临床上在急性心肌梗死患者中，cTnI 升高幅度往往比 NCM 高，急性心肌梗死者 cTnI 的升高通常伴随着左心室功能障碍严重程度的加重。在 NCM 患者中，尽管收缩功能严重障碍，但 cTnI 仅为中度升高，这可以作为 NCM 与心肌梗死进行鉴别的特征之一。④脑钠肽（BNP）：BNP 是心室受到容量和压力负荷后分泌的神经激素。这种激素也在大脑中分泌，主要在丘脑、下丘脑、大脑皮质、脑干和小脑。NCM 患者常伴发 BNP 的显著增高，且升高程度与室壁运动障碍具有相关性。

（4）心脏导管和影像学检查：大多数 NCM 患者冠状动脉正常或为非阻塞性冠脉疾病（狭窄程度≤50%）。建议对可疑 NCM 患者进行冠脉造影，排除急性斑块破裂、血栓或栓塞的情况，并以此将心肌病和心肌梗死进行鉴别。值得注意的是，阻塞性冠脉疾病（狭窄程度>50%）和 NCM 在小部分人群中也有可能同时存在。

（5）心脏磁共振（MRI）：NCM 通常无延迟的造影剂增强，而急性心肌梗死的病人有心内膜下造影剂增强表现，这对于 NCM 和心肌梗死具有鉴别诊断的意义。

综上所述，NCM 诊断需具备以下三点：神经源性的病因，心室室壁运动异常与血管病变不一致性，以及心脏改变的可逆性。因此，对于 NCM 患者，应持续监测心电图、心肌酶和超声心动图，以观察各项指标的动态变化。

3. 本病例术前评估的要点有哪些?

神经源性心肌病患者除常规的术前评估外,需重点权衡心脑关系。NCM 的患者应特别注重心功能的评估,判断患者对于手术的耐受程度。一方面,NCM 的病因是神经系统病变,去除病因是缓解心脏异常的重点。另一方面,严重的心脏功能障碍,患者可能无法耐受手术和麻醉的应激。因此,应权衡神经系统病变和心脏功能异常的利害关系,选择合适的手术时机。但目前关于手术时机的选择尚无明确指导性结论。其他由神经系统和心脏改变引发的全身各系统病变都应详细评估。如凝血功能,肝肾功能等。

本例患者为老年女性,既往高血压病史,可疑冠心病史。发病后患者自述无胸痛、胸闷等心脏不适症状。单从病史来看并不能明确 NCM 诊断。心脏检查:患者入院后心电图示 ST-T 改变,提示心肌缺血可能。超声心动示左室下后壁基底段运动减弱,二尖瓣、三尖瓣少量反流,左室舒张功能减低。提示心脏功能异常,结合神经源性因素为背景,考虑 NCM 诊断。但缺乏发病前心电图和超声心动结果对比。实验室检查:发病后心肌酶(CK-MB、cTnI、Myo)持续升高,cTnI 在发病后第 2 天增至 11.066ng/ml;BNP 水平持续升高(见表 1-16)。同样,结合神经源性的病因,考虑 NCM 诊断。(结合术后心肌酶指标的变化,可确诊)。本病例术前未进行冠脉造影检查,无法确定心室壁运动障碍区域与心脏血管病变之间的关系;未检查心脏 MRI,无法确定病变心肌的造影剂增强情况,缺乏与急性心肌梗死进行鉴别的确切依据。但患者症状上无明显胸痛胸闷症状,心电图也未出现 ST 段弓背上抬,不支持心肌梗死诊断。

综合上述情况,本病例术前已考虑到 NCM 的实际情况,详细评估了患者心脏功能,并做好了相应准备。

4. 神经源性心脏病的处理原则是什么? 麻醉管理要点有哪些?

处理原则包括:①早期监测:对于急性神经系统症状的患者应持续监测 ECG,做 UCG 评价左心功能,动态监测心肌酶标志物,有助于及时发现和诊断 NCM;②病因治疗:治疗原发病,心脏活动的异常和心电图改变可随着原发病的好转而逐渐恢复正常;③保护心脏功能:营养心肌,改善心肌代谢等。降低心肌氧耗;④对症治疗:强心药物、儿茶酚胺类、磷酸二酯酶抑制剂和针对心律失常的常规处理。但应用儿茶酚胺类药物处理低血压时,必须注意儿茶酚胺类药物在提高血压的同时,也增加了心肌氧耗,加重 NCM 的症状,应权衡利弊。磷酸二酯酶抑制剂(米力农)单独或与多巴胺联合使用更有益;左西孟坦:为钙离子增敏剂,通过以下机制增强心肌收缩力:直接与肌钙蛋白相结合,使钙离子诱导心肌收缩所必需的心肌纤维蛋白的空间构型得以稳定,从而使心肌收缩力增加,而心率、心肌耗氧无明显变化;通过激活三磷酸腺苷(ATP)敏感的钾通道使血管扩张,主要使外周静脉扩张,使心脏前负荷降低,对治疗心力衰竭有利;大剂量时具有一定的磷酸二酯酶抑制作用,发挥额外的正性肌力作用。它对心肌收缩力影响的三重作用均与肾上腺素受体无关,因此有研究推荐使用该药;β 受体阻滞剂:可减轻儿茶酚胺过多导致的负面作用。有学者推荐在 SAH 早期使用,因为此阶段是室性心律失常的高发阶段;其他针对低心排综合征的治疗:胰岛素的使用、主动脉球囊反搏的使用可能有益;对于高颅内压的处理:甘露醇的使用应注意,对于心脏功能不佳的患者建议使用白蛋白和呋塞米脱水治疗。

麻醉管理目标:对于 NCM 患者,麻醉管理的目标包括:镇痛完全,避免过度应激;避免明显的心肌抑制;避免对心血管系统代偿能力的过度影响;避免增加心肌氧耗和心律失常的发生。

(1)诱导和维持注意事项:保证足够的麻醉深度以减轻插管反应,维持血流动力学平稳;缓慢、分次给药或者 TCI 分级诱导,逐步加深麻醉;使用 β 受体阻滞剂、钙通道阻滞剂等减轻气管插管的心血管应激反应;避免麻醉过深而抑制循环;提前备好升压和增加心率的药物。

(2)术中监测及关注的重点:NCM 患者术中应严密监测,包括血压、呼气末麻药浓度、呼末二氧化碳分压、体温、出入量、血气、血红蛋白等。避免心肌缺血缺氧,保持心肌氧供需平衡。维持适当的麻醉深度,通过严密监测调整麻醉深度,及时应用血管活性药物,保证循环平稳;防止心率过快;维持适当的血容量,避免输液过多,前负荷增加;避免缺氧、P_aCO_2 过高或过低;适当放宽输血指征;纠正电解质和酸碱平衡的紊乱,尤其血钾变化,稳定内环境;防止体温过低过高。

(3)麻醉苏醒期注意事项:吸痰拔管呛咳的刺激,使心率和血压升高、心肌氧耗增加、心律失常,甚至发生心脏意外。可考虑在深麻醉下拔管,比清醒后拔管更安全。可用小剂量 β 受体阻滞剂、钙通道阻滞剂等,以减轻或避免吸痰拔管期间的心血管应激反应。

【小结】

神经源性心脏病是应激性心肌病的一种,是指由于各种原因引起的大脑损伤引发的可逆性的心肌损伤和心脏功能的改变。最常见原因是蛛网膜下腔出血。既往有无基础心脏病的患者均可发生。目前尚无神经源性心脏病诊断的金标准,因此临床上的诊断需慎重,尤其对于有基础心脏病患者,应特别注意与原有心脏病加重引发心肌梗死、心律失常、心肌酶升高等情况鉴别。有明确的病因、可逆性以及与血管病变不一致性是其诊断的要点。

对于既往有心脏病的可疑 NCM 患者的术前评估,应重视本身心脏病变情况,不能单纯的因心肌酶升高、心电图心肌缺血改变而延缓手术的理由。NCM 的处理原则是:去除原发病的同时,严密监测循环,保护心肌,保证氧供需平衡,及时对症处理。术中麻醉管理应特别注重心肌氧供需平衡的维持,一方面,尽量减少循环抑制对心肌的影响,另一方面,降低插管、手术操作等刺激引起的循环剧烈波动。去除原发病后,NCM 患者心脏状态会逐渐好转。因此,对于 NCM 患者术后也应严密监测心肌酶、心电图和超声心动图等,确定心脏功能的动态变化。

目前,关于 NCM 的诊断与治疗,尚缺乏明确的指南。这需要高质量的临床研究和循证学依据来凝练。

【专家简介】

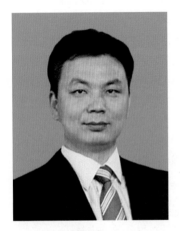

韩如泉

韩如泉,主任医师,教授,博士研究生导师,现任首都医科大学附属北京天坛医院麻醉科主任。主要研究方向:神经外科麻醉与脑保护。 以项目负责人身份承担各级科研课题 10 余项,以第一或通讯作者在国内外专业期刊发表论文 100 余篇,主编主译专业书籍 5 部。 现任中华医学会麻醉学分会第 12 届青年委员会副主任委员、中华医学会麻醉学分会神经外科麻醉学组副组长、中国医师协会麻醉学医师分会委员、北京医学会麻醉学分会第 12 届副主任委员兼秘书、北京医师协会理事、北京医师协会麻醉专科医师分会副会长。 任《中华麻醉学杂志》、《国际麻醉学与复苏杂志》、《临床麻醉学杂志》编委等职。

【专家点评】

1. 该例患者为 1 例神经源性心脏病患者。在诊断上,需注意以下几点:第一,患者自述既往有冠心病史,发病后 cTnI 显著增加,与神经源性心脏病的 cTnI"中度"增加情况不符,不能排除急性冠脉综合征的可能性;第二,患者发病后无胸闷胸痛的症状,心电图显示 ST-T 改变,并未出现 ST 段弓背上抬等现象,不符合急性冠脉综合征的典型表现;第三,目前关于神经源性心脏病 cTnI 升高水平的报道均为描述性的"中等程度升高",并无确切的诊断性升高数值可循。因此,综合考虑,本例患者更应考虑神经源性心脏病。

2. 神经源性心脏病围术期管理的重点,在于及时诊断、准确评估、纠正病因、严密监测。及时诊断是指对于有明确的神经源性病因、cTnI 升高、心电图有相应改变的患者,均应考虑到神经源性心脏病;准确评估是指术前要准确评估患者心功能,合理把握手术时机,既考虑到患者耐受手术的能力,也不能因为心电图、实验室检查和超声心动图的改变,而盲目延迟神经外科手术;纠正病因是指治疗神经疾病后,神经源性心脏病会逐渐好转,因此及时有效的治疗神经系统病因是其治疗根本;严密监测是指围术期对病人进行严密的心电图、心肌酶、超声心动图的监测,观察病情进展,可逆性是神经源性心脏病的重要特点,术后的监测能观察患者心功能恢复情况,可进一步确诊。

【参考文献】

1. Bybee, K.A. and A.Prasad, Stress-related cardiomyopathy syndromes. Circulation, 2008. 118（4）：p.397-409.

2. Pinelli, G., G.Di Pasquale, and S.Urbinati, [Heart-brain interactions：status of knowledge and perspectives of study]. G Ital Cardiol, 1992. 22（3）：p.311-22.

3. Mierzewska-Schmidt, M. and A.Gawecka, Neurogenic stunned myocardium-do we consider this diagnosis in patients with acute central nervous system injury and acute heart failure? Anaesthesiol Intensive Ther, 2015. 47（2）：p.175-80.

4. Nguyen, H. and J.G.Zaroff, Neurogenic stunned myocardium. Curr Neurol Neurosci Rep, 2009. 9（6）：p.486-91.

5. Di Pasquale, G., et al., Holter detection of cardiac arrhythmias in intracranial subarachnoid hemorrhage. Am J Cardiol, 1987. 59（6）：p.596-600.

6. Richard, C., Stress-related cardiomyopathies. Ann Intensive Care, 2011. 1（1）：p.39.

7. Manea, M.M., et al., Brain-heart axis—Review Article. J Med Life, 2015. 8（3）：p.266-71.

8. Agewall, S., et al., Troponin elevation in coronary vs. non-coronary disease. Eur Heart J, 2011. 32（4）：p.404-11.

9. Parekh, N., et al., Cardiac troponin I predicts myocardial dysfunction in aneurysmal subarachnoid hemorrhage. J Am Coll Cardiol, 2000. 36（4）：p.1328-35.

10. Madhavan, M. and A.Prasad, Proposed Mayo Clinic criteria for the diagnosis of Tako-Tsubo cardiomyopathy and long-term prognosis. Herz, 2010. 35（4）：p.240-3.

11. Zaroff, J.G., et al., Regional patterns of left ventricular systolic dysfunction after subarachnoid hemorrhage：evidence for neurally mediated cardiac injury. J Am Soc Echocardiogr, 2000. 13（8）：p.774-9.

9　颅内动脉瘤破裂合并急性左心衰的患者开颅动脉瘤夹闭术的麻醉管理

【导读】

颅内动脉瘤80%~90%为先天性因素造成,只有10%~20%与动脉硬化有关。颅内动脉瘤破裂是蛛网膜下腔出血的最常见原因。起病急,临床表现有剧烈头痛、恶心呕吐、意识障碍和偏瘫等。病情轻重可分为Ⅰ到Ⅴ级,Ⅲ级以上有神经系统功能障碍和颅高压表现。脑血管痉挛是颅内动脉瘤破裂出血的严重并发症,发生率30%~50%,脑血管痉挛可引起广泛脑缺血和脑功能紊乱,治疗措施有扩容、升压、血液稀释和扩张脑血管等。为防止再次脑出血和脑出血加剧,恢复正常脑血液循环,防止缺血性脑损害,需进行开颅手术夹闭术或血管内瘤体栓塞术治疗。颅内动脉瘤患者常合并高血压病,动脉瘤破裂后高血压往往较难控制,并进一步加重脑损害。

【病例简介】

患者,女,70kg,160cm,因突发剧烈头痛急诊入院,急诊科测量血压200/110mmHg,遂予泵注硝普钠降压,急诊头颅CT显示后交通动脉瘤破裂伴蛛网膜下腔出血,拟在全麻下行开颅探查动脉瘤夹闭术。患者既往有高血压病、糖尿病、冠心病史十余年,平时上二、三层楼即喘息。否认长期口服药物史。术前检查:尿素11.33mmol/L,肌酐283.2μmol/L,尿酸504.1μmol/L,乳酸脱氢酶327U/L,肌酸激酶同工酶34.1U/L,肌红蛋白344.6μg/L,其他实验室检查正常。心电图示室上性心动过速,伴偶发室早。入院诊断:①左侧后交通动脉瘤破裂伴蛛网膜下腔出血;②冠心病;③高血压病3级,极高危组;④2型糖尿病;⑤多发腔隙性脑梗死;⑥颅内动脉多发狭窄;⑦肺部感染;⑧右侧胸腔积液;⑨心包积液;⑩脂肪肝。

急诊入手术室,入室神志清楚,连接监护期间突发躁动,拒绝合作,5分钟后端坐呼吸,双肺广泛湿啰音,口腔涌出大量分泌物。坐位快速诱导,咪达唑仑5mg,芬太尼0.4mg,依托咪酯20mg,罗库溴铵90mg,平卧位后面罩通气困难,口唇迅速发绀,心率由150次/分变为100次/分,紧急气管插管,监测示血压280/130mmHg,HR 150次/分,SpO$_2$79%~90%,纤支镜可见大量泡沫痰,机械通气予潮气量7ml/kg,频率14次/分,PEEP 10~15mmHg,气道峰压38cmH$_2$O。考虑高血压急症,急性左心衰。立即予硝普钠持续泵注,间断推注拉贝洛尔降压,控制输液并利尿。麻醉维持予七氟烷吸入,得普利麻和瑞芬太尼持续泵注。术中夹闭动脉瘤后颅压不高,顺利关颅。手术历时4小时20分,术中血压130~170/90~110mmHg,HR 90~110次/分,SpO$_2$390%~94%,术中补晶体液400ml,出血量500ml,气管导管内涌出分泌物约1500ml,尿量仅10ml,未输血。术后入ICU监测治疗,反复发热,血压高,术后4天仍持续静脉输注扩血管药物降压,气管切开,呼吸机辅助呼吸,多次腰穿放脑脊液降颅压。术后20日仍处于浅昏迷状态,心率血压平稳,转当地医院治疗。

【问题】

1. 颅内动脉瘤破裂患者合并高血压时血压监测和降压治疗的目标?
2. 术中高血压急症、急性左心衰的诊断和治疗?
3. 颅内动脉瘤破裂的患者的脑功能监测和脑保护?
4. 颅内动脉瘤破裂的监测与麻醉管理要点?

1. 颅内动脉瘤破裂患者合并高血压时血压监测和降压治疗的目标?

高血压对于颅内动脉瘤影响已经得到广泛认同,而血压管理原则多来源于临床经验及专家共识。血压控制分为动脉瘤处理前和动脉瘤处理后两个阶段。在动脉瘤处理前,控制血压的目标是:降低高血压相关再出血风险,减少低血压造成的缺血性损害。在动脉瘤处理后,再破裂出血的风险显著降低,而脑水肿、ICP升高及CVS为临床主要问题,血压管理则要以保持脑组织灌注,防止缺血性损伤为目标。

根据2013欧洲卒中组织颅内动脉瘤和蛛网膜下腔出血处理指南:如果动脉瘤尚未经过安全处理,当收缩压超过180mmHg时应处理高血压,将平均动脉压适度降低(如降低25%)作为目标似乎是合理的。进行夹闭或栓塞术前,收缩压应维持在180mmHg以下,使用止痛药和尼莫地平可能就已经达标,如使用上述方法后收缩压仍高,则需要进一步降压治疗,如血压降低,平均压应维持在至少90mmHg以上。而2015我国重症动脉瘤性蛛网膜下腔出血管理专家共识指出:尚不明确降低动脉瘤再次出血风险的最佳血压水平,动脉瘤处理前可将收缩压控制在140~160mmHg。本例患者术前血压控制不良,诱发急性左心衰,加重了颅内动脉瘤的围术期病理损害。

2. 术中高血压急症、急性左心衰的诊断和治疗?

高血压急症(hypertensive emergencies)是指原发性或继发性高血压患者,在某些诱因作用下,血压突然和显著升高(一般超过180mmHg/120mmHg),同时伴有进行性心、脑、肾等重要靶器官功能不全的表现。高血压急症包括高血压脑病、颅内出血、急性左心衰、肺水肿、主动脉夹层等,以往所谓恶性高血压和高血压危象均属此范畴。

高血压急症严重危及患者生命,需作紧急处理。降压时需充分考虑到患者的年龄、病程、血压升高的程度、靶器官损害和合并的临床状况,因人而异地制定具体的方案。术中常用吸入麻醉药和血管扩张药降压。尼卡地平降压作用同时改善脑血流量,尤其适用于颅脑手术。乌拉地尔具有自限性降压效应,使用较大剂量亦不产生过度低血压。拉贝洛尔不升高颅内压,能很好地维持生命器官的血流量。

急性左心衰是指急性发作或加重的左心功能异常所致的心肌收缩力明显降低、心脏负荷加重,造成急性心排血量骤降、肺循环压力突然升高、周围循环阻力增加,从而引起肺循环充血而出现急性肺淤血、肺水肿,以及伴组织器官灌注不足的心源性休克的一种临床综合征。对急性左心衰患者应根据临床症状及体征、多种检查方法以及病情变化作出临床评估,包括:基础心血管疾病;急性心衰发生的诱因;病情严重程度和分级等。急性左心衰治疗目标为改善急性心衰症状,稳定血流动力学状态,维护重要脏器功能,避免急性心衰复发,改善远期预后。一般处理包括:减少回心血量,降低心脏前负荷;对于低氧血症和呼吸困难明显的患者,予以吸氧或人工通气;对肺淤血、体循环淤血及水肿明显者应严格控制出入水量和静脉输液速度。吗啡、洋地黄类药物、利尿剂可在短时间里迅速降低心脏负荷、改善收缩力，减轻症状。血管扩张药物可用于急性心衰早期阶段。收缩压水平是评估此类药是否适宜的重要指标。正性肌力药物适用于低心排血量综合征，如伴症状性低血压(≤85mmHg)或CO降低伴循环淤血患者，可缓解组织低灌注所致的症状，保证重要脏器血液供应。对于尽管应用了正性肌力药物仍出现心源性休克，或合并显著低血压状态时，可应用血管收缩药物如去甲肾上腺素。这类药物可以使血液重新分配至重要脏器，收缩外周血管并提高血压，但以增加左心室后负荷为代价。其他治疗措施包括：主动脉内球囊反搏(IABP)、机械通气、血液净化治疗、心室机械辅助装置等。对于围术期可能发生急性心衰的高危患者应控制和治疗基础疾病，术前应用β受体阻滞剂、ACEI(或ARB)、醛固酮受体阻滞剂、他汀类药物和阿司匹林等，减少围术期的心肌缺血、MI和心衰的发生率。

对于颅内出血的高血压急症患者，控制血压时需同时考虑到保证脑灌注和减少后期出血两方面问题。目前对自发性颅内出血患者控制血压的指南如下：①收缩压>200mmHg或MAP>150mmHg时，考虑在有血压监测的情况下积极降压；②收缩压>180mmHg或MAP>130mmHg，有ICP升高的证据或怀疑ICP升高时，考虑在监测ICP的情况下降压，并维持脑灌注压维持在60~80mmHg范围内；③收缩压>180mmHg或MAP>130mmHg，无证据表明ICP升高时，考虑平稳降至目标血压MAP 110mmHg或160mmHg/90mmHg。

当颅内出血患者出现高血压急症合并急性左心衰症状时，需控制血压同时保证脑灌注压。本例患者麻醉前即表现高血压急症(高血压危象)和急性左心衰，术中术后持续时间长。发生高血压急症时，血压超过脑血流自主调节范围，脑组织高灌注，导致脑水肿和颅压增高，引起一系列脑功能障碍，表现术后长时间浅昏迷状态，需多次腰穿引流脑脊液降颅压治疗。但颅压增高时，降压治疗也要注意避免颅内低灌注，加重脑水肿，影响脑功能恢复。患者术前肾功能检查和心肌酶学均异常，提示慢性高血压损害，导致重要器官功能障碍，降压治疗过程中需注意心脑肾等重要器官的灌注和功能保护。因此，此患者术后需加强循环功能和脑功能监测。

3. 颅内动脉瘤破裂的患者的脑功能监测和脑保护？

无创脑功能监测包括脑电图(EEG)、诱发电位、颈静脉球部氧饱和度、无创性近红外光谱脑氧监测及经颅多普勒(TCD)。EEG和诱发电位等可以监测术中脑缺血，指导手术并改善灌注，可改善预后。进行临时动脉阻断时，EEG监测可以判断耐受缺血时间。体感诱发电位(SSEPs)用于前循环及后循环动脉瘤手术的监测，脑干听觉诱发电位(BAEP)主要用于椎基底动脉瘤的监测，这两种方法均可用于临时或持续性血流阻断术的监测。颈静脉球部置管可以监测颈静脉球部血氧饱和度($SjvO_2$)，$SjvO_2$可反应脑氧供需平衡。局部脑组织血氧监测是利用近红外光谱分析脑内血管的血红蛋白氧饱和度，目前临床应用逐渐增加。持续TCD可以监测颅内血管的血流状态。颅内压监测和脑组织氧张力计等有创监测方法可用于术后监测。

实施脑保护必须保证合适的血压、血容量、血氧含量、血二氧化碳含量、体温及血糖以维持内环境稳定。颅内动脉瘤破裂可继发脑血管痉挛或颅内高压，需要个体化管理脑灌注压(CPP)，使CPP维持在满足脑代谢需要的水平。通过应用镇静剂、渗透性利尿剂、血管活性药，保持正常血容量等措施，使CPP稳定于50~80mmHg可能对脑缺血患者神经学预后有益。麻醉药物具有脑保护作用，如巴比妥类可以降低脑代谢率、脑血流和颅内压，其对钠离子通道和谷氨酸受体的阻滞也可能具有保护作用。丙泊酚也可通过清除自由基、抑制谷氨酸释放和预防脂质过氧化物的产生实现脑保护作用。吸入麻醉药和依托咪酯也能降低脑代谢率。实验表明浅低温(32.5~35.5℃)也有脑保护作用，但是动脉瘤手术期间有关低体温的研究(IHAST)显示，浅低温对病情较重的动脉瘤患者并无明显益处。脑血管事件或脑创伤后预后不良与高血糖和低血糖有关。血糖保持正常可通过减轻细胞内乳酸酸中毒、减小细胞膜的渗透性及减轻内皮细胞、神经胶质细胞和神经元水肿而起到脑保护作用。在夹闭动脉瘤期间镁剂有脑保护作用，镁剂可以阻滞电压依赖性钙离子通道逆转血管痉挛，也可以缓解短暂性血运阻断导致的脑组织缺氧。钙离子通道阻滞剂的神经保护机制可能为扩张脑血管、预防脑血管痉挛、减少钙离子流入及调节游离脂肪酸代谢。但钙离子通道阻滞剂可能会降低血压，并可降至低于患者发生缺血的阈值，需加以重视。全身应用促红细胞生成素会刺激神经再生、神经分化并激活脑内神经营养、抗凋亡、抗氧化及抗炎通路。高血压、高血容量和血液稀释疗法(3-H疗法)常用于预防或治疗动脉瘤性蛛网膜下腔出血后脑血管痉挛。

4. 颅内动脉瘤破裂的监测与麻醉管理要点？

常规建立5导联心电图、有创动脉血压、脉搏血氧饱和度、呼气末二氧化碳分压、尿量以及体温监测。如果条件允许,实施目标导向液体管理,监测心排量指数(CI)/每搏量变异率(SVV)。对于血流动力学不稳定患者,建议行经食管超声心动图监测。还应密切监测血容量、血气电解质、酸碱度、血糖以及血浆渗透压。另外,脑电图、诱发电位、脑氧饱和度、TCD等脑功能监测也可积极采用。

围麻醉期应该重视颅内压管理,可应用高渗氯化钠和甘露醇降低颅内压,对于心、肾功能不全患者谨慎应用。维持呼气末二氧化碳分压30~35mmHg,可以通过脑血管收缩效应减少脑容积,适用于轻中度颅内压增高患者。笑气以及高浓度吸入性麻醉药物扩张脑血管应避免使用;除氯胺酮外,大部分静脉麻醉药均抑制脑代谢,减少脑容积。围术期应防止低血压,因其会增加神经功能损害风险。围术期需保证患者足够的肌肉松弛。严格控制血糖可以增加低血糖发生的风险,加重脑血管痉挛。因此建议维持血糖水平在4.4~11.1mmol/L。围术期应有效控制平均动脉压和颅内压波动,以预防颅内再出血或动脉瘤破裂。可给予利多卡因、艾司洛尔或拉贝洛尔减少气管插管和拔管反应,止吐、预防寒战、抗高血压等药物的应用,有利于维持稳定的平均动脉压和颅内压。术后密切观察患者的症状与体征,加强脑功能监测,预防再出血和脑缺血损害;应继续给予尼莫地平预防脑血管痉挛,减少迟发性脑缺血。维持脑组织氧供需平衡是麻醉管理的要点。

【小结】

高血压病是颅内动脉瘤形成和破裂的重要危险因素,颅内动脉瘤破裂往往又进一步加重高血压,使血压难以控制。术前需适当控制高血压,降低动脉瘤再出血风险,在动脉瘤处理后,血压管理则要以保持脑组织灌注,防止缺血性损伤为主要目标。围术期治疗高血压急症,需注意脑血流自主调节范围的改变,避免高灌注的同时需避免低灌注,加强循环功能监测和脑功能监测非常必要。围术期需综合应用脑保护措施,促进脑功能恢复。颅内动脉瘤破裂合并高血压急症的麻醉管理是非常棘手的,一方面需控制高血压,缓解左心衰肺水肿,减轻颅高压和脑高灌注损伤,另一方面要防止脑组织低灌注和缺血性损伤。在颅压增高的时候,脑血流自动调节范围变窄。维持适当的脑灌注压,须密切关注脑组织氧供需平衡,采用有创的颅内压和脑氧张力计监测或无创的脑氧饱和度监测有积极的意义。

【专家简介】

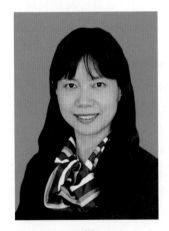

王锷

王锷,教授,博士生导师。 现任中南大学湘雅医院麻醉手术部副主任、麻醉学与重症医学研究室副主任、麻醉学与重症医学教研室副主任、麻醉科副主任。 曾赴美国佛罗里达大学和哈佛大学麻省总医院进修心血管麻醉临床与基础研究。 任中华医学会麻醉学分会第11届青年委员,中华医学会麻醉学分会超声学组副组长,中国心胸血管麻醉学会心血管麻醉分会常委等。 临床麻醉主攻方向是心血管麻醉和危重症麻醉。 主持或承担五项国家自然科学基金项目和五项省部级课题研究。 共发表学术论文60余篇,主编、参编著作和教材十余部。 获两项省科技进步奖和两项省医学进步奖。 担任《中华麻醉学杂志》、《临床麻醉学杂志》、《中国现代医学杂志》和《国际麻醉学与复苏杂志》的编委和通讯编委。

【专家点评】

1. 颅内动脉瘤破裂患者术前需严密监测血压,积极防治高血压急症,避免心功能和脑功能进一步损害。

2. 颅内动脉瘤破裂后脑血管痉挛的发生率高,需扩张血管,并采取高灌注压、高血容量和血液稀释治疗。

3. 当颅内出血患者出现高血压急症合并急性左心衰症状时,需控制血压同时保证脑灌注压,预防高灌注和低灌注损伤。

4. 颅内动脉瘤破裂患者的围术期脑功能监测非常重要,但目前各种监测方法的合理应用仍处于探索阶段。综合应用脑保护措施有助于改善预后。

5. 颅内动脉瘤破裂患者的围术期监测和麻醉管理的要点是维持合适的脑灌注压和脑组织氧供需平衡。

【参考文献】

1. Thorsten Steiner, Seppo Juvela, Andreas Unterberg, 等. 欧洲卒中组织颅内动脉瘤和蛛网膜下腔出血处理指南 [J]. 国际脑血管病杂志, 2013, 21（6）: 401-417.
2. 徐跃峤, 王宁, 胡锦, 等. 重症动脉瘤性蛛网膜下腔出血管理专家共识（2015）[J]. 中国脑血管病杂志, 2015（4）: 215-225.
3. 中华医学会心血管病学分会. 中国心力衰竭诊断和治疗指南2014 [J]. 中华心血管病杂志, 2014, 42（2）: 3-10.
4. Cottrell J E, Young W L. Cottrell and Young's neuroanesthesia [M]. Mosby/Elsevier, 2010.
5. Elliott W J.Clinical Features in the Management of Selected Hypertensive Emergencies [J]. Progress in Cardiovascular Diseases, 2006, 48（5）: 316.
6. Morgenstern L B, Iii J C H, Anderson C, et al. Guidelines for the Management of Spontaneous Intracerebral Hemorrhage: A Guideline for Healthcare Professionals From the American Heart Association/American Stroke Association [J]. Stroke, 2010, 5（9）: 2108-2129.
7. Anderson C S, Heeley E, Huang Y, et al. Rapid blood-pressure lowering in patients with acute intracerebral hemorrhage. [J]. N Engl J Med, 2013, 368（25）: 2355.

10　帕金森病脑深部刺激器植入术的麻醉管理

【导读】

帕金森病（Parkinson's disease,PD）是一种常见的神经退行性疾病,由黑质纹状体多巴胺能神经元减少所致,其主要临床特征包括静止性震颤、肌强直、动作迟缓和姿势反射丧失等运动障碍。脑深部刺激器（deep brain stimulator,DBS）植入术是治疗PD的一种微创手术。PD患者术前有神经功能障碍、多合并心血管及呼吸系统疾病,且需使用头架固定头部。因此,麻醉医生应对患者进行术前访视时,除常规项目外,还应重点关注基础疾病及合并症的治疗用药及其与麻醉药物间的相互作用、气道评估、精神心理状态及认知功能的评估。DBS植入术主要包括三个步骤:第一步,安装调试头架,并进行头部MRI扫描;第二步,调试埋置植入电极;第三步,埋置脉冲发生器。一般说来,前两步均可在局麻监测或神经阻滞或清醒镇静下完成,第三步常需全身麻醉。不论选用何种麻醉方法,麻醉管理应密切配合电极和脉冲发生器的埋置。

【病例简介】

患者,女性,55岁,身高160cm,体重60kg,主因"四肢不自主震颤伴运动迟缓4年"入院。患者于4年前无明显诱因出现行动迟缓,肢体僵硬,自左上肢开始,逐渐发展至左下肢及右侧肢体,伴肢体不自主震颤,目前口服森福罗0.5mg,每日三次,服药后无异动及开关现象。入院诊断:帕金森病,拟于全麻下行脑深部刺激器植入术。既往体健,否认高血压、冠心病、糖尿病等病史。查体:体温36.4℃,脉搏100次/分,呼吸18次/分,血压130/74mmHg;神清、语利,双肺呼吸音清,未闻及干湿啰音,心音有力,律齐,各瓣膜区未闻及明显杂音,双下肢不肿;颈软,四肢肌张力粗测增高,伴有不自主震颤,以右侧为著,感觉检查未见明显异常,病理反射未引出。辅助检查:化验检查正常;ECG:窦性心动过速。

麻醉诱导前给予咪达唑仑2mg、戊乙奎醚1mg静注。术者先于局麻下完成调试埋置植入电极,之后在全身麻醉下埋置脉冲发生器。全麻诱导采用舒芬太尼、依托咪酯、罗库溴铵,全麻维持采用丙泊酚,瑞芬太尼持续输注。手术时间共130min,出血量约50ml,尿量200ml,共补液1100ml。麻醉期间循环、呼吸稳定,术后5min患者自主呼吸恢复、呼之睁眼,顺利拔除气管导管,安返麻醉后恢复室(PACU)。

【问题】

1. 帕金森病的病因、发病机制、临床表现有哪些?
2. 脑深部刺激器(deep brain stimulator,DBS)植入术包括哪些步骤?
3. DBS植入术术前访视时应注意哪些?
4. 如何选择麻醉方法? 麻醉药对微电极记录或试验性刺激测试有影响吗?
5. 围术期可能发生哪些并发症? 如何防治?

1. 帕金森病的病因、发病机制、临床表现有哪些?

帕金森病(PD)是一种常见的神经退行性疾病,65岁以上人群患病率为3%,5%~10%的PD患者在40岁之前即出现症状。PD患者黑质纹状体多巴胺能神经元减少,其主要临床特征包括静止性震颤、肌强直、动作迟缓和姿势反射丧失等运动障碍。治疗帕金森病的新方法如脑深部电刺激丘脑核(subthzhimibualamic nucleus,STN)或内侧苍白球(internal segment of the globus pallidus,GPi)有疗效,提示帕金森病不仅影响黑质致密部(substantia nigra pars compacta,SNpc)和纹状体,而是一种网络障碍,包括基底神经节、丘脑和大脑皮质之内或之间动力学的改变。

2. 脑深部刺激器(deep brain stimulator,DBS)植入术包括哪些步骤?

脑深部电刺激用于治疗神经系统疾病患者(如运动障碍及其他慢性疾病)。DBS系统包括3部分:颅内的植入电极(用于微电极记录),连接延长线和植入的脉冲发生器(电刺激器)。DBS植入术是一种微创手术,术者将电极植入颅内目标神经组织,通过延长线与脉冲发生器相连。后者是电池供电的神经刺激器,一般埋置在锁骨下或腹部的皮下,调节至最佳频率改善症状,控制副作用。DBS植入术主要包括以下三个步骤:第一步,安装调试头架,并进行头部MRI扫描;第二步,调试埋置植入电极;第三步,埋置脉冲发生器。第一步可在病房和磁共振室完成,后两部需在手术室进行。三个步骤可同一天完成,也可在完成前两步后间隔3~14天再进行第三步。目前尚无证据显示何时进行第三步更好,首都医科大学附属北京天坛医院常选择在前两步完成后的3~5天进行。这主要是因为前两步多是在局麻监测下进行,患者可能存在紧张焦虑情绪和一定程度的应激,若继续进行手术,则可能增加手术风险;同时颅内植入电极可能引起周围脑组织的水肿及细微的损伤,影响最佳刺激强度的确认。

3. DBS植入术术前访视时应注意哪些?

DBS植入术术前访视和准备除常规项目外,应重点关注以下方面(表1-17):

(1) 基础疾病(帕金森病、肌张力障碍、癫痫、慢性疼痛等)的病情程度、治疗用药及其与麻醉药物间的相互作用、停药后可能发生的情况,必要时与神经内科会诊,确定治疗用药的剂量及是否停药。例如,有研究表明,术前当晚停用抗帕金森病药有利于术中准确神经测试,但中断药物治疗可能导致患者症状恶化或出现抗精神病药物恶性症候群,临床表现为高热、运动不能、意识障碍、肌肉强直及自主神经功能紊乱。此时,应请神经内科医生会诊,使用低于常规剂量的治疗用药。

(2) 合并症及其治疗情况。围术期高血压增加术中颅内出血的风险,所以应详细了解合并高血压患者的血压控制情况及治疗用药,手术当日可使用β受体阻滞剂等药物避免术中血压过高。术前和术后应尽可能停止抗血小板治疗。慢性抗凝治疗不应作为手术禁忌,但须在围术期关注凝血状态。严重的帕金森病患者可能出现严重但无症状的吞咽困难,容易发生误吸,围术期可使用抗酸药和促进胃动力药,但此类患者避免使用胃复安等多巴胺受体拮抗剂,应尽量选用西沙比利、多潘立酮等对中枢多巴胺能系统无影响的促胃动力药。

(3) 呼吸道的评估。因为部分手术操作时,患者需使用头架固定头部,麻醉医生难以进行气道操作,所以即使在清醒状态下也应仔细全面的评估气道,制定气道管理的方案和计划。对术前合并阻塞性睡眠呼吸暂停的患者更应重视。

（4）精神心理状态的评估和准备。术前应评估患者的精神心理状态,幽闭恐惧症患者难以进行 MRI 定位及清醒状态下完成微电极记录(microelectrode recordings,MERs)和刺激试验。此外应与患者和家属充分沟通,使其了解手术步骤、可能发生的情况及需要合作的方面,尽可能缓解患者的紧张焦虑情绪。

（5）认知功能的评估。术前确认患者的认知状态,不影响其术中合作及不良反应的主诉。

（6）既往有起搏器、植入性心脏除颤器、动脉瘤夹闭术等磁性装置植入手术史者,不能进行 MRI 立体成像;有起搏器、植入性心脏除颤器者应关注其与植入电极和脉冲发生器的相互影响。

表1-17　帕金森病的访视要点

血流动力学不稳定(低血容量、体位性低血压、自主调节功能失常)
咽喉肌肉障碍(吸入性肺炎和喉痉挛)
呼吸肌障碍(限制性通气功能障碍、咳嗽无力)
吞咽困难(营养不良、贫血、低白蛋白血症)
抑郁、痴呆(不合作,术后加重)
治疗用药和麻醉药的相互作用
术中或术后出现停药后的症状加重

4. 如何选择麻醉方法？麻醉药对微电极记录或试验性刺激测试有影响吗？

（1）麻醉方法的选择:DBS 植入术分步进行。不同手术步骤对麻醉的要求不同。一般说来,前两步均可在局麻监测或神经阻滞或清醒镇静下完成,第三步常需全身麻醉。不论选用何种麻醉方法,DBS 植入术的麻醉管理应达到以下目的:①提供良好手术条件,充分镇痛,维持体温,使患者舒适;②协助术中的神经监测,如微电极记录或试验性刺激测试来确认靶点位置;③能及时发现并快速诊治相关并发症。

如前所述,DBS 植入术的前两步即安装调试头架,并进行头部 MRI 扫描和调试埋置植入电极通常可在局部麻醉监测和(或)神经阻滞(眶上神经和枕大神经阻滞)下完成。局麻药物可使用 1% 或 2% 的利多卡因,也可使用 1% 利多卡因+0.5% 罗哌卡因混合液,以发挥利多卡因起效迅速、罗哌卡因作用时间长的特点。此过程中应密切观察患者生命体征,在保证患者舒适的基础上使之配合完成各种测试,并及时发现和治疗局麻药中毒反应等各种并发症。术中患者应采取合适的体位,寰枕关节伸展以利于气道通畅;下肢弯曲,在头颈抬起至坐位的时候仍保持稳定性。密切监测血压,避免低血容量和血压过高,必要时可使用血管活性药维持血压稳定。可以通过鼻导管或面罩吸氧(面罩需要在安装头架前放置),有阻塞性睡眠呼吸暂停的患者可在术中采用持续正压通气。

如患者过度紧张,可给予适当镇静,但应选择短效、停药后作用迅速消失、对 MERs 影响小的药物,并避免在 MERs 和刺激测试时停止使用。目前常用药物有丙泊酚 50μg/(kg·min)、阿片类药物芬太尼 50~80μg、舒芬太尼 2.5~5μg、瑞芬太尼 0.03~0.05μg/(kg·min)和右美托咪啶 0.3~0.6μg/(kg·h)。由于头架限制了麻醉医生对患者气道的管理,同时电极刺激效果的判断要求患者处于清醒、依从和配合状态,所以应避免中、重度镇静。

如患者恐惧清醒手术、慢性疼痛综合征、严重的停药后震颤、严重肌张力障碍以及儿童,则需要全身麻醉。应选择对 MERs 和刺激测试影响小的药物。此外,手术第三步,即植入脉冲发生器,以及将 DBS 与植入起搏器连接过程,需要在头皮下以及颈部打通皮下隧道,手术刺激较大,通常需要在全麻下完成。麻醉诱导:丙泊酚 1~2mg/kg 或依托咪酯 0.3~0.4mg/kg+芬太尼 2~5μg/kg 或舒芬太尼 0.3~0.5ug/kg+维库溴铵 0.08~0.1mg/kg 或罗库溴铵 6~8mg/kg 均可满足喉罩置入或气管插管。麻醉维持:丙泊酚复合瑞芬太尼全凭静脉麻醉(TIVA)或靶控输注(TCI)。需要注意的是:DBS 植入术手术患者的基础疾病及治疗用药可能影响患者的血流动力学状态和麻醉药物的药代动力学,所以在全麻时应加强监测及用药个体化。

（2）麻醉药对微电极记录或试验性刺激测试的影响:精确的颅内靶点核团定位是 DBS 植入术成功的关键。因为颅内靶点核团一般深且较小,所以在电极植入过程中常采取一些措施来提高定位的准确性,例如术前使用头架固定患者头部进行立体成像显示大脑结构;术中用 MERs 进行电生理引导,定位刺激目标区域;对清醒患者做试验性刺激测试,验证此处电极刺激可以改善症状且并不引起副作用,进一步确认靶点位置。麻醉医生应关注麻醉药物对以上措施的影响,以免影响定位的准确性。

1) 麻醉药对微电极记录的影响:咪唑安定等苯二氮䓬类药物,可激动 GABA 受体,明显抑制 MERs。芬太尼对 MERs 影响较小。丙泊酚是 DBS 植入术常用的镇静药物,可用于清醒镇静或全身麻醉。研究显示异丙酚麻醉下可描记出丘脑底核(subthalamic nuclei,STN),内侧苍白球(globuspallidus pars internal,GPi)和下丘脑腹侧中间核(ventralisintermedius nucleus of the thalamus,Vim)的微电极记录,认为该药物对 MERs 的影响较小。但也有研究持不同观点,认为丙泊酚对不同核团的微电极记录影响不同——对 STN 的微电极记录影响很小,但能显著减少内侧苍白球 GPi 的神经元的点燃率,并认为这种差异可能是由于 GPi 比 STN 的 GABA 能传入神经通路较多所致。此外,研究发现麻醉药对不同疾病患者同一核团的微电极记录影响不同,如帕金森病患者的 GPi 微电极记录比肌张力障碍患者更易受到麻醉药的影响。

2) 麻醉药对试验性刺激测试的影响:DBS 植入术中通过试验性刺激测试来进一步确认靶点核团位置。此测试过程要求患者清醒、合作。如患者过度紧张不能配合,则可使用镇静药物,但应尽可能选用短效、可逆的药物,并避免在测试时用药。全身麻醉可以缓解患者的震颤、僵直等临床症状而影响试验性刺激测试时临床症状的评估,同时患者不能主诉靶点核团周围组织刺激产生的感觉、运动异常等副作用而影响测试,所以在电极植入期间应尽量避免使用。

5. 围术期可能发生哪些并发症? 如何防治?

DBS 植入术术中并发症的发生率为 12%~16%。麻醉医生应加强生命体征的监测,及时发现并发症并迅速治疗。

(1) 心血管并发症:①高血压:术前高血压控制不良、术中焦虑等均可引起围术期血压增高。因高血压可引起颅内出血的风险增加,所以在电极植入前必须控制。术前可继续降压药治疗、适当镇静,必要时使用血管活性药,控制收缩压<140mmHg,或不高于平时血压的 20%。②静脉气体栓塞(venous air embolism,VAE)和低血容量:VAE 与手术部位高于右心房、术野静脉开放、低血容量、空气被负压吸进血管内有关,临床症状包括突发剧烈咳嗽、呼气末二氧化碳迅速降低以及无法解释的低氧血症和低血压。咳嗽和深呼吸会加重 VAE,造成 ICP 升高。预防措施包括降低头部升高幅度,适当补液。若发生 VAE,应迅速将患者置于头低脚高体位、止血、盐水冲洗术野、在暴露颅骨边缘应用骨蜡阻止气体进一步进入以及中心静脉导管抽出气体,同时应快速静脉补液并使用血管活性药维持组织灌注。③体位性低血压:多由抗帕金森药物引起,也可因麻醉药的扩血管作用、围术期低血容量以及自主神经功能紊乱而加重。

(2) 呼吸系统并发症:过度镇静、体位不当、颅内出血导致的意识障碍均可引起上呼吸道梗阻。此外患者基础疾病尤其是帕金森病,可引起呼吸肌功能不良造成限制性通气功能障碍、上呼吸道梗阻、构音障碍以及阻塞性睡眠呼吸暂停。术中应密切观察患者的血氧饱和度,必要时调整体位或置入喉罩进行气道管理。

(3) 神经并发症:表现为意识或言语障碍,包括疲劳,药物戒断,震颤,颅内出血或气颅。局灶性抽搐可以初始使用小剂量咪达唑仑和(或)异丙酚,等症状控制后再手术。颅内出血是严重的并发症,会导致永久性神经功能损伤,需迅速处理和进一步治疗。

(4) 术中应激、不适以及震颤:清醒患者由于在陌生环境里长时间保持不动,并且要配合手术,会有身体不适和心理压力。术中理疗、局部按摩和呼吸练习可减轻疼痛和紧张。鞘内注射吗啡可以减轻术中腰痛。

(5) 长期并发症:包括感染,电极移位,电极断裂,皮肤糜烂。认知方面的副作用包括情绪改变,抑郁,记忆力下降,冲动,幻觉,尤其是术前即有长期抑郁症状的患者,应术前评估和术后密切随访,及时治疗。

【小结】

帕金森病患者术前有神经功能障碍、多合并心血管及呼吸系统疾病,且需使用头架固定头部。因此,麻醉医生在对患者进行术前访视时,应重点关注基础疾病及合并症的治疗用药及其与麻醉药物间的相互作用、气道评估、精神心理状态及认知功能的评估。脑深部刺激器植入术中,不论选用何种麻醉方法,麻醉管理应达到以下目的:①提供良好手术条件,充分镇痛,维持体温,使患者舒适;②协助术中的神经监测,如微电极记录或试验性刺激测试来确认靶点位置;③能及时发现并快速诊治相关并发症。

【专家简介】

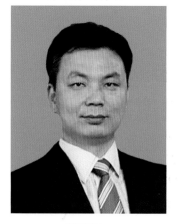

韩如泉

韩如泉，主任医师，教授，博士研究生导师，现任首都医科大学附属北京天坛医院麻醉科主任。主要研究方向：神经外科麻醉与脑保护。 以项目负责人身份承担各级科研课题10余项，以第一或通讯作者在国内外专业期刊发表论文100余篇，主编主译专业书籍5部。 现任中华医学会麻醉学分会第12届青年委员会副主任委员、中华医学会麻醉学分会神经外科麻醉学组副组长、中国医师协会麻醉学医师分会委员、北京医学会麻醉学分会第12届副主任委员兼秘书、北京医师协会理事、北京医师协会麻醉专科医师分会副会长。 任《中华麻醉学杂志》、《国际麻醉学与复苏杂志》、《临床麻醉学杂志》编委等职。

【专家点评】

1. 近30年来，功能性立体定向神经外科迅速发展，脑深部刺激器植入术（deep brain stimulator insertion，DBSI）因其微创、可逆和可调节性在临床上的应用日益广泛，目前已经替代毁损术，成为治疗功能性神经疾病如帕金森病、特发性震颤、肌张力障碍、癫痫、慢性疼痛、阿尔茨海默病、多发性硬化症和某些精神疾病如强迫症、抑郁症等的一种治疗手段，大大改善了该类患者的生活质量。

2. DBS植入术存在以下特殊性：①患者术前有神经功能障碍，且多合并心血管及呼吸系统疾病，需常规使用药物控制症状或治疗。②部分手术操作时患者需使用头架固定头部且清醒合作以观察临床症状的改善及不良反应的发生。③术中需通过MRI成像、微电极记录和试验性刺激测试等手段来提高靶点核团定位的准确性。如患者清醒不能合作需镇静或麻醉时，麻醉药物可能影响气道、微电极记录和刺激测试。因此，麻醉医生应对患者进行术前访视，必要时请神经内科、神经电生理、药剂科及精神心理科医生会诊，评估患者的身体、认知和精神心理状态，以制定最佳麻醉方案。

3. 目前帕金森病的药物治疗原则是补偿脑内减少的多巴胺或给予抗乙酰胆碱药物，恢复二者平衡。临床上选用可通过血-脑屏障的多巴胺前体——左旋多巴。有研究认为左旋多巴只有1%进入中枢发挥治疗作用，其余在外周变成多巴胺，引起心脏应激性增高、周围血管阻力改变、血容量减少、排钠增多，故患者术前容易发生体位性低血压和心律紊乱；术中对麻醉药物的敏感性增加，更易发生低血压和心律失常。同时由于长期多巴胺作用于外周多巴胺能受体，抑制去甲肾上腺素的释放，导致后者在囊泡中的大量蓄积。当麻醉手术中发生低血压时，若使用麻黄碱提升血压，会导致囊泡中蓄积的去甲肾上腺素的大量释放，诱发严重的高血压。故该类患者术中发生低血压时，应避免使用麻黄碱，而应选用纯α-肾上腺素能受体激动剂，如去氧肾上腺素提升血压。此外，由于该类患者容易出现体位性低血压，所以围术期改变体位时要缓慢，避免长时间站立。症状严重者，术前应减少可能导致直立性低血压的药物，如利尿药、扩血管药、抗高血压药、三环类抗抑郁药和多巴胺受体激动剂等。

【参考文献】

1. Wang JF, Xu XP, Yu XY, et al. Remifentanil Requirement for Inhibiting Responses to Tracheal Intubation and Skin Incision Is Reduced in Patients With Parkinson's Disease Undergoing Deep Brain Stimulator Implantation. J Neurosurg Anesthesiol, 2016, 28（4）：303-8.

2. Lang AE, Lozano AM. Parkinson's disease. First of two parts. N Engl J Med, 1998, 339（15）：1044-53.

3. McCarthy MM, Ching S, Whittington MA, et al. Dynamical changes in neurological diseases and anesthesia. Curr Opin Neurobiol, 2012, 22（4）：693-703.

4. Halpern C, Hurtig H, Jaggi J, et al. Deep brain stimulation in neurologic disorders. Parkinsonism Relat Disord, 2007, 13 (1)：1-16.

5. Pereira EA, Green AL, Nandi D, et al. Deep brain stimulation：indications and evidence. Expert Rev Med Devices, 2007, 4 (5)：591-603.

6. Venkatraghavan L, Luciano M, Manninen P.Review article：anesthetic management of patients undergoing deep brain stimulator insertion. Anesth Analg, 2010, 110 (4)：1138-45.

11   颅脑外伤患者全麻诱导期间严重反流误吸

【导读】

反流误吸是全身麻醉的严重并发症之一,可导致呼吸道的阻塞和痉挛,甚至 Mendelson 综合征,通常发生于饱胃患者。本例患者在晚餐后高处跌落致颅脑外伤,全身麻醉诱导期间发生严重反流误吸,之后及时处理,完成手术转入脑外科 ICU,术后病情稳定后转康复科进一步综合康复治疗。因此对于颅脑外伤患者的麻醉应有足够的风险意识,麻醉前应充分准备,切忌存有侥幸心理。

【病例简介】

患者,男性,45 岁,主诉:高处跌伤致短暂意识不清伴右外耳道出血 8 小时。既往史、家族史无特殊。个人史:平时嗜酒,患者入院前,晚上 7 时晚餐并饮酒。查体:体温 36℃,脉搏 80 次/分,呼吸 18 次/分,血压 120/80mmHg,急性面容,意识不清,躁动,查体不合作。GCS 评分 7 分,双瞳孔等大等圆,对光反射消失,双侧鼻腔、右外耳道活动性出血,颈软,无抵抗,病理征未引出。肩部青紫,肿胀明显,扪及异常活动。辅助检查:头颅 CT:右侧颞顶部硬膜外血肿;颅内积气;左侧额颞叶脑挫裂伤并脑内小血肿。诊断:

1. 重型闭合性颅脑损伤   ①右侧颞顶部硬膜外血肿;②双侧额颞叶脑挫裂伤;③外伤性蛛网膜下腔出血;④颅底骨折并脑脊液漏。

2. 右侧锁骨骨折。

3. 右侧肋骨多发骨折。

4. 吸入性肺炎。

急诊行右额颞顶去骨瓣减压+血肿清除术。

患者推入手术室意识谵妄,HR 130 次/分,BP 119/75mmHg,SpO$_2$ 95%,入室后建立静脉通道,动脉穿刺后行直接动脉压监测,随后快速诱导,舒芬太尼 30μg+异丙酚 100mg+顺苯磺酸阿曲库铵 12mg,面罩给 6L/min 纯氧辅助呼吸,静脉给药 1 分钟后,患者口鼻突然喷涌出大量咖啡色胃内容物,含肉渣、菜叶等,SpO$_2$ 急剧下降到45%,立即呼叫上级医生到场指导抢救,紧急予头低脚高位吸除胃内容物,此时面罩通气困难,快速可视喉镜下气管插管,插管后纤支镜引导从气管导管内吸出部分肉渣、菜叶等,通气阻力明显增加,气道峰压 40cmH$_2$O,机械正压通气,PEEP 5~10cmH$_2$O,保持气道通畅,经对症处理后 SpO$_2$ 逐渐上升至 72%,行血气分析,结果示:pH 7.07,PCO$_2$ 61mmHg,PO$_2$ 31mmHg。请呼吸科会诊行纤支镜下肺泡灌洗约 20 分钟,抽吸出较多胃内容物,SpO$_2$ 波动于 75%~80%,灌洗完毕后 SpO$_2$ 波动于 90%~96%。术中加强监测生命体征,间断血气分析,补液、输血并泵注去甲肾上腺素维持血压稳定,术中左下肺听诊未闻及呼吸音,余肺部呼吸音粗,术毕充分吸引气道后胀肺。为便于术后气道管理,术毕行气管切开,术后带管入神经外科 ICU。术后继续呼吸机辅助通气,亚低温治疗等综合措施控制颅内压,经镇静、镇痛、抗炎、继续间断纤支镜下肺泡灌洗、神经营养、改善微循环、止血、脱水、输血及人血白蛋白、营养支持、维持水、电解质平衡、气道雾化等对症处理,患者于术后第十天逐渐苏醒,意识恢复,转出神经外科 ICU 继续治疗。术后 18 天胸部 X 线片：双肺渗出病灶，考虑创伤性湿肺合并感染，较前片吸收。术后 20 天拔除气管套管，并逐步封堵气管切开创面。术后病情稳定后转康复科进一步综合康复治疗。

【问题】

1. 全麻诱导期间易致反流、误吸的危险因素有哪些？
2. 麻醉过程中易于引起呕吐或反流有哪几种情况？
3. 反流、误吸的高发人群？
4. 误吸不同性质的胃内容物对误吸结果有哪些影响？
5. 误吸的临床表现有哪些？
6. 饱胃病人如何全麻诱导？
7. 反流、误吸和吸入性肺炎如何处理？
8. 反流、误吸和吸入性肺炎的预防？

1. 全麻诱导期间易致反流、误吸的危险因素有哪些？

（1）胃内容物增多：①胃排空延迟；②胃液分泌增多；③饱胃；④没有禁食或禁食时间过短。

（2）增加反流的倾向：①食管下端括约肌张力低下；②胃-食管反流；③食管狭窄/食管癌；④食管内压性失弛症；⑤高龄病人；⑥糖尿病性自主神经病。

（3）喉功能不全：①全身麻醉急诊手术；②无经验麻醉医师夜间手术；③颅脑外伤、脑梗死/出血、帕金森病、神经肌肉疾病、大脑性麻痹、颅脑神经病等中枢性疾病；④多发性硬化；⑤创伤、灼伤。

2. 麻醉过程中易于引起呕吐或反流有哪几种情况？

（1）麻醉诱导时发生气道梗阻，在用力吸气时使胸内压明显下降；同时受头低位的重力影响。

（2）胃膨胀除了与术前进食有关外，麻醉前用药、麻醉和手术也将削弱胃肠道蠕动，胃内存积大量的空气和胃液或内容物，胃肠道张力下降。

（3）用肌松药后，在气管插管前用面罩正压吸氧，不适当的高压气流不仅使环咽括约肌开放，而且使胃迅速胀气而促其发生反流；同时喉镜对咽部组织的牵扯，又进一步使环咽括约肌功能丧失。

（4）患者咳嗽或用力挣扎；晚期妊娠的孕妇，由于血内高水平的孕酮也影响到括约肌的功能。

（5）胃食管交接处解剖缺陷而影响正常的生理功能，如膈疝病人；置有胃管的患者也易于发生呕吐或反流；带有套囊的气管内导管，如在套囊的上部蓄积着大量的分泌物则也易于引起误吸。

（6）药物的影响：抗胆碱能药物阿托品、东莨菪碱和格隆溴铵对括约肌的松弛作用；吗啡、哌替啶和地西泮则可降低括约肌的张力；琥珀胆碱因肌颤，使胃内压增高，引起胃内容物反流。

3. 反流、误吸的高发人群？

饱胃、口咽部或胃内大量出血、胃食管反流、肠梗阻、糖尿病自主神经病变、中枢神经系统病变的患者以及高龄患者、临产孕妇、小儿都是反流、误吸的高发人群。

4. 反流、误吸不同性质的胃内容物对误吸结果有哪些影响？

病人发生误吸严重的后果取决于急性肺损伤的程度，与误吸的胃内容物理化性质（如 pH、含脂碎块及其大小）、容量以及是否有细菌污染相关。特别来自 Robert 和 Shirley 的动物实验结果认为引起误吸的临界 pH 为 2.5，容量为 0.4ml/kg（相当于 25ml）。

（1）高酸性（pH<2.5）胃液：误吸后，约 3~5 分钟出现斑状乃至广泛肺不张，肺泡毛细血管破裂，肺泡壁显著充血，还可见到间质水肿和肺泡内积水，但肺组织结构仍比较完整，未见坏死。病人迅速出现低氧血症，这可能与续发的反射机制、肺表面活性物质失活或缺失以及肺泡水肿、肺不张有关。由于缺氧性血管收缩而出现肺高压症。

（2）低酸性（pH≥2.5）胃液：肺损伤较轻，偶见广泛斑状炎症灶，为多型核白细胞和巨噬细胞所浸润。迅速出现 PO_2 下降；除非吸入量较多，此改变一般在 24 小时内可恢复，且对 PCO_2 和 pH 影响较小。

（3）非酸性食物碎块：炎症主要反映在细支气管和肺泡管的周围，可呈斑状或融合成片，还可见到肺泡水肿和出血。炎症特点是对异物的反应,以淋巴细胞和巨噬细胞浸润为主,在食物碎屑周围可呈肉芽肿。小气道梗阻所致低氧血症远比酸性胃液的误吸更为严重,且呈 pCO_2 升高和 pH 下降。多存在有肺高压症。

（4）酸性食物碎块:此类食物的误吸,病人的死亡率不但高,且早期就可发生死亡。可引起肺组织严重损害,呈广泛出血性肺水肿和肺泡隔坏死,肺组织结构完全被破坏。病人呈严重低氧血症、高碳酸血症和酸中毒,多伴有低血压和肺高压症。晚期肺组织仍以异物反应为主,或有肉芽肿和纤维化。

5. 误吸的临床表现有哪些?

（1）急性呼吸道梗阻:无论固体或液体的胃内容物,均可引起气道机械性梗阻而造成缺氧和高碳酸血症。如果当时病人的肌肉没有麻痹,则可见到用力呼吸,尤以呼气时更为明显,随之出现窒息。同时血压骤升、窦速;若仍未能解除梗阻,则两者均呈下降。由于缺氧使心肌收缩减弱、心室扩张,终致室颤。有的病人因吸入物对喉或气管的刺激而出现反射性心搏停止。

（2）Mendelson 综合征:此综合征首先由 Mendelson（1946）加以描述,即在误吸发生不久或 2~4 小时后出现"哮喘样综合征",病人呈发绀、心动过速、支气管痉挛和呼吸困难。在受累肺野可听到哮鸣音或啰音。肺组织损害程度与胃内容物 pH 直接相关外,还与消化酶活性有关。胸部 X 射线特点是受累肺野呈不规则、边缘模糊的斑状阴影,一般多在误吸发生后24 小时才出现。

（3）吸入性肺不张:如误吸大量吸入物则可使气道在瞬间出现堵塞而完全无法进行通气,后果严重。若只堵塞支气管,又由于支气管分泌物的增多,可使不完全性梗阻成为完全性梗阻,远侧肺泡气被吸收后发生肺不张。肺受累面积的大小和部位,取决于发生误吸时病人的体位和吸入物容量,平卧位时最易受累部位是右下叶的尖段。

（4）吸入性肺炎:气道梗阻和肺不张导致肺内感染。有的气道内异物是可以排出的,但由于全身麻醉导致咳嗽反射的抑制和纤毛运动的障碍,使气道梗阻不能尽快地解除,随着致病菌的感染,势必引起肺炎,甚至发生肺脓肿。

（5）急性呼吸窘迫综合征（ARDS）甚至多器官功能障碍综合征（MODS）。

6. 饱胃病人如何全麻诱导?

（1）清醒气管内插管,可用 1%~2% 丁卡因或 2%~4% 利多卡因溶液进行表面麻醉和经环甲膜气管内注射,一旦气管插管成功,即将气管导管的套囊充气,此法较为有效。

（2）处平卧位的病人,在诱导时可把环状软骨向后施压于颈椎体上,以期闭合食管来防止误吸。

（3）采用头高足低进行诱导,当足较平卧位低于 40°时,咽的位置较食管贲门交接处高 19cm。一般认为,即使在胃膨胀情况下,胃内压的增高也不超过 $18cmH_2O$,因此可以防止反流。但在此体位下一旦发生胃内容物反流,则发生误吸是难以幸免。特别是心血管功能差的病人,不宜采用此体位。另一体位,是轻度头低足高位。虽然由于胃内压增高而易致反流,但头低位使反流的胃内容物大部滞留于咽部,迅速予以吸引则可避免误吸入气管,故临床上大多采用此体位。

（4）恰当选用诱导药物,如应用氧-氟烷诱导,让病人保持自主呼吸和咽反射,直至麻醉深度足以插管,则发生呕吐和反流的机会较少。另外如异丙酚-罗库溴铵快速诱导插管,迅速抑制呕吐中枢,对膈肌和腹肌产生麻痹作用,故在短暂时间内不至于发生呕吐,但要求具有很熟练的插管技巧。无论采用何种方法进行麻醉诱导,都应准备好有效的吸引器具。

7. 反流、误吸和吸入性肺炎如何处理?

关键在于及时发现和采取有效的措施,以免发生气道梗阻窒息和减轻急性肺损伤。

（1）重建通气道

1）使病人处于头低足高位,并转为右侧卧位,因受累的多为右侧肺叶,如此则可保持左侧肺有效的通气和引流。

2）迅速用喉镜检查口腔,以便在明视下进行吸引清除胃内容物。如为固体物可用手法直接清除,咽部异物则宜用 Magil 钳夹取。若气道仅呈部分梗阻,当病人牙关紧闭时,可通过面罩给氧,经鼻腔反复进行吸引,清除反流物。亦可采用开口器打开口腔,或纤维光导支气管镜经鼻腔导入进行吸引。此时不宜应用肌松药,因喉反射的消失有进一步扩大误吸的危险。

（2）支气管肺泡冲洗:适用于气管内有黏稠性分泌物或为特殊物质所堵塞。在气管内插管后用温生理盐水

5~10ml 注入气管内,边注边吸和反复冲洗。

(3) 纠正低氧血症:大量酸性胃液吸入肺泡,不仅造成肺泡表面活性物质的破坏,而且导致肺泡 II 型细胞的广泛损害和透明膜形成,使肺泡萎陷,并增加肺内分流和静脉血掺杂。用一般方式吸氧,不足以纠正低血氧症和肺泡-动脉血氧分压差的增大,需应用机械性通气以呼气末正压通气(PEEP) 0.49~0.98kPa (5~10cmH$_2$O),或 CPAP 以恢复 FRC 和肺内分流接近生理学水平,避免或减轻肺损害的严重性。

(4) 激素:迄今为止,对误吸后病人应用类固醇类药物的认识不一,仍有争议。早期应用有可能减轻炎症反应,改善毛细血管通透性和缓解支气管痉挛的作用,虽不能改变其病程,也难以确切的说明激素对预后的最终影响,但在临床上仍多有应用。一般要早期应用并早期停药,如静脉内给予氢化可的松或地塞米松。

(5) 气管镜检查:待病情许可后进行,其目的在于检查并清除支气管内残留的异物,以减少和预防肺不张和感染的发生。

(6) 其他支持疗法:如保持水和电解质的平衡,纠正酸中毒。进行血流动力学、呼末 CO$_2$、SpO$_2$ 和动脉血气分析以及心电图的监测,必要时给以变力性药物和利尿药。

(7) 抗生素的应用:治疗肺部继发性感染。

8. 反流、误吸和吸入性肺炎的预防   主要是针对构成误吸和肺损害的原因采取措施:

(1) 减少胃内容量和提高胃液 pH。

(2) 降低胃内压,使其低于食管下端括约肌阻力。

(3) 保护气道,尤当气道保护性反射消失或减弱时,更具有重要意义。

【小结】

反流误吸是全身麻醉的严重并发症之一,可导致窒息等严重并发症。麻醉医生对颅脑外伤患者应有足够的风险意识,麻醉前充分准备,切忌存有侥幸心理。一旦发生,需及时采取有效的措施,以免发生气道梗阻窒息和减轻急性肺损伤。

【专家简介】

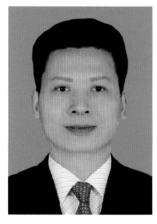

刘克玄

刘克玄,南方医科大学南方医院麻醉科主任,教授,主任医师,研究员,博士生导师,"珠江学者"特聘教授,2010 年入选"教育部新世纪优秀人才支持计划"。 主要从事"围术期肠保护"的相关研究,主持了 5 项国家自然科学基金等项目,以通讯作者在 Crit Care Med,Inten Care Med,Anesthesiology,Br J Anaesth 等专业杂志上发表 SCI 论文 40 余篇。 兼任中华医学会麻醉学分会青年委员会副主任委员、中国医师协会麻醉学医师分会副会长、中国中西医结合学会麻醉学委员会常务委员、中华医学会麻醉学分会临床研究与转化医学学组副组长、广东省医学会麻醉学分会副主任委员、广东省医师协会麻醉医师分会副主任委员等职务。

【专家点评】

1. 全身麻醉诱导期间发生反流和误吸的主要因素有:①患者饱胃或胃压力增高;②麻醉技术原因导致困难气道患者诱导不平稳,面罩加压给氧时呼吸道不通畅导致气体进入胃等;③易于发生反流和误吸的患者因素:如喉功能不全、颅脑外伤、膈疝、困难气道、胃排空时间延长、反流性食管炎等。本例为颅脑外伤患者,且胃排空时间延迟,入室前未下胃管,入室后未详细了解病史并充分清除口腔食物残渣,诱导中加压给氧时呼吸道欠通畅,过高的压力使气体进入胃腔,导致胃内压骤然升高,是引起反流误吸的重要原因。

2. 反流误吸所引起的肺组织损害和临床效果以及预后主要取决于吸入气道的胃内容物的性质、容量和处理措施的及时有效程度。全麻诱导期反流误吸一旦发生,应立即处理,措施主要包括:首先头低位吸引口腔,再气管插管吸引气管和支气管,然后在纤支镜下行肺灌洗术,最后是应用药物治疗,主要是应用皮质激素及其他必要的呼吸、循环及全身的支持和对症治疗。本例患者由于处理及时得当,效果较好。

3. 由于反流误吸的高危害性,临床实践中应该更重视根据它的易发因素来采取相应预防措施,主要有:①禁食和胃的排空。择期手术患者应禁食水,对特殊患者应延长禁食时间。对急诊饱胃患者应置入硬质粗胃管进行充分引流,或采用机械性堵塞呕吐的通道,必要时可行清醒插管。②对诱导期易发生反流误吸的高危患者,术前可给予 H_2 受体拮抗药物和选择性 5-HT_3 受体阻断剂。③麻醉实施前应备好吸引器,对放置胃管的患者在诱导前应充分吸引,同时掌握熟练正规的相关麻醉技术及选用合适的诱导药物。

【参考文献】

1. Kiyohara Y, Fujita Y, Shimizu T, Aoki M. Unexpected vomiting during anesthetic induction in a patient with a history of anterosternal esophageal reconstruction. Masui, 2010, 59（1）: 97-100.

2. Kluger MT, Short TG. Aspiration during anaesthesia: a review of 133 cases from the Australian Anaesthetic Incident Monitoring Study（AIMS）. Anaesthesia, 1999, 54（1）: 19-26.

3. Suraseranivongse S, Valairucha S, Chanchayanon T, Mankong N, Veerawatakanon T, Rungreungvanich M. The Thai Anesthesia Incidents Study（THAI Study）of pulmonaryaspiration: a qualitative analysis. J Med Assoc Thai, 2005, 88 Suppl 7: S76-83.

4. 刘文东, 赵兵, 陈鹏, 丁虹彬. 急诊饱食患者全麻拔管时呕吐误吸的预防及处理（附 10 例报告）. 中国急救医学, 2001, 21（10）: 615-615.

5. 孙蕾, 刘永志, 李兵. 急性创伤性颅脑损伤患者的麻醉处理. 中国实用医药, 2009, 4（19）: 117-118.

6. 钟鸣, 郑思钗, 丁朝梁. 68 例急性创伤性颅脑损伤的麻醉处理. 临床医学, 2008, 28（5）: 58-59.

第二章　五官科和颌面外科手术麻醉

12　支撑喉镜下喉部病变二氧化碳激光切除术术中气道起火

【导读】

　　激光常在耳鼻喉手术中使用,二氧化碳激光能够精确地切掉目标组织并且具有凝固止血的功能,可减少出血。激光具有临床价值的同时也威胁到患者和医务人员的安全。激光器用于表面操作和内镜操作,激光的高能量通过光导纤维束传播,是高效和快速的火源,手术室内易燃物品和氧化剂无处不在,故激光手术存在极高的诱发火灾的风险。气道着火是喉镜下激光手术最严重也是最独特的一种并发症,预计气道激光手术导致气管内导管着火的发生率可能高达 0.5%~1.5%。

【病例简介】

　　患者,男性,年龄 67 岁,体重 60kg。因"声音嘶哑 3 个月余"收治入院,诊断为"声带病变,慢性咽喉炎",拟行"经支撑喉镜喉部病变 CO_2 激光切除术"。既往史:高血压病史 6 年余,口服氨氯地平 1 次/天、1 片/次。糖尿病史 3 个月余,口服二甲双胍。自诉血压控制良好、血糖控制不详。

　　术前评估:头颈活动度正常,甲颏距离大于 6cm,张口度大于 3 横指,Mallampati 分级为 2 级,无插管困难。生命体征平稳,无创血压 139/86mmHg,呼吸频率 20 次/分,心率 77 次/分,体温 36.5℃;心电图、胸片显示大致正常;血常规、肝肾功能、凝血功能正常。

　　患者于术日 13:50 进入手术室,监测心率 77 次/分,脉搏氧饱和度 99%,无创血压 138mmHg/76mmHg,开放左下肢外周静脉。14:10 麻醉诱导,静脉注射咪唑安定 3mg,舒芬太尼 30μg,维库溴铵 8mg,依托咪酯 16mg,顺利置入 6.5 号钢丝气管导管。接麻醉机机械通气,潮气量 400ml,呼吸频率 12 次/分,气道压峰值 14cmH₂O。14:20 开始手术,14:50 出现气道明火,口腔冒烟,立即口腔倒入生理盐水灭火。14:55 予以换气管导管,患者血压、心率上升,$SpO_2$100%,气道压力 20cmH₂O,随即予以加深麻醉,吸痰、甲强龙 160mg 静脉注射。血压、心率、气道压下降。术后病人返回 PACU,拔管后吸氧下氧饱和度 90%~93%,转呼吸 ICU 进一步治疗。

　　术后第一天,神志清楚,鼻导管吸氧,$SpO_2$88%~93%,术后第二天患者诉呼吸困难,体查:脉搏 150 次/分,呼吸 35 次/分,血压 210mmHg/100mmHg。血氧饱和度 85%,端坐位,大汗,口唇发绀,双肺呼吸音粗,可闻及弥漫性干湿啰音,可闻及奔马律。考虑急性左心衰,予以面罩吸氧,扩血管,强心,利尿等积极抗心衰。术后第三天,患者咳脓痰,呼吸困难,下午神志昏迷,予床旁气管切开,置管后接呼吸机治疗,神志恢复正常。支气管镜检查过程中取出支气管树样剥脱支气管内膜。予以"头孢哌酮舒坦+利奈唑胺"控制感染等对症治疗,患者病情好转,停呼吸机治疗后,于术后第 13 天转回耳鼻喉科继续治疗。术后第 19 天患者进食后,出现呼吸困难,血氧饱和度最低至 65%,从气切导管吸出大量食物残渣,患者呛咳反应弱,紧急予以吸氧、灌洗气道等处理,诊断为"吸入性肺炎"再次转呼吸 ICU 治疗,床旁支气管镜检查示:左下肺叶基底支气管少量残渣,血培养为耐药表皮葡萄球菌,考虑败血症。根据药敏和血培养结果,使用亚胺培南+替加环素,加强抗感染治疗后,患者体温正常,血常规、血沉正常,C-反应蛋白、降钙素原下降,生命体征平稳后于术后第 28 天转回当地医院治疗。

【问题】

1. 如何预防 CO_2 激光手术中气道内起火?

2. 气道起火后如何处理?

3. 如何评估气道损伤程度?有哪些进一步治疗措施?

4. 该患者术后高血压、左心衰、昏迷、误吸的原因?

5. 耳鼻喉科激光手术术后出现急性呼吸窘迫,应考虑哪些问题?

1. 如何预防 CO_2 激光手术中气道内起火?

气道内起火主要是由于激光光束偏移误击气管内导管等可燃物所致。凡使用激光操作时,均应采取预防术中气道内起火的措施。首先,避免选用易燃的气管导管,聚氯乙烯(PVC)导管最易燃,因此不适用于二氧化碳激光手术。红橡胶和硅质气管导管不像 PVC 材质那样易燃,最好选用抗激光的金属气管内导管,但其套囊仍有燃烧风险。用湿盐水纱布覆盖套囊,给套囊内充入盐水而非空气可降低气道起火的可能性,湿盐水纱布还可用于保护气道。也可用反光金属胶带包裹非金属气管导管。其次,在保证患者充足氧供的前提下,尽量降低燃烧的风险,即将气道内氧气浓度降至可耐受的最低程度。此外,有研究报道,在气切手术时将手术部位充满 CO_2 可预防气道内燃烧的发生。当然,最关键的是术者只有在将光束瞄准后才可释放激光能量。本例患者气道内起火由激光点燃 PVC 气管导管所致。

2. 气道起火后如何处理?

手术医师发现气道起火后必须立即告诉麻醉医师,以便立即中断氧气气源,断开呼吸回路,并迅速将燃烧物(气管导管)从气道内移除。取出导管后立即用冷生理盐水灌入气道降温,然后对患者进行面罩通气,并维持麻醉深度。在硬质气管镜下清除气管导管残片并检查气道,评估气道损伤程度。气道燃烧后有明显的气道损伤需重新插管,并保留导管以防止水肿导致气道阻塞,必要时行气管切开、支气管肺灌洗或纤维支气管镜检查。若损伤严重,有必要延长带管和机械通气时间。本例患者发生气道起火后,未迅速移除燃烧的气管导管,以致气道灼伤较为严重。燃烧的气管导管取出前已有高温烟雾吸入,可能是延迟性气道损伤和呼吸窘迫的原因之一。气道烧伤可继发各种并发症,如支气管内膜剥脱、低氧血症、ARDS、感染、多器官功能障碍等。

3. 如何评估气道损伤程度?有哪些进一步治疗措施?

目前对气道损伤的诊断及评估尚无一致标准。激光手术气道起火导致的气道损伤可能包括:①上、下呼吸道受到的直接热损伤;②下呼吸道及肺实质因吸入烟雾中的化学物质或有毒颗粒物造成的损伤和代谢障碍。因此,可以从以下几方面对气道损伤进行评估:①喉镜直视下检查上呼吸道,寻找溶解的气管导管碎片,判断是否存在软组织水肿,组织水肿可能导致气道狭窄;通过支气管镜检查下呼吸道,确认气道壁是否有烟熏的痕迹或其他由于吸入有毒烟雾或过热气体导致的气道损伤或气道炎症的表现;②放射性核素成像技术可用于吸入性气道损伤的评估,核素清除不对称或清除延迟提示可能存在气道碎片、气道痉挛或气道水肿导致的小气道梗阻;③动脉血气分析可用来评估氧合状况,对于即刻气道评估结果正常的患者,需要在 6 小时后复检,因气道水肿可能在 6~8 小时才明显,伤后 24 小时达高峰。本例患者既有呼吸道受到的直接热损伤,又有吸入烟雾造成的继发损伤和代谢障碍。

进一步治疗措施:行支气管镜检查或支气管肺泡灌洗。根据需要重新进行气管插管或行气管切开行机械通气。行胸片检查对肺损伤进行评估。热量或烟雾的吸入会造成肺损伤,可能会延长气管插管和机械通气时间,根据需要湿化气道。后续支持治疗包括呼吸功能支持和抗感染治疗,选择合适的时机拔除气管导管。

4. 该患者术后高血压、左心衰、昏迷、误吸的原因?

该患者既往有高血压病史,通过口服降压药控制血压水平。围术期可能存在口服降压药物的停用,患者术后疼痛刺激,精神紧张以及气道水肿加重导致的呼吸困难,低氧血症和高碳酸血症等均可导致血压进一步升高,甚至出现高血压危象。围术期应激状态、快速型心律失常及高血压危象等均是急性左心衰的诱发因素。术后第三天患者昏迷的可能原因有：①气道损伤、水肿及分泌物堵塞气道造成气道梗阻导致的低氧血症及二氧化碳潴留，当血二氧化碳分压过高时，可造成二氧化碳麻醉/肺性脑病；②患者有糖尿病病史，围术期血糖控制不详，在围术期应激状态下，可能出现高血糖高渗性昏迷。结合病史，患者昏迷后行气管切开和呼吸机治疗后好转，考虑二氧化碳潴留导致昏迷可能性更大。患者病情好转后回普通病房，于进食后出现误吸，可能原因为气道烧伤导致的气道保护性反射的减弱或消失。

　　本例患者原有并存疾病术后未得到有效控制，出现高血压急症和左心衰，进一步加重气道损伤所致呼吸功能障碍。

　　5. 耳鼻喉科激光手术术后出现急性呼吸窘迫，应考虑哪些问题？

　　小支气管和肺泡热损伤和有毒气体所致代谢障碍可引起组织坏死和水肿，局部和全身炎性反应加重，继发感染，气道分泌物增加、出血等因素均可致术后出现急性呼吸窘迫综合征。另外还需排除气胸，纵隔气肿，以及麻醉药和肌松药残余作用等。

【小结】

　　气道内 CO_2 激光手术可引起气道内起火，处理不当可导致严重的气道烧伤，继发低氧血症、ARDS 和多器官功能不全。需警惕并采取适当措施积极预防气道内起火，一旦发生气管导管燃烧，应立即中断通气，拔出气管导管，进行气道内灌洗。术后积极防治低氧血症、ARDS 和继发感染，并治疗其他并存疾病。

【专家简介】

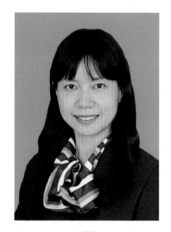

王锷

王锷，教授，博士生导师。　中南大学湘雅医院麻醉手术部副主任、麻醉学与重症医学研究室副主任、麻醉学与重症医学教研室副主任、麻醉科副主任。　曾赴美国佛罗里达大学和哈佛大学麻省总医院进修心血管麻醉临床与基础研究。　主攻方向是心血管麻醉和危重症麻醉。　主持或承担五项国家自然科学基金项目和五项省部级课题研究。　共发表学术论文 60 余篇，主编、参编著作和教材十余部。　获两项省科技进步奖和两项省医学进步奖。　任中华医学会麻醉学分会第11届青年委员，中华医学会麻醉学分会超声学组副组长，中国心胸血管麻醉学会心血管麻醉分会常委等。《中华麻醉学杂志》、《临床麻醉学杂志》、《中国现代医学杂志》和《国际麻醉学与复苏杂志》编委和通讯编委。

【专家点评】

　　1. 气道内起火是罕见的意外，多发生在咽喉部手术激光操作时。燃爆所导致的器官组织伤害包括热力损伤及化学损伤。热力损伤多发生于声门下、舌根部及口咽部，化学损伤是指燃爆所产生的各种有害物质对肺及呼吸道产生的直接和间接的损害。

　　2. 重点是如何预防激光燃爆。术者激光操作的准确性非常关键，术中使用肌松剂以确保声门绝对静止，以防止激光误击气管导管等可燃物。高能量的激光束可使几乎所有的橡胶或塑料气管导管点燃而烧毁，最安全的导管是双套囊的金属导管，远端套囊充气密封气道，近端套囊内注入生理盐水。当近端套囊被激光穿破，不仅可保护远端套囊，且生理盐水可起灭火作用，但这种导管价格昂贵。

　　3. 发生激光气道内起火的处理原则为：①立即停用激光刀，停止供氧，终止麻醉；②即刻拔除气管导管，改用口咽通气道及麻醉面罩吸入纯氧;③采用冷生理盐水冲洗咽部;④行支气管镜检,清理灼伤创面,摘除残留异物,冲洗气管;⑤上述处理后,小心插入较细的气管导管以维持通气;⑥根据灼伤程度决定是否行低位气管造口术,或保留气管插管并施行机械通气;⑦取头高体位,局部喷雾激素以减轻水肿;⑧使用抗生素预防或治疗呼吸道及肺部感染;⑨术后分泌物细菌培养;⑩密切观察可能发生的气道出血、水肿和呼吸衰竭。

【参考文献】

1. Ho A M, Wan S, Karmakar M K. Flooding with carbon dioxide prevents airway fire induced by diathermy during open tracheostomy. [J]. Journal of Trauma, 2007, 63(1): 228-231.
2. Apfelbaum J L, Hawkins J L, Agarkar M, et al. Practice Guidelines for Obstetric Anesthesia: An Updated Report by the American Society of Anesthesiologists Task Force on Obstetric Anesthesia and the Society for Obstetric Anesthesia and Perinatology [J]. Anesthesiology, 2016, 124(2): 270.
3. Remz M, Luria I, Gravenstein M, et al. Prevention of airway fires: do not overlook the expired oxygen concentration. [J]. Anesthesia & Analgesia, 2013, 117(5): 1172-6.
4. Jr D M S, Schwartz A D, Narine V, et al. Management of intraoperative airway fire [J]. Simulation in Healthcare Journal of the Society for Simulation in Healthcare, 2011, 6(6): 360.
5. Smith L P, Roy S. Operating room fires in otolaryngology: risk factors and prevention [J]. American Journal of Otolaryngology, 2011, 32(2): 109-114.
6. Akhtar N, Ansar F, Baig M S, et al. Airway fires during surgery: Management and prevention [J]. Journal of Anaesthesiology Clinical Pharmacology, 2016, 32(1): 109-111.

13   声门巨大肿物切除术患者的麻醉诱导

【导读】

声门肿物是耳鼻喉科常见病,需要在全身麻醉下进行手术切除或活检。对于术前已明确肿物较小且无呼吸困难者,可采用常规麻醉诱导。对于因肿物较大合并呼吸困难的患者,常规快速诱导插管可能因咽喉部肌肉松弛而不能支撑肿物,使气道梗阻加重,导致面罩通气困难以及插管困难,失去对呼吸道的控制,进而出现缺氧、心跳骤停等危急情况。针对此类患者特殊的病理生理特点,麻醉医生应充分考虑发生气道梗阻的风险,制定合理的麻醉方案,选择合适的气道工具,不可盲目的施行快速诱导气管插管。

【病例简介】

患者,女性,60岁,体重50kg。声音嘶哑2个月,偶有呼吸困难3周,加重1周,不能从事较重体力劳动,夜间有憋醒现象。3天前在我院门诊行纤维喉镜检查,发现右侧声带后端有一巨大肿物,随呼吸在声门内外摆动(图2-1)。患者平素体健,否认既往其他系统病史。术前心电图示窦性心律、T波低平,胸片及其他各项实验室检查均无异常。拟在全身麻醉下行声门肿物切除术。

患者入手术室后平卧位,无明显呼吸困难,在清醒状态下自主呼吸时,心率(HR)80次/分,血压(BP)133/78mmHg,脉搏氧饱和度(SpO_2)93%,呼吸频率(RR)约13次/分,面罩吸氧后SpO_2可达98%。开放静脉后,给予盐酸戊乙奎醚(长托宁)1mg、地塞米松10mg。用微量泵在10min内匀速静脉输注右美托咪定负荷量0.6μg/kg,期间患者面罩吸氧,自主呼吸,无明显呼吸困难,可以唤醒,且听从指令,SpO_2维持在98%~100%。在泵注右美托咪定的同时,以2%利多卡因约3ml依次喷雾表麻舌根及软腭、咽后壁及喉。完成咽喉部表麻后,经环甲膜穿

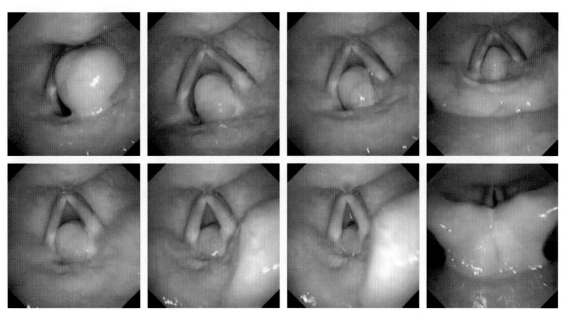

图2-1　门诊纤维喉镜图像

刺,在吸气末注入 2% 利多卡因 40mg 进行气管黏膜表面麻醉。右美托咪定负荷量输注完毕后,减为 0.4μg/(kg·h),继续输注。静脉注射咪唑安定 1mg,芬太尼 30μg。3 分钟后用可视喉镜暴露声门,患者有轻度呛咳反应,2% 利多卡因 20mg 喷雾表麻声门。2 分钟后再次置入可视喉镜,患者无呛咳,明视下可见右侧声带后端巨大肿物,覆盖声门约 85%,随呼吸在声门口上下摆动,吸气时肿物可全部进入声门下,呼气时肿物回到声门上,此时声门左后方可暴露出一个约 3mm×6mm 的缝隙。由于吸气时肿物全部进入声门下,无法明视,在吸气时插管比较盲目,有导致肿物脱落的风险,所以选择在呼气时插管。用内径 5.0mm 的加强型气管导管(外径 6.9mm)将肿物轻轻推向右侧,尝试 3 次后插入声门,插管过程耗时约 40 秒,患者有轻微呛咳反应(图 2-2)。即刻 HR 88 次/分,NBP 138/85mmHg,SpO$_2$ 94%,确认气管导管位置正常后,静脉注射丙泊酚 100mg,咪唑安定 1mg,罗库溴铵 30mg,停用右美托咪定,静脉输注丙泊酚 4~5mg/(kg·h),瑞芬太尼 0.1~0.2μg/(kg·min)维持麻醉。行机械通气,容量控制呼吸,参数设置为:吸入纯氧,氧流量 1L/min,潮气量 400ml,吸呼比 1:2,频率 14 次/分。术中 SpO$_2$ 100%,P$_{ET}$CO$_2$ 35mmHg,气道峰压(Ppeak)23cmH$_2$O,吸气平台压(Pplat)20cmH$_2$O。

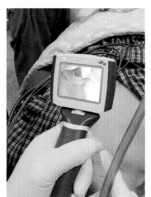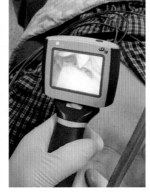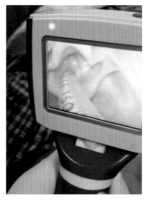

图2-2　患者插管过程

　　术者在支撑喉镜下行声门巨大肿物切除术,手术历时 20 分钟,停止药物输注,5 分钟后患者清醒,自主呼吸恢复,潮气量 350ml,呼吸频率 14 次/分,听从指令,拔除气管导管。送入术后复苏室继续观察,呼吸循环稳定,30 分钟后安返病房。术后随访,患者对术中过程无记忆,咽喉部轻微不适。

【问题】

1. 简述声门区肿物手术麻醉的特点。
2. 声门巨大肿物患者如何实施麻醉诱导？
3. 如果选择清醒镇静表面麻醉下气管插管,在诱导过程中可能会出现哪些危急情况？如何处理？
4. 右美托咪定用于此类患者的麻醉诱导有哪些优势？

1. 声门区肿物手术麻醉的特点？

声门上通喉咽腔,下接气管,有呼吸、发声、保护气道等功能,位置极其重要。声门区肿物可直接影响呼吸,严重时甚至危及生命,而且手术时外科医师与麻醉医师共用同一气道,使得麻醉时的气道管理非常重要。

大多数术前已明确较小且无呼吸困难者的良性肿物,如果要在支撑喉镜下切除肿物,可采用常规麻醉诱导气管插管,而那些能够在纤维喉镜或电子喉镜下切除的肿物,可以快速诱导插入喉罩,经过喉罩进行手术,避免气管插管及支撑喉镜的强烈刺激,这种手术及麻醉方式非常有利于那些合并心脑血管疾病的老年患者以及过度肥胖、颈短、小下颌、颈椎病等不能使用支撑喉镜的患者。

对于明确诊断的恶性肿物且没有呼吸困难者,绝大多数都可以快速麻醉诱导气管插管或置入喉罩,在全麻下行气管切开造口,置入气管导管,成功建立人工气道后再行全喉或部分喉切除术;体积巨大、严重影响通气的恶性肿瘤患者可考虑局麻下先行气管切开造口术。

对于那些虽然是良性肿物,但因肿物较大合并呼吸困难的患者,不能贸然实施常规快速诱导气管插管,但也应尽可能地避免气管切开,可以在清醒镇静表面麻醉、可视喉镜下气管插管,但要准备好插管过程中出现突发状况的应急预案,确保患者安全;如果对控制气道通畅没有把握或者无应急预案,最好先在局麻下行气管切开,再实施麻醉与手术。

2. 声门巨大肿物患者如何实施麻醉诱导？

局麻下气管切开造口是声门巨大肿物患者最为安全的建立气道和麻醉诱导方式,特别是合并呼吸困难的患者。但是,气管切开毕竟创伤较大,且有气管狭窄等并发症的潜在风险,对于良性肿物,应尽可能避免气管切开。对于这类患者,也不能贸然实施常规快速诱导气管插管,因为快速诱导会导致咽喉部肌肉松弛而不能支撑肿物,使气道梗阻加重,甚至完全梗阻,进而发生灾难性后果。在全面评估肿物特点的基础上,可以考虑在清醒镇静表面麻醉、可视喉镜下气管插管。

麻醉前评估与准备:对于声门巨大肿物,麻醉前要仔细阅读纤维喉镜的检查结果,必要时还要通过喉镜检查的视频动态观察肿物与呼吸时声门开合的关系,了解病变大小、位置、性状,是否为带蒂的肿物、是否容易脱落、质地是否较脆且易于出血。在全面掌握肿物特点的基础上,并做好插管过程中出现突发状况的应急预案,确保患者安全的前提下实施清醒镇静表面麻醉、可视喉镜明视下气管插管。麻醉前告知患者清醒插管的必要性及插管过程,取得患者理解信任与配合,使用长托宁、阿托品或东莨菪碱等抗胆碱药物,使患者分泌物减少,以利于实施清醒插管。

镇静:为避免术后不良回忆并有助于插管施行,要给予患者充分镇静。咪唑安定复合阿片类镇痛药是常用的镇静方案。通常使用咪唑安定(20~40μg/kg)复合芬太尼(1~2μg/kg)或舒芬太尼(0.1~0.2μg/kg)。但上述镇静方案剂量较小时达不到理想的镇静程度,剂量过大时会抑制呼吸,甚至呼吸暂停,可以考虑联合使用右美托咪定。插管前给予右美托咪定负荷量0.5~1.0μg/kg,输注时间超过10分钟,维持剂量0.2~0.7μg/(kg·h)。

表面麻醉:全面完善的咽喉气管表面麻醉是成功进行清醒气管插管的重要保证。使用1%丁卡因或2%~4%利多卡因依次喷雾口咽腔、舌根、会厌、声门,气管黏膜表面麻醉可采用经环甲膜穿刺注药法。

气管导管选择:应选择较细的气管导管便于插入气管,成年男性可以选择内径5.5mm、成年女性可以选择内径5.0mm的气管导管。较细的导管在机械通气时虽然气道压稍高,但也能满足通气需要。导管末端及套囊以润滑剂涂抹备用。

插管：在可视喉镜明视下，选择声门开大、能够避开肿物的时机进行气管插管。插管成功后监测呼末二氧化碳分压，确认导管进入气管后，给予全身麻醉药物。插管前要准备好插管过程中出现突发状况的应急预案，确保患者安全。

3. 如果选择清醒镇静表面麻醉下气管插管，在诱导过程中可能会出现哪些危急情况？如何处理？

麻醉诱导前需要制定应急预案，以应对诱导过程中可能会出现的以下两种危急情况：

（1）诱导过程中可能会出现声门梗阻、面罩加压通气困难，且气管插管不能成功。针对这种紧急情况，在麻醉前要准备好气管切开套装，随时可行环甲膜穿刺或气管切开置管通气，同时请耳鼻喉科医师协同诊治。有高频通气呼吸机时，可行经皮穿刺经气管喷射通气（transtracheal jet ventilation，TTJV），即通过大孔径的导管穿过环甲膜进行通气，对于那种不能面罩通气、不能插管的危急情况，这是一种简单、相对安全、极为有效的治疗方法。与环甲膜和气管切开相比，建立 TTJV 通常更快、更简单，预防发生威胁患者脑和生命的紧急情况更为有效。

（2）插管过程中，导管可能会切割或挤压肿物致其脱落、出血，脱落的肿物进入气管则会导致气道梗阻。如发生这种情况，则换用质地较硬的内径 7.0mm 的普通管快速将脱落的肿物推入一侧支气管（通常是右侧），然后将导管退至气管内，给套囊充气，一方面保证患者通气（单肺），另一方面尽量减少出血进入气管。有条件时可用气管镜检查确认肿物进入一侧支气管。然后在支撑喉镜下切除残余肿物、止血后，将进入一侧支气管的肿物当做气管异物取出。

4. 右美托咪定用于此类患者的麻醉诱导有哪些优势？

此类患者的麻醉诱导采用清醒镇静表面麻醉下气管插管，保留自主呼吸、充分镇静非常重要，不仅有助于插管施行，也可以基本避免术后不愉快的回忆。镇静的理想目标是使患者处于闭目安静、镇痛、降低敏感性以及遗忘，同时又能随时被唤醒、配合的状态。为了达到一定的镇静深度应避免过多使用同一种药物，一般需要复合用药。既往多采用咪唑安定与芬太尼或舒芬太尼合用，但咪唑安定可引起较深的意识丧失，患者可能无法按指令配合，阿片类药物可以加重呼吸抑制，甚至呼吸暂停。目前多联合使用右美托咪定，联合用药时，可减少咪唑安定和阿片类药物的用量。右美托咪定是一种高选择性 α_2 肾上腺素能受体激动剂，具有中枢性抗交感作用，降低应激状态下异常增高的血压和心率，稳定血流动力学，能使患者产生类似自然睡眠的镇静作用，患者易于被唤醒且能够合作，特别是对呼吸几乎无抑制作用，同时能够减少分泌物，还有一定的镇痛、利尿、抗焦虑作用，目前认为是较为理想的气道处理用药。有文献报道右美托咪定可单独用于困难气道患者清醒插管时的镇静。

我们应用右美托咪定复合小剂量的咪唑安定和芬太尼，为本例声门巨大肿物患者成功实施了清醒镇静表面麻醉下的气管插管，且患者术后很快苏醒，提示右美托咪定是较为理想的清醒插管镇静用药。右美托咪定的镇静、镇痛作用还可使患者术后保持安静，显著降低拔除气管导管后的咽喉部不适感，避免了剧烈咳嗽可能导致的咽喉部肿痛、出血。

【小结】

声门巨大肿物属于已预料的困难气道，麻醉诱导时要预防发生紧急气道，不能贸然实施常规快速诱导气管插管，由于是良性肿物，也应尽可能避免气管切开。对于这类患者，应在全面评估肿物特点的基础上，在清醒镇静表面麻醉、可视喉镜下气管插管。在插管前要准备好插管过程中出现突发状况的应急预案，确保患者安全。

【专家简介】

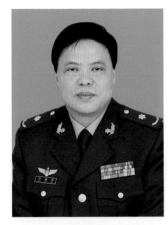

孙绪德

孙绪德，主任医师，教授，博士生导师，现任第四军医大学第二附属医院麻醉科主任。 主要研究方向："麻醉机制与器官保护"，擅长胸腔外科、神经外科及危重老年患者的麻醉。 以项目负责人身份承担各级科研课题九项，以第一或通讯作者在国内外专业期刊发表论文 100 余篇，现任中国医师协会麻醉学医师分会第五届委员会委员、首届中国心胸血管麻醉学会理事、胸科麻醉分会副主任委员、首届中国研究型医院学会麻醉学专业委员会委员、西安医学会第一届疼痛学会主任委员。 任《国际麻醉学与复苏杂志》第四届编辑委员会特邀编委、《中华麻醉学杂志》、《国际麻醉学与复苏杂志》、《临床麻醉学杂志》、《麻醉安全与质控》编委等职。

【专家点评】

1. 声门巨大肿物患者的麻醉诱导具有特殊性，对这种可预料的困难气道，麻醉诱导时首要任务是维持患者的自主呼吸，预防发生紧急气道。根据 2013 版美国麻醉医师协会（ASA）困难气道管理指南，此类患者有明确的清醒插管的指征，而且既往经验也认为清醒插管对于此类患者是安全的麻醉方法，可以在保证患者通气的情况下，让麻醉医师有更充足的时间去完成插管。本例患者的麻醉诱导是在全面评估肿物特点的基础上，同时做好插管过程中出现突发状况应急预案，确保患者安全的前提下在清醒镇静表面麻醉、可视喉镜下成功完成气管插管。

2. 视频气道工具在困难气道的处理中发挥了重要的作用，除可视喉镜外，硬质气管镜、纤维支气管镜、视频插管喉罩等均可应用于此类患者，麻醉医生可根据患者病情和对气道工具使用的熟练程度选择合适的气道工具。

3. 右美托嘧啶对呼吸几乎没有影响，患者易于唤醒，并具有降压、降心率的特点，非常适合清醒镇静下气管插管的的患者。

【参考文献】

1. 邓小明，姚尚龙，于布为，等. 现代麻醉学. 第 4 版. 北京：人民卫生出版社，2014.

2. 杨翼，梁鹏，汪吉明等. 会厌囊肿患者成功应用快速通气评估方案避免清醒气管插管 1 例. 国际麻醉学与复苏杂志，2015，36（11）：990-993.

3. 贾继娥，蔡一榕，李文献. 右旋美托咪定复合小剂量异丙酚气管插管用于声门巨大肿物摘除术 1 例. 复旦学报（医学版），2012，39（2）：219-220.

4. 于布为，吴新民，左明章等. 困难气道管理指南. 临床麻醉学杂志，2013，29（1）：93-98.

5. Heidegger T，Schnider TW. "Awake" or "Sedated"：Safe Flexible Bronchoscopic Intubation of the Difficult Airway. Anesth Analg，2017，124（3）：996-997.

6. Chopra P，Dixit MB，Dang A，et al. Dexmedetomidine provides optimum conditions during awake fiberoptic intubation in simulated cervical spine injury patients. J Anaesthesiol Clin Pharmacol，2016，32（1）：54-58.

14 下颌角切除手术诱发的应激性心肌病

【导读】

应激性心肌病是一类临床症候群,主要表现为在排除冠心病的情况下,突然发生且可在短时间内恢复的左心室收缩功能障碍,常见诱因有情绪因素、躯体应激。随着诊断技术的提高,我们发现在围术期发生应激性心肌病并非少见,而且越来越受到大家的重视。针对其病因、发病特点和患者个体的特异性积极寻求有效的预防和治疗手段,选择最适合病人的麻醉方式,规范围术期管理,降低患者发病率和死亡率是麻醉医生的目标。

【病例简介】

患者,女性,20 岁,身高 163cm,体重 44kg。以"自觉双侧下颌角宽大 2 年余"之主诉入院,现病史、既往史及家族史无特殊。查体、血尿粪常规、肝肾功、电解质、凝血功能、心电图、胸部 X 线片无异常。术前诊断:双侧下颌角宽大。拟在全身麻醉下行双侧下颌角切除术。

患者入手术室后给予右美托咪定预充(1μg/kg,10 分钟滴完),右侧鼻孔滴入表面麻醉药物(麻黄碱加利多卡因)后开始麻醉诱导:静注咪达唑仑 2mg,丙泊酚 90mg,罗库溴铵 40mg,舒芬太尼 20μg,经右侧鼻孔行气管插管(加强管,ID6.5),过程顺利,生命体征平稳。麻醉维持药物为丙泊酚:4mg/(kg·h)~6mg/(kg·h),瑞芬太尼:0.1μg/(kg·min)~0.2μg/(kg·min),顺式阿曲库铵:4mg/h,右美托咪定:0.4μg/(kg·h)。呼吸参数:V_T 350mL~420mL,频率 11 次/分,气道压 15cmH$_2$O。术中监测 BP、HR、ECG、SpO$_2$、呼气末二氧化碳和血气。手术开始后 30 分钟,外科医生给予左侧口腔局麻药浸润麻醉,成分为 2%/5mL 利多卡因 3 支 +0.75%/5mL 布比卡因 3 支+肾上腺素 1mg 配至 150mL,用量约 10mL,HR 迅速升至 160 次/分,BP 为 155/90mmHg,给予艾司洛尔 25mg 静推,之后 1mg/(kg·h)静脉泵入,20 分钟后 HR、BP 降至正常,停用艾司洛尔。查血气,显示血糖 18.37mmol/L,电解质 K$^+$ 为 2.92mmol/L,Ca^{2+} 为 0.82mmol/L,BE 为 –7mmol/L,乳酸为 3.8mmol/L,余大致正常。给予 5% 碳酸氢钠 100mL 纠正酸中毒及万衡 500mL 静滴以补充电解质。手术开始后 1.5 小时,外科医生再次给予右侧口腔局麻药浸润麻醉(成分同上,用量约 10ml),在切除右侧下颌角过程中患者 BP 突然降至 81/55mmHg,HR 为 90bpm,在排除容量不足、过敏和肺栓塞后,迅速给予多巴胺 1mg 静推,BP、HR 升至正常。复查血气,显示血糖为 12.6mmol/L,余大致正常。10min 后 BP 再次降至 78/55mmHg,HR 为 97bpm,给予多巴胺 5~10μg/(kg·min)静脉泵入,效果不明显,停用多巴胺,改用去氧肾上腺素 0.05~0.1μg/(kg·min)静脉泵入,使 BP 维持在 90~110/50~70mmHg,HR 在 80~100 次/分之间。手术开始后 2.5 小时,患者出现频发室早、房早,给予静推利多卡因 0.1g,效果不明显;心电图显示 ST 段压低,停用去氧肾上腺素,给硝酸甘油 0.1~0.5μg/(kg·min),肾上腺素 0.01~0.05μg/(kg·min)泵入维持血压,之后 ST 段渐渐恢复正常,室早、房早逐渐减少。4.5 小时后手术结束,在持续泵入硝酸甘油和肾上腺素的同时将患者送入麻醉恢复室(PACU)。在 PACU 逐渐减少并停止泵入血管活性药物,给予单次静推多巴胺 2mg,术后 30 分钟拔除气管导管,STEWORD 评分 6 分,观察 40 分钟,BP 波动在 90~110/50~60mmHg,HR 为 90~110 次/分,SpO$_2$ 为 100%,血气结果正常,送回病房。术中外科医生用肾上腺素和局麻药的混合液体(成分为 2%/5mL 利多卡因 3 支 +0.75%/5ml 布比卡因 3 支+肾上腺素 1mg 配至 150ml)反复冲洗伤口,总共用量约 100ml。术中共入液体 2800ml(晶体 1300ml,胶体 1500ml),尿量 1000ml,出血 200ml。

术后 5 小时患者出现 SpO$_2$ 下降,波动在 84%~95% 之间,BP 波动在 83~100/40~60mmHg 之间,急查血气

显示 PaO_2 为 54mmHg，$PaCO_2$ 为 36mmHg，胸部 CT 提示双肺感染性病变或肺水肿，双侧胸腔积液；心超提示左室壁运动普遍性降低、左室整体收缩功能减低、中度肺动脉高压，EF 40%（图 2-3）；生化检查显示白细胞 14.12×10^9/L，中性粒细胞 13.24×10^9/L，脑钠肽 2.356ng/ml，高敏肌钙蛋白 T 为 0.338pg/ml；白蛋白 26.1g/L。请相关科室会诊，考虑急性呼吸窘迫综合征（ARDS）、心肌损害，给予多巴胺泵入，维持 BP 在 90～110/60～70mmHg；面罩吸氧，辅助通气以改善氧合；积极抗感染，稳定内环境；营养心肌，改善诱发因素。

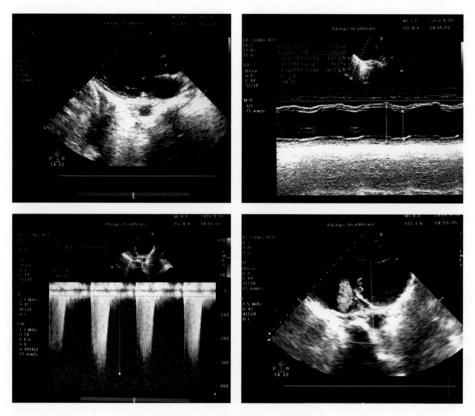

图 2-3　患者术后第一天心超图像

术后第 6 天查血象恢复正常，心肌酶谱显著下降；胸部 CT 及 CTPA 提示：未见明显肺栓塞征象，双肺下叶少许渗出，双侧胸膜钙化，与之前相比渗出明显好转，胸腔积液减少。术后第 9 天心超提示：左室假腱索，左室收缩、舒张功能正常，三尖瓣少量反流。术后第 10 天心电图显示 T 波倒置、频发室早，Holter 提示窦性心律，频发室早（17.6%），室早连发二联律、三联律，最长 RR 间期 1.4 秒，术后第 12 天心电图正常。在整个过程中患者体温、降钙素原正常，细菌培养为阴性。患者拒行冠脉造影及心脏造影检查。

【问题】

1. 患者术中两次出现循环波动可能的原因是什么？
2. 患者心肺损害可能的原因？哪个是因哪个是果？
3. 应激性心肌病的发病机制、临床表现及诊断治疗？
4. 肾上腺素和利多卡因在局麻中的规范化使用？
5. 下颌角切除手术麻醉的关注点？

1. 患者术中两次出现循环波动可能的原因是什么？

术中患者第一次出现血压升高心率加快，排除麻醉过浅、CO_2 潴留后考虑为医源性肾上腺素的作用，在给予 β 受体阻滞剂后很快恢复正常可以解释。第二次患者出现了血压降低心率加快，考虑原因可能有容量不足、过敏、贫血、内环境紊乱。通过计算出入量及观察尿量可排除容量不足，观察皮肤黏膜改变及气道压变化基本排除过敏，血气结果排除内环境紊乱。给予积极补液、改善内环境后升药效果仍不显著,需考虑到是否存在肺栓塞,观察呼气末二氧化碳无显著变化基本排除肺栓。因此怀疑此时已发生心肌损伤。

2. 患者心肺损害可能的原因? 哪个是因哪个是果?

从术后 3 小时到第 2 天,患者相继出现心肺损害,表现为 ARDS、肺部感染、心肌损伤,积极给予抗感染、营养心肌、呼吸支持、抗心衰等治疗,短期内心肌酶谱、血象、心肺影像学逐渐恢复。考虑原因:①吸入性肺炎,进而引发心肌损害。在整个麻醉及手术过程中,患者未出现任何呼吸系统异常,术中两次血气结果显示 PaO_2 均大于 450mmHg,$PaCO_2$ 35mmHg 左右,呼气末二氧化碳在 35mmHg 以下,气道压 $18cmH_2O$ 左右。在 PACU 时复查血气,在吸入 50% 氧气时 PaO_2 依然大于 200mmHg,拔管时听诊双肺呼吸音未见异常,加之患者术前禁饮食 12 小时,不存在术中及麻醉恢复过程中发生误吸的可能。但手术过程中未进行填塞,并有肾上腺素稀释液反复大量冲洗伤口的过程,且术后伤口处进行加压包扎,是否存在术后误吸尚未可知。但结合患者肺部炎症表现以及在短时间炎症消散的病情进展,不符合吸入性肺炎表现,故基本排除;②感染引发重症肺炎,继而引起感染性休克,心肌损害。患者术后 5 小时即出现血象升高,以中性粒细胞为主,胸部 CT 确有感染征象,但在整个病程中体温、降钙素原正常,之后追溯病史并未发现患者在术前有口腔及呼吸系统潜在的感染源,故考虑血象为应激所致,基本排除感染性肺炎;③既往存在隐匿心肌炎或其他原因引发的心肌损害甚至心衰,继而引发肺水肿及肺动脉高压。术后仔细追问病史,发现患者曾在强体力活动后偶有心慌气短,故不能排除是否存在心肌炎。其他原因需考虑到应激性心肌病。患者在围术期发生心肌损害,追溯治疗过程,在手术过程中曾有肾上腺素过量使用,之后表现为左室收缩功能减低,心肌酶谱升高,短期内好转,故考虑应激性心肌病可能性大。

3. 应激性心肌病的发病机制、临床表现及诊断治疗?

应激性心肌病最早由日本学者报道,因其发病时左心室收缩末期的形态酷似日本渔民用来抓捕章鱼的鱼篓,因此又名 Takotsubo 心肌病。其典型特征为一过性心尖部室壁运动异常,多数预后良好。应激性心肌病的发病机制无统一学说,目前较公认的包括肾上腺素能受体高敏、交感神经系统和儿茶酚胺介导的心肌顿抑、冠状动脉和微血管痉挛、心肌炎、微小病毒或巨细胞病毒感染。其触发因素包括情绪波动(27.7%)、躯体应激(36%),尚有 28.5%的患者无明显刺激因素。

2015 年新英格兰医学杂志研究了 1750 名发生应激性心肌病的患者,根据患者发病后的心脏造影结果将应激性心肌病分为四类(图 2-4),即心尖部收缩异常型(81.7%)(图 2-4A 和图 2-4B),心室部收缩异常型(14.6%)(图 2-4C 和图 2-4D),心脏基底部收缩异常型(2.2%)(图 2-4E 和图 2-4F),局部病灶处收缩异常型(1.5%)(图 2-4G 和图 2-4H)。其中心尖部室壁运动异常最为常见,收缩期末呈现典型的鱼篓状。

应激性心肌病的典型症状为胸闷、气短,心前区不适,酷似急性冠脉综合征;在急性阶段,患者可出现心律失常(窦缓、房颤、室早、房室传导阻滞),心源性休克,急性肺水肿,血栓形成,ECG 大多数表现为一过性 ST 段抬高,恢复期 T 波倒置(64.1%);心超和造影显示大部分有明显的左室功能减低,左室射血分数 20%~49%,数天后左室功能明显改善。目前尚无统一的标准,临床诊断多以 Mayo 标准为依据:①左心室心尖部和或中间部一过性室壁运动减低、无运动或运动异常,超出单一冠状动脉供血范围;②冠状动脉造影无阻塞性冠状动脉病变或急性斑块破裂的证据;③新发的心电图异常和或肌钙蛋白升高;④近期无头部外伤、颅内出血、嗜铬细胞瘤、阻塞性冠状动脉疾病、心肌炎、肥厚型心肌病等。既往有文献报道围术期应激性心肌病的发生可能与术前精神紧张或躯体疼痛相关,无典型的胸闷、气短变现,仅有 ECG 提示 T 波倒置,心超提示左室收缩功能减低,给予营养心肌及 ACEI 类药物治疗后好转。虽然应激性心肌病可能存在多种不同的表现形式,但其最主要的特征是:这是一个短暂的并且能够在数天到数周内消退的综合征,诊断的建立需要排除急性冠脉综合征,冠脉造影结果排除冠状动脉狭窄也可作为支持诊断的依据。

应激性心肌病的治疗除了针对充血性心力衰竭所采用的利尿、扩血管、机械辅助循环等标准支持措施外,其他的治疗手段主要限于经验治疗阶段。有研究显示 β 受体阻滞剂确实能够预防应激性心肌病的发生,在左室流出道梗阻时可以减轻流出道压力阶差,且有一定的预防心律失常作用。有学者提出左西孟旦在应激性心肌病发生心源性休克时的应用,因其为非儿茶酚胺类的正性肌力药,推测对左室功能和预后有一定益处,但仍需要大样本的研究证实。

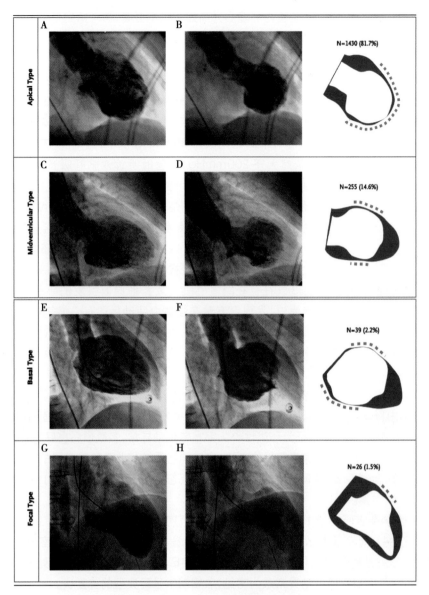

图 2-4　应激性心肌病心脏造影的不同类型
（引自：Templin C, et al. N Engl J Med. 2015, 373 (10)：929-38.）

4. 肾上腺素和利多卡因在局麻中的规范化使用？

　　肾上腺素是肾上腺髓质的主要激素，可同时兴奋 α 和 β 受体，可用于抢救心跳骤停、过敏性休克、支气管哮喘急性发作，与局麻药合用可减少局麻药的吸收而延长作用时间。作为血管收缩药用于麻醉期间，其在局麻药中的浓度在蛛网膜下腔时可偏高，可达 1∶10 000，总量不超过 0.3mg。局部浸润麻醉时宜偏低，1∶100 000 或 1∶200 000，总量不超过 1mg。

　　利多卡因因其具有起效快、弥散广、穿透能力强的优点，被用于表面麻醉、浸润麻醉、硬膜外麻醉和神经传导阻滞麻醉。2%~4% 的溶液浓度用于咽喉区的表面麻醉；1%~2% 的浓度用于尿道黏膜灌注。因为黏膜吸收速度与静脉吸收速度相差无几，所以要注意防止大剂量药物短时间进入体内，引起毒性反应。每次总量小于 200mg。浸润麻醉常用 0.25%~0.5% 的溶液浓度，一次用量每半小时小于 400mg，并加用适量肾上腺素以降低其吸收入血液的速度，延长作用时间。神经传导阻滞及硬膜外麻醉时选用 1.2%~2% 的溶液浓度，起效时间 5~10 分钟，麻醉维持约 1 小时，作用完全消退需 1.5~2 小时。加入肾上腺素后可延长作用时间 2~3 小时，加入肾上腺素的比例亦为 1∶100 000~1∶200 000，即每 100 000~200 000ml 麻醉药加 1g 肾上腺素。每次总量成人小于 400mg，或按 4~8mg/kg 计算用量。儿童用药浓度一般在 1.3%，超量使用也产生惊厥和呼吸循环衰竭。利多卡因具有起效快、弥散广的特点，通常不被用来作蛛网膜下腔麻醉。

5. 下颌角切除手术麻醉的关注点？

这类手术操作因在头面部进行，故气道管理显得十分重要。术中除常规监测外，还应定时作血气分析，以避免缺氧、二氧化碳蓄积和酸碱平衡失调。术中应严密观察有无导管扭曲折叠、滑脱及接口脱落等异常情况。术后应严格掌握拔管指征，密切注意拔管后有无呼吸道梗阻、呕吐误吸、通气不足等情况。对于历时较长的复杂手术，可选择性使用有创监测操作，如有创动脉血压、中心静脉压及心排量监测。在预计有大量失血的口腔颌面外科和整形外科手术中，采用控制性降压技术能有效地减少手术失血量，避免大出血对病人造成的生命威胁和输注库血带来的种种不良反应。

【小结】

应激性心肌病是近十年才被逐步认识到的一种少见的心肌疾病，对其发病机制及规范化的治疗目前尚无充足的认识和证据，需要进一步的深入研究。大量的病例报告证实围术期应激性心肌病并非罕见，其最主要的特征是在发病初期左心室收缩功能严重受损，但心肌酶和受累心肌节段呈现不平行现象，冠状动脉造影不能发现有意义的冠状动脉狭窄，后期心功能恢复迅速。对于围术期患者的管理最首要的目标是避免出现心理应激，缓解患者的紧张情绪。

【专家简介】

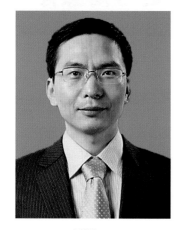

王强，主任医师、教授，西安交通大学第一附属医院麻醉科主任、教授、博士研究生导师，担任中华医学会麻醉学分会青年委员会副主任委员、中国中西医结合学会麻醉学专业委员会常委、中国心胸血管麻醉学会胸科麻醉分会常委委员等。致力于脑保护内源性机制及转化医学研究，主持国家自然科学基金、国家科技支撑计划项目等 11 项，共发表 SCI 文章 77 篇，其中以第一作者或通讯作者发表 SCI 论文 50 篇，获国家科学技术奖励一等奖 1 项、陕西省科技进步一等奖 3 项等，国家专利 21 项。

王强

【专家点评】

在本次下颌角切除手术过程中，外科医生两次使用肾上腺素加局麻药局部浸润麻醉后患者出现了顽固性低血压，在排除过敏、内环境紊乱及肺栓塞后，结合患者术后病程的发展特点及转归，考虑应激性心肌病诊断成立。既往也有文献报道在误过量使用肾上腺素后诱发的应激性心肌病。对于此例病例，若能在出现不明原因的顽固性低血压时考虑到应激性心肌病可能性，并及时在术中进行经食管心脏超声技术对左心室功能进行连续监测和评估，加上及时的冠脉 CTA 检查排除冠脉狭窄，可能对早期诊断应激性心肌病更有利。

目前对于应激性心肌病的药物治疗尚无共识，缺乏随机对照研究验证治疗的有效性和可靠性。但去除诱发因素，如缓解紧张焦虑的情绪或控制躯体疾病是治疗的重要前提。在未确诊之前，可参考急性冠脉综合征的治疗指南来处理，包括吸氧，给予吗啡、β 受体阻滞剂、钙通道阻滞剂、硝酸甘油和利尿剂。对于确诊的患者，治疗原则为对症处理和支持性疗法，考虑到儿茶酚胺类药物在本病的发生发展过程中可能起到的作用，尽可能避免使用儿茶酚胺类的正性肌力药物，可选择磷酸二酯酶抑制剂。对于出现血流动力学障碍而上述支持治疗效果不佳的患者可采用机械辅助循环措施，如主动脉球囊反搏治疗。此外，识别应激、早期预防、提供心理咨询可能有一定的预防作用。

【参考文献】

1. 何艳如. 应激性心肌病最新研究进展. 中国实验诊断学, 2016, 20（5）：865-868.
2. 石岩, 刘大为. 应激性心肌病 1 例分析. 中国急救医学, 2007, 27（9）：796-798.
3. Milinis K, Fisher M. Takotsubo cardiomyopathy：pathophysiology and treatment. Postgrad Med J, 2012：530-538.
4. Nd HE, London MJ. Takotsubo（stress）cardiomyopathy and the anesthesiologist：enough case reports. Let's try to answer some specific questions. Anesth Analg. 2010, 110（3）：674-679.
5. Patankar GR, Donsky MS, Schussler JM. Delayed takotsubo cardiomyopathy caused by excessive exogenous epinephrine administration after the treatment of angioedema. Proc（Bayl Univ Med Cent）.2012; 25（3）：229-30.
6. Templin C, Ghadri JR, Diekmann J, et al. Clinical Features and Outcomes of Takotsubo（Stress）Cardiomyopathy. N Engl J Med, 2015, 373（10）：929-38.
7. Padayachee L. Levosimendan：the inotrope of choice in cardiogenic shock secondary to takotsubo cardiomyopathy. Heart Lung Circ, 2007, 16（Suppl 3）：S65-70.
8. Winogradow J, Geppert G, Reinhard W, et al. Tako-tsubo cardiomyopathy after administration of intravenous epinephrine during an anaphylactic reaction. Int J Cardiol, 2011, 147：309-311.

15   腭咽成形术后拟行止血术，麻醉诱导时心搏骤停

【导读】

　　气道管理与麻醉安全和质量息息相关,气道问题是引起麻醉不良事件和死亡的重要因素。随着气道管理设备和技术的发展,大量临床证据不断涌现,气道管理的安全性得到大幅提高,但是困难气道仍然是临床麻醉工作中经常碰到的问题。

【病例简介】

　　患者,男性,35 岁,身高 170cm,体重 91kg。因"腭咽成形手术后 12 天出血"急诊入院。患者 12 天前因阻塞性睡眠呼吸暂停综合征（OSAS）在某医院行腭咽成形手术（UPPP）,现出现活动性出血,伴频繁呕吐鲜血,自诉吞咽部分血液入腹,遂急诊入我院行止血术。患者既往体健,无特殊疾病史,无过敏史。入院 3 小时前曾饮用约 200ml 牛奶,后未再进食。患者步行入手术室,期间仍有间断呕血,嘱其及时吐出口腔中血液。

　　入室后开放外周静脉,予以乳酸钠林格液 500ml 静脉滴注。HR 106 次/分,NIBP 139/78mmHg,SPO$_2$ 98%。麻醉机检查完毕,备面罩、口咽通气道、吸引器,普通喉镜及可视喉镜各一副,加强型气管导管 ID 7.5、ID 7.0 各一根及管芯。药品准备:丙泊酚、芬太尼、氯化琥珀胆碱、顺苯磺酸阿曲库铵、地塞米松、阿托品、麻黄碱。

　　采用静脉快诱导经口气管内插管方案。患者取头高脚低位,面罩吸氧,氧流量 5L/min,持续 2 分钟。接着予以丙泊酚 180mg 静脉注射,患者突然出现呃逆,口鼻腔反流大量血液及凝血块,同时脉搏氧饱和度急剧下降,面罩通气困难。急予吸引反流物,同时氯化琥珀胆碱 100mg 静脉注射,患者脉搏氧饱和度继续骤降,并且心搏骤停。立刻行气管插管,但普通喉镜插管失败,改用可视喉镜后成功气管插管,随后予以机械通气、胸外心脏按压、静推肾上腺素等。2 分钟后患者自主心律恢复,HR 160 次/分、NIBP 180/110mmHg,SPO$_2$ 100%。

　　行桡动脉、颈内静脉穿刺置管,进行动脉血气分析。根据血气结果调整内环境,同时予以头部冰帽低温治疗、甘露醇脱水降颅压、糖皮质激素等。吸入麻醉维持下术者完成止血手术,术毕请呼吸科会诊行纤支镜检查及肺泡灌洗术。术后转入 ICU 继续治疗,多次检查示吸入性肺炎（图 2-5）。术后第 1~3 天:患者神志欠清,出现间断癫

痫发作,给予持续镇静、肌松、呼吸机支持、脑保护、抗癫痫、抗感染治疗。术后第4~6天:患者神志转清,可遵口令完成点头等简单动作,癫痫发作较前好转,停用肌松药。术后第7天:患者神志清,无明显癫痫发作,停用镇静药,成功脱机拔管。术后第15天:由ICU转入普通病房继续康复治疗。

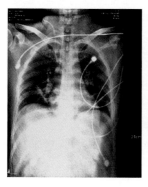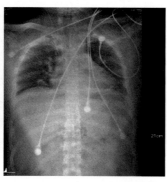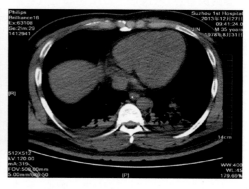

图2-5　患者术后胸部X线片及CT图像

【问题】

   1. 如何对此患者实施困难气道的评估?
   2. 对于存在困难气道的患者,有哪些解决方法?
   3. 饱胃患者如何进行全身麻醉诱导?
   4. 麻醉期间发生反流误吸如何处理?
   5. 术中发生心搏骤停该如何抢救?

1. 如何对此患者实施困难气道的评估?
（1）Wilson和Hiremath报道OSAS与困难插管有密切联系,故有学者建议所有的OSAS患者都应采用清醒插管。该患者BMI达31.5kg/m²,具备了困难面罩通气的独立危险因素,应将该患者列为存在困难气道。
（2）该患者虽已行UPPP,但下咽部,特别是咽喉部的狭窄仍可能存在。
（3）仔细了解上次麻醉情况,特别是麻醉诱导和气管插管的过程是否顺利。
（4）常规的评估气道的手段可提示面罩通气和(或)气管插管的困难程度,特别是颈围和下颌间隙评估。
（5）由于口咽部操作限制了喉罩的应用,因此,提高了困难气道处理难度。
2. 对于存在困难气道的患者,有哪些解决方法?
（1）预充氧:患者在麻醉诱导前自主呼吸状态下,持续吸入纯氧几分钟可使功能残气量中氧气/氮气比例增加,显著延长呼吸暂停至出现低氧血症的时间,为建立气道提供更多的时间。
（2）诱导方式:对于明确的困难气道选择清醒镇静表面麻醉;可疑的困难气道则根据操作者的技术水平与条件选择清醒镇静表面麻醉或保留自主呼吸浅全麻;未预料的困难气道则发生在常规全麻诱导后。
（3）建立气道:对于清醒镇静表面麻醉后判断为明确的困难气道或可疑困难气道的患者,可直接选择一种或几种熟悉的非紧急无创方法(可视喉镜、纤支镜、光棒、视可尼、喉罩等),条件有限时可试行常规喉镜显露声门,但注意动作轻柔且不可反复尝试。经保留自主呼吸浅全麻的可疑困难气道患者,根据喉镜显露分级结果选择建立气道方法,Ⅰ~Ⅱ级者改行常规全麻诱导或直接气管插管,而Ⅲ~Ⅳ级者需待患者意识恢复后改行清醒镇静表面麻醉下气管插管。
   对于未预料的困难气道,按照面罩通气难易程度分为4级。对于通气顺畅或轻微受阻(1~2级)患者,采用上述非紧急无创方法进行气道管理,首选可视喉镜。一旦多次尝试气管插管均告失败,则采取下述方案之一,分别是非紧急有效方法建立气道(逆行插管、气管切开)、唤醒患者、其他可行方法(面罩或喉罩通气下麻醉手术及局部麻醉或神经阻滞麻醉下手术等)。对面罩通气显著受阻和通气失败(3~4级)患者,则采取紧急有效方法,包括尝试置入喉罩或喉镜下气管插管1次,采用联合导管、喉管或经气管喷射通气。一旦通气失败,则采取紧急有效方法实施环甲膜切开术。

该例患者存在困难气道,应考虑清醒镇静表面麻醉下经纤支镜引导气管插管,但其咽部活动性出血增加了可视的难度,咽部表面麻醉的效果也会受影响。另外的选择就是,保留自主呼吸浅全麻,用可视喉镜或喉镜尝试暴露声门,若暴露良好,可考虑进一步给药后行气管插管。若采用前一种方法,虽然存在插管失败的可能,但是安全性高,可作为首选尝试,但是此病例直接选择了后一种方法,风险较大。当出现紧急气道时,面罩通气困难,第一次插管失败,特别是误吸也增加了建立气道的难度。

3. 饱胃患者如何进行全身麻醉诱导?

(1)尽量采用清醒镇静表面麻醉下气管插管,否则应使用全麻快速诱导(rapid sequence induction, RSI),可考虑结合以下措施,以降低发生危险的概率。

(2)置入硬质的粗胃管,通过吸引以排空胃内容物,有条件时可使用超声观察胃内情况。

(3)采用机械性堵塞呕吐的通道,如带有套囊的 Macintoch 管或 Miller-Abbott 管,甚至导尿管等,但效果不确切。

(4)使用相应药物以达到抗恶心呕吐、抗酸和抑制胃液量和减少误吸的危险,如枸橼酸钠、西咪替丁。但 ASA 专家小组认为用药未必都能达到预期的效果,不同药物各有其适应证,不作为常规的应用。

(5)在诱导时可把环状软骨向后施压于颈椎体上(Sellik 手法),以期闭合食管。

(6)轻度头低足高位,反流可能性增加,但可使反流的胃内容物大部分滞留于咽部,避免误吸入气管。头高足低位可能减少反流风险,但一旦反流容易造成误吸。

(7)该患者除了存在困难气道外,入手术室前吞咽了血液和牛奶,故还应视为饱胃。但是由于存在上述的咽部活动性出血,麻醉医生考虑清醒镇静表面麻醉下气管插管可能无法实施,故决定丙泊酚镇静后,采用可视喉镜尝试暴露声门。诱导前并未置入胃管和机械性堵塞呕吐的通道,也并未使用抗恶心呕吐、抗酸药物。头高足低位诱导时,尚未采用 Sellik 手法,即发生了呃逆和大量反流,并发生了吸入性肺炎。

4. 麻醉期间发生反流误吸如何处理?

关键在于及时发现和采取有效的措施,以免发生气道梗阻窒息和减轻急性肺损伤。

(1)清理气道:使患者处于头低足高位,并转为右侧卧位,因受累的多为右侧肺叶,如此则可保持左侧肺有效的通气和引流。用喉镜检查口腔,以便在明视下清除胃内容物。使用纤支镜检查并清除气道内残留的异物,用生理盐水 5~10ml 注入气管内,边注边吸和反复冲洗。

(2)纠正低氧血症:合理设置呼吸机参数和吸入氧浓度,防止低氧血症。

(3)糖皮质激素:早期应用有可能减轻炎症反应,改善毛细血管通透性和缓解支气管痉挛的作用。

(4)抗生素:防治肺部继发性感染。

(5)其他支持措施:保持水和电解质的平衡,纠正酸中毒。进行血流动力学、呼末 CO_2、SpO_2、ECG 和动脉血气分析。

5. 术中发生心搏骤停该如何抢救?

此类患者发生心搏骤停,常由严重低氧血症及其继发的一系列病理生理变化导致,应在改善氧合的基础上积极行心肺复苏。

(1)紧急呼叫帮助,准备急救设备车。

(2)停用引起血管扩张的挥发性和静脉药物;高流量纯氧通气。

(3)胸外按压:频率 100~120 次/分,深度 5cm。

(4)通气:呼吸频率 10 次/分,不要过度通气。

(5)确保静脉通路。

(6)肾上腺素:每隔 3~5 分钟静推 1mg。

(7)如果心律变为可除颤心律室颤/室速,立即除颤。

(8)如果有条件,考虑体外膜肺氧合(ECMO)。

此患者因误吸导致窒息性心搏骤停,复苏处理较为成功,后续的脑保护等干预措施也有效,最终预后较好。

【小结】

遇到困难气道可能的患者，要按照困难气道处理的思路，准备好本科室的急症和非急症气道工具。平时应充分结合本单位条件，制定紧急气道管理策略，掌握紧急气道时最熟悉的方案和设备，制定出自己的简便可行的处理流程，平时认真培训、熟练掌握，以便遇到困难气道时能及时无误地处理。

【专家简介】

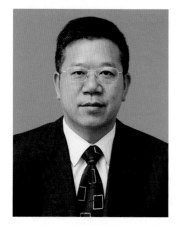

嵇富海

嵇富海，苏州大学附属第一医院麻醉手术科主任，主任医师，教授，博士生导师，江苏省医学重点人才、江苏省 333 人才工程第二层次、姑苏卫生重点人才、江苏省六大高峰人才。获省科技进步三等奖一项，苏州市科技进步一等奖、三等奖各一项，省新技术引进一等奖三项，二等奖一项。主持国家自然科学基金 2 项、江苏省自然科学基金、江苏省卫生厅课题及苏州市课题多项，获得科研经费近百万元。共发表文章 60 多篇，其中发表 28 篇 SCI 文章，最高单篇影响因子 15.2 分。

【专家点评】

1. OSAS 患者本身就是困难气道的高发人群，除肥胖原因外，亚洲人的颅面类型是一常见因素，颈短、颈围增加、咽部软组织堆积等均可增加气管插管的难度。因此，OSAS 患者应视为存在困难气道。

2. 此例患者因术后迟发性创面出血需要全麻下手术止血。尽管 UPPP 手术扩大了口咽腔的空间，提高了组织的顺应性，但通常手术不涉及下咽部组织，加上恢复期的创面出血，麻醉诱导需按已知的困难气道处理。

3. 创面活动性出血，需考虑到部分血液吞咽入胃。因此，要客观评估失血量，特别关注是否有早期休克的征象，对有效循环血容量应持续评估。

4. 患者术前 3 小时曾饮用过牛奶，并自诉吞咽了部分血液，故存在饱胃情况。对于困难气道合并饱胃的患者，应考虑直接在纤支镜引导下气管插管，但该患者的咽部活动性出血增加可视的难度，咽部表面麻醉的效果也会受影响。另外的选择就是，选择好插管工具，并按照饱胃患者的处理原则实施静脉快诱程序诱导。

5. 麻醉诱导过程中应避免呛咳和胃内压的增高。此例突然出现呃逆，迅速出现误吸后窒息，并导致心搏骤停。此时，迅速建立人工气道，快速吸引反流物非常关键，同时进入心肺复苏程序。应直接使用可视喉镜提高气管插管快速成功率。

【参考文献】

1. 于布为，吴新民，左明章，等. 困难气道管理指南. 临床麻醉学杂志，2013，29（1）：93-98.

2. Apfelbaum JL, Hagberg CA, Caplan RA, et al. Practice guidelines for management of the difficult airway: an updated report by the American Society of Anesthesiologists Task Force on Management of the Difficult Airway. Anesthesiology, 2013, 118（2）：251-270.

3. Frerk C, Mitchell VS, McNarry AF, et al. Difficult Airway Society 2015 guidelines for management of unanticipated difficult intubation in adults. Br J Anaesth, 2015, 115（6）：827-848.

4. 中国急诊气道管理协作组. 急诊气道管理共识. 中华急诊医学杂志, 2016, 25（6）：705-708.

5. Hinkelbein J, Andres J, Thies KC, et al. Perioperative cardiac arrest in the operating room environment: a review of the literature. Minerva Anestesiol, 2017, 28.

6. Takenaka I, Aoyama K, Kinoshita Y, et al. Combination of Airway Scope and bougie for a full-stomach patient with difficult intubation caused by unanticipated anatomical factors and cricoid pressure. J Clin Anesth, 2009, 21（1）：64-66.

7. O.Sánchez-Carreón. Adult patient with difficult airway and full stomach: Impending catastrophe? Revista Mexicana de Anestesiologia 35: S219-S225.

16　未矫治法洛四联症合并饱胃患者的围术期处理

【导读】

法洛四联症是常见的先天性发绀型心脏病,常在婴幼儿期就给予外科矫治。而未矫治患者,由于存在右室流出道梗阻、右向左分流、明显低氧血症、心功能不全等病理改变,麻醉手术耐受差,其围术期管理具有很大的挑战。饱胃在急诊手术和急症抢救患者中多见,容易发生反流误吸,如何在麻醉诱导和气管插管期间避免反流误吸是麻醉医生需要面临和解决好的问题。本例患者同时并存上述两种情况,病情更加复杂,充分理解并掌握二者的病理生理特征才能正确地进行临床处理。

【病例简介】

患者,女性,51岁,因"顽固性间断双侧鼻出血2天"急诊入院,拟行鼻内镜下鼻腔检查+电凝止血术。发病后曾在当地医院做双侧鼻腔填塞止血术,因止血效果欠佳转入我院,既往有先天性心脏病史。入院完善相关检查:血常规示 Hb 196g/L,Hct 61.8%;血生化示 ALB 27.1g/L,BUN 13.28mmol/L,电解质正常;凝血功能示 INR 1.23;心脏彩超见主动脉根部增宽（41mm）,主动脉骑跨于室间隔上,骑跨率 50%,左房左室不扩大,右房扩大（42mm）,右室扩大（44mm）,右室壁增厚（6mm）,室间隔上部见 18mm 连续中断,多普勒血流频谱见心室水平双向血流信号及湍流频谱,肺动脉瓣口收缩期峰值流速,PFV 5.1m/s,PG 102mmHg,EF 55%,提示先天性心脏病,法洛四联症;胸片示双下肺纹理增强;心电图示:右室肥大,电轴右偏,不完全性右束支传导阻滞。

患者身高 157cm,体重 45kg,体型偏瘦;入室后不能平卧呈端坐位,双侧鼻腔被棉花堵塞,头颈部活动正常,颈静脉怒张,张口呼吸,嘴唇发绀呈紫色,大量口腔分泌物混杂血液自口内流出,间断呕吐混合血液的胃内容物,呼吸困难、急促,双下肺可闻及少许湿啰音,胸骨左缘可闻及喷射样收缩期杂音,腹部稍膨隆,四肢杵状指明显。给予心电监护:BP 141/92mmHg,HR 107bpm,SpO$_2$ 74%,准备好相关麻醉药、抢救药,气管插管用品,麻醉机,吸引器和吸痰管。快速开放上肢静脉通路,让患者继续处于端坐位,评估插管条件尚可,无困难插管风险,拟用 Airtraq 可视喉镜行快速顺序诱导插管,将插管工具预先组装好（图 2-6）。主麻手持插管工具站立于手术床右侧面对患者,一位助手立于床头,清理口腔分泌物后给予患者高流量面罩给氧（10L/min）,并扶持患者继续保持端坐位,第二位助手立于患者左侧行环状软骨压迫（cricoid pressure,CP）并协助患者保持体位,第三位助手先后给予长托宁 0.5mg、舒芬太尼 30μg、依托咪酯 20mg、罗库溴铵 50mg 麻醉诱导,当患者意识消失、呼吸停止后,主麻面对患者迅速经口置入事先预装好的 Airtraq,成功将 ID 6.5

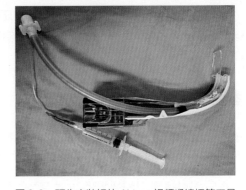

图2-6　预先安装好的 Airtraq 视频喉镜插管工具

气管导管插入气管内并立即将导管套囊充气完成气管隔离,接螺纹管听诊确认气管导管位置,气管内吸引确认无误吸,固定导管并接呼吸机控制通气(Vt 400ml,F 11 次/分,FiO$_2$ 100%)。当患者缓慢置于平卧位时,大量黑色胃液即刻从口腔和鼻腔涌出,用吸痰管清理口鼻内液体和分泌物,再次气管内吸引确认无误吸后,经口腔插入胃管并经胃管将胃内容物充分吸引干净。手术开始,以 1.5% 七氟烷吸入和 0.1μg/(kg·min)瑞芬太尼静脉泵注维持麻醉,同时持续泵注去氧肾上腺素维持血压于术前基础水平(130/90mmHg 左右),SpO$_2$ 波动于 70%~80%。手术进展顺利,约一个半小时后结束,术中出血约 700ml,共输入平衡液 1000ml,术中尿量约 200ml,查动脉血气分析示:pH 7.4、PCO$_2$ 32mmHg、PO$_2$ 48mmHg、Hb 17g/L、Hct 50%、HCO$_3^-$ 19.8mmol/L,电解质正常范围。停止七氟烷和瑞芬太尼约 10 分钟后,患者呼吸恢复,用新斯的明和阿托品拮抗肌松残余,患者意识逐渐清醒,尚可耐管,能配合指令,肌力 4~5 级,自主呼吸潮气量可达 350ml 以上,脱氧能维持 SpO$_2$ 于 70% 以上。再次对胃管进行吸引,清理口腔后,拔除气管导管。观察患者能维持生命征平稳后,送入重症监护室(ICU)继续观察治疗。

患者刚入 ICU 时呼吸尚可,能维持氧饱和度于 70% 左右,循环稳定,但约 1 小时后病情开始恶化,出现呼吸浅慢,SpO$_2$ 降至 50% 左右,血压亦下降至 100/60mmHg 左右,给予血管活性药物提升血压,并面罩高流量给氧后 SpO$_2$ 升至 70%,由于患者有呼吸窘迫,为保障安全,再次给予气管插管并呼吸机辅助通气。此后患者病情稳定,于术后第 5 天出院。

【问题】

1. 法洛四联症病理生理学特征及临床治疗方案?
2. 法洛四联症患者围术期管理目标、影响因素及处理?
3. 急诊饱胃患者对反流误吸的预防与处理?
4. 什么是快速顺序诱导插管(RSII),该患者坐位诱导插管的原因与插管工具的选择?
5. 本例患者不能实施清醒气管插管的原因?
6. 拔管时机的选择?

1. 法洛四联症病理生理学特征及临床治疗方案?

法洛四联症是一种发绀型先天性心脏畸形,病理改变包括右心室流出道狭窄、室间隔缺损、主动脉骑跨和右心室肥厚。一般认为此类型心脏畸形是在胚胎发育期间,右室漏斗部或圆锥发育不良,从而导致肺动脉狭窄、室间隔缺损、主动脉骑跨及随后发展成的右室肥厚。病理生理特点是存在心室水平的分流通道,分流量的大小受右心室流出道梗阻程度、室间隔缺损的大小和体循环血管阻力的影响:右室流出道愈狭窄、室间隔缺损愈大,则右向左分流量愈大,肺血流愈少,发绀愈严重;而当室间隔缺损固定的情况下,右向左分流则与外周血管阻力负相关,维持适当的外周血管阻力可减少右向左分流,从而减少发绀。

法洛四联症患者的预后主要取决于右室流出道狭窄程度及侧支循环情况,此类患者一经明确诊断,通常需要给予外科干预,根据患者情况有三种手术方式可供选择:右室流出道球囊扩张术(使用或者不使用支架);姑息性体循环和肺循环分流术;体外循环下的完全修复术。姑息手术有锁骨下动脉-肺动脉吻合术和升主动脉-肺动脉吻合术等术式;而完全矫正术需要进行包括室间隔缺损修和解除右室流出道梗阻补。由于既要考虑尽早手术,又要考虑患儿耐受性,一般认为最佳手术时间为出生后 3~11 个月。未经矫治的法洛四联症患者能存活至 40 岁者仅有 3%。也有些患者因各方面原因未行外科手术,通常存活到成年期的未手术矫治患者右室流出道梗阻和右向左分流程度较轻。本例患者未行心脏手术却能活至 52 岁,就是因为右室流出道梗阻程度较轻微,维持了相对较多的肺循环血流量。

2. 法洛四联症患者围术期管理目标、影响因素及处理?

围术期管理首要目标:避免右室流出道的痉挛并减少经室间隔的右向左分流,增加肺循环血流,减少发绀。

围术期可能导致右向左分流增加使得病情恶化的可能因素:术前禁食时间过长所致的脱水将引起右室前负荷降低,从而减少肺循环血流量;患儿不合作引起的哭闹将导致内源性儿茶酚胺释放,从而诱发右室流出道痉挛增加右室流出道阻力;麻醉药物如七氟烷吸入诱导时会引起全身血管阻力下降和心肌收缩力抑制;通气不充分时的缺氧和高碳酸血症致肺血管收缩而引起肺血管阻力增加。

处理原则:缓解右室流出道梗阻,避免肺循环阻力增加,维持体循环压力,减少右向左分流。主要措施有:适当扩容维持足够右室前负荷;静注艾司洛尔可缓解漏斗部疼挛;高浓度吸氧、适当过度通气(呼气末 CO_2 分压维持在25~30mmHg)和输注碳酸氢钠纠正酸中毒等有利于降低肺循环阻力的措施;静脉注射去氧肾上腺素可以提高体循环阻力,从而减少右向左分流,增加肺血流量;腹部施压可以增加体循环阻力;麻醉深度的调节对患者存在矛盾性的影响,一方面加深麻醉深度虽抑制右室流出道疼挛,另一方面加深麻醉又抑制心肌收缩力并降低全身血管阻力,加大芬太尼等阿片类药物剂量可以平衡二者之间的矛盾。

需要指出的是肺循环血流不是越多越好,肺循环过多将导致肺水肿反而加重缺氧,因此应当让体循环和肺循环之间的血流保持在最佳的平衡状态,一般认为外周 SpO_2 维持于80%可以作为指标性的参考数值,过高或过低均对患者不利。对于室间隔缺损较大,右心室流出道梗阻不明显的非发绀患者,麻醉用药上要避免降低肺血管阻力和增加体循环阻力,尽量减少液体输入,以防止肺水肿的发生。

3. 急诊饱胃患者对反流误吸的预防与处理?

急诊饱胃患者由于不能通过禁食达到胃排空的目的,因此如何预防此类患者的反流误吸是麻醉医生需要考虑的问题,术前减少反流误吸风险的干预措施包括:术前抗酸剂的使用降低胃液的 pH 值,非胃肠道梗阻的患者使用胃肠动力药物,促进胃内容物的排空;麻醉诱导前置入大孔径胃管,尽可能抽出胃内容物,减小胃内压力以减少反流可能性;体位的摆放,比如头高斜位和坐位。清醒气管插管和快速顺序诱导插管(rapid sequence induction and intubation,RSII)是较常用于饱胃患者的麻醉技术。

本例患者由于吞咽了大量血液、分泌物和气体,患者咽喉部很敏感,完全不能配合吞咽胃管,且任何咽喉部的刺激均会刺激患者剧烈呕吐,剧烈刺激可能诱发右室流出道疼挛,故我们没有于诱导前置入胃管进行胃肠减压,而是通过坐位和 RSII 的麻醉诱导技术成功地解决了反流误吸问题。

4. 什么是快速顺序诱导插管(RSII),该患者坐位诱导插管的原因和插管工具的选择?

RSII 是临床上为了解决饱胃或者有反流误吸风险的患者进行全身麻醉采取的一种全麻诱导技术,可以有效预防高风险患者的误吸率。其内容一般包括:充分的高流量预给氧、按顺序注射快速起效的镇静和肌松剂、环状软骨压迫(CP)、气管插管成功并导管套囊充气前避免正压通气。其主要目的是减小反流误吸的因素,比如不实施面罩加压给氧,环状软骨压迫;同时缩短从保护性气道反射消失到气管插管成功的时间间隔,因为在这个阶段气道失去保护,可能发生胃内容物反流误吸,是诱导的关键期,因此应选择起效快、能迅速达到插管条件的麻醉药。

体位也是影响反流误吸的重要因素,不同体位下胃内容物至食管入口的喉腔之间的垂直距离是不同的。该患者采取坐位麻醉诱导的原因:①减少反流误吸的风险:有研究认为普通成人患者使用了麻醉剂和肌松剂的情况下胃内最大压力为20cmH$_2$O,当头高脚低位坡度达到40°时,贲门和喉腔之间的距离为19cm(图2-7),此时即使胃内容物反流时也不容易造成误吸。本患者由于吞咽了大量血液和分泌物和气体,此时的胃已经处于高压状态,其压力远高于普通成人患者,虽然环状软骨压迫已经增加了胃内容物反流的阻力,而坐位可以最大程度提高贲门与喉腔之间的垂直距离,是避免此患者反流误吸的另一道“保险”。②患者心功能差不能平躺,因此端坐位是一种被动的需要,对患者本身的心肺功能维持是有利的:由于重力作用膈肌下垂使得双肺充分扩张,增加了氧储备,可以延长麻醉诱导时的缺氧时间。

Airtraq 可视喉镜在端坐位麻醉诱导具有的优势:与传统喉镜需要站在患者背后不同,Airtraq 的使用允许操作

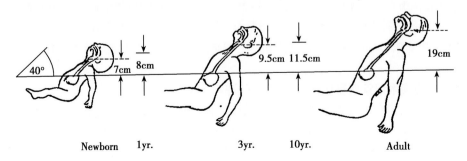

图2-7　处于40°半卧位时不同年龄段患者贲门和喉腔之间的垂直距离

者面对面地站立在患者的前面,从而使得患者可以在端坐位完成气管插管的操作;另外由于重力作用避免了舌根后坠导致的咽腔狭窄,从而可以提供更佳的视野,提高成功率。

5. 本例患者不能实施清醒气管插管的原因?

本患者为未矫治法洛四联症患者,清醒插管时插管反应不可避免引起强烈刺激,导致体内儿茶酚胺大量释放,引起心率增快和耗氧量增加,且大量儿茶酚胺的释放可能引起右室流出道痉挛,使得心脏血液右向左分流增加,导致缺氧发作;此外,该患者鼻腔出血经由鼻后孔流入口腔及咽喉部,口腔也分泌了大量唾液,导致无法进行气道表面麻醉,也无法提供清醒插管时纤支镜所需要清晰视野,清醒插管方案很难实施,术前评估患者困难插管风险不大,因此综合考虑 RSII 是本例患者的最佳方案。

6. 拔管时机的选择?

本例患者拔管时机是值得思考的,由于当时患者麻醉恢复尚可,拔管前试脱机尚能维持呼吸和循环稳定,我们选择了手术清醒后即进行拔管,但患者到 ICU 后不久即出现病情恶化,虽经处理后好转,但仍然给予二次气管插管和呼吸机辅助治疗。病情恶化可能原因如下:①虽然患者意识和肌力恢复尚可,但事实上此后相当长时间仍存有麻醉药和肌松残余,并足以对呼吸循环造成影响,麻醉残余所致的嗜睡和肌力下降会引起潮气量下降,一方面导致通气不足、肺不张,引起缺氧、肺血管收缩,使得右向左分流增加,另一方面由此导致的呼吸窘迫使得呼吸做功增加,耗费体力,导致后续的呼吸肌力下降,造成恶性循环;②循环方面,麻醉药残余会扩张血管降低外周血管阻力,也会导致右向左分流增加;③此患者为饱胃患者,虽然我们在手术前后进行多次口腔和胃内容物的吸引,但仍不能完全排除拔管后的反流误吸可能。因此,我们认为该患者术后应该带管回 ICU 继续呼吸机治疗,一方面保留气管导管可以继续提供气道保护,另一方面呼吸机辅助通气治疗可以减少呼吸做功,存储体力,有利于患者恢复。

【小结】

无论是法洛四联症还是饱胃患者的处理对麻醉医生来说都具有挑战性,当二者并存于同一患者身上时,尤其考验麻醉医生的专业功底,既要有扎实的理论基础,又需要娴熟的临床技能。本例未矫治法洛四联症成人患者存在明显发绀及心功能不全,维持围术期循环稳定、保障氧合是重点;同时由于吞咽大量的血液、分泌物和气体,如何避免麻醉诱导期反流误吸是另一个需要处理好的关键点。我们的实践证明,对此类患者在维持循环稳定的同时,端坐位 RSII 是一个很好的处理方案。

【专家简介】

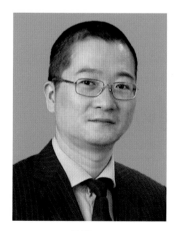

梅伟,教授,博士研究生导师,现任华中科技大学同济医学院附属同济医院麻醉科副主任。 主要研究方向: 老年人相关区域和全身麻醉。 以项目负责人身份承担各级科研课题 7 项,以第一或通讯作者在国内外专业期刊发表论文 30 余篇,主编主译专业书籍 2 部。 现任中华医学会麻醉学分会第 12 届青年委员会副秘书长、中华医学会麻醉学分老年人麻醉学组副组长、中国药理学会麻醉药理学委员,湖北省医学会麻醉学分会委员,中国中西医结合麻醉学会青年委员会委员。 任《中华麻醉学杂志》和《临床麻醉学杂志》通讯编委,《国际麻醉学与复苏杂志》和《JAPM》杂志编委等职。

梅伟

【专家点评】

1. 法洛四联症是一种先天复杂性心脏病,多需在婴幼儿期进行外科治疗,未经矫治的成人法洛四联症患者,虽然解剖异常程度多较轻,但长期低氧血症给全身各器官系统造成影响,加上心血管系统结构性改变,此类患者接受非心脏手术治疗时耐受性很差,维持围术期生命征平稳过渡是外科医生和麻醉医生必须面对的挑战,理解并掌握此类病患心脏结构畸形和病理生理改变是成功进行围术期处理的基础,预防容量不足、维持适当外周阻力和避免增加心肌收缩力是法洛四联症管理三要素。文中所述是 1 例典型的未矫治法洛四联症患者,保持围术期心功能及生命征稳定,除了考虑患者本身病理生理学特点外,还应充分考虑手术应激、麻醉药物等外在因素对患者的影响,对抗消除不利因素,从而保证患者顺利度过围术期。

2. 饱胃患者常见于是急诊手术,由于患者不能按常规于术前禁饮、禁食,且患者处于应激状态影响胃肠道的正常排空,使得胃肠道有食物及液体潴留,短期内不能自行排空,对患者的威胁主要是反流、误吸,麻醉诱导是高风险期。对此类患者可以综合使用各种预防措施,比如胃肠减压和排空、抑酸及 RSII 麻醉诱导技术。本例患者由于不能配合吞咽胃管,故没有在麻醉诱导前进行胃管减压,虽然麻醉诱导过程很成功,没有发生反流误吸,但患者诱导完平卧时喷涌出来的胃液说明此患者是极易反流误吸的,而且一旦反流将是灾难性的后果,完全可能堵塞气管。因此,权衡利弊,无论需要克服多大困难,针对此病例还是推荐麻醉前置入胃管进行胃肠减压。

3. 危重病外科患者术后入 ICU 治疗通常因为患者重要器官功能失代偿,需要利用各种干预措施给予功能支持,直至患者相应器官功能得到恢复。本例患者心功能失代偿虽然是她可耐受的常态,但麻醉和手术带来了新的不利因素:比如麻醉药物残留所致的外周血管扩张、肌松残余,手术应激导致的儿茶酚胺释放对循环的影响等,患者均需要时间来适应和恢复。因此带管回 ICU 继续治疗是更合适的选择。

【参考文献】

1. Twite. Mark K, Ing. Richard J. Tetralogy of Fallot:Perioperative anesthetic management of children and adults. Seminars in cardiothoracic and vascular, 2012, 16:97-105.

2. Amgae N. Makaryus, Losif Aronov, Joseph Diamond, et al. Survival to the age of 52 years in a man with unrepaired tetralogy of Fallot. Echocardiography:A Jrnl. of CV Ultrasound & Allied Tech, 2004, 21 (7):631-637.

3. Nishant Kalra, Scott E.Klewer, et al. Update on tetralogy of Fallot for the adult cardiologist including a brief historical and surgical perspective.Congenital Heart Disease, 2010, 5:208-219.

4. Salem MR, Khorasani A, et al. Gastric tube and airway management in patients at risk of aspiration:history, current concepts, and proposal of an algorithm.Anesthesia & Analgesia, 2014, 118 (3):569-79.

5. Gilles Dhonneur, Sana Zraier, et al. Urgent face-to-face trachealre-intubation using Video-Airtraq™ in ICU patients placedin the sitting position.Intensive Care Med, 2014, 40:625-626.

17　二尖瓣前叶收缩期前向运动的围术期管理

【导读】

二尖瓣前叶收缩期前向运动(systolic anterior motion,SAM)是指二尖瓣的前叶在收缩期前向运动,阻塞左室流出道。SAM 的临床表现为突然性的血压降低及 SpO_2 和 $EtCO_2$ 的下降。SAM 的诱因包括左室流出道狭窄、左室运动增强、乳头肌排列紊乱和血容量不足。术前超声心动图提示左室肥厚的患者,应在术中应警惕 SAM 的发生,术中血容量不足常常是引发 SAM 的主要因素。SAM 的治疗措施包括应用 α 受体激动剂和 β 受体抑制剂,以及补充血容量。减浅麻醉导致体内儿茶酚胺水平增加,不利于 SAM 的治疗。

【病例简介】

患者,男性,45 岁,体重 146kg,身高 162cm,BMI 为 55.6kg/m² 。因睡眠呼吸暂停低通气综合征(OSAHS)拟在全麻下行腭咽弓成型术。既往有高血压史,病程不详,未经药物治疗。实验室检查正常,胸部 X 线检查正常,ECG 示窦性心律,正常心电图。超声心动图提示:左室肥厚,心脏结构正常。

睡眠监测:24 小时睡眠期间憋醒 32 次,睡眠中最低 SpO_2 为 52%。

查体:血压 178/102mmHg,心率 76 次/分。

15:10 患者入室。常规心电图、NIBP、SpO_2 和 $EtCO_2$ 监测。麻醉前血压为 172/98mmHg,心率为 82 次/分,SpO_2 为 93%。

15:20 麻醉开始。给氧去氮 5 分钟(肥胖患者功能残气量少,故需充分去氮)。给予芬太尼 0.2mg,阿曲库铵 10mg,2 分钟后,给予丙泊酚 180mg 和阿曲库铵 40mg 进行麻醉诱导。面罩加压给氧 3 分钟后插入 ID7.0 加强型气管导管,插管顺利。$EtCO_2$ 保持在 35mmHg 左右,此时呼吸参数为:潮气量为 600ml,呼吸频率为 12 次/分,I:E 为 1:1.5,Ppeak 为 25cmH₂O。术中丙泊酚+瑞芬太尼维持麻醉。手术开始前患者的血压为 115/79mmHg,心率为 78 次/分,SpO_2 为 98%。

15:35 手术开始。手术开始后患者的血压为 125/87mmHg,心率 79 次/分,SpO_2 为 98%。呼吸参数不变。

16:00 麻醉医师发现 SpO_2 为 96%,Ppeak 为 26cmH₂O,$EtCO_2$ 为 35mmHg。此时麻醉医师认为患者存在血/气分配比例失调的可能。麻醉医师遂与外科医生商量,要求暂停手术,以调节患者体位。麻醉医师通过调节手术床,使患者的体位由平卧位改为头高脚低位 15°。这种调整属降低肥胖患者气道压力的标准做法,目的是使膈肌下降。

16:05 紧急事件。患者体位调整到位后,Ppeak 降为 22cmH₂O,但 $EtCO_2$ 立即下降为 18mmHg,心率降低为 62 次/分,心律窦性,偶有室早,血压降低为 82/46mmHg,SpO_2 降至 86%。麻醉医师怀疑患者出现 SAM。立刻改为平卧位,患者情况无改善。立刻给予甲氧明 1mg 静推,收缩压升高不明显,再次静推甲氧明 2mg,收缩压升高至 91mmHg,再次给予甲氧明 3mg 静推,患者收缩压升高至 95mmHg。同时给艾司洛尔,每 5 分钟静推 40mg,心率无变化。同时,建立第二条静脉通道,快速输注乳酸林格液,整个手术期间共输注液体 2000ml,患者尿少。20 分钟后,患者的 SpO_2 依然为 86%,$EtCO_2$ 为 22mmHg。紧急申请经食管心脏超声(TEE)检查,证实患者出现 SAM(图 2-8)。继续上述处理。上述治疗 30 分钟左右(16:35 左右),患者的 SpO_2 突然升高至 96%,随后上升为 98%,血压升高为 122/82mmHg,心率升高为 69 次/分,$EtCO_2$ 为 46mmHg。停用甲氧明和艾司洛尔,继续补液治疗。

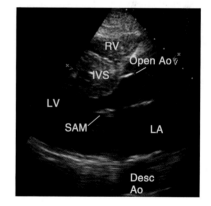

图 2-8　SAM 的超声心动图表现

手术继续进行。在整个处理过程中未减浅麻醉。术毕停止丙泊酚和瑞芬太尼的输注,停药 5 分钟后,患者睁眼,立刻经口腔吸痰,拔除气管导管,患者侧卧位,自行咳痰,鼓励患者咳嗽。脱氧时患者 SpO_2 为 96%,观察 15 分钟后,送患者回病房。术后随访,患者情况良好。

【问题】

1. 什么是 SAM?
2. SAM 的诱因有哪些?
3. SAM 有何临床表现?如何诊断?

　　4. SAM 如何治疗?

　　5. 手术开始时间对 SAM 有何影响?

　　6. 头高脚低位为什么可诱发 SAM?

　　7. SAM 出现时是否应减浅麻醉?

1. 什么是 SAM?

　　SAM 是指在心脏超声检查时发现二尖瓣的前叶在收缩期前移,前移的二尖瓣前叶阻塞左室流出道,导致一系列血流动力学和呼吸系统的问题。

2. SAM 的诱因有哪些?

　　仔细询问病史,SAM 患者常有不明原因的晕厥史。患者晕厥可导致摔伤而寻求外科治疗。因此,对于无明显诱因出现晕厥而摔伤的患者,应特别警惕是否有 SAM 的可能。SAM 的常见诱因有:①左室流出道狭窄,血流速度加快,流出道相对负压,吸引二尖瓣前叶及腱索前向运动,即 Venturi 效应;②由于肥厚的室间隔收缩运动减弱,左室后壁代偿性运动增强,后基部的有力收缩迫使二尖瓣前叶进入血液几乎排空的左室流出道;③由于乳头肌排列紊乱,当心脏收缩时,肥厚的室间隔挤压绷紧的腱索,腱索后移,而二尖瓣前叶上翘前移;④血容量不足导致左室流出道排空,迫使二尖瓣前叶进入左室流出道。从 SAM 的诱因看,左室流出道血流速度加快是主要原因,而左心室心肌肥厚和血容量不足是左室流出道血流速度加快的重要原因。

3. SAM 有何临床表现? 如何诊断?

　　SAM 具有突然出现和突然消失的特点,临床表现为患者的血压、SpO_2 和 $EtCO_2$ 突然降低,伴或不伴心率减慢。经治疗后,患者的血压、SpO_2 和 $EtCO_2$ 突然转为正常。SAM 的这种突然性虽然很有特点,却不能作为诊断的依据;肺栓塞也可出现类似的临床表现。SAM 的诊断需要心脏超声检查。需要指出的是,即使是心脏超声专科医师也不一定能够诊断出 SAM,因为 SAM 是紧急事件,突然出现又突然消失,心脏超声科医师不一定有这样的临床经验。在麻醉中当怀疑患者出现 SAM 时,麻醉医师应告知心脏超声科医师,予以提示,使心脏超声科医师更易于发现 SAM。

4. SAM 如何治疗?

　　SAM 的根本原因在于左室流出道的血流速度过快,因此,降低左室流出道的血流速度是治疗 SAM 的主要措施。降低左室流出道的血流速度有三个措施:①增加左室流出道的后阻力;②降低左室收缩力;③防止左室流出道排空。增加左室流出道的后阻力,可使用 α 受体激动剂如甲氧明。降低左室收缩力,可使用 β 受体抑制剂如艾司洛尔。防止左室流出道排空,则需要补充血容量。在实际的临床治疗过程中,α 受体激动剂、β 受体抑制剂和补充血容量常同时进行。当患者的状况突然好转后,可以停止给予 α 受体激动剂和 β 受体抑制剂,继续补充血容量。

5. 手术开始时间对 SAM 有何影响?

　　患者于手术前一天晚上 8 点开始禁食禁饮,进入手术室时,患者已禁食禁饮 19 个小时,血容量严重不足。腭咽弓成形术的手术时间不长,一般为 45 分钟~1.5 小时,因此外科医师不愿意留置导尿管。无导尿管导致麻醉医师不敢快速输液,从而难以补充患者血容量的缺失。血容量的不足导致患者左室流出道易于排空,从而易于出现 SAM。从此病例可以看出,过度的禁食禁饮将导致严重的问题。对于接台手术,应估算手术时间,防止患者禁食禁饮过度。

6. 头高脚低位为什么可诱发 SAM?

　　对于肥胖患者,为降低膈肌下降并降低气道峰压,常采用头高脚低位,但头高脚低位导致血液流向下肢,循环血容量不足。在患者本身就存在血容量不足的情况下,头高脚低位进一步加剧了血容量不足的状况,从而引发 SAM。事实上,术中 SAM 的诱发因素主要是由于血容量不足。

7. SAM 出现时是否应减浅麻醉?

　　SAM 发生时,由于低血压、低 SpO_2 和 $EtCO_2$,甚至心率减慢,麻醉医师可能觉得患者的病情很危重,因而常采取减浅麻醉的方式。实际上,减浅麻醉不利于 SAM 的治疗。从 SAM 的诱因中可以看出,左室收缩力过强导致左室流出道血流速度过快是 SAM 发生的主因,因此在治疗上选用 β 受体抑制剂。减浅麻醉将导致患者体内儿茶酚胺水平升高,而儿茶酚胺水平的升高将增加心肌的收缩力,从而不利于 SAM 的治疗。

【小结】

SAM 并不罕见。对于术前有晕厥史或超声心动图提示左室心肌肥厚的患者,麻醉医师应高度重视。如果患者术中突然出现血压降低、SpO_2 和 $EtCO_2$ 下降且排除肺栓塞者,应立即按照 SAM 进行处理。SAM 的处理包括应用 α 受体激动剂、β 受体抑制剂和补充血容量。

【专家简介】

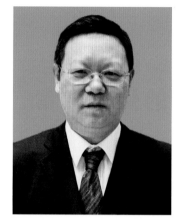

张诗海,主任医师,教授,博士生导师。 现任华中科技大学同济医学院附属协和医院麻醉科副主任。 主要研究方向: 麻醉与循环。 以项目负责人身份承担国家自然科学基金 4 项,以第一或通讯作者在国内外专业期刊发表论文 56 篇。 现任中华医学会麻醉学分会五官科麻醉学组副组长、武汉市医学会麻醉学分会副主任委员。

张诗海

【专家点评】

本病例是关于二尖瓣前叶收缩期前向运动(SAM)正确诊断及成功救治的病例,围绕 SAM 的概念、诱因、临床表现、诊断、治疗以及麻醉处理展开讨论。

SAM 可发生于肥厚型心肌病、主动脉瓣关闭不全、主动脉瓣狭窄、D 型大动脉转位,低血容量状态、二尖瓣脱垂、淀粉样心肌病、甲状腺机能减低、心包积液以及高血压病患者。一旦发生 SAM 将导致循环的剧烈波动,甚至引起患者猝死,因此应对 SAM 予以高度重视。SAM 需经心脏超声确诊,但由于其具有突发突止的特征,超声检查易错失最佳时期,因此麻醉过程中患者突然出现血压骤降、$ETCO_2$ 降低时应考虑是否发生 SAM。SAM 的治疗有药物治疗和手术治疗两种。手术治疗主要是二尖瓣成形术,用于解决二尖瓣解剖结构的异常。目前药物治疗是 SAM 的主要治疗方式。SAM 的根本原因在于左室流出道的血流速度过快,因此通过使用 α 受体激动剂、β 受体抑制剂以及补充血容量来降低左室流出道的血流速度对于治疗 SAM 具有良好的效果。

血容量的不足是引发 SAM 的重要原因,应激反应导致的心肌收缩性增强也是引发 SAM 的原因之一。因此在临床麻醉中,对于 SAM 的高危人群应进行合理的液体治疗以及避免应激反应,密切关注循环变化,积极合理的予以治疗,以保障患者安全度过围术期。

【参考文献】

1. Obadia JF, Basillais N, Armoiry X, et al. Hypertropic cardiomyopathy: the edge-to-edge secures the correction of the systolic anterior motion. Eur J Cardiothorac Surg, 2017; 51 (4): 638-643.

2. Clemmensen IS, Molgaard H, Andersen NF, et al. Exercise-stress echocardiography reveals systolic anterior motion of the mitral valve as a cause of syncopes in a cardiac amyloidosis patient. Case Rep Cardiol, 2016; 2016: 3198715.

3. Dugar S, Latifi M, Moghekar A, et al.All shock states are not the same. Systolic anterior motion of mitral valve causing left ventricular outflow tract obstruction in septic shock. Ann Am Thorac Soc, 2016; 13 (10): 1851-1855.

4. Hammers K, Novo Matos J, Baron Toaldo M, et al. Hypovolemia induced systolic anterior motion of the mitral valve in two dogs. J Vet Cardiol, 2016；18（4）：367-371.

5. Pandian NG, Rowin EJ, Gonzalez AM, et al.Echocardiographic profiles in hypertropic cardiomyopathy：imaging beyond the septum and systolic anterior motion. Echo Res Pract, 2015；2（1）：E1-7.

6. Teo EP, Teoh JG, Hung J.Mitral valve and papillary muscle abnormalities in hypertropic obstructive cardiomyopathy. Curr Opin Cardiol, 2015；30（5）：475-482.

7. Popescu BA, Rosca M, Schwammenthal E. Dynamic obstruction in hypertrophic cardiomyopathy.Curr Opin Cardiol, 2015；30 （5）：468-474.

8. Fujita Y, Kagiyama N, Sakuta Y, et al. Sudden hypoxemia after uneventful laparoscopic cholecystectomy：another form of SAM presentation. BMC Anesthesiol, 2015；15：51.

9. Yoneyama K, Suzuki K, Izumo M, et al. Intra-ventricular rebound flow and systolic anterior motion of the mitral valve with left ventricular outflow obstruction in elderly， hypertensive women.Int J Cardiol, 2015；189：164-167.

18　上颌骨、下颌骨和颈椎等多发骨折的外伤患者的麻醉管理

【导读】

口腔颌面部合并颈椎多发性骨折较为少见,多见于严重的头颈部损伤,颌面部骨折可出现呼吸道梗阻,颈椎受伤可引起呼吸抑制,严重者直接危及患者生命。口腔颌面部合并颈椎多发骨折因与麻醉管理共用气道,同时颈椎活动受限可引起插管困难,因此,在围术期及麻醉处理过程中应高度重视。

【病例简介】

患者,男性,28 岁,因车祸伤致多发性骨折入院。头颅磁共振提示上颌骨、下颌骨骨折,颈椎正侧位片提示第 7 颈椎骨折。诊断为上下颌骨、第 7 颈椎多发性骨折,体格检查提示无脊髓损伤情况。入院后紧急清创处理,颈椎固定,清除口鼻腔血液及异物。呼吸尚可,生命体征尚平稳,血压 110/65mmHg,心率 80 次/分,SpO₂ 97%,拟择期行上下颌骨、颈椎骨折矫形内固定术。予以补液、输血、抗感染等对症处理,患者术前检查:血常规:Hb 95g/L,肝肾功能电解质:BUN 43. 48mmol/L,Cr 267. 7μmol/L,K⁺ 5. 65mmol/L。胸部正位 X 线片:无明显异常;心电图:窦性心律 65 次/分,张口度 1 指,其他检查未见明显异常。

患者第一次手术行上下颌骨骨折矫形内固定术。诱导前局麻下行桡动脉穿刺置管,连续监测血压、心电图、脉搏氧饱和度、呼气末二氧化碳分压、体温和尿量,间断进行动脉血气和电解质分析。全麻诱导采用芬太尼、依托咪酯、阿曲库铵进行快速诱导,诱导完成后使用纤维支气管镜引导行经鼻气管插管;全麻维持采用丙泊酚、瑞芬太尼恒速注射,间断复合七氟烷吸入麻醉,维持 BIS 值在 45~55 之间。术中出现短暂的血压下降,予以加速补液,静脉注射麻黄碱后恢复正常,动脉血气及电解质分析尚在正常范围内。手术分别历时 120 分钟,出血 200ml,术毕带管至 ICU,监测生命体征 24 小时,自主呼吸功能恢复后拔除气管导管,术后恢复良好。

第一次手术后 14 天,患者拟行颈椎骨折顶板内固定术。诱导前局麻下行桡动脉穿刺置管,连续监测血压、心电图、脉搏氧饱和度、呼气末二氧化碳分压、体温和尿量,间断进行动脉血气和电解质分析。全麻诱导采用芬太尼、依托咪酯、阿曲库铵进行快速诱导,诱导完成后使用纤维支气管镜引导行经鼻气管插管,全麻维持采用丙泊酚、瑞芬太尼恒速注射,间断复合七氟烷吸入麻醉。术中生命体征尚平稳,手术历时 140 分钟,出血 100ml,术毕未使用肌松拮抗剂,带管送 ICU 病房,呼吸机支持 12 小时后,自主呼吸功能恢复,脉搏氧饱和度维持在 97%,予以拔除气

管导管。术后患者恢复较好,15天后出院。

【问题】

1. 口腔颌面部骨折的严重后果有哪些? 如何急救?
2. 口腔颌面部骨折的麻醉处理要点有哪些?
3. 颈椎骨折的紧急处理原则及要点有哪些?
4. 口腔颌面部及颈椎多发骨折患者麻醉过程中如何进行气道管理?

1. 口腔颌面部骨折的严重后果有哪些? 如何急救?

严重后果:由于颌面部血运丰富,颌面部骨折损伤严重时,会导致口腔颌面、鼻腔大量血液及分泌物喷出,软组织撕脱、裂伤,并存在创面严重污染,呼吸道不同程度梗阻。由于出血量大,患者均可能出现失血性休克表现。

急救措施包括:迅速清理创面及口腔、鼻腔、呼吸道的血液、分泌物或异物,保证呼吸道通畅。对有气道梗阻的患者放置鼻咽通气管,严重者可行气管切开或插管保证充分供氧,开放2~3条静脉通道,快速扩容,积极抗休克治疗,严密观察生命体征变化,保证循环呼吸功能稳定,积极处理合并症。

2. 口腔颌面部骨折的麻醉处理要点有哪些?

麻醉选择要视循环稳定情况而定。应选择对患者呼吸循环功能抑制较小、麻醉深浅易于控制调节、术后尽快清醒的麻醉方法。入室后尽可能了解创伤的范围,出血程度,循环及呼吸情况,输血输液量,最后进食时间及有关急诊化验等。口腔颌面创伤后,局部解剖因颌骨骨折及软组织肿胀而发生异常,常使口咽腔解剖变异,口腔内出血,声门长难以暴露,导致气管插管困难,如患者自主呼吸消失,插管困难,常可发生严重意外。另外,急诊创伤患者多未经禁食,快速诱导插管宜慎重,慢诱导或清醒插管法较为安全。经鼻插管法具有明显的优越性,在无禁忌的情况下可选择经鼻插管。可根据病情灵活选择对呼吸影响较轻的药物,然后在充分表面麻醉下保留自主呼吸插管,必要时应考虑清醒状态下插管。口腔颌面部创伤所导致的局部软组织和手术创面肿胀、渗血、积液,以及术后创面敷料的包扎等,都是术后发生急性气道梗阻的潜在因素。为此,术毕要严格掌握拔管指征,确认潮气量达6~10ml/kg后才能脱离麻醉机,停止吸氧观察到血氧饱和度95%以上、舌部已能活动自如、咽肌已恢复功能,能排除或咽下分泌物后方可拔管。本病例诱导完成后使用纤维支气管镜引导行经鼻气管插管,术毕在重症监护室呼吸机支持12小时后,自主呼吸功能恢复,脉搏氧饱和度维持97%,予以拔除气管导管。

3. 颈椎骨折的紧急处理原则及要点有哪些?

保持呼吸道通畅:呼吸道的通畅具有重要意义,尤其是对颈5椎节以上的完全性脊髓损伤者更应注意,宜及早行气管切开。

恢复椎管形态及椎节稳定:通过非手术或手术方法首先恢复椎管的列线,如此方可消除对脊髓的压迫,与此同时还应设法保证受损椎节的稳定以防引起或加重脊髓损伤。除用牵引疗法使颈椎制动外,还可酌情采取前路或后路手术疗法。

切除椎管内致压物:凡经CT或MRI等检查已明确位于椎管内有致压物时,均应设法及早切除,并同时行内固定术。一般多选择颈前路手术。对个别病情严重者,也需同时予以颈后路固定术。对全身情况不佳者则可暂缓施术。

促进脊髓功能的恢复:在减压的基础上,尽快地消除脊髓水肿及创伤反应,给予神经营养剂及改善血循环的药物。对脊髓完全性损伤者,应着眼于手部功能的恢复与重建,包括根性减压(伤者必须有腕部功能保存)及肌腱转移性手术等。

4. 口腔颌面部及颈椎多发骨折患者麻醉过程中如何进行气道管理?

一般而言,上颌骨或下颌骨骨折会增加面罩通气困难,下颌骨骨折和咽部出血会导致患者上呼吸道梗阻,尤其是患者处于仰卧位时;对于颈椎骨折的患者,应首要考虑保证颈椎的稳定性。目前临床实践中常用的技术是纤维支气管境下清醒气管插管。尽管经鼻途径对绝大多数患者而言更容易放置气管导管,但是术后如果不拔出导管,患者在ICU中患鼻窦炎的风险增加。经口气管插管虽然在技术上有挑战性,但如果需保留机械通气,对患者更有价值。经鼻盲探气管插管、插管式喉罩、视频喉镜、纤维支气管镜引导插管都是可行的。

【小结】

口腔颌面部合并颈椎多发性骨折多见于车祸伤,由于骨折部部位与呼吸道紧密相关,所以麻醉管理对麻醉医师是极大的挑战,麻醉医师应该全麻评估,制定周密的围术期处理计划,并严格执行,尤其是在气道管理方面,是必须谨慎考虑的问题。

【专家简介】

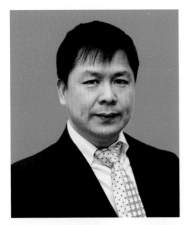

陈向东

陈向东,医学博士,教授,主任医师,博导。 华中科技大学同济医学院附属协和医院麻醉与危重病学研究所副所长、麻醉科副主任。 湖北省麻醉学分会副主任委员;中国医师协会麻醉医师分会常务委员;中华医学会麻醉学分会器官移植学组、麻醉药理学组委员(兼学术秘书);中国药理学会麻醉药理分会委员;国家自然科学基金评审专家;教育部学位与研究生教育评审专家;《临床麻醉学杂志》、《国际麻醉学与复苏杂志》、Anesthesiology 中文版、JAPM 等杂志编委。

【专家点评】

1. 该例患者为颌面部及颈椎的多发性骨折,需在有效时间内完成必要的术前评估。仔细询问受伤的时间、致伤原因、伤后意识等受伤和处理情况,客观判断是否有休克、意识丧失等危及生命的重要体征。

颌面部及颈椎多发性骨折须排除是否合并其他部位的外伤,尤其是颅脑损伤和胸肺外伤。通过病史、临床表现和重点体检常可提示受伤的可能,如典型的颅前窝骨折具有"熊猫眼",并伴有脑脊液鼻漏和嗅、视神经损伤。潜在的肺挫伤可能暂时没有临床表现,需高度警惕。

2. 加强与手术医生沟通,了解手术部位的先后顺序及预估的手术方式和时间。

3. 尤其注意插管困难的评估和气道的管理,颌面部骨折处理不当可引起呼吸道梗阻,严重威胁患者安全,同时颈椎骨折限制了颈椎的活动度,增加了气道管理的处理难度,故在术前麻醉医师应做好充分的准备及应急预案。

4. 颈椎骨折的患者,麻醉插管时应尤其注意避免损伤患者脊髓,脊髓损伤将导致严重后果,因此气管插管时,应在颈椎固定稳妥的前提下选择对颈椎活动影响最小的麻醉方式。

5. 纤维支气管镜插管的优势在于可视化,对患者张口度和头颈部活动度要求不高,该例患者在颌面部及颈椎多发性骨折的情况下,纤支镜插管为较为理想稳妥的选择。但经鼻气管插管需排除是否合并颅底骨折。

【参考文献】

1. 郭琰,周方,田耘,等.下颈椎骨折脱位术式选择及疗效分析 [J]. 中华创伤杂志,2015,31(3):232-235.
2. 朱国栋,王俊华,芮鹏飞.光棒辅助与普通喉镜气管插管用于颈椎骨折手术患者的比较 [J]. 临床麻醉学杂志,2016,32(12):1180-1182.
3. Ma J,Wang C,Zhou X,et al. Surgical Therapy of Cervical Spine Fracture in Patients With Ankylosing Spondylitis:[J]. Medicine,2015,94(44):e1663.

4. Sharpe J P, Magnotti L J, Weinberg J A, et al. The old man and the C-spine fracture：impact of halo vest stabilization in patients with blunt cervical spine fractures. [J]. Journal of Trauma & Acute Care Surgery, 2016, 94（2）：664.

5. Robles L A. True oblique axis fracture associated with congenital anomalies of the upper cervical spine：Case report of an unusual fracture pattern [J].Surg Neurol Int, 2017, 8：7.

6. Procacci P, Zanette G, Nocini P F. Blunt maxillary fracture and cheek bite：two rare causes of traumatic pneumomediastinum [J].Oral and Maxillofacial Surgery, 2016, 20（1）：91.

7. Yau G S K, Chu A T K, Lee J W Y, et al. Postoperative enophthalmos correction and secondary midfacial reconstruction after complex orbital-maxillary fracture repair [J]. Asian Journal of Ophthalmology, 2015, 14（14）：088-092.

8. Haug R H. Basics of Stable Internal Fixation of Maxillary Fractures [M] Craniomaxillofacial Fractures. Springer New York, 1993：135-157.

19 头颈部钢筋贯通伤的抢救与麻醉处理

【导读】

随着我国工业化发展,贯通伤个案报道有所增多。贯通伤(penetrating wound)的定义为同时有出入口的开放性损伤,往往创口小,却有很大的潜行损伤;其特点为潜行损伤程度的评估较为困难,病情变化迅速,处理异物或搬动体位时,易造成二次损伤。此类患者麻醉管理具有挑战性,要求麻醉医生在急诊处理时做到快速反应,准确评估,平稳麻醉。

【病例简介】

患者,男性,50 岁,体重80kg,身高175cm,BMI 指数26.1。2015 年5 月3 日上午9 时许不慎从高处跌落,致一钢筋从右下颌插入颅底贯通至左颞顶部皮下,急诊入住我院(图2-9)。

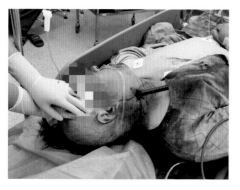

图2-9 患者入手术室时状态

入院时生命体征 T 36.2℃,P 82 次/分,R 20 次/分,BP 166/100mmHg,浅昏迷,双侧瞳孔对光反射存在。可见一螺纹钢筋从患者右侧颌下进入从对侧颞顶部穿出,穿入点有少量出血,穿入端钢筋外露约20cm,出颅端位于皮下,皮肤局部隆起明显,左上臂可见开放性创口,骨折断端外露。

入院诊断:开放性颅内损伤(异物贯穿伤)、左上臂开放性骨折。

实验室检查:血常规、生化、出凝血未见明显异常。

影像检查:头颅 CT 示颅脑贯穿伤,钢筋从右颌下至脑干前方,到对侧岩骨尖部,从顶叶出颅,右侧颅底骨折,左侧顶骨骨折,左颞顶脑挫裂伤(图2-10A)。

术前评估:患者为青壮年男性,建筑工人,急诊入室,心电图、胸片等相关检查未完善,根据家属提供相关信息考虑一般状态及心肺功能尚可,否认过敏史,既往疾病及用药史不详。头面部无畸形,心肺听诊未见异常,呼吸音尚清,腹软。尝试单人单手面罩通气时轻微受阻,立即置入口咽通气道后双人双手扣紧面罩,可获得良好辅助通气。

入室后立即开放两路外周静脉,均采用 16G 静脉套管留置针穿刺;ECG 示窦性心动过速,律齐,HR 106 次/分;面罩吸氧SpO_2 为99%,局麻下行左桡动脉穿刺置管测压术,ABP 156/93mmHg。未给予术前用药,麻醉方式及气道管理方式为快速顺序诱导气管内插管全身麻醉,面罩给氧去氮,辅助呼吸,给予咪达唑仑3mg,依托咪酯20mg,舒芬太尼30μg,罗库溴铵50mg 后,可视喉镜辅助下经口原位插管,插入7.5# 加强气管导管,连接麻醉机行控制呼吸,插管过程顺利,诱导过程中生命体征平稳。麻醉维持采用丙泊酚靶控输注(target controlled infusion, TCI),血浆药物浓度为 2.0~2.5μg/ml,瑞芬太尼采用 0.2μg/(kg·min)持续泵注,顺式阿曲库铵间断静注。术中行血气电解质检测指导纠正水电酸碱紊乱;采用脑保护策略,包括适当过度通气,维持 $PaCO_2$ 32mmHg 左右;保证足够的脑灌注压;控制血糖并监测体温。

耳鼻咽喉头颈外科医师先处理颈部创口。颈部沿皮纹横行切口,沿颈阔肌上下翻皮瓣,胸锁乳突肌深面寻找到颈鞘及迷走神经后,向上解剖至颈部钢筋处,钢筋紧贴右侧颈内动脉壁,妥善保护好颈动脉及迷走神经,沿钢筋向上解剖至颅底。术中行全脑 DSA 造影发现血管轻度损伤(图 2-10B)。

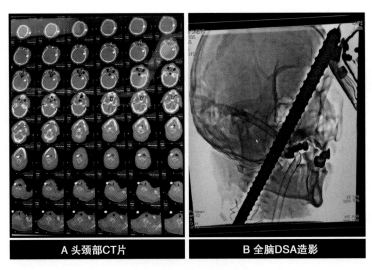

| A 头颈部CT片 | B 全脑DSA造影 |

图 2-10　患者术前影像学资料

神经外科开始手术,沿钢筋出颅处做马蹄形切口,分层切开头皮各层,见钢筋穿出处粉碎性骨折,硬脑膜撕裂,脑组织外溢。沿钢筋周围粉碎性骨折处扩大骨窗,应用脱水剂后,扩大剪开硬脑膜并吊起,清除钢筋周围水肿破碎的脑组织及血肿,切除部分脑组织,暴露钢筋出颅端。术区确切止血,脑棉覆盖,钢筋露出部分充分消毒后,小心缓慢地将钢筋自刺入部位拔出。颈部及颅内创面再次确切止血。经行颅内外联合异物取出+清创缝合+气管切开术后,手术结束并送至 ICU 进一步监护治疗。手术完整取出一螺纹钢筋,长约 75cm,直径 1.2cm(图 2-11)。该手术的关键在于移除异物,充分减压、止血,修补硬脑膜。手术共历时 8 小时 10 分钟,失血量 1600ml,尿量 1500ml,共输入去白红细胞 1200ml,血浆 300ml,乳酸林格氏液 3100ml,6% 羟乙基淀粉 1000ml。

术后第 16 日再次行"左肱骨切开复位+植骨+外固定支架固定术",术后经抗炎、营养神经、维持内环境稳定、保持呼吸道通畅等支持治疗后,患者病情好转,生命体征稳定,无特殊不适主诉,于术后第 38 日顺利康复出院(图 2-12)。

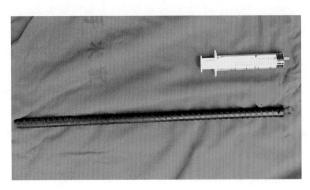

图 2-11　取出钢筋大体图片(与20ml注射器对照)

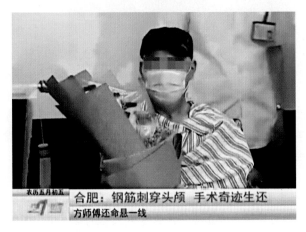

图 2-12　患者出院时媒体报道照片

【问题】

1. 贯通伤的定义及分类？
2. 如何做好贯通伤患者的院前评估与急救处理？
3. 贯通伤急诊处理的相关原则与经验有哪些？
4. 结合本例患者说明贯通伤的术前准备与术中麻醉应注意哪些问题？
5. 贯通伤患者的术后治疗应注意什么？

1. 贯通伤的定义及分类？

贯通伤是指同时有出入口的开放性损伤，往往创口小，却有很大的潜行损伤；其特点包括潜行损伤程度的评估较为困难，病情变化迅速，要求快速反应，处理异物或搬动体位时，易造成二次损伤。

根据异物的不同可分为火器性与非火器性颅脑贯通伤，火器发射时的热能和动能可造成颅脑的进一步损伤，因此火器性贯通伤（missile penetrating injuries）的致残率与致死率均较高；非火器性贯通伤（nonmissile penetrating injuries）的主要损害来自异物对组织的撕裂与浸润作用，且伤后一般需立即对外露的硬物进行处理。普通手动钢筋剪操作时因震动大，可能造成残留在体内的硬物对局部重要器官的二次损伤，因此需由专业救援人员采用震动小专用液压剪剪断钢筋等硬物，减小二次损伤的概率。头颈部贯通伤由于异物损伤颅骨常为开放性损伤，与单纯闭合性颅内损伤相比预后不佳，遗留后遗症可能性较大。

2. 如何做好贯通伤患者的院前评估与急救处理？

由于受到各种环境与条件的限制，头颈部贯通伤常常很难进行准确有效的快速评估和处理，但仍应按照ABCDE的急救原则进行快速、简单的初步处理。呼吸道（airway）和呼吸（breathing）评估方法是监测病人的氧合指数，是由经过培训的急救员用指脉搏血氧监测仪监测（尽可能连续监测）。脑外伤$SpO_2 < 90\%$，提示预后不佳。循环（circulation）评估采用现场所能得到的最准确血压测量方法如水银血压计，由经过培训的急救员进行测量（尽可能连续监测）。脑外伤后如收缩压<90mmHg，提示预后严重。神经功能评估（disability）主要是通过现场简单的问诊查体进行，其中格拉斯哥昏迷评分（glasgow coma scale score, GCS）和瞳孔的评估最为重要。GCS评分应由经过培训的急救员在ABC评估完成、建立了通畅的呼吸道、有效的呼吸和循环复苏后才进行。瞳孔观察包括双瞳不等大（双瞳直径相差1mm以上）、瞳孔固定（对光反射变化小于1mm）、有眼眶损伤应注明、有瞳孔的散大和（或）固定应注明是双侧还是单侧以及持续的时间。评估应在应用镇静剂或麻醉剂之前进行，在整个评估过程中尽量全面，对于昏迷病人应该注意颈椎损伤的可能，以避免脊髓的二次损伤。患者的转送遵循创伤分拣原则，对于严重脑损伤且不能排除有气管损伤、食管损伤、颈部大血管损伤、颈椎损伤的患者应尽快转送到有条件处理的专科医院，诊断确定之前应充分估计合并颈椎骨折的可能，颈椎损伤往往容易被忽略而造成永久性神经损伤，因此在转运患者时应同时固定颈椎（如用颈托固定）。在整个院前评估包括转运过程中，都要反复重复评估，并连续记录患者的生命体征，昏迷评分以及受伤时的情况等，以便给接收医院的医护人员提供基本资料，减少救援时间的浪费。

3. 贯通伤急诊处理的相关原则与经验有哪些？

目前处理这类患者还没有标准的流程，但根据大量临床经验总结的相关原则还需遵守。彻底检查贯通伤的创口，以利于发现隐藏的异物（有时患者并不能提供相关病史）；快速转运患者至有神经外科的综合或专科医院；首选的检查方法仍是CT，若异物为塑料或木制，可考虑MRI；若考虑可能合并血管损伤，则需完善DSA血管造影检查；通常损伤部位涉及多个重要器官组织，需麻醉科、耳鼻喉科、神经外科、血管外科、ICU等多学科协作处理。

4. 结合本例患者说明贯通伤的术前准备与术中麻醉应注意哪些问题？

术前应仔细、快速评估，选择安全可靠的麻醉方案，做好相关预案，以气管插管全身麻醉为主，受异物影响，诱导时体位常受限，造成辅助呼吸和气管插管困难，若并有气胸或血气胸，应于诱导前作伤侧胸腔闭式引流术。术前积极做好抗休克措施，畅通多路输液渠道，预备自体血回收和体外循环装置，必要时作较大的血管穿刺或切开，备好充足的血源，麻醉过程力求平稳，术毕可转入ICU进一步监测和治疗。

本例为青壮年男性，建筑工人，考虑一般状态及心肺功能尚可，但需注意以下三点，①患者末次进食水时间为上午 7∶00，为饱胃状态，需预防呕吐误吸；②患者为浅昏迷状态，颈部被钢筋固定，不能活动，头部偏向左侧，需注意困难插管可能；③钢筋在患者颈部的穿入点有少量出血，需注意损伤头颈部大血管而引起大出血的可能！

针对术前评估的三点注意事项，分别采取以下应对措施：

（1）对于饱胃患者，评估为"正常"气道时可采用全麻快速顺序诱导，术前需备好吸引装置，必要时可在术前留置胃管。快速顺序诱导（rapid sequence induction，RSI）是目前临床上为解决饱胃或有反流误吸风险的患者全麻气管插管问题而采取的一种全麻诱导技术，是危重病人气道管理中的重要技能。其主要目的是缩短从保护性气道反射消失到气管插管成功的时间间隔，因为在此阶段气道失去保护，发生胃内容物反流与误吸的可能性较高，因此为麻醉诱导的关键期。快速诱导插管的定义为应用一种强诱导剂后，立即用速效神经肌肉阻滞剂使患者处于神志丧失和肌肉麻痹状态后行气管插管的方法。其重点是判定患者是否可以成功插管，如果预计不能成功插管的话，那么一定要有备用的成功通气方法。快速顺序诱导由术前准备、预充氧、预处理、诱导麻醉、气道保护与摆体位、证实插管到位、插管后处理等七个步骤组成，需注意采用快速诱导药物、环状软骨加压操作及避免正压通气。

（2）对于已预料的困难气道，麻醉医师应该做到告知这一特殊风险，取得家属充分理解和配合，并在知情同意书上签字。要确保至少有一个对困难气道有经验的高年资麻醉医师主持气道管理，并有一名助手参与。麻醉前应确定建立气道的首选方案和至少一个备选方案，当首选方案失败时迅速采用备选方案。尽量采用操作者本人熟悉的技术和气道器具，首选微创方法。在气道处理开始前充分面罩吸氧，尽量选择清醒气管插管，保留自主呼吸，防止可预料的困难气道变成紧急气道。在轻度的镇静镇痛和充分的表面麻醉下（包括环甲膜穿刺，气管内表面麻醉），尝试喉镜显露，能看到声门的，可以直接插管，或快诱导插管；显露不佳者，可调换合适的喉镜片结合插管探条（喉镜至少能看到会厌），或纤维气管镜辅助（经口或经鼻）及传统的经鼻盲探插管等，也可采用视频喉镜改善显露，或试用插管喉罩，必要时请耳鼻喉科医生备气管切开。在困难气道处理的整个过程中要确保呼吸和氧合，密切监测病人的 SpO_2 变化，当其降至 92% 时要及时面罩辅助给氧通气，以保证病人生命安全为首要目标。反复三次以上未能插管成功时，为确保病人安全，推迟或放弃麻醉和手术也是必要的处理方法，待总结经验并充分准备后再次处理。

（3）对于创伤患者，失血性休克是常见并发症和死因。快速建立上下肢多个静脉通路可达到早期快速扩容，恢复有效循环血容量的目的，早期纠正休克是抢救成功的关键。此外，应备好足量晶体液、胶体液等，备好自体血回收相关设备及耗材，备好相关血管活性药物，通知输血科备足量红细胞与血浆等血制品。术中除常规监测外还应包括有创动脉血压监测及中心静脉压监测等。搬运过程中注意保持稳定，仔细安放体位，防止钢筋在体内移位导致的二次损伤。本例患者长螺旋形钢筋从右下颌插入颅底贯通至左颞顶部皮下，穿行部位大血管及重要神经密布但并未严重受损，且入院后多学科密切合作，快速反应是抢救成功的关键。

5. 贯通伤患者的术后治疗应注意什么？

感染是此类患者面临的重要问题，围术期需选择能够穿透血-脑屏障的药物。术后抗生素的应用时间依然有争论，推荐的抗生素应用时间为 7~14 天，也有学者推荐术后 6 周静脉滴注万古霉素、头孢曲松钠、甲硝唑等抗生素。尽管使用了抗生素，64% 患者仍然会出现感染相关并发症，48% 患者可出现脑脓肿，因此头颈部贯通伤的患者应加强感染相关并发症的监测及治疗。为了避免增加感染的风险，需尽量减少医源性材料的植入，麻醉过程中需做到无菌操作。术后还需定期随访，防止出现延迟性血管损伤或其他神经并发症，如癫痫、感染、出血、颅内压增高等。

【小结】

贯通伤是临床上较为少见的危急重症，由于其异物贯穿部位的不同，临床表现差异很大。患者往往需急诊手术，相关辅助检查多未完善，麻醉前应全面综合评估病情，避免遗漏，并立即进行对症处理，尽早建立静脉通路以及进行监测。以最短的时间完善检查和组织相关科室讨论，制定手术方案和应急预案。最终目标为保证患者安全平稳的度过围术期。

【专家简介】

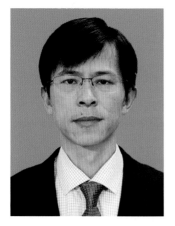

刘学胜，教授，安徽医科大学第一附属医院麻醉科副主任，主任医师，医学博士，博士生导师。中华麻醉学会第十二届青年委员会委员，安徽省卫生系统青年领军人才。从事临床麻醉与危重病医学的医疗、教学与科研工作二十余年，主持国家自然科学基金面上项目2项，发表专业学术论文30余篇，参编（译）专著3部。主要科研方向为全身麻醉与POCD的基础与临床研究。

刘学胜

【专家点评】

1. 本例患者为一急诊入院的头颈部贯通伤患者，临床上对这类患者如何在不耽误手术时机的同时进行充分的术前评估及准备还缺乏明确的证据。此外，麻醉医生更关注在麻醉诱导过程中避免对异物邻近重要血管或神经功能区的意外损伤。

2. 头颅贯通伤的病理生理特点及麻醉前准备　贯通伤一般为同时有出入口的开放性损伤，创口小，潜行损伤大，评估较为困难，且病情复杂变化迅速。头颅贯通伤的脑损害包括原发性和继发性颅脑创伤。原发性颅脑创伤包括头皮损伤，颅骨损伤、头皮血肿、颅骨骨折、颅脑开放伤、脑挫裂伤及弥散性轴索损伤等。继发性颅脑损伤主要指创伤后数小时之内发生的低氧、高糖、高碳酸血症、低血压、低血红蛋白、电解质紊乱、凝血功能异常、高热、感染和脓毒血症等。继发性颅脑损伤是影响患者预后的主要因素，需要进行重点干预。颅脑创伤造成颅内出血或严重脑挫裂伤等，可迅速导致脑水肿、脑血肿，以上病理改变均可继发颅内压增高，甚至形成脑疝，影响患者的预后和转归，甚至危及生命。调查表明颅脑创伤的发生率占全身创伤的第2位，致死致残率则处于第1位。分析中国颅脑创伤的数据后发现患者性别、年龄、致伤原因、GCS评分、ICP和脑疝与急性颅脑创伤患者的预后有显著的相关性。本例患者的主要病理生理改变为颅内压增高、脑损害、意识障碍、呼吸功能及循环功能轻度异常，其中脑组织缺血、缺氧是最终造成患者致死致残的主要原因。加强中枢系统及全身监测可早期发现并及时处理加重损伤的因素。院前处理、术前准备、术中及术后管理都应遵循该原则。麻醉医生在术前要尽量了解病情，做好充分准备。

本例患者入室昏迷、头位固定，术前应强调简洁快速的评估，可应用GCS评分确定其昏迷程度，同时还需排除其他部位的损伤。由于头位固定，还需在保持颈椎轴线不变的情况下进行紧急气管插管，此类创伤患者一律视为饱胃，诱导及插管过程中应防止反流误吸，术前可准备特殊插管工具、胃肠减压、备血、加温输液器及自体血回收装置等。

3. 急诊颅脑贯通伤患者麻醉处理原则与预后　颅脑贯通伤患者的麻醉管理重点在于维持通气及充分供氧、选用合适的麻醉药物、稳定血流动力学和脑灌注压以及合理的容量治疗。首先需要合理通气，维持$PaCO_2$在35mmHg左右，必要时可适当过度通气，如遇不能纠正的低氧血症可给予适当的PEEP。已有研究表明重型颅脑创伤患者的颅内压越高，则患者预后越差。因此对于颅内压不稳定的患者选用适当的麻醉药物可提高手术安全性并改善预后，药物选择的原则是避免颅内压增高，除氯胺酮外，所有静脉麻醉药均有脑血管收缩作用，并能在一定程度上稳定血流动力学。麻醉过程中的重点是降低颅内压、提高脑灌注压、保证脑组织的充分氧供及血供。手术减压前维持MAP≥75mmHg为佳，减压时血压常常骤然降低，需提早输血输液预防，尽量维持MAP在60~70mmHg。颅脑创伤的患者液体管理较为复杂，尤其是脱水与补液这对矛盾，重要原则仍为维持正常的血容量及血浆渗透压,稳定血流动力学,保证脑灌注压,理想液体为高渗盐液。虽然目前没有证据表明控制性低温预后更好,但维持核心温度低于37℃并且避免高热非常必要。围术期还应注意水、电解质、血糖、渗透压及血细胞比容的变化,根据血气分析结果及时调整。

【参考文献】

1. Luo W, Liu H, Hao S, et al. Penetrating brain injury caused by nail guns：Two case reports and a review of the literature. Brain injury, 2012, 26（13-14）：1756-1762.
2. 胡世华、李江山、苏民等. 头颈部颅底钢筋贯通伤1例. 中华创伤杂志, 2013, 29（10）：1024-1025.
3. Kazim S F, Shamim M S, Tahir M Z, et al. Management of penetrating brain injury. Journal of emergencies, trauma, and shock, 2011, 4（3）：395.
4. 吴隆延. 右颈胸部钢筋贯通伤麻醉处理1例. 临床麻醉学杂志, 2012, 28（7）：723-724.
5. Kim S W, Kim J H, Han Z A. Self-inflicted trans-oral intracranial stab wound. Brain injury, 2013, 27（10）：1206-1209.
6. Alafaci C, Caruso G, Caffo M, et al. Penetrating head injury by a stone：case report and review of the literature. Clinical neurology and neurosurgery, 2010, 112（9）：813-816.
7. 惠纪元、龚如、梁玉敏, 等. 中国颅脑创伤数据库：短期预后因素分析. 中华神经外科杂志, 2014, 30（1）：56-58.
8. Badri S, Chen J, Barber J, et al. Mortality and long-term functional outcome associated with intracranial pressure after traumatic brain injury. Intensive Care Medicine, 2012, 38（11）：1800.

20　哮喘患者的麻醉管理

【导读】

围术期哮喘发作多发生在全麻诱导期和术中,全麻恢复期也应警惕哮喘发作。作为麻醉医生应了解哮喘的概念和病理生理、围术期哮喘的诱发因素,及哮喘的管理原则,准确把握哮喘患者手术时机的选择,客观实施术前评估和术前准备,正确选择麻醉方法,并熟悉麻醉中管理重点和处置原则。

【病例简介】

患者,男性,48岁,96kg,身高182cm。交替性鼻堵伴浓涕10年,鼻内镜术后7年。既往史:8年前当地医院诊断为哮喘,平素有咳嗽,咳黄痰,间断喘息发作,为常年性哮喘,与季节无关。予以雾化吸入和药物治疗,但未正规治疗,入院时控制较好。11年前全麻下接受鼻息肉摘除术,7年前局麻下行鼻内镜手术。否认高血压、糖尿病病史。无吸烟、饮酒史,无药物过敏史。入院诊断:慢性全组鼻窦炎(双侧)、鼻息肉(双侧)、哮喘。

入院后检查:体温(T):36.7℃,血压(BP)124/76mmHg,心率(HR)80次/分,呼吸频率(RR)17次/分。鼻窦CT:双侧鼻腔、鼻窦术后改变,全组鼻窦含气差,骨质增生,双侧中鼻道嗅裂区见软组织影。肺功能:最大通气量中度减低;小气道功能受损;中度阻塞性通气障碍,轻度限制性通气障碍。呼出气一氧化氮(NO)测定:上气道28ppb,下气道49ppb。肺功能支气管舒张实验阳性。特异性IgE检测:总IgE-126KU/L。变应原点刺试验:德国小螨和交链孢霉菌过敏,患者为特异性体质,局部和全身均存在过敏反应。

住院后给予甲泼尼龙24mg/d,吸入用布地奈德混悬液1mg雾化吸入、布地奈德雾化吸入,每日2次。行激发试验时诱发哮喘发作,暂停择期手术,并给予泼尼松龙40mg(qd×4d)、多索茶碱0.3每天2次。1周后症状缓解,拟全身麻醉实施鼻内镜下全组鼻窦开放术+鼻息肉切除术。向家属反复交代术中、术后哮喘发生危险,并嘱可必特(吸入用复方异丙托溴铵溶液)喷雾剂、舒利迭(沙美特罗替卡松)喷雾剂带入手术室。

麻醉手术过程:患者入室,开放静脉,常规监测,BP 160/85mmHg,HR 76 次/分。静脉给予甲泼尼龙 40mg。麻醉诱导:长托宁 1mg,咪达唑仑 2mg,瑞芬太尼 140ug,爱可松 50mg,依托咪酯 30mg,经口明视一次插入 ID 6.5 气管导管(气管导管在门齿刻度 24cm)。麻醉机控制呼吸,$P_{ET}CO_2$ 维持 37mmHg 左右,气道峰压 17~18cmH$_2$O。BIS 45~50。丙泊酚 6mg/(kg·h),瑞芬太尼 0.15ug/(kg·min)维持麻醉,术中以硝酸甘油控制血压在 95/65mmHg 左右。诱导后 15 分钟给予氟比洛芬酯 100mg,昂丹司琼 8mg。术中出血 50ml,输注林格液 1050ml,手术历时 1.5 小时。术毕未拮抗肌松作用,BIS 65 时拔出气管导管,辅助呼吸,患者清醒,应答准确,BP 125/75mmHg,HR 79 次/分,送麻醉后恢复室。

患者入恢复室时 S_PO_2 95%,鼻导管氧气吸入(3~4L/min)。5 分钟后患者诉憋气,提高吸入氧浓度(6~7L/min),可必特、舒利迭经口吸入,症状未见缓解并进一步加重,患者端坐呼吸,听诊双肺哮鸣音。立刻静脉给予甲泼尼龙 40mg,0.25g 氨茶碱+100ml 盐水快速滴入。S_PO_2 逐渐降低至 76%,BP 193/113mmHg,HR 138 次/分。此时患者神志欠清,口唇发绀,面罩高流量加压给氧。再次给予甲泼尼龙 80mg(生理盐水 100ml)和 0.25g 氨茶碱+250ml 盐水滴入,拜复乐 0.4Qd。取血测动脉血气分析。静脉给予丙泊酚 100mg,爱可松 50mg,紧急气管插管(ID7.5)。经气管导管万托林气雾剂喷入。在手控呼吸下,SPO_2 升至 85%,BP 120/75mmHg,HR 151 次/分,45 分钟后送 ICU。

患者进入 ICU 时气道阻力已明显减低,IPPV 维持通气,丙泊酚和芬太尼镇静,SPO_2 79%,BP 180/95mmHg,HR 144 次/分,听诊呼吸音遥远,双肺闻及哮鸣音。取血测第 2 次血气分析。双侧腹壁大片红斑,给予异丙嗪 25mg 后 15 分钟消失。经呼吸机治疗,沙丁胺醇雾化,万托林、盐酸氨溴索,抗生素以及激素应用,患者情况逐渐好转。第 2 天早 9 点拔出气管导管,面罩吸氧 SPO$_2$ 100%,患者无不适。第 3 天病情稳定,无呼吸困难,已进半流食,转出 ICU。转回病房,稍感喘息,呼吸音略粗,散在哮鸣音。服用甲泼尼松 24~12mg QD 1 周后查血清皮质醇降低(0.37Uq/dl),其他未见异常,患者出院。

【问题】

1. 哮喘的概念及如何诊断支气管哮喘?
2. 哮喘的发生机制是什么?
3. 此患者的手术时机该如何选择?
4. 此例患者应如何实施术前评估?
5. 哮喘患者如何进行术前准备?
6. 如何为此例患者选择麻醉方法?
7. 麻醉中管理应重点关注什么?
8. 如何分析患者在 PACU 出现的紧急气道情况?

1. 哮喘的概念及如何诊断支气管哮喘?

哮喘是一种异质性疾病,通常以慢性气道炎症为特征,包含喘息、气短、胸闷和咳嗽等呼吸道症状,伴随可变的呼气气流受限。哮喘概念涉及的要素包括:气道慢性炎症、气道高反应性、气流受阻、多变性可逆性气道阻塞及相关的呼吸道症状。哮喘的诊断标准如下:

(1)典型哮喘的临床症状和体征:①反复发作喘息气急,伴或不伴胸闷或咳嗽,夜间及晨间多发,常与接触变应原、冷空气、物理化学性刺激以及上呼吸道感染、运动等有关;②发作时双肺可闻及散在或弥漫性哮鸣音,呼气相延长;③上述症状和体征可经治疗缓解或自行缓解。

(2)可变呼气气流受限的客观检查:①支气管舒张试验阳性(吸入支气管舒张剂后,FEV1 增加>12% 且 FEV1 绝对值增加>200ml);②支气管激发试验阳性;③呼气流量峰值(PEE)平均每日昼夜变异率>10%,或 PEF 周变异率>20%。FEV1 比 PEE 可靠。其他肺部疾病也可引起 FEV1 的减少,但 FEV1/FVC 的减少表示气流受限(正常 0.75~0.8,儿童大于 0.9)。

符合上述症状和体征,同时具备气流受限客观检查中的任一条,并除外其他疾病所引起的喘息、气急、胸闷及咳嗽,可以诊断为哮喘。

一些患者最初判断时,气流受限可能缺失,可采取其他方法,如支气管激发试验,过敏试验、呼出气 NO 检测等。

该患者哮喘诊断明确:哮喘病史 8 年,支气管舒张试验阳性(FEV1 增加 12.1%、FEV1 绝对值增加 220ml);入院后发作,激发试验诱发哮喘,经治疗后缓解。

2. 哮喘的发生机制是什么?

哮喘病变的主体部位在支气管,其基础和最主要的特征是气道的慢性变态反应性炎症,而并非是单纯的支气管痉挛的急性发作。气道炎症引起的气道阻塞、气道高反应性和慢性气道改变,导致哮喘的相关症状。气道直径缩小是哮喘的病理生理学表现。气道高反应性指气道对正常不引起或仅引起轻度应答反应的刺激物出现过度的收缩反应。

哮喘属于异质性疾病,相似的临床表现由许多不同的原因引起。免疫学上,血清中总 IgE 和特异性 IgE 增高是哮喘的主要特征。本例入院后发作哮喘,特异性 IgE 检测总 IgE 升高,变应原点刺试验提示为特异性体质,局部和全身均存在过敏反应,说明其发作与免疫机制有关。本例为慢性鼻炎患者,绝大多数哮喘患者同时患有变应性鼻炎,很多变应性鼻炎患者同时患有哮喘,大多数变应性鼻炎先于哮喘出现,变应性鼻炎是哮喘的一个危险因素,鼻炎患者患哮喘的风险较正常人群高 3 倍。单纯上气道炎症可诱发下气道炎症和高反应性,即下气道可以在没有直接抗原激发的情况下出现气道高反应性。控制气道的自主神经系统失去平衡时,也可导致气道反应性增加。自主神经使正常气道处于轻度收缩状态以维持合适的气道管径,副交感神经在支气管基础张力调节和介导气管收缩反应中发挥重要作用。

3. 此患者的手术时机该如何选择?

确认稳定而无症状的哮喘患者,围术期哮喘的发生率并不高。每周均出现症状的慢性持续期哮喘患者,如未接受正规内科治疗,应根据手术的缓急权衡利弊,尽可能进行一段时间正规治疗。若患者已经行规范化治疗,术前应继续治疗,必要时术前 1~2 天适当加大吸入糖皮质激素的剂量。特别关注近期呼吸道感染情况。PEV1/FVC<50% 为手术相对禁忌证,当动脉血气分析氧分压低于 60mmHg,二氧化碳高于 50mmHg 手术风险也相应加大。

此例患者住院期间因激发试验诱发哮喘发作,给予泼尼松龙处置,且鼻内镜手术为常规择期手术,因此,暂停手术处理是适宜的。急性发作期包括存在气促、咳嗽、胸闷等症状发生。此例患者经过 1 周后调整后上述症状缓解,实施全麻手术。

4. 此例患者应如何实施术前评估?

除常规评估外,应针对鼻内镜手术的特点进行。鼻炎与过敏、哮喘关系密切,且有哮喘病史,应重点询问。

哮喘的评估包括哮喘控制的评估和任何可能导致症状加重并发症评估。哮喘控制评估包括:症状控制和未来不良后果的风险评估。评估哮喘症状控制,如喘息、胸闷、气短、咳嗽,这些症状控制不佳与哮喘发作风险增加密切相关。评估哮喘控制的第二要素是确定患者是否处于哮喘不良结果的风险中。哮喘发作症状本身是未来急性加重风险的预测指标,一些独立的危险因素,即使没有症状时也增加患者发作的风险,如≥1 次发作史、依从性差、不正确的吸入技术和吸烟。术中支气管痉挛发生与患者身体状况(如 ASA 3~4 级、呼吸道感染、阻塞性肺疾病、呼吸道阻塞病史、器质性心脏病等)、手术部位(胸腹部等迷走神经分布较为密集的手术相对发生率高)相关。

肺功能,特别是 FEV1 占预测值的百分比,是评估未来风险的重要指标。低 FEV1 是哮喘发作风险的独立预测指标。反映大气道功能的指标(FEV1、PEF)作为评价哮喘严重程度和治疗效果的主要指标。在临床控制哮喘的患者,FEV1/FVC 和 FEV1 占预计值%与健康对照组无差异,提示肺通气功能达到正常水平,但小气道功能可能异常。

评估治疗药物的不良反应:药物高剂量使用时,副作用风险增加,但只有少数患者需要此剂量。系统性副作用可能与长期、大剂量 ICS 有关。

此患者有 8 年的哮喘病史,为间断喘息发作,未接受过正规治疗,所服用过的治疗哮喘药物具体不详。入院前未出现因喘息导致夜间憋醒等提示哮喘加重的表现。此患者入院时评估为哮喘症状控制良好,有一些围术期发作风险因素。FVC 的实测值/预计值为 66.6%,FEV1 的实测值/预计值为 46.2%,明显降低,说明存在通气障碍。FVC 略低于 VC,FEV1/FVC 为 55.5%,提示为阻塞性通气障碍。激发试验时哮喘发作,给予泼尼松龙和多索茶碱,一周后症状得到控制,术前再评估为哮喘症状基本控制,但围术期病情加重的风险增加,因为刚发生一次哮喘发作。

5. 哮喘患者如何进行术前准备?

麻醉前准备最主要是解除支气管痉挛和控制呼吸道感染。

(1) 特别关注近期是否合并上呼吸道感染,气道反应性增高状态可持续至感染后3~4周。

(2) 长期吸烟患者术前应戒烟。戒烟数周后,气道内的分泌物显著减少,气道反应性降低,黏液纤毛转运得到改善。

(3) 术前加强肺功能锻炼。以使FEV1提高15%~20%。

(4) 术前FEV1<80%预期值的患者应使用激素治疗。糖皮质激素发挥气道局部效应需一段时间,作为预防性用药应提前三天。

(5) 常吸入β2受体激动剂治疗支气管痉挛。原治疗哮喘用药不必在术前停用。

精神抑郁可诱发哮喘,术前可应用抗焦虑药。苯二氮䓬类不改变支气管紧张性,因而是安全的选择。吗啡及喷他佐新具有迷走神经兴奋和组胺释放作用,可致支气管收缩,不应选用。抗胆碱药阿托品及东莨菪碱应避免剂量过大,防止引起心动过速,呼吸道分泌物黏稠不易吸引和咳出。

6. 如何为此例患者选择麻醉方法?

从哮喘考虑,局部麻醉优于全身麻醉。简单的ESS手术也可以在局部麻醉下完成。但局部麻醉的镇痛不全、患者的紧张焦虑,以及头面部无菌单遮盖的不适感,会给患者带来很大的痛苦,甚至难以配合手术操作。特别是此患者已经接受两次鼻内镜手术,此次手术难度增加,故选择全身麻醉。

对于全身麻醉的方法而言,最核心的问题是麻醉用药和人工气道的选择,选择的出发点是ESS手术的特点和围术期哮喘的控制。

全麻围术期哮喘发作的诱因包括:①患者高度紧张、恐惧;②麻醉深度不够,不能有效抑制手术刺激引起的神经体液反射;③麻醉插管因素(浅麻醉插管、导管置入过深、浅麻醉下拔管);④药物选择不当(与组胺释放相关);⑤分泌物或吸痰操作对气道刺激;⑥消毒剂,含胶乳化学制品等因素。

(1) 人工气道的选择:气管插管显然不是首选通气方式。有报道提示,术中支气管痉挛的发生率主要与气管插管相关。①哮喘患者气管插管全麻术中支气管痉挛的发生率(8%~10%)明显高于非插管全麻(2%),即便是拔管时诱发支气管哮喘的发生率也较高(6.4%);②ESS手术非常忌讳拔管期出现严重的呛咳。拔管前气管导管的刺激、清理气道操作等均可引起严重呛咳,并伴随鼻腔创面出血。此时拔管则有出血误吸风险,继续吸引口咽腔内血性分泌物则进一步加重呛咳,甚至引发躁动。一旦处理不好,不仅增加气道风险,影响手术疗效,对此患者还可能诱发哮喘发作;③最适宜的选择是可弯曲喉罩。与经典喉罩相比,其细长且带钢丝支架的通气管可保证术中头部转动不会引起通气罩的移位。大量临床实践证明,ESS术中使用可弯曲喉罩可以确保有效通气和氧合,并提供满意的气道保护作用,特别是患者能够在术毕麻醉减浅时较好地耐受喉罩,待患者意识和自主呼吸恢复满意后,无呛咳下平稳地拔出喉罩。尽管气管插管仍是目前ESS手上的常规选择,但可弯喉罩的应用有望成为趋势。本例选择的气管插管,因此,围术期管理需特别精心。

(2) 相关麻醉用药选择

1) 从哮喘并发症角度考虑:①吸入麻醉药:总体上哮喘发生率可能高于静脉麻醉。但除地氟烷外(分泌物增多、呛咳、喉痉挛和支气管痉挛),吸入麻醉药可安全用于哮喘患者麻醉。吸入麻醉药可降低气道的基础张力,降低气道反应性,减弱组胺引发的支气管痉挛,在临床有效血药浓度下即有剂量依赖性舒张气道平滑肌的作用。七氟烷对呼吸道刺激小,吸入诱导出现严重支气管痉挛的发生率低,可用于气道高反应性的患者;②静脉麻醉药:多数静脉麻醉药对气管平滑肌均有不同程度的舒张作用。氯胺酮通过抑制迷走神经,在临床血药浓度下直接松弛支气管平滑肌,增加内源性儿茶酚胺释放,还作用于β2受体而使支气管扩张作用。丙泊酚通过间接抑制迷走神经张力,抑制麻醉诱导插管期的支气管收缩,特别是对致敏的气管平滑肌有更强烈的舒张作用,尤其适合哮喘患者,包括预防和处理。丙泊酚2.5mg/kg诱导插管,气道阻力显著低于依托咪酯(0.4mg/kg)。丙泊酚和依托咪酯气道的舒张作用多见于高于临床血药浓度下,两者在等效剂量下治疗支气管痉挛的效果相似,但丙泊酚预防支气管痉挛的作用优于依托咪酯;但也有报道,丙泊酚对特异性过敏甚至正常人可能诱发组胺释放而导致支气管痉挛;③肌松剂:大部分非去极化肌松药用于哮喘患者是安全的。维库溴铵和泮库溴铵组胺释放少,适于哮喘患者。阿曲库铵因组胺释放应避免使用,临床剂量的顺阿曲库铵可用于哮喘患者。0.03~0.3mg/kg 的米氯库按降低气道张力,大剂量时(1~5mg/kg)却引起支气管收缩。琥珀胆碱也因组胺释放,尽可能避免使用。④麻醉性镇痛药:吗啡可直接作用于气管,增强其收缩反应。芬太尼可抑制气道平滑肌的收缩,机制不明;⑤局部麻醉药:利多卡因全身用药或气雾剂用于治疗哮喘已有多年,应注意利多卡因气雾剂本身对气道有刺激作用,能激发支气管收缩反应。所以,反应性气道疾病患者麻醉诱导时,利多卡因静脉给药优于气雾吸入。

2) 从 ESS 麻醉特点考虑:ESS 术中需将血压控制在相对偏低水平,以减少术野出血。因此,首先应将麻醉深度稳定在适宜水平。另外,要求全麻苏醒期快速且平稳。一般都可实施快速诱导,常采用短效静脉药物持续输注。手术本身对肌松的需求不高,通常诱导时给予插管剂量的肌松剂即可。

本例选择气管插管静脉复合麻醉。诱导前给予长托宁,咪达唑仑。主要诱导药物选择依托咪酯、瑞芬太尼和罗库溴铵。麻醉维持为丙泊酚和瑞芬太尼持续输注。

7. 麻醉中管理应重点关注什么?

全身麻醉患者伴随功能残气量减少,降低呼吸道纤毛功能,人工正压通气增加无效腔量,并与自主呼吸有较大差异,这些均可能导致气道不稳定。特别是在气道高反应的哮喘患者,由于气流梗阻和气道高阻力,易引发哮喘急性发作。

(1) 麻醉诱导期:全麻过程中发生哮喘多在诱导期,需尽可能减弱气道反射,避免发生支气管痉挛。可采取的措施包括:①诱导前吸入 β2 受体激动药或应用抗胆碱药;②合理选择诱导药物;③插管前静脉应用阿片类药物及利多卡因减轻气管插管反应。患者术日晨使用了可必特和舒利迭,可必特为含异丙托溴铵和硫酸沙丁胺醇的复方喷雾剂,舒利迭也属于复方吸入剂(昔萘酸沙美特罗、丙酸氟替卡松)。诱导前使用毒蕈碱受体拮抗剂长托宁,其主要作用于 M1、M3 受体,而对 M2 受体的作用较弱或不明显,可对抗乙酰胆碱释放所致的平滑肌痉挛。选择依托咪酯诱导,过程较为平顺,提供了满意的麻醉深度和气管插管所需的肌松程度。气管插管后双肺听诊呼吸音清晰且对称。

(2) 加强对呼吸的监测,特别是气道压力的变化:术中通气和氧合正常,$P_{ET}CO_2$ 维持 37mmHg 左右,气道峰压稳定在 17~18cmH_2O,间断听诊双肺未闻及哮鸣音和湿啰音。

术中出现下列情况需鉴别是否支气管痉挛的发作,①气道阻力和峰压增加;②内源性 PEEP;③血氧饱和度持续下降;④$PaCO_2$ 升高、$ETCO_2$ 下降;⑤听诊肺部哮鸣音,或呼吸音消失(寂静肺)。

(3) 拔管期该患者的管理是重中之重,追求的目标是安全、平稳、快速的从人工气道过渡到自然气道。需要考虑的要素包括:①确保呼吸道通畅且可控;②预防误吸;③持续保证有效通气和氧合;④避免或可迅速有效处理严重呛咳反应;⑤客观判断残余肌松作用;⑥维持血流动力学稳定;⑦避免增加创面出血;⑧降低哮喘或支气管痉挛的发生。拔管时机和技巧是关键。

无论从哮喘还是 ESS 特点考虑,拔管前应维持气道处于安静状态。该患者手术结束填塞纱条时停止麻醉用药,听诊双肺无啰音(上气道手术拔管前应排除是否有血性分泌物进入下气道),未做气管内吸引操作。本例未使用肌松拮抗剂,主要是考虑胆碱酯酶抑制剂的毒蕈碱样反应可能诱发支气管痉挛。由于仅诱导期使用了肌松剂,自主呼吸很快恢复。选择深麻醉下拔管,尽管分钟通气量尚未完全恢复满意,但拔管后即刻面罩辅助通气,保证足够的通气和氧合。拔管后呼唤患者,很快按指令睁眼,且可应答问题。拔管期循环稳定,未发现创面出血增加。

8. 如何分析患者在 PACU 出现的紧急气道情况?

患者入恢复室 5 分钟后感觉憋气,听诊双肺哮鸣音,当即判断为支气管哮喘急性发作。可能的原因为,①本例为气道高反应患者,术前一周曾哮喘发作,虽症状已控制,但小气道功能仍可能受损;②ESS 术后口腔内常会有血性分泌物积存,吸引刺激可能是诱发因素;③凯酚的使用不合适,因其有导致支气管收缩的可能。另外,患者双侧腹壁出现大片红斑,给予异丙嗪 25mg 后 15 分钟消失,不排除过敏机制参与。

哮喘急性发作时,在去除诱因的同时,须使用药物迅速解除支气管痉挛。本例最初给予的是患者自带的可必特和舒利迭吸入,舒利迭为 β2 肾上腺素受体激动剂,多与吸入性糖皮质激素联合使用控制症状,不适合严重哮喘;可必特为抗胆碱能药物,起效慢。二者吸入后症状继续加重,即刻使用甲泼尼龙和氨茶碱。但病情进一步恶化,SPO_2 逐渐降至 76%,BP 193/113mmHg,HR 138 次/分,此时,患者神志欠清,口唇发绀。再次给予甲泼尼龙(增加剂量)和氨茶碱,同时测血气显示酸中毒(pH 7.01),严重低氧血症和高碳酸血症(PCO_2 127mmHg,PO_2

29mmHg）。此时应立刻建立人工气道，并尽可能置入相对内经较大的气管导管（本例置入 ID 7.5）。经气管导管万托林气雾剂喷入后，SPO_2 升至 85%。万托林（硫酸沙丁胺醇吸入气雾剂）为 β2 肾上腺素受体激动剂，主要用于缓解哮喘患者的支气管痉挛。

患者进入 ICU，气道阻力已明显减低，经呼吸机控制通气、沙丁胺醇雾化，盐酸氨溴索，抗生素以及激素应用，丙泊酚和芬太尼镇静，患者情况得以控制并逐渐好转。

【小结】

哮喘通常以慢性气道炎症为特征，气道炎症引起的气道阻塞、气道高反应性和慢性气道改变，导致哮喘的相关症状。绝大多数哮喘患者同时患有变应性鼻炎，鼻炎患者患哮喘的风险较正常人群高 3 倍。经常出现症状的慢性持续期哮喘患者，如未接受正规内科治疗，应根据手术的缓急尽可能进行一段时间正规治疗。哮喘的评估包括哮喘控制的评估和任何可能导致症状加重并发症评估。麻醉前准备最主要是解除支气管痉挛和控制呼吸道感染。全麻围术期哮喘发作的常见诱因为浅麻醉插管、拔管，药物选择不当，及分泌物或吸痰操作对气道刺激。术中特别关注气道压力的变化；拔管前应维持气道处于安静状态。哮喘急性发作时，在去除诱因的同时，须使用药物迅速解除支气管痉挛从而缓解哮喘症状。

【专家简介】

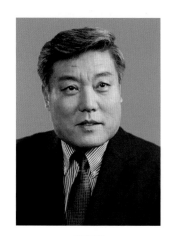

李天佐，主任医师、教授、博士生导师。 首都医科大学附属北京世纪坛医院党委书记，副院长。 中华医学会麻醉学分会第十二届委员会常务委员；中国医师协会第四届麻醉学分会副会长；北京医学会麻醉专业委员会主任委员；首都医科大学麻醉学系副主任；中国抗癌协会肿瘤麻醉与镇痛委员会常委；中华医学会麻醉学分会五官科麻醉学组（筹）组长；中华麻醉学杂志副总编辑；中国医疗保健国际交流促进会第五届常务理事。

李天佐

【专家点评】

1. 对于接受鼻内镜手术的患者，应考虑到其可能合并过敏或是哮喘的高危病人，其气道可能存在高反应性。

2. 麻醉科医生应熟知哮喘的典型临床症状和体征，了解可变呼气气流受限的客观检查意义。

3. 控制不佳或未正规治疗的哮喘患者，围术期风险增加。除急诊手术外，应术前有效控制。

4. 术前评估应重点放在哮喘控制的评估和任何可能导致症状加重的因素。其中，确定患者是否处于哮喘不良结果的风险中非常重要。FEV1 占预测值的百分比，是评估未来风险的一个重要指标。即便是临床已经控制的哮喘，肺通气功能达到正常水平，但小气道功能也可能存在异常。

5. 麻醉前准备最主要是解除支气管痉挛和控制呼吸道感染，治疗哮喘药物主要目的是控制炎症、降低气道高反应性、缓解症状。

6. 哮喘发作更多见于全麻诱导期，术中和术后恢复期也应警惕。围术期哮喘发作的常见诱因为浅麻醉下操作（手术、气管插管、拔管、吸痰等）。

7. 明确诊断哮喘的患者，宜首选喉罩通气模式。七氟烷、氯胺酮、丙泊酚、依托咪酯通常是安全的。

8. 术中需高度关注对呼吸的监测,特别是气道压力的变化。

9. 拔管前应维持气道处于安静状态,尽可能减少对气道的刺激。

10. 哮喘急性发作时,在去除诱因的同时,须使用药物迅速解除支气管痉挛从而缓解哮喘症状。

【参考文献】

1. 王秀梅, 孙红, 庄影. 麻醉期间哮喘、支气管痉挛的预防. 中国现代药物应用, 2008; 2: 54-55.
2. Irwin RS. Complications of cough: ACCP evidence-based clinical practice guidelines. Chest. 2006; 129: 54-58.
3. Liang BM, LAM DC, Feng YL. Clinical applications of lung function tests: a revisit. Respirology, 2012; 17: 611-619.
4. Eder W, Ege MJ, von Mutius E. The asthma epidemic. N Engl J Med 2006; 355: 2226-2235.
5. Pawankar R, Takizawa R. Revisiting the link between allergic rhinitis and asthma. Curr Allergy Asthma Rep. 2007; 7: 77-78.
6. 周钦海, 钱燕宁, 傅诚章. 围麻醉期哮喘、支气管痉挛. 医学综述 2003; 9: 218-220.
7. Delpierre S, Guillot C, Badier M. Same efficacies of ipratropium and salbutamol in reversing mehtacholine-induced bronchoconstriction. J Asthma. 2006; 43: 679-685.
8. Tirumalasetty J, Grammer L.C. Asthma, surgery, and general anesthesia: a review. [J]. J Asthma. 2006; 43: 251-254.
9. 韩传宝, 周钦海, 孙培莉. 哮喘患者围术期麻醉管理. 临床麻醉学杂志, 2013; 8: 820-822.
10. Global Strategy for Asthma Management and Prevention (2017 update).

21　气管裂开 T 管成形术的气道管理

【导读】

医源性气管狭窄常见于气管插管损伤或气管切开术后,目前治疗方法有多种,包括各种介入微创方法和外科手术治疗,各有优缺点。第四军医大学唐都医院耳鼻喉科开展的气管裂开 T 管成形术取得了较好的治疗效果,这种手术需要全身麻醉,而术中的气道管理需要麻醉医生与手术医生密切协作、相互配合,具有一定的特殊性。

【病例简介】

患者,女性,39 岁,体重 55kg。6 个月前因车祸致全身多发伤,急救时行气管插管。手术后呼吸支持治疗,4 天后拔除气管导管,恢复良好,2 周后顺利出院。10 天前无明显诱因出现呼吸困难,活动后加重。门诊行气管镜检查,发现声门下 2cm 可见瘢痕形成致管腔重度狭窄,外径 5.2mm 气管镜不能通过,患者以"气管狭窄"收治入院。入院后使用外径 3.5mm 气管镜进一步检查,可通过狭窄段气管,发现狭窄段位于声门下 2cm、隆突上 5cm,狭窄长度约 3.5cm,黏膜不光滑,有瘢痕形成及肉芽组织增生(图 2-13)。行螺旋 CT 气管三维成像检查显示:声门下 2cm 起气管环状狭窄,最窄处内径约 0.5cm,狭窄长度约 3.5cm(图 2-14)。患者既往体健,无特殊疾病史。患者术前心电图、胸片及其他各项实验室检查均无异常,拟在全身麻醉下行气管裂开 T 管成形术。

患者入室后平卧位,略感憋气,在清醒状态下自主呼吸时,心率(HR)

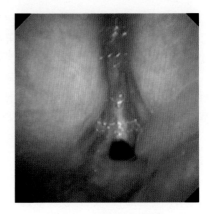

图 2-13　气管镜检查图像

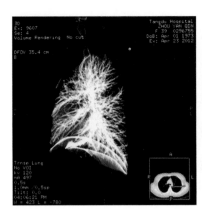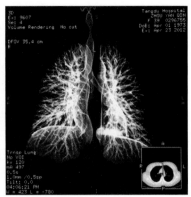

图2-14 螺旋CT气管三维成像

85次/分,血压(NBP)125/70mmHg,脉搏氧饱和度(SpO_2)90%,呼吸频率(RR)约16次/分,面罩吸氧后SpO_2可达96%。开放外周静脉后,给予长托宁1mg、地塞米松10mg。为避免在清醒状态下行气管切开建立气道,先采用通气困难快速评估方案,面罩吸入1%七氟烷,氧流量6L/min,每3次呼吸后增加0.5%,密切观察评估患者气道通畅度及对镇静的耐受程度。等到吸入的七氟烷浓度达到3%时,患者意识消失,能够耐受镇静,没有明显通气困难。停止吸入七氟烷,静脉注射咪唑安定2mg,舒芬太尼20μg,丙泊酚100mg,罗库溴铵30mg,2分钟后经口插入3#喉罩(英国 LMA Supreme),位置良好。行容量控制通气:吸入纯氧,氧流量1L/min,潮气量400ml,吸呼比1:2,频率16次/分。插入喉罩机械通气后,SpO_2 98%,$P_{ET}CO_2$ 41mmHg,气道峰压(Ppeak)25cmH$_2$O,吸气平台压(Pplat)22cmH$_2$O。在给药之前和插入喉罩过程中,手术医师已做好随时进行气管切开的准备。静脉输注丙泊酚4~5mg/(kg·h)、瑞芬太尼0.1~0.2μg/(kg·min)、右美托咪定0.4μg/(kg·h)维持麻醉。

患者仰卧位,为手术操作方便,肩下垫小圆枕,使头向后仰伸。在全身麻醉下,手术医师在狭窄部位以下行气管切开,置入气管导管,套囊充气,连接麻醉机行容量控制通气:潮气量400ml,吸呼比1:2,频率12次/分。此时SpO_2 100%,$P_{ET}CO_2$ 32mmHg,Ppeak 13cmH$_2$O,Pplat 10cmH$_2$O。随后拔除喉罩。

手术医师纵行切开气管狭窄区,将瘢痕表面黏膜Z形切开,自黏膜下切除瘢痕,采用颈部带蒂肌皮瓣加宽狭窄部前壁。测量气管切开口到气管狭窄段的距离,按测量结果修剪T型硅胶,使T管要超过狭窄区1~1.5cm。然后拔除气管导管,将修整好的T管放入气管腔作为支撑,支管自气管切开口伸出。逐层缝合切口,而此时气管导管已经拔除,为了维持患者通气,我们设计如下方法:在T管放入气管腔之前,将一缝扎丝线、大小适中的棉球塞入T管主管上端作为封堵,丝线通过支管伸出,T管放入气管腔后,将气管导管前端塞入T管支管内进行通气,手术完成、自主呼吸恢复后通过丝线将棉球抽出(图2-15)。通过T管通气时,呼吸参数设置不变,能够满足患者通气要求,SpO_2 100%,$P_{ET}CO_2$ 35mmHg左右。手术中血流动力学稳定,血压、心率无明显波动。

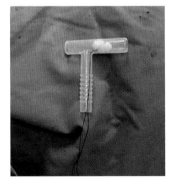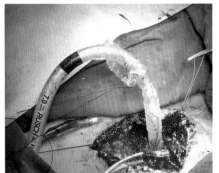

图2-15 T管及气管成形术中通气

手术历时120分钟,手术结束前30分钟停止输注右美托咪定,静脉注射帕瑞昔布钠40mg。手术结束前5分钟停止输注丙泊酚,结束时停止输注瑞芬太尼,连接静脉镇痛泵开始镇痛。8分钟后患者苏醒,自主呼吸恢复,潮气量 350ml,呼吸频率 15 次/分,听从指令,将气管导管从 T 管拔出。送入术后复苏室继续观察,呼吸循环稳定,30 分钟后安返病房。

【问题】

1. 颈段气管狭窄的常见致病原因? 如何降低医源性气管狭窄的发生率?

2. 颈段气管狭窄有哪些治疗方法?

3. 拟行气管裂开 T 管成形术的气管狭窄患者如何进行麻醉诱导?

4. 拔除气管导管置入 T 管后,在逐层缝合切口过程中,可以采取哪些措施维持患者通气?

1. 颈段气管狭窄的常见致病原因? 如何降低医源性气管狭窄的发生率?

造成颈段气管狭窄的主要病因有先天性因素和后天性因素。先天性因素主要是气管发育异常,后天性因素则包括以下几种情况:各种创伤或炎症后的瘢痕或肉芽增生所致狭窄;气管内良性或恶性肿瘤;气管周围肿物的长期压迫,使气管壁软化所致狭窄;气管切开或插管后的狭窄;因邻近病变作放射治疗后的狭窄等。据报道,颈段气管狭窄的原因以气管切开或插管最为常见,也是最主要的医源性气管狭窄。

当气管切开部位过高,损伤第一软骨环,可引致环状软骨糜烂、炎性病变和难于纠治的环状软骨下重度狭窄;气管切开时,切除过多的气管前壁组织,以后可形成大量肉芽组织和纤维瘢痕组织;切开后放置的导管压迫气管前壁,导致切口上方组织向内塌陷以及导管外连接的管道过重压迫气管壁,致组织受压糜烂,以后均可形成纤维瘢痕组织。因此,施行气管切开时应注意气管切开的部位,切除气管前壁组织不宜过多,切口不能太小,否则气管套管强行插入,常将气管切口上方气管环压迫塌陷致气道狭窄;选用的气管导管大小及长度要适宜,连接的管道宜轻而柔软,以降低气管狭窄的并发症发生率。在病情危急及情况许可时,先行插管,再行气管切开,这样手术易操作,安全性大。紧急环甲膜切开术病人待病情稳定后要及时行气管切开,一般不超过 24 小时,否则易致环状软骨部狭窄。

气管插管时,用以封闭气管腔的气管导管套囊充气过多、压力过高、时间过长,亦可压迫气管壁全周,引致组织糜烂坏死,严重者以后形成环状瘢痕性狭窄。因此气管插管后需要保留导管时,套囊要定时放气减轻对气管黏膜的压迫。如果气管插管时间在 3 天以上,病情需要继续保留时,最好行气管切开插管。插管期间可用适量的糖皮质激素减轻气管黏膜水肿预防瘢痕形成。

2. 颈段气管狭窄有哪些治疗方法?

针对不同原因导致的气管狭窄,有不同的治疗方法:①由肉芽组织阻塞气管腔的患者,可经气管镜采用冷冻或联合激光、高频电刀、氩等离子体凝固术(argon plasma coagulation,APC)等热消融术清除肉芽组织或切开气管在直视下刮除肉芽组织,使通气顺利。②由邻近器官肿物长期压迫而气管壁软化所致的狭窄,在解除压迫的基础上,用肋骨片外撑固定软化区,克服狭窄,也可在气管内植入硅酮支架解除狭窄。③对于恶性肿瘤引起的气管狭窄,则以气道激光和气道支架置入为主,改善其生活质量,延长生存时间。④外伤等瘢痕病变引起的气管狭窄,则选用以探条和球囊扩张治疗为主,尽可能避免置入支架等外来物体。近来也有采用经气管镜电刀或激光切开联合球囊进行扩张治疗。

对于狭窄段较短的患者,环形切除狭窄病变后行对端吻合术是以往主要的治疗方法,而对于狭窄段较长、切除病变后无法行对端吻合术的患者,可行气管重建术。第四军医大学唐都医院耳鼻喉科开展的气管裂开 T 管成形术,能够使患者恢复正常呼吸和吞咽功能。

3. 拟行气管裂开 T 管成形术的气管狭窄患者如何进行麻醉诱导?

在实施气管裂开 T 管成形术之前,需要在气管狭窄段以下造口,插入气管导管控制气道,然后在狭窄部位手术。有的气管狭窄患者在行裂开成形术之前,已经做了气管切开,这类患者的麻醉诱导比较简单。一般在清醒镇静、局部麻醉下将金属导管拔出,换成合适的气管导管自切开口插入气管,然后常规静脉注射适量的全身麻醉诱导药。

而对术前未做气管切开的患者,麻醉诱导有三种选择,一种是在局部麻醉下,在狭窄段以下行气管切开,插入气管导管全身麻醉。这种方法似乎比较"安全",但却由于局麻效果不确切、镇痛不完善、患者清醒紧张等导致呛咳、血压升高、心率加快,甚至出现脑出血等严重并发症,对合并心脑血管疾病的患者极为不利,同时患者体验差,毫无舒适可言。第二种方法是常规全麻诱导,经口插入气管导管,然后在狭窄段以下行气管切开,经气管切开口更换导管;这种方法仅适用于气管狭窄程度不严重的患者。第三种方法是给予全麻诱导药物,经口插入喉罩,在喉罩通气、全身麻醉的前提下行气管切开,然后经气管切开口插入导管。这种方法对患者机体干扰小、应激反应轻、不良反应少,避免了局部麻醉下气管切开置管对血流动力学和神经内分泌系统的干扰,降低了不良事件的发生率,同时能保证有效地通气。不过,在全麻诱导、插入喉罩之前,一定要评估、判断给药后患者的气道是否安全。在准备好紧急气管切开的前提下,先采用通气困难快速评估方案,面罩吸入 1% 七氟烷,每 3 次呼吸后增加 0.5%,密切观察评估患者气道通畅度及对镇静的耐受程度。等到吸入的七氟烷浓度达到 3% 时,如果患者能耐受较深镇静,在意识消失后没有明显通气困难,则可给予全身麻醉药物后插入喉罩;如果患者在镇静后出现明显气道梗阻,则应终止镇静(停止并洗出七氟烷),唤醒患者,选择清醒气管切开。这种由于瘢痕增生导致的气管狭窄,给药后一般不会引起气管软化或塌陷,插入喉罩后都能够维持基本的通气需要。

4. **拔除气管导管置入 T 管后,在逐层缝合切口过程中,可以采取哪些措施维持患者通气?**

气管裂开 T 管成型手术的气道管理具有特殊性,测量、修整好 T 管后,要先从气管切开口拔出导管,然后将 T 管放进裂开的气管内作为支撑,逐层缝合加宽的气管壁、肌肉、皮下组织和皮肤,在缝合的过程中要采取特殊措施维持患者的通气。一种方法是在放置 T 管之前恢复患者的自主呼吸,具体做法是:麻醉诱导后不再追加肌肉松弛药,静脉注射氟比洛芬酯或帕瑞昔布钠,减少丙泊酚与瑞芬太尼的输注量,增加右美托咪定的用量,减轻对呼吸的抑制作用,使患者的自主呼吸逐渐恢复,等到自主呼吸能够维持正常通气后,置入 T 管,继续完成手术。这种方法需要精细调控各种麻醉药物的输注速度,既要维持一定的麻醉深度,又要保证足够的自主呼吸。置入 T 管后,可以增加麻醉机的氧流量,通过连接的气管导管为术野输送氧气,提高 T 管周围环境的氧浓度,对改善患者的氧合有一定的帮助,SpO_2 可以维持在 95% 以上。在此过程中注意监测麻醉深度,避免术中知晓的发生。

如果患者没有及时恢复足够的自主呼吸,需要耗费时间等待,会延误手术进程。为此,可设计如下通气方法:在 T 管放入气管之前,将一缝扎丝线、大小适中的棉球塞入 T 管主管上端作为封堵,丝线通过支管伸出,T 管放入气管后,将气管导管前端塞入 T 管支管内进行通气,手术完成、自主呼吸恢复后通过丝线将棉球抽出。采用这种方法控制呼吸基本上能够满足患者的通气需要,氧合良好而且没有二氧化碳蓄积。

【小结】

本例气管插管损伤导致的严重气管狭窄需要手术治疗,麻醉诱导前采用通气困难快速评估方案,确定气道安全后,快速诱导插入喉罩,避免了清醒局麻下实施气管切开。在气管裂开 T 管成形术过程中,将大小合适的棉球塞入 T 管主管上端作为封堵,通过 T 管支管维持患者通气。围术期麻醉医生与手术医生密切协作、相互配合,顺利完成手术。

【专家简介】

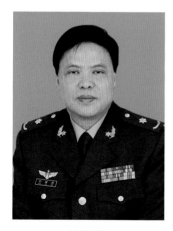

孙绪德,主任医师,教授,博士生导师,现任第四军医大学第二附属医院麻醉科主任。 主要研究方向:"麻醉机制与器官保护",擅长胸腔外科、神经外科及危重老年患者的麻醉。 以项目负责人身份承担各级科研课题九项,以第一或通讯作者在国内外专业期刊发表论文 100 余篇,现任中国医师协会麻醉学医师分会第五届委员会委员,首届中国心胸血管麻醉学会理事、胸科麻醉分会副主任委员、首届中国研究型医院学会麻醉学专业委员会委员、西安医学会第一届疼痛学会主任委员。 任《国际麻醉学与复苏杂志》第四届编辑委员会特邀编委、《中华麻醉学杂志》、《国际麻醉学与复苏杂志》、《临床麻醉学杂志》、《麻醉安全与质控》编委等职。

孙绪德

【专家点评】

1. 气管狭窄根据不同的致病原因,治疗方法也不同。对于气管插管后导致的医源性气管瘢痕性狭窄,适合采用手术进行气管重建。本例患者为气管插管后瘢痕增生导致的气管狭窄,拟行气管裂开 T 管成形术,该术式疗效确切,成功率高。对于该手术,气道管理有其特殊性,主要体现在麻醉诱导和成形术中通气两个方面。

2. 对于严重气管狭窄患者,既往多采用清醒局麻下气管切开建立气道,然后麻醉诱导给药;这种方法常由于局麻效果不确切、镇痛不完善、患者清醒紧张等导致呛咳、血压升高、心率加快,甚至出现脑出血等严重并发症,对合并心脑血管疾病的患者极为不利。本例患者,先面罩吸入七氟烷,采用通气困难快速评估方案,在确定患者气道安全的前提下,给予全麻诱导药物,经口插入喉罩,在喉罩通气、全身麻醉的前提下行气管切开建立气道。这种方法避免了局麻下气管切开置管的不良影响,同时能保证有效地通气。值得指出的是,这种由于瘢痕增生导致的气管狭窄,给药后不会引起气管软化或塌陷,插入喉罩后都能够维持基本的通气需要。

3. 术中置入 T 管、进行气管成形术的过程中如何维持患者通气是气道管理的另一关键。目前可采用如下设计方法进行通气:在 T 管放入气管之前,将一缝扎丝线、大小适中的棉球塞入 T 管主管上端作为封堵,丝线通过支管伸出,T 管放入气管后,将气管导管前端塞入 T 管支管内进行通气,手术完成、自主呼吸恢复后通过丝线将棉球抽出;采用该方法维持患者通气,氧合良好且没有二氧化碳蓄积。

【参考文献】

1. 崔鹏程. 喉气管狭窄诊疗中的几个问题. 临床耳鼻咽喉头颈外科杂志, 2016, 30（24）: 1907-8.
2. Peric I, Paladin I, Lozo Vukovac E, et al. Tracheomalatia, to stent or not to stent. Respir Med Case Rep, 2015, 16: 137-9.
3. 王彬荣, 田丽颖, 苏小花, 等. 喉罩在喉气管裂开成形术中的应用. 现代肿瘤医学, 2015, 23（24）: 3670-73.
4. 邓小明, 姚尚龙, 于布为, 等. 现代麻醉学, 第四版, 北京, 人民卫生出版社, 2014.
5. Fukunaga Y, Sakuraba M, Miyamoto S, et al. One-stage reconstruction of a tracheal defect with a free radial forearm flap and free costal cartilage grafts. J Plast Reconstr Aesthet Surg, 2014, 67（6）: 857-9.

22　气管狭窄患者行气管狭窄环切除术的围术期管理

【导读】

气管狭窄病情复杂,常表现为不同程度的呼吸困难,给患者造成极大痛苦,重者可致窒息危及生命,其主要治疗方法是通过外科手术重建通畅的呼吸通道,避免再狭窄的发生。手术期间麻醉医生需要与外科医生紧密配合,共同做好患者的围术期管理。

【病例简介】

患者,男性,57 岁,3 个月前因突发急性侧后壁心肌梗死于我院急诊就诊,予以抗凝、扩冠、利尿、纠正心衰等对症治疗,并行气管内插管,呼吸机辅助通气 3 周;后转入心内科重症监护室（CCU）治疗,期间反复发生急性左心衰,予以利尿、平喘等对症治疗,并以 BiPAP 呼吸机辅助呼吸后心衰缓解。

　　患者神清,心功能逐渐稳定,但反复发作憋喘、气急,自述气管有痰无法咳出,夜间为甚,依赖 BiPAP 呼吸机辅助才能睡眠。经 CT 重建示气管狭窄位于声门下3.5cm,最狭窄处直径0.5cm,狭窄段长约1.5cm(图2-16)。考虑气道狭窄与长时间插管、拔管后的气道炎症、增生相关,若不及时处理,气道梗阻将进行性加重,会影响心功能恢复,加重心衰。经院内讨论后,为解除气道梗阻,缓解呼吸系统症状,转入胸心外科拟全身麻醉下行气管狭窄环切除+气管端端吻合成形术。

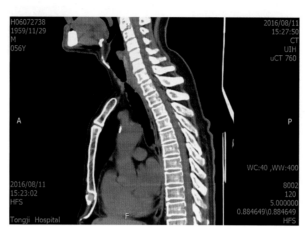

图2-16　患者气道 CT 截面图

　　患者每日予以平喘、化痰、雾化等治疗,并间断使用 BiPAP 呼吸机辅助通气,偶有气急、憋喘发作,心功能尚稳定,心率、血压平稳,神清,精神可,双下肢不肿。术前诊断为:①冠心病,侧后壁心肌梗死,急性心力衰竭,心功能Ⅳ级(Killip 分级);②高血压病;③气管上段狭窄。术前血压100/60mmHg,心率84次/分。术前检查:脑利钠肽前体(Pro-BNP)2597pg/ml(参考值<100pg/ml),高敏肌钙蛋白 I(hs-cTnI)0.05ng/ml(参考值<0.03ng/ml),血红蛋白99g/L(130~175g/L),红细胞比容30.1%(40%~50%)。余心肌酶、血凝常规、肝肾功能、血气分析、D-Dimer 均未见明显异常。

　　麻醉诱导前行左桡动脉穿刺并置管监测血压,静脉泵注右美托咪定,同时充分表麻,在纤维支气管镜引导下清醒插入内径5.5mm 气管导管(图2-17),插管后静注依托咪酯20mg、舒芬太尼20μg、罗库溴铵50mg,接麻醉机行机械通气。锁骨下静脉穿刺置管,并监测中心静脉压,全麻维持采用丙泊酚、右美托咪定静脉泵注,罗库溴铵间断推注,去甲肾上腺素静脉泵注维持血压稳定。术中于狭窄下方横行切开气管,气管导管插入下方气道,连接呼吸机通气;明确狭窄位置后于狭窄上方0.5cm 处切除狭窄气道(图2-18),气管断端两侧连续缝合气管膜部及侧壁,逐步退出下方气管导管,经可视喉镜下从上方气道置入7.0#钢丝加强气管导管,连接呼吸机通气。患者下颌皮肤与颈部切口下部皮肤予缝线牵拉,防止术后头部后仰(图2-19)。术后患者带气管插管安返外科重症监护室(SICU)。手术时间2小时,出血量约20ml,补液1200ml,其中晶体600ml,胶体500ml,抗生素100ml,麻醉期间循环稳定。术后3小时患者清醒,高频射流吸氧30分钟后拔管,同时予以抗炎、化痰、强心、利尿、抗凝等治疗。术后第3天患者生命体征平稳,辅助检查未见异常,转回 CCU 进一步专科治疗,10天后顺利出院。

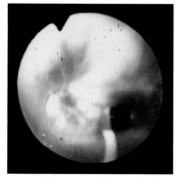

图2-17　纤维支气管镜下的气管狭窄环

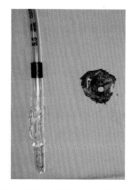

图2-18　切除的气管狭窄环与5.5F 普通气管导管的比较

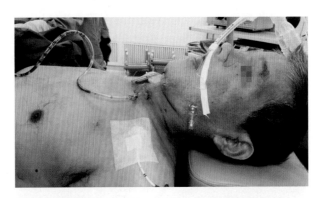

图2-19　患者下颌皮肤与颈部切口下部皮肤予缝线牵引

【问题】

1. 气管狭窄的病因有哪些？哪些患者需警惕气管狭窄？
2. 长期气管插管患者如何预防气管插管导致的气管狭窄？
3. 治疗气管狭窄的方法有哪些？麻醉风险有哪些？
4. 该类患者制定麻醉方案时，应当注意些什么？
5. 围术期心衰的临床表现、诊断和治疗有哪些？

1. 气管狭窄的病因有哪些？哪些患者需警惕气管狭窄？

引起气管狭窄的病因主要分为四类：①外伤性因素，多见于气管切开术、长期气管插管，为气管狭窄最常见的病因。气管切开术后，由于套管压迫可致软骨环感染、糜烂，修复后瘢痕形成，管腔狭窄；切开气管时，如软骨去除过多，肉芽生长，也是气管狭窄之诱因。经气管插管行机械性辅助呼吸，若长期气管插管，或插管的气囊充气过度，气管壁受压、坏死，也可并发气管狭窄。其他外伤性因素如切割伤、枪弹伤、吸入腐蚀性化学气体等；②感染性因素，如气管内白喉、结核等病变时，若感染较重，可引起溃疡、肉芽性病变，预后瘢痕形成导致狭窄；③肿瘤性因素，常见于气道内病变，如气管内良性或恶性肿瘤；气道外部压迫、气道周围占位性病变，如食管癌、甲状腺癌、脓肿、血肿或气体的压迫；气道壁病变，如气管肿瘤、食管癌或其他胸部肿瘤放疗后引起的气管壁损伤、气管软化以及复发性多软骨炎等。④先天性因素，多件于小儿，如气管软骨软化症、气管腔内存在隔膜、完整气管环等气管环发育畸形。

气管狭窄常见的症状是气道梗阻引致气急和吸气性或呼气性呼吸困难，常伴有气促、喘鸣、咳嗽、有痰，痰易黏稠，咯出费力，体力活动和呼吸道内分泌物增多时加重，常有喘鸣。尤其是曾经行气管切开和插管术的患者出现上述症状时，应首先考虑气管瘢痕狭窄。X线气管断层摄片和颈胸部CT可明确诊断。

2. 长期气管插管患者如何预防气管插管导致的气管狭窄？

关键是正确地选气管导管、操作和护理，适时地调整气管导管气囊充气容积或压力。插管后气管狭窄一个重要原因是气管导管气囊压力过高。有创通气时气囊过度充气且压力过高，阻断了气管黏膜的血流，导致黏膜坏死、脱落，逐渐引起气管狭窄、变形，还可能形成炎症、溃疡和气管食管瘘等并发症。因此，通过监测气囊压力来调整气囊对气管黏膜的压力非常重要，通常气囊压力不应超过 $25\sim30cmH_2O$，长期带管的患者气管黏膜所受压力低于 $30cmH_2O$ 是安全的。有研究认为应用气囊压力测量仪监测气囊压力比传统的手捏气囊感觉法更准确、安全，间断规律监测气囊压力并保证其在正常范围，气管狭窄发生率低。气管插管患者气囊每4~6小时放气1次，每次5~10分钟，可避免气道持续受压引起的黏膜缺血坏死及继发性炎症增生。

3. 治疗气管狭窄的方法有哪些？麻醉风险有哪些？

气管狭窄的治疗以外科为主，其术式主要包括：①内镜或支撑喉镜下摘除或应用激光切除气管狭窄的瘢痕组织或肉芽组织：仅适用于局限的非环形病变。操作简单，缺点是有时需多次手术。②气管内支架成形术：主要用于气管狭窄长而严重，多次手术失败，恶性肿瘤的姑息治疗。操作简单，短期效果较好，缺点是仅能治疗气管狭窄，对原发病无治疗作用,且支架干扰气道黏膜的生理功能,有局部炎性反应,不易取出,可能移位及再狭窄。③气管扩张成形术:适用于轻度良性瘢痕性气管狭窄。操作简单,创伤小,缺点是需反复进行,反复扩张损伤气管内膜后的瘢痕修复可致管腔越来越窄。④气管端端吻合成形术:适用于长度小于6cm的环形气管狭窄。有研究认为端端吻合术具有术后再狭窄率低,预后好等优点,是气管狭窄的首选治疗方法,但有损伤气管周围神经的并发症。⑤移植物修复气管成形术:主要适用于气管前壁的修复,对后壁尚不能如意。该病例患者病情符合气管端端吻合成形术,术后无气管周围神经损伤,预后良好。

此类患者的麻醉风险主要在于能否在狭窄解除前建立适当的通气,包括适度通畅的气道、足够供氧和排除CO_2的换气量,这种风险既取决于患者气管狭窄的位置、程度,也受能否及时建立合适的人工气道以及是否采取最优的麻醉诱导和维持方案的影响。需要麻醉医师和手术医师的密切配合才能降低这种风险。

4. 此类患者制定麻醉方案时,应当注意些什么?

此类患者因气道梗阻常伴有严重的呼吸困难,动脉血气分析常常提示有明显的缺氧和二氧化碳蓄积,因此术前访视时须精确了解气管狭窄的程度、病变的位置和活动度,以及由于狭窄导致的呼吸功能的改变,详细询问患者排痰的困难度、运动的耐受性、进食对呼吸的影响、仰卧位呼吸的能力及睡眠时呼吸状态,了解其说话时的语速和语音的改变,尤其要了解用力吸气和呼气的程度。术前三维CT成像可精确测量气管的狭窄程度,并可判断狭窄气管周围的组织病变情况,以便选用适当大小的气管导管和做好充分的麻醉预案。

麻醉诱导时,充分表麻,适当镇静,在患者清醒保持自主呼吸下经纤维支气管镜引导行气管插管,保障通气防止窒息。术中换管时,麻醉医师与外科医师应密切配合,减少患者术中缺氧时间,保证氧供。此外,加强生命体征监测,本患者有心肌梗死、心衰病史,应监测容量,控制补液速度。

麻醉恢复期是潜在的最危险时期。新建的气道非常脆弱,头部大幅度活动、剧烈的咳嗽、较长时间的术后机械通气都可影响吻合口的愈合。患者进入ICU应行全面的监测,在进行充分的镇痛和适度的镇静(安静、呼之能睁眼)下,一旦拔管时机成熟,即刻拔除气管导管。在整个围术期均需要麻醉医师和外科医师的仔细沟通和紧密配合,严格管理气道,最大程度保证患者的安全。

5. 围术期心衰的临床表现、诊断和治疗有哪些?

心衰是由于任何心脏结构或功能异常导致心室充盈或射血能力受损的一组复杂临床综合征,主要临床表现为呼吸困难和乏力(活动耐量受限),以及液体潴留(肺淤血和外周水肿)。心衰可分为慢性充血性心衰(CHF)和低心排综合征(LCOS),均需正性肌力药治疗:①CHF:常见病因是心脏瓣膜病、缺血性心脏病和高血压,限盐、使用利尿剂降低前负荷、血管扩张剂降低后负荷及地高辛治疗有效。重症CHF需静脉输注正性肌力药和(或)应用心脏辅助装置。②LCOS:病理基础为心肌"顿抑"、缺血-再灌注损伤及β受体下调,正性肌力药可增加"顿抑"心肌收缩,提高心输出量(CO),维持舒张压及心肌氧供。正性肌力药按作用机制是否依赖cAMP分为两类(表2-1)。

表2-1　正性肌力药

不依赖 cAMP	依赖 cAMP
强心苷(地高辛)	β受体激动药(去甲肾上腺素、多巴酚丁胺、肾上腺素、异丙肾上腺素)
钙致敏药(左西孟旦)	多巴胺受体激动药(多巴胺、多培沙明)
甲状腺激素(碘塞罗宁、T3)	磷酸二酯酶抑制药(氨力农、米力农、依诺昔酮、奥普力农)

超声心动图是诊断心衰的重要检查手段。可以准确地明确患者各心腔大小变化、心瓣膜结构以及心脏功能情况,包括收缩功能和舒张功能。测定左心室射血分数(LVEF)是评估左室收缩功能最常用的指标,正常值>50%,心衰时LVEF降低。另外围术期B型脑钠肽(BNP)水平与心衰的严重程度呈正相关,可用于急性心力衰竭的诊断、治疗及预后的判断。常以血浆BNP>100ng/L以及临床表现来诊断心衰。

除了应用正性肌力药加强心肌收缩力,心衰治疗方法还有以下几项:①控制钠盐摄入,减少患者体内水潴留,减轻心脏前负荷;②应用利尿剂排出患者体内潴留过多的液体,减轻全身各组织和器官的水肿;③应用血管扩张剂减轻心脏前负荷和后负荷来改善心脏功能;④防治各种并发症,如呼吸道感染、血栓形成和栓塞、心原性肝硬化、电解质紊乱等。

【小结】

气管狭窄患者行气道重建手术是对麻醉医师气道管理水平的一个挑战,术前应根据病情做好多套麻醉预案和充分的麻醉器材及药品准备,在麻醉诱导期、术中气管狭窄切除和恢复苏醒期要严格管理气道,最大程度保障患者安全。

【专家简介】

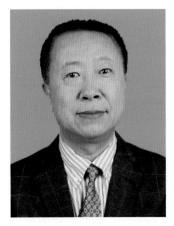

张晓庆

张晓庆,教授,上海市同济医院麻醉科主任,主任医师、硕士研究生导师。 研究方向: 麻醉与认知。 上海市医学会麻醉学分会委员,上海市医师协会麻醉科医师分会委员,上海市中西医结合学会麻醉学分会常委,中国胸心血管麻醉学会理事,中国胸心血管麻醉学会心血管麻醉分会委员,中国胸心血管麻醉学会器官保护分会委员。 从事临床麻醉30年,对心血管手术的麻醉以及疑难重症病人的麻醉和重症监测治疗技术等有着丰富的临床经验。 尤其擅长胸、心血管手术麻醉,如冠脉搭桥手术,体外循环下主动脉置换、法洛四联症矫正术等;以及各类休克、重危和疑难重大手术的麻醉,如普外科肝脏巨大肿瘤切除术,泌尿科嗜铬细胞瘤手术麻醉,脑外科动脉瘤夹闭术等;骨科高龄病人的各种骨折手术的麻醉如全髋关节置换术等。

【专家点评】

1. 该病例为心肌梗死后合并严重气管狭窄患者,对缺氧耐受极差,如何有效控制气道是麻醉最大的挑战。术前三维CT成像可精确测量气管的狭窄程度,并可判断狭窄气管周围的组织病变情况,以便选用适当大小的气管导管和做好充分的麻醉预案。该患者麻醉气管插管方式采用镇静、充分表面麻醉、纤维支气管镜引导气管内插管,气管内插管过程中在保留自主呼吸的同时并最大限度地降低咽喉部刺激是其关键所在。

2. 该患者术前并存心肌梗死后心衰,术前应给予相应的支持治疗以改善心功能状态。围术期维持血流动力学稳定、增加氧供和降低氧耗是手术成功和降低早期死亡率的关键。围术期处理的要点在于加强监测、控制适宜的麻醉深度、避免缺氧和二氧化碳蓄积、镇痛充分、适当限制补液和心血管支持以及术后镇痛完善。

3. 术后应加强呼吸和循环管理,严格掌握拔管指征,防止再次气管插管;避免拔管时躁动,呛咳,保持头颈前屈曲位,降低气管吻合口张力,防止吻合口崩裂和出血。

4. 此患者术前血气分析正常、Pro-BNP 和 cTnI 均升高、心肌梗死后3月急性心衰、心功能Ⅳ级,此时行气管重建术是否合适? 可否先气管介入治疗,待心脏情况改善后,再行气管重建术? 有待商榷。

【参考文献】

1. Lorenz RR. Adult laryngotracheal stenosis: etiology and surgical management [J]. Curr Opin Otolaryngol Head Neck Surg, 2003, 11（6）: 467-472.

2. Diaz E, Rodrigue AH, Rell DJ. Ventilator-associated Pneumonia: issues related to the artificial airway [J]. Respir care, 2005, 50（7）: 900-906.

3. 贡瑞霞,蔡志刚. 插管后气管狭窄的临床研究 [J]. 河北医药, 2016, 38（22）: 3420-3423.

4. Chen Y, Wang WJ, Wang HF. Therapeutic effect of tracheal anastomosis versus interventional bronchoscopy in the treatment of airway srenosis [J]. Nan Fang Yi Ke Da Xue Xue Bao, 2010, 30（6）: 1359.

5. Rea F, Callegaro D, Loy M, et al. Benign tracheal and laryngotracheal stenosis: surgical treatment and results [J]. Eur J Cardiothorac Surg, 2002, 22 (3): 352-356.

23　气管插管后气管狭窄行纤维支气管镜介入治疗的麻醉

【导读】

气管插管后气管瘢痕性狭窄(postintubation tracheal stenosis, PITS)是缺血性透壁性气道损伤瘢痕性愈合造成的疾病。患者多以呼吸功能衰竭入院,纤维支气管镜介入治疗能有效地解除气管狭窄。但气管内操作复杂,手术时间长,术中麻醉医师与术者操作共用同一气道,对麻醉管理提出了更高的要求,且术中风险很大。其中最关键环节是呼吸管理,值得麻醉医师高度重视。

【病例简介】

患者,男性,73 岁,体重 65kg。进行性呼吸困难 1 月余,伴窒息感一周入院。3 个月前在外院因胃穿孔,急性弥漫性腹膜炎伴感染性休克,行胃穿孔修补术。术后呼吸功能衰竭,气管插管下机械通气治疗 7 天。2 个月前出院。1 个月前出现咳嗽、气促、呼吸困难,并进行性加重。曾就诊多家医院治疗(方法不详)。入院诊断为"急性呼吸功能衰竭,气管插管后气管瘢痕性狭窄"。入院体检:意识清楚,消瘦,端坐呼吸伴喘鸣音,三凹征阳性,语言断续,口唇轻度发绀,额面部渗汗,颈静脉无怒张。体温 37.5℃,呼吸 29 次/分钟,血压 142/90mmHg,SpO_2 88%,心率 126 次/分钟,律齐无杂音,双肺闻哮鸣音,无湿啰音,肝脾未触及,下肢无水肿。实验室检查:白细胞计数 12.4×10^9/L,中性粒细胞 0.82,血红蛋白 128g/L。血糖、肝肾功能、电解质及凝血功能均正常。动脉血气分析: pH 值为 7.20,PaO_2 55mmHg,$PaCO_2$ 95mmHg。胸部 CT 示气管上段严重狭窄,长度约 2cm,最小口径为 3~4mm(图 2-20)。纤支镜检查可见进入声门后约 3cm 处见狭窄口,口径约 3~4mm,局部黏膜形成溃疡和肉芽肿,阻塞横截面积>70%气管镜不能进入(图 2-21)。因患者不能耐受,仅观察 5~6 秒即停止检查。

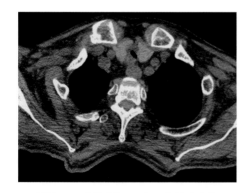

图 2-20　术前胸部 CT 提示气管腔狭窄

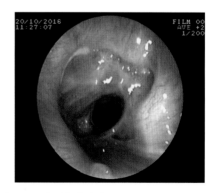

图 2-21　术前纤支镜检查见气管管腔狭窄,肉芽组织增生,充血水肿

入院后给予无创呼吸机辅助通气,呼吸困难未改善,考虑患者气管狭窄部位不宜行气管插管或气管切开,遂拟急诊行"经支气管镜氩等离子体凝固术、气管内球囊扩张和气管支架植入术"。给家属交待病情并签署知情同意

书后,拟在全身麻醉下急诊手术。

麻醉实施:常规术前准备,腋窝探头监测体温,术中采用综合保温措施:四肢躯干用鼓风式保温毯覆盖(设定温度37℃),输液加温至37℃,维持体温在36~37℃。仰卧位肩部抬高手术体位。麻醉前30分钟肌内注射阿托品0.5mg、地塞米松20mg。入室后开放外周静脉通路输注平衡盐溶液。行桡动脉和右颈内静脉穿刺置管术,监测有创动脉压 ECG、SpO_2、$P_{ET}CO_2$ 和 BIS 值。CVP 维持在 8~10cmH_2O。面罩去氮吸氧5分钟后,静脉注射咪达唑仑0.06mg/kg、舒芬太尼0.5μg/kg、异丙酚1.5mg/kg、罗库溴铵0.6mg/kg。麻醉诱导满意后置5号喉罩,接三通呼吸回路接头,再连接麻醉机实施间歇正压通气。呼吸机参数设置:潮气量8ml/kg,通气频率16次/分,吸呼比1:2,氧流量4L/min。麻醉维持:静脉输注异丙酚 6~8mg · kg^{-1} · h^{-1},瑞芬太尼 10~20μg · kg^{-1} · h^{-1}。TOF-Watch SX 肌松监测仪监测肌松,并按需间断静脉注射罗库溴铵维持肌松。维持 BIS 值 50~60,当 BIS 值 >60 时,静脉注射异丙酚 0.5~1.0mg/kg。术中维持 BP 和 HR 平稳,使其波动幅度不超过术前水平的20%,必要时对症处理。分别于麻醉诱导前、手术开始后每隔15min及拔喉罩时采集动脉血样行血气分析。本例手术先后实施"经支气管镜氩等离子体凝固术、经支气管镜(高压)球囊扩张术和气管支架植入术",手术30分钟后术野一度出血(SpO_2 从98%最低下降至90%,$P_{ET}CO_2$ 由42mmHg上升至56mmHg),迅速采取头低脚高位,通过支气管镜局部使用凝血酶500U+肾上腺素500μg+注射盐水5mL止血成功、SpO_2 和 $P_{ET}CO_2$ 逐渐恢复正常,术中基本监测见表2-2和表2-3,手术时间55分钟。术后10分钟清醒,BP 128/65mmHg,HR 90次/分,SpO_2 99%,BIS 95,呼吸16次/分。血气分析(吸氧5L/min):pH值 7.36,PaO_2 344mmHg,$PaCO_2$ 42mmHg,拔喉罩后安返 ICU。术后纤支镜检查和CT提示气管狭窄较前明显改善(图2-22,图2-23)。术后第1天患者精神及饮食良好,可完全平卧,血气分析(吸氧3L/min)pH值 7.36,PaO_2 126mmHg,$PaCO_2$ 46mmHg,手术后5天痊愈出院。

表2-2　术中生命体征监测数据

时间	BP(mmHg)	HR(次/分)	SpO_2(%)	BIS	CVP(cmH_2O)	$P_{ET}CO_2$(mmHg)
麻醉前	150/98	130	88	99	6	78
麻醉后	121/68	112	93	52	4	70
手术开始	120/72	110	95	50	5	67
5分钟	128/70	108	95	54	5	62
10分钟	126/75	106	96	53	6	59
15分钟	123/73	102	98	55	5	56
20分钟	118/70	103	98	54	5	53
25分钟	120/68	100	98	49	6	50
30分钟	119/65	96	98	51	5	48
35分钟	122/68	92	92	50	6	56
40分钟	116/66	90	99	49	6	45
45分钟	119/63	88	99	48	5	43
50分钟	118/65	87	99	50	5	44
55分钟	121/64	88	99	48	5	41
拔喉罩时	128/65	90	99	95	5	36

表2-3　术中动脉血气分析

时间	pH	PaO_2(mmHg)	$PaCO_2$(mmHg)
麻醉前	7.20	55	95
麻醉后	7.22	75	85
手术开始	7.24	95	75
15分钟	7.28	185	69
30分钟	7.30	290	63
45分钟	7.33	300	56
拔喉罩时	7.36	344	42

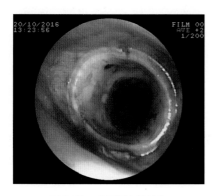

图 2-22　术后纤支镜检查

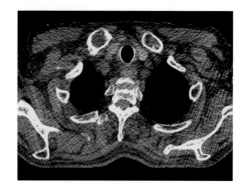

图 2-23　术后胸部 CT

【问题】

1. 纤维支气管镜介入诊断、治疗的麻醉方法?
2. 本病例的麻醉管理要点?
3. 纤维支气管镜介入治疗中常见并发症及处理?
4. 纤维支气管镜介入治疗的术后管理要点?

1. 纤维支气管镜介入诊断、治疗的麻醉方法?

纤维支气管镜介入治疗在早期多在局部麻醉下进行,局部麻醉虽可避免全身性麻醉药对呼吸及心血管的抑制作用,保留患者必要的咳嗽反射,但局部麻醉下操作会对患者产生强烈的刺激,特别是敏感患者容易出现精神紧张、恐惧、剧烈咳嗽、屏气、恶心、躁动及窒息感等不适,并可引起心动过速、血压增高、心律失常甚至引起严重心脑血管意外等,有些患者因不能耐受而致检查中断,部分患者甚至拒绝此项检查治疗。为此,对于诊断性纤维支气管的操作目前多选用局部麻醉联合镇静镇痛,可以减轻患者的痛苦且利于检查者操作,镇静镇痛药物的选择应以对呼吸、循环影响最小为宜;对于纤维支气管镜介入治疗术,其气管内操作复杂、刺激大、手术时间长、出血多,麻醉须达到一定的麻醉深度才能使呛咳反射消失且没有体动反应,应以选择全身麻醉为宜,麻醉方法应以全凭静脉麻醉为最佳,麻醉药物以选择作用强、中短效者为宜,如丙泊酚、依托咪酯、瑞芬太尼、舒芬太尼、罗库溴铵、顺式阿曲库铵等。

2. 本病例的麻醉管理要点?

本病例行经支气管镜氩等离子体凝固术、气管内球囊扩张和气管支架植入术,术中麻醉医师与术者操作共用同一气道,既要保证通气又不能影响手术操作,麻醉管理要点如下:①术前全面评估,和手术科室充分病例讨论,根据患者具体病情,拟定一套对病人最安全,双方都能接受的麻醉和手术方案。为预防气管术后水肿、减轻局部炎症术前应给予糖皮质激素。②气管通道选择:常用的气管通道有硬质支气管镜、气管导管和喉罩,各有其局限性。硬质支气管镜技术适用于中央型气道的病变,但其在治疗时气道开放,不能实现呼吸控制,需要开放通气技术的配合;气管导管通道适用于距离声门下 5cm 以上的病变,具有最安全、可靠的机械通气保证,但是手术器械微小、影响手术操作速度,在取支架和异物等方面远不如硬质支气管镜可靠;喉罩适用于声门下所有病变,是声门下气管高位病变有效的解决途径,但气道狭窄患者术中气道压力很高,喉罩气囊周围易漏气,不能保证有效通气量。由于该例患者气管狭窄位置在声门下,硬质支气管镜、气管导管和气管切开均无法使用,使用喉罩通气是其最佳选择。③通气模式的选择:本例患者术前已存在呼吸衰竭,肺通气功能严重障碍,保留自主呼吸不能进行有效的气体交换;且气管严重狭窄、位置较高,只有机械控制通气才可能保证有效通气量。本病例使用笔者团队设计制造的三通呼吸回路接头(图 2-24)可以使开放的气道密闭,

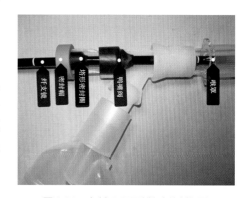

图 2-24　自制呼吸回路接头的剖析图

术中可行间歇正压通气,术中血气分析指标提示通气效果良好。④血气监测:每15分钟应监测一次动脉血气以了解通气效果,并根据血气结果及时处理。⑤术野应及时止血,如出现大量出血应立即采用头低脚高位,通气侧肺抬高,必要时行双腔气管内插管,保证另一侧肺通气,减少因此引发的相关并发症。

3. 纤维支气管镜介入治疗中常见并发症及处理?

纤维支气管镜介入治疗有一定特殊性,一旦出现并发症,严重者可能危及生命,常见的并发症及相关处理如下:①术中气管内出血:气管内病变组织血供丰富,如新生的肉芽组织、恶性肿瘤;在清理表面坏死组织时,其深部没有完全坏死的组织也容易出血;如果支气管壁穿透导致伴行的肺动脉或肺静脉损伤出血,可引起致命大出血。为避免治疗中气管内出血,应确定组织充分坏死后再进行钳夹、清理,清理时不宜过深,当治疗达到病变基底部时,应慎重,避免损伤到深部组织穿透气道壁导致出血;避免损伤气道壁和支气管伴行的血管,导致难以控制的大出血;对于远端管腔走向不明的病变,操作慎重。出血量较少时,可局部滴入1:2000肾上腺素、凝血酶、冰盐水等止血。术中大量出血时迅速采用头低脚高位或患侧卧位,避免大出血时血液灌入健侧,同时积极吸引出血;必要时行双腔气管内插管,保证另一侧肺通气,有条件时行支气管栓塞治疗。②组织水肿和(或)坏死组织脱落导致窒息:组织水肿、坏死组织脱落可导致窒息,为此,在处理气管内新生物时,初次治疗应使气道狭窄充分解除,并及时清理脱落组织。如术后患者返回病房后突发胸闷、呼吸困难,有条件应立即行床旁支气管镜检查,了解气道阻塞情况,并在支气管镜引导下行气管内插管(插管应越过狭窄段)解除阻塞。③气道内灼伤:全麻吸入纯氧或吸入氧气浓度过高时,激光和高频电刀治疗可引燃氧气而导致气道烧伤,后果非常严重;在使用高频电刀和激光治疗时务必将吸入氧气浓度降至40%以下。氩等离子束传导高频电流(治疗较为表浅)不存在这一问题,因此在需要高浓度供氧的患者可以选择氩等离子体凝固治疗。④气胸及纵隔气肿:在球囊扩张较小的气道如段支气管管腔狭窄时、导丝置入过深伤及胸膜时以及组织撕裂严重损伤到气道壁和胸膜等均可导致气胸及纵隔气肿。预防及处理的要点是球囊扩张应从小号球囊开始,逐步增加球囊直径,逐步扩张。少量气胸不需处理可自行吸收,如存在发生张力性气胸的可能性应进行胸腔闭式引流术。少量的纵隔气肿不引起呼吸困难、缺氧等表现,不需要特殊处理可自行吸收;如大量纵隔气肿可引起呼吸困难、缺氧时,应积极处理。⑤心血管系统并发症:尤其是存在心脏基础疾病的患者,此类并发症较常见。心律失常很常见,手术刺激引起儿茶酚胺释放增加可致心动过速,插入支气管镜可引起迷走神经反射产生心动过缓。气管狭窄本身以及治疗时不可避免的出血、脱落组织和充盈的球囊等进一步阻塞大气道可致缺氧性心律失常甚至心脏骤停。为避免术中恶性心律失常的发生,术前首先应充分评估发生心血管系统并发症的风险,对于心功能差、近期发作心律失常的患者应慎重检查和治疗,术中应及时充分止血和清理气道,在充盈球囊前应高浓度供氧,保证通气及氧储备,如出现心律失常应积极处理。

4. 纤维支气管镜介入治疗的术后管理要点?

虽然手术操作可部分解除气道狭窄但其仍可对气道造成一定创伤、甚至存在术后出血等可能,纤维支气管镜介入手术的结束并不意味着麻醉管理的终止,除可能发生一般全麻后并发症外,其特殊性在于气管内手术后相关并发症,具体术后管理要点如下:①术后气道内出血:其原因多由于术中局部组织撕裂,术后痰中少量带血一般不予处理,出血多者可用1:2000肾上腺素溶液2~4ml经支气管镜注入进行局部止血,仍不能止血者可给予静脉滴注垂体后叶素,必要时考虑再次手术。②呼吸管理:在确认支气管镜检查示气道通畅、无活动性出血前,为减少气管黏膜刺激引起的呛咳反射、避免气道出血,术后一段时间内应在一定麻醉深度下继续机械通气控制呼吸。③气管内支架置管理:支架置入后痰液易黏附在支架壁上,患者不容易自行咳出致分泌物潴留。支架移位也可能发生,术后需多次行支气管镜检查并在直视下清理气道。④严格掌握拔管指征:病人完全清醒、肌松药及阿片类药残余作用已完全消失,吸入空气血气分析pH为7.35~7.45,PaO_2>80mmHg,SpO_2>95%,$PaCO_2$<50mmHg,且支气管镜检查气道通畅、无活动性出血,方可拔除。⑤确保通气效果和气道条件:加强血气监测,术后至少2天内应持续氧疗,并进行雾化吸入,避免因痰栓堵塞气管腔导致通气不畅,防治肺感染。⑥循环管理:气管放置支架后血流动力学变化类似于气管插管所引起的反应,只是程度上较弱但持续时间较久,可导致儿茶酚胺释放增加,引起心动过速;缺氧与高碳酸血症也可引起心律失常,在给予抗心律失常药前,应加强通气予以纠正。保持血压平稳可减少术野出血,改善气道环境。

【小结】

气管插管后气管瘢痕性狭窄的部位在声门下,限制了气管插管和硬镜使用,但可采取喉罩插管静脉全凭麻醉下行纤维支气管介入治疗,并选用三通呼吸回路接头实施间歇正压通气,可提供满意的氧合,且无明显的CO_2潴留,围术期呼吸管理是重点,特别应注意及时发现并处理气道内出血。

【专家简介】

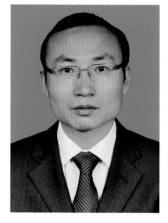

余剑波

余剑波,教授,天津医科大学南开临床学院麻醉科和麻醉学教研室主任,教授,主任医师,享受国务院政府特殊津贴专家,博士生和博士后导师,天津市"131"创新型人才第一层次,天津市"131"创新型人才创新团队带头人,天津市临床医学研究中心分中心负责人,天津市重点实验室肺损伤与修复方向负责人。 兼任中国中西医结合麻醉专委会副主委、中华麻醉学分会委员和中华麻醉学杂志编委等20余种兼职,主持国家自然基金、天津市科技支撑计划重点项目、天津市自然基金以及人才基金等共计740余万元,获得省部级科技进步一、二、三等奖共5项。 截止目前,以第一作者和通讯作者发表论文120余篇,其中在SCI收录期刊Anesthesiology、Translational Research等发表论著15篇;主编专著6部,参编译专著8部。

【专家点评】

1. 气管插管后气管瘢痕性狭窄的部位在声门下,位置较高,呼吸管理较困难。该病例选择喉罩插管解决通气和通路问题,在部分纠正急性呼吸衰竭的同时可进行纤维支气管介入治疗。

2. 喉罩是声门下气管高位病变有效的解决途径。但气道狭窄患者术中气道压力很高,喉罩气囊周围易漏气,不能保证有效通气量,且纤支镜反复进出气道,直接刺激声门易诱发声门水肿,应制定相应的应急预案。

3. 该病例使用自制的三通呼吸回路接头可使开放的气道密闭,便于间歇正压通气,可做到麻醉医师围术期管理和手术医师操作互不干扰。

4. 术野出血是围术期可引起窒息、威胁生命的严重并发症,除及时止血外,应密切观察,如出现大量出血应立即采用头低脚高位,通气侧肺抬高,必要时行双腔气管内插管,保证另一侧肺通气,减少因此引发的相关并发症。

5. 在确认支气管镜检查示气道通畅、无活动性出血前,术后一段时间内应在一定麻醉深度下继续机械通气控制呼吸,并严格掌握拔管指征。

【参考文献】

1. Sarkiss M. Anesthesia for bronchoscopy and interventional pulmonology: from moderate sedation to jet ventilation [J]. Curr Opin Pulm Med, 2011, 17(4): 274-278.

2. 陈孝平, 汪建平. 外科学. 第8版. 北京: 人民卫生出版社, 2013: 50-51.

3. Wang H, Yang C, Zhang B, et al. Efficacy of target-controlled infusion of propofol and remifentanil with high frequency jet ventilation in fibre-optic bronchoscopy [J]Singapore Med J, 2013, 54(12): 689-694.

4. 王洪武, 金发光, 柯明耀. 支气管镜介入治疗. 北京: 人民卫生出版社, 2012: 257-258.

5. 宋炯, 段若望. 三通喉罩用于全麻下球囊扩张气道成形术的气道管理. 临床麻醉学杂志, 2013, 29(01): 45-48.

6. 曹新顺，余剑波，董树安，等. FOB介入治疗中央气道阻塞患者自制呼吸回路接头用于间歇正压通气的效果. 中华麻醉学杂志，2016，36（11）1375-137.

7. Sarkiss M. Anesthesia for bronchoscopy and interventional pulmonology：from moderate sedation to jet ventilation. Curr Opin Pulm Med. 2011, 17（4）：274-278.

24　重度气管狭窄手术致双侧气胸的麻醉管理

【导读】

气管位于人体第六颈椎（环状软骨）到第五胸椎（胸骨角平面）之间。先天性气管发育异常以及气管切开或长期气管插管均可导致气管狭窄。气管狭窄患者一般表现为缓慢持续发展的呼吸困难，伴有咳嗽、喘息以及反复的肺部感染。严重的气管狭窄甚至可危及患者的生命安全。一经确诊，气管狭窄切除及重建手术是解除气道梗阻的根本方法。对于气管狭窄患者的麻醉，建立气道是最棘手且最关键的问题。麻醉医生一定要做好充分的术前准备。全面了解患者气道情况，与外科医生进行充分的沟通，制定出详细周密的麻醉方案。

【病例简介】

患者，男性，53岁，体重70kg，因"间断性气短，伴咳嗽、咳痰10天"入院，术前诊断：气管肿瘤，拟在全麻下行气管肿瘤切除术。患者有家族哮喘病史。入院支气管镜检查示：隆突上10.5cm气管膜部可见新生物致管腔重度狭窄，并随呼吸而运动，长约3cm，上缘距声门2cm。余术前检查均大致正常。（图2-25）

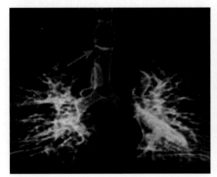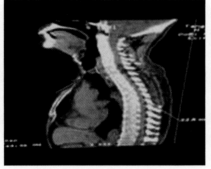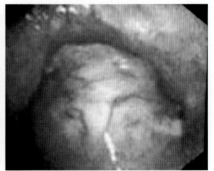

图2-25　患者的影像学及气管镜检查

患者入室后体温36.3℃，心率85次/分，呼吸频率20次/分，有创动脉压112/65mmHg（1mmHg = 0.133kPa）。术前用药为东莨菪碱0.3mg，氢化泼尼松20mg，盐酸托烷司琼5mg。首先在局麻下为患者行气管肿瘤下缘气管切开术，局麻药为1%利多卡因，并经静脉注射地佐辛10mg，持续泵注盐酸右美托咪定诱导剂量0.5μg/kg，10分钟滴完，维持剂量0.3μg/（kg·h）。气管切开过程中患者突发生命体征剧烈波动：心率加快，最高到145次/分，有创动脉压急剧下降，最低为50/30mmHg，血氧饱和度最低降至49%。台上进行了紧急气管插管建立气道，并给予了麻醉诱导药物：依托咪酯20mg，咪达唑仑2mg，舒芬太尼20μg，罗库溴铵50mg。连接呼吸机进行机械通气。此时患者的生命体征为：心率125次/分，有创动脉压98/60mmHg，血氧饱和度78%，平均气道压26mmHg。动脉血气结果显示：pH 7.24，pCO_2 73mmHg，pO_2 44mmHg，HCO_3^- 32.5mmol/L，BE 4.3mmol/L。听诊患者双肺，呼吸音较低，但双侧呼吸音对称。立即针对患者的情况进行了对症处理：纤维支气管镜检查气道，给予抗过敏、解痉、抗炎等治疗,调整呼吸参数,静脉泵注多巴胺、去氧肾上腺素等血管活性药物维持血压。术中麻醉维持采用七氟烷 1%~3%,瑞芬太尼 0.1ug/(kg·min),右美托咪定 0.3μg/(kg·h),顺式阿曲库铵 0.2μg/(kg·h)。经过近 1 小时的对症处理,患者的生命体征改善不明显:心率 137 次/分,有创动脉压 121/64mmHg,血氧饱和度 81%,PEEP 5cmH$_2$O,气道压 22mmHg。和手术医生沟通后加快了手术进程,历时 3.5 小时。术毕患者的生命体征依旧没有明显改善:心率 117 次/分,有创动脉压 94/64mmHg,血氧饱和度 91%,PEEP 5cmH$_2$O,气道压 23mmHg。动脉血气结果显示:pH 7.35,pCO$_2$ 50mmHg,pO$_2$ 60mmHg,HCO$_3^-$ 27.6mmol/L,BE 2.0mmol/L. 随后对患者进行了胸部 X 线检查,结果显示:双侧气胸,肺组织压缩。即刻进行了双侧胸腔闭式引流术,术后患者生命体征明显好转:心率 111 次/分,有创动脉压 120/75mmHg,血氧饱和度 98%,PEEP 0cmH$_2$O,气道压 17mmHg。复查动脉血气结果显示:pH 7.38,pCO$_2$ 51mmHg,pO$_2$ 143mmHg,HCO$_3^-$ 28.1mmol/L,BE 4.0mmol/L. 给予了充分的镇静镇痛,患者带气管导管返回麻醉 ICU。术后第 2 天访视,患者意识清楚,生命体征平稳,带气管导管自主呼吸(图 2-26)。术后第 3 天顺利拔出气管导管,术后 1 周患者顺利出院。

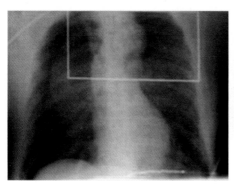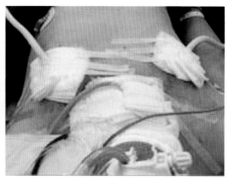

图 2-26　胸部 X 线检查及双侧胸腔闭式引流术

【问题】

1. 气管的解剖结构是什么? 导致患者发生气管狭窄的原因有哪些?

2. 气管狭窄患者的症状及临床表现是有哪些? 根据 1989 年 Cotton 的分级标准,气管狭窄可分为哪几级? 本例患者属于哪一级?

3. 什么是气胸? 气胸的诱发因素有哪些? 气胸对患者的影响有哪些? 诊断和治疗方法分别是什么? 导致本例患者发生气胸的原因是什么?

4. 对于气管狭窄患者的麻醉,气道建立是最棘手且最关键的问题。目前关于气管狭窄患者气道建立的方案有几种? 不同节段的气管狭窄患者气道建立如何选择? 如何管理? 本例患者选择哪种气道建立方式?

1. 气管的解剖结构是什么? 导致患者发生气管狭窄的原因有哪些?

主气管由 16~20 个气管软骨环组成,上缘平第六颈椎(环状软骨),下缘平第五胸椎(胸骨角平面),长度为 10~12cm,横径 2~2.5cm,前后径 1.5~2cm。

导致气管狭窄的原因分两种:先天性气管狭窄(发育异常导致的气管以及支气管不同程度的狭窄)、后天性气管狭窄(长期的气管插管及气管切开等导致的气管狭窄)。

2. 气管狭窄患者的症状及临床表现是有哪些? 根据 1989 年 Cotton 的分级标准,气管狭窄可分为哪几级? 本例患者属于哪一级?

通常患者发生气管狭窄会在气管插管数周至数月后被发现,表现为缓慢持续发展的呼吸困难(吸气性呼吸困难),伴有咳嗽、喘息以及反复的肺部感染,易被误诊为哮喘,严重者呈端坐呼吸。

根据 1989 年 Cotton 的分级标准气管狭窄分为四级:Ⅰ级为气道阻塞<70%;Ⅱ级为气道阻塞 70%~90%;Ⅲ级为气道阻塞>90%,但仍可见腔隙者;Ⅳ级为气道完全阻塞。

该患者的支气管镜检查结果示:隆突上 10.5cm 气管膜部可见新生物致管腔重度狭窄,可以看出该患者的气管狭窄程度已经达Ⅲ级以上。

3. 什么是气胸?气胸的诱发因素有哪些?气胸对患者的影响有哪些?诊断和治疗方法分别是什么?导致本例患者发生气胸的原因是什么?

胸膜腔由胸膜壁层和脏层构成,是密闭的负压性潜在腔隙。任何原因使胸膜破损,空气进入胸膜腔,称为气胸(pneumothorax)。此时胸膜腔内压力升高,甚至负压变成正压,使肺脏压缩,静脉回心血流受阻,产生不同程度的肺、心功能障碍。

气管切开在暴露气管时,向下分离过多、过深,损伤胸膜后,可引起单侧或双侧气胸。右侧胸膜顶位置较高,儿童尤甚,故损伤机会较左侧多。轻者无明显症状,严重者可引起缺氧、窒息。如发现患者气管切开后,呼吸困难缓解或消失,而不久再次出现呼吸困难或血氧饱和度下降时,应首先考虑气胸。

气胸症状的轻重取决于起病快慢、肺压缩程度和肺部原发疾病的情况。少量的气胸常无明显体征,对患者影响不大,但大量的气胸则对患者的呼吸循环系统则有很大的影响,甚至威胁生命。大量气胸会导致胸腔内压的增加,甚至负压变成正压,使肺脏压缩,静脉回心血量减少,引起心率加快,血压下降,脉搏血氧饱和度和氧分压降低等不同程度的心肺功能障碍。

X 线胸片检查是诊断气胸的重要方法,可显示肺受压程度,肺内病变情况以及有无胸膜粘连、胸腔积液及纵隔移位等。胸片作为气胸诊断的常规手段,若临床高度怀疑气胸而前后位胸片正常时,应该进行侧位胸片或者侧卧位胸片检查。随着技术手段的日新月异,目前 B 超技术也成为术中快速诊断气胸的有效、便捷的方法之一。气管切开过程中发生双侧气胸比较少见,双侧同时气胸极为危急,易致死亡,必须及时明确诊断。

气胸患者的基本治疗原则包括一般治疗(卧床休息,充分吸氧,尽量少讲话,使肺活动减少,有利于气体吸收和肺的复张)、排气疗法(胸膜腔穿刺抽气或胸腔闭式引流术)、防止复发措施、手术疗法及原发病和并发症防治等。

4. 对于气管狭窄患者的麻醉,气道建立是最棘手且最关键的问题。目前关于气管狭窄患者气道建立的方案有几种?不同节段的气管狭窄患者气道建立如何选择?如何管理?本例患者选择哪种气道建立方式?

目前关于气管狭窄气道建立的方案主要有以下几种:常规经口气管插管、插入喉罩、气管切开、高频喷射/正压通气以及体外膜肺氧合(ECMO)/体外循环(CPB)。

对于上中段气管狭窄:狭窄程度轻者,可在纤支镜引导下经口腔插入合适管径的气管导管,越过气管狭窄部位至隆突上;狭窄程度较重者,经口腔插管可能无法越过气管狭窄部位,特别气管肿瘤所致者,还可能引起肿瘤脱落、出血等,导致气道梗阻,可在全麻喉罩或局麻下于肿瘤下方气管切开,然后插入气管导管控制呼吸。

对于中下段气管狭窄者,可在纤维支气管镜引导下,充分表面麻醉下慢诱导保留自主呼吸经口气管内插管于肿瘤上方,待肿瘤下方切开气管置入另一气管导管行控制呼吸,必要时插入单侧支气管导管行单肺通气。

围气管肿瘤切除期若行支气管通气,以左主支气管插管通气为好,因手术在左侧卧位下进行,因血流分布受重力作用左肺血流比右肺多,左肺必须有足够的通气量才能维持较适当的通气/血流($\dot{V}/\dot{Q}$)比值。

本例患者的气道建立采用的是气管切开,主要是考虑到患者的气道肿瘤较大,随呼吸上下运动,且狭窄部位靠近声门,下缘有充足的空间进行气管切开。

【小结】

气管狭窄患者气道的建立是麻醉医生面临的最棘手且最关键的问题。整个围术期,保证患者充分的氧供及二氧化碳的排出是关键,其次,要时刻保持与外科医生进行充分的沟通。围术期患者发生的意外和并发症,麻醉医生应及时的诊断及处理,并跟踪随访,确保患者的生命安全。术后给予充分的镇静镇痛,严格掌握拔管指征。

【专家简介】

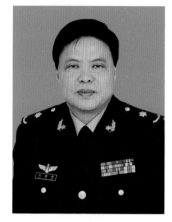

孙绪德

孙绪德，主任医师，教授，博士生导师，现任第四军医大学第二附属医院麻醉科主任。 主要研究方向："麻醉机制与器官保护"，擅长胸腔外科、神经外科及危重老年患者的麻醉。 以项目负责人身份承担各级科研课题九项，以第一或通讯作者在国内外专业期刊发表论文 100 余篇，现任中国医师协会麻醉学医师分会第五届委员会委员、首届中国心胸血管麻醉学会理事、胸科麻醉分会副主任委员、首届中国研究型医院学会麻醉学专业委员会委员、西安医学会第一届疼痛学会主任委员。 任《国际麻醉学与复苏杂志》第四届编辑委员会特邀编委、《中华麻醉学杂志》、《国际麻醉学与复苏杂志》、《临床麻醉学杂志》、《麻醉安全与质控》编委等职。

【专家点评】

1. 本例患者的气道建立采用的是气管切开，主要是考虑到患者的气道肿瘤较大，随呼吸上下运动，且狭窄部位靠近声门，下缘有充足的空间进行气管切开。对于麻醉医生来说，气管狭窄的患者气道的建立是其面临的最棘手且最关键的问题。保证患者围术期呼吸系统的安全是每位麻醉医生的职责和使命。

2. 对于气管狭窄患者，充分的术前准备很重要。麻醉医生在术前一定要全面了解患者呼吸困难的程度，有无明显咳嗽、喘息及强迫体位，气管狭窄的程度、部位、范围等，以及有无其他器官或系统的合并症。整个围术期，保证患者充分的氧供及二氧化碳的排出是关键。术后应严格掌握拔管指征，并给予患者充分的镇静镇痛，避免患者躁动及呛咳导致吻合口崩裂和因为疼痛不敢咳嗽排痰导致术后发生肺部感染等。

3. 本例患者在进行气管切开时发生了双侧气胸，手术结束时才明确诊断，是本例麻醉的不足之处。气切之后出现难以纠正的氧合下降和循环波动，应考虑气胸的可能性，尽快采用胸部听诊、胸腔穿刺、胸部 X 线和超声帮助诊断，根据肺部压缩的情况采取治疗措施。在围术期患者发生意外和并发症时，需及时做出诊断和治疗，确保患者的生命安全。

【参考文献】

1. 庄心良. 现代麻醉学. 北京：人民卫生出版社，2010.
2. 徐美英，沈耀峰，吴东进等. 气管重建手术的麻醉管理. 临床麻醉学杂志，2007，23：676-677.
3. 卿恩明，赵晓琴. 临床麻醉操作规范-胸心血管手术麻醉操作规范. 北京：人民卫生出版社，2012.
4. 常昕，张晓峰，李欣等. 气管手术围手术期气道管理及体外循环的应用. 中华外科杂志，2013，51（9）：812.
5. Rea F, Callegaro D, Loy M, et al. Benign tracheal and laryngotracheal stenosis：surgical treatment and result. Eur J Cardiothorac Surg，2002，22：352-356.
6. Asai T, Shingu K. Airway management of a patient with tracheal stenosis for surgery in the prone position. Can J Anesth，2004，51：733-736.

25   术中恶性高热患者的抢救

【导读】

恶性高热（malignant hyperthermia,MH）是一种家族遗传性骨骼肌疾病,麻醉药为诱因,以高代谢为主要特征的一种急性综合征,发病可在麻醉后数小时,非去极化肌松药可延迟发作。据国外报道,成人发病率为 1/50 000,小儿为 1/15 000,男性发病多于女性。我国恶性高热死亡率高达 70% 以上。恶性高热易感者的骨骼肌细胞膜发育缺陷,在诱发药物（主要是挥发性麻醉药和琥珀酰胆碱）作用下,使肌细胞浆内钙离子浓度迅速增高,使肌肉挛缩,产热急剧增加,体温迅速升高。同时产生大量乳酸和二氧化碳,出现酸中毒、低氧血症、高血钾、心律失常等一系列变化,严重者可致患者死亡。临床上发作突然,可在手术室或复苏室发生,经过凶猛,病情恶性发展。①突然发生的高碳酸血症;②体温急剧升高,可达 45~46℃;③骨骼肌僵直;④血钾增高;⑤心动过速,血压异常,呼吸急促;⑥意识改变;⑦出汗;⑧外周白细胞增多;⑨酶学改变:磷酸肌酸激酶、乳酸脱氢酶、谷草转氨酶等可上升。结合典型的临床表现、相关的化验检查（主要是磷酸肌酸激酶和肌红蛋白）并排除可能导致高代谢状态的原因这三方面,可临床诊断"恶性高热",咖啡因氟烷离体骨骼肌收缩试验是目前筛查及诊断恶性高热的金标准。一旦考虑为 MH 时,应立即终止吸入麻醉药,并用高流量氧气过度通气,加强监测,尽快完成手术,同时尽早综合采用多种方法救治。丹曲洛林（Dantrolene）是治疗 MH 的特效药物。

【病例简介】

患者,女性,46 岁,体重 64kg,因"发现上颌窦囊肿 1 年余,右耳后淋巴结肿大 40 天"入院,CT 检查提示右上颌窦囊肿。入院诊断:右颈部肿物、右上颌窦囊肿。术前各项检查均正常,术前准备充分后拟在静吸复合全麻下行鼻内镜下右侧上颌窦开放及右颈部肿物切除术。患者既往无手术史、药物过敏史及特殊家族史。患者术前肌注安定 10mg、阿托品 0.5mg。入室后监测无创血压（NIBP）、心率（HR）、心电图（ECG）、脉搏氧饱和度（SpO_2）。右下肢建立静脉通道后,上午 9:00 开始全麻诱导:咪达唑仑 4mg、芬太尼 0.2mg、异丙酚 150mg、顺式阿曲库铵 10mg,气管插管过程顺利,控制呼吸并立即监测呼气末二氧化碳（$EtCO_2$）,吸入 2% 异氟烷维持麻醉。消毒铺单后开始手术,静注布托啡诺 2mg,顺式阿曲库铵 10mg 加深麻醉,期间输注复方氯化钠溶液 500ml 时,患者各项生命体征平稳,$EtCO_2$ 维持在 35mmHg 左右。10:14 患者 $EtCO_2$ 升至 45mmHg,BP、HR 无变化,考虑可能由于钠石灰失效,更换钠石灰,提高呼吸频率,间断手控呼吸,加快 CO_2 排出。当时触摸患者下肢体温正常。10:30 $EtCO_2$ 继续上升至 50mmHg,发现体温上升,测腋温 38.1℃,下肢肌肉僵硬。临床诊断可能发生"恶性高热",立即停止吸入异氟烷,结束手术,随即展开抢救,建立 4 条静脉通道,全身物理降温,头部重点降温,左侧桡动脉置管、右锁骨下静脉穿刺,监测直接动脉压（ABP）、中心静脉压（CVP）,静脉输注冰盐水、铺垫降温毯降温,甲强龙 100mg 静脉注射,大剂量去甲肾上腺素、肾上腺素、多巴胺、艾司洛尔等血管活性药维持血压和心率稳定,间断注射异丙嗪,手术床边行连续血液净化（CRRT）,大剂量呋塞米利尿,脑保护、维持酸碱电解质平衡等治疗。10:30 至 11:01 体温最高升至 44.5℃,有创血压波动在 55mmHg ~ 145mmHg/33mmHg ~ 93mmHg,心率波动在 105~199 次/分,$EtCO_2$ 最高升至 99mmHg。此后查动脉血气:pH 7.312,pCO_2 59.5mmHg,pO_2 193.5mmHg,乳酸（LAC）7.2mmol/L,抽血查血液生化示各类酶谱正常。抢救期间患者尿量保持正常,后期尿量增多,共计尿量 1500ml,尿色正常。经在手术室抢救约 3.5 小时,至 14:06 患者体温降至 36.6℃,$EtCO_2$ 降至 33mmHg,HR 116 次/分,ABP 100/52mmHg,送至 SICU 继续治疗。术中腓肠肌标本送电镜检查示横纹肌重度空泡样变。入外科 ICU 后,呼吸机辅助呼吸,模式为 SIMV,抗感染、抗炎、制酸、护肝、补液、纠正水电解质及酸碱失衡等对症处理。转入 SICU 后下述酶谱显著升高,其中肌红蛋白在第 6 小时为 4630ng/ml;脂肪酶在第 12 小时升至最高 335U/L;肌钙蛋白第 19 小时达最高 33.3ng/ml;淀粉酶升至 818U/L;肌酸激酶(CK)在 24 小时内达 11 927U/L,α 羟丁酸脱氢酶 557U/L;乳酸脱氢酶 805U/L;谷草转氨酶 36 小时内达到 516U/L;谷丙转氨酶在 48 小时内升高至 465U/L。患者出现肌红蛋白尿。白细胞在第 30 小时达最高 23.42g/L;血红蛋白值没有明显变化,血小板在 12 小时降至最低 51g/L。胸片示左肺炎症。术后第 3 天患者清醒,拔出气管导管。此后,各项检查指标逐步恢复正常,未见任何不良反应及后遗症。本例患者 MH 发生后血浆蛋白酶的变化见表 2-4。术后 3 周患者康复出院。

表 2-4　本例患者恶性高热发生后患者血浆蛋白酶的变化

项目	1h	6h	12h	24h	48h	36h	72h	96h	120h	144h
淀粉酶(U/L)	45	81	270	810	450	431	360	270	180	86
肌酸激酶(U/L)	27	95	101	300	143	149	50	28	25	20
肌红蛋白(ng/mL)	185	450	460	3000	2700	890	270	120	85	40
肌钙蛋白(ng/mL)	13.5	15.1	20.1	33.5	31.5	14	4.5	2.1	0.5	0.48
α-羟丁酸脱氢酶(U/L)	46	120	285	600	530	210	110	80	31	15
肌酐(μmol/L)	41	100	56	80	70	60	66	63	58	58

【问题】

1. 该患者在诊断为 MH 大抢救前哪些监测指标异常?
2. MH 发病机制?
3. MH 临床表现有哪些?
4. 如何确诊 MH?
5. MH 的鉴别诊断?
6. 诱发 MH 发生的麻醉药物有哪些?
7. 是否存在家族遗传史?
8. MH 发生时如何综合救治?
9. MH 有哪些预防措施?

1. 该患者在诊断为 MH 大抢救前哪些监测指标异常?

该例监测指标异常:①EtCO$_2$ 快速升高,且在积极调整呼吸参数,更换钠石灰后仍无改善;②全身麻醉后 2 小时出现异常发热,腋温在不到 1.5 小时的时间内由 38.1℃升高至 44.5℃;③术中出现心动过速、心律失常;④并发严重代谢性和呼吸性酸中毒,高钾血症、高肌红蛋白血症;⑤相关酶谱(GOT,LDH,CK,CK-MB)均显著升高;⑥病情进展迅猛。

2. MH 发病机制?

恶性高热易感者的骨骼肌细胞膜发育缺陷,在诱发药物(主要是挥发性麻醉药和琥珀酰胆碱)作用下,使肌细胞浆内钙离子浓度迅速增高,使肌肉挛缩,产热急剧增加,体温迅速升高。同时产生大量乳酸和二氧化碳,出现酸中毒、低氧血症、高血钾、心律失常等一系列变化,严重者可致患者死亡。

3. MH 临床表现有哪些?

发作突然,可在手术室或复苏室发生经过凶猛,病情恶性发展。

(1) 突然发生的高碳酸血症;
(2) 体温急剧升高,可达 45~46℃;
(3) 骨骼肌僵直;
(4) 血钾增高;
(5) 心动过速,血压异常,呼吸急促;

（6）意识改变；

（7）出汗；

（8）外周白细胞增高；

（9）酶学改变：磷酸肌酸激酶、乳酸脱氢酶、谷草转氨酶等可上升。

4. 如何确诊 MH？

（1）根据典型的临床表现；

（2）结合相关的化验检查（主要是磷酸肌酸激酶和肌红蛋白）；

（3）排除下列可能导致高代谢状态的原因：甲状腺功能亢进、嗜铬细胞瘤、感染、输血反应和某些非特异性诱发药物反应如神经安定综合征等：

结合以上三方面，可临床诊断"恶性高热"，值得注意的是：确诊恶性高热还需咖啡因氟烷离体骨骼肌收缩试验。

5. MH 的鉴别诊断？

咖啡因氟烷离体骨骼肌收缩试验是目前筛查及诊断恶性高热的金标准。对怀疑有恶性高热家族史的患者，应尽可能地通过肌肉活检进行咖啡因氟烷收缩试验明确诊断，以便指导麻醉用药及麻醉方案的制定。

6. 诱发 MH 发生的麻醉药物有哪些？

吸入强效的挥发性麻醉药：氟烷、七氟烷、地氟烷、恩氟烷、异氟烷；去极化神经肌肉阻滞剂琥珀胆碱、十烃季胺；有可能诱发：氯胺酮。

7. 是否存在家族遗传史？

该患者否认有 MH 家族遗传病史。尽管恶性高热是一种遗传性疾病，但恶性高热致病基因目前尚不完全明确，因此目前还不能通过基因检测的方法明确诊断；但是对确诊（通过骨骼肌收缩试验）的患者进行基因检测，寻找基因突变，如果在其亲属中发现相同的基因突变，则其亲属可以诊断为恶性高热易感者。

8. MH 发生时如何综合救治？

（1）一旦考虑为 MH 时，应立即终止吸入麻醉药，并用高流量氧气进行过度通气，尽快完成手术，同时寻求帮助；

（2）尽早静脉注射丹曲洛林（Dantrolene）。丹曲洛林是治疗恶性高热的特效药物。治疗的可能机制是通过抑制肌质网内钙离子释放，在骨骼肌兴奋-收缩耦联水平上发挥作用，使骨骼肌松弛。在使用丹曲洛林治疗时，应尽早静脉注射丹曲洛林，以免循环衰竭后，因骨骼肌血流灌注不足，导致丹曲洛林不能到达作用部位而充分发挥肌松作用。该药具有乏力、恶心及血栓性静脉炎等副作用；

（3）立即开始降温（包括物理降温、静脉输注冷盐水、胃内冰盐水灌洗等措施）；

（4）尽早建立有创动脉压及中心静脉压监测；

（5）监测动脉血气：纠正酸中毒及高钾血症；

（6）治疗心律失常；

（7）根据液体出入平衡情况输液，适当应用升压药、利尿药等，以稳定血流动力学，保护肾功能；

（8）肾上腺皮质激素的应用；

（9）手术后应加强监护和治疗，必要时应及时使用连续血液净化（CRRT）等治疗措施以确保病人安全度过围术期；

9. MH 有哪些预防措施？

MH 易感和可疑者需手术治疗时尤其应注意以下几点：①尽可能选择局麻、区域神经阻滞，若需全身麻醉可用巴比妥类药、苯二氮䓬类药、丙泊酚、麻醉性镇痛药和非去极化肌松药，禁用可诱发 MH 的药物；②使用未使用过吸入麻醉药挥发罐的麻醉机和一次性麻醉环路；③术中除常规监测 BP，ECG，SpO_2 外，还应监测体温、$EtCO_2$，并密切观察 MH 的早期体征，必要时测定血气、血电解质和血液酶学；④准备好各种降温装置、冰块、冰盐水及急救药物；若条件允许可准备丹曲洛林，一旦发作立即使用，但一般不主张预防性应用；⑤加强术后监测，直至病人生命体征稳定 4 小时以上。

10. 该例 MH 救治成功经验有哪些？

该病人按照 MH 治疗原则及时进行积极治疗，虽无特异性治疗药丹曲洛林（Dantrolene），但仍取得了良好的救治效果,无任何的后遗症。总结分析救治成功的经验如下:①发现及时,及早停用触发药物异氟烷,临床麻醉中患者体温突发升高,首先要怀疑 MH 发生,停用可疑药物;②该名患者降温措施启动早而及时,体内直接输注冰盐水、体外降温毯等综合应用,有效地控制体温;减轻高温引发的一系列后续并发症,为随后的救治提供了机会;③大剂量激素、乌司他丁的早期应用,可有效减轻炎症反应创伤,保护全身各个脏器的进一步损伤,尤其是脑功能的保护;④及早进行 CVP、ABP 等循环监测,积极处理心律失常,尽最大可能维持循环稳定,保证全身各个脏器的有效灌注;⑤在未能进行 CRRT 治疗时,呋塞米的早期应用有助于肾功能的维护;⑥尽早行 CRRT 治疗,有利于炎症因子的去除和配合体温的调控;⑦集合科室及全院技术力量,共同救治,密切监测内环境,及时调整维持内环境平衡。

【小结】

MH 是一种罕见的急性、致命性的常染色体显性遗传代谢性疾病。激发因子造成骨骼肌细胞内 Ca^{2+} 浓度升高,肌肉持续挛缩,代谢亢进,体温骤升,出现严重的代谢性酸中毒和高碳酸血症、高钾血症、心律失常,体温可达 46℃以上,病情恶化者出现脑水肿、弥漫性血管内凝血(DIC)、多脏器功能衰竭等。患者多因急性循环衰竭而死亡。该患者及亲属无恶性高热家族史主诉,早期发现和早期诊断是关键,在没有特效药丹曲洛林的条件下抢救成功。

【专家简介】

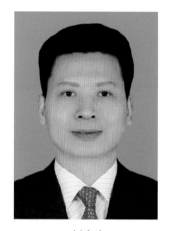

刘克玄,南方医科大学南方医院麻醉科主任,教授,主任医师,研究员,博士生导师,"珠江学者"特聘教授,2010 年入选"教育部新世纪优秀人才支持计划"。主要从事"围术期肠保护"的相关研究,主持了 5 项国家自然科学基金等项目,以通讯作者在 Crit Care Med,Inten Care Med,Anesthesiology,Br J Anaesth 等专业杂志上发表 SCI 论文 40 余篇。兼任中华医学会麻醉学分会青年委员会副主任委员、中国医师协会麻醉学医师分会副会长、中国中西医结合学会麻醉学委员会常务委员、中华医学会麻醉学分会临床研究与转化医学学组副组长、广东省医学会麻醉学分会副主任委员、广东省医师协会麻醉医师分会副主任委员等职务。

刘克玄

【专家点评】

1. MH 是一种罕见的急性、致命性的常染色体显性遗传代谢性疾病,极为凶险,在没有特效药丹曲洛林的情况下抢救成功率极低。该患者及亲属无恶性高热家族史主诉,临床麻醉中发现及时,处置得当,集全科及全院技术力量抢救成功。

2. 体会有如下几点:①早期发现是关键,患者体温稍有变化,并在 $P_{ET}CO_2$ 改变后,立即引起重视,并且进行连续临床评估,作好相应的抢救准备;②临床诊断和评估后准备充分,在体温升高趋势明显,且伴有 $P_{ET}CO_2$ 急剧上升,肌张力升高时,怀疑恶性高热可能,立即停止使用可疑诱发药物异氟烷。多静脉通道,并且以体温为靶目标开展切实有效的降温措施,争取降温早期有效逆转;③及时采用血液透析,可能对本例抢救成功起相当重要作用;④后续治疗积极预防多器官功能衰竭。

【参考文献】

1. Safety Committee of Japanese Society of Anesthesiologists. JSA guideline for the management of malignant hyperthermia crisis 2016. J Anesth, 2017, 31（2）：307-317.

2. Levano S, Gonzalez A, Singer M, Demougin P, Rüffert H, Urwyler A, Girard T. Resequencing array for gene variant detection in malignant hyperthermiaand butyrylcholinestherase deficiency. Neuromuscul Disord. 2017, 27（5）：492-499.

3. Gray RM. Anesthesia-induced rhabdomyolysis or malignant hyperthermia：is defining the crisis important? Paediatr Anaesth, 2017, 27（5）：490-493.

4. 欧阳铭文，秦再生，陈仲清，等. 术中爆发性恶性高热成功救治 1 例报告. 南方医科大学学报，2010，30（11）：2611-2612.

5. 刘书婷，孙妮，王颖，等. 恶性高热研究进展. 重庆医学，2016，45（6）：836-838.

第三章　心胸手术麻醉

26　体外循环下冠状动脉搭桥手术麻醉

【导读】

冠状动脉病变患者行冠脉搭桥手术麻醉的关键是行精确的术前评估与围术期管理,管理的核心是在建立体外循环前维持心肌的氧供需平衡。患者在术前除了冠脉疾病所导致的病理生理变化之外,还存在术中低温体外循环时间过长而导致心肌能量供需失衡,最后引发术后低心排的发生。心肌缺血的诊断明确后,应选择适当的药物及低温进行联合干预。

【病例简介】

52 岁老年女性患者,体重 68kg,既往有高血压 3 级、2 型糖尿病以及心绞痛病史,在全麻下行冠状动脉旁路移植术。ASA Ⅲ 级,心功能 Ⅲ 级,慢性支气管炎,肺气肿。患者术前行冠状动脉血管造影显示前降支开口中度狭窄约 50%,近端闭塞;回旋支弥漫性斑块形成,近端节段性重度狭窄约 80%~85%;右冠张动脉近端重度狭窄约 95%,中段闭塞。ECG 示左室高电压及 ST-T 改变。心脏彩超示:室间隔增厚;二尖瓣、三尖瓣、肺动脉瓣轻度反流;左室、右室舒张早期功能减退;EF 示 40%。手术行前降支、回旋支、右冠张动脉搭桥。

全麻诱导采用依托咪酯、咪达唑仑、舒芬太尼及阿曲库铵。维持用舒芬太尼、七氟烷、阿曲库铵。在建立循环之前,心率控制在 50~70 次/分,血压维持在 100~130/55~70mmHg。心电导联显示 ST-段水平在 Ⅱ 导联上和 V5 导联上 ST-段的压低变化与术前差不多。

诱导时用血管活性药:硝酸甘油 0.3~0.6μg/(kg·min)泵注;去甲肾上腺素 0.03~0.1μg/(kg·min)泵注;盐酸艾司洛尔 30~100μg/(kg·min)泵注。建立体外循环后只泵注去甲肾上腺素 0.05~0.2μg/(kg·min)维持 MAP 在 60~80mmHg。复跳时用药:肾上腺素 0.05~0.1μg/(kg·min)泵注,硝酸甘油 0.3~0.5μg/(kg·min)泵注。手术结束时 BP117~98/55~67mmHg,HR80~98 次/分,SpO$_2$95~97%,送回胸外 ICU,途中平稳。到 ICU 后 6 个小时,BP 逐渐从 98/55mmHg 下降到 74/45mmHg,HR 从 80 次/分升高到 120 次/分,SPO$_2$95% 逐渐降到 85%,紧急行 PICCO 监测显示 CI 2.5L/(min·m^2)。随后加大肾上腺素的剂量到 0.1~0.3μg/(kg·min),减小硝酸甘油的剂量到 0.05μg/(kg·min),同时行体外膜肺氧合(ECMO)辅助。待 ECMO 建立后,肾上腺素减小到 0.05~0.1μg/(kg·min),硝酸甘油 0.4~0.7μg/(kg·min),此时 BP 回升到 130~115/67~81mmHg,HR 降到 75~88 次/分,SpO$_2$99~100%。ECMO 辅助 70 小时后,逐渐减小流量,此时肾上腺素减小到 0.01~0.02μg/(kg·min),硝酸甘油 0.2~0.3μg/(kg·min),BP 维持在 125~109/70~85mmHg,HR 维持在 80~90 次/分,SpO$_2$99~100%,病人清醒合作,拔出气管导管,改为鼻导管吸氧,2L/min,生命体征平稳,6 个小时后撤出 ECMO。术后第 5 天转出 ICU,第 10 天顺利出院。

【问题】

1. 心肌缺血的病理生理是什么?
2. 如何对此类患者进行术前评估?
3. 如何使用术前用药?
4. 术前如何评估患者左室功能?
5. 此类患者术中需要做哪些监测?
6. 体外循环麻醉管理有哪些要点?
7. 心脏手术发生低心排综合征的概念及原因是什么?
8. 心脏手术发生低心排综合征的机制是什么?
9. 低心排综合征的临床表现及临床诊断是什么?
10. 低心排综合征的治疗和预防是什么?

1. 心肌缺血的病理生理是什么?

表 3-1　使心肌缺血加重的情况

氧耗增加	氧供降低
非心脏因素	非心脏因素
高热	贫血
甲状腺功能亢进	低氧血症
拟交感毒性(eg,可卡因)	肺炎
高血压	COPD
焦虑	哮喘
	肺动脉高压
	肺间质纤维化
	阻塞性睡眠呼吸暂停
	镰状细胞疾病
	拟交感毒性(eg,可卡因)
	血液黏稠度增高
	红细胞增多症
	白血病
	血小板增多症
	高丙球蛋白血症
心脏因素	**心脏因素**
肥厚性心肌病	肥厚性心肌病
主动脉缩窄	主动脉缩窄
扩心病	
心率过快	
室性	
室上性	

　　心率,收缩压(后负荷的临床标志),心肌壁张力或应力(心室舒张末期容积或前负荷与心肌质量的乘积)和心肌收缩力这4个主要因素决定了心肌做功及心肌需氧量。心肌收缩力和室壁应力在临床上无法测量。因此,在临床上通过心率与收缩压的乘积(也叫双乘积)来估算心肌需氧量。

　　氧供给的主要决定因素是血液的携氧能力,氧自血红蛋白分离进入组织的程度,以及冠状动脉对心肌的供血量。冠状动脉对心肌的供血量受以下影响:冠状动脉的直径和张力(阻力),侧支循环,冠脉灌注压和心率(影响舒张期长短)。当心肌缺血(表 3-1)使得三磷酸腺苷(ATP)生成减少,导致酸中毒、ATP 钠钾泵失去正常功能、心肌细胞膜完整性受损以及某些化学物质释放,这些化学物质会刺激心肌纤维内和冠状血管周围由无髓鞘神经细胞支配的化学感受器和机械感受器产生心绞痛。

2. 如何对此类患者进行术前评估？

麻醉前评估的目标包括：评估所提出手术的风险，随后制定麻醉计划以最小化风险；确保患者状况最佳，或与心脏病专家和心脏外科医生讨论改善患者身体条件的机会；向患者解释所提议的麻醉计划，获得麻醉管理的知情同意，以及减轻患者焦虑。

影响麻醉管理的心血管危险因素包括：心肌缺血；充血性心力衰竭；脑血管或近端主动脉动脉粥样硬化。可能纠正的非心脏危险因素包括既存的肾功能不全和贫血。

体格检查包括：评估建立外周和中心静脉置管的静脉通路难易程度；终末期肾病（ESRD）患者是否存在功能性动静脉瘘；是否有严重的牙周病，蜂窝织炎或未经治疗的溃疡，它们可能是细菌感染的来源；困难气道；是否存在可能妨碍术中经食管超声心动图（TEE）检查的食管病变回顾患者的心电图（ECG）、超声心动图、冠状动脉造影、实验室检查、胸片（CXR）和肺功能检查以识别会影响麻醉管理的异常表现。

药物的术前管理包括：心血管药物——在手术当日早晨给予长期使用的β受体阻滞剂和他汀类药物；影响止血的药物。

心脏手术可引起对埋藏式心脏转复除颤器（ICDs）或起搏器等设备的电磁干扰。这些设备需在术前即刻或者手术切皮前重新设定程序为非同步模式。

对于急症手术，麻醉科医师需迅速完成：评估心脏的病理生理学及急症手术的需要；确定存在（或建立）静脉内和动脉内通路；与患者、家属或医疗团队成员简洁交谈以确定变态反应、禁食状态、相关的既往病史和手术史、既往麻醉药物问题、近期使用的药物、最新的实验室检查结果、检查血液制品是否可用。

3. 如何使用术前用药？

患者应镇静良好，避免焦虑引发心绞痛。通常在有基本监护后即给予短效的苯二氮䓬类镇静药（咪达唑仑1~2mg）静脉注射。尽管阿托品或东莨菪碱并不是禁忌，但其可能导致心率加快而增加心肌氧耗量。所有抗心绞痛药及抗高血压药要持续应用至术前。

4. 术前如何评估患者左室功能？

有无心绞痛和心肌梗死病史。左心衰的症状和体征（静息或运动时呼吸困难，夜间端坐呼吸）和（或）右心衰（腹水，凹陷性水肿，颈静脉怒张）。心导管，血管造影和超声心动图检查：射血分数（正常~65%）；左室舒张末压（LVEDP）或肺动脉楔压（PAOP：正常值6~15mmHg）；左心室壁运动：正常（室壁厚度>30%），运动减退（10%<室壁厚度<30%），几乎不能运动（室壁厚度<10%）或运动障碍（反向运动）；心指数［正常：2.2~3L/（min·m²）］。多导压力：容量环评价收缩末期压力-容积关系（ESPVR）。

5. 此类患者术中需要做哪些监测？

直接动脉测压：麻醉诱导前行动脉置管持续监测血压变化和术中监测血气。中心静脉置管：大号中心静脉导管用作快速输液、血管活性药物或置入肺动脉导管。经食管超声（TEE）：TEE用作手术前心脏诊断、监测左/右室功能及容积，发现新的室壁异常运动。

脑功能监测包括脑电图和脑氧饱和度监测。运用直接脑电图或BIS监测麻醉深度和觉醒，但是不能确保患者处于足够的麻醉深度。脑血氧测定应用近红外光谱通过贴于额部的黏着垫来检测脑血氧饱和度。脑血氧测定监测的是额叶皮质这个小区域的血氧饱和度，因此，其敏感性受限于这一较小的采样窗。

膀胱留置管道可用于观察尿量和监测核心体温。

体温监测：鼻咽温度或鼓膜温度监测较常用，可作为头部温度监测；如果放置肺动脉导管，可在CPB前中后监测肺动脉血温；膀胱（直肠）温度监测体核温度，但在CPB的降温和升温过程中，膀胱和直肠温度明显滞后鼻咽温度，血温监测。

及时实验室检测：包括间断的血气分析，血红蛋白，电解质，糖，活化全血凝集时间（ACT）等监测。

6. 体外循环麻醉管理有哪些要点？

避免和治疗心肌缺血：监测、预防、处理心肌缺血贯穿体外循环整个阶段。监测心肌缺血：持续心电图监测 ST 段压低或抬高；TEE 监测局部心室壁运动异常，评估左、右室灌注压。血流动力学目标及处理：心肌氧供由冠脉血流和血氧含量决定。血流动力学管理目标即通过增加氧供降低氧耗来预防心肌缺血（表 3-2，表 3-3）。

表3-2　心肌缺血：支配氧供与氧耗的影响因素

↓ O_2 供因素	↑ O_2 耗因素
↑ 心率*	↑ 心率*
↓ 动脉氧含量	↑ 收缩期 LV 壁压力（LV 后负荷）
↓ 血红蛋白	↑ 收缩压（SBP）
↓ SaO_2	↑ LV 腔大小（↑ LV 舒张末期容积[LVEDV]）
↓ 冠脉血流量	↓ LV 壁增厚
↓ 冠脉灌注压（CPP）= DBP−LVEDP	↑ 收缩力
↓ 舒张压（DBP）	
↑ 左室舒张末期压力（LVEDP）	
↑ 冠脉血管阻力	

具体目标：①血压（BP）维持在基础值的 20% 以内[MBP 75~95mmHg 和（或）DBP 65~85mmHg]；②较低心率 50~80 次/分。心动过速合并低血压给予纯 α1 激动剂，如去氧肾上腺素单次注射 50~100 微克或泵注去氧肾上腺素维持血压。心率快合并高血压则加深麻醉。麻醉深度足够则以 β 受体阻断剂或硝酸甘油治疗。限制液体输注以避免液体超负荷和心室扩张造成室壁张力增加。

表3-3　体外循环各阶段管理要点

阶段		麻醉管理目标
CPB 前阶段	诱导和麻醉的维持	维持心肌氧供降低氧化以预防心肌缺血
	预防性使用抗生素	按时给予抗生素
	体位	防治手、头等部位压伤
	液体管理	限制液体输注，因为 CPB 开始时会导致严重血液稀释
	CPB 前 TEE 检查	评估局部 LV 壁的运动异常，评估全左、右室功能，评估心脏瓣膜的结构和功能 评估胸主动脉、房间隔，左房和左心耳 监测心肌缺血的进展、低血容量、高血容量或低 SVR
	胸骨劈开	处理疼痛引起的高血压和心动过速，暂时停止机械通气以避免肺损伤
	内如动脉分离	降低潮气量
	CPB 抗凝	给予肝素以确保充分抗凝（ACT 检测）
	抗纤溶	抗纤溶药以减少微血管出血
	灌注医生确保体外循环装配完毕	与灌注医生沟通
	主动脉插管	降低 SBP 至 <100mmHg 以减少夹层风险
	静脉插管	处理低血压或恶性心律失常时即开始 CPB
CPB	控制 O_2 输送和 CO_2 排除，设定泵注流量	停止机械通气和麻醉机吸入麻醉给予 停止心脏支持治疗（eg，正性肌力药，主动脉内球囊反搏）
	麻醉维持	吸入或静脉麻药维持；监测 EEG，麻醉深度避免知晓；监测肌松，防止体动和寒战
	主动脉阻断和心脏停跳液输注	确保心脏完全停跳（无 ECG 电活动） TEE 监测主动脉关闭不全和 LV 膨胀
	放置和监测冠状窦置管和 LV vent	TEE 评估冠状窦置管位置，监测冠状窦压力 TEE 评估正确的 LV vent placement 和有效的 LV 减压

续表

阶段		麻醉管理目标
CPB 阶段	降温	保持静脉流入和动脉流出温差<10℃
	维持	MAP≥65mmHg(脑血管病或严重大动脉粥样斑块者≥75mmHg) 监测温度(氧合器、鼻咽温、或膀胱温、血温等) Hgb≥7.5g/dl(Hct≥22%);如 Hgb<7.5g/dl,必要时输浓缩红细胞 SvO₂≥75%;如 SvO₂<75%,增加泵流量
	复温	缓慢复温≤0.5℃/min,静脉流入和动脉流出温差≤4℃ 避免过高目标温度:鼻咽温37°,膀胱温35.5℃ 监测麻醉镇静和肌松深度
	移除阻断钳	必要时除颤和抗心律失常处理
停机阶段	静脉引流管拔出	TEE 评估心室充盈充分
	逆转抗凝,停止血液吸引 intravascular vents removed	缓慢注射鱼精蛋白并处理鱼精蛋白并发症 确保完全逆转抗凝
	主动脉拔管	降低 BP<100mmHg 以避免主动夹层
	起搏器管理	确保起搏器最佳设置
	搭桥完成后 TEE 检查	评估局部 LV 壁运动异常,LV 和 RV 功能,监测 LV、RV 腔大小和血管内容量状态 评估升主动脉夹层
	止血	确保无肝素残留,如持续出血应复查实验室检查和凝血功能 处理贫血、血小板低和凝血障碍
	关胸	观察 RV 受压和功能,coronary graft compromise,起搏线异位或肺受压
转运至 ICU		转运前确保患者转态稳定 转运床应备有紧急气道、急救药和除颤设备 持续监测 ECG,SpO₂,有创 BP,做好交接

7. 心脏手术发生低心排综合征的概念及原因是什么?

低心排出量综合征(Low Cardiac Output Syndrome,LCOS),简称低心排,是心脏外科最严重的生理异常,是导致术后病人死亡主要原因之一。正常人的心排出量按每平方米面积计算,也就是心指数为 3~4L/(min·m²),如心指数降低至3L/(min·m²)以下而有周围血管收缩,组织灌注不足的现象,称为低心排出量综合征。低心排出量综合征是心内直视术后早期原发于心肌损害的心泵功能低下,伴有周围组织对低灌注状态的反应,是导致术后病人早期死亡主要原因之一,较为常见。

低心排综合征的病因:①心脏畸形矫治不满意是产生术后低心排出量的重要原因;②血容量不足,或者说有效循环血量不足;③心内操作期间,需阻断心脏循环,缺血、缺氧可对心肌造成损害,致使心肌收缩不全;④术后如有换氧不足,缺氧或酸血症均可加重心肌收缩不全;⑤心动过速或心动过缓影响房室舒张不全,心律失常如缺氧性或手术创伤所引起的三度传导阻滞,也常是术后低排出的原因;⑥心脏受压影响心室的充盈,如心包压塞或心包缝合后紧束等也是术后低排出的原因之一;⑦冠状动脉供血不足和冠状动脉气栓所致心肌梗死则是偶见的病因;⑧术前心功能较差的患儿全身状况差,心、肺、肝、肾功能均有不同程度的障碍,容易发生低心排出量综合征;⑨心脏左向右分流量大的病人容易引起肺动脉高压,严重肺动脉高压的病人肺小动脉壁硬化及管壁增厚和管腔狭窄,常伴有肺泡与毛细血管间组织增厚、间质水肿,使肺血管阻力增高,右心室肥厚扩大,术前心肌氧的供需平衡已处于代偿状态,术中处理不当亦可成为低心排出量综合征的促发因素。建议先天性心脏病尽早检查及治疗。

8. 心脏手术发生低心排综合征的机制是什么?

低心排出量综合征是低温体外循环期间心肌能量供需失衡造成的最终结果,主动脉阻断后代谢由有氧代谢转变成无氧代谢,能量生成锐减,难以维持细胞正常代谢的需要。细胞膜钠泵的功能发生障碍,大量钠离子滞留在细胞内造成心肌水肿。无氧代谢终产物乳酸增多引起细胞内酸中毒,使心肌细胞受损害。缺血缺氧期间左心室内膜下心肌缺氧最严重,局部代谢产物堆积,心内膜下微血管扩张。保护不好的心肌,在缺血期间可发生较严重的心肌结构损伤,细胞膜通透性增加,毛细血管完整性遭到破坏,复血流灌注后大量水和电解质可在短时间内进入细胞,加重心肌水肿,使心内膜下血管阻力增加,血流量减少,内膜下氧的供需失衡进一步加重,最终发生内膜下出血坏死。

体外循环期间积极采用各种有效的心肌保护方法可以延长心肌缺血的耐受时间,减轻心肌水肿和坏死的程度,以常温氧合血持续灌注可连续给心肌供氧,使阻断循环期间心肌由无氧代谢变为有氧代谢,可避免心肌能量代谢发生负平衡,有利于术后心肌功能的恢复。

9. 低心排综合征的临床表现及临床诊断是什么

低心排综合征的临床表现是心排出量的下降,需低至心指数 2.5L/(min·m²) 时才出现一些临床症状,如心率增快,脉压变小,血压下降(收缩压低于 12kPa),桡动脉、足背动脉脉搏细弱,中心静脉压上升末梢血管收缩,四肢发冷苍白或发绀等。尿量可减少至 0.5~1ml/kg 以下。此时心排血量等监测的结果:可示心指数 <2L/(min·m²) 搏血指数 <25ml/(m²·次) 周围血管阻力 >1800dyn·s·cm⁻⁵,氧耗量 100ml/(min·m²) >20mg%。

低心排综合征的诊断是:①收缩压下降超过术前基础血压 20%,持续 2 小时或以上。②尿量每小时 <0.5ml/kg,持续 2 小时或 2 小时以上。③中心静脉压 >1.73kPa,持续 2 小时或 2 小时以上。④中心体温与体表体温之差 >5℃,持续 2 小时或 2 小时以上,导致四肢发凉。⑤心脏指数(CI)<2.5ml/m²。我们将发生上述两项或两项以上事件时,诊断为术后 LCOS。

10. 低心排综合征的治疗和预防是什么?

治疗应及时、确切。

(1)LCOS 合并低氧血症的通气治疗:机械通气治疗低氧血症必须在补足血容量、增强心肌收缩力和降低外周血管阻力的基础上进行。在保证回心血量不减少的条件下,尽量给予大潮气量 12~15ml/kg、高浓度氧(>45%)、低频率 12~14 次/分、长吸气 1.5~2.0s 的通气值。对部分主要因肺功能差(中~重度肺动脉高压、呼吸衰竭、成人呼吸窘迫综合征等)所致顽固性低氧血症的 LCOS 患者,可在严密监护下给予适当压力与时间的呼气末正压通气(PEEP)治疗。

(2)补充血容量,提高中心静脉压到 1.5~1.6kPa。

(3)经超声心动图证实如有心内畸形矫正不满意,应再次手术。

(4)有心脏压塞时,争取术后 6 小时内开胸止血;有胸腔和腹腔积液者,应及时穿刺或引流。

(5)适当使用正性肌力药物和扩血管药物。多巴酚丁胺和多巴是治疗心力衰竭和抗低心排出量的重要药物,能增加心脏排血量,有利于改善组织灌注和氧合,两者常联合应用。若血压稳定,多巴胺与多巴酚丁胺按 1:2 配比;若血压偏低,则可按 1:1~2:1 配比泵入。对于心率较慢,周围组织灌注不良的患者可应用异丙肾上腺素,在多巴胺和多巴酚丁胺使用剂量超过 15μg/(kg·min),血压仍不稳定时可考虑使用肾上腺素,常与血管扩张药合用。

(6)应用强心剂和利尿药。米力农能较好地降低体、肺循环阻力,改善右心室舒张功能,降低术后 LCOS 的发生。对于严重 LCOS[CI<2L/(min·m²)],PDE-Ⅲ 抑制剂与儿茶酚胺类药物联合使用,取长补短,有利于稳定血流动力学指标。

(7)纠正酸中毒、保持水和电解质平衡。LCOS 虽经积极处理,但仍有很高病死率,因此预防 LCOS 的发生极为重要。

根据我们的临床经验应注意以下几点:①严格掌握手术适应证。②术后动态监测动脉压、中心静脉压(CVP)、气道阻力、血氧饱和度,定时行血气分析,维持心率在 100 次/分左右,小儿应在 120 次/分左右,使 CVP 维持在 1.5~2.0kPa,尿量 >1ml/(kg·h),血压维持在 12/8kPa 左右,有心包压塞征象,应及时开胸止血。

【小结】

冠状动脉病变的患者行冠脉搭桥手术的麻醉的关键是行精确的术前评估与围术期管理,管理的核心是在建立体外循环前维持心肌的氧供需平衡。体外循环期间积极采用各种有效的心肌保护方法可以延长心肌缺血的耐受时间,减轻心肌水肿和坏死的程度,以常温氧合血持续灌注可连续给心肌供氧,使阻断循环期间心肌由无氧代谢变为有氧代谢,可避免心肌能量代谢发生负平衡,有利于术后心肌功能的恢复。

【专家简介】

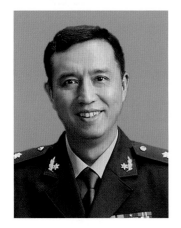

鲁开智，医学博士，主任医师，教授，博士研究生导师，现任陆军军医大学附属西南医院麻醉科主任。现为中华医学会麻醉学分会常务委员；中国医师协会麻醉学医师分会常务委员；中国中西医结合协会麻醉学分会常务委员；重庆市医学会麻醉学专委会主任委员；重庆市医师协会麻醉学医师分会副会长。近年来主要从事远端器官疾病致肺损伤的临床和基础研究，第一完成人获重庆市科技进步一等奖1项，作为负责人或主研人员参加国内外研究项目二十余项（含主持NSFC 4项）；以第一作者或通讯作者发表学术论文五十余篇，在国外学术刊物（SCI收录）上发表论文25篇；总影响因子80.925。

鲁开智

【专家点评】

1. 冠脉搭桥手术的术前评估重点之一是明确病变冠脉的部位与严重程度,预测并应对其对麻醉诱导、体外循环建立前血流动力学的潜在影响。冠心病患者常有反复心肌梗死病史,高血压病、糖尿病、长期吸烟者比例高;病史长、就诊时间晚,就诊时心功能 III-IV 级所占比例高。冠脉搭桥手术的麻醉管理具有较大的难度。

2. 冠心病病人术中麻醉管理的重点是维持心肌的氧供氧耗平衡。血流动力学管理目标即通过增加氧供降低氧耗来预防心肌缺血。围术期需关注以下几点:①术前应用血管扩张药、钙通道阻滞药和(或)β受体阻滞药等,有效控制心率、血压和维持心功能。病人入室前应使这类病人入手术室时处于浅睡眠状态,无焦虑、紧张。②麻醉诱导的药物选择和给药速度至关重要,以阿片类药物复合小剂量咪唑安定、依托咪酯诱导为主,麻醉诱导力求平稳,尽量保持血流动力学稳定。麻醉维持以丙泊酚(或七氟烷)、芬太尼(或舒芬太尼)、非去极化肌松药为主。③通过持续心电图监测 ST 段压低或抬高,对 MAP、CVP、CI、PCWP、SVRI 等数据的分析,以及 TEE 监测局部心室壁运动及心脏功能,来指导输液和血管扩张药、正性肌力药、β受体阻滞药的使用。④术中应维持良好通气功能维持充足的氧供,维持相对较高的血红蛋白浓度(转流中≥80g/L、术中≥100g/L)对维持重要脏器的氧供非常重要。⑤循环维持:转流前心率 60~70 次/分,收缩压 90~100mmHg。转流后平均动脉压 60~80mmHg,停机后心率 60~70 次/分,平均动脉压 70~80mmHg,中心静脉压 10~15cmH₂O。根据循环情况使用和调整血管活性药物剂量。常规使用硝酸甘油转流前 1~3μg/(kg·min),复温时 3~10μg/(kg·min)。

3. 冠脉搭桥术后低心排综合征的处理原则是:维持较高的前负荷,尤其是行室壁瘤切除的病人;适当加大正性肌力药(多巴胺、多巴酚丁胺、肾上腺素)的用量;经超声心动图证实如有心内畸形矫正不满意或心脏压塞时,应再次手术;必要时早期使用 IABP。

【参考文献】

1. Barry AE, Chaney MA, London MJ. Anesthetic management during cardiopulmonary bypass: a systematic review. Anesth Analg 2015; 120: 749.

2. Reproduced with permission from: ACC/AHA/ACP Guidelines for the Management of Patients with Chronic Stable Angina. J Am Coll Cardiol 1999; 33: 2092.

3. Mauermann WJ, Crepeau AZ, Pulido JN, et al. Comparison of electroencephalography and cerebral oximetry to determine the need for in-line arterial shunting in patients undergoing carotid endarterectomy. J Cardiothorac Vasc Anesth 2013; 27: 1253.

4. Gilly G, Trusheim J. Con: The Hepcon HMS Should Not Be Used Instead of Traditional Activated Clotting Time to Dose Heparin and Pro-

tamine for Cardiac Surgery Requiring Cardiopulmonary Bypass. J Cardiothorac Vasc Anesth 2016；30：1730.

5. Kristof AS，Magder S.Low systemic vascular resistance state in patients undergoing cardiopulmonary bypass. Crit Care Med 1999；27：1121.

6. Hajjar LA，Vincent JL，Barbosa Gomes Galas FR，et al. Vasopressin versus Norepinephrine in Patients with Vasoplegic Shock after Cardiac Surgery：The VANCS Randomized Controlled Trial. Anesthesiology 2017；126：85.

27　体外循环后鱼精蛋白严重过敏 1 例的认识及处理

【导读】

鱼精蛋白是从雄大马哈鱼生殖细胞中提取的产物,分子量 4500D,呈强碱性的多阳离子蛋白,可与呈强酸性的多阴离子黏多糖酸——肝素以离子形式结合成稳定复合物,并抑制抗凝血酶Ⅲ(AT-Ⅲ)活性而抑制肝素的抗凝作用,作用迅速。但鱼精蛋白的使用可发生不同程度的过敏反应等并发症,严重时可危及生命安全。必要的预防和有效的抢救措施是挽救患者生命的关键。

【病例简介】

13 岁女性患者,体重 35kg,平素健康,在全麻下部分室间隔缺损矫正术。患者术前心脏超声检查:①房间隔缺损(原发孔型);②右房、右室增大(右房横径 60mm 右室 35mm),右室流出道增宽(43mm);③肺动脉增宽,肺动脉瓣回声稍增强,肺动脉瓣轻度关闭不全,瓣口流速稍增快,肺动脉压中度增高(估计 57mmHg);④二尖瓣轻度反流;⑤三尖瓣轻度反流;⑥左室舒张容积及每搏量降低,室间隔搏幅平缓,左室功能测定:EF 58%;ECG 示正常心电图;胸片检查示心影增大。

全麻诱导采用依托咪酯、咪达唑仑和舒芬太尼,全麻维持使用氧气、异丙酚及舒芬太尼,肌松药选用顺苯磺阿曲库铵。在复跳循环稳定后给鱼精蛋白(105mg 在 30 分钟内缓慢推注,10 分钟内不得超越 50mg)中和肝素(肝素化时予 3mg/kg)。给药 90 秒后心率逐渐从 116 次/分下降到 46 次/分,血压也从 96/59mmHg 逐渐下降到 43/23mmHg,CVP 也从 6mmHg 逐渐升高到 16mmHg,心肌收缩力明显降低呈蠕动。紧急给肾上腺素和氢化可的松处理,同时行胸内心脏按压 5 分钟不见好转,果断再次肝素化插管建立体外循环,45 分钟后循环稳定后从主动脉根部缓慢给鱼精蛋白中和肝素(105mg 在 30 分钟内缓慢推注,10 分钟内不得超越 50mg),BP、HR、CVP 也稳定,拔出主动脉插管。50 分钟后安返胸科 ICU,8 天后顺利出院。

【问题】

1. 鱼精蛋白是怎么来的? 它的作用是什么?
2. 鱼精蛋白反应及临床表现分为哪几种?
3. 鱼精蛋白反应以血压为标准分为哪几种类型?
4. 与鱼精蛋白过敏的相关因素有哪些?
5. 防范鱼精蛋白过敏的相关措施有哪些?
6. 从主动脉根部注射鱼精蛋白的意义是什么?
7. 发生鱼精蛋白过敏时怎么处理?

8. 鱼精蛋白过敏患者的替代处理

1. 鱼精蛋白是怎么来的？它的作用是什么？

鱼精蛋白全名叫硫酸鱼精蛋白（Protamine Sulfate），是从大马哈鱼等鱼类新鲜成熟精子中提取的一种碱性蛋白质的硫酸盐，为白色类白色粉末，无臭，有吸湿性，不溶于乙醇、氯仿及乙醚中。它主要用于肝素过量引起的出血，以及肺咯血等某些出血症。心血管大手术或血液透析时，应用大量肝素抗凝可按需使用此药，本品具有强碱基团，在体内可以强酸性肝素结合，形成稳定的复合物，从而使肝素失去抗凝作用。本品作用迅速，静脉给药 5 分钟内即发生中和肝素的作用，半衰期 30~60 分钟。但部分肝素可从复合物中再次解离。中和 1 单位不同来源的肝素所需鱼精蛋白量略有不同，1mg 本品可中和 90 单位自牛肺制备的肝素钠或 115 单位自猪肠黏膜制备的肝素钠，或 100 单位自猪肠制备的肝素钙。鱼精蛋白也是一种弱抗凝剂，过量可引起凝血时间指标短暂轻度延长。

2. 鱼精蛋白反应及临床表现分为哪几种？

鱼精蛋白毒性反应及临床表现分以下三种：①快速给药型，快速给药反应，动脉或静脉给药时所出现的短暂血压下降，对有低血容量和左心功能不全者更易发生，是临床最常见的类型。②过敏或类过敏型，可再分为 A. 过敏毒素反应，由抗原抗体反应所致；B. 即刻过敏反应，由补体介导产生；C. 迟发性过敏样反应，表现为非心源性肺水肿和全身广泛组织器官水肿，可在 30 秒钟内发生，也可潜隐起病，死亡率亦很高，术前无法预测。③灾难性肺血管痉挛反应型（急性肺动脉高压型），在少量鱼精蛋白注射后便可即刻发生，之前可无鱼精蛋白接触史，对有肺动脉高压和肺循环异常者尤易发生，推测此时病变的肺血管内皮合成前列腺素 I2（PGI2）能力降低，不能抵抗 TXA2 的作用。表现为血压下降、右心室膨出、心输出量下降、肺动脉压增高、呼吸道阻力增加、有时患者表现为气道内吸出多量血性泡沫痰。亦有学者讲后者在细分为灾难性肺动脉高压型及延迟性肺心源性肺水肿型。严重鱼精蛋白反应发生率约 0.28%~2.6%，死亡率 2%~2.6%。

3. 鱼精蛋白反应以血压为标准分为哪几种类型？

鱼精蛋白毒性反应以血压为标准分为以下三型：轻度反应，动脉收缩压下降 <30mmHg；中度反应，动脉收缩压下降 <30~49mmHg；重度反应，动脉收缩压下降 >50mmHg。

4. 与鱼精蛋白过敏的相关因素有哪些？

与鱼精蛋白过敏的相关因素如下：①输注鱼精蛋白速度过快；②过敏体质；③麻醉深度偏浅。④左心室发育及功能差：如 ASD 患者。

5. 防范鱼精蛋白过敏的相关措施有哪些？

防范鱼精蛋白过敏的相关措施如下：①术前详细询问病史，了解有无鱼精蛋白锌胰岛素或鱼类过敏史，输精管切除术及不育患者也是高危人群；②术前应准备好必要的抢救药物（例如，吸入 NO 和 PGI2 以降低急性肺动脉高压）；③术中使用甲基强的松龙等激素类药物；④输注鱼精蛋白的速度要均匀，且在给鱼精蛋白前应确保心脏搏动有力、循环稳定，并有足够的血容量，而且心律、心率、血压计血气结果满意；对于高危人群可以先给予小剂量（5~10mg）鱼精蛋白观察其反应性试验后再决定后续计量的给予；⑤对于复杂的先心病例，新生儿低体重病例，肺动脉高压病例等应积极使用肾上腺素、米力农、多巴胺等血管活性药物；⑥输注鱼精蛋白时速度应慢且匀速推注，一般要求 >5 分钟，若推注过程中出现循环抑制应即可停止输注鱼精蛋白；⑦鉴于鱼精蛋白过敏反应的特性和本例发生反应的时间（5 分钟）来看，在推注鱼精蛋白 10 分钟后转机人员及体外循环机再撤离。⑧适度加深麻醉。

6. 从主动脉根部注射鱼精蛋白的意义是什么？

鱼精蛋白经主动脉根部或右房与外周静脉注射时，血流动力学改变及血浆中组胺的浓度存在明显的差异。其原因是肺组织中肥大细胞较为丰富，大量鱼精蛋白进入肺组织，刺激肥大细胞产生大量组胺等血管活性物质，引起体循环的小血管扩张、肺小血管收缩以及血管通透性增加、支气管平滑肌收缩产生相应的临床表现，过敏反应可能更加剧烈。所以从主动脉根部给鱼精蛋白的优点就是因为鱼精蛋白在到达肺脏之前，绝大多数的都形成肝素鱼精蛋白复合物，并被稀释。

7. 发生鱼精蛋白过敏时怎么处理？

在心脏复跳的同时应常规给予多巴胺持续泵注。对有鱼精蛋白过敏倾向的，引发的临床上的第一种类型和第二种类型可能的应积极应用标准硝酸甘油泵注，剂量适当偏大（原因是鱼精蛋白过敏能引起肺动脉压的急性升高而损伤右心室,导致的急性右心衰竭。而此时用硝酸甘油是因为它不仅可以扩张动脉的同时也扩张的静脉让一部分血液暂时的存在静脉系统中,不会让右室过度膨胀,虽然此刻血压也会降低,但同时可以避免右心回心血量的减少,进一步减少右心损伤的问题。)针对此时的血压降低可以泵注肾上腺素或是去甲肾上腺素弥补。以上两种方案的联合应用是可以处理鱼精蛋白引发的临床一型和二型。而针对鱼精蛋白引发的临床第三种类型就只有果断再次给肝素插管,建立体外循环辅助,待心脏复跳达到满意的程度就可以从主动脉根部缓慢给鱼精蛋白中和肝素。

8. 鱼精蛋白过敏患者的替代处理

鱼精蛋白过敏患者的替代治疗策略:①取消手术(患者不一定接受);②小剂量肝素不停跳搭桥术可以不使用鱼精蛋白拮抗;③适用肝素涂层的体外循环管路,小剂量肝素抗凝,不使用鱼精蛋白拮抗;④其他被用于中和肝素的药物有:血小板因子4(PF4),肝索酶,鱼精蛋白变体,聚凝胺,甲苯胺蓝。对确实不能用鱼精蛋白时可用重组血小板四因子4(PF4)1mg/kg 缓注。PF4 是血小板激活时从其颗粒中释出的蛋白,能同肝素结合而拮抗其抗凝作用,在动物和人身上均获良好效果而无严重不良反应。肝素酶是一种有效的肝素拮抗剂,在 10 分钟内中和肝素,对血小板影响很小。

【小结】

鱼精蛋白过敏反应重在预防,一旦出现过敏征兆,准确判断,对于中重度反应患者应及早再次进行体外循环辅助,可提高抢救成功率、改善预后。对于有鱼精蛋白过敏高危病人可以应用替代治疗措施避免鱼精蛋白的使用。

【专家简介】

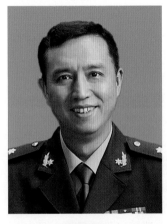

鲁开智,医学博士,主任医师,教授,博士研究生导师,现任陆军军医大学附属西南医院麻醉科主任。 现为中华医学会麻醉学分会常务委员;中国医师协会麻醉学医师分会常务委员;中国中西医结合协会麻醉学分会常务委员;重庆市医学会麻醉学专委会主任委员;重庆市医师协会麻醉学医师分会副会长。 近年来主要从事远端器官疾病致肺损伤的临床和基础研究,第一完成人获重庆市科技进步一等奖 1 项,作为负责人或主研人员参加国内外研究项目二十余项(含主持NSFC 4 项);以第一作者或通讯作者发表学术论文五十余篇,在国外学术刊物(SCI 收录)上发表论文 25 篇;总影响因子80.925。

鲁开智

【专家点评】

1. 心脏手术过程中,用鱼精蛋白中和肝素时引起的过敏反应比较常见,但多为一过性的血压下降、气道压升高,通常减慢鱼精蛋白注射速度、加快液体输入等即可缓解。严重鱼精蛋白过敏多在注射过程中或注射后 5～15min 内发生,血压迅速下降,右心室膨胀,心率缓慢甚至心跳骤停,突发的呼吸道阻力升高,甚至大量粉红色血痰自呼吸道溢出。本例患者为严重鱼精蛋白过敏情况。

2. 鱼精蛋白过敏的处理。I 和 II 型过敏,低血压可通过经升主动脉缓慢推注鱼精蛋白、补足血容量、应用激素、抗组织胺类药物及血管活性药物来预防和处理;III 型过敏治疗的关键在于迅速重建体外循环。严重鱼精蛋白过敏抢救时注意:①迅速全身肝素化,重建体外循环,可以迅速稳定血流动力学状况,改善脑、心、肝、肺、肾等重要脏器的血液灌注及缺氧状态。②应用血管活性药物维持适当的血压。③应用激素及抗组织胺类药物以抗过敏。④继续补足血容量。⑤绝对不要再次静脉使用鱼精蛋白。

3. 针对鱼精蛋白引起的的毒性反应特点,可采取了如下措施对过敏进行预防、预判及处理:①注意相关病史、特别是过敏史的询问,对肺动脉高压患者应保持警惕。②术中静脉推注鱼精蛋白前,应适当加深麻醉深度,充分复温,注意循环容量的平衡及心功能。③应严密监测血压和呼吸道压力,有条件时可经肺动脉漂浮导管监测肺动脉压,根据压力监测结果预判。静脉推注鱼精蛋白时,首先应用试验剂量,待无中毒表现时,再缓慢推注。对有过敏倾向或重度肺动脉高压者,可经主动脉途径注入,以减轻肺血管的反应,预防应用皮质激素或抗组胺药,可防止过敏反应。④推注完3~5分钟后再拔主动脉插管,动、静脉管道应在鱼精蛋白中和肝素15分钟后下手术台,以备紧急再次转流时使用。反复监测ACT,据此精确计算鱼精蛋白用量,避免过量应用鱼精蛋白。⑤如体外机撤离后出现危重的毒性反应,应立即肝素化,中和多余的鱼精蛋白,插管行体外辅助循环,并采用各种措施加强心肺肾功能的保护,维持足够长时间,使心肺肾和血管功能充分恢复。⑥在心脏手术后诊断出鱼精蛋白过敏比较困难,其他原因诸如心源性肺水肿、灌注肺、围术期心肌梗死、低心排、体外循环后血管麻痹综合征等可导致相似病理生理变化,需要综合分析、准确判断。所以对鱼精蛋白过敏重在预防,上述相关方案的实施可有效减少严重鱼精蛋白过敏的发生和提高抢救成功率。

【参考文献】

1. Welsby IJ, Newman MF, Phillips-Bute B, Messier RH, Kakkis ED(2005)Hemodynamic changes after protamine administration:association with mortality after coronary artery bypass surgery. Anesthesiology 102:308-314.

2. Fiona E.Ralley, Benoit De Varennes. J Cardiothorac Vasc Anesth. 2000 Dec;14(6):710-1. Use of heparinase I in a patient with protamine allergy undergoing redo myocardial revascularization.

3. Dehmer GJ, Lange RA. Randomized trial of recombinant platelet facto r 4 ve rsus protamine fo r the rev ersal of heparin anticoagulation in. man[J]. Circulation, 1996, 94(suppl Ⅱ):Ⅱ-347-356.

4. Stafford-Smith M., Lefrak E.A., Qazi A.G., Welsby I.J., Barber L., Hoeft A., et al.(2005). Efficacy and safety of heparinase I versus protamine in patients undergoing coronary artery bypass grafting with and without cardiopulmonary bypass. Anesthesiology 103, 229-240.

28　非体外循环下冠状动脉旁路移植术的麻醉管理

【导读】

冠心病是由于冠状动脉硬化、钙化、纤维化导致冠状动脉狭窄,心肌供血下降。病变的好发部位为左主干、前降支、对角支、回旋支、右冠状动脉并累及远端动脉,合并有三支病变或左主干病变可致猝死(突发室颤、急性血栓形成痉挛,引起缺血加重)。相对于常规冠状动脉旁路移植术,非体外循环下冠状动脉旁路移植术(off-pump coronary artery bypass,OPCAB)增加了手术所致的血流动力学波动,可通过改变体位(头低位)、血管活性药物、变性肌力药及扩容来纠正,严重的血流动力学波动可能导致急性心肌缺血、二尖瓣反流、右心室受压,甚至需要紧急体外循环下手术。麻醉医生在OPCAB中具有重要的作用,需要掌握冠心病的病理生理、血流动力学的调控及其并发症的处理。

【病例简介】

患者,男性,37岁,身高180cm,体重103kg。患者一日前突然出现心前区不适,伴心慌,乏力,大汗,在当地医院给予阿司匹林及氯吡格雷等药物对症治疗后症状明显缓解,为求进一步治疗收入我院。既往 4 年前因"急性广泛前壁心肌梗死"在我院行冠脉造影后于 LAD 近中远段预扩后植入 2 枚相连支架。并于一个月后在 RCA 近中远段植入支架各 1 枚,不相连。术后规律服药,每年冬季快走后仍出现胸闷,伴气短等症状。

术前检查提示:心电图:窦性心律,Ⅲ、avF 导联呈 qR 波型、V3R～V5R 导联呈 QS 型,Ⅲ、avF、V3R～V5R 导联 ST 段抬高 0.05～0.35m。实验室检查:血清磷酸肌酸激酶同工酶 35.0U/L、血清磷酸肌酸激酶 318.0U/L↑、超敏 TNT 0.092ng/mL↑。心脏超声:左房、左室增大,左室广泛前壁及心尖段心肌变薄,左室壁运动不协调,收缩功能减低。主动脉瓣反流轻度,二尖瓣反流中度,三尖瓣反流轻-中度。估测肺动脉压 63mmHg,LVEF 39%。冠脉造影:LM 正常,LAD 近中段原支架内 100% 闭塞,LCX 近段 100% 闭塞,可见自身侧支,血流 TIMI1 级,RCA 中远段长病变,最狭窄处 80%～90% 狭窄。

术前诊断:冠状动脉粥样硬化性心脏病,急性下壁、右室心肌梗死,Killip Ⅰ 级,陈旧性心肌梗死,冠状动脉支架植入术后;。左心功能不全;肺动脉高压? 拟在全麻非体外循环下行冠状动脉旁路移植术。

麻醉诱导:术前常规禁饮食,未使用术前药。患者入室后开放外周静脉,完成桡动脉穿刺测压,颈内静脉穿刺/留置三腔导管/留置六腔漂浮导管并监测 IBP、CVP、PAP 以及 ECG、SpO₂、BIS 以及体温。麻醉诱导给予依托咪酯 20mg、舒芬太尼 50μg、罗库溴铵 80mg,置入 7.5# 气管导管。本例患者 LVEF 低,麻醉后配合术者适时植入主动脉内球囊反搏(intra-aortic balloon pump,IABP)帮助心脏度过创伤期。

麻醉维持及术中处理:采用七氟烷吸入、1% 丙泊酚和 0.04% 瑞芬太尼泵注维持麻醉。术中给予肝素 206mg iv.,测得 ACT 380 秒,依次阻断吻合前降支、后降支以及第一、第二钝缘支,根据血流动力学结果,使用血管活性药物(去甲肾上腺素、硝酸异三梨醇酯及肾上腺素)以及 IABP 来维持血流动力学稳定,MAP 75mmHg～80mmHg,CO4.8～6.4L/min,CI 2.1～2.9L/(min·m²),PCWP 12～13mmHg,SvO₂78%～81%。术中给予血液加温及保温治疗,维持体温 36.5℃±0.5℃,BIS 值 50～53,冠状动脉旁路移植后留置起搏导线,术毕带气管导管回心外科 ICU。

患者在 ICU 内持续监测 IBP、CVP、PAP 以及 ECG、SpO₂,给予强心、利尿、补液、纠正酸碱失衡及离子紊乱等治疗。待患者血流动力学稳定后,撤除 IABP。术后 13 小时,患者全麻清醒,肌力好,四肢活动正常,呼吸、循环指标正常,尿量满意,四肢末梢温暖。术后 15 小时给予呼吸机过渡后顺利拔除气管内插管,脱离呼吸机辅助,拔管后给予布地奈德雾化吸入,鼻导管及面罩双道给氧,患者无特殊不适。积极给予肝素抗凝、硝酸异山梨酯扩冠、呋塞米利尿、头孢呋辛钠抗感染等治疗,同时注意加强呼吸道管理,给予抑制胃酸等治疗,监测 ST 段变化,控制血压及血糖在正常范围内,患者于术后第 8 天顺利康复出院。

【问题】

1. 如何处理不停跳冠状动脉旁路移植术中血管吻合搬动心脏对血流动力学的影响?
2. 不停跳冠状动脉旁路移植术围术期液体管理的原则?
3. 不停跳冠状动脉旁路移植术中 IABP 置入标准及禁忌证?
4. 如何避免术后冠状动脉痉挛?
5. 如果该患者冠状动脉旁路移植术后患者肺动脉高压未见好转,考虑是什么原因引起?

1. 如何处理不停跳冠状动脉旁路移植术中血管吻合搬动心脏对血流动力学的影响?

在非体外循环下冠状动脉旁路移植术中,吻合血管时由于搬动心脏,使手术所致的血流动力学改变明显增加,严重的改变可能导致急性心肌缺血、二尖瓣反流、右心室受压,甚至需要紧急体外循环。麻醉管理中可通过改变体位(头低位),使用血管活性药物,变性肌力药物以及扩容来纠正。在吻合前降支时,左心室受压变形,右心室间接受压,但对血压影响相对较小,轻度的头低位即可达到血流动力学平稳;吻合后降支时,心脏抬高近乎垂直,右室游离壁被压到室间隔上,右室变形、舒张受限,此时二尖瓣环形态基本正常,可采用 30° 头低位或加用升压药物维持;吻合回旋支对心脏影响最大,左右心室同时受压,二尖瓣环折叠扭曲,二尖瓣反流增加,需采用 Trendelenburg 即 30° 头低左侧位,可使右室游离壁与室间隔脱离,右室流出道增大,左右室舒张面积增加,前负荷增加,MAP、CO 增加,必要时加用升压药物,如去甲肾上腺素 $0.05\sim0.3\mu g/(kg\cdot min)$。

在上述变换体位及加用药物无法达到理想的血流动力学状态时,告知外科医师重新调整心脏位置后吻合;外科医师在搬动心脏和安放心脏稳定器时,动作要轻柔规范,尽量减少血流动力学的干扰;外科医师吻合血管时应用分流栓,可保证吻合期间心肌的供血,对维护血流动力学稳定也起到一定的作用。

2. 不停跳冠状动脉旁路移植术围术期液体管理的原则?

液体治疗的目标是维持与患者心血管功能状态匹配的循环容量,获取最佳心输出量、组织灌注和器官功能。容量不足可导致器官低灌注,使心、脑、肾等重要脏器的并发症增加,而液体过量可增加心肌耗氧量,组织水肿增加,导致氧交换障碍及麻痹性肠梗阻等并发症;对于冠心病患者而言,液体负荷过重会增加心室壁张力而增加心肌氧耗,不利于维护心肌的氧供需平衡,尤其本例患术前心功能欠佳,对液体负荷的耐受性差,因此要根据 Swan-Ganz 导管数据进行精确的液体管理,维持中心静脉压及肺毛细血管楔压在正常范围。对于晶体液与胶体液的选择,目前没有循证医学方面证实各自的优势,但对于凝血功能及肾功能障碍的患者,慎用羟乙基淀粉胶体液。由于该患者术前心功能差,在心功能指数(CI)正常的前提下,酌情输注红细胞,保持混合静脉氧饱和度(SvO_2)>70%。

3. 不停跳冠状动脉旁路移植术中 IABP 置入标准及禁忌证?

主动脉内球囊反搏(intra-aortic balloon pump,IABP)是目前首选的广泛有效的机械性辅助循环装置。于1968年首先应用于临床,具体为气囊导管经股动脉在导丝引导下缓慢送至左锁骨下动脉开口远端 $1\sim2cm$ 处,其原理为心脏舒张期前一瞬间(主动脉瓣关闭时)球囊充气,主动脉舒张压升高,冠脉灌注压升高,心肌供血增加;收缩前一瞬间(主动脉瓣开放时)球囊放气,心脏后负荷减少,左心室做功减少,心脏耗氧量下降,最后达到增加心排血量、降低后负荷、增加冠状动脉灌注、改善心肌缺血、限制心肌梗死范围的效果。对于本例低 LVEF 患者早期心功能较脆弱,术中出现低心排血量,除积极应用以正性肌力药物辅助心功能外,适时植入 IABP 帮助心脏渡过创伤期。IABP 被公认为 CABG 后发生严重低心排血量时抢救非常有效的短期机械辅助方法之一,效果优于目前任何药物。

冠脉搭桥术中 IABP 置入标准:①应用大剂量正性肌力药物[多巴胺用量≥$10\mu g/(kg\cdot min)$]+血管收缩药仍持续性低血压(SBP<90mmHg),心脏指数(CI)<$2.0L/(m^2\cdot min)$,尿量<30ml/小时,左心房压>20mmHg;②因心脏缺血而诱发的顽固性心律失常,药物治疗无效,影响循环稳定;③术中搬动心脏导致循环不稳定,药物治疗无效。也有研究认为,术前只要满足下列条件中的 2 项即可使用 IABP:①EF<40%;②左主干病变;③不稳定心绞痛;④再次冠脉搭桥手术。

IABP 禁忌证包括:①主动脉瓣关闭不全,尤其是中、重度;②主动脉夹层动脉瘤、胸主动脉瘤;③严重凝血功能障碍;④严重主动脉-髂动脉病变;⑤脑出血急性期、严重贫血、不可逆的脑损伤、不可逆的心室衰竭终末状态等。⑥脓毒血症等。

4. 如何避免术后冠状动脉痉挛?

自 1981 年 Buxton 等首次报道 CABG 术后出现冠状动脉痉挛以来,大量的这类报道相继问世。根据 Poisseuille 公式,冠脉血流 $Q=\pi r^4 \triangle P/8L\eta$(r-半径,$\triangle P$-驱动压,L-管长,$\eta$-黏度)即冠脉口径的舒缩,以 r 的 4 次方的幅度影响冠脉的血流量。冠脉痉挛是由于脏层心包下的冠状动脉主干及其主要分支发生一过性痉挛收缩,造成冠脉管腔完全或几乎完全闭塞,使其血流支配的心肌区域产生透壁性或非透壁性缺血。心电图 ST 段显著抬高或压低压、严重心功能不全及心肌激惹。关于冠脉痉挛的机制有多种解释,图 3-1 列出了其中部分机制。

术后冠脉痉挛的机制与变异性心绞痛或许不尽相同,但两者存在共同的诱发因素,且均对一些治疗有效,如使用硝酸甘油、钙通道阻滞剂、米力农或硝酸甘油与钙通道阻滞剂联合应

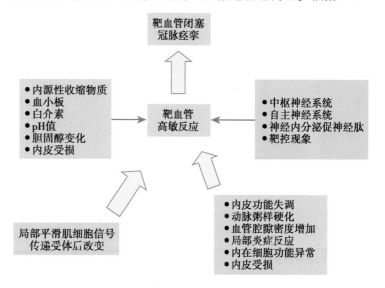

图 3-1 冠状动脉痉挛发病机制示意图

用。移植动脉如左乳内动脉,尤其是桡动脉移植后易发生痉挛,其预防与诊断对防止严重并发症的发生至关重要。

5. 如果该患者冠状动脉旁路移植术后患者肺动脉高压未见好转,考虑是什么原因引起?

肺高压(pulmonary hypertension,PH)是指肺循环系统任何部位的病变导致肺循环内压力升高。肺动脉高压(pulmonary artery hypertension,PAH)是指孤立的肺动脉血压升高,而肺静脉压力正常。PAH血流动力学定义是:平均肺动脉压≥25mmHg(1mmHg=0.133kPa)。动脉型肺动脉高压的诊断要求平均动脉压≥25mmHg,同时肺动脉楔压≤15mmHg。因此,肺动脉高压的诊断标准是患者右心导管检查肺动脉的平均压>25mmHg,且肺动脉楔压≤15mmHg。超声心动图是筛查肺动脉高压不可或缺的方法,如果超声测得肺动脉压>40mmHg,提示有肺动脉高压的可能。

冠心病患者由于心肌缺血引起左房压增高,继发肺动脉压增高,同时伴有瓣膜改变,特点如下:①临床表现为左心收缩或者舒张功能不全症状(气促、呼吸困难、不能平卧等),或者为二尖瓣、主动脉瓣病变的表现;②胸部X线平片:左房和(或)左室大,肺淤血;③超声心动图:左房扩大和(或)左室扩大,左室收缩或舒张功能减退,一般都伴有轻-中度肺动脉高压;④心电图:左房和(或)左室大的表现;⑤右心导管检查:PCWP增高,肺动脉压轻-中度升高。跨肺压差(TPG=mPAP-PCWP)<12mmHg。

该患术后肺动脉压降40mmHg,随后拔出六腔漂导。若肺动脉高压未见好转,可考虑如下原因:①肺动脉栓塞(血栓、肿瘤);②结缔组织病;③动脉导管未闭;④肺血管炎(大动脉炎累及肺血管等);⑤肺间质或肺实质疾病;⑥限制型心肌病;⑦肥胖、睡眠呼吸暂停等;⑧门静脉高压;⑨肺静脉闭塞症;⑩遗传性出血性毛细血管扩张症;⑪肺毛细血管瘤样增生症。

【小结】

近年来,非体外循环冠状动脉旁路移植术被认为是治疗冠状动脉粥样硬化性心脏病(冠心病)的首选术式,OPCAB手术麻醉与传统体外循环CABG手术麻醉相比,对麻醉医生的要求更高,更具有挑战性。OPCABG操作时牵拉、搬动心脏、心尖、心表固定器对冠脉以及心脏壁的压迫,对患者血流动力学的影响均很大,患者容易出现血压波动和不良心律失常等,麻醉医生应掌握围术期病理生理学改变和外科操作对血流动力学的影响及其正确的处理。

【专家简介】

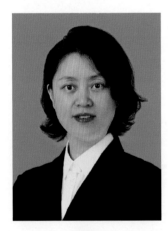

周锦,教授,主任医师,硕士研究生导师,东北国际医院麻醉科主任。 中华医学会麻醉学分会第12届青年委员会委员、辽宁省医学会麻醉学分会第11届委员兼秘书、辽宁省口腔医学会口腔麻醉学分会第3届副主任委员、沈阳军区麻醉与复苏学专业委员会副主任委员。 任《中华麻醉学杂志》编委等职。 主要研究方向:围术期器官功能保护,以项目负责人身份承担各级科研课题10项,以第一或通讯作者在国内外专业期刊发表论文50篇,主编主译专业书籍6部。

周锦

【专家点评】

1. 对于冠心病合并肺动脉高压,左心室功能不全患者行不停跳冠状动脉旁路移植术,麻醉医生应掌握围术期病理生理学改变和外科操作对血流动力学的影响及其正确的处理。

2. 围术期应增加氧供,降低氧耗,维持心肌氧的供需平衡,避免加重心肌缺血。维持 MAP 和心率的比值>1~1.2;防治冠脉痉挛,避免浅麻醉,避免过度通气,防止药物过敏释放组胺诱导的冠脉痉挛,不稳定心绞痛及有动脉桥的患者主张应用钙通道阻滞药。

3. 维持麻醉平稳,避免血流动力学波动。在刺激较强的手术操作时,适当加深麻醉,避免高血压和心动过速;围术期避免低血压并维持血压稳定至关重要,血压的变化(升高或降低)不应超过术前数值的 20%。冠心病患者常常合并高血压,其自动调节的压力下限大幅度上升。搬动心脏进行冠脉吻合时,需要改变患者体位以降低对血流动力学的影响。

4. 维持内环境稳定,根据血气分析,调整呼吸参数,调整各离子尤其钾、镁、钙在正常范围。

【参考文献】

1. Zaky SS, Hanna AH, Sakr Esa WA, et al. An 11-year, single-institution analysis of intra-aortic balloon pump use in cardiac surgery. J Cardiothorac Vasc Anesth, 2009, 23 (4): 479-83.

2. Yu CM1, Fung JW, Zhang Q, et al. Tissue Doppler echocardiographic evidence of atrial mechanical dysfunction in coronary artery disease. Int J Cardiol, 2005, 105 (2): 178-85.

3. 中华医学会心血管病分会中华心血管病杂志编辑委员会. 肺动脉高压筛查诊断与治疗专家共识. 中华心血病杂志, 2007, 35 (11): 979-98.

4. Phillips R, Brierley J. Fluid responsiveness is about stroke volume, and not pulse pressure Yogi: the power of Doppler fluid management and cardiovascular monitoring. J Clin Monit Comput, 2015, 29 (1): 197-200.

5. Keeling WB, Williams ML, Slaughter MS, et al. Off-pump and on-pump coronary revascularization in patients with low ejection fraction: a reportfrom the society of thoracic surgeons national database. Ann Thorac Surg, 2013, 96 (1): 83-8: discussion 88-9.

6. Jin R, Hiratzka LF, Grunkemeier GL, et al. Aborted off-pump coronary artery bypass patients have much worse outcomes than on-pump or successful off-pump patients. Circulation, 2005, 112 (9 Suppl): 1332-37.

7. Buxton AE, Goldberg S, Harken A, et al. Coronary-artery spasm immediately after myocardial revascularization: Recognition and management. N Engl J Med, 1981, 304: 1249-52.

8. Lavana JD, Fraser JF, Smith SE, et al. Influence of timing of intraaortic balloon placement in cardiac surgical patients. J Thorac Cardiovasc Surg, 2010, 140 (1): 80-85.

9. Keeling WB, Williams ML, Slaughter MS, et al. Off-pump andon-pump coronary revascularization in patients with low ejection fraction: a report from the society of thoracic surgeons national database. Ann Thorac Surg, 2013, 96 (1): 83-88.

29　冠脉搭桥手术合并系统性红斑狼疮

【导读】

合并系统性红斑狼疮(SLE)的心脏手术围术期管理核心是心、肾等器官的保护。患者因为疾病本身的原因或者之前的抗凝治疗,易出现肝素耐药。器官保护和如何处理肝素耐药成为了本病例的焦点。

【病例简介】

60 岁老年女性,因"心悸 2 个月,加重伴头晕 1 天"入院。既往有高血压 7 年,血压最高 188/90mmHg,平时口服拜阿司匹林、兰迪、倍他乐克等药物治疗,血压控制可;患者因胃肠道反应,近 2 月停用拜阿司匹林,加用奥美拉唑。患者于 30 年前出现反复低热伴心包积液,持续 1 年余,在外院确诊为"系统性红斑狼疮(SLE)",应用"激素、环磷酰胺(CTX)、甲氨蝶呤(MTX)"治疗,病情平稳;目前用泼尼松 10mg 每日一次,MTX 7.5mg 每周一次,雷公藤多苷维持治疗。请内分泌科会诊,建议甲波尼龙 40mg 分别于术前、术中、术后应用 3 天后减量至泼尼松 20mg 每日一次,病情稳定后减量至术前水平(泼尼松 10mg 每日一次)。25 岁时因卵巢囊肿行右侧卵巢切除术。辅助检查:心电图示:Ⅲ 导联异常 Q 波。心脏超声:室间隔中上段增厚;微量心包积液;左室收缩功能正常 59%。冠状动脉造影:多支病变,前降支,回旋支 90% 以上狭窄。

麻醉过程:患者入室后行动静脉穿刺置管,测得 ACT170 秒。全麻诱导采用咪达唑仑、芬太尼、丙泊酚、顺式苯磺酸阿曲库铵等,体外循环建立前给予肝素 3mg/kg,5 分钟后测得 ACT390 秒;再次给予肝素 0.5mg/kg,5 分钟后测得 ACT>480 秒;体外循环时间 170 分钟,MAP70~80mmHg,温度 23℃。手术顺利,术后带管回 ICU。3 天后患者回普通病房。

【问题】

1. 体外循环心脏手术肝素剂量应该如何计算?
2. 肝素耐药和哪些因素有关?
3. 如何行肾脏等器官保护?

1. 体外循环心脏手术肝素剂量应该如何计算?

人体正常 ACT 的生理值为 60~140 秒。在做需要体外循环辅助的心脏手术时,常规给予肝素 3mg/kg,在给予肝素 5 分钟后抽全血测定 ACT 值,当 ACT 大于 480 秒时,可予以主动脉插管行心肺转流。如果遇到给予常规剂量肝素,即 3mg/kg 后,ACT 仍小于 480 秒。应进行如下处理。①确定患者是否真正得到了肝素;②患者血浆抗凝血酶 Ⅲ(AT Ⅲ)水平是否缺乏,是否需要补充 AT Ⅲ 制剂,但因为临床上测定 AT Ⅲ 并不普遍,所以此方法可操作性差;③继续追加肝素。当 ACT 值介于 350 秒和 480 秒之间时,追加肝素 0.5mg/kg;当 ACT 值<300 秒时,至少给予肝素 1~2mg/kg。④使用新鲜冰冻血浆。当使用的肝素剂量超过 5.5~6mg/kg,但 ACT 值仍然小于 480 秒或者达到 480 秒后又很快缩短时,称为肝素耐药。此时应该输入新鲜冰冻血浆 1~2U 后,再予以追加肝素。⑤联合使用低分子量肝素。因为低分子量肝素在阻断凝血过程中无需血浆抗凝血酶 Ⅲ 的参与。⑥如果 ACT 值测定始终无法满足大于 480 秒,则需要和家属沟通停止手术。曾有患者因为肝素耐药导致体外循环无法转流而被迫停止手术的报道。

2. 肝素耐药和哪些因素有关?

肝素耐药给麻醉医生带来了新的挑战。有文献报道我国肝素耐药的发生率为 1.5%~3.7% 不等。肝素耐药和以下一些因素相关。①血液中出现类似肝素的黏多糖物质。肝素是一种黏多糖,含许多抗凝活性所必需的酸性基团,呈强酸性,并带有很强的负电荷,主要由肥大细胞合成储存,存在于大多数组织中。肝素与抗凝血酶 Ⅲ(Antithrombin Ⅲ,AT Ⅲ)结合后,极易与凝血酶结合从而使后者灭活。例如心脏黏液瘤患者可向血液中分泌多种结构类似肝素的黏多糖物质,竞争性地与 AT Ⅲ 结合,形成"肝素-AT Ⅲ 复合物"。但这些黏多糖物质与 AT Ⅲ 结合后却不能与凝血酶结合,使部分凝血酶未被灭活,抗凝作用降低。②AT Ⅲ 含量与活性降低。AT Ⅲ 是人体中抗凝活性最强的抗凝血酶,约占 70% 左右。正常血浆浓度 AT Ⅲ 的功能活性为 90%,当 AT Ⅲ 活性降低至 50% 则会增加血栓形成的发生率。有肝素耐药倾向的患者其 AT Ⅲ 含量与活性均低于正常。③血小板计数增高。血小板具有黏附、聚集、释放等功能,对止血、凝血和血栓形成都有重要作用。近年来研究发现,肝素抑制血小板功能甚微,甚至可促进血小板功能增强。肝素可促使枸橼酸抗凝的富血小板血浆中的血小板聚集。还可以加强二磷酸腺苷或肾上腺素诱发的血小板聚集,因此体外循环肝素化后仍会出现血小板活性异常活跃而释放大量的促凝物质。有文献报道:血小板计数>240×10^9 时,可能会出现肝素耐药。④术前抗凝治疗。术前曾进行抗凝治疗,尤其是使用肝素抗凝治疗的患者,可使机体产生肝素抗体,降低肝素的抗凝效果,多发生在开始使用肝素治疗的 4~14 天,即使是小剂量肝素冲洗桡动脉测压管也可发生。大多数系统性红斑狼疮的患者由于术前的高凝状态,会采取小剂量的肝素治疗,因此也会导致肝素耐药。另外,术前使用避孕药,亦可以影响肝素的抗凝效果,导致 CPB 中 ACT 延长不够。⑤ACT 缩短,还与网状内皮系统亢进,对肝素灭活能力强、体温升高、血沉加快等因素有关。

3. 如何行肾脏等器官保护?

①维持肾脏血流量。可以通过提高灌注压,提高灌注流量的手段维持肾组织的血供。②纠正缺氧和代谢性酸中毒。任何原因造成的动脉氧分压的降低都会改变肾脏血流。因此,围术期通过有效的机械通气和血气监测,防止缺氧、高乳酸血症或者高碳酸血症发生。③适当的血液稀释。在体外循环期间,使用血液稀释代替全血预充,可以明显降低血液黏滞度,改善血流动力学,增加肾脏特别是肾皮质的血流量。④使用合理的药物。在心脏大血管手术当中使用甘露醇作为渗透性利尿来保护肾脏的作用非常肯定。在使用肌松药的时候可以使用霍夫曼水解代谢的药物以减轻肾脏负担。

【小结】

合并系统性红斑狼疮的搭桥手术在临床中并不常见,如何行心、肺保护和应对患者可能出现的肝素耐药成为了我们需要关注的问题。

【专家简介】

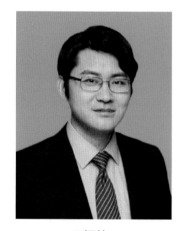

王颖林,医学博士,主任医师。 现任同济大学附属上海东方医院麻醉科主任。 担任中华医学会麻醉学分会青年委员、中国心胸血管麻醉协会委员、中华医学会麻醉分会骨科麻醉学组委员、中国药理学会麻醉药理学专业委员会委员、上海市浦东新区麻醉专业委员会副主任委员等学术职务。 主持参与国家自然科学基金及省部级科研课题多项,研究方向为严重麻醉并发症的防治、术后认知功能障碍及急慢性疼痛的发生机制等。

王颖林

【专家点评】

系统性红斑狼疮(SLE)是结缔组织中一种常见的自身免疫性疾病,其特点为多脏器损伤及血清中有多种抗体存在。常合并肾功能不全、心肌炎、肺炎、呼吸循环衰竭等。其中约有75%患者累及肾脏,表现为肾炎或肾病综合征。约有50%~89%患者出现心脏症状,包括心包炎及心肌炎等,可表现为气短,心前区疼痛,心动过速、心律失常等症状。SLE 在冠状动脉累及主要表现为粥样硬化、动脉瘤样扩张及动脉炎,其中只有少部分病人出现心肌梗死或心绞痛等临床症状。这些病人突出的特点是心肌梗死或心绞痛发病时相对年轻,大多数病人为绝经前女性,有些甚至在儿童时期发病。心包炎是 SLE 心脏受累最常见的表现之一,无症状的心包炎较有症状的心包炎在临床上更为普遍。内科治疗以服用大量激素缓解症状为主。手术可使本病病情恶化,尤其在手术前、中、后未及时应用激素,多在术后数日内病情恶化而危及生命。

SLE 围术期麻醉处理的关键是保护肾、心、脑功能,并提倡预防性抗炎治疗和及时大剂量应用糖皮质激素。系统性红斑狼疮可累及全身各重要器官,故而,在麻醉中我们应该注意以下几点:

(1) 术前应重点对肾脏、心血管、神经系统等功能进行详细的评估,并采取相应措施。肾上腺皮质激素治疗者要注意其副作用。未用肾上腺皮质激索治疗者,围术期可预防性应用,低蛋白血症者术前应尽量纠正。除急救手术外,择期手术应选在疾病的缓解期。

(2) 麻醉以选择全身麻醉为主。保证充分氧供,避免凝血功能障碍及皮损而致的椎管内麻醉穿刺所致并发症。而且某些局麻药物对肾脏功能有不同程度损害,不利于保护肾功能。

（3）围术期避免使用可加重红斑狼疮的药物（肼苯哒嗪、普鲁卡因酰胺、左旋多巴、心得宁、利血平、苯妥英钠、青霉素、磺胺药、氯丙嗪等）。因部分患者可合并有卟啉病,麻醉前用药及麻醉诱导时应避免用巴比妥类等药物。

（4）麻醉管理重点是保护心脏、肾脏功能,避免其进一步受损。术中使用霍夫曼水解代谢途径的肌松药物以避免肾脏损伤。术中注意控制血压、温度,维持组织的合理灌注,保护心脏、肾脏等功能。

【参考文献】

1. 李立环. 阜外心血管麻醉手册. 北京：人民卫生出版社, 2007.
2. 刘胜中, 丛伟, 曾富春. 体外循环心脏手术中肝素耐药的原因及处理措施. 重庆医科大学学报, 2010, 35（8）：1256.
3. 何雪明, 潘成, 何文评, 等. 较大剂量肝素追加在体外循环肝素耐药中的应用. JOURNAL OF GUANG XI MEDICAL UNIVERSITY, 2012, 29（4）：592.
4. 陈小芳. 系统性红斑狼疮患者麻醉处理的临床体会. 医学前沿, 2012, 8：318.
5. Mohammad Jrfan Akhtar, Syed Shabbir Ahmed, Shahid, et al. Heparin resistance during pediatric cardiac surgery：An unanticipated challenge for an anesthesiologist. J Anaesthesiol Clin Pharmacol, 2016, 32（2）：273-274.
6. 彭磊磊, 于奇, 刘永靖. 肝素耐药导致无法体外转流 1 例. 山东医药. 2013. 53（48）：110-111.

30　二尖瓣置换加房缺修补术的麻醉管理

【导读】

　　房间隔缺损伴二尖瓣狭窄是临床上罕见的先天性心脏病之一,又称鲁登巴赫综合征。由 Lutemhacher 于 1916 年最先提出,女性较为多见,其发病率约占房间隔缺损的 4.0%,占二尖瓣狭窄的 0.6%~0.7%,其中二尖瓣病变又以风湿性多见。此类患者与单纯二尖瓣狭窄患者不同,房间隔缺损减轻了二尖瓣狭窄导致的左心房负荷增加,同时左向右分流增加了右心负荷和肺的循环血量,更易出现右心功能不全,同时患者并存左心发育不良。麻醉医生应掌握其病理生理特征,加强围术期管理,对可能发生的情况做出充分的评估和预判,以降低围术期死亡率。

【病例简介】

　　患者,女性,42 岁,身高 159cm,体重 45kg。4 岁时因感冒就诊发现心脏杂音,未明确诊断。4 年前开始出现活动后气短并伴有明显双下肢水肿及夜间憋醒,当地医院给予抗感染、抗心衰等对症治疗（具体用药不详）症状可缓解。近半年患者上述症状加重,活动耐力较以前下降,且出现明显腹部胀痛,食欲下降,尿量少,偶有心慌,休息后症状可缓解。于当地医院进行超声心动图检查诊断为"先天性心脏病、房间隔缺损、肺动脉高压",心电图检查诊断为"窦性心律、频发室早（二联律）、ST-T 改变",腹部超声检查提示"肝淤血、胆囊壁水肿增厚、腹水、胰脾未见异常"建议到我院就诊。

　　1 个月前在我院先心内科住院行右心导管及造影检查诊断为"先心病、房间隔缺损、肺动脉高压、二尖瓣狭窄、三尖瓣关闭不全、频发室早",今为求进一步手术治疗入院。辅助检查:门诊超声心动图检查:先天性心脏病、房间隔缺损（继发孔型 3.1cm）、二尖瓣中度狭窄（瓣口面积 1.2cm^2）、三尖瓣重度反流、肺动脉高压（重度,肺动脉压 73mmHg）。

　　术前准备完善后,拟在全麻体外循环下行二尖瓣置换加房缺修补术。

　　麻醉诱导:术前常规禁饮食,未使用术前药。患者入室后开放外周静脉,完成桡动脉穿刺测压,颈内静脉穿刺/留置三腔导管/留置六腔漂导并监测 IBP、CVP、PAP、ECG、SpO$_2$ 以及体温。麻醉诱导给予依托咪酯 6mg、舒芬太尼80μg、罗库溴铵50mg，置入7.0#气管导管。

麻醉维持及术中处理：采用七氟烷（MAC1%）、1%丙泊酚10ml/h和间断追加舒芬太尼1ug/（kg·h）维持麻醉。体外循环下行二尖瓣置换、房缺修补术，停转流后监测肺动脉压42mmHg，给予硝酸异三梨醇酯泵注。术毕带气管导管回心外科重症监护室。

患者在ICU内持续监测IBP、CVP、PAP以及ECG、SpO$_2$，给予强心、利尿、扩血管、适当限制补液、纠正酸碱失衡及离子紊乱等治疗。术后18小时患者意识清醒，完全配合，四肢活动正常，呼吸、循环稳定。给予呼吸机过渡后顺利拔除气管内插管，鼻导管及面罩双道给氧，血氧饱和度95%以上。积极给予肝素抗凝、硝酸异山梨酯降低右心前后负荷、呋塞米利尿、头孢呋辛钠抗感染等治疗，同时注意加强呼吸道管理，严密监测肺动脉压变化，控制血压在正常范围内，患者13天后顺利康复出院。

【问题】

1. 此类患者需要采取哪些措施预防麻醉诱导期出现的意外？
2. 体外循环前麻醉处理要点？
3. 该患者心脏复跳期间麻醉方面需要如何配合？
4. 鱼精蛋白反应的临床表现及处理原则？
5. 若患者术后回心外监护室后出现持续肺高压，可能原因？如何处理？

1. 此类患者需要采取哪些措施预防麻醉诱导期出现的意外？

充分做好术前评估，详细了解病史、用药史、液体出入量、心功能、超声心动图和全身检查等。二尖瓣狭窄通常由风湿性心脏病引起，本例患者为房缺伴二尖瓣狭窄是较为罕见的心脏疾病，麻醉诱导期应注意以下几点：①维持窦性心律和正常心率：二尖瓣狭窄患者心动过速时易伴发左房压升高和肺水肿。由于左房明显扩大，通常伴有长期的心房纤颤，多需接受洋地黄治疗以控制心率。但心率过慢时，每搏量受限无法达到正常的心输出量，因此维持窦性心律和正常的心率至关重要；②避免加重肺动脉高压的因素：如缺氧、高碳酸血症、酸中毒及麻醉深度不够，否则会导致右心衰；③术前应给予适当的强心和利尿支持治疗，尽可能纠正心衰，房颤者控制心室率100次/分，同时应用选择性扩张肺血管药物，降低肺动脉压。维持酸碱平衡和电解质（钾、镁在正常范围）；④缓慢麻醉诱导：因狭窄的瓣口面积导致药物起效速度减慢，需防止药物过量导致的低血压，诱导过程中避免使用丙泊酚对心肌有抑制作用的药物，因依托咪酯具有稳定循环的作用可首选。充分给予阿片类药物和肌松药，避免发生插管反应，维持血流动力学稳定，狭窄未解除前不宜使用强效强心药与升压药。

2. 体外循环前麻醉处理要点？

体外循环前最主要是保持心脏氧供需平衡，维持机体血流动力学平稳。①麻醉诱导后切皮前常有低血压发生，应及时给予循环支持，包括容量支持和血管活性药物的应用，并适当增加麻醉深度，劈胸骨时暂停机械通气，注意使肺处于呼气末（即收缩状态）以防止胸膜破裂；②主动脉插管前由麻醉医师从中心静脉注入肝素3mg/kg，此时应预防血压下降，肝素注入5分钟后复查ACT，并保持ACT大于480秒后方可开始体外循环；③主动脉和上、下腔静脉插管时常引起心律失常、回心血量降低和低血压，需注意预防，及时处理。为减少主动脉插管时出血，应维持较低体循环压力，同时保证冠脉和重要组织器官的灌注。减慢心率，适当增加心室充盈时间，增加舒张末期容积，保证足够的心排。维持偏低体循环阻力，增加前向血流，同时适当减少右心回心血量，减轻右心负荷；④体外循环前慎用血管扩张药：血管扩张药对体循环的降压作用强于肺循环，因此血管扩张药可因灌注压的降低引起右室心肌缺血，加重心功能不全；⑤体外转流开始前追加镇静、镇痛和肌松药。

3. 该患者心脏复跳期间麻醉方面需要如何配合？

心脏复跳期间应注意：①调节好呼吸机参数，开放上下腔静脉后，恢复机械通气；②体外循环患者心脏复跳期间心脏各项功能处于逐渐复苏状态，然而此类患者可能存在左心室失用性萎缩，心肌收缩功能下降，因此小剂量的正性肌力药物以提高心肌收缩力是必要的，可采用儿茶酚胺类正性肌力药（多巴胺）。需要注意的是正性肌力药物的使用应同时掌握剂量和时间。在主动脉刚开放时心脏正处于氧债最大时期，此时正性肌力药物的使用仅增加心脏氧耗，因此应延缓使用；③调整心脏跳动的节律和频率若为心动过速，考虑加深麻醉，应用利多卡因、硫酸镁。心动过缓试用阿托品、异丙肾上腺素；④保证理想的血气范围（钾、镁、钙），体外循环心肌经历心肌缺血再灌注损伤,提升灌注压,给予硝酸酯类药物基础上,提升灌注压,可保证冠脉的灌注,为心脏复跳创造条件;⑤室颤是主动脉开放后心脏复跳之前最容易发生的室性心律失常,预先单次给予利多卡因可有效控制。

4. 鱼精蛋白反应的临床表现及处理原则?

鱼精蛋白是从鲑鱼精液中提取并加工而成,是目前唯一用以拮抗肝素作用的药物。它是一种聚阳离子化合物,可与肝素中的阴离子残基结合而清除循环中的游离肝素。临床过程中,在拮抗肝素作用的同时,鱼精蛋白的使用可能会产生多种副作用,主要包括低血压、心动过缓、肺动脉高压、呼吸困难、面部潮红等。对于鱼精蛋白反应以预防为主,维持足够的麻醉深度,分次缓慢给药,注射前给予钙剂、激素以及抗组胺药等。

鱼精蛋白反应的处理:①低血压,与给药速度过快,引起肥大细胞释放组织胺有关,体循环压力下降还可能导致冠脉灌注减少、心肌缺血等。注射鱼精蛋白时需严密监测血压、心率、心脏充盈情况和气道阻力,应减慢给药速度,以每 10 分钟不超过 50mg 鱼精蛋白为宜;②过敏反应和类过敏反应是鱼精蛋白不常见但最为严重的副作用,过敏反应通常发生在对鱼类食物过敏或有鱼精蛋白接触史并致敏的患者中。对于此类患者,应高度警惕,在输注鱼精蛋白前预防性给予皮质激素或抗组胺类药物可有效降级过敏反应的发生。轻微反应给予钙剂和(或)升压药物往往可缓解;严重血压下降心率增快并气道压增高时,立即应用抗过敏药,并静脉推注升压药,有时需要手控呼吸保证通气。血压、心率同时下降时,给予肾上腺素和(或)多巴胺。心脏骤停者直接心脏按压或除颤;③当鱼精蛋白与肝素结合形成复合物时,这种复合物可诱导血小板和巨噬细胞释放血栓素 A_2 从而介导肺血管收缩、肺动脉高压形成,严重时可导致右心衰,这种不良反应可以被预先给予的环氧化酶抑制剂减弱。硝酸甘油、前列腺素等可降低肺血管反应导致等肺动脉压力增高,必要时考虑使用。

5. 若患者术后回心外监护室后出现持续肺高压,可能原因? 如何处理?

大多数患者在行二尖瓣置换术后,由于瓣膜处梗阻被解除,左房压力减低,左向右分流减少,肺动脉压会有明显的下降。但仍有少数患者肺动脉压始终处于较高水平,这可能与术后疼痛、缺氧、心功能降低、高龄、病程较长、肺循环长期压力较高致肺血管形态改变以及术前就存在的严重肺部疾病有关。此类患者术后应吸氧、充分镇静镇痛、改善心功能。对于仍不能改善的持续肺动脉高压可以应用硝普钠降压,必要时选择前列腺素或一氧化氮。

【小结】

鲁登巴赫综合征是一种罕见但较为严重的疾病,麻醉医生需要全面掌握其病理生理特征,围术期管理应注重强心、利尿等支持治疗,改善心功能;术中加强心肌保护,尽可能缩短体外循环时间;术后继续心功能支持,严格控制液体输入量,避免容量负荷过重所致的右心衰。严密监测肺动脉压力,必要时延长肺血管扩张剂的使用时间。

【专家简介】

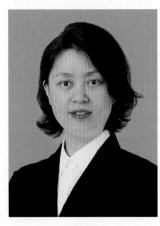

周锦

周锦,教授,主任医师,硕士研究生导师,东北国际医院麻醉科主任。 中华医学会麻醉学分会第 12 届青年委员会委员、辽宁省医学会麻醉学分会第 11 届委员兼秘书、辽宁省口腔医学会口腔麻醉学分会第 3 届副主任委员、沈阳军区麻醉与复苏学专业委员会副主任委员。 任《中华麻醉学杂志》编委等职。 主要研究方向:围术期器官功能保护,以项目负责人身份承担各级科研课题 10 项,以第一或通讯作者在国内外专业期刊发表论文 50 篇,主编主译专业书籍 6 部。

【专家点评】

1. 房间隔缺损合并二尖瓣狭窄患者,房间隔缺损在一定程度上减轻了二尖瓣狭窄所致的左房负荷过重的状态,而二尖瓣狭窄却加重了心房水平已经存在的左向右分流,增加了右心房和右心室的前负荷,最终导致肺淤血、肺动脉高压以及右心衰竭。与此同时,左心室前负荷的降低使左室舒张末期容积减小,随着病情持续发展左心室出现失用性萎缩,左心功能下降。麻醉诱导期及体外循环前,保持血流动力学平稳。

2. 心脏复跳后心肌收缩无力,可用小剂量的正性肌力药物以提高心肌收缩力,但需要注意的是正性肌力药物的使用应同时掌握剂量和时间。在主动脉刚开放时心脏正处于氧债最大时期,使用正性肌力药物仅增加心脏氧耗,避免使用;长期右心负荷过重可能会产生右心功能不全,体外循环期间大量血液快速回输至患者体内导致全身血容量绝对值增加,可导致右心衰,可使用血管扩张药物降低前负荷。

3. 心脏复跳后,若心肌缺乏兴奋性和收缩性,需除外高钾和酸中毒,可考虑给予肾上腺素 10~100μg 促进心肌兴奋,提高冠状动脉灌注,同时予硝酸酯类药物防止冠状动脉过分收缩。若心脏复后反复室颤,需除外低钾和低镁,并检查心脏是否过胀,左房、左室引流是否通畅,冠状动脉灌注压是否合适,是否进入空气,心肌温度是否合适等,纠正原因后再除颤。

【参考文献】

1. Perloff JK, Marelli AJ. The Clinical recognition of Congenital Heart Disease. 4th ed. Philadelphia：WB Saunders, 1994：323-8.
2. Nuttall GA, MurrayMJ. Bowie EJ. Protamine-induced pulmonary hypertension in pigs：Effect of treatment with a thromboxane receptor antagonist on henodynamics and coagulation. Anesthesiology, 1991, 74：138-145.
3. Utoh J, Goto H, Obayashi H, Hirata T. Oxygen metabolism after cardiopulmonary bypass. J Cardiovasc Surg (Torino), 1996, 37 (6 Suppl 1)：119-20.
4. Mündemann A, Stephan H, Weyland A. The effect of acid-base management on the oxygen uptake of the human body during hypothermic extracorporeal circulation. Anaesthesist, 1991, 40 (10)：530-6.
5. Kerklin JW, Barratt-boyes BG. Hypothermia, circulatory arrest and cardiopulmon-ary bypass. Cardisc Surgery. New York：Wiley Medical, 1986, 29-82.

31　妊娠期合并感染性心内膜炎行主动脉瓣置换术的围术期管理

【导读】

妊娠期合并心脏病是导致孕产妇死亡的首要非产科因素,妊娠期妇女约 2%~4% 合并心脏病,以风湿性心脏病和先天性心脏病为主。妊娠期发生感染性心内膜炎(infective endocarditis)极为罕见,文献报道发病率为 0.006%,但妊娠妇女死亡率可达 22.1%,胎儿病死率为 14.7%。妊娠期合并感染性心内膜炎多有心脏原发病,大部分死于心力衰竭或血栓栓塞,经药物治疗无效时常需心脏手术干预。妊娠期进行体外循环心脏手术,妊娠妇女和胎儿都存在较高风险,给围术期管理带来了巨大的挑战。

【病例简介】

患者,女性,22 岁,59.5kg,168cm。因"孕 30^{+6} 周,间断发热 2 月"入院。患者于 2 月前出现不明原因发热,体温波动在38.5℃左右,最高达39.4℃,伴寒战、咳嗽、咳痰、心悸、气促及夜间阵发性呼吸困难,外院心脏超声提示右冠状动脉瘤样扩张伴血栓形成,全心增大,肺动脉主干及分支增宽,主动脉瓣回声附着,考虑感染性心内膜炎所致赘生物形成,主动脉瓣前向血流稍增快,主动脉瓣中度反流,三尖瓣轻度反流,左室舒张功能减退,诊断为"感染性心内膜炎、阵发性室上速",给予抗心律失常治疗后,转入我院。患者无高血压、糖尿病、冠心病等病史,3年前曾行异位妊娠腹腔镜术。入院初步诊断:①急性感染性心内膜炎;A. 主动脉瓣赘生物伴中度反流;B. 右冠状动脉细菌性栓塞;C. 心功能Ⅳ级;②阵发性室上性心动过速;③中度贫血;④晚孕;⑤右肾积水。

入院相关辅助检查及检验:心脏超声:主动脉瓣增厚,瓣口开放正常,长轴开口前后径19mm,瓣膜心室面可见絮状强回声,范围分别约:右冠瓣20mm×15mm,左冠瓣8.5mm×14mm,无冠瓣5.8mm×12mm,随瓣膜启闭来回甩动,关闭时瓣口对合差;右冠状动脉增宽,走行迂曲,开口处内径16mm,管腔内可见絮状强回声,范围约16mm×12mm,有一定活动度,右冠状动脉右房侧可见破口,范围约3mm,该处可测得连续性频谱,收缩期流速421cm/s,压差71mmHg,舒张期流速227cm/s,压差21mmHg;瘘口右房面可见絮状回声,范围18mm×8.9mm(图3-2)。

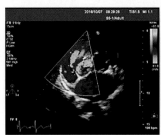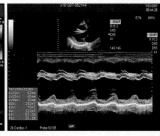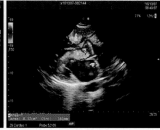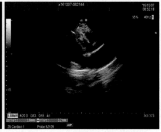

图3-2　术前心脏超声

产科彩超提示单胎晚孕,脐血流正常,估计胎儿孕周约28周(图3-3)。

腹部彩超提示右肾轻度积水伴输尿管上段扩张,肝胆胰脾、左肾未见异常。胸部彩超未见胸腔积液。心电图提示窦性心动过速。

实验室检查:BNP、心肌损伤标志物正常,肝肾功、甲功、大小便正常,凝血功能 FBG 5.00g/L(上升)、D2-F 2.46mg/L;血常规:(WBC)9.75 × 10⁹/L(上升)、NEUT%75.9%(上升)、HGB74g/L(下降)、RBC 2.35×10¹²/L(下降)、HCT22%,感染标记物:PCT-J 0.20ng/ml、CRP141.0mg/L;血气分析 pH 7.49(上升)、PO₂124.00mmHg(上升)、PCO₂31.00mmHg(下降);HBA1C 7.1%,GLU 9.55mmol/L。

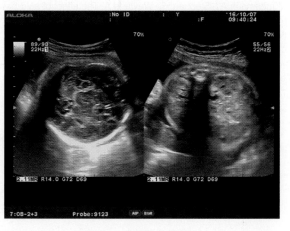

图3-3　术前胎儿脐血流

入院后给予吸氧,抗感染,营养支持,保胎,利尿,化痰、控制血糖等治疗,感染有所缓解,但孕妇出现急性左心衰,心功能无明显改善(Ⅳ级),反复发热,病情危重,随时可能危及孕妇及胎儿生命,经多科室联合会诊决定急诊行心脏外科手术治疗。一方面因剖宫产术后可能影响心脏手术的进行,外周血大量回流至心脏,可能导致孕妇心力衰竭或瓣膜赘生物脱落,恶化心功能危及孕妇生命;另一方面因胎儿发育偏小,出生后有需要抢救的风险,并增加治疗费用;此外,若同时进行剖宫产术,手术过程中子宫内出血风险大,患者非常年轻,切除子宫将影响患者生育能力,并且患者拒绝切除子宫。故由多科室联合多次会诊决定先行心外科手术,再择期行剖宫产手术,但此方案有术中胎盘剥离、宫内死胎的风险。患者于2016年10月12日在体外循环下行人工主动脉瓣置换术+冠状动脉瘘右房修补术+冠状动脉赘生物清除术+主动脉瓣赘生物清除术+卵圆孔未闭修补术。

围麻醉期管理:患者入室后行常规监测,面罩吸氧,右臀部垫高15°,血压 100/41mmHg,脉搏 130 次/分,SPO₂98%,T 36.7℃,RR 20 次/分;建立静脉通道,1%利多卡因局麻下行左桡动脉和右侧颈内静脉穿刺置管监测有创动脉血压和中心静脉压(CVP)。心脏外科、产科医师及体外循环医师准备完善后,行快速静脉麻醉诱导(咪达唑仑 4mg iv、依托咪酯 10mg iv,瑞芬太尼 200μg 泵注),待患者意识消失后,静注维库溴铵 8mg 行气管插管。

术中采用静吸复合维持麻醉,吸入七氟烷 1.5%～2.5%,并持续泵注瑞芬太尼 0.25～0.4ug/(kg·min)、维库溴铵 0.05～0.075mg/(kg·h)及咪达唑仑 0.05mg/(kg·h),应用 Nacrotrend 监测麻醉深度。术中持续行胎心监测,胎心维持在 110～160 次/分。术中严密监测脑氧饱和度,避免脑氧饱和度绝对值低于 50% 或相对变化超过 15%(图 3-4)。采用胸部正中切口,劈开胸骨,肝素化后建立体外循环,并在预充液加入黄体酮 30mg,并加入硫酸镁抑制宫缩。体外循环期间鼻咽温 34～36℃,灌注流量 3.5～4L/(m²·min),平均动脉压维持在 50～70mmHg。患者在体外循环下行人工主动脉瓣置换术+冠状动脉瘘右房修补术+冠状动脉赘生物清除术+主动脉瓣赘生物清除术+卵圆孔未闭修补术。体外循环时间 135 分钟,主动脉阻断时间 89 分钟。应用去氧肾上腺素、去甲肾上腺素及硝酸甘油维持循环稳定。停体外循环后输注鱼精蛋白中和肝素,彻底止血,监测 ACT 正常。患者术毕保留气管导管,送入心外科监护室。

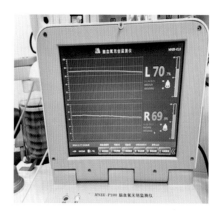

图 3-4　术中脑氧饱和度

　　术中失血量 760ml,输注洗涤红细胞 800ml,尿量 800ml。患者术后第 1 天清醒并拔出气管导管,术后 23 天康复出院。住院期间多次妇科超声提示胎儿脐血流正常(图 3-5)。

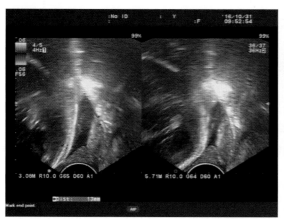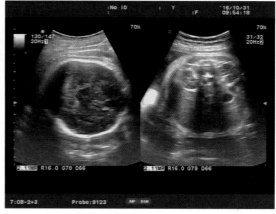

图 3-5　术后胎儿脐血流

　　患者于 2016 年 10 月 31 日入住我院产科,胎儿发育良好,心功能 Ⅱ 级(图 3-6),于 2016 年 11 月 2 日在全身麻醉下行剖宫产术,顺利产下一男婴,体重 3.38kg,1 分钟阿氏评分为 9 分,5 分钟为 9 分,10 分钟为 9 分。

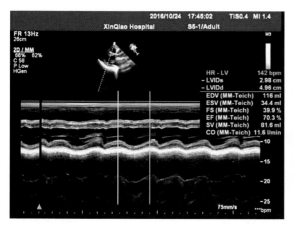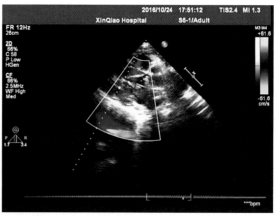

图 3-6　术后心脏超声

【问题】

1. 剖宫产术与心脏手术的选择以及手术时机?
2. 妊娠期合并感染性心内膜炎的临床特征有哪些?
3. 合并感染性心内膜炎对孕妇和胎儿有何影响?
4. 妊娠期合并感染性心内膜炎行心脏手术的指征?
5. 妊娠期体外循环对胎儿有何影响?
6. 麻醉术中用药对胎儿发育有何影响?

1. 剖宫产术与心脏手术的选择以及手术时机?

妊娠期合并心脏病手术的最佳时期是孕中期(第 13~28 周),在孕早期行手术治疗有较高的胎儿致畸风险,在前三个月内有较高的发病率和孕妇并发症。研究表明,胎龄对新生儿结局的影响较大,新生儿在 26 周时,存活率一般是 80%,但仍有 20% 的胎儿发生严重的神经系统功能障碍,若胎龄>26 周,在体外循环心脏手术前可考虑行剖宫产术。

妊娠晚期合并感染性心内膜炎、急性心衰会严重威胁孕妇及胎儿的生命,临床上极为罕见。如孕妇经保守治疗后心功能得到改善,能承受剖宫产术,且出生后胎儿能够存活,可先行剖宫产术后再行心脏手术,这样可基本保证胎儿的安全,同时及时终止妊娠,减轻孕妇心脏负荷,为进一步治疗取得一定基础。但本例经内科治疗后无效,心功能已极度恶化,如继续内科保守治疗,则母子双亡可能性较大。如仅行剖宫产,胎儿取出后短期内子宫收缩致回心血量骤增,加之手术创伤,术后早期孕妇心衰状况将进一步恶化;同时主动脉瓣赘生物巨大,剖宫产过程中一旦脱落将并发栓塞,这些因素可能导致心脏手术机会的丧失。若同时进行剖宫产,手术过程中出血风险大,若出现宫内出血,切除子宫风险将增加,将严重影响患者以后生育,并且此患者拒绝切除子宫。因此,此病例采取了先在体外循环下行主动脉瓣置换术,后期再行剖宫产术。目前国内鲜有类似报道,国外也仅有少量报道。此例能取得手术成功并获得术后早期较好的恢复,证明此方案是切实可行的。

2. 妊娠期合并感染性心内膜炎的临床特征有哪些?

妊娠期合并感染性心内膜炎临床诊断并不困难,但容易与其他疾病相混淆。约 99% 以上的患者表现为发热,经常合并一些其他系统症状,如寒战、恶心或体质量下降。80%~85% 的患者可闻及心脏杂音,可由基础心脏病和(或)心内膜炎导致瓣膜损害所致,但 48% 的患者可新近出现心脏杂音。2012 年感染性心内膜炎的诊断及抗生素治疗指南中指出,发热伴随以下情况均应怀疑感染性心内膜炎:有菌血症倾向;充血性心力衰竭;新出现的传导阻滞;不明原因的外周脓肿;任何不明原因的血栓事件;其他原因不能解释的持续血培养阳性。因此,孕期感染性心内膜炎临床表现的非特异性常给早期诊断带来极大的困难。

3. 合并感染性心内膜炎对孕妇和胎儿有何影响?

妊娠期合并心脏病患者,血容量在妊娠早期即开始增加,在孕 32~34 周可达高峰,血容量、心输出量和耗氧量均增加 30% 以上,全身血管阻力降低 15%~21%。感染性心内膜炎患者病情易恶化,出现心功能失代偿、心力衰竭、各脏器栓塞、死亡等,有研究显示,妊娠期合并感染性心内膜炎患者孕妇和胎儿死亡率分别高达 22.1% 和 14.7%。孕期随血流动力学的改变及高凝状态,心脏负荷逐渐增加,附着于瓣膜上的赘生物随着血流飘动可引起瓣膜口堵塞,导致突发心力衰竭及猝死,赘生物脱落可栓塞肺、脑、肾等重要脏器,也可使胎盘血流受阻导致胎儿窘迫,胎儿宫内死亡,由此增加了孕妇和胎儿不良结局的风险。

4. 妊娠期合并感染性心内膜炎行心脏手术的指征?

孕期心脏手术较非孕期病死率更高,但妊娠合并感染性心内膜炎一经诊断必须及时处理,一般对于急性感染性心内膜炎患者在感染未控制前是不提倡手术治疗的,心脏手术可在感染控制后 4~6 周进行。但是单独药物治疗的患者因充血性心力衰竭(congestive heart failure,CHF)可致母婴病死率高达 51%。因此,经药物治疗效果不满意或出现以下情况则需要急诊手术:充血性心力衰竭、急性血流动力学障碍、各系统血栓形成、持续脓毒症、传导障碍或真菌性心内膜炎。该患者孕 30^{+6} 周,因出现急性左心衰,心功能无明显改善(Ⅳ 级),反复发热,病情危重,随时可能危及孕妇及胎儿生命,另一方面因胎儿发育偏小,出生后有抢救的风险,并增加治疗费用。此外,若同时进行剖宫产,体外循环中因需用肝素,手术中易诱发子宫内出血,切除子宫的风险增大。由于患者年轻,切除子宫严重影响其生育能力,因此患者拒绝切除子宫。故此患者先在体外循环下行心脏手术,待患者病情得到控制,胎儿发育成熟后再择期行剖宫产术。

5. 妊娠期体外循环对胎儿有何影响?

体外循环的各种因素,如非搏动性灌注、不适当的灌注压力、不充分的泵流量、子宫胎盘床栓塞、肾素及儿茶酚胺释放等均可引起胎盘血流下降,影响胎儿灌注,诱发胎儿宫内窘迫,增加胎儿死亡率。灌流量和平均动脉压是体外循环期间影响胎儿氧合的重要因素。因此,为避免胎盘灌注不足,体外循环中宜采用高流量、高灌注压。体外循环可引起母体血液稀释,血液携氧能力下降,也可影响胎儿氧合。体外循环中低温可引起交感神经兴奋,血管收缩,从而引起胎盘血管阻力增加,影响胎盘血流。因此,目前国外比较流行的是在常温体外循环下用温血停跳液持续灌注行心肌保护。体外循环期间可引起母体血液中黄体酮的浓度下降,增加了胎儿早产的发生率。为了减少或降低体外循环对胎儿的影响,欧洲心脏病学会指南建议,尽量缩短体外循环时间,维持灌注流量>2.5L/(min · m^2),灌注压>70mmHg,母体血细胞比容>0.28,采用搏动性灌注、常温灌注。同时应加强体外循环期间的胎心及子宫收缩的监测,并在灌注液中加入黄体酮抑制子宫收缩。此外,孕妇右臀部垫高15°,可减少子宫对下腔静脉的压迫。

6. 麻醉术中用药对胎儿发育有何影响?

在大脑发育期,常用的全身麻醉药物可引起神经组织形态改变和功能障碍。理论上,母体麻醉对胎儿的大脑发育是有影响的。首先,大多数全身麻醉药物是脂溶性的,能快速通过胎盘,在啮齿类动物模型中,胎儿大脑中可测出的全身麻醉药物浓度与胎盘转运有直接关系。其次,与剖宫产术相比,孕期非产科手术包括胎儿手术,需要更长麻醉时间,且需较多的全身麻醉药物及高浓度的麻醉剂(1~1.5MAC)才能使子宫安静,以减少流产的发生。再次,孕中期是大脑发育中典型的神经发生和神经元迁移的活跃期,极易受到环境和药物的影响。目前,人类流行病学有关神经发育早期全身麻醉药物暴露的研究,多关注长期微量麻醉暴露的不良影响。产科麻醉的研究,侧重于麻醉剂在孕早期的致畸作用或临产期剖宫产手术麻醉对婴儿出生后即刻全身状态的影响。孕中期麻醉药物使用对胎儿神经发育的损害是一个被忽视的领域。

为避免胎儿在围术期的潜在应激及麻醉药物的致畸作用,大多数孕早期(<12孕周)的择期手术被推迟至稍后的孕期。大多数研究来源于妊娠的啮齿类动物多重暴露模式和追踪人类职业暴露相关的麻醉浓度,尚缺乏临床数据支持在孕早期使用麻醉药物具有致畸性。大多数啮齿动物的研究表明,挥发性卤素类麻醉剂无致畸作用。孕早期手术和麻醉后,严重出生缺陷的发生率为2%~3.9%,该数值并未高于出生畸形率的基础水平。

普遍认为,母体手术麻醉首选在孕中期实施,此期胚胎发育已完成,相对安全,因此很少学者关注此期母体麻醉对胎儿的影响。事实上人类神经发育学表明,孕中期是胎儿大脑发育的一个繁忙时期,神经母细胞的增殖高峰在月经后第5~25周,而神经元的迁移起始于月经后12周左右。氨基丁酸和谷氨酸在这一过程中起着重要的营养和调节作用。孕中期母体麻醉使胎儿长时间接触非生理状态的氨基丁酸和谷氨酸受体调节剂,可能会影响神经细胞增殖和(或)神经元迁移,损伤胎儿大脑发育及远期行为认知功能。

对于孕晚期母体麻醉对胎儿影响的研究不多,结果不确定。为探讨孕妇在剖宫产时全身麻醉是否对新生儿产生神经毒性,研究者采用 Rochester 流行病学项目数据库,基于人口的出生队列研究设计,试图确定全身麻醉和区域阻滞下剖宫产与顺产者后代学习障碍的发病率,结果发现,全身麻醉下剖宫产的孩子与顺产的孩子学习障碍的发病率无差异。

【小结】

妊娠期间并发感染性心内膜炎在临床极为罕见,且孕产妇和胎儿发病率和死亡率非常高,当药物和介入治疗失败时,需要进行心脏手术。确定心脏手术的最佳时机是一个具有挑战性和关键性的临床决策,取决于孕妇状况、妊娠时期和胎儿情况。妊娠期体外循环心脏手术胎儿死亡率高与急诊、高危心脏手术、母体合并症和早孕等多种因素有关,应采用多学科(麻醉、心外、产科、心内和儿科等)联合管理的模式,降低其风险。除此之外,在麻醉管理过程中应尽量减少麻醉药物及各种干预措施对胎儿的影响。

【专家简介】

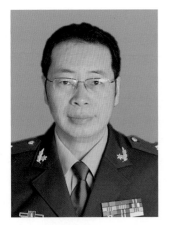

李洪，主任医师，教授，博导，美国弗吉尼亚大学博士后，第三军医大学附属新桥医院麻醉科主任。研究方向：麻醉与围术期器官保护研究。承担各级科研课题 10 项，以第一或通讯作者发表论文 60 余篇。现任中国心胸血管麻醉学会小儿麻醉分会常务委员、中国心胸血管麻醉学会疼痛学分会常务委员、中国医师协会麻醉学医师分会委员、重庆市医学会麻醉学专委会副主任委员、重庆市中西医结合学会麻醉学专委会副主任委员、重庆市中西医结合学会疼痛学专委会副主任委员等职

李洪

【专家点评】

1. 该例为一妊娠合并感染性心内膜炎在体外循环下行心脏手术，并继续妊娠的成功病例。妊娠合并心血管疾病需手术治疗在临床上十分罕见，孕妇和胎儿风险均较高，一旦发生会使临床医师和患者都陷入两难的境地。妊娠期血流动力学的改变使心血管系统负荷增加，伴心脏疾病（如风湿性心脏瓣膜病、先天性心脏病或冠状动脉疾病等）的妊娠妇女常不能耐受这些变化，当药物及介入治疗难以解决时，常需心脏外科手术干预。手术时机和分娩时机取决于孕妇状况、妊娠时期和胎儿情况。若发生如感染性心内膜炎、瓣膜置换术后机械瓣功能障碍或急性主动脉夹层等，则可能需急诊手术。最佳的麻醉管理及用药仍不清楚，围术期管理需兼顾孕妇和胎儿安全，但还是以孕妇为主。

2. 对于妊娠妇女心脏手术时机，目前尚无定论。一般认为，在第一孕季（1~12 周），胎儿致畸风险较高，并且手术容易引发流产。在第二孕季（13~28 周），胎儿器官基本形成，而孕妇血流动力学还没有发生显著改变，但手术可能引发早产。在第三孕季（29~40 周），早产及孕产妇并发症的发病率明显增高。如果妊娠≥28 周，估计胎儿可以存活，应及早应用促胎肺成熟药物，如糖皮质激素。若在心脏手术的同时需实施剖宫产术，患者可能存在子宫内大出血风险，并有切除子宫的可能。因此，2011 年欧洲心脏病学会（ESC）指南建议，心脏手术应在药物和介入治疗失败、母体生命受到威胁下进行，最理想的直视心脏手术时机是妊娠第二孕季。

3. 接受体外循环心脏手术的妊娠期妇女的胎儿死亡风险极高。Pomini 等回顾性研究了 1958 年至 1992 年共 69 例接受体外循环心脏直视手术的妊娠妇女，发现孕妇死亡率 0~2.9%，而胚胎/胎儿死亡率高达 12.5%~20.2%。John 等报道妊娠期心血管手术的胎儿死亡率为 14%~33%。体外循环期间胎儿在子宫内将面临多重风险。体外循环的非搏动性血流、低血压、肾素及儿茶酚胺释放，对胎盘血流将造成不利的影响。另外，体外循环低温可引起子宫收缩和胎盘血流减少，导致胎儿心动过缓和发生胎儿宫内死亡，并且在复温过程中可诱发子宫收缩和早产。肝素虽然分子量大不能通过胎盘屏障，但术中可由于胎盘后血肿引起胎盘剥离。另外，由于血小板凝聚形成的微栓塞、体外循环时间延长等均可增加胎儿的风险。

4. 虽然体外循环、心脏外科及麻醉管理技术目前已获得很大进步，但妊娠期行心脏手术还是应尽量避免。在充分权衡利弊，明确心脏手术对孕妇和胎儿的预后为最佳时才方可实施。大多学者认为，妊娠期心脏手术的围术期管理应以挽救母体的生命为前提，并兼顾胎儿的安全，当母体与胎儿安全产生矛盾时，以母体安全为重。尽管如此，在麻醉管理过程中应尽量减少麻醉药物及各种干预措施对胎儿的影响。2016 年 12 月 14 日，美国 FDA《药物安全通告》警告：在 3 岁以下婴幼儿或第三孕期（妊娠 8~10 月，即妊娠晚期）孕妇手术或医疗操作期间，多次或长

时间使用全身麻醉药或镇静药,可能影响小儿大脑发育,并指出目前没有特定的药物是比其他的药物更安全。因此,在麻醉管理过程不可避免地存在超说明书用药的情况。对于婴幼儿麻醉用药,目前尚缺乏大样本、多中心的明确临床研究结论,大多数认为,在短小手术中单次短时间(<3 小时)应用麻醉药物是安全的。然而妊娠期体外循环心脏手术常超过 3 小时,因此麻醉药物选择上应尽量应用高效、半衰期短的药物,尽量减少麻醉药物对胎儿的影响。同时,在实施麻醉操作前,应与外科医师、患者家属进行充分告知与沟通,让其了解风险及获益,才能获得最合理的决策。

5. 妊娠期体外循环心脏手术胎儿死亡率高与急诊、高危心脏手术、母体合并症和早孕等多种因素有关。应采用多学科(麻醉、心外、产科、心内和儿科等)联合管理的模式,减少其风险。围术期减少胎儿风险的策略包括:①选择适宜的围术期用药,将对胎儿的影响降至最小;②术中采用避免子宫压迫主动脉和腔静脉的体位;③应用常温或浅低温体外循环;④体外循环期间维持较高的灌注流量和理想的平均动脉压;⑤缩短体外循环及手术时间;⑥维持母体理想的氧饱和度和血糖水平,避免水电解质酸碱失衡;⑦孕龄>24 周,需行胎心监测(正常胎心为 110~160 次/分);⑧若可能尽量延迟手术时机,提高孕龄,减少早产和胎儿死亡风险。总之,妊娠期心脏手术,孕妇和胎儿均承受较大风险,只有在心脏疾病为难治性并危及妊娠妇女的生命时才宜考虑实施。同时应注意,通过运用适宜的技术措施,仍可降低胚胎/胎儿的围术期死亡风险,使妊娠期心脏手术不成为继续妊娠的禁忌证。

【参考文献】

1. Vizzardi E, Cicco G D, Zanini G, et al. Infectious endocarditis during pregnancy, problems in the decision-making process: a case report. Cases Journal, 2009, 2(1): 6537.
2. Jay R, McDonald MD. Acute Infective endocarditis. Infect Dis Clin North Am, 2009, 23: 643-664.
3. Curry R, Swan L, Steer P J. Cardiac disease in pregnancy. Curr Opin Obstet Gynecol, 2009, 21: 508-513.
4. Gei AF, Hankins GD. Cardiac disease and regnancy. Obstet Gynecol Clin North Am, 2001, 28: 465-512.
5. 范颖, 于新平, 李斌. 先天性心脏病伴重度肺动脉高压孕产妇 12 例死因分析. 心肺血管病杂志, 2015, 34(1): 23-26.
6. Sexton D J, Spelman D. Current best practices and guidelines. Assessment and management of complications in infective endocarditis. Cardiology Clinics, 2002, 16(2): 507.
7. Cardiology A F E P, Regitz-Zagrosek V, Blomstrom L C, et al. ESC Guidelines on the management of cardiovascular diseases during pregnancy: the Task Force on the Management of Cardiovascular Diseases during Pregnancy of the European Society of Cardiology(ESC). European Heart Journal, 2011, 32(24): 3147.
8. Pomini F, Mercogliano D, Cavalletti C, et al. Cardiopulmonary bypass in pregnancy. Annals of Thoracic Surgery, 1996, 61(1): 259-268.
9. John A S, Gurley F, Schaff H V, et al. Cardiopulmonary bypass during pregnancy. Annals of Thoracic Surgery, 2011, 91(4): 1191-1196.
10. Andropoulos D B, Greene M F. Anesthesia and Developing Brains-Implications of the FDA Warning. New England Journal of Medicine, 2017, 376(10): 905.

32 双侧主支气管断裂患者的麻醉管理

【导读】

创伤性气管支气管断裂是一种严重的胸部外伤,病情凶险,常合并其他外伤,容易误诊,死亡率高。往往因为不能确诊或误诊而错过最佳治疗时机,不当的麻醉处理会加重患者的气管损伤甚至危及生命。在这种情况下如何进行充分的风险评估,采取合理的应对措施和避免盲目的处理是麻醉管理的重点。

【病例简介】

患者,女性,31岁,身高155cm,体重40kg,既往无特殊病史。18天前被大卡车撞伤,伤后意识消失,被送到当地医院救治,不久意识恢复,但出现严重的皮下气肿,胸部X线片提示纵隔积气。由于条件限制无法行纤维支气管镜检查,经简单处理,稳定患者生命体征后转入我院。

入院患者端坐呼吸,不能平卧,呼吸急促,查体:双肺散在湿啰音,双侧颈部及前胸壁严重皮下气肿,血压101/60mmHg,心率115次/分,SpO$_2$87%。实验室检查:白细胞15×10/L,血红蛋白96g/L,PT 17.4s,APTT 45.6s,血小板158×10/L,白蛋白28.8g/L。CT检查提示:右侧第1、3肋骨,左侧第1~4肋骨骨折,双侧胸膜腔及纵隔积气,隆突部纵隔内气体部分与左主支气管内相通,邻近局部气管连续性中断(图3-7)。纤维支气管镜检查提示:双侧主支气管断裂,右侧主支气管开口处完全断裂,断端相距2cm,周围的纤维组织及纵隔胸膜包绕断端形成假性气道,左侧主支气管距开口2cm处完全断裂,断端部分组织已经坏死,部分组织肉芽生长已经形成狭窄(图3-8)。患者目前仅依靠纵隔胸膜包绕气管断端形成的假性气道来维持通气,病情危急,遂全院会诊决定紧急行"体外循环支持下双侧主支气管断裂修补术"。

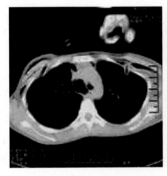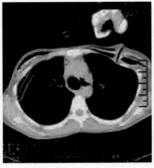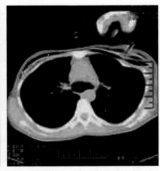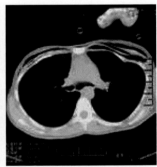

图3-7　气管连续性中断

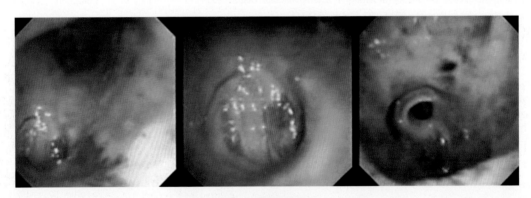

图3-8　气管狭窄坏死

入手术室,给予盐酸右美托咪定0.5μg/kg负荷量10分钟泵入,之后0.5μg/(kg·h)持续泵注,深度镇静保留自主呼吸局麻下选择右侧股动、静脉建立体外循环。诱导给予咪达唑仑5mg、舒芬太尼30μg、罗库溴铵40mg、依托咪酯10mg,气管插管插入6.0mm加长的钢丝导管,置于主气道隆突上,麻醉维持采用丙泊酚、瑞芬太尼持续泵注和罗库溴铵间断静注,BIS维持在40~55之间。

右侧开胸进行手术,术中在打开纵隔胸膜前开始体外循环转流,在打开纵隔胸膜停止呼吸机辅助呼吸1分钟后患者的SpO$_2$不明原因的急剧下降到60%~65%,此时紧急给予患者左、右侧主支气管断端远端插入5.0mm号钢丝导管进行辅助通气,患者SpO$_2$逐渐上升至100%,手术在体外循环和双侧下肺通气提供氧合(由于患者双侧主支气管断裂,断端处置入的气管导管充气套囊会堵塞左肺上叶和右肺的中上叶气管开口)的情况下继续进行。待外科医生将左侧主支气管修补、吻合之后,尝试将经口腔插入主气管的加长钢丝气管导管置入左侧主支气管进行单肺通气,同时逐渐减少体外循环流量,查血气分析评估患者左侧单肺通气已经完全可以满足手术氧合之后停止体外循环辅助,CBP 辅助 30 分钟,历时 5 小时手术顺利完成,患者气管断端吻合良好,关胸时双肺通气(FiO₂50%),查血气分析:pH 7.35、PCO₂44mmHg、PO₂260mmHg、Na⁺ 133mmol/L、K⁺ 3.6mmol/L、Ca²⁺ 1.27mmol/L、Glu 120mg/dL、Lac 1.0mmol/L、Hct 26%、HCO₃⁻24.3mmol/L、BE-1.3mmol/L、Hb 8.1g/dl。术毕将 6.0mm 加长钢丝导管在气管导管更换器的引导下更换为 7.0mm 普通钢丝导管,颈部屈曲位缝合,带气管插管送入 ICU。

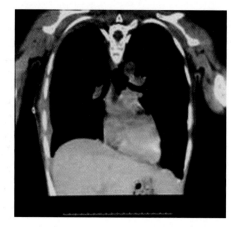

图 3-9　术后断端愈合

　　患者 2 小时后苏醒,顺利拔除气管插管,在 ICU 治疗一周后,复查 CT 和纤维支气管镜提示患者左右主支气管断端愈合良好(图 3-9),转回普通病房,15 天后顺利出院。

【问题】

1. 创伤性气管支气管断裂发病率和死亡率分别是多少? 好发于什么部位?
2. 创伤性气管支气管断裂有哪些分型? 如何早期诊断?
3. 此患者面临怎样的生命危险? 能否行择期手术?
4. 作为这类急诊患者的麻醉医生要注意什么?
5. 这类患者麻醉要做哪些特殊的术前准备?
6. 此患者为什么没有进行常规的气管插管麻醉诱导?
7. 为什么建立了体外循环还要进行气管插管?
8. 患者在建立体外循环时突发纵隔胸膜破裂,假性气道破坏后如何维持患者的氧合?
9. 为何此患者进行体外循环转流还会出现低氧血症? 这种情况下如何改善氧合?
10. 如果手术气管吻合顺利但出现急性肺损伤,氧合功能障碍怎么办?

1. 创伤性气管支气管断裂发病率和死亡率分别是多少? 好发于什么部位?

　　创伤性气管支气管断裂是临床上非常少见的胸部损伤,常合并胸腹内脏损伤,约占胸部外伤的 0.8%~6%,病情凶险,死亡率高达 30%,且半数以上死于受伤后 1 小时。创伤性气管支气管断裂早期诊断较为困难,容易误诊,误诊率高达 25%~68% 左右。

　　当胸廓受到强大的外力作用时,胸廓横径明显增加,双肺分别向两侧移位,造成气管隆突部向外的牵引力,导致气管隆突附近的支气管断裂;人体和肺的突然减速,在气管的固定点即气管隆突出现较大剪力,将内压很高的支气管折断;受伤瞬间声门关闭,支气管的压力骤升,压力传向远侧小气道时,在支气管分叉处产生反向力使支气管断裂;因此临床 80% 支气管断裂均发生在距隆突 2.5cm 以内。

2. 创伤性气管支气管断裂有哪些分型? 如何早期诊断?

　　创伤性气管支气管断裂根据临床表现和断裂部位分为胸膜腔型(Ⅰ型)和纵隔内型(Ⅱ型)(表 3-4):

表 3-4　气管断裂分型

(Ⅰ型)	(Ⅱ型)
断裂部位与胸膜腔相通	断裂口在纵隔内不与胸膜腔相通
受伤后立即出现张力性气胸或血气胸	可无或有少量气胸
胸腔闭式引流不断有大量气体逸出	伤侧肺可暂时通气
有咯血,极度呼吸困难等症状	症状体征较轻,容易误诊
X 线主要表现为肺不张和气胸	X 线主要表现为颈部皮下气肿和纵隔气肿

诊断：创伤性气管支气管断裂早期很容易误诊，诊断除根据临床症状和体征外主要参考 X 线、CT 和纤维支气管镜检查。

胸膜腔型（Ⅰ型）支气管断裂处和胸膜腔相通，主要表现为严重的气胸。紧急胸腔闭式引流术后，气体不断逸出，受伤侧肺不复张，患者呼吸困难、皮下气肿，严重者会有发绀，支气管动脉受损后会有严重的咯血；支气管断裂患者由于肺门缺乏支架组织，又合并肺挫裂伤、肺水肿、炎症改变等病理生理改变，以致不张的肺下垂移位于心膈角处，即所谓"肺下垂"征，X 线表现为"落肺征"，此征是支气管断裂的特征性表现，常常与张力性气胸并存。

纵隔内型（Ⅱ型）支气管断裂处不与胸膜腔相通，伤者可无或少有气胸，除后期可出现肺不张外，呼吸功能改变不大，症状体征较轻，主要表现为纵隔气肿及颈部和前胸壁广泛皮下气肿。闭合性胸部损伤患者，伤后出现难以控制的呼吸困难、颈胸部广泛的皮下气肿、气胸及肺不张等症状，应考虑气管支气管断裂的可能，特别是颈胸部广泛皮下气肿往往提示支气管断裂的可能。纵隔积气 X 线表现为其边缘带状透亮影，颈深部皮下气肿常于纵隔气肿相连，表现为颈前软组中条状透亮影。支气管完全断裂时，可见支气管气柱中断呈盲端，称支气管气柱断裂征，断端周围条片状气体影称气体弥散征。支气管不完全断裂时，初始仍能正常通气，但数天后随着血肿，新生肉芽组织阻塞引起肺不张，亦可出现支气管气柱中断。

CT 平扫可清楚地观察到支气管断裂的部位、气管气柱中断、气管狭窄或堵塞、移位或成角畸形，可显示纵隔积气，在薄层扫描和冠状及矢状曲面重建图像中进一步显示气管壁的缺陷、管腔狭窄或堵塞等，CT 检出率明显高于 X 线检查。纤维支气管镜检查可明确诊断气管支气管断裂，闭合性胸部损伤患者，伤后出现呼吸困难、颈胸部广泛的皮下气肿、气胸及肺不张等症状时，对怀疑有支气管断裂的患者，应尽早安排纤维支气管镜检查可明确诊断。

3. 此患者面临怎样的生命危险？能否行择期手术？

患者 CT 和纤维支气管镜检查提示双侧主支气管断裂，右侧主支气管开口处完全断裂，断端相距 2cm，周围的纤维组织及纵隔胸膜包绕断端形成假性气道，左侧主支气管于距开口 2cm 处完全断裂，断端部分组织已经坏死，部分组织肉芽生长已经形成狭窄，仅靠纵隔胸膜包绕支气管断端形成的假性气道维持通气。因此该患者首先面临的风险就是通气障碍，纵隔胸膜一旦破裂，假性气道遭到破坏，将无法进行有效的通气；其次面临的是氧合障碍，患者受伤时间长（18 天），局部断端支气管已经坏死，肺部感染较重，蛋白低下、肺炎症反应等病理改变都会导致氧合功能障碍。因此，该患者随时面临着死亡的威胁应尽早急诊手术治疗。

4. 作为这类急诊患者的麻醉医生要注意什么？

作为这类患者的麻醉医生首先要详细询问病史，明确诊断。在诊断还未明确时应请胸外科、耳鼻喉科完善相关辅助检查，切记不要盲目行气管插管，盲目行气管插管有可能会加重气管断端的损伤和损伤包绕气管断端的胸膜，人为造成气道损伤或气胸危及患者生命。

支气管断裂患者部分伴有肺损伤、咯血等情况，围术期维持呼吸道通畅、隔离患侧肺、保护健侧肺、防止缺氧和误吸是麻醉处理的关键。若准备不充分、处理不及时，可发生窒息死亡。麻醉诱导应尽量保留自主呼吸和充分表面麻醉后，应用双腔支气管进行肺隔离，但急诊条件下往往难以及时准确将双腔管插入健侧肺，并可能撕大断裂口加重损伤，若双腔管插管困难应果断选择单腔管插入健侧肺进行肺隔离，注意手法，切勿暴力插入。对于有些双侧主支气管断裂或者一侧主支气管断裂但健侧主支气管太短，套囊充气后堵塞上叶支气开口造成氧合不足的患者可考虑体外膜肺氧合（Extracorporeal Membrane Oxygenation，ECMO）支持。

创伤性支气管断裂患者多为复合伤，均伴有失血、失液，因急性血容量丢失常出现失血性休克，是造成全身性生理紊乱的主要原因。在保证患者进行有效通气和氧合的同时须快速有效地恢复循环，保证组织供氧，防止低血压所致脑缺氧、心搏骤停和肾功能损害是这类患者早期复苏的基本目标。其主要方法和措施是进行液体复苏，而液体复苏的首要条件建立静脉通道，儿童患者可直接通过穿刺针将液体输入骨髓腔，有条件者应建立多条深静脉通道或尽量选择较粗大的静脉通道。首先要解决的是恢复患者有效循环容量，其次是恢复患者血液携氧能力，第三是维持患者的凝血功能。

创伤性支气管断裂患者多为非空腹，因此防止呕吐、反流误吸极为重要。对这一类患者一律视为饱胃病例，慎重处理。

5. 这类患者麻醉要做哪些特殊的术前准备？

这类患者麻醉除了常规的急救药品和设备以外还要特别准备高频间断喷射通气机、体外循环机、人工气腹机和 ECMO 等设备,各种管径的纤维支气管镜,4.0~5.0mm 加长的钢丝气管导管 2~3 根,灭菌的螺纹管和换管器等两套呼吸回路。

6. 此患者为什么没有进行常规的气管插管麻醉诱导?

该患者诊断为创伤性双侧主支气管断裂(Ⅱ 型),仅靠纵隔胸膜包绕支气管断端形成的假性气道通气,如果进行常规的气管插管通气,气道压力一旦过高势必会胀破纵隔胸膜危急患者生命;如果能越过断端插到远端的支气管通气是最好的选择,但是患者双侧主支气管断裂肺下垂断端形成错位,并且远端支气管部分已经狭窄、闭塞,很难实现,反复插管很容易戳破纵隔胸膜和加重支气管损伤,因此该患者没有盲目行气管插管,而是在建立了体外循环通路后有体外循环保障氧合的前提下尝试进行气管插管。

7. 为什么建立了体外循环还要进行气管插管?

体外循环自 1953 年首次成功地用于临床,为心脏外科的发展奠定了基础,现已广泛地用于心脏外科手术、肺部肿瘤手术、肾脏肿瘤的切除、复苏术、创伤、介入治疗支持、肝移植、中毒抢救等方面。近些年来体外循环在非心脏手术领域的临床应用得到了广阔的发展,挽救了很多生命,但是体外循环可使大量炎性因子释放、血液破坏、非搏动灌注扰乱正常生理功能、血液稀释使电解质紊乱及内分泌异常改变等,给患者也带来了不同程度的危害。

体外循环后容易出现多脏器功能损伤,特别是大量液体稀释体外循环灌注流量不足容易发生脑损伤,文献报道体外循环在 30 分钟以内脑循环障碍发生率为 7.4%,2 小时以上者为 51.9%。体外循环转流期间肺被长时间隔离于循环系统之外而不能正常代谢,血液与体外循环管道表面接触产生炎性反应,缺血再灌注损伤及微血栓形成等容易造成急性肺损伤。此外,长时间体外循环、灌注流量不足及术后并发低心排等情况时,很难避免发生肾脏严重损伤,文献报道儿童心脏手术后约 4%~7% 发生肾功能衰竭且需要透析治疗,死亡率高达 58%~72%。

综上所述,体外循环的并发症非常严重,所以本例患者如果能行气管插管麻醉顺利完成手术,最好不要或者尽量短时间进行体外循环辅助。

8. 患者在建立体外循环时突发纵隔胸膜破裂,假性气道破坏后如何维持患者的氧合?

在建立体外循环时患者突发纵隔胸膜破裂异常凶险,可以通过以下三个方面维持氧合:

(1) 高频喷射通气:高频喷射通气作为一种在开放条件下的通气手段有其优势,特别是在气管手术中的应用。喷射导管较细,使用灵活,可以给患者提供充分的氧供。

(2) 静脉高氧液体输注:光化学溶氧技术可将氧气高浓度溶解于临床常用的晶体液或胶体液当中,制成氧分压高达 106kPa±7.8kPa 的高氧液,静脉输注会显著提升氧分压和氧饱和度,有文献报道健康志愿者在静脉输注 10ml/kg 的高氧液体 40 分钟后氧分压可以提升 30~117mmHg。

(3) 腹腔纯氧人工气腹:之前有人工氧气气腹成功抢救紧急气道狭窄的病例报道:患者颈部包块压迫气管造成不同程度的狭窄,在监测麻醉下行活检术,等待冰冻病理结果期间突发呼吸困难,紧急气管插管后发现通气困难,患者皮肤出现发绀并进行性加重,医生常规消毒后紧急以硬膜外穿刺针于患者反麦氏点行腹腔穿刺术,通过湿化医用纯氧建立氧气人工气腹。10 余秒后患者 SpO_2 监测到数值,30 秒左右 SpO_2 升至 80% 以上,再过 10 余秒 SpO_2 稳定在 90% 以上。可见此方法在紧急情况下可以有效的提升患者的氧合,但是此法无法保证二氧化碳的排出,所以只能短时间辅助给氧,不能单纯的用此方法供氧。

9. 为何此患者进行体外循环转流还会出现低氧血症? 这种情况下如何改善氧合?

此患者由于双侧气管断选择股静脉和股动脉插管进行外周体外循环转流,外周体外循环相比中心体外循环来说由于动脉插管内径较细常会出现灌注泵压过高,灌注流量不足的情况,从而导致组织器官灌注不足,氧供不足出现低氧血症。这种情况下首先要调整股动脉插管位置,防止动脉插管扭曲、贴壁或阻塞;其次加大灌注流量,必要时再插一供血管增加灌注流量,比如行腋动脉插管灌注,还可以加大体外循环降温,延迟复温时间,减少氧耗。

10. 如果手术气管吻合顺利但出现急性肺损伤,氧合功能障碍怎么办?

创伤性支气管断裂常合并有肺挫裂伤、肺水肿及炎症反应,特别是在体外循环辅助手术后会发生严重的肺损伤,导致肺氧合功能障碍,因此在这种情况下 ECMO 特别重要。ECMO 是以体外循环系统为基本设备,采用体外循环技术进行操作和管理的一种辅助治疗手段,ECMO 是将静脉血从人体引流到体外,经膜式氧合器氧合后再用驱动泵将血液灌入体内,临床上常用于呼吸功能障碍和心脏功能障碍的支持治疗。

ECMO 静脉-静脉(VV) 模式,仅对患者的肺有支持作用,经氧合器氧合后的动脉血泵入患者的静脉系统,与体循环回流的静脉血混合,提高右心房血液的氧分压降低二氧化碳分压。有一部分混合后的血液又进入体循环管路,称之为再循环,另一部分进入右心室经过肺进入体循环。因为静脉回流的血流量与进入静脉系统的血流量相等,故对中心静脉压、左右心室充盈度和血流动力学没有影响。患者动脉血的氧含量和二氧化碳含量是右心室血液经过一部分肺气体交换后的综合结果。ECMO 能使心脏和肺得到充分的休息,有效地改善低氧血症,避免长时间高浓度氧吸入所致的氧中毒,可以最大程度的减少呼吸参数的设置避免机械通气所致的气道损伤和肺损伤,为肺功能的恢复赢得了时间。

因此该患者如果术后出现了氧合功能障碍,我们可以通过 ECMO 技术辅助治疗。

【小结】

创伤性气管支气管断裂是一种严重的胸部外伤,病情凶险,常合并其他外伤,容易误诊,围术期死亡率高。术前风险评估非常重要,充分的术前评估和完善的术前准备是这一类患者抢救成功的关键,术中应确保患者各组织脏器得到良好的灌注和保护,由于术后机械通气可能影响气管吻合的愈合,因此术后应尽早拔除气管导管,但重建的气道非常脆弱,随时可能会出现危险而且重新建立安全的气道非常困难,所以应尽量保持患者颈部前屈减少吻合口张力,完全逆转肌松药的作用,保证患者有足够的通气量后才能拔除气管导管,苏醒要平稳,尽量避免患者躁动、呛咳而致吻合口裂开。

【专家简介】

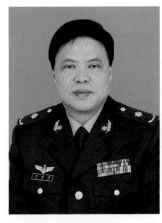

孙绪德

孙绪德,主任医师,教授,博士生导师,现任第四军医大学第二附属医院麻醉科主任。 主要研究方向:“麻醉机制与器官保护”,擅长胸腔外科、神经外科及危重老年患者的麻醉。 以项目负责人身份承担各级科研课题九项,以第一或通讯作者在国内外专业期刊发表论文 100 余篇,现任中国医师协会麻醉学医师分会第五届委员会委员,首届中国心胸血管麻醉学会理事、胸科麻醉分会副主任委员、首届中国研究型医院学会麻醉学专业委员会委员、西安医学会第一届疼痛学会主任委员。 任《国际麻醉学与复苏杂志》第四届编辑委员会特邀编委、《中华麻醉学杂志》、《国际麻醉学与复苏杂志》、《临床麻醉学杂志》、《麻醉安全与质控》编委等职。

【专家点评】

1. 该例患者是一创伤性支气管断裂 II 型(纵隔内型)的患者,这一类患者受伤后临床症状较轻,气管损伤处被纵隔胸膜包绕可暂时通气,1~2 周后,随着气管损伤后的病例生理改变,气管损伤处肉芽组织瘢痕形成导致部分气管堵塞、狭窄,患者呼吸困难加重才会引起重视,该类患者早期很容易被误诊,从而错过最佳抢救及治疗的时机。因此如何早期确诊这类患者非常重要,目前薄层 CT 扫描后三维立体成像和纤维支气管镜检查一般都能确诊。

2. 创伤性支气管断裂在没有被确诊之前,切忌盲目的气管插管,同时要预防反流误吸。因为在受伤部位和受伤程度还不清楚的时候,盲目的把气管导管置于主支气管不仅不能建立有效的通气,反而因为气管插管导致患者呛咳、气道压力过高会使本就受伤后脆弱的支气管进一步损伤,甚至会撕裂本来完好的纵隔胸膜,人为的把 II 型(纵隔内型)患者转为 I 型(胸膜腔型)患者,危及患者生命安全。一定要诊断明确后行气管插管,最好把气管导管越过断端插到远侧的气管,如果是一侧支气管断裂,把气管导管置于健侧支气管。

3. 创伤性支气管断裂的患者,确诊后无法通过气管插管建立有效的通气时,可以考虑体外生命支持,特别对于一些心肺功能严重受损的患者,尽早使用 ECMO 可以提高转归及预后。

【参考文献】

1. 邓小明,姚尚龙,于布为,等.现代麻醉学.第 4 版.北京:人民卫生出版社,2014.
2. 赵波,韩东吉,郑国寿,等.主支气管断裂急诊麻醉配合与手术技巧.中华创伤杂志,2007,23(3):220-222.
3. 徐礼鲜.高氧液的基础研究及临床应用.第六次全国口腔麻醉学术会议,成都,2005.
4. Altinok T,Can A.Management of tracheobronchial injuries.Eurasian J Med,2014,46(3):209-215.
5. Pandey V,Meena D S,CHORARIA S,et al.Tracheobronchial Injury caused by Blunt Trauma:Case Report and Review of Literature.J Clin Diagn Res,2016,10(7):D1-D3.
6. Muñoz J,Santa-teresa P,Tomey M J,et al.Extracorporeal membrane oxygenation(ECMO)in adults with acute respiratory distress syndrome(ARDS).Heart & Lung:The Journal of Acute and Critical Care,2017,46(2):100-105.
7. Wong E H,Knight S.Tracheobronchial injuries from blunt trauma.ANZ J Surg,2006,76(5):414-415.
8. Munoz J,Santa-teresa P,TOMEY M J,ET AL.Extracorporeal membrane oxygenation(ECMO)in adults with acute respiratory distress syndrome(ARDS):A 6-year experience and case-control study.Heart Lung,2017,46(2):100-105.

33　累及气道的复发性多软骨炎患者行呼吸介入治疗的麻醉管理

【导读】

复发性多软骨炎(relapsing polychondritis,RP)是一种原因不明、少见的、累及全身多系统的疾病,表现为反复发作和缓解及进展性炎性破坏性病变等特点。累及气道的 RP 患者经药物治疗无法控制时,往往需要呼吸介入治疗,此类患者的麻醉管理极具挑战性,需要麻醉医师熟悉该疾病的特点,并与呼吸介入医师密切合作。

【病例简介】

患者,女性,50 岁,因"确诊复发性多软骨炎 30 余年"入院。患者 30 余年前出现活动后气促,外院诊断为复发性多软骨炎,给予药物治疗。后患者气促反复,活动后加重,遂于 2 年前外院局麻下行气管支架置入术。1 个月前于局麻+深度镇静下(右美托咪定+芬太尼+咪达唑仑)行支气管镜检查+左主支气管支架置入术,术后患者自述气促有所缓解,为求进一步呼吸介入治疗入院。既往有糖尿病史,口服格列吡脲+阿卡波糖片控制血糖,近期血糖偏高。否认其他系统性疾病。

术前诊断:①复发性多软骨炎,气管狭窄,气管及左主支气管支架置入术后;②糖尿病。

拟行手术:支气管镜检查+气道清理(激光)。

查体:双外耳廓柔软下塌,外鼻畸形,鼻软骨局限性塌陷,胸廓对称无畸形,胸骨无压痛,双肺呼吸音粗糙,可闻及散在干、湿啰音。

实验室检查:HGB 10^9g/L,WBC $11.6×10^9$/L,N 85.9%;ESR、RF、CRP 正常范围。

胸部 CT:"气管及左主支气管支架置入术后",支架下游离气管和支气管壁增厚伴管腔狭窄;右肺及两肺下叶渗出灶,左下肺纤维灶;心包少量积液;部分胸椎椎体略变扁。肺功能检查:FEV_1、FEV_1/FVC、PEF、MMEF、V75、V50、V25 重度下降,患者存在重度阻塞性通气功能障碍,大、小气道气流重度受损,气道阻塞可逆性小,支气管舒张实验阴性。1个月前支气管镜检查治疗报告:复发性多软骨炎气管支架置入术后;左主支气管支架置入术后(图 3-10)。心电图和心脏彩超基本正常。

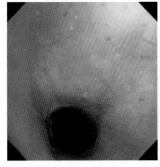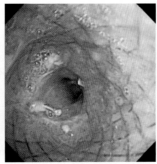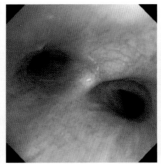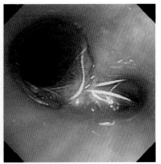

图 3-10 患者 1 个月前支气管镜图

因术前讨论手术方案包括气道内激光操作,故决定麻醉方案采用全凭静脉麻醉喉罩通气控制呼吸。入室后患者吸空气脉搏 SpO$_2$ 92%,吸鼻导氧 4L/min,SpO$_2$ 可升至 98%,HR 88 次/分,无创血压(NBP)125/75mmHg。咪达唑仑 2mg、芬太尼 0.15mg、丙泊酚 90mg、琥珀胆碱 80mg 诱导后置入 4 号喉罩(Ambu$^®$ AuraStraight^{TM}),手控通气漏气明显,后改 3 号喉罩,无明显改善,无法行控制通气。经支气管镜检查发现:虽然患者会厌声门外形无明显异常,但当喉罩尖端抵达食管入口处时,喉部被挤压变形,无法进行通气。遂拔除喉罩,改内镜面罩通气控制呼吸,效果尚可,即行支气管镜检查(图 3-11),术中使用激光将左主支气管内支架两端的金属牵引线烧断后取出。麻醉维持采用丙泊酚持续输注[3~6mg/(kg·h)]维持深度镇静,手控通气,SpO$_2$ 维持在 90% 以上。10 分钟后患者自主呼吸恢复,但欠规则,继续内镜面罩吸氧,必要时手控辅助呼吸,手术持续 25 分钟。术毕给予纳洛酮及氟马西尼拮抗,5 分钟后患者清醒,呼吸活动明显改善,SpO$_2$ 维持在 93%~97%(吸鼻导氧 4L/min)。患者在麻醉后恢复室(PACU)中观察 1 小时,病情稳定,返回病房。术后第三天出院。

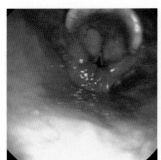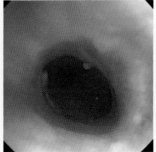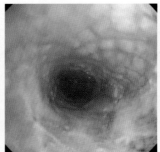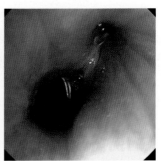

图 3-11 患者术中支气管镜图

【问题】

1. 何谓复发性多软骨炎?
2. 累及气道的复发性多软骨炎患者的诊断和治疗?
3. 此类患者如何进行术前评估?
4. 此类患者行呼吸介入治疗的麻醉方式选择?
5. 此类患者行其他非气道手术的麻醉管理?

1. 何谓复发性多软骨炎?

复发性多软骨炎是一种以软骨炎症为特征的自身免疫性疾病,累及富含蛋白多糖组织的多个器官,尤其是耳、鼻、呼吸道、眼和关节。由于此病临床表现的多样性以及相对罕见发病(有报道约 4.5 例/百万人),因此早期诊断较为困难。RP 的病因目前尚不清楚,实验证据提示和自身免疫反应有密切关系。软骨基质受外伤、炎症等因素的影响暴露出抗原性,导致机体对软骨局部或有共同基质成分的组织如葡萄膜、玻璃体、心瓣膜、气管黏膜下基底膜、关节滑膜和肾小球及肾小管基底膜等组织的免疫反应。RP 发病率男女间相近,无明显家族倾向,多发于 30~60 岁。发病初期为急性炎症表现,经数周至数月好转,以后为慢性反复发作,长达数年。晚期起支撑作用的软骨组织遭破坏,患者表现为松软耳、鞍鼻、气道狭窄塌陷以及嗅觉、视觉、听觉和前庭功能障碍等。

根据典型的临床表现和实验室检查在考虑到 RP 的可能时,可按 1976 年 McAdam 提出的诊断标准:①双耳软骨炎;②非侵蚀性多关节炎;③鼻软骨炎;④眼炎,包括结膜炎、角膜炎、巩膜炎、浅层巩膜炎及葡萄膜炎等;⑤喉和(或)气管软骨炎;⑥耳蜗和(或)前庭受损,表现为听力丧失、耳鸣和眩晕。具有上述标准 3 点或以上者可以确诊。1979 年 Levine 修订上述标准,提出:至少有 1 点阳性,加上组织学的证实;或有 2 点阳性,且对糖皮质激素或氨苯砜治疗有反应时亦可诊断 RP。

本例患者有耳廓、鼻及气道三处累及,且糖皮质激素治疗后症状有缓解,符合诊断标准,目前属于非急性期。

2. 累及气道的复发性多软骨炎患者的诊断和治疗?

以呼吸系统受累为首发表现的复发性多软骨炎不多,文献报道约 18%,但病程中最终呼吸道受累的可高达 50% 以上。复发性多软骨炎引起气道病变的病理机制为:活动期软骨和黏膜下组织高度炎性肿胀,引起气道狭窄;炎症使气道黏膜纤毛清除功能受损,咳嗽功能下降,致大量稠厚分泌物潴留,加重气道梗阻;晚期瘢痕挛缩,气道内形成纤维组织结节,引起气道瘢痕狭窄;或气管、支气管软骨环溶解破坏,造成气管软化塌陷。从声门下至二级支气管均可发生炎性改变。呼吸道症状包括咳嗽、呼吸困难、喘鸣、声嘶、失音或气管刺痒等。肺功能测定常表现为阻塞性通气功能障碍,故临床上易误诊为慢性阻塞性肺疾病或支气管哮喘。本例患者支气管镜检查可观察到气管支气管黏膜炎症,气道软骨环消失,管壁软化,管腔狭窄,也可观察到气道内径是否受呼吸时相的影响,对于诊断复发性多软骨炎有一定意义,可以镜下取活检,有助于与其他累及气道的疾病鉴别。复发性多软骨炎胸片无特异征象,诊断较为困难。CT 具有良好的空间和密度分辨率,胸部 CT 特别是高分辨率 CT 可以很好地检测到气道内径和气管壁的变化,对于早期发现本病具有重要价值。其胸部 CT 表现为:

(1) 吸气相胸部 CT 扫描可显示受累气道的形态异常:①大气道管壁弥漫性增厚伴管腔狭窄:大气道受累包括胸廓外及胸廓内,包括气管、主支气管、叶及段级支气管,部分向上累及喉部软骨。以大气管的前、侧壁增厚为主,多呈平缓性,而后壁的膜部多不受累,大气管的内、外轮廓比较光整。②大气道软骨区的钙化:进行性的气管软骨钙化是复发性多软骨炎一个特征性表现。

(2) 呼气相胸部 CT 扫描可显示气管支气管的功能异常,呼气相 CT 支气管管腔狭窄较吸气相明显加重,管壁软化塌陷。可利用后处理工作站,测量吸气相与呼气相气管、支气管的气道腔横截面积,通过公式(吸气相气道腔横截面积－呼气相气道横截面积)/吸气相气道腔横截面积,计算出呼气相气道横截面积缩小率,该缩小率大于 50% 提示存在气管支气管管壁软化塌陷。复发性多软骨炎累及气道需与其他能引起气道壁增厚狭窄的疾病相鉴别。

复发性多软骨炎目前仍无特异性药物治疗。疾病早期首选糖皮质激素治疗,抑制炎症对气道软骨破坏,并可缓解临床症状。免疫抑制剂或氨苯砜与糖皮质激素联用具有协同效应,并可减少对激素的依赖及不良反应。已有文献报道抗 TNF-α 制剂如依那西普、英夫利昔单抗成功用于治疗复发性多软骨炎呼吸道受累的患者,通常作为二线治疗药物,用于激素及免疫抑制剂治疗失败的患者。复发性多软骨炎呼吸道受累晚期,因气道软骨广泛破坏导致管腔塌陷,管腔狭窄严重,药物治疗常难奏效,常继发呼吸道感染、呼吸衰竭,是复发性多软骨炎最主要的死因。患者出现严重呼吸困难时,应及早行气管切开术,一旦气管切开,常规给予正压通气,呼吸困难缓解后再行呼吸道检查和药物治疗等。若狭窄部位位于气管下段或支气管,气管切开也无效。金属支架植入术具有创伤小、植入方便等优点,也是目前治疗复发性多软骨炎较为有效的治疗手段。但部分患者气管及主支气管均受累软化,此时由于气管狭窄使其远端的主支气管气道内压力升高,主支气管并不塌陷。若单纯植入支架解除气管狭窄,由于主支气管压力骤降而出现气道塌陷,反而导致呼吸困难加重。因此应在气管支气管植入多个支架以避免主支气管继发性塌陷。支架植入后会出现支架移位、肉芽增生导致支架堵塞等情况,往往需要多次介入治疗。气管支气管树广泛软化而无法行支架植入或手术的患者可采用持续气道内正压通气(CPAP)治疗。

3. 此类患者如何进行术前评估？

累及气道的 RP 患者，往往需要多次进行呼吸介入治疗，如本例患者。术前首先需了解患者病史，包括患者的症状体征、治疗药物，特别是以往的介入治疗措施（阅读最近的气管镜报告），包括麻醉史等，对指导制定麻醉方案有很大意义；颈胸部 CT、肺功能、血气分析等帮助了解病变范围程度及评估术中耐受性；此外需了解患者合并的系统性疾病尤其要确定是否存在大血管及瓣膜病变。

4. 此类患者行呼吸介入治疗的麻醉方式选择？

麻醉方式主要包括局麻、局麻+清醒镇静、保留呼吸的全身麻醉（深度镇静）以及控制呼吸的全身麻醉（气管插管/喉罩）。麻醉方式的选择需根据患者病变程度、介入治疗方案来决定，并根据术中情况随时进行调整。

如果患者为首次行支气管镜检查或重症患者，原则上一般局麻+清醒镇静下进行，检查明确病变范围及程度后，基本确定治疗方案，再予以实施相应的麻醉方案。

保留自主呼吸的深度镇静，可采用咪达唑仑+右美托咪定+瑞芬太尼（芬太尼、舒芬太尼）方案，适用于病情较稳定，症状相对较轻的患者行检查或简单短时治疗。但深度镇静几乎不可避免地抑制呼吸，引起咽部及喉部的梗阻；支气管镜插入导致气管内横截面积的进一步狭窄；而此类患者的氧储备能力差，缺氧和二氧化碳潴留的发生常见。因此在 RP 患者中保留自主呼吸可采用内镜面罩、鼻咽通气管以及经鼻高流量加温加湿吸氧装置（High-flow Nasal Cannula，HFNC，最高 100%，60L/分）等提高吸入氧浓度，后两者在一定程度上还可减少重复吸入的二氧化碳。必要时可面罩加压通气并给予纳洛酮和氟马西尼拮抗以恢复自主呼吸。本例患者既往行左主支气管支架置入时即采用保留自主呼吸的深度镇静，给予 HFNC。

在需要较长时间操作和需要制动的治疗时，需采用肌松控制呼吸全凭静脉麻醉。持续输注或靶控输注丙泊酚。呼吸介入全麻时最常使用的是喉罩通气，相较气管插管，喉罩通气可提供更多的操作空间，适应范围更广（如声门下病变）。本例患者气管内已有金属支架置入，如行气管插管可能导致支架移位，故首选喉罩；如必须插管则需支气管镜引导下进行定位。尽管 RP 患者喉部软骨多有病变累及，但完全无法行喉罩通气者不多见。喉罩通气时常有不同程度漏气，造成这一原因除了喉部结构破坏有关外，还与气道压力增高有关，支气管镜经过气道狭窄区域时尤为明显。因此建议常规使用双管喉罩，便于及时吸引避免胃胀气。无论喉罩或气管导管通气，建议使用压力控制模式通气。

5. 此类患者行其他非气道手术的麻醉管理？

以前，此类患者往往被误诊为慢性阻塞性肺病或支气管哮喘，对其缺乏了解而进行手术麻醉会带来极大的风险。随着对 RP 认识的深入，越来越多诊断明确的患者可能来接受其他非气道的手术，此类患者的麻醉依然具有挑战性。RP 患者主要的死亡原因为感染、气道狭窄和心血管并发症。与麻醉相关的最主要的问题在于气道：麻醉诱导后可能引起气道支撑结构的塌陷，导致无法通气；而拔管后可能因喉部及气管组织损伤、肿胀导致喉梗阻加重。因此，术前应同呼吸科医生共同评估病情，制定完善的麻醉方案，尽可能降低围术期风险。必要时围术期可急诊行呼吸介入治疗缓解病情，改善通气。麻醉方式尽可能不采用插管全麻。如必须全麻，术中可加 PEEP；术后拔管后往往需要无创正压通气支持。

【小结】

RP 患者累及气道后一般预后不佳。反复多次的呼吸介入治疗往往是延长患者生存的主要方法。对这类患者实施麻醉时，麻醉医师需仔细了解评估患者气道情况以及其他合并症，并掌握以往的治疗及麻醉情况，和呼吸介入医师一同商量决定麻醉手术方案，术中根据情况灵活使用各种麻醉管理方法。术后此类患者往往需要无创正压通气进行支持治疗。

【专家简介】

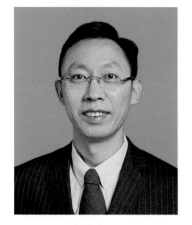

李金宝

李金宝，上海市第一人民医院麻醉科副主任，主任医师，博士研究生导师。兼任中国医师协会麻醉科医师分会委员、中华医学会麻醉学专业委员会青年委员、中国高等医学教育理事会麻醉学教育研究会秘书长、中国麻醉药理专业委员会委员、中华医学会麻醉学分会老年麻醉学组委员、中华医学会麻醉学分会输血与血液保护学组委员、上海市医学会麻醉学专科分会委员、上海医师协会麻醉科医师分会委员等。《国际麻醉学与复苏杂志》常务编委、《中华麻醉学杂志》英文编审、《临床麻醉学杂志》通讯编委。擅长危重病患者的麻醉与围手术期处理。以脓毒症与免疫抑制为科研主攻方向，先后获2项国家自然科学基金及多项上海市或军队科研基金资助，第一作者或通讯作者发表SCI收录论文30余篇，5分以上SCI论文7篇。获军队医疗成果二等奖2项和军队医疗成果三等奖1项。主编（译）专著2部。

【专家点评】

1. 复发性多软骨炎，顾名思义，为反复发作、累及多个器官组织、以软骨破坏为特征的自身免疫性病变。最多见的累及部位是耳廓和鼻，约50%的RP患者最终累及气道，包括喉、气管和支气管的支撑结构的破坏。喉部的塌陷会导致吸气性通气困难，而气管支气管的塌陷，则表现为呼气性通气困难。气管切开往往不能解决支气管塌陷导致的通气困难，而金属支架的置入是常用的治疗措施。

2. 累及气道的RP患者行呼吸介入治疗时，麻醉方法可先尝试保留自主呼吸，通过HFNC、内镜面罩、鼻咽通气道等措施提高吸入氧浓度。一旦无法维持正常通气，再置入喉罩或气管插管行正压控制通气。

3. 本例患者喉罩通气失败，考虑与患者喉部结构破坏有关。即使采用Proseal LMA，也有相似的失败病例报道。因此，准备多种通气设备，比如较细的气管导管，都是必要的。

4. 诊断明确的RP患者，如需全麻手术（非呼吸介入），经过细致的术前评估（强调呼吸介入医师的会诊），合理选用通气方法（术中PEEP），谨慎拔管，及时的拔管后无创正压通气支持等措施，可将累及气道RP患者围术期气道风险降到最低。

【参考文献】

1. Emmungil H, Aydın SZ.Relapsing polychondritis.Eur J Rheumatol.2015, 2（4）：155-159.

2. 中华医学会风湿病学分会.复发性多软骨炎诊断和治疗指南.中华风湿病学杂志，2011, 15（7）：481-483.

3. Kim I, Kim M, Choi Y, et al.Anesthetic experience of a patient with relapsing polychondritis-A case report.Korean J Anesthesiol, 2012, 63（5）：465-468.

4. McAdam LP, O'Hanlan MA, Bluestone R, et al.Relapsingpolychondritis：prospective study of 23 patients and a review of theliterature. Medicine（Baltimore）1976, 55：193-215.

5. Tanaka TT, Furutani HF, Harioka TH. Anaesthetic management of a patient with relapsing polychondritis undergoing laparoscopicsurgery.Anaesth Intensive Care 2006, 34（3）：372-374.

34   肺动静脉畸形的围术期处理

【导读】

肺动静脉畸形(pulmonary arteriovenous malformation,PAVM)多为先天性发育异常所致,PAVM 的病理生理是部分未氧合的肺动脉血未经肺泡气体交换直接通过肺静脉回流至左心房,引发体循环缺氧。PAVM 的治疗主要包括介入栓塞和手术治疗。行 PAVM 切除术的患者围术期可发生咯血、大出血和低氧血症,麻醉医师应在术前对患者做出全面的评估,制订完善的麻醉计划,以应对上述情况。

【病例简介】

患者,女性,49 岁,50kg,因"间断咯血 20 余年,1 个月前再次咯血 1 次"入院。肺 CT(平扫+增强)提示:右下肺动脉及其分支增粗,并迂曲成团,与右下肺静脉相连,右下肺静脉明显增粗。增强后上述血管明显强化,气管分叉下方见多个迂曲增粗血管影。数字减影血管造影(Digital Subtraction Angiography,DSA)示:右肺下叶背段动脉和外后动脉分支明显增粗,与右下肺静脉形成短路,右下肺静脉显影早,肺动静脉之间可见多个大小不等的血管瘤。右肺支气管动脉有 2 支动脉分支,一支起源于右胸廓内动脉,另一支起源于主动脉弓下壁,均显著增粗、迂曲,参与右肺门畸形血管团供血。术前诊断:右下肺巨大动静脉畸形(PAVM)。拟于全麻下行右 PAVM 切除术。患者现精神可,睡眠饮食无异常,日常活动不受限。既往无合并内科疾患,无过敏史及手术外伤史。体检:口唇发绀,杵状指,两肺呼吸音正常,心脏听诊无异常。辅助检查:血常规:RBC 6.75×10^{12}/L,HB 198g/L,Hct 59.8%。血气分析(吸空气):pH 7.4,PaCO$_2$ 39mmHg,PaO$_2$ 45mmHg,SaO$_2$ 80.6%。肝肾功能电解质、出凝血功能等均在正常范围。超声心动图、肺功能、心电图检查结果无异常。

患者入室脉搏 SpO$_2$85%。予面罩吸氧 6L/min,SpO$_2$ 为 88%~89%。开放左上肢外周静脉,置入 16G 套管针,行左手桡动脉置管测压并测动脉血气。静脉给予利多卡因 60mg,丙泊酚 80mg,芬太尼 200µg,琥珀胆碱 80mg 诱导。诱导过程平稳,经口顺利置入 35Fr 左侧双腔支气管导管,经纤维支气管镜定位确认导管位置良好后行双肺机械通气(吸入氧浓度 100%),此时 SpO$_2$ 上升至 91%。麻醉维持采用七氟烷吸入辅以间断推注芬太尼和维库溴铵。手术开始前,准备好自体血回输装置,经右颈内静脉置入肺动脉导管(pulmonary artery catheter,PAC),当导管远端随血流嵌入肺小动脉时,SpO$_2$ 从 91% 升到 94%。手术经右侧开胸,进胸前开始单肺通气,进胸后发现右肺萎陷良好,SpO$_2$ 为 93%。开胸后可见右下肺表面有迂曲畸形的血管团。手术进行至 2 小时左右,外科医生结扎肺动脉,SpO$_2$ 升到 98%~99%,PaO$_2$ 达 289mmHg,肺动脉压力(pulmonary arterial pressure,PAP)升高 5~6mmHg。当手术分离至支气管动脉时,发生急性出血约 1500ml,经加快补液输血并给予去氧肾上腺素间断推注,循环逐渐稳定。当外科医生分离至下肺静脉时,再次急性失血约 2000ml。血压由 130/70mmHg 急剧下降至 70/30mmHg,予加压输注异体血并回输自体血,同时给予去甲肾上腺素持续输注 0.1µg/(kg·min)~0.3µg/(kg·min)维持循环。出血控制后,行畸形血管团和右肺下叶切除。此后循环渐趋稳定,逐渐停用去甲肾上腺素。检查出凝血功能和血常规,提示 PT、INR、APTT 显著延长,纤维蛋白原降低,血小板减少。术后患者苏醒完全,吸空气 SpO$_2$ 96%,PaO$_2$ 80mmHg,予拔除气管导管。术中不同阶段的动脉血气和混合静脉血血气及相对应的分流率(Qs/Qt)(表 3-5)。

表3-5　患者术中不同阶段的动脉血气、混合静脉血气及分流率

	pH	PaO$_2$ （mmHg）	SaO$_2$ （%）	SvO$_2$ （%）	HB （g/L）	Hct （%）	Qs/Qt
麻醉诱导前	7.41	48.3	82.8	72.8	21.3	64.9	
单肺通气后	7.33	71.2	92.3	82.8	20.0	61	27.4
结扎肺动脉	7.294	289	99.3	88.9	17.4	53.3	26.7
失血后	7.304	158	99.6	87.8	16.5	50.4	34.0
右下肺切除后	7.345	430	99.8	92.1	15.4	47.2	22.8

手术时间6.5小时,术中失血共计约5000ml,右侧支气管引流出血液300ml,术中尿量600ml。自体血回输约2000ml,输注红细胞4U,新鲜冰冻血浆(fresh frozen plasma,FFP)4U,凝血酶原复合物60IU,冷沉淀10U,单采血小板1U。患者术后恢复顺利,无并发症,术后10天出院。

【问题】

1. 肺动静脉畸形的病理生理和临床表现是什么?

2. 单肺通气的适应证有哪些?

3. 达成两肺隔离和单肺通气的技术有哪些? 它们各自的优缺点有哪些? 该患者适合使用哪种技术?

4. 什么是肺内分流? 什么是绝对分流和相对分流?

5. 分流率应如何进行计算,对于肺动静脉畸形的患者,计算分流率的临床意义有哪些?

1. 肺动静脉畸形的病理生理和临床表现是什么?

肺动静脉畸形(pulmonary arteriovenous malformation,PAVM)多为先天性发育异常所致的一类疾病,发病率低,约2~3例/10万。近70%的PAVM患者合并有遗传性出血性毛细血管扩张症(Rendu-Osler-Weber病)该型患者除肺部有血管畸形外,还可伴有肝,胃肠等内脏,及鼻,唇等全身皮肤血管的病变。PAVM的病理生理是部分未氧合的肺动脉血未经肺泡行气体交换而直接通过肺静脉回流至左心房,进入体循环,形成病理性动静脉分流。血流动力学上属于心外的右向左分流,可引发体循环缺氧,导致发绀,杵状指趾等临床症状;大的PAVM使氧分压明显下降,可引起代偿性红细胞增多,患者血氧含量仍可正常或接近正常;畸形血管团管壁较薄,血流量大,易于破裂导致咯血,血胸;大的PAVM分流量大,增加心脏做功,可导致高动力型心衰。该例患者为非HHT型PAVM,畸形血管团较大且由多支动脉供血,病史较长,反复咯血,由于慢性缺氧引起代偿性红细胞增生,血红蛋白增高,但心肺功能尚在正常范围。

2. 单肺通气的适应证有哪些?

(1) 绝对适应证

1) 隔离两肺以防止健侧肺受影响,如单侧肺脓肿,大出血。

2) 需使通气局限于一侧肺的情况,如单侧支气管胸膜瘘,单侧巨大肺大疱等。

3) 单侧支气管肺泡灌洗。

4) 胸腔镜手术。

(2) 相对适应证(改善手术暴露)

1) 胸科手术,如肺叶切除术、全肺切除术、支气管手术和胸膜手术等。

2) 心脏手术(如经胸入路),心包手术和大血管手术(如胸主动脉瘤手术)。

3) 食管手术。

4) 非心胸外科手术,如胸椎前入路手术。

3. 达成两肺隔离和单肺通气的技术有哪些? 它们各自的优缺点有哪些? 该患者适合使用哪种技术?

达成两肺隔离,实施单肺通气的技术主要两种:双腔支气管导管(Double lumen endobronchial tube,DLT)和支气管阻塞器(bronchial blocker),其中以双腔支气管导管最为常用。

双腔支气管导管包含较长的开口于支气管的支气管腔和较短的开口于主气管的气管腔,并带有相应的2个套

囊,其形状经预先塑形,在插管时能较容易地进入目标支气管,在纤维支气管镜的引导下使导管放置到位后,通过对2个套囊充气可实现两肺的较好隔离并可有效实施双肺或单肺通气。支气管阻塞器可分为同单腔气管导管一体化的阻塞器(Univent导管)和独立的支气管阻塞器(Arndt阻塞器、Cohen阻塞器、uniblocker、EZ阻塞器等)两种。支气管阻塞器一般为前端带有圆形或椭圆形气囊的管状结构(可带或不带导丝),内有较细的管腔(不同阻塞器的管腔内径不同,最粗的为2mm),可通过管腔对目标支气管进行操作(吸引分泌物或排气以促进肺的萎陷)。双腔支气管导管和支气管阻塞器的优缺点见表3-6。

本例患者的首发症状是咯血,术中有发生支气管内出血的可能,事实上术中从患侧支气管内引流出300ml的血液,表明该例患者的PAVM在术中存在一定量的出血,因此两肺良好的隔离对这例患者至关重要,应防止健侧肺被"淹溺"。结合表3-6我们可以发现该例患者为双腔气管导管的绝对适应证而不宜选用支气管阻塞器。

表3-6　双腔支气管导管和支气管阻塞器的优缺点

	优点	缺点
双腔支气管导管	1. 导管放置简单,方便 2. 两肺隔离效果较可靠 3. 管腔较粗,有利于对支气管进行吸引,非通气侧肺陷闭较快	1. 对气道尤其是声带的损伤较大,声嘶的发生率较高 2. 不适用于12岁以下的小儿 3. 不太适用于困难气道患者
支气管阻塞器	1. 可用于困难气道和小儿患者 2. 对于术后需呼吸支持的患者,无需换管 3. 只需插入单腔气管导管,损伤相对较小 4. 可行选择性肺叶阻塞	1. 气囊充气所需的膨胀压较高,易于发生气囊滑出和移位,甚至引发气道阻塞 2. 管腔较细,不利于对支气管进行吸引 3. 行单肺通气时,非通气侧肺陷闭较慢,甚至陷闭不良

4. 什么是肺内分流?什么是绝对分流和相对分流?

肺内分流指的是肺动脉内的未经氧合的静脉血不经过肺泡的氧合作用而直接回流到左心系统,其效应是使动脉血的氧含量发生降低。肺内分流可分为绝对分流和相对分流。绝对分流指那些解剖分流和那些有血流而完全没有通气的肺单位($\dot{V}/\dot{Q}=0$),相对分流指的是那些通气血流比例低($\dot{V}/\dot{Q}<1$)的肺单位。在临床上,相对肺内分流可通过提高吸入氧浓度而改善氧合,而对于绝对分流,即便是提高吸入氧浓度也不能引起氧合的改善。该病例为肺部的动静脉畸形,未氧合的静脉血经肺动脉,肺静脉直接回流至左心,属心外的右向左解剖分流,为绝对分流。

5. 分流率应如何进行计算,对于肺动静脉畸形的患者,计算分流率的临床意义有哪些?

分流率是一个假定的概念,其目的为方便我们对肺内分流情况进行评估。我们人为地将患者的肺组织分为两部分:通气血流比例理想匹配的肺泡组织和有血流而无通气的肺泡组织。流经有血流而无通气的肺泡组织的血流量占心输出量的百分比就是分流率。其计算公式如下:

$$Qs/Qt=(Cc'O_2-CaO_2)/(Cc'O_2-CvO_2)$$

其中:$Cc'O_2$为肺泡终末毛细血管氧含量;CaO_2为动脉血氧含量;CvO_2为混合静脉血血氧含量。只要获得肺泡氧分压,动脉血氧分压和氧饱和度,混合静脉血氧分压和氧饱和度以及患者的血红蛋白值便可对上述3个值($Cc'O_2$,CaO_2,CvO_2)进行计算并最终获得分流率的数据。正常人的分流率为2%~5%。

对于肺动静脉畸形患者,通过在术中PAVM切除后计算、评估分流率并同术前值进行比较,可以发现是否存在未切除的畸形血管团。一般而言,患者在侧卧位麻醉状态双肺通气时,如果分流率在20%左右,可以认为PAVM的畸形血管团已较完全地被切除,此类患者的预后也较好。

【小结】

该类患者的手术麻醉风险高,围术期需特别关注咯血、误吸、低氧血症、急性失血、肺内分流等情况,应严格实施双肺隔离,此类患者是双腔支气管导管的绝对适应证。对解剖分流、肺内分流和分流率等病理生理概念的掌握可以帮助麻醉医生理解患者术中病理生理变化(如大量失血,体位变化、单肺通气等)对其氧合的影响,采取有效的应对措施,维持患者的氧合。

【专家简介】

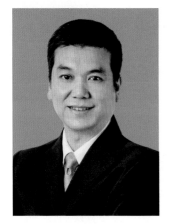

车薛华，复旦大学附属华山医院副主任医师。 现任中华医学会麻醉学分会肿瘤与麻醉学组委员、上海市医学会麻醉学分会气道管理学组委员。 自1995年毕业于复旦大学上海医学院后，一直就职于复旦大学附属华山医院麻醉科。 20年来积累了丰富的临床麻醉工作经验，擅长神经外科手术的临床麻醉管理，并具丰富的教学经验。 主要科研方向为臂丛神经阻滞和神经麻醉临床研究。 迄今已在国内核心杂志发表论文10余篇。

车薛华

【专家点评】

1. 肺动静脉畸形手术的麻醉，麻醉医师主要面临下列问题：咯血及其导致的窒息及误吸的风险增高；右向左分流导致的严重低氧血症；术中大量失血的风险。

2. 患者的首发症状是咯血，应防止麻醉诱导时呛咳导致畸形血管再破裂，产生窒息和健侧肺误吸，术中也有可能发生支气管内出血，因此必须实施良好的肺隔离。

3. 对于这类患者，由于影响因素众多，术中置入肺动脉导管监测肺动脉压、肺小动脉楔嵌压，获取混合静脉血氧饱和度的数据并计算分流率有助于麻醉医师更好地对患者病理生理变化进行评估。

4. 患者术前往往存在低氧血症，围术期应尽可能减少分流以改善氧合。手术麻醉中可能影响分流量的因素包括单肺通气，右心输出量和体位。单肺通气导致了人为的患侧肺的无通气，患侧肺完全陷闭，在原有的解剖分流的基础上，增加了完全性的肺内分流量。结扎肺动脉后，PAVM的部分血供被阻断，分流量减少，氧合状况迅速改善。大量失血后由于心输出量的下降，健侧肺的血流下降，因此PaO_2反而出现下降。畸形血管团和右肺下叶切除后，病理性解剖分流完全改善，PaO_2和SvO_2明显提高。

【参考文献】

1. Sharifah AI, Jasvinder K, Rus AA.Pulmonary arteriovenous malformation：a rare cause of cyanosis in a child.Singapore medical journal, 2009, 50（4）：e127-129.

2. Gossage JR, Kanj G.Pulmonary arteriovenous malformations.A state of the art review.American journal of respiratory and critical care medicine, 1998, 158（2）：643-661.

3. Szegedi, Laszlo L, et al.Gravity is an important determinant of oxygenation during one-lung ventilation.Acta Anaesthesiologica Scandinavica, 2010, 54（6）：744-750.

4. AbiadMG, Cohen E, Krellenstein DJ, et al.Anesthetic management for resection of a giant pulmonary arteriovenous malformation. Journal of cardiothoracic and vascular anesthesia, 1995, 9（1）：89-94.

5. Heike Knoll H, Stephan Ziegeler S, Jan-Uwe Schreiber JU, et al.Airway injuries after one-lung ventilation：A comparison between double-lumen tube and endobronchial blocker：A randomized, prospective, controlled trial.Anesthesiology, 2006, 105（3）：471-477.

6. Narayanaswamy M, McRae K, Slinger P, et al.Choosing a lung isolation device for thoracic surgery：A randomized trial of three bronchial blockers versus doublelumen tubes.Anesthesia & Analgesia, 2009, 108（4）：1097-1101.

35　特发性肺动脉高压受者肺移植麻醉诱导期间心搏骤停分析

【导读】

　　肺移植受体多是终末期心、肺疾病患者,病情多已严重恶化,对麻醉耐受力极差,特发性肺动脉高压(idiopathic pulmonary arterial hypertension,IPAH)是持续进展、不能自愈、致死性高的恶性肺血管疾病,疾病进展程度越重,心功能越差的患者预后更为恶劣,因此特发性肺动脉高压肺移植手术的麻醉给麻醉医生提出了独特的挑战。终末期 IPAH 患者,由于长期右心室负荷加重,再加上其他因素的共同作用,最终引起右心室扩大、肥厚,甚至发生右心功能衰竭。长期存在的低氧血症和高碳酸血症,导致全身各脏器氧供能力严重不足。麻醉期间有效改善患者氧合,在保障左心功能的基础上防止右心功能恶化,是 IPAH 患者术中麻醉管理的关键。术中单肺通气及夹闭肺动脉,会造成动力性肺血管阻力进一步增加、右心室后负荷剧增引起急性右心衰竭;右心功能受损又将影响左心室的充盈,引起全身的低灌注,造成全心功能不全;移植肺开放时,肺动脉压力的急剧下降,移植肺会因血流灌注的急剧增加而导致移植肺的急性损伤;术前肺动脉高压,导致右心扩大,室间隔左移,左室长期受压,导致废用性萎缩,左心室缩小,术后肺动脉压力急剧降低,易致左心前负荷增加引致左心衰。因此 IPAH 肺移植麻醉与管理永远是该领域焦点和难点。本例将讨论 IPAH 患者在肺移植麻醉诱导过程中出现的心搏骤停并分析其原因。

【病例简介】

　　患者,男性,32 岁,47kg,157cm。因"活动性气喘四年余,加重十月"入院。2012 年开始出现活动后气喘,南昌大学一附院心超肺动脉收缩压(PAP) 70mmHg,肺功能弥散量 40%,诊断为"特发性肺动脉高压",开始针对肺动脉高压的治疗。2014 年在美国查右心导管:PAP 70mmHg,肺弥散功能 28%。2015 年开始出现感冒后气喘加重,双下肢水肿,开始强心(地高辛)、利尿、抗凝治疗,病情仍然不断恶化,2016 年 5 月评估肺移植,拟肺移植治疗。入院时静息下呼吸尚平,无发绀,查体两肺呼吸音粗,心界向右扩大,P2 亢进。辅助检查情况如下:胸片两肺纹理增多,肺动脉段膨出;胸部 CT 示:两肺广泛结节状絮样模糊影,渗出性病变可能,肺动脉主干增粗,心包增厚;ECG 示:T 波改变,Ⅱ Ⅲ AVF ST 段压低,异常 Q 波,右室高电压;心超示右房右室明显增大,肺动脉重度增高,估测 111mmHg,三尖瓣中度反流,EF 61%,SV 20ml。实验室检查:N 端-B 型钠尿肽前体(NT-proBNP)(正常值<300ng/L,心衰>1800ng/L)1 个月内渐进性增高,3364ng/L、5844ng/L、14 943ng/L。除了针对肺动脉高压和对症治疗外,加用多巴酚丁胺微泵和美托洛尔静注。

　　2016 年 9 月拟肺移植术,术前用药苯巴比妥 0.1g 肌注,麻醉前状况:高流量吸氧饱和度 93%,桡动脉压 100/50mmHg。麻醉诱导:外周静脉输注林格液,咪达唑仑 2mg,舒芬太尼 20μg,依托咪酯 8mg,顺阿曲库铵 10mg。5 分钟内 ABP 迅速下降至 70/50mmHg,立刻反复给予间羟胺无效,ABP 继续下降至 40/30mmHg,心电图出现室颤,立刻心肺复苏和脑保护措施,同时启动紧急 ECMO,半小时后 ECMO 开始运转,调整内环境和后续治疗,ECMO 运转 1 小时后转入 ICU,两小时后病人苏醒。

【问题】

　　1. 特发性肺动脉高压患者的疾病特点?

2. 特发性肺动脉高压肺移植患者的麻醉管理要点？

3. 特发性肺动脉高压肺移植手术麻醉诱导原则？

4. 该患者在麻醉诱导时出现心跳骤停的原因？

5. 从该病例可得到的启示？

1. 特发性肺动脉高压患者的疾病特点？

肺动脉高压包括动脉性肺动脉高压（pulmonary arterial hypertension，PAH）、左心疾病相关肺动脉高压（肺静脉高血压）、肺部疾病和（或）低氧相关肺动脉高压（慢阻肺、间质性肺病、高原缺氧等）、慢性血栓栓塞性肺动脉高压（chronic thromboembolic pulmonary hypertension，CTEPH）以及未明机制的肺动脉高压等五大类。慢性血栓栓塞性肺动脉高压（CTEPH）是以呼吸困难、乏力和活动耐力减低为主要表现的一种疾病，主要由于肺动脉血栓栓塞反复发作、不能溶解，进而导致肺血管重构，肺血管阻力进行性升高、肺动脉高压及右心功能不全。PAH 患者临床症状可以提示疾病的严重性、改善程度及稳定性，是临床评估中重要的一部分。若出现右心功能不全的表现，则说明患者已经到了 PAH 的晚期阶段，临床预后较差。最常用的判断患者预后的超声指标为三尖瓣环收缩期位移（TAPSE），它是反映右心室收缩功能间接标志性指标，与患者预后密切相关。静息情况下，通过三尖瓣反流压差法估测的肺动脉收缩压与患者的临床预后无关；右心导管测得右心房压>14mmHg、心指数<2.0L/(min·m^2)、混合静脉血氧饱和度<60% 提示患者预后不佳；肺动脉平均压与预后相关性不佳；血浆脑利钠肽（BNP）、N 末端脑利钠肽前体（NT-proBNP）水平升高提示心功能不全，是 PAH 的重要预后标志物。PAH 患者进行常规而全面预后评估非常重要，评估应该至少包括 WHO 功能分级的评定、运动耐力评估（6MWD 或 CPET）、右心功能评估（BNP/NT-proBNP 或超声心动图）。

在肺动脉高压患者，肺血管内皮和平滑肌功能会发生改变，这会引起肺血管收缩、局部血栓形成、肺血管增生和重塑，进而使肺血管阻力（PVR）增加，最终导致右心衰竭，氧合不足，甚至死亡。当肺动脉压力（PAP）升高时，室壁较薄的右心室的每搏输出量就会减少，易造成右心功能不全；跨肺血流减少一方面出现低氧血症，进行性呼吸困难，另一方面可导致左心系统处于较右心低负荷状态，长期以往左心发育受限，废用性缩小，左室充盈的血量减少，室间隔左移，心排量下降，诱发左心功能不全；长期右心压力的升高会影响冠状静脉的回流，影响心肌血供，造成心前区疼痛，加重心功能不全。

肺动脉高压患者接受手术时，并发症的发生率和死亡率显著增加，尤其一侧移植成功后可能面临的跨肺血流增多，左心前负荷增大，且移植后对侧肺高压极易造成供肺灌注肺。了解该类患者的病理生理改变，有助于准确的评估风险、优化术前准备、制定术中和术后目标导向的精准治疗方案。

2. 特发性肺动脉高压肺移植患者的麻醉管理要点？

（1）肺动脉高压的评估：对肺动脉高压患者的评估应先明确诊断和疾病的严重程度。病史采集和体格检查应当关注以下几个方面：潜在的肺部疾病，血栓栓塞性疾病等。实验室检查应做到针对性。超声心动图联合多普勒测量可评估右心室功能及右室收缩压。肺动脉置管不仅能够对血流动力学指标进行定量分析，肺动脉压，心脏指数，肺血管阻力，及右心房的测量能够预测患者的生存率。其他影响患者预后的指标包括：肺动脉高压的病因、患者的机能状态、肾功能不全、年龄、收缩压、心率、BNP 水平、心包积液、肺功能测试显示的一氧化碳弥散量和肺血管阻力。六分钟步行试验，可用来评估患者的机能状态、预后和对治疗的反应。

（2）围术期风险评估：当右室的射血阻力增大时，右心的代偿能力有限，右室每搏量及心输出量减少，最终左室充盈也相应减少。对于肺动脉高压患者，麻醉和手术可引起肺血管阻力进一步增加，右心功能减退，导致血流动力学恶化，甚至死亡。肺动脉高压患者的生存情况与右心室的代偿能力有关，可通过心输出量、右房压力及患者的功能状态来评估。这些指标也是围术期风险的预测因子。手术引发的全身炎症反应（SIRS）可使肺动脉高压恶化。对于已接受最优治疗但风险仍极高的患者，可考虑行肺移植或心肺联合移植手术，或术前长期接受治疗使肺动脉压降至可接受水平。目前已有多位学者或组织制定了肺动脉高压的管理指南。一般来说，对血管扩张药反应良好的患者，可口服钙离子通道阻滞剂；对血管扩张药反应较差或对钙离子通道阻滞剂无效的患者，可考虑使用前列腺素类，药物的选择应基于患者的功能状态，联合治疗也越来越普遍。

（3）术前准备：肺动脉高压患者术前应行心电图、胸部 X 线检查、动脉血气分析及超声心动图检查。当有证据表明右心功能显著受损时,应重新评估手术的必要性。术前应尽可能的采取措施降低肺动脉压,例如对阻塞性肺部疾病患者,应给予吸氧、支气管扩张剂、抗生素及糖皮质激素治疗;对于患有心脏疾病的患者必要时给予扩血管药、强心剂治疗。长期接受治疗的肺动脉高压患者,围术期应当继续之前的治疗。围术期可考虑吸入一氧化氮或雾化吸入前列环素。

(4) 麻醉管理:肺动脉高压行肺移植的麻醉管理重点应该偏重于循环的管理,尤其是右心功能和肺循环的评估和维护。特别要避免加重肺动脉压升高因素的发生,比如:常见缺氧,二氧化碳蓄积和不恰当的缩血管药物等。肺动脉高压患者的麻醉计划应当符合患者潜在的病理生理学改变。患者主要的异常是肺血管阻力增大,右心室后负荷增加,进而右心室做工增加,右心输出量减少,相应的左心输出量也减少。基于以上病理生理学改变,麻醉应当考虑以下几个方面:

1) 前负荷:在右心后负荷增高的情况下,前负荷在正常或稍高水平对维持心输出量至关重要。

2) 外周血管阻力:在血流动力学正常情况下,外周血管阻力是左心室后负荷的主要决定因素(因而,也是决定左心室输出量的主要因素)。而在肺动脉高压患者,心输出量受到右心功能的限制,因而不依赖于外周血管阻力。为了避免低血压的发生,外周血管阻力应维持在正常或稍高水平。

3) 心肌收缩力:由于右心后负荷增加,维持心肌收缩力在正常或稍高水平对维持心输出量至关重要。

4) 心率和心律:维持窦性心律有利于肥厚的右心室的适度充盈。由于患者右心后负荷较高,每搏输出量受限,因而应当避免心动过缓。此外,肺动脉高压患者的迷走神经张力较高,应当引起注意。

5) 避免心肌缺血:肺动脉高压患者因心肌氧供需失衡而发生右心室心内膜下心肌缺血较为常见,故应当避免低血压、前负荷过高、心肌收缩力过强及心率过快。

6) 肺血管阻力:肺血管阻力是影响肺动脉高压患者右心室后负荷和右心输出量的主要因素,因而应当避免肺血管阻力升高,必要时降低肺血管阻力。

7) 避免低血压:低血压可使右心室冠脉灌注减少,削弱室间隔在右心室射血中的作用,从而诱发右心衰竭。

(5) 围术期监测:麻醉中监测必须有助于发现肺血管阻力升高的原因及并发症。动脉置管有利于持续血压监测及动脉血气分析。前负荷监测需要了解肺动脉高压患者的生理变化。在没有肺动脉高压的情况下,心输出量取决于左心室功能,前负荷可通过肺动脉楔压(Wedge)来评估。但是对于严重肺动脉高压患者,心输出量受右心功能的限制,所以前负荷取决于右心房压力或中心静脉压(CVP)。因而,严重肺动脉高压患者的容量管理应以中心静脉压为准,而不是肺动脉楔压。事实上,输液过量可促使右心衰竭,加剧血流动力学恶化。对于中度肺动脉高压患者,心输出量随左右心室的功能而变化。在这种情况下,同时监测中心静脉压和肺动脉楔压,并观察患者对输液的反应,是评估前负荷的最好方法。围术期经食管心脏超声检(TEE)能持续监测左右心室的充盈情况及功能。

肺动脉置管不仅能够持续获得准确的肺动脉压力还可监测 CVP、PAOP、PAP、心输出量(CO)、肺血管阻力(PVR)及外周血管阻力(SVR)。这些指标有助于指导低血压的治疗(见下表)。采集肺动脉血监测混合静脉血氧饱和度(或监测中心静脉血血氧饱和度)能够持续评估心输出量是否适宜。

(6) 麻醉药物的选择:异氟烷、七氟烷和地氟烷能产生有益的肺血管舒张,但可抑制心肌收缩力,降低外周血管阻力,引起低血压。若患者的代偿能力尚可,是可以耐受吸入麻醉药的。吸入笑气(一氧化二氮)能够维持外周血管阻力,但可导致缺氧和心肌抑制。此外,笑气可增加肺动脉高压患者的肺血管阻力。对于接近失代偿的患者,一个 high-dose narcotic-oxygen 技术能够维持前负荷、外周血管阻力及心肌收缩力,而不增加肺血管阻力。事实上,吸入 100% 纯氧能够使肺血管舒张。右美托咪定对肺血管阻力无直接影响,可作为全身麻醉复合用药。

通气管理也会影响肺血管阻力。肺泡缺氧可引起肺血管收缩,而吸入高浓度氧气可使肺血管舒张。高二氧化碳血症和酸中毒可使肺血管强力收缩,而低二氧化碳血症可使肺血管舒张。过度通气可抑制多种刺激引发的肺血管压力升高。全身麻醉时功能残气量降低,可通过适度的 PEEP 使其恢复。然而,PEEP 过高可使功能残气量超过最佳值而引起肺血管阻力增加。潮气量对肺血管阻力的影响也呈双向变化。潮气量过低时,会引起缺氧和高二氧化碳血症,进而使肺血管阻力增加。潮气量过高时,肺泡间血管受压,也会引起肺血管阻力升高。因此,对肺动脉高压患者行机械通气时,应吸入高浓度氧气,采用适宜的潮气量、适当的呼吸频率(避免高二氧化碳血症)和低水平的 PEEP($5 \sim 10cmH_2O$)。

（7）围术期低血压的处理：肺高压患者的血流动力学管理应当维持适当的血压水平和心输出量，并降低肺血管阻力。当心输出量不足时，可使用多巴酚丁胺、米力农增加心输出量，同时降低肺血管阻力。当发生低血压时，应当积极处理，因为低血压可引起右室心肌灌注不足（产生心肌缺血）并降低室间隔在右心室射血中的作用。肺高压患者发生低血压时，处理起来很有挑战性，应根据前负荷、后负荷、心肌收缩功能综合评定。

肺动脉置管有助于病因的区分。前负荷不足是引起 CVP 降低的唯一因素，推荐采用"滴定"式的方法行容量治疗，以免容量超负荷加重右心功能障碍。心肌收缩力减弱是引起 CVP 升高而肺动脉压力降低的唯一因素，应当给予强心治疗。当发生低血压而肺动脉压力并不低时，表明肺血管阻力与外周血管阻力的比值升高。此时，首先应当纠正引起肺血管阻力升高的可逆因素，如缺氧、高二氧化碳血症、酸中毒、交感神经张力过高、内源性或外源性缩血管物质增多。当不存在可纠正的因素时，应当监测心输出量以区分外周血管阻力降低（心输出量增加或不变）和肺血管阻力升高（心输出量降低，肺动脉压力升高或不变）。外周血管阻力降低时，可使用选择性收缩外周血管的药物，如去氧肾上腺素或血管加压素。血管加压素增加肺血管阻力的效力比去氧肾上腺素和去甲肾上腺素弱。具有强心、缩血管双重作用的药物，如肾上腺素和去甲肾上腺素也可使用。

当肺血管阻力升高引起心输出量下降和血压降低时，应当使用肺血管舒张剂治疗，以打断肺血管阻力升高、心输出量降低和低血压之间的恶性循环：肺动脉压升高引起的低血压可使右室冠脉灌注减少，心输出量进一步减少；心输出量降低时，混合静脉血氧饱和度下降，这可引起肺血管收缩，加重肺动脉高压。当右心功能不全时，右室扩大，继而三尖瓣关闭不全，使前向性血流进一步减少。扩张肺血管的治疗目的是两方面的：其一是降低肺血管阻力从而降低肺动脉压力，和（或）增加心输出量；其二是降低肺血管阻力与外周血管阻力的比值。所有扩张外周血管的药物均可引起肺血管扩张，但使用这些药物来降低肺血管阻力时常引起显著的低血压。对于大部分舒张外周血管的药物而言，引起外周血管扩张时的药物浓度并不引起肺血管舒张。而肺动脉高压患者的心输出量随右心功能状态而变化。因此，当外周血管阻力降低而肺血管阻力不变，心输出量不能相应增加时，就会引起低血压（BP = CO×SVR）。

肺血管扩张药包括直接作用的硝基类扩血管药（如硝酸甘油，硝普钠）、α-肾上腺素受体阻滞剂、β-肾上腺素受体激动剂、钙离子通道阻滞剂及前列腺素类药物。围术期应当使用短效的药物"滴定式"给药，并根据疗效调整剂量。

对围术期因严重肺动脉高压而至右心衰竭的患者，可吸入扩张肺血管的药物。最早使用的方法是吸入一氧化氮（NO）。吸入的 NO 从肺泡扩散至邻近的肺血管平滑肌细胞，引起肺血管舒张。吸入 NO 并不扩张外周血管，因为 NO 进入血液后与血红蛋白结合，便失去活性。NO 还能使通气的肺泡血流增加，从而使肺的通气-灌注更加匹配。在多数情况下，吸入 NO 都可降低围术期肺动脉高压，吸入 NO 可降低其死亡率和使用 ECMO（体外膜肺）的概率，改善预后。

其他吸入性血管扩张药也能产生选择性扩张肺血管的作用，包括前列腺素衍生物（前列环素、前列腺素 E1、伊诺前列素）、硝基类扩血管药（硝酸甘油、硝普钠）和米力农。多项研究表明，吸入前腺环素和吸入 NO 一样有效，出于成本方面的考虑，许多医疗中心常规吸入前腺环素。联合应用不同作用机制的药物（如 NO 增加细胞内 cGMP 水平，而前腺环素增加 cAMP 水平）能产生协同效应。

3. 特发性肺动脉高压肺移植手术麻醉诱导原则？

麻醉诱导是一个不平稳的阶段，在此阶段肺动脉高压患者易发生低血压和心血管系统虚脱，因此推荐麻醉诱导前行动脉置管连续监测血压。依托咪酯（复合芬太尼）对血流动力学影响小，不增加肺血管阻力，是麻醉诱导常用的药物。相反，硫喷妥钠和丙泊酚可降低外周血管阻力，减少静脉回流，抑制心肌收缩力。氯胺酮能维持血流动力学稳定，若通气适宜，对肺血管阻力影响轻微，但对已经有心衰的病人来说氯胺酮心肌直接抑制作用非常明显避免使用。采用吸入诱导理论上可以降低肺动脉压力，但 MAC 值不太容易把握，应从低浓度开始。总的原则应遵循是在诱导前给予合适的容量，选择心肌循环抑制轻微不增加肺动脉压力，小量多次，必要时配合使用血管活性药物，一定要避免可引起肺动脉压力升高的因素出现。在评估病人对麻醉诱导耐受能力有限的情况下，先采取局麻下 ECMO 运转辅助循环能够避免灾难性的事件。

4. 该患者在麻醉诱导时出现心搏骤停的原因？

血流动力学剧烈改变是该案例心搏骤停的直接原因，至于哪些因素导致麻醉诱导期血流动力学剧烈改变呢？

不妨从以下几方面分析：①病人因素，术前已经存在心功能不全，强心治疗效果不明显；术前使用了β受体阻滞剂，与麻醉药物具有心肌循环抑制协同作用；术前存在血容量不足的情况；是否存在内环境酸性状态，一方面造成心肌抑制，另一方面使病人对血管活性药物反应差。②技术因素，急诊手术对病人病情状况评估不足，没有真实了解病人的病情，或许被年龄误导可能；术前用药可以免去；麻醉诱导可能操之过急。

5. 从该病例可得到的启示？

在本病例中，我们虽然通过术前访视充分评估患者的病情，却在诱导过程中出现了严重的血流动力学变化最终导致心搏骤停。因此，对于严重的肺动脉高压且右心功能和肺储备能力差的患者，在麻醉诱导前行 ECMO 植入术更为安全。除此之外，完善的麻醉前准备显得尤为重要，及时的血气分析明确患者内环境状况，指导液体管理和血管活性药物使用。当然在本病例中，有效的胸外心脏按压和团队合作最终使患者转危为安。

【小结】

肺动脉高压肺移植患者由于术前存在的严重肺动脉高压可引起不同程度右心功能不全、跨肺血流减少、血流动力学不稳定、低氧血症等，围术期要高度重视麻醉前心肺功能的病情评估，避免血流动力学剧烈波动，合理的肺保护策略，实施个体化最低有效剂量麻醉管理，确保患者安全。

【专家简介】

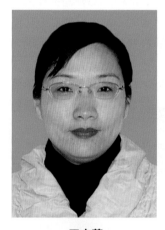

王志萍，主任医师，南京医科大学附属无锡人民医院麻醉科教授、主任医师、博士生导师。现任中华医学会麻醉学分会器官移植学组委员、中国心胸血管麻醉学会胸科麻醉分会常务委员，江苏省医学会麻醉学分会常委。工作 27 年来积累了丰富的危重、疑难、复杂合并症患者麻醉处理经验，临床主攻胸科及神经外科手术麻醉，专科特色为肺移植麻醉管理、肺保护与肺修复；科研上致力于吸入脑保护和低温脑保护的研究，尤见长于脑、肺等重要脏器功能衰竭的防治与调控。

王志萍

【专家点评】

该例急诊肺动脉高压肺移植患者在麻醉诱导期间突发严重低血压心搏骤停，当肺动脉高压室壁较薄的右心室每搏输出量明显减少；跨肺血流减少出现显著低氧血症、进行性呼吸困难；左心发育受限，废用性缩小，左室充盈的血量减少，室间隔左移，心排量下降，极易诱发左心功能不全；长期右心压力的升高会影响冠状静脉的回流，影响心肌血供，造成心前区疼痛，加重心功能不全。

麻醉诱导极易诱发肺动脉高压，术前有效的麻醉评估与风险防范；术中个体化用药控制意识，严格手术麻醉诱导药物选择，选择安全适宜的麻醉方式，及早发现、及早处理、及早辅助生命支持均是围术期患者成功的关键。另外，加强预防措施可减少心搏骤停的发生。麻醉管理的重点是纠正肺血管阻力增加而导致的右心衰、调整最佳右心室前负荷、降低右心后负荷，当评估病人对麻醉诱导耐受能力有限的情况下，宜尽早 ECMO 辅助循环以避免灾难性事件的发生。

【参考文献】

1. Shah PR, Boisen ML, Winger DG, et al.Extracorporeal Support During Bilateral Sequential Lung Transplantation in Patients With Pulmonary Hypertension.J Cardiothorac Vasc Anesth.2017；31（2）：418-425.

2. Vallerie V, Sanjiv J, Rogerio, et al.Management of Pulmonary Arterial Hypertension.Journal of the American College of Cardiology, 2015，65（18）：1976-1997.

3. Bermudez CA, Shiose A, Esper SA, Shigemura N, D'Cunha J, Bhama JK, et al.Outcomes of intraoperative venoarterial extracorporeal membrane oxygenation versus cardiopulmonary bypass during lung transplantation.Ann Thorac Surg.2014；98（6）：1936-1942.

4. Tulin, Aynur, Mehment, et al.Managment of Anesthesia during Lung Transplantations in a single center.Arch Iran Med, 2016，19（4）：262-268.

5. Rabanal, Real, Williams.Perioperative management of pulmonary hypertension during lung transplantation.Rev Esp Anestesiol Reanim, 2014；61（8）：434-445.

6. 杨媛华，缪冉，刘岩岩.《肺动脉高压诊断和治疗指南》解读之慢性血栓栓塞性肺动脉高压.中华医学杂志, 2016，96（32）：2602-2604.

7. 邝土光，张云霞，周霞，等.《肺动脉高压诊断和治疗指南》解读之功能评价与危险分层.中华医学杂志, 2016，96（22）：1790-1792.

36 胸部外伤患者抢救成功

【导读】

胸部外伤时气胸、血胸或血气胸的发生率近60%，但大多可通过胸腔穿刺或胸腔闭式引流治愈。需要及时手术治疗者往往病情较重，比如活动性出血、大的肺裂伤或支气管破裂等情况。胸部外伤因其病情危重复杂，麻醉管理难度较大。由于是急诊，常无充裕的时间来进行更多的思考与准备，处理不及时或处理失当都将危及生命。

【病例简介】

患者，男性，58岁，体重58kg。主诉：胸部异物插入1小时余。患者入院当日在工地跌落导致铁钎斜插入胸腔，铁钎尾端较长一截露在左胸背部，头端贯穿胸腔未露出体外，伤口出血明显。急诊行颈部胸部CT示：①左后胸壁至左肺尖部贯通伤；左侧肩胛骨及第5~8肋骨多发骨折；②左侧液气胸、部分积血；左肺部分肺不张；左侧胸壁皮下气肿；③颈部皮下广泛气肿。急诊以"左胸贯穿伤"收入院。既往史无特殊。个人史：抽烟多年，戒烟十余年。入院辅助检查：血常规：WBC 24.58×10⁹/L，NEU 75.4%，RBC 4.27×10⁹/L，HGB 134g/L，PLT 214×10⁹/L。心肌酶谱：肌酸激酶 CK 421U/L，Glu11.26mmol/L，凝血四项：PT-INR1.20，血浆 D-二聚体 D-Dimer19.76mg/L，其他辅助检查未见明显异常。入院诊断：①左胸部贯穿伤；②左侧第5~8肋骨多发骨折；③左侧肩胛骨骨折；④左侧液气胸。拟在全麻下行开胸探查术。

患者俯卧位由急诊科带监护仪及氧气瓶推入手术室，意识清楚，痛苦表情，躁动不安，全身大汗淋漓，呼吸急促30次/分，心率112次/分，无创血压（NBP）151/79mmHg，脉搏SpO₂92%。左侧胸部可见铁钎插入胸腔，呼吸运动减弱，听诊左肺呼吸音弱，右肺呼吸音清晰。入室后立即在上下肢分别建立静脉通道，常规监测心电图、无创血压、脉搏SpO₂，右侧桡动脉穿刺后行直接动脉压监测，随后右侧卧位，助手扶住铁钎尾端，充分吸除口腔分泌物后，诱导按"饱胃"处理，先床边备好吸引器，静推止吐药舒欧亭一支，面罩给氧（浓度100%，流量6L/分），异丙酚TCI血浆靶控浓度3μg/ml、瑞芬太尼TCI血浆靶控浓度3ng/ml、罗库溴铵50mg静脉快速诱导，该过程平稳，右侧卧位可视喉镜下插左侧双腔管欠顺利，助手一方面帮助清理气道，另一方面于环状软骨处加压以避免误吸，协助置入左侧双腔管,纤支镜定位满意后机械通气,设定氧流量 1L/min,潮气量 6~8ml/kg,吸呼比 I:E=1:2,静脉维持麻醉,间断按需补充镇痛及肌松药物。由于患者被迫右侧卧位,且躁动不能配合,所以在全麻诱导插管后行超声下定位左颈内静脉穿刺置管,操作顺利。单肺通气满意后开始手术。急诊手术名称:左侧胸腔探查+异物取出+右头臂干动脉修补+左侧无名静脉修补+胸导管结扎+肋骨骨折固定术+胸腔闭式引流术。手术开胸后吸除凝血块约 2000ml,动脉血气示 pH 7.14,Hb 67g/L,PaO$_2$191mmHg,PaCO$_2$77mmHg,BE-8。麻醉过程中密切监测气道阻力,注意 SpO$_2$ 和 P$_{ET}$CO$_2$ 的变化,间断吸引左侧血性液及肺内分泌物,及时发现和纠正缺氧和二氧化碳蓄积,输血补液并行血气分析,维护凝血功能,维持水、电解质及酸碱平衡,注意保温,微量泵注去甲肾上腺素 0.01~0.10μg/(kg·min),直接动脉压监测未出现剧烈波动。手术历时 4 小时,出血约 1000ml,输血 1400ml,总入量 6450ml,总出量 5950ml,手术结束时血气示 Hb 95g/L。术中取出铁钎顺利,长约 40cm,直径约 3cm,关胸前双腔管内充分吸引分泌物后胀肺。术后换单管带管入胸外科 ICU,严密监测生命体征,予以抗炎、止血、镇静镇痛、护胃、营养补液等对症治疗,术后第二天清醒拔管,第 27 天病情稳定后转康复科继续综合康复治疗,在康复科经肌电图检查发现左正中、左尺神经损伤,行左手功能康复训练。

【问题】

1. 胸部外伤术前评估注意事项有哪些?
2. 麻醉前准备?
3. 开胸探查术中麻醉管理注意要点?
4. 术后拔管注意事项?

1. 胸部外伤术前评估注意事项有哪些?

胸部创伤在车祸、高处坠落伤中较为多见且往往伴有其他损伤。胸部创伤时气胸、血胸或血气胸的发生率近 60%,但大多可通过胸腔穿刺或胸腔闭式引流治愈。需要及时手术治疗者往往病情较重,有活动性出血、大的肺裂伤或支气管破裂等情况。麻醉前应在病情允许的前提下尽可能地全面检查病人。注意其受伤的时间、原因、程度及合并伤,是否饱胃(饱胃则先行胃肠减压),意识状况,有无呼吸困难和发绀,气管是否移位,呼吸音是否清晰,有无休克、贫血或心律失常,有无气胸、血胸及胸腔内组织受压移位情况。患者临床表现包括:疼痛,呼吸或咳嗽时加重;咯血,呼吸困难,呼吸运动异常;胸壁上有伤口或胸廓畸形,胸廓压痛,或可扪及皮下气肿,听诊呼吸音减弱、触诊语颤异常,气管移位等。开放性气胸者宜用面罩加压给氧以使肺复张;张力性气胸者须先做胸腔闭式引流减压后方可实施麻醉;休克者则需快速输血输液,必要时应用血管活性药物,最好使血压升至相对安全水平后再实施麻醉。该患者铁钎贯穿左侧胸腔,呼吸运动减弱,听诊左肺呼吸音弱,可能除肺挫裂伤外还伤及纵隔及大血管,所幸伤后意识清楚,无反常呼吸运动,插入铁钎受到保护,无移位,未造成二次损伤或再次大出血。

2. 麻醉前准备?

(1) 对伤情危重者,准备工作重点是:①保持呼吸道通畅,及时清理口腔及呼吸道异物(如痰、血块、胃内容物);②改善循环:根据病情输入全血、血浆或代用品以补充血容量,并注意维持中枢神经系统和其他重要脏器功能。③尽快消除胸壁软化及反常呼吸运动,迅速解除胸膜腔内高压以恢复正常胸膜内负压,对气胸特别是张力性气胸者,应立即行第二肋间的胸腔穿刺或胸腔闭式引流,以免正压通气时加剧胸腔积气和纵隔移位。对大量血胸或血气胸亦应采取胸腔穿刺或胸腔闭式引流以减压,对因血、气胸已行胸腔闭式引流者,应注意维持引流通畅。在胸腔闭式引流后,若持续不断有大量气体排出,患者呼吸困难不能缓解,提示严重的肺挫裂伤或支气管损伤。

(2) 麻醉前设法维持足够的呼吸气体交换。对胸部创伤而呼吸困难者,有呼吸道梗阻者,休克者,或者伴有昏迷者,可考虑气管插管,保证呼吸道通畅和进行通气支持。实施麻醉前尽可能行静脉穿刺测压和有创血压监测,保证两路以上通畅的静脉通路。清创或开胸探查应选择全麻气管内插管,首选双腔支气管插管。

3. 开胸探查术中麻醉管理注意要点?

(1) 对急性创伤的患者均应视作"饱胃"患者,应于环状软骨处加压以避免误吸;对难以确定有无颈部脊椎损伤者,插管时应注意尽可能地减少颈椎的活动,最好人工固定患者头颈部,在气管内插管时保持颈椎稳定。此类患者多有失血性休克,应尽快进行复苏。对严重胸部创伤或胸腹部联合伤者行静脉输液,输血通路最好一处在上肢,另一处在下肢。如估计输液量大,则应对输入液体加温。

(2) 全身麻醉药物应选择对心血管系统无明显抑制,不明显增加颅内压的药物。绝大部分吸入麻醉药物均抑制循环,其程度与麻醉深度成正比。芬太尼、舒芬太尼对心血管无明显抑制作用。此类患者对麻醉药物的耐受性很低,麻醉处理的原则是施行浅麻醉,辅助肌松药,控制呼吸,改善呼吸功能。手术中应连续监测血压、心电图、中心静脉压、脉搏氧饱和度。氯胺酮适用于急症手术的危重患者麻醉诱导,原因是:①氯胺酮具有明显的拟交感神经特性;②可安全地用于饱胃患者;③可用于哮喘患者。

(3) 开胸手术与其他手术相比有一定特殊性。开胸时的体位多为侧卧位,侧卧时气管导管易移位、扭折、脱出或被患侧肺内的分泌物、血液倒流等堵塞,造成支气管阻塞或肺不张。因此,术中密切监测气道阻力,注意 SpO_2 和 $P_{ET}CO_2$ 的变化,及时发现和处理缺氧和二氧化碳蓄积。

(4) 对胸部创伤的患者不宜采用 N_2O,对合并颅脑损伤者不宜应用氯胺酮。当手术需要单肺通气时,应尽可能缩短单肺通气时间,尽可能行双肺通气;对通气侧肺,FiO_2 为 1.0,单肺通气量 10~12ml/kg,调节通气频率使 $PaCO_2$ 维持在 35±3mmHg,可用 PEEP 0~5mmHg;在非通气侧肺用 CPAP(5~10cmH_2O)联合通气侧肺用 10cmH_2O 的持续气道内正压,它包括了在正压通气下持续氧气吹入以维持静态肺并可防止肺泡的完全萎陷。在单肺通气期间低氧血症经上述方法处理不能奏效,此时应在外科的协作下对非通气侧肺进行间断通气。如果为全肺切除患者,可结扎肺动脉以限制无通气肺的血流。当稳定的患者出现异常情况时,应行双肺通气直至问题解决。

(5) 液体选择的原则是:首先恢复血容量,其次是维持适宜的血红蛋白浓度,最后是保持正常的凝血机制。晶体溶液在补充细胞外液方面优于胶体溶液,而胶体溶液在维持血管内容量和微循环血流比晶体溶液有效,且可增加心排出量、氧供和提升血压,用量比晶体液少。

(6) 对有肺挫伤者,应限制输血、输液量,密切监测,谨防输血、输液过量而致肺水肿。对有急性心脏压塞者,应注意心包内压力升高是影响心室充盈的主要因素,其升高的速度决定影响循环的严重程度,应紧急进行心包穿刺减压,适当进行输血、输液并用正性肌力药物维持循环。这类患者可能出现大量输血相关并发症,应注意:监测体温;监测凝血功能,适当补充血小板和凝血因子;监测钙离子水平,纠正低钙血症,在估计血容量已足够而仍出现低血压时补充钙剂。

4. 术后拔管注意事项?

术后要严格掌握拔管指征常规给氧,防止缺氧发生。开胸病人须待自主呼吸完全恢复,潮气量符合生理要求,肌松作用完全消失,神志基本清醒,循环稳定的情况下方可拔除气管内导管。支气管内插管或双腔管插管的病人应先把支气管导管退到气管内或改插单腔气管内导管,然后再拔管。拔管前应尽量吸净呼吸道内分泌物及血液,加压通气以建立术侧胸膜腔正常负压。估计不能及时拔管的患者可在术后改口插管为鼻插管。由于全麻药的残留、胸痛、气道内插管的刺激、呼吸道分泌物增加及手术操作所致的肺充血均可使病人的 SpO_2 降低,所以拔管后应常规给氧。

【小结】

胸部创伤在车祸、高处坠落伤中较为多见且往往伴有其他损伤。胸部创伤病人的围术期管理因其特殊性而有需特别注意的地方。术前要尽可能仔细了解病人的情况,作好麻醉前评估及准备,麻醉中全方位监测;术中要特别注意有无缺氧、CO_2 蓄积和心律失常发生并及时纠正;术后要严格掌握拔管指征常规给氧,防止缺氧发生。

【专家简介】

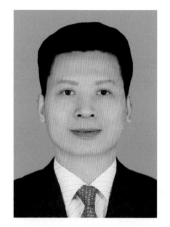

刘克玄

刘克玄，南方医科大学南方医院麻醉科主任，教授，主任医师，研究员，博士生导师，"珠江学者"特聘教授，2010 年入选"教育部新世纪优秀人才支持计划"。 主要从事"围术期肠保护"的相关研究，主持了 5 项国家自然科学基金等项目，以通讯作者在 Crit Care Med，Inten Care Med，Anesthesiology，Br J Anaesth 等专业杂志上发表 SCI 论文 40 余篇。 兼任中华医学会麻醉学分会青年委员会副主任委员、中国医师协会麻醉学医师分会副会长、中国中西医结合学会麻醉学委员会常务委员、中华医学会麻醉学分会临床研究与转化医学学组副组长、广东省医学会麻醉学分会副主任委员、广东省医师协会麻醉医师分会副主任委员等职务。

【专家点评】

1. 胸部创伤病人的麻醉处理有其特殊性。该患者由一长约 40cm，直径约 3cm 铁钎插入左胸腔造成多发肋骨骨折、左侧液气胸、胸导管断裂以及右头臂干动脉、左无名静脉损伤，急诊凶险，麻醉抢救团队需要勇气和胆识给外科医生提供手术救治时间窗，充分评估，高效合作，本例患者不能平躺，只能右侧卧位诱导，在助手的协助下插入左侧双腔管，然后在超声引导下行左颈内静脉穿刺置管，单肺通气满意后开始手术，术中麻醉全方位监测及管理直至手术结束转入胸外科 ICU，每一个环节都是麻醉团队协作和麻醉管理水平的体现。

2. 术中注意加强监测，像此类胸部外伤患者尤其关注开胸对循环的影响，如心排出量降低、心律失常，一方面是由于外伤造成大血管直接损伤大量失血，另一方面由于开胸手术单肺通气引起：①开胸侧胸腔负压消失；②开胸侧肺的萎陷；③纵隔剧烈的摆动；④通气功能紊乱、通气/血流比值失调。关注气道压力、及时听诊，吸引气道分泌物，注意 SpO_2 和 $P_{ET}CO_2$ 的变化，监测血气、及时发现并纠正缺氧和 CO_2 蓄积；严格控制术中输血输液，防止输血输液过量导致肺水肿、肺损伤加重。幸运的是该例患者手术顺利、平稳，预后令人满意。

【参考文献】

1. Madden BP.Evolutional trends in the management of tracheal and bronchial injuries.J Thorac Dis, 2017, 9 (1)：67-70.

2. Krdzalic G， Musanovic N， Krdzalic A， Mehmedagic I， Kesetovic A.Opiate analgesia treatment reduced early inflammatory response after severe chest injuries.Med Arch, 2016, 70 (6)：457-459.

3. Lee J， Huh U， Song S， Chung SW， Sung SM， Cho HJ.Regional anesthesia with dexmedetomidine infusion：a feasible method for the awake test during carotid endarterectomy.Ann Vasc Dis, 2016, 9 (4)：295-299.

4. Hatipoglu Z， Turktan M， Avci A.The anesthesia of trachea and bronchus surgery.J Thorac Dis, 2016, 8 (11)：3442-3451.

5. 周瑞仁，陈森岚，繁建栋，等.严重胸部外伤的麻醉体会.广西医学，2003， 25 (12)：2533-2534.

6. 李斌.2 例胸部外伤患者临床分析报道.医学信息，2010，6：1488.

37　胸椎旁神经阻滞致广泛硬膜外阻滞

【导读】

多发肋骨骨折和开胸手术后由于伤口剧烈疼痛,使患者呼吸运动严重受限,导致术后咳嗽无力,通气功能下降,进而引起肺不张,肺部感染等术后并发症。因此,此类患者的术后镇痛对术后肺功能的保护具有重要意义。胸椎旁神经阻滞(thoracic paravertebral nerve block,TPVB)是指将局麻药注射到胸椎体两侧、出椎间孔的脊神经根附近,即胸椎旁间隙,达到阻滞胸椎旁脊神经的目的。该技术可引起同侧躯体神经和交感神经阻滞,适用于开胸手术后镇痛,肋间神经痛、肋骨骨折、带状疱疹、胸部外伤疼痛等症的治疗;也可通过阻滞交感神经治疗或缓解心绞痛以及伴随有内脏神经痛症状的交感神经痛。同时其引起的包括广泛硬膜外阻滞、低血压、气胸、局麻药中毒等并发症也应引起麻醉医生的高度重视。

【病例简介】

患者,男性,48 岁,既往无特殊病史。诊断为右侧 2~4 肋骨骨折,拟行右侧肋骨骨折切开复位内固定术;麻醉方式选择全麻+胸椎旁神经阻滞。

全麻诱导采用丙泊酚、舒芬太尼、肌松药选用罗库溴铵,气管插管过程顺利,插管后 BP 126/70mmHg、HR 78 次/分;麻醉维持使用七氟烷。

手术前右侧翻身,在超声引导下行 T2~4 椎旁阻滞,探头和脊柱垂直放置平面内技术。针尖放在关节突和胸膜之间,每个节段注射 0.5% 罗哌卡因 13ml。注药后 5 分钟,BP 下降至 40/20mmHg、HR 58 次/分,立即给予静脉注射麻黄碱6mg、去氧肾上腺素20μg/次、肾上腺素2μg/次升压,500ml羟乙基淀粉快速输注,25 分钟后患者血压、心率恢复正常并平稳,继续手术,手术 2 小时,出血量约50ml,尿量 700ml,共补液 1000ml,其中晶体 500ml,胶体 500ml。麻醉期间循环、呼吸稳定,术后患者自主呼吸恢复后入麻醉后复苏室(PACU),20 分钟后顺利拔管,观察 1 小时后,安返病房。

【问题】

1. 胸椎旁阻滞如何定位脊柱节段,如何选择较理想的穿刺针定位?
2. 超声引导胸椎旁阻滞如何选择探头?
3. 超声引导胸椎旁阻滞常用哪几种方法?
4. 探头和脊柱垂直放置的超声图像特征?
5. 胸椎旁阻滞如何避免血压剧降?一旦发生血压降低该如何处理?

1. 胸椎旁阻滞如何定位脊柱节段,如何选择较理想的穿刺针定位?

椎旁神经阻滞前要先确定穿刺位置。目前有三种方法可以确定穿刺点:第一使用解剖标志法如 C7 棘突,肩胛下角(T7~T8),髂嵴连线(L3~L4),这种方法简单,但不准确。第二种方法可以 C 臂机定位,此种方法准确但需要患者暴露于放射线。第三种方法是使用超声定位脊柱节段。超声定位脊柱节段有两种方法:一种是在腰侧方定位第 12 肋,然后向后向内追踪至胸 12 椎横突,向下稍微移动探头,避开胸 12 椎横突,即为 T12 神经的位置,并依次向下定位腰神经,向上定位各胸神经位置;另外一种方法是,将探头在棘突旁3cm和脊柱平行放置,先找到L5横突,依次向上定位腰部和胸部各个神经位置。

胸椎旁间隙阻滞时针尖或导管尖端的位置对阻滞效果的影响极为重要。Luyet等将胸椎附近分为6个区域(图3-12);①接近椎间孔神经根的椎旁区域;②椎间孔外侧的椎旁区域;③椎体前外侧交感干区域;④椎体前纵隔区域;⑤椎旁的背侧区域(竖脊肌);⑥椎管。其中胸椎旁间隙阻滞时针尖的理想位置应在1或2的区域。针尖在1区时,麻药易扩散至硬膜外腔,每个节段5~10ml局麻药,不要过多,特别是中上胸部,否则容易像本例患者一样,发生双侧阻滞或广泛阻滞。针尖在2区时,易损伤胸膜,但离椎间孔远,即使每个节段注射20ml局麻药,也很少发生广泛阻滞。

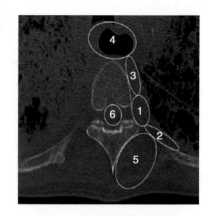

图3-12　横截面胸椎附近各区域
1. 接近椎间孔神经根区域;2. 椎间孔外侧区域;3. 椎体前外侧交感干区域;4. 椎体前纵隔区域;5. 椎旁的背侧区域(竖脊肌);6. 椎管区域

2. 超声引导胸椎旁阻滞如何选择探头?

用于引导椎旁神经阻滞有高频探头和低频探头两种探头。胸椎旁神经一般在3~5cm,两种探头都可以使用。低频探头探测范围广,容易辨认周围组织和器官,高频探头清晰度高,但显示的范围小。

3. 超声引导胸椎旁阻滞常用哪几种方法?

根据探头和脊柱的位置关系,可分为探头和脊柱平行放置及探头和脊柱垂直放置两种。根据穿刺针和探头的位置关系,可分为平面内技术和平面外技术。所以探头、脊柱和穿刺针的位置关系有四种组合,即探头和脊柱平行放置平面内技术、探头和脊柱平行放置平面外技术、探头和脊柱垂直放置平面内技术、探头和脊柱垂直放置平面外技术。探头和脊柱垂直放置平面内技术,可以更好地分辨周围结构,可以看到穿刺针的整个进针路线,更安全有效。

4. 探头和脊柱垂直放置的超声图像特征?

探头通常和脊柱垂直放置(可稍微倾斜和肋骨平行),探头内侧放在相应的棘突上,稍微上下移动,寻找最佳胸椎旁横截面超声图像(图3-13A)。超声图像上显示外侧一高回声带,即壁层胸膜。从内侧到外侧依次为棘突、关节突、横突和胸膜。胸膜的内上侧为内侧肋间膜。在壁层胸膜、内侧肋间膜、横突之间即为目标注射位置(图3-13)。2014年国内专家共识中推荐可向下移动探头,避开横突,在关节突和胸膜之间注射局麻药,这样药物扩散会更靠近椎间孔的位置(图3-13B)。

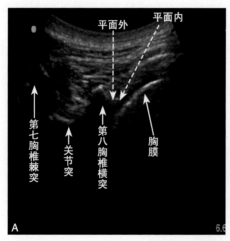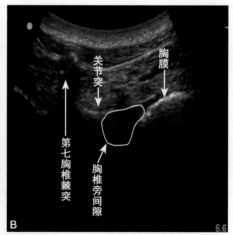

图3-13　探头和脊柱垂直放置时的超声图像及平面内、平面外进针方向

5. 胸椎旁阻滞如何避免血压剧降?一旦发生血压降低该如何处理?

胸椎旁阻滞后出现低血压发生的可能原因包括穿刺误入/药液渗入到硬膜外腔或者蛛网膜下腔。由于胸椎解剖特征和进针方向,单次注射时,穿刺针一般不会进入椎管内,广泛阻滞主要是药物从椎间孔扩散至硬膜外腔所致。但连续阻滞时,导管有可能进入硬膜外腔或者蛛网膜下腔。多节段阻滞时,每个节段一般为5ml局麻药。单节段阻滞时,不要超过 20ml 局麻药。针尖靠近椎间孔时,局麻药用量应减少。对于存在低血容量的患者,行胸椎旁阻滞引起低血压的概率增加,对于此类患者建议在阻滞前快速液体复苏。阻滞前常规建立静脉通路和阻滞过程中加强监护十分必要。

出现胸椎旁阻滞后血压降低,可按照以下措施处理:①麻黄素:静脉注射 5～10mg/次,可根据血压重复给药。②去氧肾上腺素:静脉注射 20～100μg/次,可重复给药。③肾上腺素:当麻黄素和去氧肾上腺素效果不佳或心跳骤停时,可用肾上腺素静脉。其他升压药如多巴胺、去甲肾上腺素也可应用,持续静脉维持。

严重低血压时,最好气管插管,保证氧供和通气。一般需要 5 小时左右,患者能恢复正常。

【小结】

胸椎旁神经阻滞术一般可以用于辅助全身麻醉,与术后镇痛使用,可以更好满足手术的要求,具有操作简单、麻醉效果好,副作用少的优点,并且可以减少术中血流动力学的波动和避免全麻后肌松药、阿片类镇痛药的残余作用而可能发生的呼吸功能不全,以及能够避免椎管内麻醉操作困难和抗凝药物的问题。但是在操作过程中,也存在一定的风险,如上述的广泛硬膜外阻滞,低血压等,因此建议在超声引导下完成操作,以提高定位准确性,减少并发症,并同时加强对患者的监护,从而及时发现问题和处理。

【专家简介】

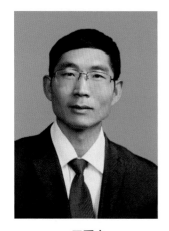

王爱忠,主任医师,博士研究生导师,现任上海交通大学附属第六人民医院东院麻醉科主任。2009 年以来多次主办国家级继续教育项目"创伤患者的麻醉与抢救新进展"。 2011 年获上海市科学技术成果一项"超声在神经阻滞、深静脉穿刺和肺栓塞鉴别诊断中的应用",并主编著作一部《超声引导下的区域阻滞和深静脉穿刺置管》。 目前主持国家自然科学基金两项,发表专业论文 50 余篇。 获得国家专利 3 项。 2016 年获中华医学会麻醉学分会颁发的"区域麻醉突出贡献奖"。 主要从事创伤患者的麻醉及镇痛工作。 专长:超声引导外周神经阻滞和镇痛治疗。

王爱忠

【专家点评】

1. 胸椎旁神经阻滞技术最早描述于 20 世纪早期,使用传统的解剖标志定位或神经刺激仪下行椎旁神经阻滞,但这些方法是盲性操作、难度大、效果不确定,出现严重并发症(如气胸、肾损伤等)的可能性大,风险/受益比大,使许多麻醉医师望而生畏,这是胸椎旁神经阻滞不能广泛推广应用的主要原因。

近年超声引导技术在麻醉学的发展,使得直观准确的椎旁神经阻滞成为可能。超声可以定位脊柱阶段,看到神经的大致位置、神经周围的重要结构、穿刺针行进路线、局麻药的扩散等,极大提高椎旁阻滞的效果、可控度大,避免了严重并发症。但是麻醉医师在操作过程中,胸椎旁阻滞可能发生的并发症包括穿刺误入蛛网膜下腔、硬膜外腔、血管和胸腔,然而进行规范的操作,上述并发症完全可以避免。应该注意的是,如果多节段阻滞,无论是单次还是大剂量注射局麻药,会产生广泛交感神经阻滞,可能由此导致病人体位性低血压。

另外,对于创伤患者,液体复苏不足存在低血容量的患者,行胸椎旁阻滞引起低血压的概率增加,对于此类患者建议在液体复苏和循环稳定数小时后再行阻滞。

2. 胸椎旁阻滞并发症包括气胸、蛛网膜下腔阻滞、局麻药物过敏/中毒、穿入血管、感染等;为了保证本技术的准确性和安全性,必须在影像显示器引导下进行操作。误入胸腔合并气胸,虽不常见但可能发生。药物误入蛛网膜下隙或硬膜外隙可引起广泛阻滞和因此而导致的呼吸、循环抑制。应用影像显示器、神经定位刺激器引导或用压力法测定胸椎旁间隙,可以避免穿刺并发症,提高穿刺成功率。应严格无菌操作,预防感染。

【参考文献】

1. Boinca FJJ.The management of pain of cancer.[J].Mich State Med Soc, 1953; 52 (3): 284-290.
2. Luyet C, Herrmann G, Ross S, et al.Ultrasound-guided thoracic paravertebral puncture and placement of catheters in human cadavers: where do catheters go? [J].British journal of anaesthesia, 2011, 106 (2): 246-54.
3. Renes SH, Bruhn J, Gielen MJ, et al.In-plane ultrasound-guided thoracic paravertebral block: a preliminary report of 36 cases with radiologic confirmation of catheter position[J].Regional anesthesia and pain medicine, 2010, 35 (2): 212-6.
4. 赵达强, 赵霖霖.喉罩全身麻醉复合超声引导下胸椎旁神经阻滞在乳腺癌根治术的麻醉及术后镇痛中的应用[J].上海医学, 2011, 34 (6): 424-7.

38　新辅助放疗的食管癌患者围术期管理

【导读】

放射治疗(简称放疗)是治疗恶性肿瘤的三大重要手段之一,术前、术中、术后均可实施。近年来,放疗进展非常迅速,适应证也日益扩大。术前采用的新辅助放疗(Neoadjuvant radiotherapy,NAR)作为肿瘤综合治疗的重要组成部分,已从传统的二维放疗到如今的三维适形放疗、调强适形放疗、图像引导放疗、容积旋转调强放疗等,在一定程度上改变了以往放疗靶区剂量不足、对器官造成危害的剂量过高等缺陷,使放疗精确度得到了进一步提高。新辅助放疗使某些肿瘤得以基本控制或症状减轻、癌瘤缩小,从而使手术机会明显增加。尤其在一些局部晚期肿瘤患者中,如食管癌、直肠癌和宫颈癌等,术前新辅助放疗已被广泛应用,可增加手术切除机会、减少局部复发率并延长生存率。但术前新辅助放疗特别是长时间、多疗程的放疗对各脏器的毒性作用,如心肺毒性、肝肾毒性、血液毒性、神经毒性、困难气道等,可能会给麻醉手术带来一定的危险性。因此,术前新辅助放疗的肿瘤病人施行麻醉手术时,围术期的安危已逐步引起了麻醉医师的重视,麻醉医师需要对放疗相关毒副作用及防治措施有必要的了解,术前与相关科室医师合作评估患者各系统情况,共同把握好麻醉、手术时机,做好肿瘤患者的围术期管理,利于患者术后快速康复(ERAS)。

【病例简介】

患者,男性,60 岁,71kg。于入院前 2 个月出现吞咽困难伴胸骨后不适,无呕吐、呃逆、声嘶、黑便、骨关节疼痛等症状,无高血压、心脏病史,术前心电图正常。胃镜检查发现距切牙 30~35cm 见食管绕壁浸润生长的菜花样肿物,病理诊断为食管低分化鳞状细胞癌;胸部 CT 提示食管中段癌并纵隔淋巴结转移,两侧腋窝淋巴结转移? 临床诊断为胸中段食管鳞癌,纵隔多发淋巴结肿大。胸瘤外科考虑手术难度大,决定先行食管癌术前新辅助放疗,处方剂量为 PGTV,PGTV-nd 44. 1Gy/21f,PCTV 42Gy/21f。患者在放疗过程中全身多处皮肤瘙痒,考虑放射线过敏所致,给予扑尔敏抗过敏处理好转;出现顽固性呃逆,考虑为食管癌梗阻、肿瘤压迫膈神经引起,予托烷司琼及地塞米松对症止吐治疗后缓解;放疗后出现窦性心动过速,考虑放疗引起的相关心脏毒副作用,暂给予观察。复查胸部 CT 提示肿瘤消退达到部分缓解(PR)状态。患者休息 3 周后在全麻下行经右胸、上腹、右颈三切口食管癌根治术+

胸膜粘连烙断+胸腔闭式引流术。术前检查：白蛋白 29.4g/L，前白蛋白 74mg/L，餐后 2 小时血糖 8.1mmol/L，D-Dimer（DD）4.78mg/L；心电图提示窦性心动过速，余检查未见特殊。

全麻诱导及维持均采用丙泊酚（靶控输注，TCI）、瑞芬太尼 TCI，顺式阿曲库铵间断推注，手术时间约 6 小时，出血量约 550ml，尿量 450ml，共补液 2500ml，其中晶体 1500ml，胶体 1000ml，输血浆 200ml。麻醉期间心率较快，循环、呼吸稳定，术后转入恢复室（PACU），顺利拔管。术后第 1 天患者血压稳定，心率约 125 次/分，予西地兰强心治疗。术后 16 天经口进食未见异常，术后 20 天顺利出院。

【问题】

1. 肿瘤患者术前新辅助放疗的适应证？
2. 常用的放疗方法有哪些？
3. 放疗常见的毒副作用及防治措施？
4. 术前新辅助放疗肿瘤患者围术期管理？

1. 肿瘤患者术前新辅助放疗的适应证？

放疗一般包括根治性放疗、姑息性放疗以及与手术和化疗相结合的综合治疗。放疗适应证很广，70% 以上的肿瘤患者需要接受放疗，50% 左右可达根治性效果。放疗除用于恶性肿瘤外，还可用于治疗一些良性肿瘤，如垂体病、血管瘤、腮腺混合瘤、顽固性神经性皮炎、瘢痕疙瘩等多种良性疾病。当肿瘤较局限，或只有邻近组织侵犯或淋巴结转移，且肿瘤对射线又较敏感时，根治性放疗可作为主要治疗手段，如鼻咽癌等头颈部肿瘤、肺癌、食管癌、淋巴系统恶性肿瘤、前列腺癌、宫颈癌等。而术前新辅助放疗可提高肿瘤的切除率，减少术中肿瘤种植机会及术后复发率，一般适用于食管癌、喉癌、上颌窦癌、软组织肉瘤、直肠癌等。

食管癌容易侵犯周围的大血管、气管、支气管等组织，也容易发生淋巴结转移，而远处淋巴结较大等，单纯手术治疗效果较差，手术切除率较低。因此，术前新辅助放疗能有效减小肿块体积，减轻肿瘤对周围组织的浸润，降低局部复发率，提高手术疗效。此病例患者术前检查提示食管癌伴纵隔多发淋巴结转移，与周围组织关系密切，外科医生考虑根治性手术清除较难，有进行术前新辅助放疗指征。经放疗后，食管肿物明显缩小，纵隔淋巴结较前缩小约 50%，放疗后评估达 PR 状态，可进行下一步手术治疗。

2. 常用的放疗方法有哪些？

放疗一般有体内照射和体外照射两种。

体内照射又称为近距离放射治疗，是把高强度的微形放射源直接插入肿瘤组织内（如皮肤癌、舌癌等）、器官内腔（如食管、宫颈等）进行照射，疗效肯定，而正常组织不受过量照射，以避免严重并发症发生。

体外照射是放疗的主要方法，常用的有：二维放疗、三维适形放疗（3DCRT）、调强适形放疗（IMRT）、图像引导放疗（IGRT）、容积旋转调强放疗（VMAT）、螺旋断层放疗、质子放射治疗等。三维适形放疗为使用多波束和构建剂量体积直方图来评估分布在肿瘤和正常结构的剂量（特别是食管、心脏、肺和脊髓等器官剂量）。调强适形放疗为类似维适形放疗，通过多波束治疗，可在治疗中改变放射线的影响和逆向调强治疗（即在设计治疗射束前就限定好正常组织的受量）。容积旋转调强放疗是在图像引导放疗基础上发展而来，其以旋转照射的动态容积 IMRT 技术为基础，与 IMRT 相比较，高效、快捷、准确，在靶区剂量分布方面优势明显。螺旋断层放疗是一种先进的调强放疗方式，对中下段食管癌放疗可提高靶区剂量均匀性、适形度。此病例患者采用了现常用的三维适形放疗。3DCRT 可以使高剂量分布区与靶区保持高度一致，可以让肿瘤靶区接受到足够的照射剂量的同时降低周围正常组织接受量，患者食管癌与气道及纵隔淋巴结与心肺关系密切，使用此放疗方法可达到治疗效果并减少心肺相关毒性。

3. 放疗常见的毒副作用及防治措施？

放疗毒副作用分为急性毒副作用（即时反应）和慢性毒副作用（延迟性反应）两类。急性毒副作用是在放疗期间出现的反应，可因人、因放疗部位而异。慢性毒副作用是指放疗后数周甚至数年才出现的反应，包括早发性延迟反应和晚发性延迟反应。早发性延迟反应一般在放疗后数周至 3 个月左右出现，如放射性肺炎、中枢神经系统放疗后 3~4 个月内出现头晕、嗜睡、脑脊液中白细胞增多等中枢神经症状和体征;晚发性延迟反应一般在放疗后数月至数年出现,如放射性脊髓炎、放射性骨炎、骨坏死等。

常见的毒副作用有:

(1) 皮肤和肌肉损伤:是常见的毒副作用。皮肤对射线的耐受量与所用放射源、照射面积和部位有关,皮肤损害根据严重程度分为Ⅰ度反应、Ⅱ度反应和Ⅲ度反应。照射局部从充血、红斑到肿胀、糜烂、溃疡甚至形成窦道,放疗后纤维病变、萎缩及皮肤花斑样改变和色素沉着;局部软组织红肿、疼痛、水肿、蜂窝织炎、坏死、肌肉萎缩、肌痉挛、软组织纤维变、活动受限等。如头颈部照射后颞颌关节受损、张口困难等,加上颈部活动受限和咽喉结构改变而易致全麻气管插管困难。

(2) 全身反应:由于放疗后肿瘤组织崩解、毒素被吸收,在照射数小时或 1~2 天后,易致乏力、食欲下降、恶心、呕吐等。

(3) 造血系统反应:由于骨髓和淋巴组织对放射线高度敏感,放疗后白细胞下降最明显,其次是淋巴细胞和血小板,红细胞则不敏感。血象反应的差异与照射范围的大小,脾区、骨髓是否被照射,放疗前和放疗中是否应用化疗药物等因素有一定关系。

(4) 心肺、食管损伤:胸部照射时,易致心肺、食管损伤。发生放射性气管炎、放射性肺炎、肺纤维病变。肺功能损害的患者常出现咳嗽、咯血、高热、胸痛、呼吸困难等症状,严重者出现气管狭窄、气管瘘等。放射性肺炎分急性和慢性,急性者常发生在放疗后 1~6 个月,与照射面积有关;慢性者主要因肺纤维病变导致,常于放疗后 2~3 个月再现,可持续多年。心脏损伤主要表现有心律失常、心包炎、心包积液、心肌炎、心肌梗死等。据报道心脏体积1/3 受照时照射剂量为 70Gy,2/3 体积受照射时 55Gy,全脏受照射时 50Gy,心脏损伤发生率明显增高。接受放疗的纵隔恶性肿瘤患者中,心包积液的发生率高达 30%,但多数患者临床症状不明显,可自行缓解,仅 11% 有症状。食管损伤主要有放射性食管炎、食管穿孔、食管气管瘘、食管出血等,据报道放疗后食管气管瘘的发生率约为6.89%,给麻醉造成困难,术后易窒息、感染甚至呼吸衰竭。

(5) 神经系统损伤:放疗易致神经系统损伤,从放疗开始到神经组织发生凝固性坏死。患者在 1~6 个月出现程度不同的放射反应,1 年后基本消失。神经系统损伤分急性期、亚急性期和慢性期,急性期出现于放疗后 4 周内,主要症状是恶心、呕吐、癫痫发作;亚急性期发生于放疗后 4 周~6 个月,主要症状是头痛、恶心、记忆力下降、脱发等;慢性期发生于放疗后 6 个月以上,此期临床表现主要与照射部位有关。在放疗中如忽略了对脊髓的有效保护措施,有可能导致脊髓放射性损伤(放射性脊髓炎),多发生于放疗后数月至数年内,分为早期和晚期、暂时性和永久性,开始表现为渐进性、上行性感觉减退,行走或持重乏力,低头时如触电感,逐渐发展为四肢运动障碍、反射亢进、痉挛甚至瘫痪。

(6) 泌尿系统损伤:肾脏对照射的耐受量较低,据报道常规全肾照射 20Gy,5 年内有 1%~5% 的患者发生放射性肾炎,而全肾照射 25Gy 有 50% 的患者发生放射性肾炎。急性放射性肾炎常在放疗后 6~8 周发生,出现蛋白尿、高血压、贫血和心脏肥大等症状体征。在进行盆腔放疗时,约 50%~60% 的患者在 3~4 周内发生急性膀胱炎,6 个月~2 年间可发生亚急性膀胱炎和慢性膀胱炎。

(7) 肿瘤远处转移:可于放疗期间或治疗后出现,术前放疗可能影响术后恢复及增加术后并发症风险等。

防治措施:根据病情、照射部位、疗程等进行综合防治。

(1) 保持皮肤的干净和干燥,在照射野禁用刺激性物品,必要时在放疗区皮肤上涂抹保护剂;适当少量激素和抗生素治疗等。

(2) 每周检查血象 1 次,当白细胞下降至 $3×10^9/L$ 或中性粒细胞下降至 $1.5×10^9/L$ 下时,需给予 G-CSF 或GSF 类升白药物,皮下注射 1 次/天×3 天;如血象下降明显,则暂停放疗。

(3) 严密监测血氧饱和度,肺部体征,发现患者血氧饱和度下降、呼吸道分泌物增多时,即应常规吸痰、供氧、气道湿化,使分泌物易排出等;常规给予保护心肌药物,可降低心律失常的发生率。

随着 IMRT、IGRT、VMAT、质子放疗等精准放疗技术的不断发展,精确放疗对正常组织的损伤较前明显减少,患者放疗毒副作用较常规放疗明显降低,提高了生活质量和术前机体功能储备。

放疗过程中患者出现放射线过敏及窦性心动过速心脏毒性表现,经过抗过敏处理得到缓解,考虑纵隔靶区放疗时对有心脏一定毒性作用,导致窦性心动过速,但未出现严重心律失常,血流动力学稳定,暂给予继续观察。

4. 术前新辅助放疗肿瘤患者围术期管理?

肿瘤患者接受新辅助放疗后,要常规进行相关检查和评估,如肿瘤较前缩小,可考虑择期手术切除。要完善相关术前准备,加强术前综合防治措施,使新辅助放疗后的相关毒副作用得到妥善处理,心肺功能得到进一步改善,麻醉手术耐受力明显提高。

(1)术前准备要注意的几个重要问题。充分注意肿瘤病人的具体情况采取一些特殊的准备措施。由于放疗不可避免地会对正常组织造成一定的毒副作用,如果肿瘤病人已接受过联合治疗方案,则可造成临床和亚临床的复合性损害。如在放疗之前病人已接受了化疗或手术治疗等,放疗范围内的组织对照射耐受性下降。因此,麻醉医师要特别注意新辅助放疗的方式、部位、剂量、疗程、毒副作用及其防治措施,末次放疗距麻醉手术天数。麻醉选择应注意术前新辅助放疗并发症的问题。腰部放疗或局部受照射的,硬膜外、腰麻相对禁忌,因放疗后皮肤受损、组织反应、水肿、粘连,穿刺时易出血,也增加置管难度。颌面、颈部放疗的患者,术前特别要检查颞颌关节的功能、口咽、鼻咽及张口情况,如发现异常(张口困难、黏膜受损等),则对麻醉都有可能造成严重威胁,易致插管困难、呼吸道阻塞、窒息、感染、出血等危险,术前要及时处理。对放射性肺炎要及时处理,必须戒烟,可用激素、氯喹等纤维母细胞抑制剂,也可吸入低浓度氧气,以减轻肺部病变、改善呼吸功能。术前应特别注意心血管系统的详细检查,加强术前综合治疗,及时纠正心血管并发症,强化心血管功能的保护,以防止麻醉和手术加重心脏的不良反应。如有骨髓抑制情况和出、凝血功能障碍,应予以纠正,以免增加麻醉、手术出血的危险性。

(2)麻醉、手术时机的把握。术前新辅助放疗后要及时进行相关检查,提示肿瘤消退达到 PR 状态时可考虑行手术治疗。放疗后应每周检查血常规 1~2 次,使血象恢复至正常范围,且体质恢复正常时方可手术。一般来说,麻醉、手术应在术前新辅助放疗结束后 2~4 周施行较为合适,可防止和减少因放疗后心肺损伤导致手术后的早期低氧血症、血流动力学紊乱。对术前有心肺合并疾病的患者,应使心肺功能达到手术标准后方可手术。

(3)围术期管理要点。围术期注意监测血气分析、肺部体征,减少分泌物,特别是术前合并肺部疾病患者,防止围术期低氧血症及呼吸衰竭等的发生。术前有心电图异常者,术中严密监测心电图变化。尽可能操作轻柔、缩短手术时间,尽量避免对心脏和主动脉过分挤压,术中充分止血,避免多脏器切除。围术期注意维持水电解质平衡,保持血流动力学平稳,避免血压过低,保证冠状血管、脑、肝、肾的灌注量等。术后对合并疾病进行严密监测,及时采用有效措施可减少和纠正早期相关并发症的发生。

放疗过程中患者发生过敏现象,可能存在气道高反应状态,应积极抗过敏治疗,避免在气道高反应阶段进行麻醉,可能诱发气管痉挛,增加麻醉风险。患者存在一定程度心脏毒性,主要表现为窦性心动过速,无明显血流动力学变化,术前准备无特殊处理,术中应注意麻醉药物对循环的抑制作用,进行有创血压监测,维持血压在基础值 +20% 或 -20%,密切观察心电图,积极纠正水电解质紊乱,防止严重心律失常发生,术后 6 小时、12 小时进行心肌酶学监测。手术部位与心脏、纵隔内大血管关系密切,术中进行操作时可能挤压到心脏及上腔静脉,注意严重心律失常、低血压的发生,必要时要求外科医生暂停手术操作,待循环稳定后再进行。监测中心静脉压,避免心脏前负荷加重,防止进一步发生心功能不全。围术期评估肺功能、血气分析、肺部体征,防止术后低氧血症的发生。

【小结】

麻醉医师经常为曾接受过或正在接受放疗的肿瘤患者施行各种麻醉,由于放疗不可避免地会对正常组织造成一定的损害,如果肿瘤患者已接受过联合治疗方案,放疗范围内的组织对照射的耐受性下降,可造成临床和亚临床的复合性损害。因此,肿瘤患者新辅助放疗后施行麻醉处理有其特殊性,要特别注意新辅助放疗的方式、部位、剂量、疗程、毒副作用及其防治措施,末次放疗距麻醉手术天数,结合肿瘤外科特点进行充分的术前准备非常重要。因此,麻醉医师应严密监测围术期血气分析、心电图,维持呼吸、循环功能的稳定,减少相关并发症的发生率。

【专家简介】

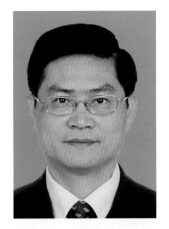

何并文，广西医科大学副校长，附属肿瘤医院麻醉科主任医师、教授，医学博士。 历任中华医学会疼痛学会委员，全国高等医学教育学会麻醉学教育研究会理事，广西医学会麻醉学分会副主任委员；现任中华医学会麻醉学分会临床与转化学组委员、广西医学会疼痛学分会副主任委员，广西医师协会麻醉学医师分会常务理事，《中华麻醉学杂志》、《临床麻醉学杂志》、《国际麻醉学与复苏杂志》、《中国癌症防治杂志》等学术期刊审稿专家、通讯编委或编委。

何并文

【专家点评】

1. 肿瘤病人当实施综合治疗，放疗是常用的手段之一。传统的放疗是在手术后实施，在术前进行的放疗为新辅助放疗。肿瘤供血充足，含氧丰富，对新辅助放疗更加敏感，且不良反应较传统放疗低，易于耐受，因此，可通过使肿瘤缩小增加手术切除的机会。食管癌单纯手术治疗效果较差，手术切除率较低。因此，术前新辅助放疗能有效减小肿块体积，减轻肿瘤对周围组织的浸润，降低局部复发率，提高手术疗效。

2. 放疗因照射的方法、部位、剂量不同，所引起的并发症种类较多。麻醉科医生应建立放疗可引起全身并发症的概念，并结合具体患者实施有针对性的评估。

3. 了解新辅助放疗的基本方法和原则，并熟知其相应的不良反应，尤其是重要脏器和气道的影响，对于术前评估非常重要。本例患者在放疗过程中出现了心脏、皮肤受累，引起相应反应。

4. 麻醉、手术应在术前新辅助放疗结束后2~4周施行较为合适，可防止和减少因放疗后心肺损伤导致手术后的早期低氧血症、血流动力学紊乱。

5. 围术期特别强调对呼吸和循环系统的监测与支持，减少围术期低氧血症的发生，避免血压过低，保证冠状血管、脑、肝、肾的灌注量等。

【参考文献】

1. 傅剑华，杨弘.食管癌术前新辅助治疗原则及循证医学依据.中国癌症杂志，2011，21（7）：518-521.

2. 黄智昊，钟陆行.食管癌放疗技术及放疗方式研究进展.中国肿瘤临床，2016，43（12）：527-530.

3. 赫捷，中国抗癌协会食管癌专业委员会.食管癌规范化诊治指南.第2版.北京：中国协和医科大学出版社，2013.

4. 刘玉中.肿瘤的放射治疗与麻醉//李锦成，王大柱.肿瘤外科麻醉.天津：天津科学技术出版社，2006：122-127.

5. 何并文.放疗或化疗肿瘤患者的椎管内麻醉//谭冠先，郭曲练，黄文起.椎管内麻醉学.北京：人民卫生出版社，2011：501-517.

6. Koide Y，Kodaira T，Tachibana H，et al.Clinical outcome of definitive radiation therapy for superficial esophageal cancer.Jpn J Clin Oncol 2017；1-8.DOI：10.1093/jjco/hyx021.

7. Franco P，Arcadipane F，Strignano P，et al.Pre-operative treatments for adenocarcinoma of the lower oesophagus and gastro-oesophageal junction：a review of the current evidence from randomized trials.Med Oncol，2017；34：40.DOI：10.1007/s12032-017-0898-1.

8. Lin SH，Wang L，Myles B，et al.Propensity score-based comparison of long-term outcomes with 3-dimensional comformal radiotherapy vs intensity-modulated radiotherapy for esophageal cancer.Int J Radiat Oncol Biol Phys，2012，84（5）：1078-1085.

9. Patil SS，May KS，Hackett R A，et al.A comparison of VMAT，IMRT，and 3D-CRT in the treatment planning of patients with distal esophageal cancer.Radiat Oncol，2011，81（2）：324-325.

39　食管癌根治术术后并发急性心包填塞的诊断与处理

【导读】

我国食管癌的发病率居世界之首,为 13/10 万,居恶性肿瘤第四位,而外科手术是治疗食管癌的主要方法。食管癌术后并发心脑血管疾病的发生率约为 1%,其中急性心包填塞的是非常少见的一种并发症,它可导致心包腔内压力明显增高,心室舒张期充盈受限,静脉血液不能充分回入右房右室,进而引起体循环静脉压升高,回心血量减少,每搏心输出量降低。若不及时抢救,可危及患者生命。

【病例简介】

患者,男性,58 岁,身高 172cm,体重 58kg,因"进行性吞咽困难 1 个月余"入院,诊断为食管胃结合部癌,拟于全身麻醉下行经左胸食管癌根治术。患者否认高血压、糖尿病、心脏病病史及药物过敏史等,否认血液系统疾病及抗凝药物使用史。入院查体:患者神清,较虚弱,查体配合,自动体位,气管居中,胸壁静脉无曲张,双肺活动度及触觉语颤正常,听诊双肺呼吸音清,未闻及干湿啰音及胸膜摩擦音,心前区听诊未闻及心包摩擦音。胃镜检查显示:贲门光滑不规则,伴狭窄;胃底后壁可见隆起浸润性病灶,边缘呈堤坝样改变。病理结果显示:(胃底贲门) 中-低分化腺癌。胸腹部 CT 显示:胃贲门小弯侧胃壁不规则增厚;肝胃间隙淋巴结肿大;两肺及肝胆胰脾未见明显异常。心电图检查提示:窦性心律、左心室高电压、T 波改变。无心脏彩超检查。肺功能检查未见明显异常变化。术前血红蛋白 142g/L,余化验检查基本正常。心功能 I 级,ASA II 级。

全麻诱导后插入气管导管,使用封堵器进行肺隔离,左肺萎陷良好。麻醉维持采用丙泊酚和瑞芬太尼持续泵注,舒芬太尼和维库溴铵间断追加。手术历时 150 分钟,术中生命体征平稳,输注羟乙基淀粉 500ml,乳酸林格氏液 1200ml,尿量 400ml。术后患者自主呼吸完全恢复后带管送麻醉后恢复室(PACU),半小时后拔除气管导管。

术后 1 小时,患者动脉血气分析显示血红蛋白 124g/L,Steward 评分 6 分,拟送返普通病房。此时,患者血流动力学突然出现剧烈波动:血压从 140/82mmHg 降至 64/38mmHg,心率从 80 次/分上升至 122 次/分,查体未见皮肤潮红或皮疹,听诊双肺未闻及干湿性啰音,心前区听诊心律齐、未闻及额外心音及心脏杂音,心电图监测未见 ST 段抬高,尽管常规 II 导联 ST 段未见抬高不能排除心肌缺血的可能,考虑到胸科术后引起血压骤降的常见原因有出血、心衰或过敏等,结合患者病史及体检没有发现心肌缺血等证据后,立即给予快速补液,血管活性药物及激素处理试图稳定血压,但血压波动在 60~80/40mmHg,心率维持在 120 次/分左右。术后 1.5 小时再次动脉血气分析显示血红蛋白 105g/L,且胃管及胸腔引流管引流量不多暂不考虑吻合口等手术部位出血。且查体未见皮疹,无喉头水肿及气道阻力异常,补液、肾上腺素及激素治疗效果不明显,过敏性休克的诊断证据不足。但在随后的抢救过程中发现血红蛋白逐渐降低,遂于术后 2 小时再次给予依托咪酯静脉注射后行气管插管纯氧机械通气,半小时后血红蛋白从 90g/L 降低至 74g/L,但是行胸腔、腹腔及盆腔超声扫描时均未见明显的积血积液,胸腔引流量也未见明显

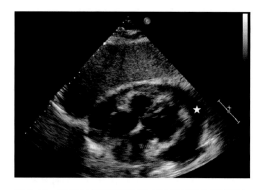

图3-14　剑突下心脏超声图像（五角星示心包积液）

增多。

术后 3 小时,患者心率降至 83 次/分,但血压仍维持在 82/58mmHg 左右,在术后低血压阶段因持续静脉泵注肾上腺素维持平均动脉压 50~60mmHg 左右,遂给予大脑局部降温等脑保护措施,术后尿量约 50ml。每 30 分钟一次的血气分析发现血红蛋白的变化趋势(表 3-7)及患者对治疗的反应不能解释循环功能的剧烈波动,再次听诊心前区发现心音遥远,立即行中心静脉穿刺测压,结果 CVP 25mmHg,剑突下的心脏超声检查可见大量的液性暗区包绕整个心脏,心脏舒张明显受限,收缩功能降低(图 3-14),超声引导下心包穿刺抽出不凝血,确诊为急性心包填塞。

表 3-7　患者术后血气分析结果

血气指标	术后时间						
	1h	1.5h	2h	2.5h	3h	3.5h	4h
pH	7.36	7.29	7.29	7.45	7.39	7.35	7.32
pO_2	82	114	500	434	414	315	339
pCO_2	52	40	39	27	38	40	33
BE(B)	3.0	7.4	-7.9	-5.2	-1.8	-3.3	-8.3
BEecf	4.0	-6.9	-7.2	-4.6	-2.0	-3.5	-9.1
Ca	1.11	1.10	1.03	0.67	0.94	1.03	1.05
Glu	7.9	18.4	16.3	8.1	13.1	13.7	12.4
HCO_3	29.4	19.2	18.8	18.8	23.0	22.1	17.0
HCO_{3std}	27.2	19.6	19.4	21.4	23.6	22.4	18.5
Hct	40	34	29	24	28	30	27
K	3.6	3.8	3.9	2.5	4.1	4.0	3.5
Lac	1.1	5.2	4.6	2.9	4.7	5.4	7.7
Na	140	138	138	143	140	142	140
SO_2	96	98	100	100	100	100	100
TCO_2	31.0	20.4	20.0	19.6	24.2	23.3	18.0
THbc	124	105	90	74	87	93	94

心包填塞诊断明确后,患者在手术室内再次全麻下沿原切口行开胸探查术,切开心包,吸引出约 300ml 鲜红色血性液体,在心脏的左后壁可见回旋支的一个小分支搏动性出血,心脏外科医生采用 7-0 Prolene 线带垫片缝合,未影响动脉远端血供。心包腔压力解除后,患者的生命体征趋于平稳,术毕带管送入 ICU。术后第一天患者拔除气管导管,术后恢复良好,无心肺相关并发症,于术后 12 天顺利康复出院。

【问题】

1. 食管癌根治术术后常见的并发症有哪些?
2. 急性心包填塞的临床症状、体征、诊断及鉴别诊断?
3. 急性心包填塞的病理生理改变是什么?
4. 急性心包填塞的处理流程及预后?

1. 食管癌根治术术后常见的并发症有哪些?

(1) 术后出血:胸科手术术后出血的原因以手术操作引起的出血最为多见,其次是由于患者凝血功能异常所导致。其中胸腔镜手术术后出血的发生率不足 2%,开胸手术术后出血的发生率为 1%~3%。如果胸引管的引流量在 1 小时内达到 1000ml 时,患者需要在改善凝血功能的同时立即行手术探查,或者凝血功能纠正以后,术后引流量大于 200ml/h 并连续超过 2 小时,考虑手术操作引起,也需要再次手术止血。

(2) 心脏并发症:①心律失常,尤其是心房颤动,是胸科手术术后最常见的心脏并发症,肺叶切除术的发生率介于 10%~20%,而全肺切除术后可高达 40%。心律失常的危险因素包括病人相关(术前存在的心血管疾病、体位改变、有限的肺储备）、手术相关（扩大的外科手术操作、心包内全肺切除术、胸膜外全肺切除术、麻醉药物、大出血）、治疗相关（胸部放疗病史）及年龄。当房颤引起血流动力学不稳定时可同步电复律,新发房颤通常是短暂、自限性的,治疗的首选方法是控制心室率。②心肌缺血,胸科手术术后心电图提示心肌缺血的发病率为3.8%,心肌梗死的发病率为1.2%。低血压和运动试验异常是术后心肌缺血的预测因素。对患者采取有创监测,术前用药继续使用,围术期控制补液量,对高危患者术后应连续监测ECG至少48小时。美国心脏病学院和美国心脏协会（ACC/AHA）关于心脏病病人行非心脏手术指南指出胸外科手术属于高风险手术,对具有临床高危因素的患者（如不稳定型心绞痛,失代偿性心力衰竭,显著的心律失常或严重的心脏瓣膜病）建议进行冠状动脉造影检查;对具有中度或轻度的临床危险因素的患者,是否进行血管造影取决于非侵入性检查的结果。

（3）右向左分流:普通人群中估计有20%个体存在持久性的卵圆孔未闭,肺动脉游离时随着右心系统压力的升高,这些患者可能发生右向左分流,右侧全肺切除术的患者右向左分流最明显。右向左分流通常表现为左侧卧位时呼吸困难和低氧血症,仰卧位后好转,这是由于右房和左房的压力引起了纵隔摆动。肺栓塞、右心室心肌梗死、胸腔压力增加、慢性阻塞性肺部疾病和正压通气都可引起分流。动脉血气分析、核素肺灌注扫描、超声心动图、MRI、心导管检查可明确诊断。

（4）心脏疝:心脏疝是术后早期非常少见的并发症,临床表现为颈外静脉怒张及上腔静脉血液回流区域发绀,引起室颤。治疗需行紧急开胸手术,将嵌顿的心脏回纳入心包,修补破损的心包组织。已报道的心脏疝病例中,大多数是发生在心包内肺切除术或者肺叶切除伴部分心包切除术,由于手术操作导致的缺损。突发的上腔静脉综合征和右侧胸腔可闻及心音提示心脏疝的可能。

（5）心力衰竭:一些研究指出胸科手术术后由于右心室后负荷和心肌收缩力的改变可出现右心室功能不全。尽管右室舒张末容积在术后早期的几小时内保持稳定,但在术后第一天和术后第二天可观察到明显升高。肺动脉栓塞和心脏疝是导致右心功能不全的罕见病因。左心功能不全常常因右心功能不全引起,其机制可能是左心室前负荷的降低或室间隔的移位引起左心室容量降低。急性心肌梗死、术前存在的瓣膜疾病和心脏疝也可引起左心室功能不全。

（6）呼吸系统:胸科手术术后呼吸系统并发症的发生率为5%~14%,其危险因素包括年龄、手术切除范围、术前肺功能和其他合并症。①肺切除术后肺水肿（post-pneumonectomy pulmonary edema,PPO）是肺切除术后肺损伤的特异性症状,发生率为2.5%~4%,而食管癌根治术后罕见。②肺动脉高压是胸科手术的重要危险因素,常常是肺切除术的禁忌证。心肌病、心脏瓣膜病和引起肺心病的肺实质损伤都可引起肺动脉高压,其大大增加了手术和麻醉的风险。

（7）乳糜胸:胸科手术操作可损伤胸导管,术后可导致乳糜胸。肺切除术后乳糜胸的发生率为0.7%~2%。由于磷脂和脂肪酸具有抑制细菌生长的特性,所以脓胸是非常罕见的并发症。乳糜胸引起能量、液体和蛋白的丢失,导致营养不良、脱水和免疫功能不全,没有及时得到引流的乳糜胸可引起呼吸困难。所以,乳糜胸需要及时的诊断和早期有效的治疗。胸腔积液中总蛋白浓度接近或等于血浆蛋白浓度,乳糜液中甘油三酯水平>110mg/dl,淋巴细胞计数>90%,苏丹Ⅲ染色阳性,电泳可见乳糜微粒可诊断为乳糜胸。治疗方法有胸腔穿刺抽液引流,加强营养,内科保守治疗无效时可考虑手术解除胸导管的压迫和阻塞。

2. 急性心包填塞的临床症状、体征、诊断及鉴别诊断?

急性心包填塞的临床表现有焦虑、烦躁、呼吸困难、呼吸加快、胸部不适、有时右侧半卧或前倾位症状减轻、晕厥、头晕、冷汗、可伴有恶心呕吐等迷走神经亢进的表现。可表现为典型的Beck三联征包括静脉压升高,颈静脉怒张,动脉压下降,脉压减小和心音遥远,心搏减弱。

诊断:急性心包填塞特征性症状、体征,胸部X线检查显示心脏搏动减弱,心影增大,心电图无特殊改变或各导联普遍呈低电压和ST-T的改变,超声心动图检查可见心包腔内液性暗区,穿刺抽出液体,即可确诊。

鉴别诊断:急性心包填塞需要和心肌梗死、心衰、腹主动脉破裂、肺栓塞、血气胸、消化道出血等相鉴别。

3. 急性心包填塞的病理生理改变是什么?

心包为一包裹心脏及出入心脏大血管根部的囊样结构,心包腔是指壁层心包与脏层心包之间的空隙,正常心包腔内有少量淡黄色的液体润滑心脏表面,量约20~50ml。心包腔内液体量增加称为心包积液,一般80~120ml不会引起血流动力学改变。当心包腔内液体量达到一定程度时,心包腔内的压力随之增高,达到一定压力后心室舒张期充盈受阻,心排量降低。此时机体的代偿机制是通过升高静脉压以增加心室的充盈;增加心肌收缩力以提高射血分数;加快心率使心排量增加;升高周围小动脉阻力以维持血压。如果心包内液体继续增加,心包腔内压力进一步提高达到右房右室舒张压水平,其压差等于零时心脏压塞或心包填塞即可发生,一旦心包腔内压和右室压力升至左室舒张压水平时,上述的代偿机制衰竭而出现明显心脏压塞表现,即升高的静脉压不能增加心室的充盈,射血分数因而下降;过速的心率使心室舒张期缩短和充盈减少,从而导致心排血量下降;小动脉收缩达到极限,动脉压下降至循环衰竭,从而产生心源性休克。

4. 急性心包填塞的处理流程及预后?

一旦发生心包填塞,病情进展凶险,由于外科手术操作引起的急性心包填塞在早期得到及时有效的处理后可获得良好的转归。如果没有及时诊断,心包腔内压力快速上升可引起呼吸心跳停止,早期发现与识别是决定预后的主要因素。一旦确诊,及时的心包穿刺减压、快速的输血输液是抢救成功的关键,急救处理流程是:

(1) 建立静脉通道,快速的输血输液,应用血管活性药物维持血压心率。

(2) 半卧位或端坐卧位,高流量吸氧。

(3) 进行心包穿刺,置入心包腔引流管,减轻心包腔内压力。

(4) 如继续出血,血压降低难以维持正常水平,立即转入外科手术。

(5) 术后密切观察并记录患者的生命体征及症状改善情况,记录心包腔的引流量、颜色、性质。

【小结】

急性心包填塞是食管癌术后一种非常少见但凶险的并发症,它可导致心包腔内压力急剧增高,心室舒张期充盈受限,静脉血液不能充分回入右房右室,进而引起体循环静脉压升高,回心血量减少,每搏心输出量降低。若不及时抢救,可导致呼吸心跳骤停,危及患者生命。早期及时的识别诊断,快速有效处理,降低心包腔内的压力是治疗的关键。

【专家简介】

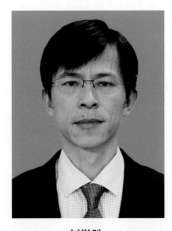

刘学胜,教授,安徽医科大学第一附属医院麻醉科副主任,主任医师,医学博士,博士生导师。中华麻醉学会第十二届青年委员会委员,安徽省卫生系统青年领军人才。从事临床麻醉与危重病医学的医疗、教学与科研工作二十余年,主持国家自然科学基金面上项目2项,发表专业学术论文30余篇,参编(译)专著3部。主要科研方向为全身麻醉与POCD的基础与临床研究。

刘学胜

【专家点评】

1. 本次病例为1例食管癌根治术的患者,术后在PACU苏醒期间突然出现不明原因的顽固性低血压。通常对于此类患者的临床诊断首先考虑最常见的病因例如出血导致的失血性休克、围术期心肌梗死导致的心源性休克以及深静脉血栓导致的肺栓塞等。其次考虑由过敏反应导致的过敏性休克以及急性心包填塞等少见病因。

2. 在本例患者的诊断及治疗过程中,尽管患者没有出现致命性低血压及心律失常,但历时将近 2 个小时才明确诊断为心包填塞,的确很多值得反思和总结的地方。首先,患者术前一般状况较好,尽管术后存在心脏表面血管出血,但患者临床表现及症状缺乏特异性,特别是在没有中心静脉穿刺置管测压之前,既没有典型的 Beck 三联征,也没有出现明显的上、下腔静脉压迫症状。其次,由于缺乏与手术团队之间的有效沟通,导致手术盲区因外科操作引起的出血被忽略,从而造成术后急性心包填塞的诊断与治疗被耽搁和延迟。最后,在超声诊断是否为术后出血时仅仅只扫描了胸腔、腹腔及盆腔是否有积液,而忽视了对心包积液的诊断。

3. 急性心包填塞是胸科术后的罕见并发症,Mizuguchi 等报道在 277 例进行经胸食管癌根治术的患者中仅有 1 例患者发生心包填塞。目前为止,食管癌术后由于心包腔内液体容量的增加而并发心包填塞也仅有一些个案报道(表 3-8)。心包腔内的液体性质有血液、乳糜液和血性浆液,其原因有心外膜小血管的破裂、乳糜漏和心包炎症。本例急性心包填塞是由于外科手术操作损伤回旋支的小动脉分支(开胸探查后明确出血位置),在术后短短 1 小时后就发生了凶险的心包填塞。因此,对一些常见原因不能解释的术后顽固性低血压患者,特别是围术期可能导致心包填塞等罕见并发症的患者,需要尽快选择一些具有特异性诊断价值的方法例如心脏超声等,进行早期诊断早期治疗,以利于患者及时康复。

表 3-8　食管癌术后心包填塞的病例报道

报道年份	年龄(岁)	性别	术后发生时间(天)	诊断依据	治疗方法	心包内液体量	心包内液体性质	病因	结局
1989[1]	不详	不详	7	不详	无	300ml	不详	不详	死亡
1998[4]	47	男	0	术中探查	原切口心包切开	300ml	血	心外膜的小静脉	存活
2005[5]	69	男	4	胸片;心脏超声	心脏超声引导下剑突下穿刺置管引流	340ml	血性浆液	心包炎	存活
2007[6]	50	男	0	术中探查	左经胸心包切开	不详	血	心脏小静脉	死亡
2009[7]	45	女	13	心脏超声	心脏超声引导下剑突下穿刺置管引流	300ml	乳糜液	乳糜漏	存活
2015[8]	76	男	4	胸片;胸部CT	左前小切口开胸心包切开	200ml	血	心外膜小静脉(可能)	存活

【参考文献】

1. Kitamura M, Nishihira T, Hirayama K, et al.Cardiocirculatory disturbances after surgery of carcinoma of the thoracic esophagus.Nihon Kyobu Geka Gakkai Zasshi, 1989, 37 (1): 17-24.
2. Michael S.Firstenberg, Principles and Practices of Cardiothoracic Surgery, 2013.
3. Ahmad S, Jamali HK, Waqar F, et al.Cardiac Tamponade Physiology Secondary to Tense Ascites.Cardiology, 2016, 134 (4): 423-425.
4. Levitt MA, Cunningham JD, Curtiss SI, et al.Intraoperative cardiac tamponade complicating esophagogastrectomy.The Journal of cardiovascular surgery.1998; 39 (2): 245-7.
5. Mizuguchi Y, Takeda S, Miyashita M, et al.A case of cardiac tamponade following esophageal resection.J Anesth, 2005, 19 (3): 249-251.
6. Kats S, Nieuwenhuijzen GA, van Straten BH, et al.Cardiac tamponade: an unusual, lifethreatening complication after transhiatal resection of the esophagus.Interact Cardiovasc Thorac Surg. 2007; 6 (2): 238-9.
7. Stewart D, Chico T, Ackroyd R.Chylopericardial tamponade complicating oesophago-gastrectomy.Interact Cardiovasc Thorac Surg. 2009; 8 (1): 176-7.
8. Ito S, Morita M, Nanbara S, Nakaji Y, et al.Cardiac tamponade due to bleeding as a potential lethal complication after surgery for esophageal cancer.Anticancer Res. 2015; 35 (1): 407-11.

40 胸腹腔镜下食管癌根治术术中气管破裂致心搏骤停

【导读】

食管癌是胸外科最常见的恶性肿瘤之一,手术是最有效的治疗方法。胸腹腔镜联合食管癌切除手术与传统的开胸食管癌切除手术相比具有创伤小、术后恢复快、并发症少等优点,在临床已广泛应用。腔镜下手术操作时可采用双腔支气管插管进行单肺通气和单腔气管插管通气两种气道管理方式。双腔管的总管径大,硬度高,对声门、咽部和隆突刺激损伤大,导管内径较细,气道压力比较高,术后有不同程度的声音嘶哑和咽喉疼痛。双腔管调整对位时间长,血流动力学波动大,气管造口和张口困难的患者几乎不可使用。单腔气管导管一次插管成功率高,定位简单,对循环动力学影响小,术后声音嘶哑和咽喉疼痛的发生率低,便于清扫淋巴结,价格比双腔管低,已在腔镜食管癌手术中广泛应用。CO_2 是腔镜手术中最常用的气体,且小潮气量通气,为手术操作创造了良好的视野和空间。腔镜给外科操作带来一系列方便的同时,人工气体及操作技术等原因也可引起严重的并发症,其中心血管事件发生率尤其高。

【病例简介】

患者,男性,68 岁,体重 63kg,诊断"食管癌",拟行"胸腔镜下食管胃部分切除及食管胃颈部吻合术"。既往无高血压、糖尿病、冠心病史。心电图:偶发室性早搏,完全性右束支传导阻滞,心率变异性降低。心脏彩超:心脏结构正常,EF:63%。肺功能:阻塞性为主的轻度混合性通气功能障碍。血液生化结果在正常范围内。

患者入室后,常规心电监护,局麻下行右颈内静脉穿刺置管,全麻诱导采用舒芬太尼、丙泊酚和顺式阿曲库铵,单腔气管插管通气,监测呼末二氧化碳(end-tidal carbon dioxide partial pressure,$PetCO_2$)分压,麻醉维持采用七氟烷、舒芬太尼和顺式阿曲库铵。手术前经左桡动脉穿刺置管监测有创血压。患者左侧卧位,9:55 手术开始,胸腔镜下游离食管,气胸压力设置为 12mmHg。患者生命体征平稳,血流动力学平稳。10:23 现 $PetCO_2$ 波形消失,同时窦性心律从 85 次/分降至 50 次/分,后出现室颤,随之心搏骤停,心电图和有创血压图形变为直线。10:24 患者转平卧位,立即胸外心脏按压,同时静脉推注肾上腺素 1mg,阿托品 0.5mg,很快窦性心律恢复,患者有创血压 160/95mmHg,窦性心律 117bpm(图 3-15)。随后给予甲强龙 40mg,多巴胺以 8μg/(kg·min)持续泵注,戴冰帽等措施。

循环稳定后,发现 SpO_2 维持在 80% 左右,$PetCO_2$ 波形很低,时有时无,风箱漏气,不能封顶,手控呼吸仍然漏气严重,需要极大潮气量才能出现较低的 $PetCO_2$ 波形。检查麻醉机等设备没有问题,怀疑手术操作导致呼吸道某部分破裂。将患者转左侧卧位,胸腔镜下观察到右肺完全性肺不张,无纵隔气肿。胸腔内注入生理盐水 100ml,手控呼吸发现气管膜部出现一大水泡,右肺仍旧不膨胀,诊断为气管膜部破裂(图 3-16,图 3-17)。单腔气管气囊抽气,重新向肺部盲插,气管套囊位于气管膜部破裂处下方通气,外科医生胸腔镜下缝合气管膜部破裂处,缝合后关胸,肿瘤未切除,于 13:20 入 ICU。入 ICU 时 SpO_2 维持在 90%,有创血压 130/80mmHg,窦性心律 90 次/分,$PetCO_2$50mmHg。

术后第二天访视病人,患者正常拔管,生命体征平稳,术后第

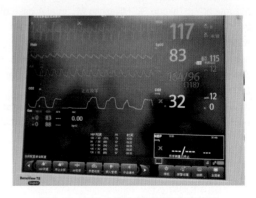

图3-15 窦性心律恢复后患者生命体征

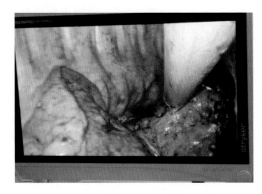

图3-16　胸腔镜下可见气管膜部破裂1

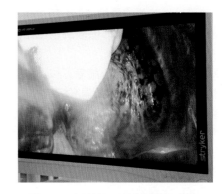

图3-17　胸腔镜下可见气管膜部破裂2

三天转回病房。

【问题】

1. $PetCO_2$ 波形为什么突然消失?
2. 心搏骤停原因?
3. 窦性心律恢复后 SpO_2 为什么不能上升,风箱为什么充不起来?

1. $PetCO_2$ 波形为什么突然消失?

呼末二氧化碳($PetCO_2$)作为一种无创监测技术,已广泛应用于手术麻醉的监护中,具有高度的灵敏性,不仅可以监测通气也能反映循环功能和肺血流情况,同时可以确定气管导管的位置,目前已成为麻醉监测不可缺少的常规监测手段。《2005 美国心脏协会心肺复苏及心血管急救指南》中也注明 $PetCO_2$ 监测装置既可确认气管插管位置,也可以用作了解心肺复苏过程中产生的心输出量的无创性指标。$PetCO_2$ 监测的原理:组织细胞代谢产生二氧化碳,经毛细血管和静脉运输到肺,在呼气时排出体外,体内二氧化碳产量和肺通气量决定肺泡内二氧化碳分压($PetCO_2$)即 $PetCO_2 = VCO_2 \times 0.863 / VA$,0.863 是气体容量转换成压力的常数。CO_2 弥散能力很强,极易从肺毛细血管进入肺泡内。肺泡和动脉血 CO_2 完全平衡,最后呼出的气体应为肺泡气,正常人 $PetCO_2 \approx PACO_2 \approx paCO_2$, $PetCO_2$ 分压监测可反映肺通气,也可反映肺血流。正常的 CO_2 波形一般可分四相四段:Ⅰ相:吸气基线,应处于零位,是呼气的开始部分为呼吸道内无效腔气,基本上不含二氧化碳。Ⅱ相:呼气上升支,较陡直,为肺泡和无效腔的混合气。Ⅲ相:二氧化碳曲线是水平或微向上倾斜,称呼气平台,为混合肺泡气,平台终点为呼气末气流,为 $PetCO_2$ 值。Ⅵ相:吸气下降支,二氧化碳曲线迅速而陡直下降至基线,新鲜气体进入气道。异常的 $PetCO_2$ 波形:①呼气中 CO_2 消失说明有效的肺循环和肺通气不足,或缺乏,麻醉时常由于技术性原因造成,如气管插管误入食管,通气环路接头脱落,或因通气障碍所致如呼吸暂停或呼吸道梗阻,也可以见于心跳停止。②吸气中出现 CO_2 有意识进行重吸入时,吸入气出现 CO_2 是正常现象(如 Mapleson D 型装置的 Bain 环路),异常的或大量的出现说明麻醉环路有故障,如活瓣关闭失灵、CO_2 吸收剂失效或 Mapleson D 系统新鲜气流不足。③呼出气 $PetCO_2$ 波形异常:上升段延长提示因呼吸道高位阻塞或支气管痉挛以致呼气流量下降;泡平台倾斜度增加,说明因慢性阻塞性肺疾患或气管痉挛使肺泡排气不均。某些波形改变不一定是病理现象,如潮气量不足时,使用面罩,可看到不规则的或截锥形的波形;侧卧位机械通气时,肺泡平台呈驼峰状;Bain 环路时可见慢频率呼吸心源性起伏和"Bain 隆凸"波形。

呼气末二氧化碳监测的临床应用及意义:①监测通气功能;②维持正常通气量;③确定气管导管的位置;④及时发现呼吸机的机械故障;⑤调节呼吸机参数和指导呼吸机的撤除;⑥监测体内 CO_2 产量的变化;⑦了解肺泡无效腔量及肺血流量变化;⑧监测循环功能。此例患者肺功能只是阻塞性为主轻度混合性通气功能障碍,全麻前期 $PetCO_2$ 波形及数值均正常,机器设备正常,因为气管膜部破裂致双肺通气失败,没有通气就没有波形,充分显示 $PetCO_2$ 监测通气功能。

2. 心搏骤停原因?

心搏骤停是指各种原因引起的心脏突然停止跳动,有效泵血功能消失,引起全身严重缺氧、缺血。临床表现为扪不到大动脉搏动和心音消失,继之意识丧失,呼吸停止,瞳孔散大,若不及时抢救可引起死亡。一般认为,心脏停搏 5~10 秒可出现眩晕或晕厥,超过 15 秒可出现晕厥和抽搐,超过 20s 可出现昏迷;若心搏停止超过 5 分钟常可造成大脑严重损伤或死亡,即使复跳也往往会遗留不同程度的后遗症。因此,心跳骤停是临床上最危重的急症,必须争分夺秒积极抢救。

《2005 年美国心脏学会心肺复苏和心血管急救指南》中心搏骤停的常见原因总结为:①缺氧;②低钾血症/高钾血症及其他的电解质异常;③低温/体温过高;④低血容量;⑤低血糖/高血糖;⑥药物;⑦心包填塞;⑧肺栓塞;⑨冠状血管栓塞;⑩气胸,哮喘。围术期心跳骤停最常见原因为器质性心脏病、缺血性心脏病、外科操作刺激、电解质紊乱等。

脉搏血氧饱和度(SpO$_2$)监测,目前已是麻醉常规监测项目之一,它显然比传统通过皮肤黏膜颜色观察病人缺氧的方式来得灵敏、准确,SpO$_2$ 的监测必须靠动脉搏动才能取得监测信号。但是距离心脏较远的指端采样观察到的 SpO$_2$ 常不能及时反映左心室充盈血氧饱和度,而且有一定的时间滞后。当指端 SpO$_2$ 持续下降时,实际左心室血 SpO$_2$ 比看到的还要低一些。因为心脏泵血通常要经过几十秒(比如 20 秒)才能到达指端被检测处。另一方面,通过改善通气纠正缺氧时,当 SpO$_2$ 持续上升时,实际左心室血 SpO$_2$ 通常比观察到的要高一些。更确切地说,左心室血 SpO$_2$ 的变化要延迟 20 秒左右才能在指端 SpO$_2$ 显示出来。心脏是对氧供最敏感的器官之一,此病人心跳骤停前 SpO$_2$ 为 90%,实际上心脏已经缺氧;外科手术在纵隔区游离食管,势必压迫刺激心脏,同时 12mmHg 的气胸压力压迫心脏,估计三方原因共同作用致使心脏停跳。

3. 窦性心律恢复后 SpO$_2$ 为什么不能上升?风箱为什么充不起来?

此病例患者心脏本身不存在器质病变,心肺复苏后很快就恢复窦性心律,循环系统逐渐平稳。患者全身血流恢复,由于气管膜部破裂,双肺不能通气,所以可以看到外置风箱不能充气,SpO$_2$ 不能达到正常值范围。

我们当时的处理:考虑更换双腔支气管进行单肺通气,但破裂处在气管膜部,双腔管比较粗,会不会加重破裂也是一个问题。另外双腔气管插管定位需要耗费时间,会加重缺氧,因此在紧急情况下使用原单腔气管插管盲插,气管套囊位于气管膜破裂处下方通气。当外科医生修补气管破损后 SpO$_2$ 值逐渐上升,外置风箱机控状态下可以到顶,证明修补是有效的。

【小结】

胸外手术科因为手术部位的原因,本身心血管事件的发生率较其他类型手术高,尤其是恶性心血管事件。麻醉医生除了常规监测外,PetCO$_2$ 监测和有创血压监测非常必要,在心血管恶性事件发生前总能提供警示,在抢救期间也能提供有力参考。外科医生配合也很重要。此病例发现气管漏气时,外科医生坚持认为不是外科操作引起的,在麻醉医生坚持下,胸腔内注少量水膨肺时有气泡冒出,才开始探查什么位置破裂。所以麻醉医生不仅要了解病人术前身体状况,密切关注术中患者生命体征和监护仪监测数据的变化情况,同时要关注手术进展并和外科医生积极和及时沟通,共同查找术中突发事件的原因。

【专家简介】

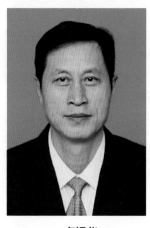

卢锡华,主任医师,郑州大学硕士生导师,现任郑州大学附属肿瘤医院(河南省肿瘤医院)麻醉科主任。 主要的研究方向:肿瘤麻醉、老年及复杂危重患者的临床麻醉,对心肺复苏和脏器保护有很深的造诣。 以项目负责人身份承担各级科研课题 三项,以第一或通讯作者在国内外专业期刊发表论文 40 余篇。 现任中国抗癌协会肿瘤麻醉与镇痛委员会全国委员、中国医师协会麻醉医师分会委员、中华医学会麻醉分会肿瘤麻醉学组委员、河南省抗癌协会理事、河南省抗癌协会肿瘤麻醉与镇痛专业委员会主任委员、河南省医师协会麻醉分会副会长兼麻醉质控学组副组长、河南省医学会麻醉分会常委、省卫计委麻醉质控中心委员、妇幼保健协会麻醉与疼痛学会副主任委员。 现任《中华麻醉学杂志》审稿专家。

卢锡华

【专家点评】

　　一直以来,北京协和医院麻醉科罗爱伦教授就强调"麻醉医生应该是手术室的内科大夫"。2004 年 Ronald Miller 教授在北京召开的全国麻醉年会上曾经预言:"未来 25 年,麻醉医生将成为手术病人围术期医学的专门人才"。如今国外许多麻醉科更名为"围术期医学科"(Department of Perioperative Medicine)。麻醉医师围术期在病人合并疾病的评估与处理中起主导作用,承担着更多的责任,麻醉医师是患者围术期的保护神。观察和及时发现患者术中生命体征的变化是麻醉医生最基本的工作。此例患者首先发现监护仪 $PetCO_2$ 波形消失,检查监护仪设备故障的同时,麻醉医生应该同时观察麻醉机的风箱是否漏气,事实上气管膜部破裂的同时,$PetCO_2$ 是没有波形,风箱也不能正常充气,这时应该告知外科医生停止手术,查找原因。及时与外科医生沟通,停止手术,手控呼吸,共同一起查找原因,如果早期及时发现漏气原因,尽快修补破损处,心脏也许就不会出现因为缺氧而导致骤停。在临床工作中,预防的重要性远远大于成功的抢救。当然,此病例的抢救工作做得还是比较到位,发现并确定心跳骤停后,立即心肺复苏,首选肾上腺素,用法也符合指南要求(2000 年 ACLS 指南推荐肾上腺素标准剂量是每 3~5 分钟静脉注射 1mg)。心脏在两三分钟内恢复窦性心律,所以没有继续使用肾上腺素,也没有进行心脏除颤。心肺复苏的主要目的是使患者大脑功能完全恢复。心搏骤停后,在短暂的脑充血后会出现脑血流减少,无复流现象。戴冰帽通过降低头部温度而降低大脑耗氧、耗能,减少机体的能量消耗,保护脑细胞,减少因供氧、供能不足而出现脑细胞损害。总之,围术期麻醉医生职责非常重要,要随时根据患者的生命体征数据变化考虑到可能出现的各种情况及应对措施。

【参考文献】

1. 吴镜湘, 邱郁薇, 朱宏伟, 等. 不同气管插管方式在食管癌微创手术中通气效果比较[J]. 中华胸部外科电子杂志, 2014, 1 (1): 53-56.
2. 蔡英蔚, 邓信林, 唐琛, 等. 单腔气管插管二氧化碳人工气胸法应用于胸腹腔镜食管癌根治术的安全性研究[J]. 临床军医杂志, 2013, 41 (1): 58-61.
3. Rui xiang Zhang, Shi lei Liu, Hai bo Sun. The application of single-lumen endotracheal tube anaesthesia with artificial pneumothorax in thoracolaparoscopic oesophagectomy[J]. Interactive CardioVascular and Thoracic Surgery 2014; 19: 308-310.
4. 沈洪. 释读: 2010 年 AHA CPR-ECC 指南的实用简化流程[J]. 中国急救医学, 2010, 30 (11): 961-963.
5. 师瑞, 王瑞, 王钧, 等. 潮气末二氧化碳分压对心肺复苏结果的指导和预测作用[J]. 中华急诊医学杂志, 2011, 20 (10): 1075-1078.
6. 徐钦, 罗仕兰. 心电监护仪脉搏血氧饱和度监测的临床应用价值[J]. 中国医疗器械信息, 2010, 16 (9): 12-13.

41　已留置心脏起搏器患者的麻醉管理

【导读】

　　留置了心脏起搏器或其他心内植入电子设备且需要接受手术的患者在全世界范围内有逐年增多趋势,但是麻醉医生管理这类患者的经验还相对不足。许多医疗中心把在电子设备上放置磁铁作为管理这类患者的标准方法,然而在某些情况下盲目应用磁铁来控制心内植入电子设备的功能会导致严重不良事件。2011 年 ASA 联合心律协会(HRS)、美国心脏协会(AHA)发表了留置心脏起搏器或其他心内植入电子设备专家建议,此专家建议及相关临床研究对提高此类患者围术期的安全性及减少不良事件发生率发挥了重要作用。

【病例简介】

患者,女性,75 岁,因"体检发现 CA211 升高 3 月,发现纵隔肿块 1 个月余"入院。我院胸部平扫+增强示:前上纵隔内见团块状软组织密度影,大小约 41mm×27mm,边缘分叶,增强后中度强化,诊断为前上纵隔占位,倾向胸腺瘤。患者病程中否认咳嗽、咳痰、咯血、胸闷、胸痛、呼吸困难等不适。10 年前因"反复胸闷乏力 30 余年,晕厥 2 次"入住我院心内科,行 Holter 示:全程窦性,平均 51bpm,单个房早 433 次,房速 2 次,SNRT(窦房结恢复时间) 1.55 秒,单个室早 6 次,未见缺血性 ST-T 改变。诊断为病态窦房结综合征。予永久起搏器(VVI 型)植入(图 3-18),起搏心率设定为 65 次/分。术后定期程控,未再出现黑矇、晕厥等不适。合并糖尿病病史 5 年余,现服伏格列波糖、格列美脲分散片降糖,自诉血糖控制可。有高脂血症病史数年,间断服用他汀类药物。本次入院心电图:心室起搏,带动良好(图 3-19)。心超:①左房增大伴轻度二尖瓣反流;②主动脉瓣钙化伴轻度主动脉瓣反流;③二尖瓣后叶瓣环钙化;④左室射血分数(LVEF):63%。术前心内科会诊意见:①目前患者行非心脏手术暂无绝对手术禁忌;②患者安装永久起搏器已 10 年,建议术前起搏器门诊就诊,测电量,以防起搏器电池耗竭;③围术期随访心电图确认起搏器功能良好。术前麻醉科会诊意见:①患者起搏心率定为 65 次/分,活动后心率可提升,术前暂无需调整频率设置;②建议将电刀负极置于患者下肢,避免电流通路经过起搏器;尽量使用双极电刀或超声刀;③患者行胸腔手术,术中应加强心电监护,注意体位变动及手术操作对起搏器的影响。患者术前于起搏器门诊就诊:①测得起搏器电量尚足;②将起搏模式改为 VOO。

患者择期在全身麻醉下行正中劈胸胸腺瘤切除术。麻醉诱导前行右颈内静脉置管。麻醉诱导用药:丙泊酚血浆靶控输注 4μg/ml、瑞芬太尼泵注 0.2μg/(kg·min)、舒芬太尼 0.3μg/kg、地塞米松 5mg、罗库溴铵 0.6mg/kg 和利多卡因 1.5mg/kg。全麻维持采用七氟烷 0.8~1.0MAC,酌情追加舒芬太尼和顺式阿曲库铵,去甲肾上腺素 0.05~0.1μg/(kg·min)泵注维持血压。术中监测:Ⅱ、V 导联心电图,开启起搏信号显示功能、直接动脉压监测、指脉氧饱和度监测、呼气末二氧化碳分压、体温。术中见肿瘤后壁侵及心包内侧及左侧无名静脉,麻醉医师及时提醒术者患者起搏器行经左无名静脉,术者考虑如切断无名静脉,放置临时起搏器,患者可能无法耐受,故沿左无名静脉上方行肿瘤姑息切除,银夹标记放疗范围。手术历时约 3 小时,术中多次短时使用电刀,麻醉医师加以严密监测,未对起搏器造成干扰,术中基本为起搏器心率,循环平稳。术后入 SICU 监护治疗,并将起搏器模式改回为 VVI。患者于术后第 7 天顺利出院。

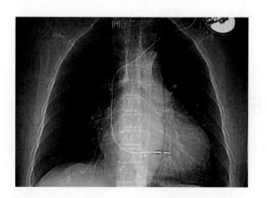

图 3-18　术前 X 线胸片

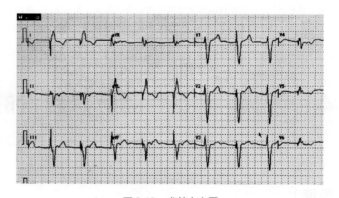

图 3-19　术前心电图

【问题】

1. 简述心内植入电子设备的类型及起搏器标识码。
2. 术中电磁干扰对心内植入电子设备有何影响?
3. 简述已留置心内植入电子设备患者的术前评估。
4. 简述已留置心内植入电子设备患者的术中管理。

5. 简述已留置心内植入电子设备患者的术后管理。

1. 简述心内植入电子设备的类型及起搏器标识码。

（1）类型包括：①起搏器、②植入型心脏复律除颤器（ICD）、③心脏再同步化治疗（CRT）装置。

（2）起搏器标识码（表3-9）

表3-9 起搏器标识码

第一个字母	第二个字母	第三个字母	第四个字母	第五个字母
起搏心腔	感知心腔	反应方式	程控应答遥测功能	P=抗心动过速
A=心房	A=心房	I=抑制	P=简单程控	S=电复律
V=心室	V=心室	T=促发	M=多程控	D=P+S
D=双腔	D=双腔	D=双重	C=遥测	O=无
O=无	O=无	O=无	R=频率应答	
			O=无	

2. 术中电磁干扰对心内植入电子设备有何影响？

心内植入电子设备暴露于来自单极电刀或射频消融的电磁干扰时有出现设备故障的风险。最常见的严重故障为：①电磁干扰抑制起搏器的起搏功能，导致严重心动过缓甚至心跳骤停；②ICD装置将电磁干扰识别为快速性心律失常而发生意外的除颤。

电磁干扰也会导致心动过速：①噪声反转，电磁干扰导致电子设备不能识别内在心律，自动切换为非同步起搏，造成起搏心律和自主心律竞争的局面；②电磁干扰激活电子设备的频率响应功能，导致起搏频率增加，出现心动过速；③电磁干扰被误认为心房心律，而触发异常的心室起搏。

另外，如果电磁干扰非常强烈，如电刀在电子设备周围8cm范围内进行烧灼，会导致设备短暂关闭，当它重新启动时会恢复为初始设置；强烈的烧灼还可能破坏导线的绝缘层，烧伤心肌；近距离的烧灼甚至可能直接损坏电子设备，导致其失去功能。

3. 简述已留置心内植入电子设备患者的术前评估。

留置心内植入电子设备的患者，术前应接受专业医师的评估，由其根据拟施手术和电子设备最近一次检测结果给予适当的建议。最常给出的会诊意见包括：①无需特殊处理（如下肢手术）；②放置磁铁（植入ICD的患者行脐以下部位手术）；③需要调整参数设置。

术前评估需要重点关注以下几项危险因素：①急诊手术；②单极电刀需在电子装置周围8cm范围内使用；③电子装置仅含单根导线；④患者为起搏器依赖；⑤ICD装置对磁铁无反应（不同公司的产品性能不一）；⑥电子设备的电池已接近耗尽。

在没有专业医师参与以及电子设备正式检测报告的情况下，以下分析步骤有利于麻醉医师管理此类患者：

第一步：明确植入设备是起搏器还是ICD。多数患者会携带一张卡片，记录着电子设备的导线数量、植入时间、安装医师以及最后一次检测情况。一般来说，需要手术前3个月内ICD的检测信息、6个月内起搏器的检测信息。X线胸片也能提供一些相关信息，如果所有的导线都是细线，提示为起搏器，如果一些导线是粗的、高密度的（通常放置在上腔和右室），提示为ICD。另外，通过仔细查看X线胸片显示出的电子设备上的标志、数字和字母，可以帮助确定电子设备所属的制造商和型号，进而可以通过电话咨询制造商或上网查询获得电子设备的信息，包括电子设备对磁铁的反应。

第二步：确定患者是否为起搏器依赖。获取一段长的心电图或者在监护仪上仔细观察，有助于了解患者的基础心律以及判断患者是否为起搏器依赖。此时需要打开监护仪的起搏尖峰显示功能，而在手术室或监护室里，大多数监护仪设置为电子过滤状态，会将起搏尖峰屏蔽，因此需要进行调整。

第三步：在心电图监测下，将一块磁铁放置在电子设备前，如果出现按预期的电磁速率（不同厂家的起搏器电磁速率不同，85次/分钟至100次/分钟不等）进行的非同步起搏，则表示该设备不是ICD且电池仍充足；如果频率较正常的电磁频率低至少10次/分钟，则提示电池即将耗尽。电池电量不足是需要专业人士立即处理的紧急问题。

第四步：检测患者电解质，电解质水平异常可改变电子设备的工作阈值。如血钾升高增加起搏阈值，可致起搏失效。起搏阈值降低,则易诱发心律失常。

第五步:与专业医师保持联系,根据自己所了解的患者病情、电子设备信息以及拟施手术的情况,与其共同商讨决策。

4. 简述已留置心内植入电子设备患者的术中管理。

所有安置心内植入电子设备患者术中都应遵循以下基本原则:①正确安置电刀负极板位置,确保电流环路不通过电子设备及导线;②常规应用脉氧饱和度监测,必要时监测有创脉波形;③建议每次使用电刀的时间尽量短,尽可能使用双极电凝或超声刀;④起搏器依赖的患者应改为非同步起搏,使用磁铁可以防止心动过缓和骤停,但是随之可能出现快速心率;⑤最糟糕的情况是安装了 ICD 且为起搏器依赖患者行脐以上部位的手术,即使放置磁铁可以防止意外除颤,却无法防止电磁干扰对起搏功能的影响。安装 ICD 的患者建议将心动过速感知功能关闭以防止意外除颤,同时要准备体外除颤设备,紧急除颤时避免将电极板直接放在起搏器上;如果使用了磁铁,术中出现快速性心律失常,应立即移除磁铁恢复 ICD 的除颤功能。

5. 简述已留置心内植入电子设备患者的术后管理。

术后密切监测心律,确认心内植入电子设备的功能未被电磁干扰损坏;恢复到术前心内植入电子设备的工作模式。如果术中出现以下一些情况,建议术后即与心脏病学专家进行多学科会诊:电复律或除颤;严重血流动力学问题,如大出血、胸外按压、长时间低血压;射频消融等。如果患者接受的是脐以下部位的手术、震波碎石、电休克治疗,术后无需会诊,只需要术后 1 个月内于心内科门诊就诊。

【小结】

对于留置了心内植入电子设备且需要接受手术的患者,术前多学科协作和完善的围术期管理十分必要。作为麻醉医生,必须熟练掌握心内植入电子设备的相关知识与技能,以免在紧急情况下犯错而危及患者的安全。相关的专家建议特别强调针对此类患者的个体化管理措施,以维持血流动力学稳定为重要目标。

【专家简介】

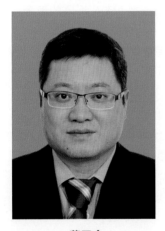

葛圣金

葛圣金,主任医师,博士研究生导师,现任复旦大学附属中山医院麻醉科副主任,青浦分院麻醉科主任。 主要研究方向:物质能量代谢与麻醉。 以项目负责人身份承担各级科研课题 7 项,以第一或通讯作者在国内外专业期刊发表论文 43 篇。 现任中华医学会麻醉学分会第 12 届青年委员会委员、上海医学会麻醉专科委员会委员及加速康复与日间手术麻醉学组(筹)组长,中华医学会麻醉学分会老年学组和消化内镜学分会麻醉协作组组员,上海口腔医学会口腔麻醉专委会委员。 Anesthesia & Analgesia 审稿人,麻醉学大查房编委,上海医学、复旦学报(医学版)、中国临床医学、中国癌症杂志、第二军医大学学报等审稿人。 教育部和上海市科技奖励评审专家等。

【专家点评】

1. 心内植入电子设备的使用及其复杂程度有逐年上升趋势,围术期医护人员应高度重视安装心内植入电子设备患者的个体化管理措施,以便使患者获益最大化。

2. 麻醉医生必须掌握心内植入电子设备的基本功能及其设置,以便在紧急状况下保证患者安全。

3. 此病例中患者 10 年前因病态窦房结综合征植入永久起搏器(VVI 型),起搏心率设定为 65 次/分,术后定期程控。现因"前上纵隔占位,倾向胸腺瘤"拟行手术切除。术前于起搏器门诊测得起搏器电量尚足,并将起搏模式改为VOO。全麻手术中,麻醉医生严密监护并与手术医生共同商讨手术方式,手术平顺。术后入外科监护室继续治疗,并将起搏器模式改回为VVI。患者最终顺利出院。该病例中术前多学科协作、麻醉医生对起搏器相关知识的掌握和个体化管理措施以及术后的针对性处理等都是围术期安全的保障。

【参考文献】

1. Salukhe TV, Dob D, Sutton R. Pacemakers and defibrillators: anaesthestic implications. Br J Anaesth 2004; 93: 95-104.
2. Allen M. Pacemakers and implantable cardioverter defibrillators. Anaesthesia 2006; 61: 883-90.
3. Stone ME, Apinis A. Current perioperative management of the patient with a cardiac rhythm management device. Semin Cardiothorac Vasc Anesth 2009; 13: 31-43.
4. Ruiz N, Buisan F, Fulquet E. Implantable pacemakers and defibrillators: implications for anesthetic and perioperative management. Rev Esp Anesthesiol Reanim 2009; 56: 87-107.
5. Apfelbaum JL, Belott P, Connis RT, et al. Practice advisory for the perioperative management of patients with cardiac implantable electronic devices: pacemakers and implantable cardioverter-defibrillators: an updated report by the american society of anesthesiologists task force on perioperative management of patients with cardiac implantable electronic devices. Anesthesiology 2011; 114: 247-61.
6. Crossley GH, Poole JE, Rozner MA, et al. The Heart Rhythm Society/American Society of Anaesthesiologists Expert Consensus Statement on the perioperative management of patients with implantable defibrillators, pacemakers and arrhythmia monitors: facilities and patient management: executive summary. Heart Rhythm 2011; 8: e1-18.

第四章 血管手术麻醉

42 巨大胸主动脉瘤置换术的麻醉管理

【导读】

主动脉瘤是高死亡率和病残率的心血管系统疾病,血管移植是其外科治疗手段,手术复杂且停循环时间长,麻醉风险高。而巨大主动脉瘤常伴有气管、支气管和肺部血管等邻近组织结构受压,患者术前常有明显的缺氧症状,围术期更易发生呼吸循环衰竭、心跳骤停、瘤体破裂等并发症,给麻醉医生带来更大的挑战。麻醉医生需要对血管移植手术和动脉瘤的病理生理及其压迫气管、血管所致的呼吸功能的改变有充分的认识,术前对瘤体的位置、大小,气道、血管受压程度,机体代偿情况进行充分评估和准备,加强术中监测,做好围术期管理。

【病例简介】

患者,男性,24 岁,身高 180cm,体重 64kg。因"颜面部水肿 1 年,心累、气促 1 个月"入院。患者于 1 年前无明显诱因出现活动后颜面部水肿,晨起后明显,并伴有轻度乏力,轻度胸闷等症状,经休息后好转,于当地医院就诊,查体发现心脏杂音,行心脏彩超检查提示心脏瓣膜病,建议手术治疗。患者 1 月来上诉症状加重,活动后出现明显出现心累、气促,为进一步明确诊断及治疗,到我院就诊,门诊以"升主动脉瘤"收入我科。患者平素身体一般。否认"高血压"、"糖尿病"、"冠心病"等病史,否认"肝炎"、"结核"等传染病史。接种史不详,无药物、食物过敏史,无输血史。

我院初步诊断:①升主动脉瘤;②主动脉重度关闭不全;③三尖瓣中度关闭不全;④肺动脉高压;⑤马方综合征。

入院相关辅助检查及检验:心脏超声提示:①左室、右房、右室增大,右室流出道增宽;②主动脉窦部增宽,升主动脉瘤样扩张,主动脉瓣关闭不全,重度反流;③三尖瓣中度反流,反流压差增高,考虑继发肺动脉高压;④二尖瓣轻度反流;考虑马方综合征(图 4-1)。CTA 提示:升主动脉瘤样扩张,大小约 13.7cm×19.1cm(图 4-2)。胸部 CT

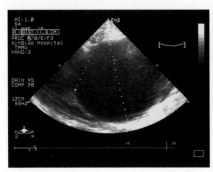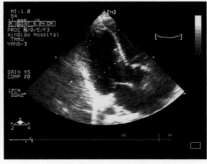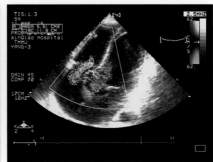

图 4-1 患者术前心脏彩超的图像

提示:①升主动脉瘤;②左心室、右房、右室增大;③双肺散在条索影,右侧胸腔积液(图4-3)。胸部X线片:①右下肺感染可能,伴双侧少量胸腔积液;②纵隔影增宽(图4-4)。

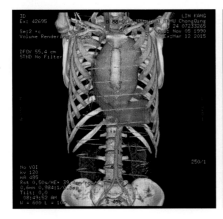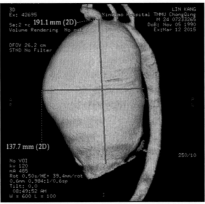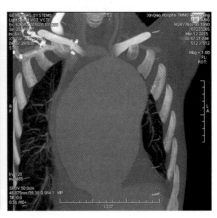

图4-2　患者术前CTA的图像

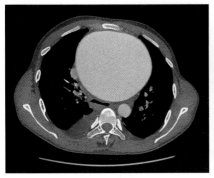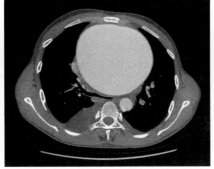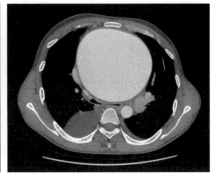

图4-3　患者术前胸部CT图像

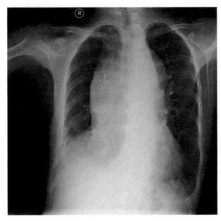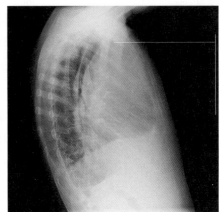

图4-4　患者术前胸部X线片的图像

腹部超声提示:①淤血肝;②胆囊壁水肿;③右侧胸腔积液;④腹盆腔积液;⑤胰、脾、双肾二维及彩色多普勒超声未见异常。

实验室检查:血常规:HGB 92g/L↓、HCT 33.8%;凝血功能:PT 14.9s↑、APTT 47.0s↑;肝功:AST 60IU/L↑、ALT 57IU/l↑;电解质、肾功甲功、大小便正常。

拟于2015年3月17日全麻插管下行主动脉瘤人工血管移植术+主动脉弓置换术。

围麻醉期管理:患者清醒入室,RR 20次/分,HR 100次/分,血压117/68mmHg,SPO₂ 84%,常规面罩吸氧,开放静脉通道。术前用药:地塞米松10mg,兰索拉唑30mg。麻醉诱导:咪达唑仑5mg、依托咪酯10mg、罗库溴铵50mg、舒芬太尼20μg静推,插入7.0#加强气管导管,深度23cm,呼吸参数设置:f:15次/分;Vt:450ml;I:E=1:2。于左侧桡动脉、左侧足背动脉及右颈内静脉置管测压。麻醉维持:舒芬太尼、罗库溴铵、右美托咪定、咪达唑仑、丙泊酚泵注。术中用血管活性药物多巴胺及硝酸甘油泵注维持血流动力学稳定。

气管插管成功调整呼吸参数设置,10分钟查动脉血气分析并进行针对性处理(表4-1)。

表4-1　气管插管后10分钟血气分析结果与处理

呼吸参数设置	血气分析	处理措施
Vt:450ml	pH 7.2	检查呼吸管道
F:15次/分	PaCO₂ 70mmHg	清理气道分泌物
I:E=1:2	PaO₂ 132mmHg	更换钠石灰
	HCO₃⁻ 27.4mmHg	调整呼吸参数
	BE 0.6mmol/L	手控通气

经过以上处理,60分钟后患者病情出现严重变化,急查血气后再进行进一步紧急处理(表4-2)。

表4-2　气管插管后70分钟血气分析结果与处理

病情变化	血气分析	处理措施
SBP下降至75mmHg	pH 7.0	快速开胸
HR下降至70次/分	PaCO₂ 107mmHg	建立股A-V体外循环通路
PetCO₂下降至8mmHg	PaO₂ 419mmHg	多巴胺3μg/(kg·min)
	HCO₃⁻ 26.4mmHg	补液

经过上一步处理后,患者血流动力学逐渐平稳,但PetCO₂仍持续下降,20分钟后再次急查血气并处理(表4-3)。

表4-3　气管插管后90分钟血气分析结果与处理

病情变化	血气分析	处理措施
SBP上升至100mmHg	pH 6.85	快速肝素化
HR上升至90/min	PaCO₂>115	启动股A-V体外循环
PetCO₂下降至3mmHg	PaO₂ 413mmHg	
	HCO₃⁻超出测量范围	
	BE超出测量范围	

总结患者麻醉诱导后呼吸循环的变化特点,我们发现其动脉血血PaCO₂持续升高,后期加速上升;PetCO₂和pH持续下降,后期加速下降;MBP维持在75~96mmHg之间,且与PetCO₂呈相反的变化,PaO₂则变化不明显。麻醉诱导后,10分钟、70分钟、85分钟三个时间点PaCO₂、PaO₂、pH、MBP、PetCO₂、HR的变化趋势见图4-5。

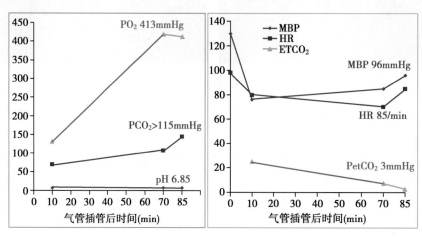

图4-5　患者三个时间点呼吸循环指标变化趋势图

开胸后PetCO₂逐渐恢复,通气一段时间后动脉血$PaCO_2$逐步恢复正常。手术开始后48分钟右股动脉插管,后开始体外循环,行体外循环下行主动脉瘤人工血管移植术。

手术时间共420分钟,体外循环时间274分钟,主动脉阻断时间94分钟,体外循环期间平均动脉压维持在45~55mmHg。转机结束后停机拔管,鱼精蛋白中和肝素,术后患者双侧瞳孔等大等圆,保留气管导管安返心外科ICU。术中出血量:730ml,输血量:冷沉淀10U、普通血浆400ml、红细胞200ml、术野回收自体血800ml。术中补液量:1250ml,其中晶体950ml,胶体300ml,尿量955ml。术后第3日下午,患者成功脱离呼吸及辅助,生命体征较平稳,术后18天,患者顺利出院(图4-7)。

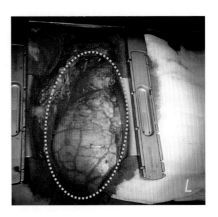

图4-6 患者开胸后的图像

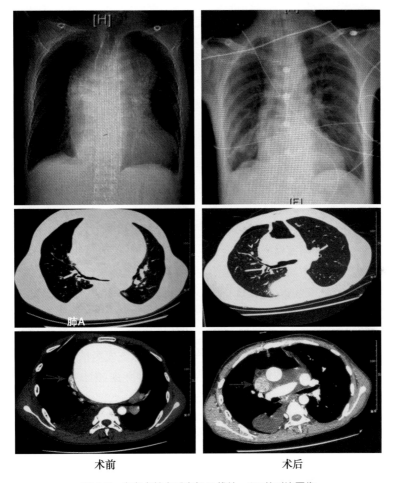

术前　　　　　　　　术后

图4-7 患者术前术后胸部X线片、CT的对比图像

【问题】

1. 主动脉瘤手术的气道应如何评估?气道管理应作何准备?
2. 气道受压后,患者的呼吸功能有什么改变?
3. 胸主动脉瘤压迫气道的相关危险因素有哪些?
4. 患者麻醉后出现血$PaCO_2$急剧升高而动脉血PaO_2无明显改变的原因?
5. 为什么本例患者未出现严重的循环衰竭?

1. 主动脉瘤手术的气道应如何评估？气道管理应作何准备？

术前应详细了解患者病史，包括病因、合并症、病情的发展缓急，特别是直径较大的动脉瘤，需进一步了解瘤体与邻近组织结构的密切关系，结合血气、纤支镜、超声、TEE、CT、CTA、MRI 等辅助检查，对患者病情进行综合评估，详细询问以及检查患者是否存在瘤体所致的压迫症状及体征。常见的压迫症状包括胸骨后疼痛，肩胛区，胸壁和背部疼痛；金属声样咳嗽、哮鸣音、呼吸困难；咯血；气道阻塞、继而引起的继发性肺炎：咳嗽、喘息；吞咽困难，声音嘶哑等。重点仔细检查颈胸部血管和气管受压情况：有无存在上腔静脉受压，血液回流障碍导致颈静脉怒张；有无压迫肺部血管而产生类似肺栓塞的一系列缺氧表现，有无压迫气管产生肺不张的症状体征，研究表明升主动脉瘤可压迫气管引起右肺上叶阻塞性肺不张。

此外，术前访视还应对患者日常喜好体位有所了解，术中尽量采用患者平时喜欢的体位，尤其要避免患者日常生活中难以忍受的体位。对于占位效应明显的动脉瘤而言，对于呼吸循环的影响不仅仅局限于瘤体本身，更由于对胸腔重要脏器的压迫，导致整个机体通气换气功能的改变、血流动力学的紊乱，特别是麻醉诱导后，肌松效应导致瘤体失去了周围组织的牵扯及支撑时，这种影响更为明显。有研究报道巨大升主动脉瘤患者麻醉前仅改变体位至仰卧位即可产生循环衰竭。因此，术前应对病情及生理解剖做好充分的了解和分析，麻醉前应选择对循环及呼吸影响轻体位，麻醉诱导尽可能保留自主呼吸，吸入麻醉药能有效满足要，避免呼吸抑制类镇静药物的使用，应用控制性降压的药物，对气道予以充分表面麻醉，减少插管刺激，结合腺体抑制药物的使用，减少气道腺体分泌，准备血管活性药物，做好纤支镜辅助插管准备，充分了解气管受压情况，必要时使用双腔管隔离通气，放置气管金属支架，对气道或心血管受压严重的患者，麻醉诱导前建立体外循环，保证诱导后发生呼吸循环衰竭时可立即转流处理。

2. 气道受压后，患者的呼吸功能有什么改变？

气道受压时，患者因受压程度表现不同临床症状。轻度受压者无明显症状，而随着气道受压程度的加重，患者逐渐出现呼吸功能不全，由代偿转为失代偿状态，阻塞性通气不足，$\dot{V}/\dot{Q}$ 比值下降，PaO_2 下降，伴或不伴 $PaCO_2$ 升高，严重者出现呼吸衰竭。

根据气道受压部位分为中央性气道阻塞和外周性气道阻塞。前者指环状软骨下缘气管分叉处以上的气道阻塞，包括胸外阻塞和胸内阻塞。胸外阻塞时吸气时气管内压低于大气压，以吸气呼吸困难为主，胸内阻塞时则呼气时肺内压及气管内压高于大气压，以呼气性呼吸困难为主；后者指内径小于 2mm 小支气管阻塞，由于小支气管无软骨支撑，管壁薄，呼气时小气道狭窄加重，等压点移向小气道，表现为呼气性呼吸困难。

3. 胸主动脉瘤压迫气道的相关危险因素有哪些？

非麻醉因素包括患者的性别、年龄，多见于 65 岁以上的老年人，男性比女性高发，这与女性的雌激素对血管有保护作用有关，动脉瘤直径大、位置比邻气管更容易产生气道压迫；急性发病扩增的动脉瘤，多产生急性气道压迫，所致呼吸困难较重，减除压迫后能较好的恢复；而病程进展缓慢的动脉瘤，因长时间对气道的压迫，患者多对其有一定的耐受度，当减除压迫后可能因气管软化而恢复较差。

麻醉因素包括手术体位，瘤体重力作用下压，更容易造成气管压迫；麻醉药物中肌松药造成的呼吸肌松弛，膈肌上抬，胸廓下压，胸腔内压力升高，气道受压明显增加；手术时采用正压通气使胸内压升高，气道受压可加重。

4. 患者麻醉后出现血 $PaCO_2$ 急剧升高而动脉血 PaO_2 无明显改变的原因？

该患者入室时 SPO_2 84%，吸氧后动脉血 PaO_2 升至 132mmHg，从麻醉诱导至建立体外循环的整个过程动脉血 PaO_2 都保持在高水平，这种情况在气道受压引起 CO_2 严重蓄积的患者很罕见。其原因主要与该巨大主动脉瘤同时压迫了左、右肺动脉和左、右主支气管有关。动脉血 PaO_2 与 $\dot{V}/\dot{Q}$ 比值有关，$\dot{V}/\dot{Q}$ 比值正常为 0.8；当瘤体仅压迫双侧主支气管，而对肺动脉无压迫或压迫很轻时，$\dot{V}/\dot{Q}$ 比值显著下降，大量肺动脉流出的静脉血未得到充分的氧合而到达动脉系统，此时动脉血 PaO_2 会显著下降；而当瘤体对双侧主支气管和肺动脉都产生同等程度的压迫时，尽管肺泡内的通气和血流同时减少，但 $\dot{V}/\dot{Q}$ 比值能保持在正常范围，此时回到左心室和动脉系统的血液得到了充分氧合，因此动脉血 PaO_2 可保持正常。$PaCO_2$ 急剧升高的原因是，一方面双侧的主支气管严重受压，机械通气后气体进多出少，O_2 容易进入而 CO_2 难以排除；另一方面，由于肺动脉受压和胸腔内压升高，回心血量和肺血流显著减少，CO_2 经肺排除受阻。

5. 为什么本例患者未出现严重的循环衰竭？

通常巨大主动脉瘤患者会因瘤体压迫气道引起严重的高碳酸血症和低氧血症,易出血严重的循环衰竭。而本来患者虽然血压波动较大,SBP 最低达到75mmHg,但并未发生心搏骤停,分析其原因可能有：一方面,本例患者从出现压迫症状到入院已有 1 个月的病史,瘤体对气道和肺动脉产生的是慢性压迫,而且患者仅 24 岁,年轻代偿能力强,因此对该条件下的呼吸和循环改变机体已产生了良好的代偿；另一方面,尽管心排量有减少,由于动脉血 PaO_2 高达 400mmHg 左右,对心肌的氧供有利。此外,血压下降后主动脉瘤的扩张和对气道和肺动脉的压迫也减轻,从而缓解了症状。基于上述情况,患者有幸在主支气管和肺动脉严重受压时仍避免出现严重的循环衰竭。

【小结】

巨大主动脉瘤手术的患者,应重视其胸内受压的症状,在麻醉前充分评估气道受压程度,完善术前各项人员、物品和药品的准备。对于气道受压严重的者,诱导前备好体外循环,做到充分准备、监测密切、处理及时。

【专家简介】

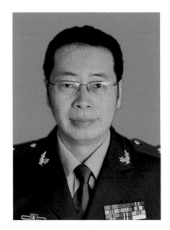

李洪

李洪,主任医师,教授,博导,美国弗吉尼亚大学博士后,第三军医大学附属新桥医院麻醉科主任。 研究方向：麻醉与围术期器官保护研究。 承担各级科研课题 10 项,以第一或通讯作者发表论文 60 余篇。 现任中国心胸血管麻醉学会小儿麻醉分会常务委员、中国心胸血管麻醉学会疼痛学分会常务委员、中国医师协会麻醉学医师分会委员、重庆市医学会麻醉学专委会副主任委员、重庆市中西医结合学会麻醉学专委会副主任委员、重庆市中西医结合学会疼痛学专委会副主任委员等职务。

【专家点评】

1. 本例患者的胸主动脉瘤是所有文献报道中瘤体直径最大的 1 例,属于罕见的巨大胸主动脉瘤,其对邻近器官和组织的压迫非常严重,由于术前对此评估不足,术中出现严重的 CO_2 蓄积和血压下降,险些危及生命。大多数主动脉瘤患者就诊的首发症状是瘤体压迫引起的,常见的有声音嘶哑、吞咽困难、咳嗽、喘息和哮鸣音等。但胸主动脉瘤瘤体压迫或推移气道的情况还是比较常见,由于主动脉瘤置换手术多为急诊,且准备时间有限,麻醉医生容易因重视患者心血管方面的变化而忽略对瘤体压迫气道或大血管等方面的病情评估,从而引发麻醉诱导之后呼吸、循环衰竭的险情。因此,针对胸主动脉瘤置换术患者,麻醉前充分评估瘤体对邻近组织的压迫情况非常重要。

2. 术前已知瘤体对气道有压迫的患者,应针对气道压迫的部位、程度及时间具体分析、充分评估,从而采取不同的麻醉方式以确保患者安全。对于隆突以上的气道受压,可按照困难气道的处理方式,如充分表面麻醉镇静后清醒气管插管等；但对于这种双侧主支气管严重受压的患者,麻醉诱导前预备好体外循环是挽救患者生命的唯一手段。此外,对于瘤体长时间压迫致气管软化严重的患者,可考虑术中放置气管或主支气管支架,以防拔管后气道再次塌陷。

3. 对于这种巨大胸主动脉瘤患者,术中控制血压既有利于防止瘤体破裂又有利于减轻瘤体扩张引起的压迫症状。本例患者术中血压升高时,$PetCO_2$ 显著下降、血 $PaCO_2$ 升高,说明当血压升高时瘤体对主支气管的压迫加重。因此,术中适当降压有助于减轻瘤体的压迫,从而改善病情。

【参考文献】

1. Dontukurthy S, Kumar B, Puri G D, et al. Case 4—2013. Large ascending aortic and arch aneurysm: an unusual cause of preoperative airway compromise. Journal of Cardiothoracic & Vascular Anesthesia, 2013, 27 (4): 796-801.
2. Türköz A, Gülcan O, Tercan F, et al. Hemodynamic collapse caused by a large unruptured aneurysm of the ascending aorta in an 18 year old. Anesthesia & Analgesia, 2006, 102 (4): 1040-1042.
3. Eldawlatly A, Alnassar S, Abodonya A, et al. Anesthetic considerations of central airway obstruction. Saudi Journal of Anaesthesia, 2011, 5 (3): 326-328.
4. Slinger P. Management of the patient with a central airway obstruction. Saudi Journal of Anaesthesia, 2011, 5 (3): 241-243.
5. Inoue O, Murai H, Kaneko S, et al. Hemodynamic collapse induced by general anesthesia in a patient with an unruptured thoracic aortic aneurysm: a case report. BMC Cardiovascular Disorders, 2013, 13 (1): 1-4.

43　颈动脉内膜剥脱术的麻醉管理

【导读】

　　脑卒中与颈动脉阻塞性疾病的相关性已经非常明确,后者的主要病因是动脉粥样硬化,最常见的部位是颈总动脉分叉处,以及颈内动脉和颈外动脉。颈动脉内膜剥脱术(carotid endarterectomy,CEA)是解除颈动脉狭窄、减轻脑缺血症状和预防缺血性脑卒中最有效的方法。由于动脉粥样硬化的病变是全身性的,并具有进行性加重的特点,患者常同时伴有冠状动脉粥样硬化性心脏病。因此 CEA 术中、尤其是在颈动脉短暂阻断时,虽常会实施"诱导性高血压",即升高血压 15%~20% 来增加缺血区域的脑血流。但需强调:如果脑内侧支循环差,提高血压并不改善脑血流,反而加重心脏负担、引起脑出血及脑水肿的风险。因此,提高血压并不作为该类手术术中常规的脑保护措施,但是避免低血压是十分必要的。

【病例简介】

　　患者,男性,62 岁,主诉"头晕半年余"入院。现病史:患者于半年前突发右上肢抽搐,无偏瘫、口角歪斜、眩晕。就诊于当地医院期间出现昏迷。当时头颅 MRI 示:左侧基底节区急性脑梗死,双侧侧脑室旁缺血腔隙性脑梗死,予以抗凝、溶栓等治疗后,患者清醒好转。行颈部 CTA 检查:①两侧锁骨下动脉及椎动脉近端、两侧颈总动脉、两侧颈内外动脉近段散在混合性斑块及非钙化斑块;左侧颈内动脉近段局部管腔重度狭窄,余部分管腔中度狭窄。②两侧颈内动脉虹吸段少许钙化斑块。③主动脉硬化,主动脉弓部分斑块溃疡形成。外院予以阿司匹林 0.1g 每晚口服,尼莫地平 20mg 每日 3 次口服等对症支持治疗后,患者头晕症状未见明显好转,故来我院进一步治疗。既往史:否认传染病史、外伤输血史及过敏史。1996 年曾接受"胆囊切除术",术后恢复尚可。高血压病史 7 年余,血压最高达 160/80mmHg,平日服用雅施达降压,血压控制不佳。糖尿病史 3 年,未服用药物控制,具体不详。入院诊断:①颈动脉硬化狭窄;②脑梗死后遗症;③高血压病;④2 型糖尿病。术前查体:神志清醒,呼吸平稳,T 37℃,HR 72 次/分,RR 13 次/分,BP 135/80mmHg,体重 90kg,身高 169cm,BMI 31.5。头颈部无异常,有固定义齿,张口度 4cm,Mallampati 分级 II 级,甲颏间距 6cm。专科情况:双侧颈动脉搏动可扪及,左侧较右侧明显减弱,左侧颈动脉可闻及吹风样血管杂音。实验室检查:血常规、凝血功能、肝肾功能正常,空腹血糖 6.20mmol/L,餐后 2 小时血糖 9.30mmol/L。辅助检查:胸片示两肺纹理增多。心电图示窦性心律,ST-T 段改变。入院后在局麻下行颈动脉、全脑血管造影检查:右侧颈总动脉起始段可见一枚硬化斑块,伴管腔轻度狭窄,血流通畅;右侧颈内动脉起始段可见一硬化斑块,管壁光滑,管腔轻度狭窄约20%;右侧大脑中、大脑前动脉主干通畅,未见狭窄;前交通动脉开放不明显。左侧颈内动脉起始段硬化斑块形成,伴管腔重度狭窄、近闭塞;远端颈内动脉颅内段及左侧大脑中、大脑前动脉主干通畅;左侧椎动脉主干、基底动脉及双侧大脑后动脉主干通畅;左侧的后交通动脉开放,后向前部分代偿左侧前循环血供(图4-8)。

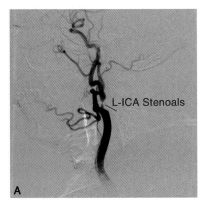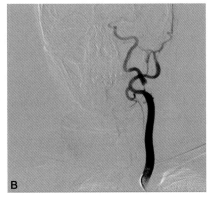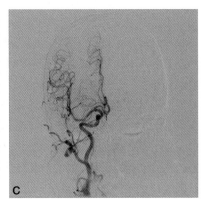

图4-8 颈动脉、全脑血管造影(A、B为左侧,C为右侧)

患者在经口气管插管全身麻醉下行左侧颈内动脉内膜剥脱术+动脉成形术。患者入室查体:神志清醒,呼吸平稳,体温正常。体重90kg,身高169cm,BMI:31.5。监护示窦性心律,心率60次/分,脉搏血氧饱和度96%,建立左桡动脉有创血压160/85mmHg。麻醉诱导:静脉注射咪达唑仑(1mg),利多卡因(80mg),丙泊酚(100mg),芬太尼(0.35mg)罗库溴铵(80mg),5分钟后在可视喉镜引导下顺利置入8#气管导管。容量控制通气(VCV),I:E:1:2,VT 600ml,RR 10次/分。全麻维持使用氧气(FiO2 100%)、七氟烷(2%~3%),间断追加芬太尼(0.27mg)和罗库溴铵(40mg)。在颈动脉转流下,剥离颈动脉病变斑块、并以血管补片缝合行颈动脉成形。术中患者生命体征平稳,HR 50~70次/分,ABP 160~110/90~60mmHg,SpO2 98%~100%,ETCO2 35~40mmHg。术中输液:乳酸林格液1500ml,羟乙基淀粉500ml,0.9%氯化钠250ml。尿量300ml,累计失血量约50ml。手术历时2小时50分钟,术毕予以阿托品(1mg),新斯的明(3mg)拮抗肌松,拔除气管导管后入PACU。PACU中生命体征平稳,30分钟后安返病房,术前、术中动脉血气分析结果见表4-4。

患者术后血压控制好,无头痛、头胀、吞咽困难、声音嘶哑、偏瘫、舌偏等不适,于术后第5天出院。

表4-4 术前、术中动脉血气分析结果

术中动脉血气	12:36(术前)	14:07(术中)	术中动脉血气	12:36(术前)	14:07(术中)
pH	7.407	7.415	Na⁺(mmol/L)	142	141
PO₂(mmHg)	472	444	Cl⁻(mmol/L)	108	109
PCO₂(mmHg)	40.5	38.2	Glu(mmol/L)	5.7	5.8
Hb(g/dl)	13.4	12.5	Lac(mmol/L)	0.8	1.2
Hct(%)	41.1	38.4	BE(mmol/L)	0.8	0.0
K⁺(mmol/L)	3.8	3.9	HCO₃⁻(mmol/L)	25.1	24.4
Ca²⁺(mmol/L)	1.15	1.11			

【问题】

1. 颈动脉硬化狭窄拟行CEA手术的术前评估重点是什么?
2. 颈动脉内膜剥脱术的麻醉管理目标是什么?
3. 颈动脉阻塞性疾病的患者,其脑血管自动调节功能会发生怎样的改变?
4. 行颈动脉内膜剥脱术的患者在围术期的心肌保护和脑保护如何平衡?
5. 吸入麻醉药物是怎样影响脑灌注和脑代谢率的?

6. 颈动脉阻塞性疾病的患者,脑血管对高、低碳酸血症的反应如何?

7. 术中哪些监测手段能让我们更好了解脑血流灌注情况?

8. CEA 术后管理需要注意哪些问题?

1. 颈动脉硬化狭窄拟行 CEA 手术的术前评估重点是什么?

动脉粥样硬化是导致中、老年患者颈动脉狭窄最常见的病因,而动脉粥样硬化是一种全身性的疾病,因此颈动脉粥样硬化狭窄的患者常伴有其他重要脏器的损害。详细询问患者病史、体格检查结合各项实验室检查,全面了解患者的病情,以制定最佳的麻醉方案。①首先要了解患者脑血管病变情况,根据神经系统功能障碍的临床表现,结合血管造影——诊断脑血管病变的"金标准",对患者的双侧颈动脉、椎动脉以及脑内 Willis 环的侧支循环等血管情况有所了解,如果对侧颈动脉有严重的狭窄或伴有血栓等,都预示围术期风险大。②其次了解患者有无心血管疾病,颈动脉和冠状动脉之间存在相同的发病机制和危险因素,因此行颈动脉内膜剥脱术的患者常伴有冠心病,而伴有冠心病的患者围术期并发症和死亡率明显升高。高血压作为心脑血管损害的危险因素增加了围术期脑梗死的发生率,详细询问患者术前高血压情况以指导术中的血压管理。术前如无特殊情况,继续服用心脏治疗药物和抗高血压药物。③此类患者在术前常服用抗凝药物,应询问患者的用药情况,做出适当的调整。除非有禁忌,整个围术期不应停用阿司匹林。

本例患者,术前高血压诊断明确,心功能 I 级,脑血管造影见左侧的后交通动脉开放,后向前部分代偿左侧前循环血供。因此在颈动脉短暂阻断时,可耐受"诱导性高血压"。并且该患者在术中放置了颈动脉转流管,因此术中以避免低血压发生为目标。

2. 颈动脉内膜剥脱术的麻醉管理目标是什么?

CEA 手术的围术期麻醉管理目标包括:①保护心、脑不发生缺血性损伤;②控制血压和心率,绝对避免发生低血压;③控制血糖水平不超过 11mmol/L;④消除手术疼痛及缓解应激反应;⑤术毕清醒以便进行神经功能检查。

3. 颈动脉阻塞性疾病的患者,其脑血管自动调节功能会发生怎样的改变?

大脑血管自动调节是指平均动脉压在很广的范围内(50~150mmHg)变动时,大脑血管自动收缩或舒张、保持脑血流[40~60ml/(100g·min)]相对稳定的能力。颈动脉的狭窄或梗死可以引起阻塞部位后的血管内压力降低,为了保持脑血流的恒定、避免脑缺血,脑血管就会扩张;当颈动脉的阻塞进一步加重后,其后的脑血管就会最大程度地扩张。这时脑血管失去自动调节的能力,脑血流变得被动、并依赖于体循环的压力(血压)。

4. 行颈动脉内膜剥脱术的患者在围术期的心肌保护和脑保护如何平衡?

在 CEA 手术中,心肌保护和脑保护在一定程度上是矛盾的。动脉粥样硬化的病变是全身性的,不仅造成颈动脉阻塞性疾病、从而需要行 CEA 手术,同时常伴有冠状动脉粥样硬化性心脏病。而对于后者的心肌保护通常采取的治疗措施,包括相应的减慢心率、降低血压和避免由于增强心肌收缩力而引起的心肌氧耗增加。而通常在 CEA 术中,由于颈动脉阻塞后脑血管已失去自动调节的能力,脑血流灌注被动地依赖于体循环的压力(血压),所以为保证脑灌注、避免脑缺血发生,常需要运用血管活性药物增强心肌收缩力、收缩血管,从而升高血压。因此从这个角度来说,心和脑的保护措施在颈动脉内膜剥脱术中是相矛盾的。为此,如前所述的术前评估就显得尤为重要。了解患者术前的 HR、BP、心功能以及脑血管造影的情况,有助于确定围术期一个可接受的心血管调控范围。在不超出此范围的前提下,维持可接受的较高血压以保证脑灌注、避免发生脑缺血。

5. 吸入麻醉药物是怎样影响脑灌注和脑代谢率的?

正常情况下,大脑的血流是直接随着脑氧代谢率而改变的,但是吸入麻醉药分离了这种关系。在降低脑氧代谢率的同时,却扩张脑血管、增加脑血流。因此,从理论上说,吸入麻醉药物可提供一定的脑保护。但目前对于 CEA 手术,吸入全麻和静脉全麻、哪种更有优势,尚无定论。

6. 颈动脉阻塞性疾病的患者,脑血管对高、低 CO_2 血症的反应如何?

正常情况下,血中二氧化碳分压对脑血管的调控表现为:高 CO_2 血症,能强烈扩张脑血管;低 CO_2 血症时,脑血管收缩。

脑缺血时、脑血管扩张的区域达最大范围,上述的调节关系被破坏,脑血管对高、低碳酸血症的反应可能变得混乱。高 CO_2 血症:缺血区域以外的正常反应血管扩张→血液从缺血区域流走→灌注更加不足→脑内盗血症。

低 CO_2 血症：缺血区域和处于临界灌注状态区域的血管收缩→使临界灌注区域变成真正的缺血区域→"逆盗血症"效应。此外，高 $PaCO_2$ 增强了交感神经活动，心率增快、增加心肌的耗氧、诱发心律失常，对合并冠心病的患者来说也是不利的。因此在实施 CEA 手术的患者，术中应保持 $ETCO_2/PaCO_2$ 在正常范围。

7. 术中哪些监测手段能让我们更好了解脑血流灌注情况？

监测脑血流灌注，可以选择经颅多谱勒超声（TCD）、颈内静脉血氧饱和度（$SjvO_2$）、颈内动脉阻断远端压等，以避免脑灌注不足或过度。此外，术中也可采取一些电生理监测加强脑保护，并可通过监测脑电图、脑电双频谱指数（BIS）、或皮质诱发电位变化来判断有无神经功能缺陷。术中进行颈动脉夹闭期间，适度提高体循环血压以增加脑灌注可以降低脑缺血风险。如果脑血流和神经监护提示脑灌注不足，可以选择性地实施分流术。脑电图和保持清醒状态是神经监护的两个"金标准"。

8. CEA 术后管理需要注意哪些问题？

40% 的患者在术后发生血压不稳定，与颈动脉窦压力感受器的功能失调有关。其传入神经是窦神经，传出神经是心迷走神经、心交感神经和交感缩血管神经，效应器是心脏和血管。如果窦神经由于手术操作导致其功能受损→不能发挥"降压反射"→发生高血压→加剧脑灌注综合征；如果窦神经功能正常→内膜斑块剥离后，对压力感受器的刺激增强→发挥"降压反射"→发生低血压。因而术后必须监测血压，并给予相应的处理。

CEA 手术也可能导致颈动脉体的化学感受器受损，这种损害甚至可长达 10 月之久。该化学感受器对感受动脉血低 O_2 十分重要，可反射性引起呼吸加深加快。如果颈动脉体的化学感受器在 CEA 术中受损，那么术后易发生低氧血症。因此，应避免应用抑制呼吸的药物，术后早期（PACU 内）应适当吸氧。

【小结】

颈动脉阻塞性疾病常由于动脉粥样硬化引起，颈动脉内膜剥脱术（carotid endarterectomy，CEA）是解除颈动脉狭窄、减轻脑缺血症状和预防缺血性脑卒中最有效的方法。由于动脉粥样硬化的病变是全身性的，因此患者常同时伴有冠状动脉粥样硬化性心脏病。CEA 术中为改善缺血区域的脑灌注，常实施"诱导性高血压"，但需强调这种方法的实施是具有前提条件的：如果脑内侧支循环差，提高血压并不改善脑血流，反而加重心脏负担、引起脑出血及脑水肿的风险。在这种情况下，选择颈动脉转流＋避免低血压是十分必要的。CEA 术后可能发生血压波动（高/低血压）和低氧血症，都提示术后早期监护、吸氧的重要性。

【专家简介】

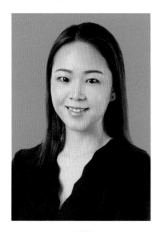

邓萌，副主任医师，复旦大学附属华山医院麻醉科，博士。1999 年毕业于上海医科大学临床医学专业后，一直从事麻醉临床工作。2006 年赴美国辛辛那提儿童医学中心麻醉科访问学习 6 个月。2012 年 5 月至 2014 年 5 月，在美国辛辛那提儿童医院、师从著名的 Dr. Loepke 教授、以 Research Fellow 的身份学习科研，并发表了较高质量的论文。2015 年获国家自然科学基金资助项目（青年基金）。诊疗特长：神经外科手术麻醉，危重病人麻醉管理，儿科麻醉。科研方向：全身麻醉药物对脑神经发育的影响。发表 SCI 论文 5 篇，最高单篇影响因子达 11 分。

邓萌

【专家点评】

1. 颈动脉硬化狭窄拟行 CEA 手术的患者,术前需了解脑内前、后循环的开放情况以及动脉粥样硬化是否累及到心脏。

2. 围术期血压管理需做好心肌保护和脑保护之间的平衡,不能简单地通过提升血压改善脑缺血而忽略心率增快、血压升高可能对心脏带来的损害。

3. 术中绝对避免发生低血压,避免过度通气或通气不足、维持 $ETCO_2/PaCO_2$ 值在正常范围。

4. 做好术后镇痛,术后早期需监控血压,吸氧避免低氧血症。

【参考文献】

1. Brott T.G, Halperin J.L, Abbara S et al. Guideline on the management of patients with extracranial carotid and vertebral artery disease. Catheter Cardiovasc Interv, 2013, 81（1）：E76-123.
2. Miller R.D.Miller's anesthesia. 8th ed. Elsevier Inc, 2015.
3. Meng L, Gelb A.W. Regulation of cerebral autoregulation by carbon dioxide. Anesthesiology, 2015, 122（1）：196-205.

44　急性下肢动脉取栓术围麻醉期管理

【导读】

急性下肢动脉栓塞是常见的血管外科急诊,是指血块或进入血管内的异物成为栓子,随着血流停顿在口径较小的周围动脉造成血流障碍。此类手术对患者生理产生的影响与围术期心脏手术相似。急性动脉栓塞病情发展迅速,其致死、致残率较高,因而手术越早效果越佳,尽可能避免患者截肢的痛苦,提高其生活质量。据统计40%~80%的此类患者均合并有心血管系统疾病,因此需加强术中监测,及时与外科医师沟通,关注手术进展,精细化麻醉管理,以减少不良事件的发生。

【病例简介】

患者,男性,71 岁,身高 172cm,体重 68kg,因"突发性右下肢剧烈疼痛 10 小时"入院,术前诊断:右下肢动脉栓塞,拟在全麻下行"右下肢血运重建术+骨室筋膜切开减压术"。

病史资料:自诉体健,无高血压、糖尿病、冠心病等病史;无长期服药及药物过敏史。实验室检查:血常规、生化、凝血四项等均未做;辅助检查:心电图示窦性心律,ST-T 改变,HR 112 次/分。

患者入室时精神萎靡,配合尚可,开放左上肢静脉通路,连接心电监护:HR 110bpm,SpO$_2$ 96%,BP 142/90mmHg;麻醉诱导(1：00):予咪达唑仑 2mg,依托咪酯 18mg,维库溴铵 8mg,芬太尼 0.2mg,3 分钟后行气管插管,操作顺利;固定气管导管后行左桡动脉穿刺置管,建立有创动脉压监测;使用全凭静脉麻醉方式进行维持,用药如下:2% 丙泊酚 15ml/h,阿曲库铵 10mg/h,瑞芬太尼 0.25mg/h。

麻醉诱导后 15 分钟(1：15)行血气分析示:pH 7.37,PCO$_2$ 44mmHg,pO$_2$ 373mmHg,K$^+$ 3.3mmol/L,Glu 8.6mmol/L,HCT 61%,HB 20.7g/dl,余指标无明显特殊;(1：35)手术开始,约 10 分钟后患者血压开始缓慢下

降,予加快输注复方氯化钠,并加用去氧肾上腺素 1mg/h[0.25μg/(kg·min)]泵注。手术开始 45 分钟后(2:20)下肢动脉血栓取出,予地塞米松 10mg,行血气分析示:pH 7.33,PCO₂ 38mmHg,pO₂ 520mmHg,Lac 2.9mmol/L,HCT 53%,HB 18.0g/dl,余指标无明显特殊;此时总结患者生命体征及出入量如下:血压波动于 110~140/50~90mmHg,心率介于 90~110 次/分,P$_{ET}$CO₂ 介于 31~33mmHg,输液共 1100ml,出血:50ml,尿量:50ml。10 分钟后(2:30)患者血压严重持续下降,最低 50/30mmHg,心电监护示:HR 波动于 80~90 次/分,形态较前无明显改变;P$_{ET}$CO₂ 增高,38~39mmHg;同时气道压也有所增高,峰压超过 35cmH₂O,麻醉机呼吸模式改为手控模式,呼吸阻力较前增大;听诊两肺呼吸音粗,可闻及哮鸣音,无明显啰音;行血气分析:pH7.30,PCO₂ 67mmHg,PO₂ 263mmHg,Ca²⁺0.97mmol/L,Lac 3.9mmol/L,HCT 51%,HB 17.8g/dl,余指标无明显特殊。处理:去氧肾上腺素增加至 5mg/h[1.25μg/(kg·min)]泵注,并加用多巴胺 5μg/(kg·min)泵注,予呋塞米 20mg,西地兰 0.2mg 静推,氢化可的松 100mg 静滴。10 分钟后(02:40)血压波动于 70~100/40~60mmHg,HR 80~110 次/分,心电监护示室性早搏,尿量较前无增加,血气分析示:pH 7.23,PCO₂ 50mmHg,PO₂ 198mmHg,K⁺ 5.1mmol/L,Ca²⁺ 0.86mmol/L,Lac 4.2mmol/L,HCT 51%,HB 17.9g/dl,BE −7.5mmol/L,余指标无明显特殊;遂予处理:碳酸氢钠 60ml 静滴,氯化钙 0.5g,呋塞米 20mg 静推。经过处理,20 分钟后患者一般情况较前好转;血气分析:pH 7.32,PCO₂ 45mmHg,pO₂ 222mmHg,Lac 4.0mmol/L,HCT 51%,HB 17.5g/dl,余指标无明显特殊,继续密切监测生命体征及水电解质及酸碱平衡情况,约 30 分钟后患者转入 ICU,血压 100/65mmHg,HR 90 次/分,尿量 350ml。

患者术中血气分析一览见表 4-5。

表4-5　患者术中血气分析

指标	1:13	2:20	2:31	2:45	3:01	3:26
pH	7.37	7.33	7.30	7.23	7.32	7.33
PCO₂(mmHg)	44	38	67	50	45	43
PO₂(mmHg)	373	520	263	198	222	267
Na⁺(mmol/L)	136	138	138	137	136	139
K⁺(mmol/L)	3.3	3.8	4.5	5.1	4.6	4.4
Ca²⁺(mmol/L)	1.02	1.01	0.97	0.86	1.16	1.08
Glu(mmol/L)	8.6	5.2	5.2	6.2	6.8	7.1
Lac(mmol/L)	2.0	2.9	3.9	4.2	4.0	3.7
Hct(%)	61	53	51	51	51	48
BE(mmol/L)	−0.4	−1.2	−3.0	−7.5	−2.6	−2.8
Hb(g/dl)	20.7	18.0	17.6	17.5	17.5	16.6
SO₂	100	100	100	100	100	100

【问题】

1. 简述急性下肢动脉栓塞的病因
2. 急性下肢动脉栓塞患者的麻醉前评估要点
3. 急性下肢动脉栓塞患者的血流动力学变化特点
4. 急性下肢动脉栓塞患者再灌注综合征的预防措施

1. 简述急性下肢动脉栓塞的病因

急性下肢动脉栓塞往往发病较急,其病因有三类:①心源性,过去以风湿性心脏病为主,尤其是二尖瓣狭窄的患者,易形成心房附壁血栓,近年来,动脉硬化和心肌梗死,冠心病患者常发生血栓形成;②血管源性,动脉瘤、动脉硬化时动脉硬化粥样物质形成的栓塞,大的栓塞可来源于大的动脉粥样物质、血栓和胆固醇结晶的混合物,脱落到动脉循环。小的栓塞由于胆固醇结晶的释放或由于溃疡性动脉硬化斑点脱落引起;③医源性,心脏人工瓣膜置换和人工血管移植、动脉造影、血管透析的动静脉瘘、动脉内留置导管,动脉疾病的腔内治疗,都可能引起动脉栓塞。

2. 急性下肢动脉栓塞患者的麻醉前评估要点

据统计,40%~80%的此类患者均合并有心血管系统疾病,对此类患者的麻醉前评估应注意:

(1) 详细了解病史,及时与外科医师沟通,形成动脉栓塞的可能原因,当前的治疗措施等;

(2) 此类患者急诊较常见,麻醉的评估要关注患者患肢疼痛的持续时间,合并症及相关治疗情况;

(3) 询问患者其他合并症,尤其关注是否合并心血管系统疾病,是否经正规诊断及治疗;

(4) 关注患者的实验室检查结果,此类患者往往合并血红蛋白增多症、红细胞增多症、血小板增多症;

(5) 了解有无长期用药史及肝肾等重要脏器功能情况。此外,对于此类急诊患者,麻醉诱导前最好局麻下行有创动脉血压监测,同时进行血气分析,了解其术前内环境情况。

3. 急性下肢动脉栓塞患者的血流动力学变化特点

根据此类患者患肢的缺血时间可分为缺血损伤的早期和晚期,其血流动力学变化如下:

(1) 缺血损伤早期:血流动力学呈低排高阻,表现为总外周阻力增高、心排血量减少、血压增高。

(2) 缺血损伤晚期:血流动力学呈高排低阻,表现为总外周阻力减少,心排血量增高(与早期相比较),血压降低。35分钟相当于缺血损伤的早期,60分钟以上相当于缺血损伤晚期。随着肢体缺血时间的延长,组织产生大量氧自由基和脂质过化物,可在肌肉中积聚增多,恢复的血流后可将氧自由基、酸性代谢产物等有毒物质运送至远隔组织器官(心、肺、脑、肾),或通过激活中性粒细胞使远隔器官损伤;此时血流动力学变化呈低排低阻,表现为总外周阻力突然降低、心排血量短期增高后骤降、血压骤降。缺血时间越长,缺血范围越大,受累肌肉越多,局部和全身损害也越严重。缺血肢体血液恢复灌注时如灌注速度过快、灌注量过大可加剧血管内皮的损伤,增加液体的外渗,损害程度越重。

4. 急性下肢动脉栓塞患者再灌注综合征的预防措施

急性下肢动脉栓塞患者再灌注综合征,即缺血-再灌注损伤是指在缺血的基础上,恢复血流后组织损伤反而加重,甚至发生不可逆性损伤的现象。缺血-再灌注损伤的发生取决于缺血时间,组织器官的结构、功能、代谢特点,再灌注的条件等因素。常发生在心、脑、肾、骨骼肌等器官。目前认为其基本机制主要是自由基、细胞内钙超载、白细胞、微循环障碍的共同作用。缺血-再灌注时大量增多、激活的白细胞产生的自由基及各种细胞因子,不仅加剧了再灌注组织的损伤,白细胞的聚集、黏附及血管内皮细胞的结构和功能损伤也导致了微循环障碍。因而,白细胞与微循环障碍是缺血-再灌注损伤引起各脏器功能障碍的关键原因。

急性动脉栓塞一旦确诊应及时手术治疗,术中取尽栓子及继发性血栓,尽快恢复患肢血供以减少肢体缺血的时间。此类患者在手术过程中,尤其是栓塞动脉再开放时,应注意以下几点:

(1) 加强监测,密切观察病情及血流动力学变化,必要时加用血管活性药物,慎用负性肌力药物,宜将此类患者血压维持在正常偏高水平,维持血流动力学稳定;

(2) 积极监测动脉血气并及时调整,及时处理酸中毒和高钾血症,维持电解质及酸碱平衡;

(3) 对缺血损伤严重的患者在开放前快速滴入适量碳酸氢钠,直接碱化尿液,同时对抗酸中毒,降低血钾,合理的使用能有效保护心肌,改善肾功能;

(4) 根据尿量及时调整利尿剂的使用,必要时可增加剂量,当出现无尿、明显酸中毒,高钾血症及肾功能衰竭时应考虑血液透析。

【小结】

急性下肢动脉栓塞病情发展迅速,致死、致残率较高,部分患者经急诊取栓术后产生严重再灌注损伤,继发不可逆性休克、心肌梗死甚至急性脏器功能衰竭。通常情况下多数患者合并症较多,年龄偏大,尤其合并有心血管系统疾病,而此类患者往往急诊较为常见,因此需争取以最短的时间全面把握患者的病情,评估患者的心肺功能,了解其相关的病史及治疗;术中加强监测,关注手术进程,优化麻醉管理,与外科医师功能合作,改善患者的预后。

【专家简介】

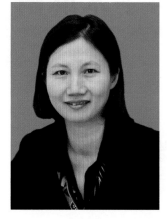

顾小萍

顾小萍，主任医师，南京大学附属南京鼓楼医院主任医师。 现任中华医学会麻醉学分会老年学组，骨科学组委员。 江苏省医学会麻醉专业委员会常委，南京市医学会麻醉专业委员会副主任委员。 自 1995 年毕业于南京大学医学院后，一直就职于南京大学附属南京鼓楼医院麻醉科。20 年来积累了丰富的临床麻醉工作经验，擅长老年患者，脊柱矫形患者，移植患者的临床麻醉管理，并具丰富的教学经验。 主要科研方向术后认知功能障碍和疼痛机制研究。

【专家点评】

1. 急性外周动脉栓塞是指栓子自心脏或近侧动脉壁脱落或自外界进入动脉，被血流推向远侧，阻塞动脉血流而导致肢体缺血以至坏死的一种病理过程，因发病急骤而得名。动脉栓塞的栓子以心源性最为常见，约占 80%～90%。房颤和近期发生的(不足 4 周)伴有壁内血栓的心肌梗死是栓子的两个主要来源。十年前国内下肢动脉栓塞的主要病因是风湿性心脏瓣膜病，而在欧美地区冠心病是主要因素。随着风湿性心脏瓣膜疾病发病率的下降，抗凝剂的使用以及冠心病患者的增多，二者的发病率在逐渐接近。而冠心病患者常伴有全身动脉粥样硬化的改变，如何预防相关心血管并发症的发生，是对麻醉管理提出的新挑战。

2. 急性外周动脉栓塞的手术治疗宜在栓塞发生的 4~6 小时内进行，以避免不可逆的组织损害的发生。因此在术前访视中要非常关注患者相关症状发生的时间。在长时间缺血的患者必须做好出现再灌注并发症的准备。包括心血管功能的维护，代谢性酸中毒的纠正，高钾血症的调整。在超过 20 小时的急性外周动脉栓塞患者，必要的情况下需要准备床旁血浆置换在开放同时进行血浆置换，以避免不可逆的心肌损伤和肾功能损伤。

【参考资料】

1. 邓小明，姚尚龙，于布为，等. 现代麻醉学. 第 4 版. 北京：人民卫生出版社，2014.
2. (美)巴特沃斯著. 摩根麻醉学. 第 5 版. 王天龙，刘进，熊利泽主译. 北京：北京大学医学出版社，2015.
3. Ronald D. Miller 著. 米勒麻醉学. 第 8 版. 邓小明，曾因明，黄宇光主译. 北京：北京大学医学出版社，2016.
4. 李桂源. 病理生理学. 第 2 版. 北京：人民卫生出版社，2010.

第五章 普外科手术麻醉

45 巨大甲状腺癌侵入气管患者的气道管理

【导读】

困难气道患者的术前评估至关重要,在处理困难气道之前需要进行充分的准备。在困难气道的处理过程中应遵循以下原则:仔细评估,循序渐进,结合已有的条件和自身经验,杜绝不必要的损伤。

【病例简介】

患者,女性,51岁,身高160cm,体重56kg。以"甲状腺癌术后2年,胸闷气喘半年"为主诉入我院甲状腺头颈外科。电子支气管镜检查提示:会厌部黏膜肥厚肿胀,声门下气管明显狭窄,距离声带约1cm处可见气管隆起,右管壁下肿物生长致明显狭窄,局部血供丰富。CT检查示甲状腺右叶肿块伴钙化,突入气管,肿瘤最大截面约43mm×33mm,声门下2~4.5cm处可见气管狭窄,双肺转移瘤(图5-1)。

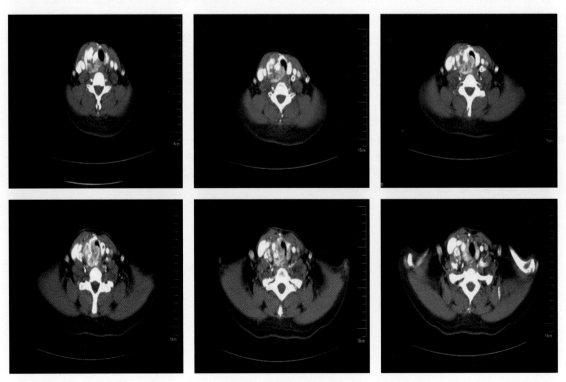

图5-1 患者的CT图像

200

此次入院拟行甲状腺癌根治术。患者既往有高血压病史,口服吲达帕胺治疗。10年前曾行左颈囊肿切除术,否认糖尿病、冠心病、脑血管疾病史。术前实验室检查提示:甲状旁腺素:5.16pg/ml,钾离子:3.27mmol/L(降低),钙离子:1.86mmol/L,游离三碘甲状腺素(T3):3.92pmol/L,游离甲状腺激素(T4):13.18pmol/L,促甲状腺激素(TSH):8.72mmol/L(升高),甲状腺球蛋白276.3ng/ml(升高),抗甲状腺球蛋白抗体10.45IU/ml;动态心电图提示偶发室早。患者术前余检验结果基本无异常,未见麻醉及手术禁忌证。

患者查体:头颈屈伸正常,甲骸距离约4横指,口齿正常,张口可见软腭、咽峡弓、悬雍垂,Mallampati分级Ⅲ类。影像学检查:CT提示患者鼻腔咽部正常,声门下2~4.5cm处可见气管狭窄。

手术间备困难气道抢救车(可视喉镜、纤维气管镜、插管喉罩、各型号喉罩和各型号气管导管及口咽通道)和气管切开包,麻醉前30分钟给予甲波尼龙40mg,盐酸戊乙奎醚0.5mg静脉注射;麻醉前10分钟给予右美托咪定20μg静脉点滴镇静;用0.5%利多卡因20ml加0.5%罗哌卡因20ml混合液,行双侧颈浅颈丛(单侧各注射15ml)加右侧颈深颈丛神经阻滞(注射10ml)。神经阻滞麻醉满意后,术者逐层分离暴露瘤体和气管,分离过程中随时和患者沟通,保持患者清醒,予以充分吸氧。至完全暴露瘤体和气管后行静脉快速诱导,所用药物为:舒芬太尼10μg、顺式阿曲库铵14mg、丙泊酚140mg,可视喉镜下插入ID 5.5mm钢丝加强气管导管,置入深度距门齿22cm,听诊双肺呼吸音对称清晰,确认气管导管前端越过瘤体后,固定气管导管行机械通气,气道通气压力12cmH$_2$O,呼吸末二氧化碳42mmHg。术中采用七氟烷吸入、复合间断推注舒芬太尼和顺式阿曲库铵维持全身麻醉。手术时间约8小时,出血量约100ml,尿量1200ml,共补液4000ml,其中晶体3000ml,胶体1000ml。麻醉期间循环、呼吸稳定,术后患者自主呼吸完全恢复,意识完全清醒后拔除气管导管,之后在手术间观察约10分钟,期间呼吸正常,语音功能正常。随后转入麻醉后恢复室(PACU),继续观察30分钟后平安转回病房。术后顺利出院。

【问题】

1. 临床上如何定义困难气道,其发生率多少?
2. 如何精确预计并评估困难气道?
3. 困难气管插管如何处理? 针对该患者应如何制定插管计划?
4. 如诱导后发生紧急气道,如何制定下一步计划?
5. 气管插管困难的患者怎么正确掌握拔管指征?

1. 临床上如何定义困难气道,其发生率多少?

困难气道包括困难气管插管和困难面罩通气,其发生率依据其定义不同而有所区别。1993年,ASA将困难气管插管定义为"用传统喉镜需要尝试3次以上或多于10分钟才能将导管插入气管"。1998年CAFS(Canadian Airway Focus Group,加拿大气道管理小组)定义为"当一位熟练的喉镜检查专家使用直接喉镜需要用同一镜片尝试2次以上,或改用另一镜片或直接喉镜的配件,或用直接喉镜插管失败后使用另一设备或技术"。据文献报道困难气道发生率为1.15%~3.8%。

ASA困难气道处理小组将困难面罩通气定义为"因具有以下一个或多个问题而导致麻醉医师无法提供足够的面罩通气:面罩不能密闭,过多的气体漏出,或气体的进出有过大的阻力"。文献报道困难面罩通气发生率约为5%,其中无法进行面罩通气的比率为0.01%~0.08%。Langeron提出了5个导致困难面罩通气的生理性因素:①胡须;②肥胖;③年龄大于55岁;④没有牙齿;⑤打鼾病史。

2. 如何精确预计并评估困难气道?

困难气道评估包括以下几方面:

(1)头颈:①检查寰枕关节及颈椎的活动度,正常头颈伸范围90°~165°,如头后伸不足80°,可能发生插管困难。个别肥胖患者因其颈短粗或颈背脂肪过厚也可能影响头后仰。②甲骸距离:如小于3~4横指,提示窥视声门可能受限。

(2)口齿情况:①张口情况,正常张口门齿间距可达4~5cm(三指宽),如张口2~3cm(两指宽)为Ⅰ度张口困难,尚能置入喉镜接受慢诱导或快速诱导插管,如张口为 1.2~2cm(一指宽)为Ⅱ度张口困难,多见于颞颌关节退行性病变、类风湿性关节炎、小颌症、上切牙前凸及巨舌症等,常无法置入喉镜。不能经口明视插管,通常采用经鼻盲插或其他方法插管。②舌与咽部的关系:Mallampati 等指出,舌体的大小及其基底部的宽窄可视为一种简单预测困难插管病例的有用指标。Mallampati 一般可分为 4 级(表 5-1)。其中 I 级病人的气道通畅程度为 99%~100%;Ⅱ级病人的气道通畅或部分通畅者占 90%,其中约 10% 病人存在气道异常。一般 I、Ⅱ级舌咽关系的病人,其气管插管多数无困难。Ⅲ、Ⅳ级病人多数存在气道异常或完全不通畅,插管容易遇到困难,甚至失败。

表 5-1　Mallampati 分级

	I 级	Ⅱ级	Ⅲ级	Ⅳ级
能见到的咽部结构	软腭、腭弓、悬雍垂和咽后壁	软腭、腭弓和悬雍垂	软腭,悬雍垂根部	软腭
预示实际能显露声门的程度	完全显露	仅可见声门联合	仅见会厌顶缘	看不到喉头结构

对绝大数的患者只需详细询问病史和体格检查,少数患者需要结合喉镜,胸部 X 线,气道 CT,纤维支气管镜等辅助检查进一步评估气道。

3. 困难气管插管如何处理? 针对该患者应如何制定插管计划?

对于一般气管插管困难患者的选择原则,应分以下情况进行考虑:

(1) 患者是否存在面罩通气困难。如患者存在为较严重的鼾症,口腔、咽部气管腔内外水肿、肿块或活动性出血,使用镇静剂或其他可能导致患者呼吸暂停的药物要慎重。询问患者平时睡眠时有无呼吸困难,睡眠时的体位,有无窒息憋醒等可有助于判断有无呼吸困难,对明显存在通气困难的患者最好选用清醒气管插管;对可能出现通气困难的患者,可用七氟烷诱导,观察患者通气困难程度随意识改变的情况,若意识消失无明显通气困难,可考虑进行全身麻醉快诱导。

(2) 无通气困难,仅是插管困难的患者。可根据预计困难程度不同,采用不同的插管技术。预计困难程度不大者,可以采用七氟烷或小剂量静脉镇静剂+琥珀酰胆碱尝试暴露声门。如果完全不见声门,但会厌显示完整者,可盲探气管插管,但多数情况下需要插管探条导丝辅助。如果仅显露会厌尖部、甚至完全不见会厌,则应立即面罩通气或置入喉罩保证通气,积极准备采用其他插管技术,但要对设备设定时间上限非常必要,以避免反复气道内操作导致咽喉部水肿,进而导致急症气道的出现。

(3) 术前未知患者困难气道,而患者又接受了全身麻醉诱导。①如果面罩通气良好,仅是插管困难,可在保持良好的面罩通气前提下,采用其他插管技术,包括:可视喉镜、纤维支气管镜、各种喉罩和光棒等进行气管插管,必要时需要联合应用两种或两种以上上述技术才能顺利完成气管插管。②如果面罩通气困难,则急诊手术可能需要气管切开,择期手术可以等待患者意识恢复、自主呼吸恢复后停止当日手术,择日再行手术。再次手术时可以选择清醒插管。如患者氧供不能保证,紧急情况下则可以选择声门下通气措施,如:经皮环甲膜导管置入术或气管切开术。

本病例中患者甲状腺巨大肿瘤已侵入气管,肿瘤最大截面约 43mm×33mm,声门下 2~4.5cm 处可见气管狭窄,常规诱导麻醉后可能造成困难气道和困难面罩通气的情况,且患者肿瘤体积巨大,与术者沟通后确认术前气管切开较为困难。故选择颈丛神经阻滞麻醉,手术暴露气管后再行全身麻醉诱导,该麻醉手术方案,在患者麻醉诱导后发生急症气道时,可行紧急气管切开保证患者的通气安全。

4. 如诱导后发紧急气道,如何制定下一步计划?

紧急气道(Can't intubate. Can't ventilate, CICV)虽然发生率只有 0.01‰~0.02‰,但绝对是临床危急情况。如果使用直接喉镜发生插管条件不佳,可以选择如纤维支气管镜、可视喉镜、可插管喉罩、光杖等其他困难气道处理设备,必要时需要两种或两种以上设备进行气管插管,但对于这些设备设定时间上限非常必要,以避免反复气道内操作而导致急症气道的出现。如果发生了 CICV,在大部分危机情况下,喉罩可以提供有效的紧急通气。目前要求在 CICV 发生时,能够紧急插入声门下通气装置来保证通气。保证声门下气道建立最常用的方法包括经皮环甲膜切开术、环甲膜置管术以及气管切开术(表 5-2)。Henderson JJ 等提供了 CICV 的处理流程(图 5-2)。

表5-2　CICV的处理选择

肺通气的最佳化	①改变头位置,提起下颌,使用双人扣面罩
	②改进面罩,更换面罩,调整面罩充气量
	③插入合适的口咽或鼻咽通气道
	④插入合适的喉罩
声门下通气道的选择	①经皮环甲膜导管置入术
	②经皮环甲膜切开术
	③气管切开术

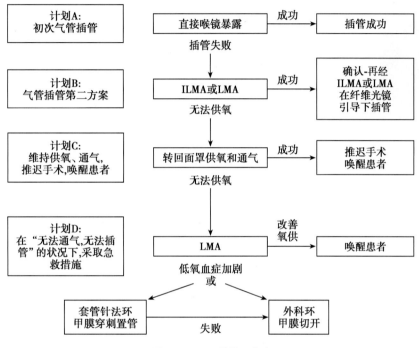

图5-2　CICV的处理方案

5. 气管插管困难的患者怎么正确掌握拔管指征?

对待插管困难患者的拔管,必须十分小心,因拔管后可能存在再度呼吸困难,而需要再次插管,可能会遇到极度困难而导致生命危险。因此必须待患者自主呼吸完全恢复,意识恢复,患者完全清醒后再行拔管。可以通过漏气试验、肉眼观察和影像学检查明确气道肿胀情况来进行拔管风险评估,只要怀疑存在风险可选用先经气管导管置入喷射通气导管、插管探条或纤维支气管镜再行拔管,如拔管后出现气道梗阻,可以沿着引导管重新置入气管导管。拔管后应密切观察患者呼吸状态。

【小结】

对于所有评估有困难气道的患者,应尽可能预先给氧。麻醉手术前从病史、查体或相关检查全面、详细评估,可以帮助我们了解潜在的困难气道并做出相应的准备。一旦发生CICV,需要麻醉医生采取及时、恰当和果断的处理措施。气道管理是麻醉医生的职责,掌握好各种困难气道处理的原则和技能是我们义不容辞的责任。

【专家简介】

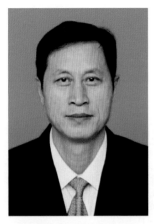

卢锡华

卢锡华，主任医师，郑州大学硕士生导师，现任郑州大学附属肿瘤医院（河南省肿瘤医院）麻醉科主任。 主要的研究方向：肿瘤麻醉、老年及复杂危重患者的临床麻醉，对心肺复苏和脏器保护有很深的造诣。 以项目负责人身份承担各级科研课题 三项，以第一或通讯作者在国内外专业期刊发表论文 40 余篇。 现任中国抗癌协会肿瘤麻醉与镇痛委员会全国委员、中国医师协会麻醉医师分会委员、中华医学会麻醉分会肿瘤麻醉学组委员、河南省抗癌协会理事、河南省抗癌协会肿瘤麻醉与镇痛专业委员会主任委员、河南省医师协会麻醉分会副会长兼麻醉质控学组副组长、河南省医学会麻醉分会常委、省卫计委麻醉质控中心委员、妇幼保健协会麻醉与疼痛学会副主任委员。 现任《中华麻醉学杂志》审稿专家。

【专家点评】

　　1. 该病例为巨大甲状腺肿瘤突入气管造成困难气道的麻醉处理。耳鼻喉科手术患者麻醉气道管理的难度很大，临床上对这类患者需要完善的术前准备，必要时可采取清醒插管、气管切开等措施。对于这类患者，麻醉医生应给予及时、恰当和果断的处理方案，要谨记采取的所有措施都是为了保证患者的通气安全。对预测气管插管困难者，可在镇静、表面麻醉状态下，采用直接喉镜轻柔、快速观察咽喉部，对于轻易窥视到会厌者可用快速诱导，经窥视不能轻易显露会厌者可用慢诱导或清醒镇静下完成气管插管。少数困难插管需借助喉罩、纤维气管镜引导。对于声门或声门下阻塞者不宜行快诱导，可在表面麻醉下，准备中空管芯引导气管导管进入气管内，同时备好金属气管镜和喷射呼吸机，应急处理气道梗阻。

　　2. 全身麻醉苏醒期病人，仍存在不同程度的镇静，应加强呼吸道管理，待患者自主呼吸完全恢复，意识完全清醒后再行拔除气管导管。

　　3. 对于鼾症和鼻咽部手术、肥胖病人及儿童，麻醉苏醒期应先送麻醉后恢复室，以防转运过程中发生意外。

【参考文献】

1. Miller RD（ed）. Anesthesia. 7th ed. New York：Churchill Livingstone，2011.

2. Henderson JJ，Popar MT，Latto IP，et al：Difficult Airway Society guidelines for management of the unanticipated difficult intubation. Anaesthesia 59：675-694，2004.

3. Lee LA，Domino KB：The Closed Claims Project. Has it influenced anesthetic practice and outcome? Anesthesiol Clin North Am 20：485-501，2002.

4. Rose Dk，Cohen MM：The airway：Problems and predictions in 18500patients. Can J Anaesthe 41：372-383，1994.

5. Fetterman D，Dubovoy A，Reay M：Unforeseen esophageal misplacement of airway exchange catheter leading to gastric perforation. Anesthesiology 2006；104：1111-1112.

6. Danha RF，Thompson JL，Popat MT，Pandit JJ：Comparison of fibreoptic-guided orotracheal intubation through classic and single-use laryngeal mask airways. Anaesthesia 2005；60：184-188.

7. Combes X，Le Roux B，Suen P，et al：Unanticipated difficult airway in anesthetized patients：Prospective validation of a management algorithm. Anesthesiology 2004；100：1146-1150. 46.

46 巨大甲状腺肿患者术后声带麻痹

【导读】

巨大甲状腺肿在临床中并不常见,但仍有一定的发病率。国内外对巨大甲状腺肿的定义尚不十分明确,国内采用较多的标准为:甲状腺肿大Ⅲ度以上,或重量>500g,或甲状腺肿块最大径>10cm。巨大甲状腺肿体积较大,常压迫颈部大血管、甲状腺主要血管、气管及甲状旁腺,导致手术难度增加以及严重的术后并发症。其中喉返神经损伤是甲状腺手术的严重并发症之一,其发生率约为0.5%~5%。喉返神经损伤可以造成患者发声障碍、呼吸困难,甚至危及患者生命安全。因此巨大甲状腺肿的患者接受手术治疗时,麻醉医生应充分评估其相关风险,积极的预防及处理严重并发症,保证患者的围术期安全。

【病例简介】

患者,女性,51岁,身高161cm,体重62kg,颈部肿块20余年。近2年患者自觉肿块缓慢增大,无吞咽困难,无呼吸不畅,无声音嘶哑,偶有疼痛。

体格检查:颈部浅表静脉无怒张,双侧甲状腺呈弥漫性肿大,大小约15.0cm×12.0cm。肿物光滑、质韧、界限清楚、无压痛,随吞咽上下移动(图5-3)。浅表淋巴结无肿大,无血管震颤,未闻及血管杂音。

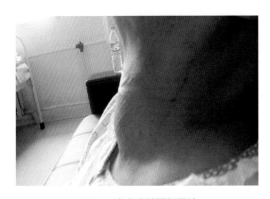

图5-3 患者术前颈部照片

实验室检查:甲状腺功能正常,其余实验室检查结果均未见异常。

彩超检查:甲状腺左侧叶大小7.5cm×7.2cm×8.7cm,被膜平整,右叶大小8.1cm×6.8cm×9.3cm,峡部厚3.1cm,被膜平整,边界清晰,双侧颈部未见肿大淋巴结。

颈部CT:甲状腺双侧叶弥漫性增大,向下至胸廓入口,密度不均,可见斑块状低密度及钙化影,气管受压略向右移位,但未见狭窄(图5-4)。

术前诊断:巨大甲状腺占位。

拟行手术:甲状腺全切术。

手术及麻醉经过:患者常规静脉全麻诱导,经口顺利插入7.0号(ID)气管导管,套囊注气压力适中,吸入七氟烷、静脉泵注瑞芬太尼维持麻醉,间断静注顺式阿曲库铵维持肌松。术中见双侧甲状腺巨大,有多发囊实性结节,结节包裹部分左侧喉返神经(图5-5)。

双侧甲状腺切除后,病理回报为结节性甲状腺肿。术毕,患者苏醒,呼之能应。静脉注射新斯的明2mg、阿托品1mg,待自主呼吸潮气量达到500mL以上,呼吸频率达到16次/分,充分吸引气管及口腔内分泌物后拔除气管导管。拔管后,患者发生呼吸困难,听诊可闻及吸气、呼气双相喉鸣音,出现"三凹征",脉搏氧饱和度(SpO₂)逐渐下降至90%,其他生命体征平稳。此时患者意识清醒、配合指令动作,但无法发声。立刻给予面罩加压通气,气道阻力尚可,SpO₂逐渐升至99%。暂停面罩通气,生命体征平稳,喉鸣有所缓解,但仍有"三凹征",为明确诊断,行经鼻纤维支气管镜检查,镜下可见双侧声带均固定于旁正中位,纤维支气管镜进入气管未见气管受压狭窄及软化,初步判断患者发生了喉返神经损伤导致的双侧声带麻痹。为避免发生窒息,在纤维支气管镜引导下经鼻插入6.5号(ID)气管导管,套囊未充气。患者保留自主呼吸,耐受导管良好,生命体征平稳,送入ICU。术后第2日,拔出气

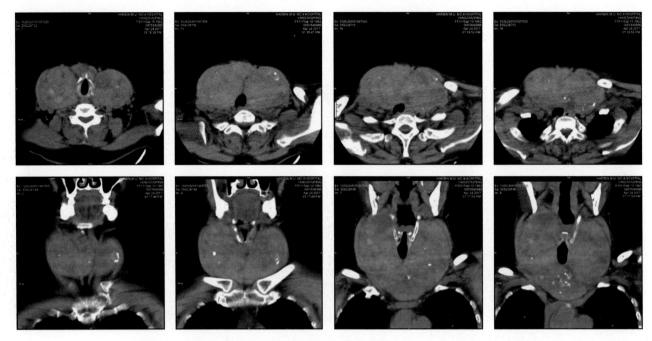

图5-4　患者术前CT图像

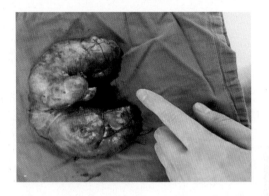

图5-5　术中切除的甲状腺组织

管导管,未发生呼吸困难。但患者声音嘶哑持续至术后第3日,有所缓解,患者转出ICU。

【问题】

1. 简述巨大甲状腺肿的病理生理特点。
2. 麻醉医生术前应如何评估巨大甲状腺肿患者的气道风险?
3. 简述巨大甲状腺肿患者拔管期的处理。
4. 简述喉返神经的解剖学特征。
5. 如何预防喉返神经损伤的发生?喉返神经损伤发生后应如何处理?

1. 简述巨大甲状腺肿的病理生理特点。

①病史长,肿物生长缓慢,长期增生可累及甲状腺周围组织,手术易造成损伤;②结节巨大,可累及胸骨后,术前可压迫气管造成气管狭窄,麻醉诱导期容易发生困难气道,术后易发生气管塌陷;③巨大甲状腺肿可累及喉返神经,术前即可表现为声带麻痹;④个别因囊内出血等原因肿物在短期内突然增大,出现明显呼吸困难;⑤因病程迁延,易发生恶变和继发甲亢。

2. 麻醉医生术前应如何评估巨大甲状腺肿患者的气道风险?

巨大甲状腺肿由于体积巨大,与周围重要血管、神经解剖关系密切,容易导致气管受压、狭窄,甚至气管软化,麻醉前应严格体格检查及评估气道风险。通过颈部和胸部B超、CT及气管镜了解气管受压情况、甲状腺坠入胸内程度;通过"气管软化试验"评估气管软化程度;通过喉镜检查声带是否受到影响,必要时可行肺功检查。对于巨大甲状腺肿患者必要时可以选择清醒气管插管,以免在快速诱导时发生"困难气道"。

3. **简述巨大甲状腺肿患者拔管期的处理。**

巨大甲状腺肿患者拔管属于"高风险拔管",术毕拔管可以参考"气管导管拔管的专家共识"。拔管前应做"气道正压漏气试验",排除手术造成的声门周围水肿。待患者清醒后,边拔导管边严密观察,或使用交换导管辅助拔管,一旦出现呼吸困难,即予重置气管导管。对于具有较高气道风险的患者,术后也可在 ICU 内延迟拔管。由于巨大甲状腺肿血供丰富,术后容易出血,应留置负压引流,床旁放置气管切开包及气管插管工具。

4. **简述喉返神经的解剖学特征。**

喉返神经沿气管食管沟上行,于甲状软骨下角前下方入喉,其运动纤维支配除环甲肌外的所有固有喉肌,感觉纤维支配声门裂以下的喉黏膜、食管上段和气管的感觉。所以当喉返神经损伤时,引起声带的运动障碍,造成声带麻痹,表现为声音嘶哑、呼吸困难等症状。

5. **如何预防喉返神经损伤的发生? 喉返神经损伤发生后应如何处理?**

预防:①直视下操作,熟悉局部解剖,遵循精确的手术操作可以避免不必要的损伤;②颈丛麻醉或局麻下手术,患者保持清醒,术中通过与患者对话了解发音情况;③术中应用神经电生理技术监测手术中容易损伤的神经功能的完整性。术中神经监测可以定位和鉴别喉返神经,明确变异的神经组织,查找损伤点,帮助神经修复中的部位判定,预测术后声带功能。

处理:术中证实发生了喉返神经损伤需立即寻找原因,剪开危险区缝线、解除钳夹、放松牵拉、缝合修复神经、对解剖的喉返神经用周围组织覆盖等。术后发生呼吸困难的情况应立即控制气道,必要时气管插管或气管切开。对术后出现声音嘶哑及迟发性声音嘶哑者应密切观察,定期喉镜检查,判断神经损伤的可能类型,及时明确原因,并辅以糖皮质激素和神经营养因子,坚持发声练习,多能恢复声带功能。但横断等损伤所致的永久性喉返神经损伤的治疗效果并不很理想。因此,目前对于甲状腺手术所致喉返神经损伤重在预防。

【小结】

巨大甲状腺肿的手术操作复杂,容易发生严重的并发症,其中尤其危重的当属累及气道的并发症,如:喉返神经损伤导致的声带麻痹、肿物压迫导致的气管狭窄、气管软化造成的气管塌陷、血肿压迫造成的呼吸道梗阻等,这些并发症均可在短时间内造成患者窒息、乏氧。麻醉医生应充分掌握巨大甲状腺肿的病理生理特点,对可能发生的并发症做有针对性的重点预防和处理,如采取清醒气管插管预防诱导期的困难气道,术中评估喉返神经功能,术后谨慎拔管等措施,以保证患者的围术期安全。

【专家简介】

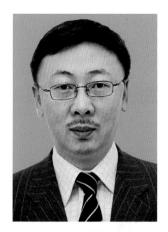

戚思华,教授,主任医师,博士研究生导师。 哈尔滨医科大学附属第四医院麻醉教研室主任、麻醉科主任。 现任中国医师协会麻醉学分会委员、中国抗癌协会肿瘤麻醉与镇痛专业委员会委员、中华医学会麻醉学分会青年委员、黑龙江省医学会麻醉学分会副主任委员,黑龙江省中西医结合学会麻醉学分会主任委员。 于日本新潟大学留学 7 年,主要研究方向是脑缺血再灌注损伤的机制和围术期脑功能的保护。 在国内外核心期刊上发表论文 40 余篇,其中 SCI 收录 10 篇。 临床麻醉经验丰富,擅长心胸外科、神经外科及各种危重患者的麻醉。

戚思华

【专家点评】

1. 巨大甲状腺肿患者全麻诱导期和苏醒拔管期都面临着较高的气道风险,因肿物长期压迫、手术操作困难术中更容易造成相关神经损伤,及气道相关的并发症,因此应该受到外科医生和麻醉医生的重视。针对巨大甲状腺肿患者特殊的病理生理特点,麻醉医生术前应对患者进行全面细致的评估,制定详细的麻醉计划,做好应急预案。

2. 对于喉返神经损伤最好的对策是预防为主。喉返神经显露与否一直在争论中,一些学者认为术中常规显露喉返神经,在直视下操作可降低喉返神经的损伤率,反对者认为显露的过程必然要进行一些分离和解剖,增加了出血的可能,随之而来的止血过程大大增加了喉返神经损伤的机会。Shedd(1966年)首次提出甲状腺手术应用神经监测仪,了解术中有无喉返神经损伤。术中喉返神经监测技术历经多次改革,从最初的观察或触诊环杓后肌运动、监测声门压力反应、术中观察声带运动等逐渐发展为应用肌电信号对神经功能完整性进行评估。术中喉返神经监测在甲状腺手术中应用广泛,在胸骨后甲状腺肿、再次手术、腔镜手术中的应用等均见报道。然而,术中喉返神经监测需特殊设备和气管导管,技术成本较高限制了其在我国的应用。多数学者认为术中喉返神经监测尚不能作为甲状腺手术的常规监测项目,但在高危、二次、复杂甲状腺手术中非常有必要。术中而不是术后判断神经功能,及时修补神经损伤,可避免二次手术之苦。

3. 本病例中患者发生了呼吸困难后,麻醉医生虽然成功地对患者进行了处理,但对于如此巨大的甲状腺肿手术在苏醒期选择直接拔管略为不妥。巨大甲状腺手术的术后气道风险极高,除喉返神经损伤外,声门周围水肿、血肿、气管塌陷等并发症皆可发生,如选择使用交换导管辅助拔管的方法或者延迟拔管,应该是更为安全的方法。

【参考文献】

1. 张生来,刘颖,储冰峰,等.巨大甲状腺肿手术处理的策略和要点.外科理论与实践,2016,21(4):297-299.
2. 李宗倍,王刚,曲凤智,等.巨大甲状腺肿的临床治疗分析.中华内分泌外科杂志,2017,11(1):78-79.
3. 韦伟,韩彬,李朋,等.术中喉返神经检测系统在甲状腺开放手术中的应用.中国耳鼻咽喉头颈外科,2010,17(1):23-25.
4. 苏艳军,张建明,刀畅,等.甲状腺手术与声带麻痹研究进展.中华内分泌外科杂志,2012,6(1):62-64.
5. 叶进,李朋,方和平,等.甲状腺手术喉返神经损伤危险因素及应对策略.中国耳鼻咽喉头颈外科,2012,19(3):113-116.
6. Chiang FY, Lee KW, Chen HC, et al. Standardization of intraoperative neuromonitoring of recurrent laryngeal nerve in thyroid operation [J]. World J Surg, 2010, 34(2):223-229.
7. Anuwong A, Lavazza M, Kim HY, et al. Recurrent laryngeal nerve management in thyroid surgery:consequences of routine visualization, application of intermittent, standardized and continuous nerve monitoring. Updates Surg, 2016, 68(4):331-341.
8. Kalezi N, Sabljak V, Stevanovi K, et al. Predictors of difficult airway management in thyroid surgery:a five-year observational single-center prospective study. Acta Clin Croat(Suppl), 2016, 55(1):9-18.
9. Tanigawa K, Inoue Y, Iwata S. Protection of recurrent laryngeal nerve during neck surgery:a new combination of neutracer, laryngeal mask airway, and fiberoptic bronchoscope. Anesthesiology, 1991, 74(5):966-967.

47　合并颈动脉窦高敏综合征患者行颈部手术时的麻醉管理

【导读】

颈动脉窦称为压力感受器,位于颈总动脉末端和颈内动脉起始的膨大部分,其管壁的外膜下有丰富的感觉神经末梢。当颈动脉窦的敏感性增加,所产生的临床症状称颈动脉窦高敏综合征(carotid sinus hypersensitive syndrome,CSHS),临床上分为 3 种类型:①迷走神经型反应,发作时由于迷走神经反射而致心动过缓甚至暂停;②血管抑制型反应,主要是抑制交感神经支配的血管张力所致,引起动脉血压下降,不伴心动过缓;③脑性反应,引起单侧大脑半球循环障碍,可伴对侧肢体抽搐。以上各型反应可同时存在 2 种或 3 种类型。

【病例简介】

患者,男性,51 岁,体重62kg。发现颈部肿块半年余,行甲状腺穿刺活检提示甲状腺癌。颈部彩超提示甲状腺右侧叶低回声结节,大小 1.36cm×1.5cm,双侧颈部肿大的淋巴结。患者既往反复头痛、晕厥 1 年余,患有高血压病 10 年。入院诊断:①甲状腺癌伴颈部淋巴结转移?②晕厥待查:癫痫?脑血管供血不足?③高血压病(Ⅲ级,极高危)。拟择期行甲状腺癌根治术+颈部淋巴结清扫术。体格检查:BP 182/105mmHg,HR 70 次/分,RR 20 次/分,体温 36.5℃。双肺呼吸音清,心脏听诊律整、未闻及杂音。右侧颈部可触及直径约 1cm 肿块。心功能 Ⅱ级,血常规、电解质、肝功能、心肌酶学指标未见明显异常;心电图、超声心动图未见异常。入院第 2 天,患者卧床时突然出现头晕、头痛、恶心、呕吐、出冷汗,测 BP 85/52mmHg,HR 59 次/分。30 分钟后患者头部转动时 HR 减慢至 40 次/分,BP 70/50mmHg。头部右转时 HR 增至 60 次/分,考虑为颈动脉窦高敏综合征。患者入手术室监测生命征:BP 170/100mmHg,HR 90 次/分,SpO$_2$ 97%。麻醉诱导前先行左桡动脉穿刺行有创动脉血压监测,并建立外周静脉通道,然后超声引导下局麻下行右侧锁骨下静脉穿刺置管。麻醉诱导:咪达唑仑2mg、舒芬太尼30μg、依托咪酯 15mg、罗库溴铵 40mg,3 分钟后行气管插管。气管插管后 3min BP 为 140/75mmHg,HR 为 105 次/分。麻醉维持:吸入 1%~2% 七氟烷(新鲜气流量 1L/min),丙泊酚和瑞芬太尼持续泵入,间断给予顺阿曲库铵维持肌松。手术开始 40 分钟和 1.5 小时,BP 和 HR 出现突然下降。BP 最低分别为 59/38mmHg、60/42mmHg,HR 最低分别为 62 次/分、68 次/分,立即静脉注射甲氧明 2~5mg,BP 恢复至 105~120/50~65mmHg,HR 52~63 次/分。手术历时 3.5 小时,术闭关闭七氟烷挥发罐,自主呼吸开始恢复时给予阿托品 0.5mg 和新斯的明 1mg 拮抗肌松药。顺利拔出气管导管。拔管后 BP 波动在 135~150/80~95mmHg,HR 波动在 78~97 次/分,在患者清醒安返病房。

【问题】

1. 颈动脉窦高敏综合征的原因?
2. 颈动脉窦高敏综合征特点?
3. 如何诊断颈动脉窦高敏综合征?
4. 颈动脉窦高敏综合征的发病机制及病理生理?
5. 颈动脉窦高敏综合征围术期麻醉管理的注意事项?

1. 颈动脉窦高敏综合征的原因?

原因可能有多种:包括局部动脉硬化、颈动脉炎、颈动脉体瘤、颈动脉球瘤,颈动脉窦周围病变如淋巴结炎、淋巴结肿大、肿瘤压迫、头颈部恶性肿瘤的转移病灶、瘢痕压迫等。Muntz 认为:颈部肿瘤能引起颈动脉窦窦神经受损轴突持续去极化,导致邻近部位未受损轴突的兴奋闽值降低,使神经过敏、冲动增加,出现血压、心率等一系列变化。

2. 颈动脉窦高敏综合征的特点?

50 岁以上男性多见。发作时血压下降,心率减慢,眩晕甚至昏倒及抽搐。本征具有三个特点:①发作前无恐惧,失血等诱因;②给予阿托品或麻黄素后即可缓解症状;③刺激颈动脉窦可引起发作。

3. 如何诊断颈动脉窦高敏综合征?

颈动脉窦高敏者通常有暂短或间歇眩晕、视力模糊、意识障碍或晕厥史,颈部突然转动或机械刺激能诱发症状,依此可予诊断;但多数病人有耳病症状如耳鸣、波动性感音性耳聋、恶心呕吐,以及心血管系、中枢神经系症状故应与美尼尔病、颈缺血性眩晕、直立性低血压、血管运动性晕厥、低血压、低血糖、脑缺血性发作相鉴别。必要时可采用颈动脉窦诱发试验作为鉴别方法。

颈动脉窦诱发试验操作步骤:①病人仰卧 5 分钟,计算 15 秒钟的脉搏、测 BP 值;②令头颈转向他侧略向后申便于窦部触诊;③术者以食指压迫或按摩术侧下颌部,相当于甲状软骨上缘水平颈内动脉膨胀处,持续 20 秒,再测 15 秒钟的脉搏及血压值,并将脉搏换算为一分钟脉搏数,再进行试验前后值的对比;④一侧刺激完毕当正常窦律恢复后一分钟再考虑作对侧激发试验。阳性反应标准:凡经试验后每分钟脉数减少 13 次以上,收缩压下降 10mmHg,舒张期压高于 50mmHg 者,或心室收缩不全延长 3 秒以上者均属阳性反应。禁忌证:75 岁以上高龄、严重心脏病、颈动脉、脑动脉供血不足、低血压、颅内压增高及脑动脉瘤,均列为禁忌。

4. 颈动脉窦高敏综合征的发病机制及病理生理?

颈动脉窦称为压力感受器,位于颈总动脉末端和颈内动脉起始的膨大部分,具有调节血压功能的神经末梢呈树枝状盘绕在颈动脉分叉部外膜内的胶原纤维中,由此发出的有髓纤维组成了 Hering 神经,并经舌咽神经传入心动抑制中枢和血管运动中枢,构成了颈动脉窦反射的主要传入弧。

当血压升高时或颈动脉窦受到牵拉,致颈动脉窦压力感受器产生的抑制性冲动增多,经 Hering 神经、沿舌咽神经输入网状髓质中枢,致心动抑制中枢兴奋和血管运动中枢活动减弱,经传出弧引起心脏和外周血管产生一系列生理效应:

①一方面是心加速神经(交感神经)抑制、心抑制神经(迷走神经)兴奋使心率减慢;②另一方面是交感性血管收缩纤维活动减弱致外周血管扩张,阻力减小;③此外,由于静脉回流减少以及心率减慢所致的心输出量减少,最终使血压下降。

5. 颈动脉窦高敏综合征围术期麻醉管理的注意事项?

术前应请心血管内科专家会诊,作详细评价。有严重房室传导阻滞时应考虑安装临时起搏器才可进行手术;发作时有室颤的病人应做好除颤准备。麻醉前准备好血管活性药物。备好除颤仪、起搏器等抢救设备。持续密切的监测措施:有创动脉血压、中心静脉压、NBP、HR、心电图等。气管插管、中心静脉穿刺和手术过程中,应尽量避免转动头部,按压肿块等;由于手术刺激或牵拉颈动脉窦引起血流动力学剧烈波动时,应暂停手术并对症处理。

【小结】

凡怀疑颈动脉窦高敏综合征者,麻醉医生均应做充分的准备。此类患者日常生活中均应预防为主,不系领带,不穿高领衫,不肩扛重物,勿使头颈旋转过猛。随身携带阿托品等副交感神经抑制药。有条件者植入永久性心脏起搏器。防止静脉窦受到意外刺激所致高敏。

【专家简介】

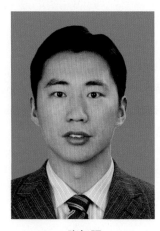

张加强,主任医师,硕士研究生导师,现任河南省人民医院麻醉科主任。 主要研究方向: 麻醉与发育期脑。 以项目负责人承担各级科研课题 5 项,以第一或通讯作者在国内外期刊发表论文 50 余篇,主译主编专业书籍 2 部。 现任中华医学会麻醉学分会青年委员会委员,中国医师协会麻醉学分会委员,河南省医学会麻醉分会副主任委员,河南省医师协会麻醉学分会副会长,中国研究型医院学会麻醉分会委员,中国心胸学会输血与血压保护分会常务委员。 任《中华麻醉学杂志》、《国际麻醉与复苏杂志》、《Anesthesia and Analgesia》中文版、《麻醉安全与质控杂志》编委。

张加强

【专家点评】

1. 该例患者为甲状腺癌合并颈动脉窦高敏综合征患者。由于甲状腺位于颈动脉窦附近，因此外科手术的操作和患者体位的改变都有可能刺激过度敏感的颈动脉窦，而引起患者血流动力学的巨大波动。对于这类患者，麻醉医生应详细了解颈动脉窦高敏综合征的发病机制及病理生理。当血压升高时或颈动脉窦受到牵拉，致颈动脉窦压力感受器产生的抑制性冲动增多，经 Hering 神经、沿舌咽神经输入网状髓质中枢，致心动抑制中枢兴奋和血管运动中枢活动减弱，经传出弧引起心脏和外周血管产生一系列生理效应。术前做好充分的准备，术中持续有创血压和心电图监测，一旦出现心血管反应，积极对症处理，维持患者血流动力学稳定，术后密切观察病情变化。

2. 颈动脉窦高敏综合征治疗措施

（1）一般措施：避免刺激颈动脉窦，平时应保持情绪稳定及禁止穿衣领较高较紧的衣服，发作时立即将病人置于平卧位。

（2）药物治疗：①阿托品 0.4~0.6mg，每日 3~4 次；口服，或皮下注射，部分患者可有效地预防发作。②盐酸麻黄碱 15~30mg，肌内注射；或 25mg，每日 3~4 次；口服。③苯巴比妥（苯巴比妥钠）15mg，3 次每天；口服。④硫酸苯丙胺 5~10mg，3 次每天；口服。⑤升压药物去氧肾上腺素（新福林）、异丙肾上腺素 1:1000 肾上腺素 0.3~0.5ml 肌内注射。⑥普鲁卡因局部封闭。

（3）起搏治疗：由于 70% 的颈动脉窦综合征患者在发生窦性停搏时同时伴有房室传导阻滞，因此不适宜行心房起搏。心室起搏虽可有效地消除颈动脉窦综合征发作的心动过缓，但有 17% 的患者仍有明显的低血压反应，即所谓起搏器效应（pacemaker effect）。同时，约 80% 的患者可发生室房传导，易发生起搏器综合征，进一步引起血压下降。因此，颈动脉窦综合征患者的最佳起搏方式是房室顺序起搏，房室顺序起搏联合麻黄碱及普萘洛尔（心得安）尚可有效地治疗混合型颈动脉窦综合征。

（4）外科治疗：采用外科手术去除颈动脉窦上的神经可使 75% 以上的患者症状减轻或消失。一般行单侧手术，否则术后可发生体位性低血压或高血压危象。

3. 颈动脉窦高敏综合征的预后和预防。预后：颈动脉窦综合征患者的预后取决于晕厥发作的程度和是否合并有严重的心脏疾病。颈动脉窦综合征的 5 年生存率为 66%。心脏起搏治疗并不能提高 5 年生存率，晕厥的再发率为 16%，年死亡率为 7.3%，其中 66% 死于心血管疾病，9% 为猝死。第 1,3,5,7 年的预计累积生存率分别为 92%、80%、66% 和 53%。预防：1. 颈动脉窦综合征患者，由于颈动脉窦对外界刺激的敏感性异常增高，要注意体位的突然变化和减少对颈动脉窦局部的刺激（如突然转头等动作），防止摔伤。2. 对反复发生晕厥的颈动脉窦综合征患者植入永久性人工心脏起搏器。

【参考文献】

1. 王胜武，李保军，李俊荣. 颈动脉窦综合征心跳骤停抢救成功 2 例临床分析. 内科急危重症杂志，2005，11：195-196.

2. Hong AM, Pressley L, Stevens GN. Carotid sinus syndrome secondard to head and neck malignancy：case report and literature review. Clin Oncol（R Coll Radiol），2000；12：409-421.

3. Muntz. Carotid sinus hypersensitivity：A cause of syncope in patients with tumors of the head and neck Laryngoscope, 2006；93：1290.

4. Lilitsis E, Papaioannou A, Hatzimichali A, et al. A case of asystole from carotid sinus hypersensitivity during patient positioning for thyroidectomy. BMC Anesthesiol. 2016；16（1）：85.

5. The role of cardiac pacing therapy in the management of carotid sinus syndrome. Srp Arh Celok Lek. 2015；143（1-2）：23-27.

48 全麻术后严重恶心呕吐的麻醉管理

【导读】

在全身麻醉患者中,术后恶心呕吐(postoperative nausea and vomiting,PONV)发生率高达 20% ~ 30%,仅次于术后疼痛,导致患者满意度下降,延长在麻醉后恢复室(postanesthesia care unit,PACU)的停留时间,影响术后口服药物或经口进食,少数严重情况下可引起胃内容物误吸、切口裂开、食管破裂、皮下气肿、气胸等并发症,延长术后康复,并成为日间手术意料外再次入院的最主要原因之一。因此,采取措施积极预防和有效治疗 PONV,非常必要。

【病例简介】

患者,女性,31 岁,因"自觉右侧颈部肿大 4 个月"入院就诊。门诊查超声示甲状腺弥漫性病变;甲状腺双侧叶多发混合回声占位——考虑良性病变,腺瘤及增生结节可能;双侧颈部见淋巴结。患者无吞咽困难,无出汗消瘦,无双手震颤等症状。无慢性病、过敏、输血史,无吸烟、酗酒史,既往曾行腹腔镜胆囊切除术,术后当天发生恶心、干呕症状。术前检查:血常规、肝肾功能、电解质和甲状腺激素水平均在正常范围。胸透及心电图检查正常。

择期于全身麻醉下行甲状腺次全切除术。麻醉诱导前外周静脉置管,常规监护。全麻诱导采用丙泊酚血浆靶控输注 4μg/ml、瑞芬太尼泵注 0.2μg/(kg·min)及静注芬太尼 3μg/kg、地塞米松 5mg、罗库溴铵 0.6mg/kg 和利多卡因 1.5mg/kg,全麻维持采用七氟烷 0.9~1.0MAC,酌情使用瑞芬太尼、芬太尼和罗库溴铵。手术结束前静脉注射昂丹司琼 4mg。手术持续 1 小时,共补乳酸林格液 500ml。麻醉诱导后出现短暂低血压,最低至 84/47mmHg,静注 0.1% 去氧肾上腺素后恢复平稳,术后静注新斯的明-阿托品拮抗残余肌松。待患者清醒、能遵指令睁眼、握手后拔除气管导管,送入 PACU。

入 PACU 后患者血压 105/60mmHg,心率 78 次/分,呼吸频率 15 次/分。半小时后患者诉胃部不适,继而恶心难忍,抬起上身干呕 4 次后呕出少量黄色液体。恶心呕吐视觉模拟评分(Visual Analog Scale,VAS)8 分。立即给予氟哌利多 1mg 静注,10 分钟后患者诉症状显著减轻,恶心呕吐 VAS 评分 3 分。患者在 PACU 内观察 75 分钟,无明显不适后送回病房。术后第 5 天顺利出院。

【问题】

1. 简述术后恶心呕吐(postoperative nausea and vomiting,PONV)的定义及其对患者的影响。
2. 简述 PONV 的发生机制。
3. PONV 的高危因素有哪些? 如何进行风险评估?
4. 评价 PONV 的严重程度有哪些方法?
5. 简述预防和治疗 PONV 的方法及其合理使用。

1. 简述术后恶心呕吐(postoperative nausea and vomiting,PONV)的定义及其对患者的影响。

恶心指一种可以引起呕吐冲动的胃内不适感。呕吐指胃内容物经口鼻喷涌而出。另外,还有一种情况是干呕,情况与呕吐类似,区别在于无胃内容物呕出。PONV 主要发生在术后 24~48 小时内,严重程度和持续时间个体差异很大。

PONV 加重患者的不适,导致患者满意度下降,影响术后口服药物或经口进食,少数严重情况下可引起胃内容物误吸、切口裂开、食管破裂、皮下气肿、气胸等并发症,延长术后康复,是患者住院时间延长和医疗费用增加的重要因素。

2. 简述 PONV 的发生机制。

通过作用于中枢、外周受体或神经通路等多种机制引起恶心呕吐,但具体机制目前仍未完全阐明。缺乏替代人类的动物模型,是恶心呕吐神经生物学研究中的一个突出问题。

(1)恶心的发生机制:恶心可能通过前脑通路产生。2013 年 Napadow 等使用功能性磁共振成像(fMRI)研究人类的恶心神经反应,发现背侧脑桥(臂旁核)、杏仁核、壳核的激动早于晕动感觉。背侧脑桥的激动是后脑催吐中枢与前脑区域的中继,接受孤束核的感觉输入。在持续的恶心过程中,岛叶皮质、扣带回、前额叶眶面、前额叶也参与其中。

(2)呕吐的发生机制:在脑内有两个主要结构与呕吐有关:呕吐中枢(the vomiting center,VC)和化学感受器触发区(the chemoreceptor trigger zone,CTZ)。呕吐中枢具体位置不清楚。总体来说,后脑尾部是催吐神经回路的位置,孤束核和网状结构中特异核团(包括呼吸核团)是产生呕吐的重要部位。化学感受器触发区位于第四脑室底部的极后区,在血-脑屏障之外。其有密集的多巴胺受体、5-HT$_3$ 受体、阿片受体、胆碱能受体等多种与恶心呕吐相关的受体。对血流中多种药物和介质敏感。

现在,一般认为有以下四种神经通路通过直接投射至后脑中的孤束核激发呕吐。①胃肠道迷走传入纤维:迷走神经支配的胃肠受外分泌细胞释放到循环中的物质刺激而产生相关反应。②前庭传入通路:前庭核接受来自内耳前庭运动相关神经的传入。③极后区:极后区受到刺激后将神经冲动传入到孤束核,孤束核传出通路到脑干基底部产生呕吐反射,传到中脑和前脑产生恶心感觉。④前脑:呕吐也可以经若干条从前脑发出的下行通路而产生,这些前脑区域(如杏仁体的额叶、岛叶皮质)可能参与精神相关的呕吐反射。

3. PONV 的高危因素有哪些？如何进行风险评估？

很多因素综合作用下共同影响 PONV 的发生,通常将其归纳为患者、手术、麻醉三个方面(表5-3)。

表5-3 PONV 相关危险因素

危险因素	已明确的危险因素	存在争议的相关危险因素
患者因素	女性	术前焦虑
	非吸烟者	种族
	PONV 史	年轻患者
	晕动病史	
	脱水	
	胃扩张	
手术因素	妇科手术	手术时间
	耳鼻喉科手术	
	斜视手术	
	腹腔内手术	
	神经外科手术	
	吞入血液	
麻醉因素	全身麻醉	麻醉时间
	吸入性全麻药	
	围术期使用阿片类药物	
	新斯的明	
	术中低血压	

PONV 风险评估:针对成人,Apfel 设计了简易风险评估方法,在四种主要危险因素(女性、晕动症或 PONV 史、非吸烟者、术后阿片类药物使用)中,存在 0、1、2、3、4 个因素时发生 PONV 的可能性分别为 10%、21%、39%、61% 和 79%。而对于小儿 PONV 的预测,可以使用 Eberhart 等人研究的四项因素:手术时长 ≥30min,年龄 ≥3

岁,斜视手术,直系亲属有 PONV 史。存在 0、1、2、3、4 项因素发生 PONV 的可能性分别为 9%、10%、30%、55% 和 70%。

4. 衡量 PONV 的严重程度有哪些方法?

目前使用最广的评价恶心呕吐严重程度的方法是视觉模拟评分(Visual Analog Scale,VAS),被视为金标准。一条 10cm 长的水平线,最左端代表没有恶心呕吐,最右端代表能想象出的最严重的恶心呕吐,让患者选择能代表他们现状的直线上的一点。另一种常用方法是数字评定量表(Numeric rating scale,NRS),要求患者将恶心呕吐严重程度分为 0 到 10 分,0 分代表没有症状,10 分代表最严重的症状。这种方法简便易用,敏感性与 VAS 评分相近。最简单的评分方法是语言评分量表(Verbal rating scale,VRS),让患者将他们的症状描述为无、轻度、中度或重度。这种方法没有 VAS 法灵敏度高。

5. 简述预防和治疗 PONV 的方法及合理使用?

(1) 药物防治:对具有中重度危险因素的患者,建议联合使用两种及以上不同作用机制的药物,较单一用药效果好。

1)5-HT$_3$ 受体拮抗剂:5-HT$_3$ 受体拮抗剂是当前应用最广泛的防治 PONV 的药物,可能的机制是其与 5-HT$_3$ 受体结合作用于外周胃肠迷走传入神经和中枢极后区。此类药物常用的有昂丹司琼、格拉司琼、托烷司琼等。

2)糖皮质激素类:人们已经研究了各种糖皮质激素的抗 PONV 作用,其中研究最多的是地塞米松。单一应用地塞米松可使 PONV 发生率降低 25%,与其他抗 PONV 药物合用还能起到增效作用。皮质醇激素类抗 PONV 的机制可能是其抗炎性,可以阻碍花生四烯酸的释放。虽然地塞米松的经典给药剂量是 4~10mg,但 4mg 和 10mg 二者的疗效相同,而 4mg 的不良反应更小。

3)组胺受体拮抗剂:苯海拉明、异丙嗪等 H$_1$ 受体拮抗剂可以抑制 PONV 的发生。这类药物安全性高,但特异性不强,具有抗胆碱能作用,常导致嗜睡、尿潴留、口干、视力模糊等不良反应。

4)吩噻嗪类:异丙嗪等抗多巴胺和抗胆碱能药物的副作用较明显,限制了临床应用。常见不良反应包括锥体外系症状、急性肌张力障碍和镇静,因此在帕金森病患者中禁用。抗胆碱能效应可引起口干和心动过速。

5)丁酰苯类:氟哌利多拮抗 CTZ 中多巴胺 D$_2$ 受体,小剂量氟哌利多(0.625~1.25mg)在手术结束前使用能有效预防 PONV,与昂丹司琼 4mg 效果相似。

6)苯甲酰胺类:甲氧氯普胺有中枢 CTZ 和外周多巴胺受体拮抗作用,也有抗血清素作用,加速胃排空,最常用作胃动力药和作为抗肿瘤化疗相关呕吐的辅助治疗用药。最近研究发现 10mg 静脉注射同样能预防早期 PONV 的发生。

7)其他具有抗 PONV 作用的药物:全凭静脉麻醉能显著降低 PONV 发生,在高危人群中可联合使用全凭静脉麻醉和抗 PONV 药物。

阿片类受体拮抗药如纳洛酮小剂量使用时可在不影响镇痛情况下减少 PONV 发生。

神经激肽-1(NK-1)受体拮抗药阿瑞匹坦对 NK-1 受体具有选择性和高亲和性,对多巴胺受体和 5-HT 受体亲和性也很低。通过与 NK-1 受体结合来阻滞 P 物质的作用而发挥止吐作用。术前 1~3 小时口服阿瑞匹坦 40mg 能有效预防术后 48 小时内 PONV 的发生。

(2) 防治 PONV 的非药物方法:在所有患者中使用相同的策略防治 PONV 是不合适的,不仅造成额外花费及药物副作用,而且并不能显著提高患者满意度。因此,需要在评估患者 PONV 风险的前提下,联合使用麻醉技术和不同种类的药物,并且值得注意的是,容量不足是 PONV 的独立危险因素,术中补充晶体液对降低 PONV 发生率就相当有效。

其他非药物方法有内关穴(P6 穴位)针灸、经皮电刺激、催眠等措施均有一定的防治 PONV 效果。

【小结】

虽然目前已经有很多研究试图揭示 PONV 的机制并且研究了不同防治措施,但是 PONV 仍然影响着相当比例的患者人群。总体来说,对 PONV 的有效防治包括识别高危敏感人群,进行危险分层,药物提前干预,选择合适麻醉方法与技术,优化围术期管理等。值得注意的是,并非所有患者都能从药物预防中获益,使用抗 PONV 药物时需要权衡潜在的风险,在特殊患者中可采用非药物手段。

【专家简介】

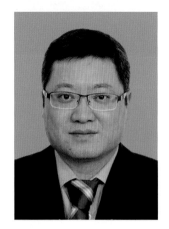

葛圣金

葛圣金,主任医师,博士研究生导师,现任复旦大学附属中山医院麻醉科副主任,青浦分院麻醉科主任。 主要研究方向:物质能量代谢与麻醉。 以项目负责人身份承担各级科研课题7项,以第一或通讯作者在国内外专业期刊发表论文43篇。 现任中华医学会麻醉学分会第12届青年委员会委员、上海医学会麻醉专科委员会委员及加速康复与日间手术麻醉学组(筹)组长,中华医学会麻醉学分会老年学组和消化内镜学分会麻醉协作组员,上海口腔医学会口腔麻醉专委会委员。 Anesthesia & Analgesia审稿人,麻醉学大查房编委,上海医学、复旦学报(医学版)、中国临床医学、中国癌症杂志、第二军医大学学报等审稿人。 教育部和上海市科技奖励评审专家等。

【专家点评】

1. PONV是术后常见的影响患者恢复的重要问题。有效地防治PONV可以提高患者术后的舒适度和满意度,避免引起其他并发症。麻醉医生应该识别和评估PONV相关风险因素,针对PONV高危患者使用不同作用机制的药物以及多种模式进行防治。

2. 除了本病例分析中的众多PONV预防措施外,术中术后镇痛方法的选择也是十分重要的预防手段。如联合使用椎管内阻滞、外周神经阻滞镇痛或切口局部浸润镇痛可以替代或减少全身应用阿片类药物,减少PONV的发生。

3. 有文献报道甲状腺手术后PONV的发生率相对较高,也可能与甲状腺手术中颈部过伸影响脑血流、颅内压有关,因此在甲状腺手术中应关注患者的颈部伸展程度,并联合应用多种措施防治PONV的发生。

4. 目前,PONV的发生机制仍未阐明,原因包括基础研究中一直未寻找到合适的动物模型和临床上个体差异显著,防治PONV还有很长的路要走。

【参考文献】

1. Apfel CC. Postoperative nausea and vomiting. In:Miller R. D. Miler's Anesthesia, 8th ed. Philadelphia, USA:Elsevier/Saunders, 2015.
2. 中华医学会麻醉学分会. 术后恶心呕吐防治专家共识. 见:2014版中国麻醉学指南与专家共识. 北京:人民卫生出版社, 2014:305-310.
3. Pleuvry BJ. Physiology and pharmacology of nausea and vomiting. Anaesthesia and Intensive Care Medicine, 2015, 16(9):462-466.
4. Horn CC, Wallisch WJ, Homanics GE, et al. Pathophysiological and neurochemical mechanisms of postoperative nausea and vomiting. Eur J Pharmacol, 2014, 722:55-66.
5. Eberhart LH, Geldner G, Kranke P, et al. The development and validation of a risk score to predict the probability of postoperative vomiting in pediatric patients. Anesth Analg, 2004, 99(6):1630-1637.
6. 付树英,葛圣金. 术后恶心呕吐的机制与防治研究进展. 上海医学, 2016, 39(4):243-247.

49　肥厚型心肌病患者的麻醉管理

【导读】

肥厚型心肌病(hypertrophic cardiomyopathy,HCM)以左心室血液充盈受阻,舒张期顺应性下降为基本病理特点,使合并肥厚型心肌病的患者顺利渡过围术期是临床麻醉经常遇到的情况,如何对其进行评估以及相应的处理是我们关心的、影响患者围术期安全的重要问题。本文结合临床麻醉实例,围绕肥厚性心肌病的相关问题进行讨论。

【病例简介】

患者,男性,63 岁,既往有肥厚型非梗阻性心肌病、2 型糖尿病、甲状腺功能减退以及房颤病史,拟在全麻下行甲状腺次全切除术。患者超声心动图示左房增大,室间隔中上段及室壁不均匀增厚,左室收缩功能正常,左室舒张功能减低,EF65%。心电图提示二尖瓣 P 波,$V_2 \sim V_5$ ST 段压低 0.5~1.5mm。BNP 检测值 693(正常 125 以下),考虑慢性心衰可能。自述为纠正房颤植入起搏器。

全麻诱导采用依托咪酯、咪达唑仑和舒芬太尼,全麻维持使用七氟烷以及舒芬太尼,肌松药选用顺式阿曲库铵。术中生命体征平稳,维持动脉血压于稍高水平,起搏器心率,出入量平衡。

【问题】

1. 如何对该患者进行术前评估? 术中应进行哪些监测?
2. 加剧肥厚型梗阻性心肌病流出道梗阻程度的因素?
3. 该患者肥厚型非梗阻性心肌病合并甲减,麻醉方式、诱导和维持的麻醉用药选择是怎样的?
4. 如何处理术中血流动力学的异常情况?

1. 如何对该患者进行术前评估? 术中应接受哪些监测?

患者存在心血管疾病,术前心电图、超声心动图、24 小时动态心电图以及胸部 X 线片、肺功能检查、血气指标均为必要检查检验手段。此外,甲减、2 型糖尿病则应对血糖浓度和相关激素、受体水平,有无并发症以及服用药物的效果给予更多关注。房颤、慢性心衰提示避免丧失窦性节律、心肌缺血。超声心动图示室间隔与左室后壁厚度比值未大于 1.3 虽不构成肥厚型梗阻性心肌病诊断,但服用甲状腺素钠片会加重梗阻。目前甲状腺功能正常,但也要警惕甲状危象的发生。目前心肺功能尚可,估计对麻醉和手术耐受一般。

术中监测指标:ECG、SpO_2、尿量等常规监护。有创动脉压:了解即时血压及指导使用血管活性药物。中心静脉压:指导术中输血输液。食管超声心动图可评价心室的收缩和舒张功能,瓣膜的形态和功能,左室流出道的疏通效果,对麻醉处理有较大的指导意义。

2. 加剧肥厚型梗阻性心肌病流出道梗阻程度的因素?

心肌收缩力增加,前、后负荷减低会加重流出道梗阻。心肌收缩性愈强,压力阶差愈大。前负荷增加,排血时间延长,保持梗阻部位扩张,压力阶差减小,一定程度上可以减轻梗阻;后负荷降低,流出道狭窄部位的远端压力降低,压力阶差增大,从而加重梗阻。

3. 该患者肥厚型非梗阻性心肌病合并甲减,麻醉方式、诱导和维持的麻醉用药选择是怎样的?

相比较硬膜外麻醉,全身麻醉更应作为首选,因其可使血管床扩张,心脏前、后负荷均降低,加重左室流出道梗阻。优选全麻,宜选择对循环影响轻微的药物,力求做到诱导期循环平稳,避免应激反应,同时要保持适当的前后负荷和控制心率。围术期给予适量的β-受体阻滞剂(如心得安等)或钙离子通道阻滞剂(如异搏定等),以缓解内源性和外源性儿茶酚胺所引起的梗阻程度,改善心功能。术前应给予足量的镇静药,以消除患者的紧张和恐惧情绪。阿托品可加快心率导致心搏量减少,应避免应用。可给予东莨菪碱降低交感神经兴奋性。诱导可选用苯二氮䓬类或依托咪酯。挥发性麻醉药可减轻气管插管刺激引起的交感神经兴奋,可在气管插管前吸入。氯胺酮增加心肌收缩力,加重梗阻,不宜使用。麻醉维持关键在于减轻左室流出道梗阻,减小压力阶差。应选择对心肌抑制较轻的药物,尽量维持正常的全身血管阻力。宜选用挥发性吸入麻醉药。七氟烷对循环系统有轻度抑制作用,且与剂量相关,但七氟烷可以使各种血流动力学参数保持在稳定水平且易于调节。非去极化肌松剂对循环无影响,但潘库溴铵可增加心率和心肌收缩力,不宜使用。

4. 如何处理术中血流动力学的异常情况?

低血压处理:使用α受体激动药(如苯肾上腺素),升高血压并减低左室流出道压力。适当补液维持循环容量。一般不使用β受体激动药(如异丙肾上腺素、多巴胺、巴酚丁胺、麻黄碱等)。

高血压处理:增加吸入麻醉药浓度加深麻醉。不宜使用血管扩张药如硝普钠和硝酸甘油。HOCM患者左心室舒张功能障碍,心室充盈75%与心房收缩有关,窦性心律消失可使心室充盈减少,可促发充血性心衰的发生与发展,防止心律失常、维持窦性心律非常重要。若血流动力学平稳,心率控制在平日心率变异范围内即可。一旦出现心率增快必须立刻处理,可先加深麻醉,另外可选用普萘洛尔、美托洛尔、艾司洛尔或维拉帕米。对于略慢于60次/分的窦性心率和偶发室早,若血压稳定,无需处理。本病患者的心房收缩对左心室充盈至关重要,如出现影响血流动力学的异位心律,需积极治疗以恢复窦性心律,保持房室顺序传导,保证心室舒张期充分充盈。室性与室上性心律失常可用异搏定及胺碘酮。对新发生的房颤亦可采用同步直流电复律,若不能转窦性心律,可应用β受体阻滞剂控制心律。

【小结】

肥厚型心肌病(hypertrophic cardiomyopathy,HCM)是一种以心肌进行性肥厚、心室腔进行性缩小为特征的一种心肌病。以左心室血液充盈受阻,舒张期顺应性下降为基本病理特点的原因不明的心肌疾病,根据左室流出道有无梗阻可将其分为梗阻型和非梗阻型两型。临床麻醉中经常遇到合并HCM的病例,充分的术前评估和积极的术前准备,加强术中血流动力学以及心功能监测,避免和减少流出道梗阻,维持血流动力学稳定是保障患者围术期安全的基础。

【专家简介】

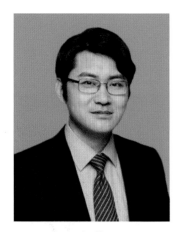

王颖林,医学博士,主任医师。现任同济大学附属上海东方医院麻醉科主任。近20年的临床麻醉工作经验,擅长危急重症患者的麻醉及围术期处理,精通舒适化医疗的相关保障技术,熟悉常见急慢性疼痛的诊疗。担任中华医学会麻醉学分会十一届青年委员、中国心胸血管麻醉协会委员、中华医学会麻醉分会骨科麻醉学组委员、中国初级创伤救治委员会(PTC)委员、中国药理学会麻醉药理学专业委员会委员、中国中西医结合麻醉分会委员、上海市浦东新区麻醉专业委员会副主任委员等学术职务。主持参与国家自然科学基金及省部级科研课题多项,研究方向为严重麻醉并发症的防治、术后认知功能障碍及急慢性疼痛的发生机制等。

王颖林

【专家点评】

肥厚型心肌病(hypertrophic cardiomyopathy,HCM)以左心室血液充盈受阻,舒张期顺应性下降为基本病理特点的,根据左室流出道有无梗阻可将其分为梗阻型和非梗阻型两型。其中梗阻型患者麻醉中血流动力学的波动和影响更需关注。本例患者超声心动图诊断虽不构成肥厚性梗阻型心肌病诊断,但服用甲状腺素钠片会加重梗阻,围术期可以出现类似肥厚性梗阻型心肌病的表现。麻醉处理的技术要点是加强血流动力学监测,避免导致和加重流出道梗阻的情况(比如,尽量避免降低左室的前后负荷、避免增强心肌收缩力和加快心率),充分的氧供、镇痛和选择合适的血管活性药物。本例患者因为甲减服用甲状腺素片,有可能导致和加重梗阻,是为治疗的矛盾之处,所以更需针对 HCM 的病理生理特点,严密监测血流动力学,积极的应用甲状腺激素治疗,针对病情的精确化和个体化原则,达到治疗的目的并保障患者围术期安全。

【参考文献】

1. 李立环,于钦军.阜外心血管麻醉手册.北京:人民卫生出版社,2007.
2. 岳云,于布为,姚尚龙.卡普兰心脏麻醉学.北京:人民卫生出版社,2008.
3. 于钦军,李立环.临床心血管麻醉实践.北京:人民卫生出版社,2005.

50　甲状旁腺切除加自体移植术麻醉

【导读】

甲状旁腺功能亢进症(hyperparathyroidism,HPT)是由于甲状腺分泌甲状旁腺激素(parathyroid hormone,PTH)过多而引起的钙磷代谢失常,简称甲旁亢,主要表现为骨骼改变、泌尿系结石、高血钙和低血磷等。继发性甲状旁腺功能亢进是慢性肾功能不全患者最常见的并发症之一,手术治疗是最后的治疗手段,甲状旁腺切除加自体移植是一种常用的手术方法。

【病例简介】

患者,男性,39岁,71kg,系"维持性血液透析8年,甲状旁腺素升高1年"入院。入院诊断:慢性肾脏病5期,肾性高血压,继发甲状旁腺功能亢进症。拟施手术:甲状旁腺切除加自体移植术。

既往史:高血压10年,口服美托洛尔;10年前发现"肾小球肾炎",治疗效果不佳,进入慢性肾脏病5期,维持透析治疗。体格检查:神志清楚,轻度贫血貌,心律齐,心音低顿,未及杂音,双肺呼吸音轻,左上肢内瘘震颤明显。

实验室检查:血常规:HGB 103g/L;肝肾功能:BUN 22.8mmol/L,Cr 1212μmol/L,UA 633μmol/L;电解质:Ca^{2+} 2.62mmol/L,P 2.2mmol/L;甲状旁腺激素:PTH 1441.0U/L;甲状腺功能:正常。影像学检查:心电图:高尖T波;胸片:双肺纹理;肺功能:肺通气、小气道功能和残气量正常,弥散功能中度下降。心脏彩超:EF 60%,左室舒张功能减退。

麻醉选择:气管插管全身麻醉。麻醉前准备:术前一日透析一次。开放静脉通路后舒芬太尼5μg、泵注丙泊酚2mg/kg、瑞芬太尼1μg/kg,意识消失后顺式阿曲库铵10mg完成全麻诱导。药物完全起效后气管插管接麻醉机,维持呼气末 CO_2 35~45cmH$_2$O,全麻维持丙泊酚2~4mg/(kg·h)、瑞芬太尼0.5~1μg/(kg·min)泵注。术中生命体征平稳,HR 60~80 次/分,BP 100~150mmHg/55~85mmHg。手术缝皮停丙泊酚,缝皮结束停瑞芬太尼,手术结束患者立即清醒拔除气管导管。送 PACU 观察 30 分钟送病房。手术 86 分钟,术中输注乳酸林格液 500ml。

　　术后随访:术后恢复顺利,3 天出院。

【问题】

　　1. 甲状旁腺分泌的激素及其功能?
　　2. 甲状旁腺功能亢进的分类?
　　3. 肾衰继发甲状旁腺功能亢进对患者的影响?
　　4. 如何选择麻醉药物?
　　5. 术中如何确定甲状旁腺?

1. 甲状旁腺分泌的激素及其功能?

　　甲状旁腺是一个重要的内分泌腺体,左右各一对,位于甲状腺,由主细胞和嗜酸细胞组成。甲状旁腺主细胞分泌 PTH,PTH 是调节血钙和血磷水平的最重要的激素。PTH 与甲状腺 C 细胞分泌的降钙素及 1,25-二羟维生素 D_3 共同调节钙磷代谢。PTH 促进肾小管对钙的重吸收和抑制磷重吸收;增强破骨细胞活动,促进骨钙、磷入血;激活 1α-羟化酶,促进 25-羟维生素 D3 转变成 1,25-二羟维生素 D_3,间接促进胃肠道对钙的吸收。

2. 甲状旁腺功能亢进的分类?

　　甲状旁腺功能亢进主要分为三类:原发性、继发性和三发性。

　　(1) 原发性甲状旁腺功能亢进(primary hyperparathyroidism,PHPT),病变在甲状旁腺,由于甲状旁腺腺瘤、甲状旁腺增生或甲状旁腺癌引起甲状旁腺激素自主性分泌过多引起以钙磷代谢紊乱及以骨、肾病变为主要表现的临床综合征。PHPT 在成人的发病率约为 1%,55 岁后发病率增加至 2%,同时,女性发病率要比男性高 2~3 倍。PHPT 分为无症状型和症状型两大类。国外以无症状型多见,症状型约>30%,国内症状型达 90% 以上。PHPT 的病变主要累及运动系统、泌尿系统、消化系统、心血管系统和神经系统,增加恶性肿瘤的发病率。研究表明 PHPT 增加肾、结肠、鳞状细胞皮肤癌的发生率,增加女性乳腺癌的发病率。因此,PHPT 的早期诊断和治疗具有重要意义。

　　(2) 继发性甲状旁腺功能亢进,是指在慢性肾功能衰竭、肠吸收不良综合征、维生素 D 缺乏或抵抗等情况下,甲状旁腺长期受到低血钙、低血镁或高血磷的刺激而分泌过量的 PTH 引起的临床综合征。继发性甲状旁腺功能亢进常见于慢性肾功能衰竭,特别是维持性血液透析不充分的患者。甲状旁腺属于低分化组织,具有高度增生能力的细胞少,但慢性肾衰伴继发性甲旁亢患者高度增殖的细胞明显增多,其分泌功能活跃,导致甲状旁腺增生。随着肾脏病变进展,甲状旁腺出现多阶段增生,如克隆性弥漫性增生、多克隆性结节性增生、腺瘤形成及腺癌等。

　　(3) 三发性甲状旁腺功能亢进,在病理上与继发性和原发性甲状旁腺增生肥大不易区别,持久强烈的刺激可使功能亢进的甲状旁腺转变为功能自主,如在继发性增生的基础上转变为甲状旁腺腺瘤。有慢性肾脏病史的患者三发性甲状旁腺功能亢进症的发生较多。患者表现为骨痛、骨质疏松、骨折等继发性甲旁亢的临床症状,有结石病史,同时伴有高血钙,高 PTH 等。

3. 肾衰继发甲状旁腺功能亢进对患者的影响?

　　继发甲状旁腺功能亢进是慢性肾衰常见并发症之一。通常在肾脏疾病的早期患者出现甲状旁腺增生,体内骨化三醇丢失、磷酸盐聚集,低血钙刺激甲状旁腺激素分泌增加以及甲状旁腺细胞大量增殖。随着疾病的进展,甲状旁腺细胞上维生素 D 受体(Vitamin D receptors,VDR)和钙敏受体(Calcium receptors,CaR)的数量迅速降低。CaR 可以调节机体钙平衡,主要分布在甲状旁腺、甲状腺 C 细胞及肾脏,其作用包括:介导细胞外钙对 PTH 分泌的调节,调节 PTH 合成及组织增生,影响肾脏钙的排泄,调节肾脏活性维生素 D 的合成;介导氨基糖苷类抗生素的肾脏毒性作用。因此,当细胞外钙和骨化三醇不能维持甲状旁腺细胞功能时,甲状旁腺急剧增生。在结节状增生的甲状旁腺细胞,维生素 D 受体和钙敏受体的数量进一步降低。肾衰患者由于营养不良、维生素 D 摄入不足以及肾脏 1α 羟化酶功能异常,致使肾脏活性维生素 D 合成明显减少。活性维生素 D 本身对甲状旁腺细胞中 VDR 基因表达的上调作用下降,甲状旁腺的维生素 D 受体数目明显减少。肾衰患者 VDR 活化后与靶基因上维生素 D 受体的亲和力也明显下降。总之,维生素 D 及其受体功能的异常,也加重甲旁亢及其组织增生。

肾衰继发甲状旁腺功能亢进累及全身的脏器。骨骼系统:由于 PTH 分泌显著增加,导致破骨细胞过度活跃,引起骨盐溶解,骨质重吸收增加,骨胶原基质破坏等,患者可以表现为骨痛、病理性骨折、骨骼畸形、肌肉病变、关节周围钙化等。神经肌肉系统:患者可以有乏力、注意力不集中、性格改变等,同时,部分患者可以有感觉障碍、肢体麻木等。心血管系统:由于钠水潴留、肾素-血管紧张素增加等导致高血压;大量代谢产物堆积,患者可以有尿毒症心肌炎、心包疾病、动脉粥样硬化等。血液系统:促红细胞生成素表达下降,白细胞减少,血小板功能不全,肾性贫血进行性加重,导致面色苍白,同时低蛋白血症导致眼皮、下肢水肿等。此外,皮肤瘙痒、皮肤钙化、软组织肿瘤样钙化等钙化防御表现也十分常见。

4. 如何选择麻醉药物?

肾衰继发甲状旁腺功能亢进患者,由于肾功能衰竭、低蛋白血症等导致药物代谢障碍、药物作用时间延长及药物毒性反应增加。此类患者大多有继发性动脉血栓形成,同时患有严重的心血管疾病和代谢性酸中毒,对于手术以及麻醉的耐受非常差。因为局部麻醉舒适差,可以选择全身麻醉。全身麻醉的关键在于选择起效快、半衰期短、不依赖肝肾代谢、无蓄积、能快速苏醒的麻醉药。丙泊酚起效快、代谢迅速,肾功能衰竭对丙泊酚药代动力学和药效动力学也没有显著影响。丙泊酚可以用于继发甲状旁腺功能亢进患者麻醉。瑞芬太尼作为超短效 μ 受体激动剂,起效迅速,半衰期短,消除快,经组织和血浆中的非特异性酯酶迅速水解,无肝肾代谢。瑞芬太尼镇痛作用强,适于术中维持镇痛,术毕可以"滴定式"予长效阿片类药物或其他药物进行镇痛。顺式阿曲库铵是非去极化肌松药,代谢方式为霍夫曼消除,不依赖肝肾功能,可以安全的用于继发甲状旁腺功能亢进患者。

5. 如何术中确定甲状旁腺?

甲状旁腺为扁椭圆形小体,棕黄色,形状大小略似大豆,有上下两对,均贴附于甲状腺侧叶的后缘,在甲状腺被囊之外,有时也在甲状腺组织中。上一对甲状旁腺一般位于甲状腺侧叶后缘中部附近处;下一对则在甲状腺下动脉的附近,约位于腺体后部下 1/3 处。术中冰冻切片是确定甲状旁腺组织的主要方法,也可以通过监测甲状旁腺切除前后的 PTH 水平变化来确定甲状旁腺组织。近年来,研究证实亚甲蓝染色法能快速、准确定位甲状旁腺,有效降低术中及术后并发症,同时不良反应发生率低,故在甲状旁腺术中定位的也应用越来越广泛。

【小结】

肾衰继发甲状旁腺功能亢进患者由于长期血液透析治疗和疾病进展,常合并肾性高血压等心血管并发症以及代谢性酸中毒和药物代谢障碍。麻醉药物的作用时间可能延长、毒性反应可能增加,故麻醉风险大。选择全身麻醉,患者相对舒适。麻醉药物宜选用起效快、不依赖肝肾代谢的药物。麻醉需要缓慢诱导,避免血流动力学波动。

【专家简介】

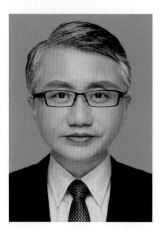

张野,教授,主任医师,博士生导师,安徽医科大学第二附属医院麻醉科主任、副院长。中华医学会麻醉学会第十二届委员,中国医师协会麻醉学分会委员,中国心胸血管麻醉学会胸科分会副主任委员,中国研究型医院学会麻醉学分会常委,安徽省医学会麻醉专科学会委员会副主任委员,安徽省医师协会麻醉学分会副主任委员,安徽省卫计委领军人才(2015),安徽省学术技术带头人(2010),安徽省卫生厅梯队人才(第一层次 2008)。

张野

【专家点评】

1. 继发性甲状旁腺功能亢进是慢性肾功能不全的一个常见并发症,特别是终末期肾病,尽管药物治疗已取得很大进展,但仍有5%～10%的患者需要行甲状旁腺切除手术治疗。

2. 甲状旁腺切除手术,依据病情需要也有多种选择,包括甲状旁腺全切、次全切和(或)甲状旁腺自体移植。甲状旁腺自体移植是将部分甲状旁腺组织移植到前臂肌肉、胸锁乳突肌和腹部皮下脂肪组织等部位。有研究表明移植前臂肌肉是更合适的选择。

3. 继发性甲状旁腺功能亢进患者合并症多,多有严重肾功能不全、电解质紊乱或心功能障碍,麻醉风险非常大;患者多存在药物代谢障碍,麻醉药物宜选择半衰期短、不依赖肝肾代谢的药物,瑞芬太尼结合丙泊酚是相对的理想选择。

4. 麻醉选择上,局部麻醉对机体生理功能干扰小,但术中患者舒适度差,易引起应激反应,对患者脆弱的心脏功能影响大;全身麻醉对机体生理功能干扰相对大,但术中无不适感觉,但麻醉诱导宜缓慢,以适应患者脆弱的器官功能。

【参考文献】

1. Shaman A M, Kowalski S R. Hyperphosphatemia management in patients with chronic kidney disease. [J]. Saudi Pharmaceutical Journal, 2016, 24（4）: 494-505.

2. Brown E M, Pollak M, et al. The extracellular calcium-sensing receptor: Its role in health and disease [J]. Annual Review of Medicine, 1998, 49（1）: 15-29.

3. Sawaya B P, Koszewski N Q, Langub M C, et al. Secondary hyperparathyroidism and vitamin D receptor binding to vitamin D response elements in rats with incipient renal failure [J]. Journal of the American Society of Nephrology, 1997, 8（2）: 271-278.

4. Hsu C H, Patel S R. Uremic toxins and vitamin D metabolism [J]. Kidney International Supplement, 1997, 62（62）: S65.

5. Tsukamoto Y, Heishi M, Nagaba Y, et al. More on hyperparathyroidism and the vitamin D receptor [J]. Nature Medicine, 1996, 2（11）: 1162-1162.

6. Hyperparathyroidism ATFOP. The American Association of Clinical Endocrinologists and the American Association of Endocrine Surgeons position statement on the diagnosis and management of primary hyperparathyroidism. [J]. Endocrine Practice Official Journal of the American College of Endocrinology & the American Association of Clinical Endocrinologists, 2010, 11（1）: 49.

7. Geoffrey P, Aron P, Joel D, et al. Parathyroid surgery and methylene blue: A review with guidelines for safe intraoperative use [J]. Laryngoscope, 2009, 119（10）: 1941-1946.

8. Ickx B, Cockshott I D, Barvais L, et al. Propofol infusion for induction and maintenance of anaesthesia in patients with end-stage renal disease. [J]. British Journal of Anaesthesia, 1998, 81（6）: 854-60.

9. Bewick J, Pfleiderer A. The value and role of low dose methylene blue in the surgical management of hyperparathyroidism. [J]. Annals of the Royal College of Surgeons of England, 2014, 96（7）: 526-529.

10. Anamaterou C, Lang M, Schimmack S, et al. Autotransplantation of parathyroid grafts into the tibialis anterior muscle after parathyroidectomy: a novel autotransplantation site. BMC Surg. 2015; 15: 113.

51　新辅助化疗的乳腺癌患者围术期管理

【导读】

化疗是治疗恶性肿瘤的三大重要手段之一,可在术前、术中、术后实施。新辅助化疗(Neoadjuvant chemotherapy,NACT)即术前辅助化疗,是指患者在明确恶性肿瘤诊断的基础上,选择有效化疗药物给予有限的化疗疗程后,以减轻病情如缩小癌灶、清除或者抑制可能存在的微转移病灶、减少胸腹水,改善中晚期肿瘤患者的术前生理状态,为手术实施和理想肿瘤细胞减灭术创造有利条件,可缩小切除范围、减少因手术造成的伤残或者其他并发症的发生。新辅助化疗也是体内最好的药物敏感性试验,可以为术后化疗提供借鉴。由于化疗药物在杀伤肿瘤细胞的同时对正常细胞有不同程度的损害,以及化疗药物对麻醉、镇痛药物的影响,可能会给麻醉和围术期处理带来更大的危险性。因此,麻醉医生应对化疗相关的毒副作用及围术期防治应有一定了解,并积极与外科医生和化疗科医生紧密合作,做好新辅助化疗肿瘤患者的围术期管理,以提高麻醉手术的安全性。

【病例简介】

患者,女性,58 岁,75kg,因右腋窝肿物进行性增大伴疼痛 2 月入院。B 超检查提示右侧腋窝多发低回声团,左侧腋窝多发低回声团(淋巴结肿大声像);乳腺穿刺病理检查为乳腺浸润性导管癌 II 级。患者无高血压、心脏病史,心电图检查无异常。

术前采用"TAC"方案进行新辅助化疗,具体剂量:多西他赛 $75mg/m^2$,总量 120mg ivd d1;阿霉素 $50mg/m^2$,总量 80mg ivd d1;环磷酰胺 $500mg/m^2$,总量 800mg ivd d1;q3w。化疗 2 次后出现 I 度胃肠道反应,心电图检查提示室性早搏、T 波改变。因化疗效果欠佳,改为吉西他滨 1600mg ivd d1、8,顺铂 50mg d1、40mg d2~3 ivd,期间出现 I 度胃肠道反应,II 度骨髓抑制、中度贫血,肺部感染。

化疗 6 次后在全麻下行右乳癌改良根治术,全麻诱导采用丙泊酚、芬太尼、咪唑安定、顺式阿曲库铵,维持用丙泊酚、瑞芬太尼,间断给予顺式阿曲库铵。术中出血约 100ml,补液 1000ml,尿量 400ml。麻醉期间循环、呼吸稳定,心电图正常,术后转入恢复室,顺利拔管。病人恢复良好,术后 7 天出院。

【问题】

1. 肿瘤病人新辅助化疗的适应证?
2. 常用的化疗药物和化疗方法有哪些?
3. 化疗药常见的毒副作用及其防治措施?
4. 化疗药物与麻醉、镇痛药物的相互作用如何?
5. 新辅助化疗后肿瘤患者的围术期管理?

1. 肿瘤病人新辅助化疗的适应证?

新辅助化疗主要用于某些局部中晚期肿瘤患者,能使肿瘤体积缩小、分期降低,使不可手术的肿瘤患者获得手术治疗的机会。对于乳腺癌患者,一般适合临床分期为 II、III 期的患者,包含:①临床分期为 III A(不含 T3、N1、M0)、III B、III C 期;②临床分期为 II A、II B、III A(仅 T3、N1、M0)期,对希望缩小肿块、分期降低的保乳手术患者,也可考虑新辅助化疗。患者检查提示双侧腋窝多发淋巴结转移,与周围粘连关系密切,考虑清除较难,可予以新辅助化疗。

2. 常用的化疗药物和化疗方法有哪些?

目前临床上常用的化疗药物很多,根据其药物性质可分为以下几种:

(1) 烷化剂:细胞周期非特异性药物,临床上常用的药物有邻脂苯芥、邻丙氨酸硝苄芥、氮芥、环磷酰胺等。

(2) 抗代谢药物:能干扰核酸代谢,导致肿瘤死亡,属细胞周期特异性药物。常用的药物有氟尿嘧啶、氨甲蝶呤、阿糖胞苷等。

(3) 抗肿瘤植物药:临床常用的有长春碱、长春新碱、紫杉醇等。

(4) 抗肿瘤抗生素:由微生物产生的具有抗肿瘤活性的化学物质,属细胞周期非特异性药物,常用的药物有放线菌素 D、平阳霉素等,以及蒽环类的多柔比星(阿霉素,ADM)、柔红霉素(DRN)、表柔比星(表阿霉素,EPI)、吡柔比星(吡喃阿霉素,THP)。

(5) 抗肿瘤激素:他莫昔芬等。

（6）杂类及其他抗肿瘤药物：如顺铂、卡铂等。

目前，一般将细胞周期非特异性药物和时相非特异性药物两类药物合称为细胞周期非特异性药物，包括传统分类中的多数烷化剂及抗癌抗生素；而将第三类药物称为细胞周期特异性药物，包括传统分类中的大部分抗代谢和植物抗癌药。

常用的化疗方法有：静脉化疗、口服化疗和特色给药方式的化疗（如介入化疗、体腔内给药等），也可分为根治性化疗、姑息性化疗、辅助化疗和新辅助化疗等。

乳腺癌宜选择含蒽环类和紫杉类的联合化疗方案有：

（1）蒽环类为主的化疗方案，如 CAF、FAC、AC、CEF 和 FEC 方案（C：环磷酰胺；A：阿霉素或多柔比星，或用同等剂量的吡柔比星；E：表柔比星；F：氟尿嘧啶）。

（2）蒽环类与紫杉类联合方案，如 A（E）T、TAC（T：多西他赛）。

（3）蒽环类与紫杉类序贯方案，如 AC→P 或 AC→T（P：紫杉醇）。

（4）其他化疗方案，如 PC（P：紫杉醇）。

根据患者情况，首选用乳腺癌较敏感的药物蒽环类与紫杉醇类联合化疗，但化疗 2 个周期后评估疗效较差，改用铂类化疗 4 次后评估达到 PR 状态，考虑行下一步手术治疗。

3. 化疗药常见的毒副作用及其防治措施？

除所有的抗癌药一般都发生血液毒性和消化道反应外，每个抗癌药又可发生特有的多种毒副作用，包括：

（1）造血系统毒性反应：白细胞降低引起发热、感染甚至败血症、感染性休克；红细胞和血红蛋白降低引起贫血；血小板下降或凝血功能异常引起脏器出血如消化道出血、泌尿道出血、颅内出血。

（2）消化道反应：恶心、呕吐、食欲不振、腹泻、便秘、麻痹性肠梗阻、脱水、电解质紊乱；口腔黏膜炎症或溃疡及消化道糜烂等。

（3）心脏毒性：可致血压异常、心律失常、心肌缺血、心肌损伤及心力衰竭等。蒽环类化疗药物导致的心脏毒性一般可分为：①急性毒性，主要表现为房性或室性心律失常及心电图改变，常见于用药早期，与总剂量关系不密切，可恢复；②慢性毒性，发生率仅 1%~2%，主要表现为剂量依赖性心肌病，严重者可致急性进行性心衰，往往致死；③亚急性毒性，常见于用药后 1 年内。上述三种心脏毒性均可导致心力衰竭。

部分化疗药物容易诱发心律失常（表 5-4）。

表5-4 容易诱发心律失常的化疗药物

药物	直接诱发心律失常	间接诱发心律失常
化疗药物		
阿霉素	+	+
胺苯吡啶	+	−
环磷酰胺	−	+
紫杉碱	+	+
柔红霉素	−	++
安丫啶	+	+
顺铂	+	+
环胞苷	−	++
阿糖胞苷	−	++
己烯雌酚	−	+
依托铂	−	++
甲氨蝶呤	+	+
丝裂霉素	−	++
长春新碱	−	+
生物反应调节剂		
干扰素	−	+
白介素-2	+	++
肿瘤坏死因子	−	+
G/M-CSF	−	+

注："−"为阴性反应；"+"为阳性反应；"++"为强阳性反应。

（4）肺毒性：不常见，多数由博来霉素、马利兰、亚硝脲类和丝裂霉素等化疗药物引起。主要是肺功能受损、间质性肺炎、肺纤维化等，临床表现有发热、干咳、气急，多急性起病，伴有粒细胞增多，严重可致呼吸衰竭致死。

（5）肝毒性：化疗药物引起的肝毒性反应可以是急性而短暂的肝细胞坏死、炎症，或长期用药引起肝慢性损伤，如纤维化、脂肪性变、肉芽肿形成、嗜酸粒细胞浸润等。临床可表现为肝功能检查异常、肝区疼痛、肝肿大、黄疸等。

（6）肾毒性：部分化疗药物可引起肾脏损伤，主要表现为肾小管上皮细胞急性坏死、变性、间质水肿、肾小管扩张，严重时出现肾功能衰竭。可出现腰痛、血尿、水肿、小便化验异常等。

（7）膀胱毒性：引起出血性膀胱炎。

（8）神经毒性：部分化疗药物可能会导致周围神经炎，表现为指（趾）麻木、腱反射消失，感觉异常，还可发生便秘或麻痹性肠梗阻。有些药物可产生中枢神经毒性，主要表现为感觉异常、振动感减弱、肢体麻木、刺痛、步态失调、共济失调、嗜睡、精神异常等。

（9）皮肤毒性：出现皮肤角化、肥厚、色素沉着、皮疹、指甲改变、毛发脱落、渗出性皮肤障碍。

（10）性腺毒性：引起性功能不全。

（11）过敏反应：出现呼吸困难、血压降低、血管性水肿等。

（12）继发癌。

化疗药物毒副作用在不同时间段表现各异：在给药当日可出现过敏反应，低血压，心律不齐、心动过速，眩晕、发热、血管痛、颌下腺痛，恶心、呕吐等；策2~3天可出现倦怠、乏力，食欲缺乏，恶心、呕吐等；第7~14天可出现口舌生疮，腹泻，食欲缺乏，胃部不适等；第14~28天可出现脏器损害（包括骨髓、心、肝、肾、神经、胰腺、膀胱、内分泌腺、生殖器等），皮肤角化、肥厚、色素沉着，脱发，免疫功能下降等；第2~6个月可出现肺纤维化，脏器损害可能加重（如心衰等）；第5~6年有可能导致第二原发癌。

防治措施：

（1）急性呕吐：在化疗或呕吐之前予以预防性应用传统止吐药物，如胃复安，或5-HT3受体拮抗剂与地塞米松配合，也可应用昂丹司琼、格拉司琼、凯瑞特、耐西亚等。

（2）Ⅲ~Ⅳ度骨髓抑制：需要积极给予粒细胞集落刺激因子（G-CSF）、白介素-11处理，促进白细胞、血小板计数恢复正常。

（3）过敏反应：可预防性使用H1受体拮抗剂、糖皮质激素等。

（4）肾功能异常：可使用利尿剂、碱性药物，保持尿液呈碱性。

（5）化疗前预防性给予护心、护肝等药物。近年来，对化疗药物的心脏毒性防护进行了一些基础和临床研究，认为化疗前给予适当的药物干预具有一定的保护效果。右丙亚胺（右雷佐生，dexrazoxane，ICRF-187）是获得美国FDA审核批准用于临床的心脏防护药物，具有清除氧自由基和抗氧化功能，在化疗前用药可显著降低蒽环类化疗药物的心脏毒性而起到心脏保护作用。除外，本课题组实验研究提示盐酸曲美他嗪、法舒地尔、右美托咪定、左旋卡尼汀、尼可地尔、依达拉奉等，以及丹参酮ⅡA磺酸钠、参麦注射液等药物干预对蒽环类化疗药物导致的心脏毒性均有一定的保护作用。此病例化疗前预防性给予了帕洛诺司琼止吐、护肝、护胃及右丙亚胺护心处理，在化疗过程中患者仍出现Ⅰ度胃肠道反应、骨髓抑制，并积极给予粒细胞集落刺激因子处理，复查血常规恢复正常。患者虽未出现明显胸闷等症状，但化疗2次后心电图出现室性早搏、T波改变等急性心脏毒性表现，血流动力学稳定，3周后复查心电图未见明显异常。

（6）新辅助化疗心脏毒性的监测：加强围术期相关指标的监测尤为重要，利于早期预防。①心电图检查：阿霉素常规化疗后约有10%的患者出现心电图异常；大剂量化疗后25%有异常，但ST-T改变、房性和室性心律失常均无特异性，且大多是暂时性；40%的患者心电图QRS波中约有10%的变化；②血清心肌肌钙蛋白I（cTnI）是监测心肌缺血损伤、诊断心肌梗死（MI）的"金标准"和核心指标之一，cTnI水平可作为早期预测蒽环类化疗药物引起心脏毒性的重要指标，可用于评估化疗药物导致的心肌损伤，用于识别无症状心肌梗死及其他微小的心肌损伤、预测术后并发症和评估预后；③血清氨基末端B型利钠肽原（NT-proBNP）水平，可能是早期心肌损伤的敏感指标之一；④心脏多普勒和彩色超声检查可监测化疗后心肌损伤，心衰发生前LVEF下降15%~45%，对早期检测蒽环类化疗药物的心脏毒性具有应用价值;⑤磁共振成像在发现心脏病理改变方面具有无创、快捷、特异性高、结果精确等优点,既是监测急性心脏损伤的理想手段,也是检测亚临床心肌病变的理想方法之一。以上方法联合应用,可提高心脏毒性早期预测的准确率;⑥其他监测方法如肌红蛋白、心肌脂肪酸结合蛋白、缺血修饰白蛋白、细胞黏附分子、超氧化物歧化酶、糖原磷酸化酶同工酶、高敏 C-反应蛋白、血清淀粉样蛋白 A、磷脂酶 A2、肽素、髓过氧化物酶等的含量或表达水平,对判断化疗后心肌损伤也有一定帮助。此外,心内膜心肌活检是一种高度特异和高度敏感的方法,只有在其他方法均难以确诊时才偶尔采用。

4. 化疗药物与麻醉、镇痛药物的相互作用如何?

多种化疗药合用或与其他药物合用,产生的相互作用可能会影响疗效和毒副作用。出现心脏毒性的肿瘤病人对有心脏抑制作用的局麻药异常敏感,可加重原有心律失常或诱发新的心律失常,如丁哌卡因与阿霉素合用时心脏毒性增加;利多卡因在体外能增强阿霉素、博来霉素的细胞毒性作用,呈剂量相关性;利多卡因与顺铂合用时,能显著增强顺铂对实体型 S180 肉瘤的抑瘤作用,生存期显著延长。新辅助化疗后乳腺癌患者对丙泊酚的敏感性增加,这可能与化疗药物引发的多器官功能损伤有关,说明化疗药物与麻醉药物潜在的相互作用不可忽视;为达到相同的肌松效果,新辅助化疗患者单次静注顺式阿曲库铵的起效时间明显延长,术中顺式阿曲库铵的用药量也增大,而手术结束后肌松恢复时间延长。因此,应尽量避免选用对化疗药有增敏作用的麻醉药物。

5. 新辅助化疗后肿瘤患者的围术期管理?

患者接受新辅助化疗后行相关检查,评估肿瘤较前缩小,可考虑手术切除。

术前准备要注意的几个重要问题:一是有针对性的开展心理护理,消除心理障碍;二是肿瘤患者的重要脏器功能可能存在不同程度的损害,如蒽环类化疗药物所致心脏毒性既与药物累积剂量明显相关,也与患者的年龄、性别(女性比男性更容易诱发心脏毒性,而且后果更严重)、用药时的峰浓度、感染、合用其他化疗药物、心脏病史(尤其是冠状动脉性疾病)等有关,因此要密切观察新辅助化疗患者的临床表现和相关指标的变化,如考虑与化疗药物的毒性相关,要正确评估新辅助化疗的肿瘤患者接受麻醉手术的危险性,及时有效治疗合并症,给予必要防护治理并适当延长术前准备时间,以减少围术期心脏等并发症发生;三是研究周密的麻醉监测方案和抢救措施,使患者以"最理想状态"接受麻醉手术治疗,保证麻醉手术安全。此病例在化疗过程中患者出现了胃肠道反应、骨髓抑制、急性心脏毒性,并积极给予了相关护胃、升白细胞及严密监测心电图。在化疗后评估达 PR 状态,且患者骨髓抑制已经纠正,可降低围术期感染风险;监测心电图恢复正常,未出现进一步严重心律失常,心肌酶学、肝肾功能和凝血功能检查未见明显异常;胃肠道功能已经恢复,无恶心、呕吐等胃肠道反应。

麻醉、手术时机的把握:选择新辅助化疗的患者,大部分是术前存在手术困难且肿瘤对化疗药物敏感。化疗后应每周检查血常规 1~2 次,在白细胞特别是中性粒细胞下降时,要及早应用粒细胞集落刺激因子(G-CSF),高度重视预防感染的发生。一般认为,接受新辅助化疗后 3 周左右,在影像学检查证实肿瘤已缩小至可手术切除成都,且患者体质恢复、白细胞正常时方可选择麻醉手术。

围术期管理要点:全凭静脉麻醉(TIVA)对新辅助化疗后乳腺癌改良根治术患者围术期骨髓功能的影响主要以抑制外周血中白细胞和血小板为主,围术期感染、出血的危险性增加,要监测出凝血功能,操作轻柔,止血充分,必要时使用止血药物或成分输血。麻醉方法和麻醉药物对新辅助化疗的肿瘤患者心肌损伤均可能产生不同程度的影响,这些患者经麻醉手术过程可使心肌损伤的危险性增加,应注意术中及术后心肌损伤的早期识别并及时采取保护措施,以减少心脏并发症的发生。给药速度要慢,尽量使用电子微泵技术持续药物灌注。在麻醉手术过程中要维持血流动力状态和呼吸功能稳定,及时补充减少的循环血量,处理电解质失衡等,应特别注意防治术中可能出现的与蒽环类化疗药物心脏毒性有关的低血压、心律失常、心肌缺血等情况。

化疗病人麻醉诱导期易发生低血压,可先补充一定液体量,减慢给药速度,注意诱导平稳。麻醉维持血流动力学稳定,术中间断给予肌松药,避免过量及术后肌力恢复延迟。术中注意观察手术进展,了解手术创面是否渗血严重,评估使用血液制品的指标。在术后 12、24 小时内监测心肌酶学变化,要及时识别早期心肌损伤,以防止严重心脏毒性的发生。术中及术后监测血气分析,了解电解质、酸碱平衡状态及乳酸等。

【小结】

术前新辅助化疗已成为恶性肿瘤多学科综合治疗中的重要组成部分,术前化疗患者的心肺、肝肾、血液等状况和麻醉、手术安全隐患已越来越受到麻醉医师的广泛关注。麻醉医师应充分认识到新辅助化疗患者有其特殊性,结合肿瘤外科特点进行充分的术前准备非常重要。麻醉手术前既要了解肿瘤患者所用化疗药物的种类、化疗方式、时间、疗程、各脏器毒性尤其是心脏毒性及防治措施,也要高度警惕化疗药与麻醉、镇痛药之间的相互作用和不良影响,避免加重肿瘤患者的心、肺、肝、肾、造血、神经等重要脏器的再损害,使这一特殊人群的麻醉和围术期管理更加安全有效。

【专家简介】

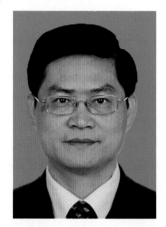

何并文

何并文,广西医科大学副校长,附属肿瘤医院麻醉科主任医师、教授,医学博士。历任中华医学会疼痛学会委员,全国高等医学教育学会麻醉学教育研究会理事,广西医学会麻醉学分会副主任委员;现任中华医学会麻醉学分会临床与转化学组委员、广西医学会疼痛学分会副主任委员,广西医师协会麻醉学医师分会常务理事,《中华麻醉学杂志》、《临床麻醉学杂志》、《国际麻醉学与复苏杂志》、《中国癌症防治杂志》等学术期刊审稿专家、通讯编委或编委。

【专家点评】

1. 新辅助化疗是肿瘤治疗的重要手段之一,为手术实施和理想肿瘤细胞减灭术创造有利条件。由于化疗本身的不良反应,以及化疗药物与麻醉药物的相互影响,使得新辅助化疗后的麻醉管理具有一定的特殊性,需麻醉医生熟知。

2. 乳腺癌为女性常见的恶性肿瘤,外科手术仍是乳腺癌主要治疗措施之一。该例患者为乳腺浸润性导管癌 Ⅱ 级并腋窝淋巴结转移,从肿瘤的综合治疗角度来看,先行新辅助化疗后再行手术切除的疗效更好。

3. 化疗药物的种类较多,麻醉科医生应了解化疗的用药情况,完成周期、化疗后休息时间以及可能发生的不良反应,特别是心脏、肝肾、神经系统和血液系统并发症。新辅助化疗患者术前 WBC、RBC、PLT 均低于非化疗组,尤其对于 PLT 的抑制最为显著。肝脏是静脉麻醉和化疗药物代谢的主要场所,而化疗药物对肝脏的影响主要是其通过抑制肝脏生物转化,较长时间用药后对肝脏会产生一定的损伤。因此术前化疗患者对麻醉药物的转化、代谢作用减弱有可能对麻醉药或镇静药特别敏感。

4. 化疗与麻醉药物之间的相互作用以及对机体的影响,可能会使机体对麻醉药物的敏感性增加,并且造成不同程度的免疫抑制。麻醉科医生需充分了解各种化疗药物与麻醉药物之间的相互作用,并结合手术种类和患者的具体情况,选择适当的麻醉方法。

5. 全凭静脉麻醉对新辅助化疗患者外周血白细胞计数、红细胞计数及血小板计数产生不同程度抑制,以对血小板抑制最强。

6. 化疗后患者血管脆性增加,术中渗血较多,术中注意监测血流动力学变化,并及时补充有效循环血容量,维持内环境稳定。

【参考文献】

1. 何并文,邹小英,温文钊. 阿霉素的心脏毒性与麻醉处理. 国外医学·麻醉学与复苏分册,1995,16（6）：321-324.

2. 中国抗癌协会乳腺癌专业委员会. 中国抗癌协会乳腺癌诊治指南与规范（2015 版）. 中国癌症杂志,2015,25（9）：692-754.

3. 中国临床肿瘤学会,中华医学会血液学分会. 蒽环类药物心脏毒性防治指南（2013 年版）. 临床肿瘤学杂志,2013,18（10）：925-934.

4. 佘慧钰,何并文. 全身麻醉或硬膜外麻醉对蒽环类药物化疗患者心肌影响的研究进展. 见：邓小明,姚尚龙,曾因明主编. 2013 麻醉学进展. 北京：人民卫生出版社. 2013：454-459.

5. 何并文. 放疗或化疗肿瘤患者的椎管内麻醉. 见：谭冠先,郭曲练,黄文起主编. 椎管内麻醉学. 人民卫生出版社,2011：501-517.

6. 何并文,朱蔚琳,黄冰,等. 全身麻醉对术前辅助化疗癌症病人心肌肌钙蛋白 I 的影响. 广西医科大学学报,2007,24（5）：684-686.

7. 何并文,朱蔚琳,黄冰,等. 硬膜外麻醉对术前辅助化疗癌症病人心肌肌钙蛋白 I 的影响. 广西医科大学学报,2009,26（5）：664-666.

8. NCCN, National Comprehensive Cancer Network. NCCN Clinical Practice Guidelines in Oncology：Breast Cancer（Version 1. 2015）.

9. Li Q, Yang Z, Fan J, et al. A nation-wide multicenter 10-year（1999—2008）retrospective study of chemotherapy in Chinese breast cancer patients. Oncotarget 2017；DOI：10. 18632/oncotarget. 16439.

10. Hensley ML, Hagerty KL, Kewalramani T, et al. American Society of Clinical Oncology 2008 clinical practice guideline update：use of chemotherapy and radiation therapy protectants. J Clin Oncol, 2009, 27（1）：127-145.

11. Angelucci D, Tinari N, Grassadonia A, et al. Long-term outcome of neoadjuvant systemic therapy for locally advanced breast cancer in routine clinical practice. J Cancer Res Clin Oncol, 2013, 139（2）：269-280.

12. Mediget T, Kelly K. Neoadjuvant therapy in the treatment of breast cancer. Surg Oncol Clin N Am, 2014, 23（3）：505-523.

52　腹腔镜结肠癌手术术中发生二氧化碳气栓

【导读】

腹腔镜结肠癌手术具有创伤小、恢复快、住院时间短等优点,但需要长时间气腹和头低脚高位,易发生 CO_2 气腹相关并发症,如气栓、皮下气肿、气胸、误吸等,对呼吸、循环系统影响大,可引起生命体征和内环境的剧烈变化,对麻醉管理提出了更高的要求;其中气栓是腹腔镜结肠癌手术病死率较高的严重并发症,抢救关键在于早期诊断和及时治疗,值得麻醉医师高度重视。

【病例简介】

患者,男性,72 岁,174cm,81kg,ASA Ⅱ～Ⅲ级,心功能Ⅱ级。腹泻伴里急后重 1 个月,结肠镜检查:乙状结肠可见 2 枚息肉,病理诊断:乙状结肠腺癌。既往高血压病史 20 余年,规律口服降压药治疗,血压控制尚可。术前心电图:窦性心动过缓,HR 58 次/分,V_3～V_5T 波低平。超声心动图（UCG）检查:主动脉硬化,三尖瓣少量反流,射血分数（EF）65%。X 线胸片:肺纹理增强,主动脉硬化。肺功能检查（PFT）:轻度阻塞性通气功能障碍。实验室检查:血、尿、便常规及电解质、血糖、血生化、血气分析及心肌标志物等检查结果等均在正常范围内。拟行择期全麻下腹腔镜乙状结肠癌根治术。

入室后面罩吸氧,行右颈内静脉及左桡动脉穿刺置管,连接多参数监护仪监测:HR 65 次/分、BP 150/85mmHg、SpO_2 98%,ECG 显示窦性心律。麻醉诱导:依次静注咪达唑仑、依托咪酯、舒芬太尼及顺式阿曲库铵进行麻醉诱导,气管内插管后接麻醉机行机械通气,吸入 1∶2 空气与氧气混合气体,流量 2L/min,潮气量为 6～8mL/kg,呼吸频率为 10～20 次/分,气腹后加用 PEEP 5cmH_2O,根据血气分析和 $P_{ET}CO_2$ 调节呼吸参数,$P_{ET}CO_2$ 35～45mmHg,pH 7.35～7.45,BE ±3mmol/L,$PaCO_2$ 35～50mmHg。麻醉维持:持续吸入七氟烷、静脉泵注丙泊酚和瑞芬太尼,维持 BIS 值在 45~55,TOF-Watch SX 肌松监测仪监测肌松,按需间断静注顺式阿曲库铵,术中监测并维持 CVP 在 5~10cmH$_2$O(1cmH$_2$O=0.098kPa),鼻温探头监测温度,术中采用综合保温措施:四肢躯干用鼓风式保温毯覆盖(设定温度 37~40℃),输血、输液、冲洗液及建立气腹的 CO$_2$ 等均加温至 37℃,维持体温在 36~37℃。手术体位:仰卧位,双下肢应用间歇充气加压治疗仪预防下肢深静脉血栓形成,肩部用肩托架固定,腹部切皮后插入气腹针(Veress)以 2~3L/min 充入 CO$_2$,气腹压力为 10~15mmHg(1mmHg=0.133kPa)。气腹建立后手术床调节为 10~30 度头低脚高位。

手术开始时患者 BP 125/75mmHg,HR 62bpm,SpO$_2$ 100%,CVP 10cmH$_2$O,血气显示:pH 7.43,PaO$_2$ 387mmHg,PaCO$_2$ 38mmHg,BE 1.4mmol/L,Hb 119g/L。手术开始后约 80min,分离粘连时撕破肠系膜静脉,立即用纱布压迫出血点,短暂出血后(出血约 150ml)自行停止。其后患者 BP、HR、CVP 逐渐升高,且对加深麻醉无明显反应。5 分钟后,P$_{ET}$CO$_2$ 由 41mmHg 迅速下降至 27mmHg,随后 BP 由 141/82mmHg 下降至 76/45mmHg,SpO$_2$ 降至 87%,CVP 21cmH$_2$O,HR 101 次/分。立即给予麻黄碱 20mg,排除气管导管脱出、动脉测压系统不通畅等可能,急查血气:pH 7.31,PaO$_2$ 56mmHg,PaCO$_2$ 78mmHg,BE 0.3mmol/L,Hb 106g/L。结合临床情况怀疑 CO$_2$ 气栓,调整呼吸机参数,改纯氧行轻度过度通气;用锁扣夹(homo-lock)夹闭静脉破处后,解除气腹,暂停手术;将患者左侧头低位,可见颈静脉怒张,心前区听诊可闻及"磨轮样"杂音,瞳孔 6mm;同时经 CVP 导管抽吸,抽出少许含气泡血液;急查床旁经胸超声心动图可探测到腔静脉、右心房、室及肺动脉有不连续性的成群气栓,明确 CO$_2$ 气栓诊断。BP 继续降至 60/35mmHg,HR 68 次/分,SpO$_2$ 85%,P$_{ET}$CO$_2$ 18mmHg,立即静注肾上腺素 30μg 的同时外科医生行按压胸廓及心前区,随后持续泵注肾上腺素维持循环,行头部低温,同时给予静脉给予氢化考的松 25mg 和甘露醇 250ml,根据血气分析结果维持酸碱、电解质平衡。暂停手术 30 分钟后,患者生命体征趋于平稳,BP 116/70mmHg,CVP 14cmH$_2$O,HR 86 次/分,SpO$_2$ 100%,动脉血气:pH 7.38,PaO$_2$ 336mmHg,PaCO$_2$ 46mmHg,BE 1.9mmol/L,Hb 102g/L。重新气腹,血管缝线再次修补静脉破处,腹腔镜下顺利完成全部手术,术毕复查血气:pH 7.42,PaO$_2$ 348mmHg,PaCO$_2$ 42mmHg,BE 2.3mmol/L,Hb 98g/L。

带气管导管转送至 ICU,继续机械通气支持。术后 8 小时顺利拔管,患者生命体征平稳、意识清楚、问答自如、未诉任何不适。术后第 2 天再次行超声心动图检查,显示腔静脉、左、右心腔内无气体存在,患者恢复良好,自 ICU 返回病房,术后 6 天痊愈出院。

【问题】

1. 腹腔镜手术气栓形成的原因及高危因素?
2. 全麻下气栓的临床表现和诊断?
3. 气栓的预防和处理?
4. 头低脚高腹腔镜手术术中的管理要点?

1. 腹腔镜手术气栓形成的原因及高危因素?

气栓发生必备三个条件:①有血管壁开放;②开放血管壁附近有气体(多数为 CO$_2$)存在;③气体主动或被动地进入血管。腹腔镜手术气栓常见原因:①气腹针或穿刺套管(trocar)误入血管或腹腔器官内直接高压充气,主要发生于充气初期,既往有腹部手术史且粘连严重者更易发生;②手术时间长、气腹压高且损伤血管,当静脉压低时,血管内外压力差促使气体通过破裂口进入循环或弥散入腹腔脏器而致;③头低脚高位时,由于开放的血管高于心脏水平,气体可被动吸入血管内;④手术结束气腹状态下溶解于血液中的气体,随腹腔放气减压,压力发生变化,使其溢出形成迟发性气栓。

腹腔镜手术气栓形成的高危因素:①气腹压及气流量:建立气腹时注入高流量 CO$_2$,高气腹压,气栓发生率增高;低流量 1~4L/min,气腹压于 12~15mmHg 之间,对呼吸、循环影响较小,气栓发生率低。②中心静脉:血容量减少,中心静脉压下降,加之静脉破损、腹内压高,血管内外压力差增大,气栓发生率增高。③体位以及手术部位:头低脚高位时,手术部位与右心房产生压力差,心脏舒张时静脉产生负压,高压 CO$_2$ 宜被吸入;下腹部或盆腔手术如子宫及直、结肠等器官血供丰富,当分离脏器损伤血管床过多或手术创面大时,高压 CO$_2$ 可经过破裂静脉进入腔静脉流向右心房;泌尿外科(如肾上腺、肾脏等)行后腹腔镜手术时,CO_2吸收增加,气栓发生率也增高。④高危患者:既往有腹部手术史且粘连严重者,充气过程中或术中分离组织时,粘连带破坏,CO_2可直接或通过损伤静脉或实质性脏器进入;先心病患者如卵圆孔未闭、房、室间隔缺损等,左、右心腔间有异常通道,气体可通过解剖缺陷进入动脉系统致反常栓塞,即使小量气栓发生于冠状或脑内动脉也可致严重后果;心、肺、肝、肾等重要脏器功能不全者对气栓耐受力降低;肥胖者气体吸收增加,消除代谢率下降,气栓发生率增加。⑤其他:手术时间越长,出血量越多,气体进入血管内的机会越多;氩气刀止血时,氩气进入血管后不易被溶解、吸收,发生气栓的可能性增加。

2. 全麻下气栓的临床表现和诊断?

全麻下气栓的临床表现取决于进入体内CO_2总量、速度、栓塞部位以及患者体位和心、肺功能状态等:①CO_2溶解度高、弥散速度快,少量CO_2缓慢进入静脉能被肺脏滤过,多数可被机体吸收,或仅形成微小气栓对机体影响较小,只表现轻度的高碳酸血症和低氧血症,循环变化不明显。②当CO_2进入中心静脉较多且快,达到一定量或形成巨大气栓时可阻塞腔静脉和右心房,导致静脉回流受阻,心排量降低,早期典型征象是快速型心律失常及SpO_2尤其伴$P_{ET}CO_2$突然降低,同时可有心音异常、心电图变化;当气体进入较多时,血流阻力增加,导致气道压增高、低氧血症、高碳酸血症、发绀、低血压等,严重者可迅速发展为心、肺衰竭甚至心跳骤停。此外,急性右心室高压可使部分患者(20%~30%)原已闭合的卵圆孔重新开放,大量气体在肺部无法滤过而经跨肺通道进入肺静脉继而进入左心;患者先天存在肺动、静脉短路或左、右心解剖缺陷等,可使气体直接进入左心,引起动脉系统反常性气栓,心、脑对缺血、缺氧最为敏感,小量气栓即可出现瞳孔散大、皮质盲、意识障碍、偏瘫甚至深度昏迷等中枢神经系统症状及短暂的室壁异常运动、心外膜下缺血,心电图$V_1 \sim V_5$出现缺血损伤表现等。另外,肺循环内气栓可刺激炎性介质释放,如血栓素、自由基、白细胞三烯等,激活中性粒细胞及血小板,引起血小板聚集,造成肺细胞结构改变;炎症刺激还可增加毛细血管通透性,引起肺水肿,致使通气/血流比值失调,导致低氧血症甚至ARDS。

气栓的诊断:需根据是否存在气栓的高危因素、临床表现及相关气栓监测手段等综合判断。全麻过程中,患者感觉丧失,各种反射被抑制可掩盖其主观症状和主述表达,多采用敏感度高的麻醉监护手段及时、准确诊断气栓。①经食管超声心动图(transeophageal echocardiography,TEE):诊断气栓的金标准,能迅速、准确、及时诊断心腔、血管内及动脉系统的气栓,适用于高危患者监测及诊断。②经胸超声心动图(transthoracic echocardiography,TTE):无创、易掌握、敏感度高,广泛用于气栓持续监测。③彩色多普勒超声心动图(color-coded Doppler echocardiography,CCDE):是监测气栓的敏感指标,不仅可检测气栓信号;还能闻及心音改变,初期可听到扬声器发出高调移动性轰鸣音伴"洗衣机样"回声,随着进入气体量增加,出现"磨轮样"杂音。④$P_{ET}CO_2$和$PaCO_2$:为腔镜手术常规监测,气栓时,$P_{ET}CO_2$值会突然降低、甚至到零,降低≥3mmHg应考虑为气栓,此时$PaCO_2$则会迅速升高;$P_{ET}CO_2$和$PaCO_2$变化程度与气栓大小成正比,气栓缩小或消失后,其值可基本恢复正常。⑤血流动力学监测:有创动脉压监测可及时、准确地反映血压变化,同时便于血气分析;中心静脉穿刺置管可监测CVP,从中心静脉导管吸出气体或泡沫样血液兼有治疗与诊断的价值;肺动脉导管可早期诊断气栓,因为少量CO_2进入血液,肺动脉压即增加,抽取肺动脉血,可明确CO_2的存在,但其操作要求高,限制了其临床应用。⑥SpO_2:与SaO_2相关性好,准确性高,应常规监测,气栓时,SpO_2下降。⑦ECG监测:心功能差或心血管系统失代偿时表现为ST-T改变,伴随室性或室上性心动过速。

除密切观察生命体征变化、加强监测外,应注意术野出血情况,如创面较大且血管在无确切止血情况下,因血管内压小于气腹压而致出血较少;如同时出现无原因$P_{ET}CO_2$下降≥3mmHg甚至到零,HR增快≥12次/分,SpO_2下降≥3%,且伴心律失常、低血压、肺动脉高压、高中心静脉压、低氧血症和$PaCO_2$升高,甚至心前区可闻及"磨轮样"杂音等,应高度怀疑发生了气栓。其确诊需要用超声检测到气体、从心脏或血管中抽出气体、活体患者手术直视下在心脏或血管内发现气体以及尸检中找到气体等。

3. 气栓的预防和处理?

气栓的预防:气栓严重威胁患者生命,应贯彻防重于治的思想,备好抢救设备和药物,早发现、早干预对预后很关键。预防措施应以消除气栓发生的三个必备条件为依据:既往腹腔手术史且粘连严重的患者,可试用免气腹悬吊式腹腔镜技术,否则穿刺应尽量在明视下进行,Veres针放置正确,预给小剂量CO_2,确定没有误入血管或实质脏器后再充入气腹所需CO_2;注气初始速度为1~4L/min,气腹压<15mmHg;操作应减少组织、静脉损伤,避免氩

气刀止血,必要时中转开腹手术;采用全麻并控制通气,气腹后应增加通气压力或同时选用 PEEP,降低开放血管和心脏间的压力差,减少气体进入;N_2O 增大气栓体积,应避免使用;合理的麻醉深度和肌松可降低腹内压。加强监测:除心电图、无创血压、脉搏氧饱和度、吸入氧浓度、潮气量、分钟通气量、气道压及尿量等基本监测外,应常规监测 $P_{ET}CO_2$,高危患者应行直接动脉压、中心静脉压及动脉血气等监测,如有条件或患者病情需要,可使用经食管超声心动图,既可评估心排血量,也有助于早期发现气栓;除了依赖监测仪器,对患者直接观察也不容忽视,如观察患者皮肤及黏膜颜色的改变、头颈部肿胀及颈部和上胸壁是否有皮下气肿等。

气栓的处理:①治疗原则:预防更多气体进入和扩散,移除栓塞气体,缓解临床症状,稳定生命体征。②具体措施包括:暂停手术操作;停止 CO_2 气腹;如麻醉中使用了 N_2O,立即停用并使用高流量纯氧,过度通气;大量生理盐水冲洗并覆盖术野,切断气体进入血管的源头;快速扩容,提高静脉系统压力,减少气体进一步进入;头低左侧卧位,使气体离开右心流出道;经中心静脉导管抽吸出栓塞气体,解除右心栓塞;必要时应给予血管活性药物、强心药物及主动脉球囊反搏等行支持治疗;仍无法纠治者需进行心肺复苏,胸外心脏按压可使气栓体积变小,利于吸收;紧急开胸行胸内心脏按压或心脏内抽气甚至实施体外循环;颅内气栓导致中枢神经损伤者宜行高压氧治疗。

4. 头低脚高位腹腔镜手术术中的管理要点?

为更好暴露术野,腹腔镜结肠癌手术常需采取头低脚高位,加之长时间气腹,对患者重要脏器功能和内环境影响较大,其管理要点如下:①气腹和头低脚高体位对患者心血管、呼吸、神经、腹腔脏器、眼内压及下肢静脉淤血等产生影响,还可引起 CO_2 气腹相关并发症如气栓、纵隔气肿、心包气肿、气胸等,为减少严重并发症的发生,术前应全面评估患者各系统功能状态,特别对心、肺等重要器官功能不全者具有重要意义。②应选择气管内插管全身麻醉:由于头低位和手术敷料下压,可能发生气管导管扭曲变形,宜选择加强型气管导管;注意调整气管导管套囊内压,避免术后声音嘶哑、咽喉疼痛等并发症;气腹或改变体位后要听诊双肺呼吸音,以防误入主支气管。③气腹后对呼吸、循环及血气等都有一定影响,应常规监测 ECG、SpO_2、$P_{ET}CO_2$、直接动脉压、CVP 及尿量等,根据术中 $P_{ET}CO_2$ 和血气结果,及时调整呼吸参数和气腹压力,维持机体酸碱平衡和内环境稳定;宜采用肺保护性通气策略,适时采用压力通气模式,可降低气道峰压,改善肺顺应性和氧合功能,预防肺不张。④长时间头低脚高位会增加眼内压,压迫视网膜中央动脉,降低眼灌注压,造成结膜水肿;此外,全麻时若眼球暴露,泪液减少,或化学和机械性压迫,更易导致角膜上皮脱落、损伤,甚至视野缺损,应注意患者的眼保护。⑤头低脚高位可使腹腔内溶解有 CO_2 的液体刺激膈肌和膈神经,低体温则会增加 CO_2 溶解度;倾斜角度越大,患者自身重力向下集中在肩部与肩托的受力越大,造成术后肩部尤其右肩疼痛,甚至损伤。因此,关腹前尽量排空腹腔内 CO_2,采用综合保温措施,并联合多模式镇痛方式来预防和治疗。⑥头低脚高位及腹压升高可增加胃内容物反流、误吸;可加重对肝、胃肠等压迫及迷走神经刺激,使胃肠血流减少;同时,颅内压、眼内压的增高,可进一步加重恶心、呕吐。术前应放置胃肠减压管,加强围术期反流、误吸和恶心、呕吐的防治。⑦维持良好甚至深度的肌肉松弛状态,不仅可避免高腹内压对内脏器官、腹壁和全身造成不利影响,还可降低腹内压,减少术后并发症。⑧力求在尽量短的时间内、低气腹压下完成手术,不应过度追求术野暴露而忽略患者生命体征稳定;双下肢应用间歇充气加压治疗仪预防下肢深静脉血栓形成。⑨气腹和头低脚高位可扩张脑血管,增加脑血流量及血-脑屏障的通透性,严重者可致脑水肿,延长麻醉苏醒时间;同时气腹和头低脚高位可致术后颜面部以及声门以上部位(即声带、杓状软骨和会厌部)水肿,甚至出现拔管后呼吸窘迫,严重者需紧急重新气管内插管。

【小结】

对于腹腔镜结肠癌手术,通过全面术前评估、完善术中监测、合理调控气腹压、维持血流动力学和内环境稳定、加强术后管理等,其并发症已相对较少,但仍不应忽视一些潜在致命的并发症如气栓的发生,因此,围术期重视腹腔镜手术气栓发生的高危因素、临床表现、诊断和及时处理等,对防治术中气栓具有重要意义。

【专家简介】

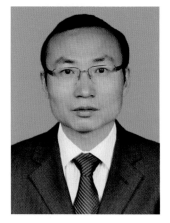

余剑波

余剑波,天津医科大学南开临床学院麻醉科和麻醉学教研室主任,教授,主任医师,享受国务院政府特殊津贴专家,博士生和博士后导师,天津市"131"创新型人才第一层次,天津市"131"创新型人才创新团队带头人,天津市临床医学研究中心分中心负责人,天津市重点实验室肺损伤与修复方向负责人。 兼任中国中西医结合麻醉专委会副主委、中华麻醉学分会委员和中华麻醉学杂志编委等 20 余种兼职,主持国家自然基金、天津市科技支撑计划重点项目、天津市自然基金以及人才基金等共计 740 余万元,获得省部级科技进步一、二、三等奖共 5 项。 截止目前,以第一作者和通讯作者发表论文 120 余篇,其中在 SCI 收录期刊 Anesthesiology、Translational Research 等发表论著 15 篇;主编专著 6 部,参编译专著 8 部。

【专家点评】

1. 腹腔镜结肠癌手术中采取的 CO_2 气腹和头低脚高位,可导致患者呼吸功能、血流动力学及血气等改变,为减少其不利影响,术前应全面评估,合理制定麻醉计划,围术期应加强管理如气腹压力、循环和呼吸的调控等。

2. 识别气栓发生的高危因素,制定防治措施,加强监测特别是应常规动态监测 $P_{ET}CO_2$,如怀疑气栓,必要时行 TEE 或 TTE 明确诊断并及时处理,是降低 CO_2 气栓危害的关键。

3. CO_2 分子量低、脂溶性高、弥散性强,入血后迅速与血红蛋白、血浆蛋白结合,溶于血液和组织中,易被机体吸收、清除,若及时发现和处理,则一般不会引起严重并发症。

【参考文献】

1. 邓小明,姚尚龙,于布为,等. 现代麻醉学. 第 4 版. 北京:人民卫生出版社,2014.
2. 邹声泉. 实用腔镜外科学. 北京:人民卫生出版社,2006.
3. Miller R D, Eriksson L I, Fleisher L A, et al. Miller's Anesthesia. seventh Edition. New York:Churchill Livingstone, 2009.
4. Allain R M, Alston T A, Dunn P F, et al. Clinical Anesthesia Procedures of the Massachusetts General Hospital:Department of Anesthesia Critical Care and Pain Medicine Massachusetts General Hospital Harvard Medical School. Eighth edition. Philadelphia:Lippincott Williams & Wilkins, 2010.
5. Yao F S F, Malhotra V, Fontes M L. Yao and Artusio's Anesthesiology:Problem-Oriented Patient Management. seventh edition. Philadelphia:Lippincott Williams & Wilkins, 2012.

53　重度失血性休克病人的围术期管理

【导读】

失血性休克指的是大量出血导致患者出现休克的一种临床症状,是引起患者死亡的重要因素。 其病理生理变化是有效循环血量与心排血量急剧减少、组织灌注不足、细胞氧供不足,致使机体代谢障碍和细胞功能受损。重度失血性休克属于临床上比较常见的现象,主要是由于患者血液大量且快速流失所导致的休克,重度失血性休克患者均会出现微循环凝血,病情相对来说比较危急,单纯性的止血远远不能达最佳的治疗效果。围术期需要进行快速有效的液体复苏,以确保有效的组织灌注;选择适当的麻醉方法和血管活性药物;合理使用血浆代用品和血液制剂,改善组织细胞氧供,维持细胞正常功能,防治重要脏器功能障碍是低血容量休克患者麻醉处理成功的关键。

【病例简介】

患者,男性,38 岁,体重 75kg,身高 178cm。既往无高血压病、冠心病、糖尿病等病史,否认药物过敏史。主因"间歇性上腹隐痛 1 月余"收住我院。入院诊断:①胃癌;②乙型病毒性肝炎。择期全身麻醉下行"远端胃癌根治毕 I 式吻合术",术程顺利。患者于术后 1 周因解大便后突发头晕伴冷汗,腹腔引流管引出血性液体约 800ml,急诊行"剖腹探查;腹腔动脉缝扎止血;腹腔引流术",术中输入同型血 2800ml,血浆 1200ml,术中血压维持平稳,麻醉管理无特殊。术后给予抗感染、扩容、营养、对症等治疗,病情平稳。1 周后患者突发寒战,皮肤、巩膜苍白,测血压为 90/60mmHg,意识淡漠,脉搏搏动微弱,腹部膨隆,右侧腹腔引流管引出淡血性液约 100ml。外科医生考虑患者可能再次腹腔出血,遂急诊行"剖腹探查术"。术前访视:患者意识淡漠,皮肤、巩膜苍白,皮肤湿冷,盐酸多巴胺持续微量泵入 20μg/(kg·min),测血压(BP)90/60mmHg,HR 135 次/分,SpO$_2$ 92%,RR 22 次/分,体温37.7℃。术前血气:PH 7.32、BE −15.3mmol/L、Glu 25.0mmol/L、Lac 10.5mmol/L、HGB 5.6g/L、HCT 18%。

麻醉管理:患者入室后,局麻下行左侧桡动脉+右侧锁骨下静脉穿刺置管术,建立有创血压监测和中心静脉补液,多巴胺持续微量泵入 20μg/(kg·min),心电监护示:BP 75/50mmHg、HR 150 次/分、SpO$_2$ 78%、RR 25 次/分、CVP 3cmH$_2$O。给予快速输注液体及血制品。麻醉诱导:咪达唑仑 2mg、顺式阿曲库铵 20mg。麻醉诱导后:BP 60/40mmHg、HR 160 次/分、SpO$_2$ 93%,动脉血气:pH 7.154、BE −13、Lac 15.05mmol/L,遂静脉给予碳酸氢钠 250ml,去甲肾上腺素 50μg,并持续微量泵入多巴胺 20μg/(kg·min)和去甲肾上腺素 0.3μg/(kg·min)。麻醉维持:0.5%~2% 七氟烷吸入。术中探查见腹腔内积血及腹膜后积血约 3000ml,见原胰腺上缘血管再次出血,为搏动性喷射样,直径约 5mm,周围组织污秽,用滑线连续缝合血管破口并止血,术中见分离术区广泛渗血。术中根据血压、心率、CVP、尿量以及动脉血气变化,积极给予容量复苏、血管活性药物、纠酸、器官保护等治疗,期间血压最高为 105/40mmHg,心率 130~100 次/分,SpO$_2$:100%。术中出血量:7500ml,尿量:2300ml;液体入量:复方氯化钠 6500ml、琥珀酰明胶(长源雪安)2500ml、高渗性羟乙基淀粉(贺苏)250ml、同型红细胞悬液6100ml、冰冻血浆 3400ml、血小板 1U、冷沉淀 10U。手术麻醉历时 5 小时,术毕血压为 105/70mmHg,心率 120次/分,SpO$_2$ 100%,停用去氧肾上腺素、去甲肾上腺素、多巴胺,CVP 16cmH$_2$O,观察无尿,复查血气:pH 7.09、BE −17mmol/L、Lac 15.04mmol/L、HGB 4.4g/L,遂静脉输注呋塞米 5mg、氢化可的松 10mg、碳酸氢钠 250ml,带管送 ICU 继续支持治疗。

ICU 病情变化:查凝血功能全套示:PT 33.6s、FIB 0.685g/L、APTT 81.7s、INR 2.87;血气分析示:pH 7.41、BE −5.9mmol/L、Glu 12.5mmol/L、Lac 13.1mmol/L、Na$^+$ 150mmol/L、K$^+$ 3.00mmol/L、HGB 8.6g/L、HCT 27%;肝肾功示:尿素 3.62mmol/L、肌酐 77.0μmol/L、AST 2005.5U/L、ALT 1895.3U/L。患者患有肝炎疾病,并因严重休克输入大量液体,从而导致肝功能严重受损,凝血功能极差。转入 ICU 后积极给予补液、纠酸、输注血红细胞悬液、补充血小板、凝血因子纠正贫血,改善凝血功能,同时给予保肝药物治疗,给予两联抗生素控制感染,改变呼吸机通气模式为:呼气末正压通气(PEEP)。经积极后续支持治疗后,患者于 3 天后顺利脱机拔出气管导管,16 天后痊愈出院。

【问题】

1. 失血性休克早期诊断及术前救治?
2. 重度失血性休克患者麻醉方法和药物选择?
3. 重度失血性休克患者液体复苏的液体选择?
4. 低血压期间除液体治疗外,应选择什么血管活性药物?

5. 该患者是否可用术中自体血回输?
6. 休克患者救治过程如何防治乳酸酸中毒、凝血功能障碍?
7. 休克患者救治过程中如何保护重要脏器功能?

1. 失血性休克早期诊断及术前救治?

传统的诊断主要依据为病史、症状、体征,包括精神状态改变、皮肤湿冷、收缩压下降(<90mmHg 或较基础血压下降 >40mmHg)或脉压差减小(<20mmHg)、尿量 <0.5ml/(kg·h)、心率 >100 次/分钟、中心静脉压(CVP) <5mmHg 或肺动脉楔压(PAWP) <8mmHg 等指标。然而,目前一些研究表明,传统诊断标准存在局限性。有研究证实血乳酸和碱缺失在低血容量休克的监测和预后判断中具有重要意义。此外,休克复苏中每搏量(SV)、心排量(CO)、氧输送(DO_2)、氧消耗(VO_2)、胃黏膜 CO_2 张力($PgCO_2$)、混合静脉血氧饱和度(SvO_2)等指标也具有一定程度的临床意义。低血容量休克的发生与否及其严重程度,取决于机体血容量丢失的量和速度。可根据失血量等指标将失血分成四级(表 5-5)。依据该患者临床表现和失血量,该患者诊断为极严重失血性休克。该患者因胃癌手术术后两次腹腔出血,术中探查均见腹腔组织污秽感染,腹腔出血可能与感染导致腹腔内小动脉撕裂相关,因此该患者可能合并感染性休克,属于混合性休克。

表5-5　失血分级

分级	失血量(mL)	失血量占血容量比例(%)	心率(次/分)	血压	呼吸频率(次/分)	尿量(mL/h)	神经系统症状
I 轻度失血	<750	<15	≤100	正常	14~20	>30	轻度焦虑
II 中度失血	750~1500	15~30	>100	下降	>20~30	>20~30	中度焦虑
III 重度失血	>1500~2000	>30~40	>120	下降	>30~40	5~20	萎靡
IV 极严重失血	>2000	>40	>140	下降	>40	无尿	昏睡

对于休克患者术前救治应遵循"边抢救、边诊断、边治疗"的原则,在抢救的同时进行补充检查,尽早安排手术止血,去除病因。同时做好抢救和麻醉前各项准备工作,包括麻醉物品和抢救药物、各种仪器的准备和调试。在出血较剧的情况下过多地强调麻醉的危险性,将延误手术时机,此时应边抗休克,边手术。多项研究表明早期手术止血能够改善预后,提高存活率。失血性休克未控制出血时早期积极液体复苏可引起稀释性凝血功能障碍;血压升高后,血管内已形成的凝血块脱落,造成再出血;血液过度稀释,血红蛋白降低,减少组织氧供;并发症发生率和病死率增加。对未控制出血的失血性休克,应进行控制性液体复苏(延迟复苏),即在活动性出血控制前给予小容量液体复苏,在短期允许的低血压范围内维持重要脏器的灌注和氧供,避免早期积极复苏带来的副反应。早期控制性复苏的目标:对于未合并脑损伤的创伤患者,收缩压应控制在 80~90mmHg,以保证重要脏器的基本灌注。

2. 重度失血性休克患者麻醉方法和药物选择?

病情危重者免用麻醉前用药,或仅用阿托品或东莨菪碱。首选气管内插管全身麻醉,全麻的优点是气管内插管后可确保呼吸道通畅和充分给氧,也便于呼吸管理。选用对呼吸系统、循环系统影响较小的麻醉药物,可同时配合使用镇痛或镇静药物减少患者应激反应。根据病情可优先组合氯胺酮、芬太尼、地西泮、咪唑安定、七氟烷等麻醉药,肌松药可选用阿曲库铵、琥珀胆碱。如:氯胺酮有交感样兴奋作用,使血压上升,心率加快,且诱导迅速,特别适用中重度休克患者。应尽量避免选用椎管内麻醉,椎管内麻醉可减少静脉回流和降低外周血管阻力,降低前后负荷而导致低血压,原则上应禁用。

3. 重度失血性休克患者液体复苏的液体选择?

低血容量性休克的抢救过程中,关于液体的使用一直存在争议。目前,尚无足够的证据表明晶体液与胶体液用于低血容量休克液体复苏的疗效与安全性方面存在明显差异。晶体液主要可以及时补充细胞外液和其中的电解质。胶体液的优点是可以维持血管内容量效率高、持续时间长、外周水肿轻。液体复苏治疗时可以选择晶体溶液(如生理盐水和等张平衡盐溶液)和胶体溶液(如白蛋白和人工胶体液)。由于 5% 葡萄糖溶液很快分布到细胞内间隙,因此不推荐用于液体复苏治疗。对于血红蛋白<70g/L 的失血性休克患者,应考虑输血治疗。大量输血方案适用于伴有活动性出血的患者,目前多数学者提出尽早补充新鲜血或血制品的早期复苏方案,可提高重度休克的抢救成功率。大量失血时应注意凝血因子的补充,如:血小板、新鲜冰冻血浆、冷沉淀。对大量输血后并发凝血功能异常的患者联合输注血小板和冷沉淀可显著改善止血效果。

近年来,目标导向液体治疗策略成为临床研究中的重点,是基于要实现某些既定目标的补液策略。对于低血容量性休克的患者,目标导向治疗是一个安全策略,可以节约用血和液体的输注并且降低术后凝血障碍。有研究证实,目标导向治疗可以降低死亡率,减少住院时间。目标导向治疗以最大每搏量(SV)和心排出量作为最常用的指标。目标导向液体治疗中液体输注常采用滴定的方式,即补液试验,应用专用设备测定每搏量和心排出量。有研究表明,对于出血性休克已被控制的患者,其复苏目标为平均动脉压维持≥70mmHg,可以更好地维持血流动力学稳定,保障组织有效灌注,保护重要器官功能。目前关于容量复苏的目标仍有很大的争议。

4. 低血压期间除液体治疗外,应选择什么血管活性药物?

低血容量休克的患者一般不常规使用血管活性药,研究证实这些药物有进一步加重器官灌注不足和缺氧的风险。临床通常仅对于足够的液体复苏后仍存在低血压或者输液还未开始的严重低血压患者,才考虑应用血管活性药与正性肌力药。多巴胺是一种中枢和外周神经递质,去甲肾上腺素的生物前体,通过增强心肌收缩能力而增加心输出量(CO),同时也增加心肌氧耗。去甲肾上腺素、肾上腺素和去氧肾上腺素仅用于难治性休克,其主要效应是增加外周阻力(SVR)来提高血压,同时也不同程度地收缩冠状动脉,可能加重心肌缺血。如果低血容量休克患者进行充分液体复苏后仍然存在低心排血量,应使用多巴酚丁胺增加心排血量。若同时存在低血压可以考虑联合使用血管活性药,见图5-6。国际指南推荐多巴胺或去甲肾上腺素作为治疗休克的一线血管活性药物。一项系统回顾和荟萃分析表明,与多巴胺相比,去甲肾上腺素导致的主要不良事件和心律失常风险较低。其他升压药物(肾上腺素、去氧肾上腺素和血管加压素/特利加压素)与去甲肾上腺素比较未显示出任何生存获益;使用去甲肾上腺素在中心静脉压、尿量、血乳酸水平方面具有一定的优势。目前有证据表明去甲肾上腺素在生存获益、优化血流动力学和减少不良事件方面均优于多巴胺。

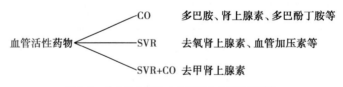

图5-6　失血性休克治疗中常用心血管活性药物

5. 该患者是否可用术中自体血回输?

术中自体血回输已广泛应用于临床,可节约血资源,减少异体输血相关并发症。但其在肿瘤患者中的使用一直没有定论,过去普遍认为,肿瘤细胞会污染血液,从而导致肿瘤的复发和转移。近年来众多回顾性研究一致认为在肿瘤术中使用自体血回输是安全有效的,没有确定的证据表明术中自体血回收技术影响肿瘤转移和患者的生存率。为了解除肿瘤细胞污染的顾虑,人们提出了联合应用白细胞过滤器和血液放疗的方法,去除肿瘤细胞和肿瘤细胞活性,更加确保了自体血回收技术在肿瘤患者中的安全使用。但目前仍缺少一个多中心、前瞻性的随机对照试验来证实术中自体血回收技术在肿瘤患者中的使用效果。该患者是胃癌术后腹腔出血,虽然肿瘤已切除,减少了肿瘤细胞对血液的污染,但两次腹腔探查止血手术中均见胃壁及胃床少量脓苔附着,考虑细菌污染血液,故术中未使用自体血回收技术。

6. 休克患者救治过程如何防治乳酸酸中毒、凝血功能障碍?

组织细胞缺氧是休克的本质。休克时微循环严重障碍,组织低灌注和细胞缺氧,糖的有氧氧化受阻,无氧酵解增强,三磷酸腺苷(ATP)生成显著减少,乳酸生成显著增多并组织蓄积,导致乳酸性酸中毒,进而造成组织细胞和重要生命器官发生不可逆性损伤,甚至发生多器官功能衰竭。临床上使用碳酸氢钠能短暂改善休克时的酸中毒,但不主张常规使用。研究表明,代谢性酸中毒的处理应着眼于病因处理、容量复苏等干预治疗,在组织灌注恢复过程中酸中毒状态可逐步纠正,过度的血液碱化使氧解离曲线左移,不利于组织供氧。因此,在失血性休克的治疗中,碳酸氢盐的治疗只用于紧急情况或 pH<7.20。纠正代谢性酸中毒,强调积极病因处理与容量复苏;不主张常规使用碳酸氢钠。

　　失血性休克救治过程中凝血功能紊乱是由于低血压、低体温、酸中毒和大量输注液体而致血液稀释等原因所造成的一个复杂的过程。因此,救治的过程应该监测凝血功能,如 PT、APTT、TT、纤维蛋白原测定及血小板计数,有助于指导整个休克的治疗。其中治疗凝血功能障碍的主要措施包括:病因治疗、抗凝治疗、替代治疗。

　　7. 休克患者救治过程中如何保护重要脏器功能?

　　患者发生休克后,全身的各个器官都有不同程度损伤,器官保护应该从休克开始就进行,而不是出现器官衰竭才开始。肺:最易受损。休克时的缺血、缺氧,可使肺部毛细血管、肺泡细胞受到损伤。而且在治疗休克时大量补液的再损伤等还可引起肺小血管栓塞,使部分肺泡萎陷、不张、水肿,部分血管闭塞、不通畅,结果导致肺部通气/血流失衡,严重时可导致急性呼吸窘迫综合征。因此必须保持呼吸道通畅,必要时应及早考虑作气管插管并行辅助呼吸,术中可给予呼气末正压通气(PEEP),可通过持续扩张气道和肺泡,增加功能残气量,减少肺内分流,提高动脉血氧分压、改善肺顺应性,增高肺活量,减轻肺间质水肿。此外,应控制入液量,尽量少用晶体液,可给予白蛋白和呋塞米;并应正确掌握输液量。肾:患者处于休克状态,收缩压<60~80mmHg 时,肾脏血液供应几乎中断,严重时可导致肾脏缺血坏死,甚至出现急性肾功能衰竭。肾功能的维护:休克患者出现少尿、无尿等时,应注意鉴别其为肾前性或急性肾功能不全所致。在有效心搏血量和血压恢复之后,如患者仍持续少尿,可快速静滴甘露醇 100~300ml,或静注呋塞米 40mg,在血压恢复后可重复使用呋塞米,若仍无尿,提示可能已发生急性肾功能不全,应给予相应处理,及早进行透析。脑:脑部血流量减少,可导致脑组织缺血、缺氧,而缺血、缺氧又可引起脑细胞肿胀、血管通透性升高,从而出现脑水肿和颅内压增高。这时的患者可出现意识障碍,严重者可发生脑疝、昏迷。降低颅内压是脑功能恢复的一个重要措施。应及早给予血管解痉剂、渗透性脱水性药物(如甘露醇)、呋塞米、大剂量肾上腺皮质激素(地塞米松 20~30mg)静注,以及应用改善脑细胞的营养药,并行低温疗法,低温状态可降低氧耗量和代谢率,及早恢复能量代谢,抑制内源性损伤因子的释放,降低神经细胞的兴奋性,减少神经冲动传递,保护中枢神经系统,减轻脑损害引起的反应性高热,从而促进脑功能恢复。心:重症休克和休克后期病例常并发心功能不全,因细菌毒素、心肌缺氧、酸中毒、电解质紊乱、心肌抑制因子及输液不当等因素引起。出现心功能不全征象时,应严格控制静脉输液量和输液速度,以及合理应用血管活性药物。肝:休克可引起肝缺血、缺氧性损伤,肝脏功能障碍,可给予保肝药物对症治疗:如肌苷,维生素。总之,在休克治疗的过程中,应及时恢复重要脏器的有效灌注,避免长时间的缺血、缺氧造成不可逆的损伤。

【小结】

　　救治失血性休克患者,病因治疗是救治的基本措施,为缩短救治时间,应选择安全、快捷的麻醉方法,为手术止血创造良好条件,且围术期严密监测机体各项指标,及时有效地调整治疗方案,采用合理有效的容量复苏,尽早恢复重要器官灌注,提高救治率。

【专家简介】

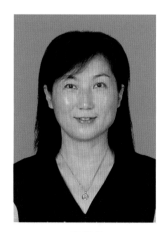

倪新莉

倪新莉,主任医师,硕士生导师,宁夏医科大学总医院、临床医学院孵育省级重点学科麻醉学科带头人,宁夏科技创新领军人才培养对象,

　　国务院特贴专家。 研究方向:脑复苏与脑保护。 以项目负责人身份承担各级科研课题 6 项,以第一或通讯作者在国内外专业期刊发表论文 30 余篇,以第一完成人获省级科技进步二等奖 2 项。 中华医学会麻醉学分会第十一届青年委员会委员。 现任中国研究型医院学会麻醉专业委员会全国委员,任《国际麻醉与复苏杂志》编委、《中华麻醉学杂志》和《临床麻醉学杂志》通讯编委等职。

【专家点评】

1. 该病例是极严重失血性休克患者，病因诊断明确，应尽早行手术止血抢救治疗，此时不应过多考虑麻醉和手术风险，而延误治疗时机，缩短救治至手术时间，能够有效地提高救治率。

2. 对于失血性休克患者液体复苏是救治的主要措施，目前主要的观点集中在传统液体复苏、限制性液体复苏和目标导向液体复苏，应采用何种液体复苏一直存在争论。传统液体复苏观点认为尽早、尽快充分的液体复苏，在最短的时间内使机体血压和有效容量恢复至正常水平，以保证机体组织和主要脏器灌注，阻止休克的进一步恶化。但在活动性出血的情况下，大量快速的补液可影响凝血功能，稀释凝血因子，导致机体失血加速，继而使组织氧供进一步减少，加重酸中毒等不良后果。因此提出了限制性液体复苏，即在活动性出血控制前应给予小容量液体复苏，在短期允许的低血压范围内维持重要脏器的灌注和氧供，避免早期积极复苏带来的副反应。动物试验也表明，限制性液体复苏可降低病死率、减少再出血率及并发症。限制性液体复苏较传统液体复苏可提高抢救成功率。近年来目标导向液体治疗策略成为临床研究的重点。多项荟萃分析将目标导向液体治疗方案和其他液体治疗方案进行了比较，结果显示术中和术后尽早采用目标导向液体治疗方案明显改善临床结局，例如降低呼吸、肾脏和胃肠道并发症发生风险，缩短肠道功能恢复时间，缩短住院时间。但这些研究结果仍然不足以确定最佳的液体治疗方案。因此，针对患者病情、手术类型，结合优化患者血流动力学和组织氧供采用合适的液体复苏方案。该患者救治过程中给予大量输血（MBT）的处理，大量输血是指 3 小时内输入相当于全身血容量 50% 以上的血制品或每分钟输血 >150ml。大量输血可导致凝血功能异常，低体温，严重酸中毒。因此在积极维持正常血容量，维持 HGB>70g/L，确保患者的组织氧供正常，同时补充凝血因子、浓缩血小板或冷沉淀、Ca^{2+}，维持正常的凝血状态。严重低血容量休克常伴有顽固性低体温、严重酸中毒、凝血障碍。此外，低体温可影响血小板的功能、降低凝血因子的活性、影响纤维蛋白的形成。低体温增加休克患者出血的危险性。有研究表明，控制性降温不降低病死率，但对神经功能的恢复有益。严重低血容量休克伴低体温的患者应及时复温，维持体温正常。

3. 该患者既往有乙肝病史，在休克状态下，肝组织血流量降低，血氧严重缺乏，进一步加重肝功能损害，凝血功能障碍。对该患者应选择对肝脏功能影响较小的麻醉药物，避免加重肝脏受损。有研究报道，休克时间越长，发生急性肝功能损害的概率越高，最终可造成肝脏和多脏器功能障碍，DIC 发生，甚至导致患者死亡。因此对该患者因尽快纠正休克，并及时进行相关检查，对肝功能情况进行密切关注，实施早期干预，减轻脏器损害。

4. 复苏终点与预后指标评估以往把神志改善、心率减慢、血压升高和尿量增加作为复苏目标。然而，在机体应激反应和药物作用下，这些指标往往不能真实地反映休克时组织灌注的有效改善。有报道，50%~85% 的低血容量休克患者达到上述指标后，仍然存在组织低灌注，而这种状态的持续存在最终可能导致病死率增高；因此，在临床复苏过程中，这些传统指标的正常化不能作为复苏的终点。救治过程中应该加强检测血乳酸、碱缺失、SV、CO、DO_2、VO_2、$PgCO_2$、SvO_2 等指标，这些指标与休克复苏预后密切相关，对评估休克及判断预后具有重要意义。总之容量复苏的终点目标是改善组织灌注，保证组织氧供和氧需平衡，减轻细胞和组织的损伤。

【参考文献】

1. 中华医学会外科学分会. 外科病人围手术期液体治疗专家共识（2015）. 中国实用外科杂志, 2015, 35（9）: 960-966.

2. Liu H, Xiao X, Sun C, et al. Systemic inflammation and multiple organ injury in traumatic hemorrhagic shock. Frontiers in Bioscience, 2015, 20（6）: 927-933.

3. Duan C, Li T, Liu L. Efficacy of limited fluid resuscitation in patients with hemorrhagic shock: a meta-analysis. International Journal of Clinical & Experimental Medicine, 2015, 8（7）: 11645-11656.

4. Bouglé A, Harrois A, Duranteau J. Resuscitative strategies in traumatic hemorrhagic shock. Annals of Intensive Care, 2013, 3（1）: 1.

5. Corredor C, Arulkumaran N, Ball J, et al. Hemodynamic optimization in severe trauma: a systematic review and meta-analysis. Revista Brasileira De Terapia Intensiva, 2014, 26（4）: 397.

6. 陈小萍,葛亚丽,高巨.术中自体血回收技术是否可以在肿瘤患者中使用.国际麻醉学与复苏杂志,2016,37(4).

7. 程越,思永玉.低血容量性休克容量复苏的研究进展.中国老年学,2016,36(11):2817-2819.

8. Ravi P R, Puri B. Fluid resuscitation in haemorrhagic shock in combat casualties. Disaster & Military Medicine, 2017, 3(1):2.

9. Arnemann P, Seidel L, Ertmer C. Haemodynamic coherence-The relevance of fluid therapy. Best Practice & Research Clinical Anaesthe-siology, 2016, 30(4):419.

54　感染性休克患者的麻醉管理

【导读】

在围术期,多种因素导致的脓毒症易演变为严重脓毒症及感染性休克,合并感染性休克的严重脓毒血症的死亡率高达40%。因此要求临床医生尤其麻醉医生掌握感染性休克的诊断、病理生理变化及治疗,并在此基础上开展多学科的紧密合作,共同做好感染性休克患者的围术期管理,以降低感染性休克患者的围术期死亡率。

【病例简介】

女性,患者,33岁,45kg,因"下腹痛4天,伴腹胀2天"于2013年11月13日入院。于外院保守治疗无效转入我院,入院诊断:粘连性不全性肠梗阻。拟行急诊剖腹探查术;最终手术方式为:肠粘连松解+小肠坏死处切除+断端吻合+小肠减压术。

术前检查:T 38℃,HR 140次/分,RR 27次/分,BP 105/65mmHg,BW 45kg,SpO$_2$ 100%,ASA II级,神清,腹部膨隆。

实验室检查:WBC 15.9×10^9/L,N 0.97,HGB 90g/L,K$^+$ 3.46mmol/L,余检查无异常。

辅查:腹部平片:低位小肠梗阻(图5-7)。腹部彩超:肠管扩张,积液,积气,腹腔积液。ECG:①窦速;②T-U波改变,有无低钾结合临床。

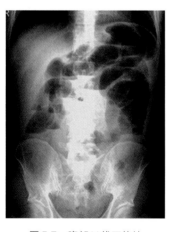

图5-7　腹部X线正位片

入院当天即行急诊剖腹探查术。气管内插管全身麻醉,全麻诱导采用静脉推注咪达唑仑(4mg)、芬太尼(0.2mg)、依托咪酯(14mg)、罗库溴铵(50mg);气管插管成功后,建立有创动脉压监测、中心静脉压监测;全麻维持使用氧气(FiO$_2$ 100%)、异氟烷1.0%~1.5%VOL、瑞芬太尼3~8μg/(kg·h)以及丙泊酚5~10mg/(kg·h),间断追加肌松药。

17:50手术开始,此时ABP 130/70mmHg,HR 130次/分,CVP 10cmH$_2$O,PetCO$_2$ 38mmHg;手术开始2小时后(此之前输注晶体液量约2300ml),患者出现ABP波动在95~70/50~40mmHg范围,HR明显升高140~165次/分,CVP 11~15cmH$_2$O,持续近2小时,处理:①减浅麻醉;②加速输血(RBC 2U,FFP300ml)、输液;③去甲肾上腺素0.03~0.3μg/(kg·min)泵注,去氧肾上腺素100μg间断静推;④氢化可的松200mg静脉滴注;⑤动脉血气分析;⑥补钾、纠酸等对症处理。经处理后,21:50之术毕,ABP波动在110~135/50~70mmHg范围,HR明显升高135~140次/分,CVP 8~12cmH$_2$O。22:15结束手术,历时4小时25分钟,术中补液3200ml,RBC 4U,FFP 400ml,尿量1800ml。术后带管送ICU。

术中循环监测如图所示(图5-8),术中、术后血气分析见表所示(表5-6)。

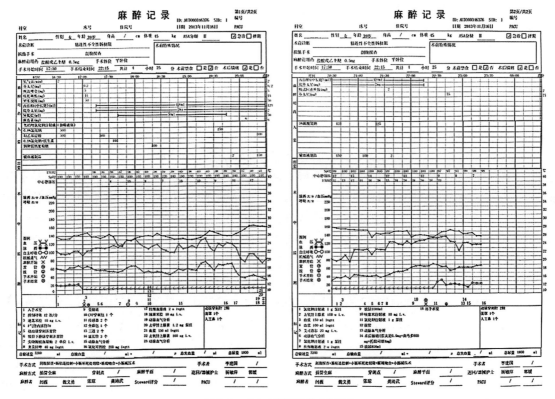

图5-8　术中麻醉记录单（部分）

表5-6　术中、术后动脉血气分析结果

动静脉血气分析	术中		术毕
	（18:49）	（20:27）	（22:20）
pH	7.40	7.28	7.4
PO₂	343	255	97
PCO₂	40.0	40.0	35.0
Hb（g/dl）	6.2	8.7	9.0
Hct	20%	28%	29%
K⁺（mmol/L）	2.7	3.2	3.5
Na⁺（mmol/L）	139	139	139
Ca²⁺（mmol/L）	0.94	1.12	1.10
Cl⁻（mmol/L）	106	109	107
Glu（mmol/L）	6.4	9.8	12
Lac（mmol/L）	0.7	2.7	5.7
BE（mmol/L）	−4.0	−7.9	−3.2
HCO₃⁻（mmol/L）	20.4	20.5	21.7

【问题】

1. 围术期感染性休克的诊断？

2. 感染性休克患者的病理生理变化？

3. 感染性休克的液体复苏？

4. 感染性休克患者血管活性药物和正性肌力药物应用的时机及药物选择？

5. 围术期感染性休克激素使用的时机、剂量和持续时间？

6. ScvO₂ 值和 Lac 对感染性休克治疗的指导意义？

7. 感染性休克麻醉前评估和准备？

8. 对于感染性休克患者,如何选择麻醉方式及麻醉药物?

9. 感染性休克麻醉术后转归?（病房或 ICU）

1. 围术期感染性休克的诊断?

根据 2012 年世界上 30 多种急危重症医学会的专家参与修订,出版于 2013 年 2 月的《脓毒症生存运动:治疗脓毒症和感染性休克国际指南》,定义感染性休克(septic shock) 为适当补液治疗仍未能纠正的持续性脓毒症引起的低血压;感染性休克的本质:炎症导致紊乱而失调的宿主反应(包含炎症反应和涉及多系统的非免疫性反应)和危及生命的器官功能障碍;当脓毒症发生循环障碍及细胞/代谢异常,继而增加病死率的状态就是感染性休克。当围术期发生感染性休克的病理生理过程可以称为围术期感染性休克。脓毒症引起的低血压(sepsis-induced hypotension) 标准为收缩压(SBP) <90mmHg 或平均动脉压(MAP) <70mmHg,或 SBP 下降 40mmHg 以上,或低于正常血压的 2 个标准差,且无其他原因的低血压。

感染性休克的临床诊断标准:脓毒症患者经充分容量复苏后仍存在持续性低血压,需缩血管药物维持平均动脉压(MAP) ≥65mmHg 且血清乳酸水平>2mmol/L,根据这一组合标准,感染性休克的住院病死率超过 40%。

感染性休克的诊断在脓毒症基础上,对于基础器官功能障碍状态未知的患者,基线的序贯器官衰竭评分(SOFA) 评分设定为 0,将感染后 SOFA 评分快速增加≥2 作为脓毒症器官功能障碍的临床判断标准。快速 SOFA 评分(qSOFA) 作为院外、急诊室和普通病房的床旁脓毒症筛查工具,以鉴别出预后不良的疑似感染患者(表 5-7、图5-9)。qSOFA 由意识状态改变、收缩压≤100mmHg 和呼吸频率≥22 次/分共 3 项组成,符合 2 项或以上,即 qSOFA 评分≥2 则为疑似脓毒症。由于 SOFA 已是重症医学领域常用的评分工具,且简单易行,因此工作组推荐将其作为 ICU 内脓毒症的临床诊断。而对于怀疑感染的非 ICU 患者,Seymour 等研究提示 qSOFA 对于住院病死率的预测效度优于 SOFA 和 SIRS,因而可作为患者的非常便捷的床旁脓毒症筛查工具。

表5-7　序贯（脓毒症相关）器官衰竭评分系统（SOFA）

		0分	1分	2分	3分	4分
呼吸系统	氧合指数	≥400	<400	<300	<200,呼吸支持	<100,呼吸支持
凝血系统	血小板计数(×10⁹/L)	≥150	<150	<100	<50	<20
肝脏系统	胆红素(µmol/L)	<20	20~33	33~102	102~204	≥204
心血管系统		平均动脉压≥70mmHg	平均动脉压<70mmHg	多巴胺<5.0 或多巴酚丁胺(任何剂量)*	多巴胺 5.0~15.0 或肾上腺素≤0.1 或去甲肾上腺素≤0.1*	多巴胺>15 或肾上腺素>0.1 或去甲肾上腺素>0.1*
中枢神经系统	Glasgow 评分	15	13~15	10~13	6~10	<6
肾脏	肌酐(µmol/L)	<110	110~171	171~300	300~440	≥440
	尿量(ml/d)				<500	<200

注:* 儿茶酚胺类药物剂量单位为 µg/(kg·min) ,至少 1 小时;1mmHg =0.133kPa;氧合指数为 PaO₂(mmHg) /FiO₂

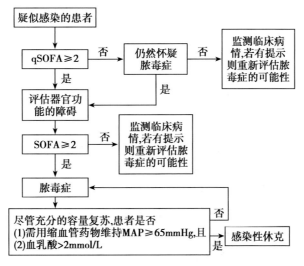

图5-9　脓毒血症和感染性休克的可操作性诊断程序

2. 感染性休克患者的病理生理变化？

（1）感染、炎症反应与免疫：通常认为发生感染性休克时，致病微生物作用于机体，激活免疫细胞并释放、分泌细胞因子或炎性介质，启动凝血级联反应，导致 SIRS 反应；炎症反应加重的同时，抗炎反应也随之加强，机体启动代偿性抗炎反应综合征（compensatory anti-inflammatory response syndrome，CARS）反应，部分患者呈现免疫麻痹或免疫无应答，甚至出现混合拮抗反应综合征（mixed antagonist response syndrome，MARS）。

（2）感染性休克时的微循环变化：感染性休克时外周血管阻力下降，同时容量血管扩张，导致有效循环血量不足，组织器官低灌注，并最终发展为微循环障碍。由于感染病原体、感染部位、机体免疫状态和炎症反应存在个体差异，休克各期的出现并不完全遵循渐进的发展规律，也可能无明显的界限，发生感染性休克时，更易诱发 DIC或多器官功能障碍。感染性休克时的微循环变化分为 3 个时期：①缺血性缺氧期（休克早期、休克代偿期）；②淤血性缺氧期（休克进展期、可逆性失代偿期）；③微循环衰竭期[休克难治期、弥散性血管内凝血（disseminated intravascular coagulation，DIC）期、不可逆期]。

除上述典型的病理生理学表现之外，感染性休克微循环功能障碍的特征性表现为功能性毛细血管密度降低、血流分布的不均一性以及微循环通透性升高。局部毛细血管表现为低灌注，而另些部位毛细血管血流灌注正常或异常增高；氧向组织细胞的弥散距离增加以及微循环血流的非均质分布，从而导致氧摄取异常及组织细胞缺氧。

（3）感染性休克时器官系统功能变化

1）心血管功能障碍：急性全身感染引发的心肌功能抑制可造成心脏泵功能减低，心排血量减少，以致不能满足组织代谢的需求，甚至引起心源性休克而危及各重要器官的血流灌注。心肌功能障碍和心血管炎症反应导致脑利钠肽和肌酸激酶升高。

2）呼吸系统功能障碍：感染性休克时由于 SIRS 反应可导致急性呼吸窘迫综合征（acute respiratory distress syndrome，ARDS）。临床上表现为容积减少、肺顺应性降低、严重的通气/血流比例失调、进行性低氧血症和呼吸窘迫，肺部影像学上表现为非均一性的渗出性等病变，大部分患者需要呼吸支持。

3）肾功能障碍：过去认为感染性休克时因肾血流量减少和肾血管收缩导致肾小球滤过率降低，导致急性肾损伤。近年来的研究发现，感染性休克时肾血流量正常甚至增加，然而肾皮质和髓质血流出现再分布，肾血流增加的同时肾小球滤过率反而降低，肾血管阻力增加/毛细血管渗漏以及炎症导致微循环功能障碍。

4）胃肠道功能障碍：感染性休克状况下，内脏血管选择性收缩以保证重要生命器官的血液供应，造成胃肠道缺血缺氧，上皮坏死、脱落，肠道屏障功能受损，通透性增高，细菌、内毒素和其他炎症介质扩散，加重全身炎症反应和导致其他器官功能障碍。

5）肝功能障碍：肝功能障碍可在感染早期发生，与肝脾低灌注有关，导致肝损伤标志物如转氨酶、乳酸脱氢酶、胆红素升高，通常经充分的支持治疗后恢复。

6）脑功能障碍：脑功能障碍是感染性休克患者常见的严重并发症，与病死率增加和长期认知功能损害有关。临床上表现为急性意识改变，包括昏迷和神志失常，以及少见的癫痫和局部神经体征。

7）血液系统功能障碍：感染性休克患者的血液系统功能障碍可表现为凝血酶原时间（prothrombin time，PT）、国际标准化比值或活化部分凝血活酶时间延长（activated partial thromboplastin time，APTT），血小板计数降低，血浆纤溶蛋白水平降低。

8）内分泌系统：感染性休克早期内分泌系统激活，炎症介质和细菌产物导致部分激素分泌量绝对或相对减少，如血管加压素水平降低，甲状腺功能减低，肾上腺对促肾上腺皮质激素的反应降低，胰岛素抵抗和高血糖等。

3. 感染性休克的液体复苏？

（1）液体复苏：给予充分的血容量支持，迅速恢复循环血容量，以增加心排血量和运输氧的能力，保证脑组织及各器官组织氧的供给，减少器官血流灌注不足的时间，防止发生多器官功能衰竭。近年来研究发现，以中心静脉血氧饱和度（$ScvO_2$）>70% 或 $SvO_2 \geq 65\%$ 或乳酸清除率>10%作为扩容治疗的生理指标。

（2）相关指南指出

1）感染性休克液体复苏首选晶体液进行复苏。

2）不推荐羟乙基淀粉（HES）用于重度脓毒症和脓毒症休克的液体复苏。

3）重度脓毒症和脓毒症休克需大量晶体液时可加用白蛋白进行液体复苏。

4) 脓毒症导致的组织低灌注并怀疑低血容量时,第一个3小时内的初始液体负荷试验至少给予30ml/kg 晶体液(部分可为白蛋白等效液),部分病人可能需要快速大量补液。

5) 液体复苏中要以血流动力学改善为目的,可应用动态或静态参数进行容量负荷试验以指导补液。

(3) 容量复苏的目标:需要强调的是,容量复苏应考虑疾病需要,患者心血管的容量低时应当立即进行,不应延迟到患者入住重症监护病房以后,以及患者心血管的顺应性,心血管顺应性差时(如心力衰竭或肾功能衰竭时),早期目标导向治疗(early goal directed therapy,EGDT)可能导致基础疾病加重,输液速度不宜太快。对以乳酸水平升高作为组织低灌注指标的患者,应尽快复苏使血乳酸回归正常。准确记录出入量:出量包括大小便量、呕吐物量、引流量、出血量、创伤的渗血渗液量、皮肤出汗量、肺呼出量等;入量包括饮水量、饮食量、输入液体量等。维持 CVP 8~12mmHg(1mmHg=0.133kPa);MAP≥65mmHg;尿量≥0.5ml/(kg·h);ScvO$_2$≥70% 或 SvO$_2$≥65%。

4. 感染性休克患者血管活性药物和正性肌力药物应用的时机及药物选择?

经充分液体复苏,如不能恢复动脉血压和组织灌注,应加用血管活性药物。存在威胁生命的低血压时,即使低血容量状态尚未纠正,液体复苏的同时可暂时使用血管活性药物,维持重要器官的灌注。去甲肾上腺素[0.03~1.5μg/(kg·h)]是纠正感染性休克时低血压的首选升压药。需要额外的药物维持适当血压时,建议给予肾上腺素(联合或替代去甲肾上腺素)。仅在绝对或相对心动过缓和快速心律失常风险低的患者使用多巴胺。不推荐去氧肾上腺素用于感染性休克的治疗(除外:去甲肾上腺素引起严重心律失常;高心排伴顽固性低血压;作为正性肌力药和(或)升压药联合小剂量血管升压素仍不能维持目标 MAP 的补救治疗措施)。

不推荐小剂量多巴胺用作肾保护治疗。心脏充盈压升高而心排血量低或经充分液体复苏达到适量容量和 MAP 时仍存在组织灌注不足的征象,推荐尝试输注多巴酚丁胺 20μg/(kg·h),必要时联合应用升压药。

5. 围术期感染性休克激素使用的时机、剂量和持续时间?

重症患者体内激素含量降低,同时组织对激素的反应能力降低,这种状态称为重症性激素不足。如果脓毒症休克成年患者经充分液体复苏和升压药治疗能够恢复稳定的血流动力学,则不建议静脉应用氢化可的松;若不能达到血流动力学目标时建议单次给予静脉输注氢化可的松 200mg,若无氢化可的松则用等效剂量(表5-8)的其他激素,不建议用地塞米松。不建议使用 ACTH 激发试验来判断成年感染性休克患者是否需要氢化可的松。当血流动力学达到目标时建议逐渐停用激素。对肾上腺皮质功能不全或既往长期服用激素治疗的患者,根据用药史进行治疗。

表5-8 常用糖皮质激素的药理特性

激素	等效剂量(mg)	糖皮质活性	盐皮质活性	半衰期
氢化可的松(皮质醇)	20	1	1	8~12
可的松(皮质酮)	25	0.8	0.8	8~12
强的松	5	4	0.25	18~36
甲基强的松龙	4	5	0.25	18~36
地塞米松	0.75	20~30	无	36~54

6. ScvO$_2$ 值和 Lac 对感染性休克治疗的指导意义?

(1) 中心静脉血氧饱和度(ScvO$_2$)对感染性休克治疗的指导意义

在感染性休克中,早期目标导向治疗(EGDT)被证实可明显降低严重感染和感染性休克患者的病死率,而 ScvO$_2$ 正是 EGDT 的基石,ScvO$_2$ 正常范围在 65%~75% 之间。ScvO$_2$ 低于 65% 是向 MODS 发展的紧急早期预警信号,ScvO$_2$ 超过 75% 则表明在微循环水平分流已经形成,或者组织器官氧利用障碍。在危重患者中,有着更好氧合平衡的患者生存率更高,而 ScvO$_2$ 低于 65% 或高于 75% 的患者预后则欠佳。在病情发展中,ScvO$_2$ 比乳酸等监测指标更早出现异常,是一个较为早期而灵敏的监测指标。在临床运用 ScvO$_2$ 时,不能单独将 ScvO$_2$ 监测作为诊断指标,要考虑心指数、中心静脉压、乳酸等其他影响因素的变化,结合患者的具体情况加以分析,才可做出正确的诊断。

(2) Lac 对感染性休克治疗的指导意义

Lac 可作为反映细胞缺氧和组织灌注不良的有效指标。且随着研究深入,发现休克患者乳酸的升高往往先于血压的下降,乳酸水平持续升高达 18h~36h,提示患者发生全身炎症反应综合征。乳酸水平的高低和持续时间,直接反映患者休克的严重程度和预后,所以乳酸监测被明确为感染性休克患者治疗与预后的最灵敏指标之一。有研究表明,Lac<2.7mmol/L 的脓毒性休克患者生存率达 95%,Lac 在 2.7~3.8mmol/L 的脓毒性休克患者生存

率仅50%,Lac>3.8mmol/L的血乳酸浓度的脓毒性休克患者生存率仅33%。

综上所述,早期动态监测ScvO$_2$与Lac可以判断脓毒症休克患者的发生、发展及预后,从而为早期诊断和实施有效的干预对策提供指导依据,早期对这些因素进行监测可以提高治愈率,降低病死率。

7. 感染性休克麻醉前评估和准备?

(1)麻醉前评估

1)麻醉前评估患者麻醉手术风险,感染性休克严重程度及其是否有并发症、并发症情况,麻醉方式的选择,麻醉药物的选择,麻醉监测及麻醉管理遇到突发情况处理方案,麻醉复苏是否困难,麻醉术后是否送ICU。根据感染性休克的病理生理过程,评估患者一般情况及相关系统情况,如心功能分级、气道情况(是否有插管困难)、感染严重情况及控制情况、神志情况、循环情况(低血压、血管扩张、心肌抑制)、休克严重程度及液体复苏效果、呼吸系统(ARDS)、全身皮肤黏膜情况(如花斑样改变、出血点或瘀点、瘀斑)、尿量、休克指数、消化系统、肝脏系统、肾脏系统等。

2)器官功能评估中包括:①基础和内环境评估:全血细胞分析、血细胞比容、血乳酸和乳酸清除率、出血凝血功能、酸碱平衡、电解质。②心血管系统评估:常规监测包括血压、心率、心律、MAP,必要时做有创血压监测,检测脑钠肽、脑钠肽前体和心房尿钠肽前体。③呼吸系统评估:呼吸频率、幅度、节律;血气分析:PaO$_2$、PaCO$_2$、动脉血pH。④肝脏评估:血清总胆红素、血谷丙转氨酶和谷草转氨酶、血白蛋白。⑤肾脏评估常规检测:尿量、肾小球滤过率、血肌酐、尿素氮、尿液分析尿比重、渗透压等。⑥内分泌系统评估:包括血糖、血脂、前肾上腺髓质素。⑦神经系统评估:脑电图和诱发电位有助于早期诊断和评估脑功能障碍的严重性及预后;计算机断层扫描(computed tomography,CT)扫描和磁共振成像有助于确诊和疾病严重程度分级;腰椎穿刺有助于排除其他中枢神经系统感染性疾病。影像学评估:包括胸腹X线片、超声、CT、MRI等。有助于确定感染病灶及组织器官的功能评估。

(2)麻醉前准备:常规生命体征监测、开放大静脉、行有创动脉血压及血气监测、CVP及ScvO$_2$监测,留置导尿监测尿量,胃肠减压,注意血红蛋白、血细胞比容、血乳酸和乳酸清除率、出凝血时间、酸碱平衡及电解质监测,体温监测,BIS和肌松监测。准备麻醉机、插管工具(喉镜片、镜柄、纤支镜等)、各型气管导管、吸引器、牙垫、口咽通气道,胶布等器具。准备血管活性药物、准备好抢救药品(肾上腺素、阿托品、正性肌力药等)、麻醉诱导及维持的药物、肾上腺皮质激素、支持各器官功能的药物,必要时给予输血液制品等对症支持治疗。准备各种可能突发事件的抢救措施。

此类患者围术期可存在重要脏器功能受损、内环境和离子紊乱等因素导致心搏骤停、ARDS、MODS等,术前需积极与家属和患者进行沟通,充分交代围术期风险和签署法律文书。

8. 对于感染性休克患者,如何选择麻醉方式及麻醉药物?

(1)麻醉方式选择:对于脓毒症患者,除创伤较小、浅表的清创引流术可在局部麻醉或区域阻滞麻醉下进行,其他手术一般均选择全身麻醉,全身麻醉对循环的干扰较小,能维持较好的氧合,全身麻醉诱导时应充分给氧去氮,诱导过程力求平稳。

(2)全身麻醉诱导麻醉药物选择

1)镇静药:①右美托咪定:是高选择性α$_2$肾上腺素受体激动剂,主要作用于中枢神经系统和脊髓的α$_2$肾上腺素受体,从而产生镇静、镇痛等效果。右美托咪定还具有抑制炎症反应和心肌保护作用,因此是脓毒症患者镇静、镇痛及麻醉诱导和维持较理想的药物选择之一,但其有交感阻滞作用,可能导致较为明显的心率下降,在输注时应从小剂量起采用滴定的方法缓慢泵注,严密观察心率和血压变化。②丙泊酚:是目前临床麻醉中最常用的镇静催眠药,优点是具有一定的抗炎和脏器保护作用,缺点是有剂量相关的循环和呼吸抑制作用;在脓毒症尤其是感染性休克患者的麻醉诱导中,需十分谨慎的应用该药,即从小剂量起采用滴定的方法缓慢推注至患者意识消失,以免引起严重循环抑制及心血管事件。③依托咪酯:优点是临床剂量对循环和呼吸功能抑制作用较弱,缺点是对肾上腺皮质功能有一定抑制作用;因此,依托咪酯适用于脓毒血症患者的麻醉诱导,不适用于维持。④咪达唑仑:是常用的苯二氮䓬类药物,具有镇静催眠遗忘作用,大剂量也会产生循环抑制作用,目前常以小剂量复合丙泊酚或依托咪酯进行诱导,以减少其他诱导药物用量并产生顺行性遗忘效果。⑤氯胺酮:是传统的麻醉药,具有催眠、遗忘和镇痛作用,鉴于其对呼吸抑制较弱,且有一定的心血管兴奋作用,现在仍被用于脓毒症患者的麻醉;但使用时需考虑其对患者术后谵妄等不良反应的影响。

2)阿片类药物:常用的阿片类药物如芬太尼、舒芬太尼均可用于脓毒症患者的麻醉,但诱导和维持需要酌情减量使用。瑞芬太尼循环抑制作用较弱,易减慢心率,代谢不依赖肝肾功能,适合脓毒症患者的麻醉维持。

3）肌松药：一般选择中短效非去极化肌松药，但要避免组胺释放。

4）吸入麻醉药：在基础研究中表明吸入麻醉药对心、脑、肾、肺等重要器官的保护作用是肯定的，但在临床上，吸入麻醉药的器官保护作用存在争议；由于围术期脓毒症来势凶猛、患者生命体征不稳定，因此，吸入麻醉药在该类患者中应用的利弊，仍是有待明确的科学问题。

需要指出的是，降低脓毒症患者的麻醉风险，重要的不是麻醉药物的选择，而是麻醉医生所应采取的审慎态度和根据临床变化逐步滴定的用药策略。

9. 感染性休克麻醉术后转归？（病房或 ICU）

通过对影响患者预后的相关因素分析，可帮助接诊临床医师进行感染性休克的诊治、预后判断，以及与患者家属的有效沟通。

对于病情较轻、循环功能稳定且未合并器官功能损伤的患者可以酌情考虑手术结束后直接进入麻醉后监测治疗室（PACU），待患者拔除气管导管后，病情稳定再转入病房。对于术前合并严重慢性系统性疾病、呼吸和（或）循环功能不稳定以及合并其他重要脏器功能损伤的患者，术后应转入 ICU 治疗。

【小结】

感染性休克在围术期时有发生，麻醉医生需对感染性休克做出判断，并了解其相关病理生理，更需掌握感染性休克的麻醉管理；尽力抢救患者生命和对患者术后转归产生积极影响，降低围术期感染性休克患者的死亡率。

【专家简介】

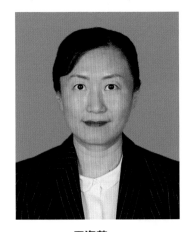

王海英，教授，主任医师，遵义医学院附属医院麻醉科，硕士生导师，临床麻醉学教研室主任，麻醉科副主任。 现任中华医学会麻醉学分会第十二届委员会全国青年委员，中国心胸血管麻醉学会围术期基础与转化医学分会常委，是《中华麻醉学杂志》审稿专家、《国际麻醉学与复苏杂志》编辑委员。 2011 年赴德国心脏中心麻醉科访问学习 3 个月，获国家自然科学基金资助项目 2 项。 诊疗特长：心血管外科、胸外科手术麻醉，危重病人麻醉管理，儿科麻醉。 主要科研方向为心肌保护和心血管麻醉临床研究。

王海英

【专家点评】

1. 该例患者为肠梗阻、肠坏死患者，在手术过程中发生了感染性休克，麻醉医生应在麻醉前对病人情况进行综合评估，并关注诱发感染性休克的各种因素，在麻醉前做好充分的准备（有创动、静脉监测，血气分析，麻醉药物及剂量的选择，血管活性药物，液体等），并做好抢救准备。

2. 麻醉医生要对围术期感染性休克做出判断：可参考 qSOFA 法评估患者入室时状态：由意识状态改变、收缩压≤100mmHg 和呼吸频率≥22 次/分共 3 项组成，符合 2 项或以上，即 qSOFA 评分≥2 则为疑似脓毒症；当脓毒症患者经充分容量复苏后仍存在持续性低血压，需缩血管药物维持平均动脉压（MAP）≥65mmHg 且血清乳酸水平>2mmol/L，可以诊断感染性休克。

3. 诊断围术期感染性休克后，应加强抗感染；由感染性休克的病理生理可知其对多个器官功能产生影响，因此可以开始多器官功能障碍的预防和保护；最主要的是要维持组织的灌注和血流动力学的稳定，在血流动力学监测下开始充分的晶体液体复苏(第 1 个 3 小时内的初始液体负荷试验至少给予 30ml/kg 晶体液);当液体复苏不能维持循环稳定,则首选给以去甲肾上腺素,根据心功能情况考虑合用强心药;当血管活性药物不能维持循环时,加用氢化可的松 200mg/d、血压达到目标时停用激素;并及时查血气等调整内环境的平衡。

4. 脓毒症患者,创伤较小、浅表的清创引流术可在局部麻醉或区域阻滞麻醉下进行,其他手术一般均选择全身麻醉,全身麻醉诱导过程力求平稳;诱导可选择小剂量咪达唑仑+依托咪酯或小剂量丙泊酚+减量的芬太尼/舒芬太尼+无组胺释放的非去极化肌松药,右美托咪定可全程小剂量泵注;麻醉维持可选择小剂量丙泊酚+瑞芬太尼+间断给予肌松剂。应采取审慎态度和根据临床变化逐步滴定的用药策略,力求麻醉诱导和维持平顺。

5. 术后病人去向也需要麻醉医生谨慎决定,对于病情较轻、循环功能稳定且未合并器官功能损伤的患者可以酌情考虑手术结束后直接进入 PACU,待患者拔除气管导管后,病情稳定再转入病房;对于术前合并严重慢性系统性疾病、呼吸和(或)循环功能不稳定以及合并其他重要脏器功能损伤的患者,术后应转入 ICU。

【参考文献】

1. Dellinger RP，Levy MM，Rhodes A，et al. Surviving sepsis campaign：international guidelines for management of severe sepsis and septic shock：2012 [J]. Crit Care Med. 2013. 41（2）：580-637.
2. Shankar-Hari M，Phillips GS，Levy ML，et al. Developing a New，Definition and Assessing New Clinical Criteria for Septic Shock：For，the Third International Consensus Definitions for Sepsis and Septic Shock（Sepsis-3）[J]. JAMA，2016，315：775-787.
3. Singer M，Deutschman CS，Seymour CW，et al. The Third International Consensus Definitions for Sepsis and Septic Shock（Sepsis-3）[J]. JAMA，2016，315（8）：801-810.
4. Seymour CW，Liu VX，Iwashyna TJ，et al. Assessment of Clinical. Criteria for Sepsis：For the Third International Consensus Definitions. for Sepsis and Septic Shock（Sepsis-3）[J]. JAMA，2016，315：762-774.
5. 中国医师协会急诊医师分会. 中国急诊感染性休克临床实践指南 [J]. 中华急诊医学杂志，2016，25（3）：274-287.
6. Angus DC，van der Poll T. Severe sepsis and septic shock [J]. N Engl JMed，2013，369（9）：840-851.
7. Pope J V，Jones A E，Gaieski D F，et al. Multicenter study of central venous oxygen saturation（ScvO$_2$）as a predictor of mortality in patients with sepsis [J]. Ann Emerg Med，2010，55：40-46.
8. 黄伟. 《第三版脓毒症与感染性休克定义国际共识》解读 [J]. 中国实用内科杂志，2016，36（11）：107-504.
9. Rhodes A，Evans L E，Alhazzani W，et al. Surviving Sepsis Camgnpai：International Guidelines for Management of Sepsis and Septic Shock [J]. Intensive Care Med，2017，43（3）：304-377.
10. Ji F，Li Z，Nguyen H，et al. perioperative dexmedetomidine inproves outcomes of cardiac surgery [J]. Circulation，2013，127（15）：1576-1584.

55　重度肺动脉高压非心脏手术的麻醉管理

【导读】

肺动脉高压起病隐匿,危害性大,以往未受到足够重视。了解其病因、病理生理特征及有效治疗手段对麻醉医生正确处理术中情况、确保病人围术期安全有重要意义。肺血管阻力增加,减少右心室的代偿储备,引起右心每搏量及心输出量下降,最后导致左室充盈减少。肺动脉高压的患者,在麻醉和手术过程中,突然增加的肺血管阻力和右心室功能降低将导致病人血流动力学紊乱甚至死亡,故其围术期的处理一直是临床上较为棘手的问题。

【病例简介】

患者女性,49 岁,体重 51kg。主因"反复发作右上腹痛两年,加重四天"收住我院。患者 19 年前曾因"风湿性心脏病,二尖瓣狭窄"在外院行"二尖瓣置换术"。长期口服华法林抗凝治疗,术前五天停用华法林改用低分子肝素皮下注射抗凝治疗,4000IU/次,每日 2 次。患者自诉活动量大时可出现胸闷、气短不适,日常生活能自理。

入院诊断:胆囊炎,胆结石。

术前检查:T 37℃,HR 119 次/分,RR 16 次/分,BP 120mmHg/80mmHg,BW 51kg,意识清楚。

实验室检查:血气分析:PO_2 67. 8mmHg,PCO_2 34. 8mmHg,PH 7. 477,K^+ 4. 3mmol/L,BE 2.7mmol/L。肝肾功能、凝血功能无异常。

心电图:异常心电图,异位心律,心房颤动伴室内差异传导,心率 119 次/分,低电压,顺钟向转位。

心脏超声:二尖瓣人工机械瓣置换术后,机械瓣功能未见明显异常,双房及右室增大,三尖瓣大量反流,重度肺动脉高压,左室舒张功能减低,估测肺动脉压 83mmHg,EF =62% 。

胸部 CT 检查:①胆囊结石并胆囊炎;②脾脏低密度灶,脾梗死;③心脏增大,右侧少量胸腔积液。

最后诊断:①胆囊炎,胆结石;②二尖瓣瓣膜置换术后;③心房颤动;④右侧胸腔积液;⑤重度肺动脉高压。

拟择期在全身麻醉下行腹腔镜下胆囊切除术。

患者入手术室后常规连接心电监护,并行有创动脉血压监测:BP 120/80mmHg,房颤心律,心室率 110 次/分,血氧饱和度 92% 。麻醉诱导:长托宁 1mg 静注,力月西 3mg,舒芬太尼 25μg,依托咪酯 10mg,注射用顺式阿曲库铵 8mg,西地兰 0. 2mg。3 分钟后插管顺利。插管后心率上升为 180 次/分,血压下降至 85/45mmHg,SPO_2 下降至 86% ,给予西地兰 0. 2mg,多巴胺 2mg,无变化,血压下降为 70/30mmHg。气道峰压显著增高至 35～40cmH_2O,血气分析:PO_2 56mmHg,PCO_2 50. 6mmHg,PH 7. 285,K^+ 3. 3mmol/L,GLU 5. 6mmol/L,BE 1. 3。给予肾上腺素 100μg,多巴胺 5mg,胺碘酮 150mg 静推,无明显改善,心率 190 次/分,血压 55/32mmHg。肾上腺素 0. 05μg/(kg·min)和硝酸甘油 0. 5μg/(kg·min)持续泵注。普罗帕酮 35mg 静推,补钾,50 分钟后心率逐渐下降至 80～110 次/分,血压稳定至 105/55mmHg,SPO_2 升至 90% 以上,带气管插管转入 ICU 予以呼吸机辅助呼吸,继续肾上腺素和硝酸甘油持续泵注,患者第二天晨脱机拔管,生命体征平稳。胸片结果:①两肺渗出性改变;②心影明显增大,心脏人工瓣膜置换术后;③两侧胸膜肥厚。3 天后,患者一般情况可,出院。

【问题】

1. 肺动脉高压的病理生理、临床表现与诊断?

2. 肺动脉高压患者如何进行术前准备?

3. 重度肺动脉高压患者麻醉方式、麻醉药物如何选择? 全麻下如何进行麻醉诱导与维持?

4. 该患者在麻醉诱导后出现气道峰压增高、血氧饱和度下降、心率快、血压不能维持的原因是什么? 如何处理?

5. 如何进行麻醉中监测与麻醉管理?

6. 肺动脉高压病人如何降低肺动脉压力,临床常用措施有哪些?

1. 肺动脉高压的病理生理、临床表现与诊断?

欧洲心脏病协会将肺动脉高压定义为静息状态下经右心导管检测显示肺动脉平均压≥25mmHg。肺动脉高压患者的各级肺动脉均可发生结构重建,肌型和弹性肺动脉、微细肺动脉的主要病理改变是中膜增厚、弹性肺动脉扩张及内膜粥样硬化。各级肺小叶或小叶内肺动脉主要表现为狭窄型动脉病变和复合型动脉病:狭窄型病变包括肺动脉中膜平滑肌肥厚、内膜及外膜增厚;复合病变则包括丛样病变、扩张性病变和动脉炎性病变。这些过程将增加肺血管阻力(PVR),导致右心衰竭。肺动脉高压本身没有特异性临床表现,最常见的首发症状是活动后气短、乏力,其他症状有胸痛、咯血、眩晕或晕厥、干咳。气短往往标志肺动脉高压患者出现右心功能不全。而发生晕厥或眩晕时,则往往标志患者心输出量已经明显下降。目前肺动脉高压的诊断标准是:在海平面状态下、静息时、右心导管检查肺动脉收缩压>30mmHg 和(或)肺动脉平均压≥25mmHg,或者运动时肺动脉平均压>30mmHg。此外,诊断肺动脉高压,除了上述肺动脉高压的标准之外,尚包括 PCWP≤15mmHg。

本例患者既往有风湿性二尖瓣狭窄病史,肺动脉高压是其常见的合并症,异常的肺血管组织结构重建是其后肺高压持续存在的主要因素。被动性 PH 时 PVP 增高,促使血管内液外渗入组织间隙,肺顺应性降低,同时并存小气道周围水肿,导致肺泡缺氧及肺血管收缩,致使患者出现低氧血症。当 PAP 增高时,右心后负荷增加,右室舒张末容积和右室舒张末压均增高,心脏超声常表现为:双房及右室增大,三尖瓣大量反流,右心功能减退。心电图检查结果表现为,房颤、右心室高电压及电轴右偏等。

2. 肺动脉高压患者如何进行术前准备?

(1) 积极完善术前检查:①心电图:电轴右偏、I 导联出现 S 波,右心室高电压,右胸前导联出现 ST 段压低、T 波低平或倒置,心电图有以上改变时往往提示存在肺动脉高压。②胸部 X 线片检查:肺动脉段凸出及右下肺动脉扩张,右心房和右心室扩大。③肺功能评价:肺功能评价是鉴别诊断常规检查方法之一,如无禁忌,所有肺动脉高压患者均应行肺功能检查和动脉血气分析,了解患者有无通气障碍及弥散障碍。④超声心动图:超声心动图在肺动脉高压诊断中有重要价值,包括:估测肺动脉收缩压,评估病情严重程度和预后,病因诊断。⑤右心导管检查术:右心导管检查不仅是确诊肺动脉高压的金标准,也是指导确定科学治疗方案必不可少的手段。对病情稳定,没有明确禁忌的患者均应开展标准的右心导管检查。

(2) 术前应治疗原发病,纠正心功能不全,吸氧改善氧合,纠正酸碱平衡。

(3) 术前积极处理并发症:如心衰、呼吸道感染等危险因素,改善心功能,有助于肺血管内皮功能的改善,降低肺动脉压。

(4) 对于重度肺动脉高压患者,术前应行波生坦及伐地那非等特效药物治疗,降低肺动脉压力,改善右心功能,为手术创造条件。

本例肺动脉高压患者拟行急诊手术,术前未能进行右心导管检查,没有对心功能及其肺动脉压力进行准确的判断,亦为本次病例术前准备不足之处。

3. 重度肺动脉高压患者麻醉方式、麻醉药物如何选择? 全麻下如何进行麻醉诱导与维持?

重度肺动脉高压如何定性目前没有统一的标准,但有学者认为超声估测肺动脉压(SPAP)>70mmHg 为重度肺动脉高压。该病例根据患者心脏超声影像资料及临床表现诊断其为重度肺动脉高压,对于此类病人麻醉的选择应从以下几个方面考虑:

(1) 麻醉方法的选择优先考虑外周神经阻滞。椎管内麻醉:研究资料证实,低位硬膜外麻醉可安全应用于肺动脉高压患者下肢和下腹部的手术,胸段硬膜外麻醉并不能降低肺血管阻力,却因交感神经阻滞引起心率减慢和低血压,不推荐使用。蛛网膜下腔麻醉常引起血流动力学的波动,但是我们认为在小剂量蛛网膜下腔给药,并严格控制麻醉平面,稳定血流动力学的情况下,也可适用于部分肺动脉高压患者下肢和下腹部的手术。对于局部麻醉的肺动脉高压患者,应该给予充分的镇静和镇痛,避免患者由于紧张和疼痛引起的肺动脉压力升高。限于手术类型及方式,多数 PH 患者我们还是采用全身麻醉。

(2) 吸入麻醉药可能会产生有益的肺血管扩张,但其抑制心肌收缩和 SVR 下降可导致体循环低血压。氧化亚氮可以维持 SVR 稳定,但可能会引起缺氧和心肌收缩力下降,此外在 PH 患者,其会增加 PVR。依托咪酯诱导血流动力学稳定,不影响 PVR,是较好的选择。异丙酚减少 SVR,抑制心肌收缩。氯胺酮维持全身血流动力学稳定,但有可能增加 PVR。

(3) 对于伴有中、重度的 PH 患者,诱导药物应有选择性,要求使用镇痛作用强、对心血管系统抑制作用较轻的药物。诱导时既要考虑到可能会出现低血压、缺氧,又要避免气管插管时应激反应所致的血压升高、脉搏增快,增加心肌负荷和氧耗。麻醉维持中血压、心率和心律的稳定,是保证肺动脉压不再增高、减轻心脏负荷及减少心肌耗氧量的重要措施。

4. 该患者在麻醉诱导后出现气道峰压增高、血氧饱和度下降、心率快、血压不能维持的原因是什么? 如何处理?

该患者在麻醉诱导后出现此种情况的原因是:(1)麻醉诱导时速度过快,患者血容量相对不足,引起血流动力学的不稳定,导致患者低血压,酸中毒;(2)给予的镇痛及镇静药物剂量偏低,麻醉过浅,致使肺动脉压力进一步增高,出现右心功能不全,临床表现为低氧血症、血氧饱和度下降、心输出量显著降低、心率加快等;(3)在诱导过程中没有及时控制该房颤患者的心室率,发生血流动力学的急剧波动。对这类 PHC 的患者,我们临床上常用的处理措施应有:①去除诱因,对于此患者应进一步加深麻醉,充分镇静镇痛。②监测肺动脉压,在条件允许的情况下放置肺动脉导管监测肺动脉压力,便于指导临床治疗。③保持气道通畅、充分供氧。④保持窦性节律和房室协调性,尤其是这类伴有房颤的患者,控制其心室率尤为重要。⑤使用血管扩张剂减低肺血管阻力;使用正性肌力药提高右心功能,调整呼吸参数,积极改善氧合状态,纠正酸碱失衡。

5. 如何进行麻醉中监测与麻醉管理?

（1）术中需保持呼吸道通畅,及时湿化和清理呼吸道分泌物,以防 PaO_2 下降,并同时监测血气,随时调整呼吸机参数,降低 $PaCO_2$,保持患者轻度过度通气状态, $PaCO_2$ 维持在 25~35mmHg,pH 维持在 7.45~7.5 之间,有利于肺动脉压力的降低。

（2）术中应尽量降低气腹压力,气腹压力越高,对患者血压及心率的影响越大,腹内压升高,胸腔压力升高和肺泡张力下降可能进一步导致肺血管阻力升高,诱发肺水肿。尽量缩短手术时间将有效减少手术对机体的刺激。

（3）放置漂浮导管监测肺动脉压力,一旦发现问题可及时处理,同时可根据血压和 CVP 调整血管活性药物以及输液指导,有条件时可在术中行 TEE 监测。本病例应该放置漂浮导管监测肺动脉压力和或行 TEE 监测,但疏于对疾病的认识和经验不足,未进行上述两项监测措施。

（4）术后保持充分镇静和镇痛,可有效避免因为疼痛而出现的患者烦躁及心动过速,预防可能出现的肺动脉压力升高及肺动脉高压危象的出现。

6. 肺动脉高压病人如何降低肺动脉压力,临床常用措施有哪些?

（1）合理应用异氟烷、七氟烷等吸入麻醉药物将会产生有益的肺血管扩张,但其抑制心肌收缩和引起外周血管阻力下降可导致低血压。

（2）肺高压的患者在机械通气时,使用高浓度氧,适度过度通气和低水平的 PEEP,有利于肺动脉压力的降低。

（3）使用肺血管扩张药物降低肺动脉压力,可吸入血管扩张剂（NO）、应用含硝基血管扩张剂（硝酸甘油,硝普钠）、前列腺素衍生物（前列环素,前列腺素 E1,伊洛前列素）和米力农。

【小结】

重度肺动脉高压是全麻非心脏手术的高危因素,术中患者应激状态下可产生大量自由基,肺血管剧烈收缩,促使肺动脉高压危象的发生,出现急性右心衰和急性呼吸衰竭,导致患者死亡,对于重度肺动脉高压患者更应综合处理各种危险因素,减少手术风险。术前仔细规划,制定周密的手术方案,包括选择适当的麻醉方式和手术方式,持续进行术前、术中和术后血流动力学监测,避免肺高压危象,尤其是诸如本例患者,术前有过心功能损害,又合并有房颤,血流动力学的稳定尤为重要。目前国内外对于如何进行重度肺动脉高压患者行非心脏手术的围术期管理经验可借鉴者尚不多,处理此类病人,我们自己的经验也匮乏,也有不足之处,希望今后能获得更多的诊治经验,确保此类患者顺利渡过围术期。

【专家简介】

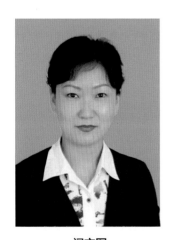

阎文军,主任医师,教授,硕士研究生导师,现任甘肃省人民医院麻醉科主任。 主要研究方向：围术期器官保护。 以项目负责人身份承担各级科研课题 5 项,国家自然科学基金 2 项,以第一或通讯作者在国内外专业期刊发表论文 15 篇,SCI 论文 9 篇,参与编译《米勒麻醉学》（第7 版、第 8 版）。 现任甘肃省麻醉质控中心主任,全国医师协会麻醉学医师分会常委、中国中西医结合麻醉专业委员会委员、中华医学会麻醉学分会青年委员、中华医学会疼痛学分会青年委员、甘肃省麻醉学分会副主委、甘肃省疼痛学分会副主委、甘肃省中西医结合麻醉专业委员会副主委、《中华麻醉学杂志》、《临床麻醉学杂志》、《国际麻醉与复苏杂志》、《麻醉安全与质控杂志》编委等职。

阎文军

【专家点评】

1. 麻醉及手术中诸多因素可引起肺血管阻力增高,如手术刺激、交感神经紧张、肺泡缺氧、高碳酸血症、酸中毒、低温、血管活性药物及一些炎性介质等。在保证氧合维持足够麻醉深度的前提下,麻醉的重点是减少肺动脉压力波动,维持心血管功能稳定。

2. 对于伴有中、重度的 PH 患者,诱导时一定要注意可能会出现低血压、缺氧,尽量避免气管插管时应激反应所致的血压升高、脉搏增快。此外,合理的通气,正确使用血管活性药物,保持一定的麻醉深度,对于此类病人较有益。

【参考文献】

1. Galiè N, Humbert M, Vachiery JL Luc V, et al. 2015ERC/ERS Guidelines for the diagnosis and treatment of lulmonary hypertension. Eur Respir J 2015, 46: 903-975.
2. 中华医学会心血管病分会. 肺动脉高压筛查诊断与治疗专家共识. 中华心血管病杂志, 2007, 35: 979-987.
3. Kosarek L, Fox C, Baluch AR. Pulmonary hypertension and current anesthetic implications. Middle East J Anaesthesiol. 2009, 20 (3): 337-346.
4. Ohno S, Niiyama Y, Murouchi T. Anesthetic Management for Non-cardiac Surgery in a Patient with Severe Pulmonary Arterial Hypertension. J Masui, 2016, 65 (5): 526-529.
5. Schisler T, Marquez JM, Hilmi I. Pulmonary Hypertensive Crisis on Induction of Anesthesia. Semin Cardiothorac Vasc Anesth, 2017, 21 (1): 105-113.
6. Robert H, Friesen MD, Glyn D, et al. Anesthetic management of children with pulmonary arterial hypertension. Pediatric Anesthesia, 2008, 18 (3): 208-216.

56   主动脉瓣狭窄患者非心脏手术的麻醉管理

【导读】

主动脉瓣狭窄是临床多见的瓣膜性疾病,是左室流出道梗阻常见因素。慢性主动脉瓣狭窄所致的压力负荷增加,可引起左心室舒张末期压力升高。随着左心室壁增厚、心室收缩压升高和射血时间延长,心肌氧耗增加。主动脉瓣狭窄患者行非心脏手术,围术期期间循环的维持至关重要,需在熟悉心脏血流动力学生理以及主动脉瓣狭窄的病理生理基础上,合理地进行液体管理以及选用血管活性药物。

【病例简介】

患者,女,72 岁,体重 52kg,因"腹痛 8 月余"入院。初步诊断:右半结肠肿瘤;高血压病 3 级(极高危);主动脉瓣轻度狭窄。

患者神清,查体合作。胸部听诊:双肺呼吸音清,未闻及明显干湿性啰音;心音有力,律齐,心脏听诊区未闻及杂音。既往有高血压病史 10 年,血压最高为 170/100mmHg(1mmHg = 0.133kPa),现在口服硝苯地平缓释片伲福达,血压控制在 135/80mmHg 左右;体力活动之后有气促症状,休息可以缓解;糖尿病病史 6 年,口服二甲双胍治疗。有脑梗死病史 1 年,经治疗后无后遗症状。无吸烟饮酒史。辅助检查:血常规示血红蛋白 103g/L,余未见异常;肾功能检查提示血肌酐轻度升高,154μmol/L;肝功能正常,电解质各指标均正常;动脉血气分析示 PH 7.421,PaCO₂ 31mmHg,PaO₂ 102mmHg。空腹血糖为 4.89mmol/L,糖化血红蛋白为 7%。普通心电图(ECG)检查示:窦性心率,72 次/分,左室高电压。24 小时长程心电图提示心率范围为 50~105 次/分,平均 65 次/分,未见心律失常。胸片示:双肺纹理粗。心脏彩超示左室间隔厚度 13mm,左室后壁厚度 12mm,主动脉瓣轻度狭窄,瓣口面积约 1.5cm²,跨瓣压差为 25mmHg。头部磁共振平扫示右侧基底节区陈旧性腔隙性梗死。腹部 CT 示右侧中下腹回盲部肿瘤性病变并周围系膜淋巴结肿大可能。入室查体:脉搏(P)74 次/分,呼吸频率(RR)20 次/分,血压(BP)142/85mmHg。

入室开放静脉通道,行标准监测,包括连续心电图、心率、咽温、脉氧饱和度、桡动脉有创动脉压,FloTrac/Vigleo 容量监测,Nacrotrend 麻醉深度监测。P 94 次/分,RR 20 次/分,左侧桡动脉有创血压(BP)为 150/85mmHg,体温(T)36.7℃。于右侧卧位行 T8/T9 水平硬膜外穿刺,予试验剂量 2% 利多卡因 3ml,5 分钟后硬膜外追加 0.3% 罗哌卡因 10ml,15 分钟后检测到确切的硬膜外麻醉效果,测定平面为 T6 至 T12。

确定硬膜外麻醉后开始全麻诱导。全麻诱导使用 0.5μg/kg 舒芬太尼,0.3mg/kg 依托咪酯,0.6mg/kg 罗库溴铵。两分钟后置入 ID 为 7.0mm 气管导管,行机械通气。通气参数为潮气量 420ml,频率为 12 次/分,气道压为 15 厘米水柱,呼气末二氧化碳压力为 35mmHg。二氧化碳气腹开始后调节呼吸频率,使呼气末二氧化碳压力维持在正常范围。使用甲氧明(1~2mg)间断静注,维持左桡动脉有创动脉血压在 125~140/80~90mmHg 之间,波动幅度基本控制术前的 20% 以内。

术中分别于手术开始 2 小时、4 小时,以及手术结束时从硬膜外导管追加 0.3% 罗哌卡因各 5ml。麻醉维持采用七氟烷吸入复合瑞芬太尼泵注,间断给予爱可松维持肌松。在 Nacrotrend 麻醉深度监测下维持麻醉深度在 D1-E1 水平。术后留置硬膜外导管,使用 0.15% 罗哌卡因行病人自控硬膜外镇痛(PECA)。镇痛泵参数设为背景剂量 3ml,追加剂量 3ml,锁定时间 20 分钟。整个手术历经 6 小时,共输注平衡液 1500ml,出血量不超过 100ml,尿量为 300ml。

【问题】

1. 决定心输出量的影响因素是什么?
2. 主动脉瓣狭窄的病理生理特点是什么?
3. 处理该患者低血压时,可以选择哪些药物?
4. 该患者血流动力学参数目标是什么?
5. 该患者在术中应接受哪些监测?
6. 不同程度主动脉瓣狭窄围术期管理基本原则?

1. 决定心输出量的影响因素是什么?

心输出量(CO)直接和每搏量(SV)及心率(HR)相关,可以用等式 CO=SV×HR 表示,为了校正个体大小所造成的差异,心输出量经常依据体表面积(BSA)表述为心脏指数(CI),CI=CO/BSA,正常值为 2.5~4.2L/(min·m²)。

正常的每搏量决定于三个因素:前负荷、后负荷和心肌收缩力。前负荷是指心肌收缩前初长度,心室肌前负荷与心室舒张末期容积相关,依赖于心室充盈。影响心室充盈的因素包括血容量、血液分布、静脉回流、心包压力、静脉压力、心脏节律、心率等。正常心脏的后负荷通常等同于收缩期心室壁张力或心室射血期时来自动脉的阻力。左心室后负荷通常被等同于体循环血管阻力(SVR)可用公式 SVR=80×(MAP-CVP)/CO 计算(MAP,平均动脉压,mmHg;CVP,中心静脉压,mmHg;CO,心输出量,L/min),正常体循环血管阻力为 900~1500dyn·s·cm⁻⁵。右心室后负荷主要依赖于肺血管阻力(PVR)可用公式 PVR=80×(PAP−LAP)/CO 计算(PAP,平均肺动脉压,mmHg;LAP,左房压,mmHg;CO,心输出量,L/min),正常值为 50~150dyn·s·cm⁻⁵。心肌收缩力是指在没有前负荷和后负荷改变的情况下心肌泵血的固有能力,受神经、激素、药物等因素影响。

心率是窦房结的内在功能,受到自主神经、激素和局部因素调节,年轻的成年人窦房结固有心率约为 90~100

次/分,并随年龄增加而减慢[正常固有心率 =118 次/分-(0.57×年龄)]。迷走神经活动性增强减慢心率,交感神经活动性增强增加心率。

2. 主动脉瓣狭窄的病理生理特点是什么?

慢性主动脉瓣狭窄所致的压力负荷增加,左心室主要通过室壁向心性肥厚进行代偿,而肥厚的心肌顺应性降低,从而引起左心室舒张末期压力升高,左心房后负荷增加,直至失代偿,导致肺淤血,出现呼吸困难。由于室壁应力增高、心肌缺血和纤维化等导致左心室衰竭,出现脑缺血。随着左心室壁增厚、心室收缩压升高和射血时间延长,心肌氧耗增加;且左心室肥厚时,心肌毛细血管密度相对减少;在舒张期,心腔内压力增高,心内膜下冠状动脉受到压迫;舒张末期左心室压力升高致舒张期主动脉—左心室压差降低,冠状动脉灌注压减少,这些因素均可引起心肌缺血。

主动脉瓣狭窄是左室流出道梗阻常见因素。长期左心室后负荷增加,通过向心性心室增厚以产生更大的跨瓣压维持合适的每搏量和减少室壁张力。严重的主动脉瓣狭窄(瓣口面积 $0.5 \sim 0.7 cm^2$),静息状态下跨瓣压已接近 50mmHg,劳累时心输出量将不再增加。长期主动脉瓣狭窄患者,左室心肌收缩力下降、左室功能受损,心输出量下降,左室舒张末期容积增加。心输出量下降和舒张末期容积增加,冠状动脉灌注压下降至氧供减少,同时心室壁进行性增厚,其氧耗量增加,心肌氧供需失衡,进一步减少心输出量,逐渐导致左心室壁向心性肥厚。

3. 处理该患者低血压时,可以选择哪些药物?

根据公式 $MAP-CVP \approx SVR \times CO$,低血压时应考虑增加体循环血管阻力或者心输出量。该患者为轻度主动脉狭窄,术中复合硬膜外麻醉,血管阻力下降,可选择 α_1 受体激动剂为主的缩血管药物如去氧肾上腺素、甲氧明或者去甲肾上腺素,避免使用正性肌力药。此外该患者已行 CO、CI、SVV 等监测,可以根据监测结果适量液体治疗,避免心动过缓或者心动过速。

4. 该患者血流动力学参数目标是什么?

该患者血流动力学的参数的维持主要是针对主动脉狭窄的病理改变。避免突然的和较严重的 SVR 降低;维持较强的心肌收缩力;维持正常窦性心律;避免低血容量,维持充足的前负荷;避免心率过快和严重心动过缓,理想的心率需控制在 70~85 次/分。

5. 该患者在术中应接受哪些监测?

通气:$P_{ET}CO_2$、MV

氧合:FiO_2、SpO_2、CaO_2

循环:ECG、NIBP、CO/CI、SVV、尿量以及 TEE 监测等

体温:咽温

麻醉深度:BIS/Narcotrend 等

6. 不同程度主动脉瓣狭窄围术期管理基本原则?

严重主动脉瓣狭窄应在择期非心脏手术前处理(重度主动脉瓣狭窄、平均压力差 >40mmHg、瓣口面积 < $1.0 cm^2$ 或有明显的症状);

中重度中动脉狭窄患者行非心脏手术术中及术后应加强循环监测,努力维持心输出量正常,围术期血流动力学不稳定有条件应行 TEE 检查明确原因;

轻度主动脉瓣狭窄患者行常规监测。

【小结】

此例患者为主动脉瓣狭窄患者行非心脏手术,围术期期间循环的维持至关重要,需在熟悉心脏血流动力学生理以及主动脉瓣狭窄的病理生理基础上,合理地进行液体管理以及选用血管活性药物。麻醉管理的重点之一是血流动力学的管理,适当的容量治疗结合恰当的缩血管药物使用,是保障快速康复的重要方法。

【专家简介】

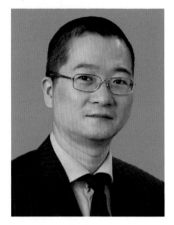

梅伟，教授，博士研究生导师，现任华中科技大学同济医学院附属同济医院麻醉科副主任。 主要研究方向：老年人相关区域和全身麻醉。 以项目负责人身份承担各级科研课题 7 项，以第一或通讯作者在国内外专业期刊发表论文 30 余篇，主编主译专业书籍 2 部。 现任中华医学会麻醉学分会第 12 届青年委员会副秘书长、中华医学会麻醉学分老年人麻醉学组副组长、中国药理学会麻醉药理学委员，湖北省医学会麻醉学分会委员，中国中西医结合麻醉学会青年委员会委员。 任《中华麻醉学杂志》和《临床麻醉学杂志》通讯编委，《国际麻醉学与复苏杂志》和《JAPM》杂志编委等职。

梅伟

【专家点评】

1. 该例患者为一高龄主动脉瓣轻度狭窄患者，麻醉管理须按照心脏病患者行非心脏手术要点处理。对于这类患者，围术期风险增加，麻醉医生应在术前对病变程度、心脏功能着重评估，术中注意维持血流动力学稳定，平稳度过围术期。

2. 术前要完善心脏的各项评估检查，术前有胸痛的患者应该充分给氧，避免使用硝酸盐类药物处理，从而避免外周血管扩张使左室充盈量减少。术中应尽量保持窦性节律和正常血容量，如发生低血压需谨慎扩容，使用以 α_1 受体激动剂为主的缩血管药物如去氧肾上腺素、甲氧明或者去甲肾上腺素，避免使用正性肌力药。术后病人应良好的术后镇痛，减少心肌氧耗。

3. 不同程度的主动脉瓣狭窄围术期风险不尽相同，但其处理原则基本一致，即最大限度的增加狭窄处的跨瓣膜血流量。围术期应避免突然的和较严重的 SVR 降低；维持较强的心肌收缩力；维持正常窦性心律；避免低血容量，维持充足的前负荷；避免心率过快和严重心动过缓，理想的心率需控制在 70~85 次/分。

【参考文献】

1. Fleisher LA，Fleischmann KE，Auerbach AD，et al. 2014 ACC/AHA guideline on perioperative cardiovascular evaluation and management of patients undergoing noncardiac surgery：executive summary：a report of the American College of Cardiology/American Heart Association Task Force on Practice Guidelines. Circulation 2014；130（24）：2215-2245.

2. John F Butterworth. 摩根临床麻醉学. 北京：北京大学医学出版社，2016.

3. Thiele RH，Nemergut EC，Lynch C，3rd. The physiologic implications of isolated alpha（1）adrenergic stimulation. Anesthesia and analgesia，2011，113（2）：284-296.

4. 邓小明，姚尚龙. 于布为，等. 现代麻醉学. 第 4 版. 北京：人民卫生出版社，2013.

57　合并扩张型心肌病患者行直肠癌根治术的麻醉管理

【导读】

扩张型心肌病(DCM)是一种原因未明的原发性心肌疾病。本病的特征为左或右心室或双侧心室扩大,并伴有心室收缩功能减退,常伴有心力衰竭和心律失常。病情呈进行性加重,死亡可发生于疾病的任何阶段。麻醉医生需全面了解扩张型心肌病的心功能改变,并能够对围术期心功能出现的变化熟练处理。

【病例简介】

患者,男性,66 岁,9 个月前出现暗红色血便,症状间断发作,就诊当日出血加重伴呼吸急促,于外院对症处理后症状未缓解,急诊收治于我院肛肠外科。患者既往有扩张型心肌病,心力衰竭病史。平素体力活动明显受限,轻度活动可导致乏力。体格检查:身高 162cm,体重 49kg,一般情况差,血压 116/50mmHg,心率 47 次/分,呼吸 27 次/分;半坐卧位,呼吸急促,双下肢轻度水肿。于入院当日因心动过缓行起搏器植入术。术前诊断为直肠癌,扩张型心肌病、充血性心力衰竭、ASA Ⅲ 级、心功能 Ⅲ 级。胸部正位 X 线片:心影明显增大,心胸比 >50% ,双肺支气管炎;肺功能:轻度限制性通气功能障碍;心电图:起搏器心律60bpm;心脏彩超:全心增大,二尖瓣关闭不全;室间隔及左室后壁变薄,心室运动减弱,心脏射血分数38%。拟行腹腔镜探查、直肠癌根治术。

术前予以强心利尿,抗感染,纠正贫血等对症治疗。入手术室生命体征:NIBP 118/60mmHg,HR 60 次/分,SPO₂ 93% ,BIS 87,rSO₂ 79% 。局麻下行桡动脉穿刺置管;B 超引导下右侧颈内静脉穿刺置管以备术中紧急输血输液以及使用血管活性药物。放置经食管超声(TEE)探头监测心脏收缩,评价心功能,辅助容量治疗。备用药物:强心药、利尿药、血管活性药物等。全麻诱导采用芬太尼、依托咪酯、阿曲库铵,全麻维持采用丙泊酚、瑞芬太尼恒速注射,间断复合七氟烷吸入麻醉,维持 BIS 值在 45~55 之间。术中建立气腹至腹内压至 14mmHg 时,患者血压骤降至 74/41mmHg,TEE 显示左心室收缩力减弱,心率为 60 次/分(全起搏心率),调整起搏心率至 70 次/分后,患者血压逐渐回升 TEE 提示左心室收缩力逐步恢复,改行开腹手术后患者血压稳定(图 5-10)。术中进行基于

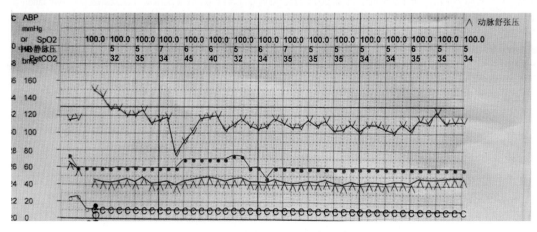

图 5-10　患者的麻醉记录单(部分)

SVV 目标导向的液体治疗(GDFT):SVV 维持在 11%~13%;输液 1200ml,压积红 3U,尿量 450ml,出血量 150ml。术后予以双侧腹横肌平面持续阻滞联合小剂量曲马多多模式镇痛,术后 1 小时在 ICU 拔除气管导管,患者神志清醒,VAS 评分 2 分。乳酸值由术前 0.8mmol/L,降为术后 0.4mmol/L。

【问题】

1. 试述扩张型心肌病的病因,临床表现和治疗原则有哪些?
2. 扩张型心肌病患者的麻醉风险主要存在于哪些方面? 麻醉管理应注意哪些事项?
3. CO_2 气腹对循环系统有哪些影响?
4. TEE 在心血管手术麻醉与监测中有哪些优势?
5. 简要阐述目标导向液体治疗(GDFT)的概念及应用?

1. 试述扩张型心肌病的病因,临床表现和治疗原则有哪些?

扩张型心肌病(DCM)的病因尚不明确,目前认为与以下两种原因有关。①感染:动物实验结果证实病毒可以导致心脏呈现类似扩张型心肌病的病理改变,近年来用分子生物学技术在本病患者的心肌活检标本中发现有肠道病毒或巨细胞病毒的 RNA,说明本病与病毒性心肌炎关系密切。②基因:过去认为大多数 DCM 病例是散发或特发的,但现在发现家族性发病至少占 40%~60%。家系分析显示大多数 DCM 的遗传方式为常染色体显性遗传,少数为常染色体隐性遗传、线粒体和 X 连锁遗传。

临床表现:症状主要表现为充血性心力衰竭引起的气促和外周水肿。早期为轻度劳累后气短,随着病情加重在轻度活动或休息时也有气短、或有夜间阵发性呼吸困难。患者常感乏力。体检见心率增快,心尖搏动向左下移位,可有抬举性搏动,心浊音界向左扩大,听诊可闻及第三或第四心音,心率快时呈奔马律。由于心腔扩大,可有相对性二尖瓣或三尖瓣关闭不全所致的收缩期吹风样杂音,此种杂音在心功能改善后减轻。病情晚期表现为血压降低,脉压小,出现心力衰竭时舒张压可轻度升高。

治疗原则:充分休息,必要时使用镇静剂,心衰时低盐饮食;防治心律失常和心功能不全;有栓塞史者行抗凝治疗;有大量胸腔积液者,作胸腔穿刺抽液;终末期患者可考虑人工心脏辅助装置或心脏移植,可以行心脏再同步治疗(CRT);对症、支持治疗。扩张型心肌病可通过心脏移植治疗,预后尚可。

该例患者入院时心率 47 次/分,结合患者既往有扩张型心肌病,心力衰竭病史,故入院后紧急行起搏器植入术,避免患者出现心脏恶性事件。

2. 扩张型心肌病患者的麻醉风险主要存在于哪些方面? 麻醉管理应注意哪些事项?

由于扩张型心肌病患者大多数有明显心功能受损,心脏泵功能较差,接受非心脏手术风险较高,麻醉处理非常棘手。

(1)术前准备:需了解患者活动耐量,应用纽约心脏病协会(NYHA)分级标准判断心功能状态。所有扩张型心肌病患者都应行心电图和心脏超声检查。前者重在了解有无心律失常,如房颤、室性心律失常、传导阻滞等。后者目的在于了解心脏结构,评估左心室功能,同时判断是否共存肺动脉高压、心室附壁血栓等。对于 NYHA 分级达 Ⅲ~Ⅳ级的患者,应争取在术前改善心功能。扩张型心肌病血流动力学改变的主要原因在于心肌收缩力严重下降。维持合理水平的心脏前负荷,是改善扩张型心肌病患者心功能的关键。大多数患者术前均需利尿治疗,以降低前负荷,减轻肺水肿。在充分利尿的基础上,酌情给予血管紧张素转换酶抑制剂或血管紧张素受体阻滞剂,以降低心脏后负荷,改善心肌重构。对于没有充分时间进行术前准备的患者(例如急诊手术和限期手术),尤其是仍有活动性肺水肿的患者,在进入手术室后可适当给予吗啡,缓解患者的紧张焦虑情绪,有助于稳定和改善心功能。

(2)术中管理:要点在于保持心脏收缩功能,调整心室前负荷,降低心脏后负荷,维持循环系统稳定。由于大多数镇静、镇痛及麻醉药均对心脏有一定的抑制作用,故需谨慎选择麻醉方式和用药。全身麻醉诱导时应选用对循环抑制作用小的药物,如依托咪酯、舒芬太尼、维库溴铵等。麻醉中维持合理的深度极为重要,麻醉过浅会引起患者的应激反应,增加心脏后负荷,而麻醉过深又可造成循环抑制。维持适当的前后负荷是此类患者麻醉管理的重点和难点。若患者血压下降,首先应排除容量不足,在前负荷足够的情况下,为维持血压稳定,可适当给予少量多巴胺泵入。若手术时间长,失血量较大,应注意补充液体,电解质,并积极输血,以保证心肌灌注和心肌细胞电稳定性,预防心律失常。由于扩张型心肌病患者心功能较差,对高碳酸血症多不耐受,故应保证通气,充分给氧,避免二氧化碳潴留。

(3)术后处理:患者意识恢复后,由于疼痛、应激等各类因素,心肌负担可能会较术中加重。因此术后往往是各类心脏事件高发的时期,仍需给予充分关注。机械通气可增加胸腔内压,降低心脏前后负荷,因此对于扩张型心肌病的患者改善心功能颇为有利。PEEP 压力设置应 <5mmHg,可对 CI、HR、SVRI、CVP、SVV、PPV 等指标影响不明显。若患者心功能较差,脱离呼吸机也会存在一定的困难,因此,对于严重心肌病的患者,可适当延长机械通气时间,同时积极利尿,镇痛,控制血压,纠正电解质异常,为拔管脱机创造良好的条件。

该患者入院时情况较差,ASA Ⅲ级,心功能 Ⅲ级,术前予以强心利尿,积极改善患者的心功能。术前进行动静脉穿刺,监测患者血流动力学变化,同时放置经食管超声(TEE)探头监测心脏功能。术中使用对心血管功能抑制较小的全麻药物,针对术中出现的血流动力学波动及时处理,避免加重心脏负担,同时使用相应的容量治疗,保证手术顺利进行,术后予以多模式镇痛,促进患者顺利康复。

3. CO₂ 气腹对循环系统有哪些影响?

CO₂ 气腹对循环系统主要有以下三方面的影响:①心脏后负荷升高;②心脏前负荷(静脉血回流)增加;③心脏功能受抑制。腹腔充气后,腹主动脉受压,交感神经兴奋,致血管收缩,外周血管阻力升高。而血浆多巴胺、肾素、血管紧张素、肾上腺素、去甲肾上腺素、可的松等在气腹阶段的初期即已增加,尤其在腹腔快速充气时,血管加压素大量释放,使血管收缩,亦可导致外周总阻力升高。临床观察发现,CO₂ 气腹可使 65% 的患者外周血管阻力增加,90% 患者的肺血管阻力增加,20%~59% 患者的心脏指数降低,后负荷增加,心输出量降低。因左室后负荷增加可导致心肌氧耗量增加,从而增加心肌缺血,心肌梗死和充血性心力衰竭发生的危险。腹腔内压力控制在 8~12mmHg 时,气腹对循环系统的影响尚不明显,腹腔内压力增至 16mmHg 时,可产生显著影响。气腹压力逐渐增加时,最初腹腔内小静脉受压,内脏储血量减少,静脉血回流增加。但当气腹压力升高到能实施手术操作时(压力一般应维持在 12mmHg),下腔静脉会有一定程度受压,而致静脉血回流受阻,心脏前负荷减少。腹腔内的持续正压经横膈传至胸腔可使胸内压升高。麻醉期间为了控制呼吸、改善通气,而使用间歇正压通气的方式也使胸内压升高。这样一方面造成静脉血回流量降低,另外对心脏也产生直接压迫作用,使心脏舒张障碍,左心室舒张末期容量下降。心脏每分输出量降低。但在头低足高位时,静脉血的回流可增加,从而在一定程度上抵消了静脉血回流量降低的不利影响,然而对横膈压迫所致胸内压的升高则更重,对心脏的抑制增加,后负荷加重。对经食管内超声心动描记术变异性的研究表明,气腹压力增加前负荷及后负荷之后,机体做出何种反应,心肌的血供状态是主要的决定因素。有人认为 CO₂ 气腹与心力衰竭之间复杂的病理生理变化,可导致较高的心血管事件发生率,包括心源性猝死。但临床上腹腔镜手术病人的心血管并发症并不高于常规剖腹手术。

该患者术中建立气腹至腹内压低于 14mmHg 时,血压维持在正常范围,当腹内压升高至 14mmHg 时,患者血压骤降至 74/41mmHg,同时 TEE 显示左心室收缩力减弱,故推测可能由于腹内压过高导致心血管功能抑制。为保证手术进行,调整起搏心率至 70 次/分后,患者血压逐渐回升,TEE 提示左心室收缩力逐步恢复,表明术中判断准确,相应处理合理有效。

4. TEE 在心血管手术麻醉与监测中有哪些优势?

TEE 在心血管手术中诊断的可靠性和作为一种监测手段辅助血流动力学的管理已得到广泛认可,TEE 可评价 CABG 患者心脏功能,TEE 与 TTE 预测瓣膜病变程度的符合率为 85%,TEE 可监测左室短轴中乳头肌水平,可同时观察心肌 6 个节段运动和 3 支冠状动脉的供血。TEE 还应用于指导心脏排气,确定漂浮导管和主动脉球囊反搏导管位置等,取得了一定成效。与传统的 TTE 技术相比,TEE 可获得高质量的二维图像,但巨大心脏、肺动脉和三尖瓣的观察欠佳;机械瓣的强回声可干扰图像;可进行心功能的连续监测。与传统漂浮导管相比具有无创、价格低、直观性、解剖和功能的双重评价等优点。

该患者使用 TEE 监测,主要目的在于监测心脏收缩、评价心功能,同时对术中容量治疗具有一定的指导作用。本例中在气腹建立腹内压升高后,TTE 较好地反映了患者的心脏收缩功能,尤其是在腹内压过高时,显示患者心脏功能受到抑制,需进行相应处理,处理后也可反映处理的效果,在本例手术患者的心功能监测中发挥了重要作用。

5. 简要阐述目标导向液体治疗(GDFT)的概念及应用?

目标导向液体治疗(GDFT)是指根据患者的性别、年龄、体重、疾病种类、术前全身状况、容量状态及并发症等,采取个体化的补液方案。临床常用的血流动力学监测指标包括血压、心率、中心静脉压、尿量、混合静脉血氧饱和度(SvO_2)等,但除了SvO_2,这些监测指标对容量治疗的指导作用易受循环功能、麻醉、应激等因素影响,都有一定不完善性。SvO_2是反映全身氧摄取较敏感的指标,且其监测简单灵敏,较乳酸更早地反应组织氧供。然而更多GDFT的研究主要以每搏量(SV)最大化为目标,所遵循的理论基础是根据Frank-Starling曲线,术中液体治疗使个体的前负荷达到曲线的拐角处,即接近或达到Starling曲线的平台,此时SV恰好初始处于最佳值。SVV是由于机械通气使胸腔内压发生变化导致SV出现波动而产生,目前被认为是评估容量状态和液体治疗效果的一个敏感指标,较中心静脉压(CVP)和肺动脉楔压(PAWP)更为灵敏。实现GDFT基本治疗方案是在短时间内输入一定量的液体,然后测定达标指标,如果没有达到标准,则继续液体治疗和(或)应用血管活性药,直至达到所设定的目标为止。目前为止的研究表明,在各种手术中使用GDFT,都收到了比传统补液或限制性补液较好的结果,但这些研究中的观察指标并不全面,围术期的液体治疗关系到恶心、呕吐、疼痛、组织氧合、肠道恢复时间、急性肾衰、心肺功能紊乱、切口感染等诸多方面。今后的工作,应设计更加细致的补液方案,正确方便反映液体复苏效果的监测手段。理想的检测仪器,应安装方便、操作简单、数据提取准确快捷、创伤小等。应更关注精确反应容量和组织灌注的指标,以及全面客观的评价指标,以指导GDFT的实施。

该例患者采用了目前临床上最常用的SVV为容量治疗的指标,SVV维持在11%~13%,很好地维持了患者的液体的出入平衡,有利于患者的血流动力学稳定,尤其是在扩张性心肌病患者中,很好地避免了由于血流动力学波动导致的心脏负担的加重,对于保护患者心功能及手术的顺利进行有重要意义。

【小结】

扩张型心肌病患者大多心功能较差,且易出现充血性心力衰竭,麻醉风险高。术前充分评估并努力改善心功能,术中注意密切监护,维持合理的心脏前负荷,降低心脏后负荷,在麻醉诱导和苏醒阶段仔细调控循环,术后继续进行有效的循环支持,是这类患者麻醉过程中必须注意的问题。

【专家简介】

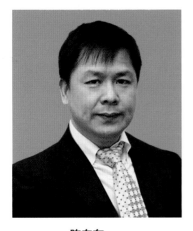

陈向东,主任医师,教授,博士研究生导师。 现任华中科技大学同济医学院附属协和医院麻醉与危重病学研究所副所长、麻醉科副主任;美国Virginia大学访问副教授。 主要研究方向为麻醉药物和疼痛分子机制,以项目负责人身份承担国家自然科学基金面上项目5项,以第一或通讯作者在国内外专业期刊发表论文53篇,主编专业书籍1部。 现任湖北省医学会麻醉学分会副主任委员;中国医师协会麻醉医师分会常务委员;中华医学会麻醉学分会器官移植学组委员;中华医学会麻醉学分会麻醉药理学组委员兼学术秘书;中国研究型医院学会麻醉专业委员会常务委员;中国药理学会麻醉药理分会委员。 任《临床麻醉学杂志》、《国际麻醉学与复苏杂志》、Anesthesiology中文版、JAPM等杂志编委。

陈向东

【专家点评】

1. 该例患者为合并扩张型心肌病的非心脏手术,扩张型心肌病是以心脏扩大、心力衰竭和附壁血栓为基本特征,伴有不同程度的心肌肥厚、心室收缩功能减退的心脏疾患。本病患者手术麻醉前要重视心功能的评估,术中严密监测患者心功能变化,尽量维持血流动力学平稳,减轻心脏负担。

2. 人工气腹过程中应注意腹内压增高引起的其他脏器功能的变化,以及CO_2经腹膜吸收后导致的内环境变化,该例患者应尤其注意气腹导致的心功能的改变,应严密监测,及时处理术中可能出现的状况。

3. TEE 的应用在本例患者中很好的反映了心脏的功能,在麻醉管理尤其是在心功能不全患者的麻醉管理中具有重要的指导意义,值得推广。

4. 在目前倡导加速康复外科理念的潮流下,GDFT 是加速康复外科的重要组成部分,使用 GDFT 可以最经济的液体管理实现最大的治疗效应,同时,在该例患者中,使用 GDFT 可以更好地监测心功能,对患者心功能的保护具有重要意义。

【参考文献】

1. Christ M, Klima T, Grimm W, et al. Prognostic significance of serum cholesterol levels in patients with idiopathic dilated cardiomyopathy [J]. European Heart Journal, 2006, 27（6）: 691.
2. Li Z H, Peng S C, Kang J, et al. A retrospective cohort study of prognostic factors for death in patients with idiopathic pulmonary fibrosis. [J]. Chinese journal of tuberculosis and respiratory diseases, 2010, 33（12）: 887.
3. Obrador D, Ballester M, Carrió I, et al. Presence, evolving changes, and prognostic implications of myocardial damage detected in idiopathic and alcoholic dilated cardiomyopathy by In monoclonal antimyosin antibodies. [J]. Circulation, 1994, 89（5）: 2054-61.
4. 张志永, 黄宇光. 扩张型心肌病非心脏手术的麻醉管理 [J]. 中国医刊, 2009, 44（12）: 21-22.
5. 唐时荣, 邹清远, 余雷, 等. 二氧化碳气腹不同压力对呼吸、循环、血气参数的影响 [J]. 中华麻醉学杂志, 1996（6）: 272-273.
6. Challand C, Struthers R, Sneyd J R, et al. Intraoperative goal-directed fluid therapy in aerobically fit and unfit patients having major colorectal surgery. [J]. Bja British Journal of Anaesthesia, 2012, 108（1）: 53.

58   肝硬化患者左侧颈内静脉置管破入胸腔

【导读】

深静脉穿刺置管术是通过静脉穿刺置管建立一条可用于中心静脉压（CVP）监测、输血、补液、化疗及胃肠营养的重复使用的高质量静脉通道,不仅可以减少反复穿刺的痛苦、减轻患者的输液压力,避免血管刺激性药物、胃肠外营养等对外周静脉的刺激和对局部组织的损伤,更为重要的是为抢救患者赢得时间,保证治疗及抢救的顺利进行。颈内静脉置管相关并发症需要及时发现并做出相应处理。

【病例简介】

患者老年女性、78 岁,主诉"乏力伴气短 2 月余"入院。既往高血压冠心病 30 余年,间断口服安博诺降压治疗,糖尿病病史 2 年,口服拜糖平控制血糖,有输血史。查体:脾肋下可及 5cm,质中,无触痛,双下肢水肿。入院后实验室检查:红细胞计数 3.35×10^{12}/L,血红蛋白 83g/L,血小板计数 57×10^9/L;血浆凝血酶原活动度 87%,活化部分凝血活酶时间（APTT）36.7 秒,凝血酶时间 15.7 秒,D-二聚体 0.1mg/L,凝血酶原时间（PT）14.0 秒,凝血酶原时间比值 1.08,国际标准化比值（INR）1.1,纤维蛋白原 2.16g/L。腹部 CT 示肝硬化,脾大,门静脉增宽,脐静脉再通。结肠镜检查提示升结肠黏膜溃疡性病变,考虑结肠癌,准备限期手术治疗。为行肠道准备及 TPN 治疗,遂行深静脉置管术。在病房主管医生已行右侧颈内静脉反复穿刺,并误穿颈动脉,局部出现血肿,送来手术室后 B 超下见右颈内静脉呈月牙形,局部有血肿,血管条件差。考虑病人肝硬化血小板低,为避免反复穿刺遂 B 超引导并心电监护下行左侧颈内静脉置管术。置双腔管顺利,深度在 13cm 时主孔回抽血通畅,侧孔回抽欠佳,考虑侧孔贴于血管壁,将置管深度退至 12cm 时主孔和侧孔回抽血均通畅,缝合固定,病人返回病房输注脂肪乳氨基酸葡萄糖 1440ml。次日晨起患者自觉胸痛、胸闷,对症治疗后无明显好转。胸片检查示考虑两侧胸腔积液,心脏增大,请结合 CT 检查(图 5-11)。胸部强化 CT 示:①左颈内血管插管术后改变(纵隔积气伴渗出性改变),请结合临床;②两侧胸腔积液伴两下肺局限性膨胀不全;右侧叶间裂增宽;③心包积液,纵隔内较多迂曲血管影(图 5-12)。第 3 天行胸部 B 超示双侧胸腔积液。常规消毒铺单,局麻彩超引导下,行经皮双侧胸腔穿刺置入 8F 外引流管,引出白色浑浊液体。当天左侧胸引 410ml,右侧胸引 305ml。经胸水常规化验排除乳糜液,考虑为输注液体。引流后患者胸痛、胸闷缓解。第 4 天会诊考虑左侧颈内静脉管破入胸腔,遂复查血常规、出凝血功能,拔除左颈内静脉置管。随访病人三天,病人一般情况好,无胸闷憋气,可进半流质饮食,无发热等不适症状。复查胸部 B 超及胸片示两侧胸腔积液引流术后改变,较前基本吸收,心脏饱满(图 5-13)。第 7 天胸科医生会诊后顺利拔除胸腔引流管。

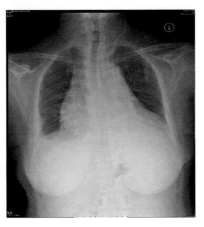

图 5-11　颈内静脉置管术后胸片表现

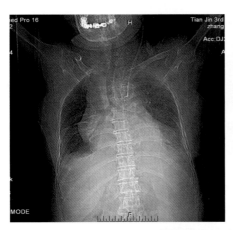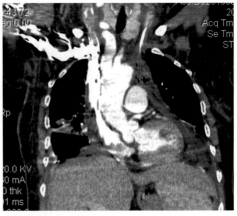

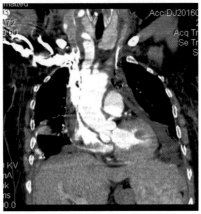

图 5-12　颈内静脉置管术后胸部 CT 表现

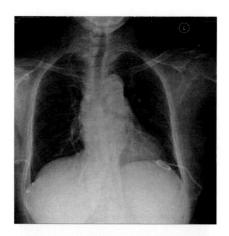

图 5-13　颈内静脉置管拔除后胸片表现

【问题】

1. 慢性肝功能障碍患者深静脉置管危险性因素有哪些？
2. 颈内静脉置管为什么以右侧为主，左侧置管危险性及其可能并发症为何？
3. 只能选择左侧置管时如何避免上述并发症，与之相关解剖学知识有哪些？

1. 慢性肝功能障碍患者深静脉置管危险性因素有哪些？

肝脏是人体最大的实质性器官，其功能繁多而复杂。各种肝损害因素可引起不同程度的肝细胞损伤和肝功能障碍。严重的肝实质细胞和 Kupffer 细胞功能障碍可导致肝功能不全，甚至进一步加重为肝功能衰竭。除Ⅷ因子以外，所有的凝血因子均由肝脏合成。因此肝功能异常，必然导致凝血因子合成减少，导致凝血机制障碍。肝硬化可伴发脾肿大、脾功能亢进，使血小板在脾脏滞留和血小板破坏增加。肝功能异常时还常常出现纤溶亢进。肝脏是清除纤溶和凝血通路上活性代谢产物的主要脏器，肝功能异常可以导致纤溶和凝血同时出现问题。通常，肝功能异常时纤维蛋白原水平降低，PT 延长、APTT 正常或略延长。慢性肝功能障碍患者血管内皮损伤，血管脆性增加，穿刺时导丝更容易穿破血管，以上两个原因使得肝功能障碍患者深静脉置管时更容易引起出血和血肿。

因肝脏严重受损，肝脏合成白蛋白功能、解毒功能、消化功能下降，食欲减退，蛋白质摄入不足，肠道消化、吸收障碍，导致血中白蛋白降低。当血中白蛋白低于 30g/L 时，血浆胶体渗透压降低，导致血浆外渗，引起周围组织水肿，致使组织液从置管处渗出。

2. 颈内静脉置管为什么以右侧为主，左侧置管危险性及其可能并发症为何？

右颈内静脉是长期静脉留置管的首选部位，颈内静脉穿刺置管常以右侧为合适，原因是：①右侧的肺尖及胸膜顶较左侧低，若从中段穿刺不易伤及胸膜；②右侧较粗大，右颈内静脉到右无名静脉再到上腔静脉基本呈一直线，导丝和导管置入更加通畅顺利，容易成功；③不会损伤到胸导管。

但部分患者因曾行右颈内静脉反复置管致右颈内静脉狭窄等原因，需改行其他部位留置静脉导管，左颈内静脉是常用的静脉置管部位。但因解剖原因，左颈内静脉至左头臂干静脉、左头臂干静脉至上腔静脉有两个明显的转角。因此，在插入撕脱性扩张器时不能像右侧那么深，否则易穿破左头臂干静脉；深静脉导管以垂直的角度置入上腔静脉可能造成上腔静脉的损伤。胸导管在左侧颈内静脉和锁骨下静脉交汇的夹角注入静脉，左侧颈内静脉穿刺可能损伤胸导管，造成乳糜胸或者乳糜漏。左侧的肺尖及胸膜顶较右侧高，穿刺时易伤及胸膜导致血气胸。

3. 只能选择左侧置管时如何避免上述并发症，与之相关解剖学知识有哪些？

只能选择左侧颈内静脉置管时，应尽量避免上述并发症。近年来超声的应用可能会减少相应的损伤，一般左侧颈内静脉比右侧细，头转向右侧时左侧颈内静脉与颈动脉重叠程度比较大容易损伤动脉，B 超引导下穿刺定位更准确，能够避免反复穿刺引起的不必要的损伤，切忌用穿刺粗针多个方向反复试穿。胸导管在高频超声下是可以显影的，因此左侧颈内静脉穿刺时最好能够进行超声引导。由于解剖原因，左颈内静脉至左头臂干静脉、左头臂干静脉至上腔静脉有两个明显的转角,因此在置入导丝和静脉导管时动作要轻柔,遇到阻力时不要强行置入,以防静脉导管未进入上腔静脉而是反方向折返,用力过大容易在转角处穿破血管。置管深度要适中,避免将导管尖端置于转角处的血管壁上,防止反复摩擦导致血管壁被穿破,导管尖端脱出于血管外,特别是长期肝功能异常的病人更容易损伤。进针插管深度应考虑到个体的身长和体型,一般自穿刺点到胸锁关节的距离,加上头臂静脉及上腔静脉的长度,静脉导管尖端位于上腔静脉的上半部分最为适宜,此部分上腔静脉位于心包反褶线之上,即使发生静脉壁穿孔,也不至于发生心包填塞的危险。左侧的肺尖及胸膜顶较右侧高,穿刺时易伤及胸膜导致血气胸,穿刺时注射器回抽有气体是损伤胸膜和肺的最早证据,对于慢性阻塞性肺疾病(COPD)和机械通气的患者,因胸内压增高,穿刺时应特别小心,可将机械通气患者呼吸末正压通气(PEEP)调至 0,适当减少潮气量或暂停机械通气。COPD 患者可嘱咐其尽量减小呼吸深度,病情允许可暂停呼吸,最快速度完成穿刺并顺利置入导丝。

【小结】

深静脉置管尽管操作安全,穿刺成功率高,导管留置时间长,但仍须有经验的专业人员操作,了解解剖结构和熟练掌握操作技术,术前应向患者作充分的解释工作,讲清置管目的、利弊和注意事项,以取得患者合作,并签署知情同意书。穿刺时应该严格摆好体位、定位准确,动作轻柔,否则容易损伤动脉、神经、胸膜顶、肺等周围邻近组织器官,造成并发症。条件允许时在心电监护和超声引导下进行,术后可行胸片观察静脉导管的位置。

【专家简介】

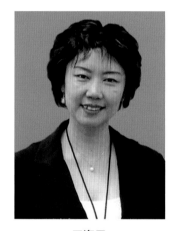

王海云,教授、主任医师。 天津市第三中心医院麻醉科主任,博士。 天津医科大学麻醉学博士研究生导师。 中国医师协会麻醉学医师分会青委会副主任委员、中华医学会麻醉学分会青委会委员、中国心胸血管麻醉学会疼痛学分会常委。 主持国家自然科学基金 3 项,主持及参与省部级和天津市各级基金 12 项;多篇论文被 SCI 和"中华级"核心期刊收录。 获天津市科技进步三等奖 1 项,诊疗特长:多技术困难气道处理、复杂上腔静脉置换及心脏大血管手术麻醉、多脏器衰竭患者麻醉管理及临床救治。

王海云

【专家点评】

1. 该患者左侧颈内静脉穿刺置管顺利,导管深度在 13cm 时主孔回抽血通畅,但侧孔回抽欠佳,将置管深度退至 12cm 时主孔和侧孔回抽血均通畅。病人返回病房输注脂肪乳氨基酸葡萄糖 1440ml,于次日晨出现胸腔积液,化验排除乳糜胸,考虑为输注营养液外漏。

2. 左侧颈内静脉一般比右侧细;左侧颈内静脉与锁骨下静脉汇合成无名静脉后,无名静脉以直角注入上腔静脉,深静脉导管以垂直角度抵住上腔静脉易造成上腔静脉损伤。

3. 本例患者长期肝硬化、食管胃底静脉曲张;肝硬化患者血管内皮损伤,血管脆性增加,这些都是该患者发生迟发性深静脉损伤的易感因素。

4. 在配合其他科室进行深静脉穿侧胃肠外营养治疗过程中,应充分评估患者是否存在肝硬化及免疫源性等可能导致血管严重损害疾病,如果存在上述合并症在左侧放置深静脉导管时留置深度应在 10cm 左右,同时尽量应用材质柔软的静脉导管,避免因置入过深或导管硬度造成静脉交角损伤。

【参考文献】

1. Shin K. H, Kim I. S, LeeH. J, et al. Thromboelastographic evaluation of coagulation in patients with liver disease. Ann Lab Med, 2017, 37（3）：204-212.

2. Salgado O. J, Urdaneta B, Colmenares B, et al. Right versus left internal jugular vein catheterization for hemodialysis：complications and impact on ipsilateral access creation. Artif Organs, 2004, 28（8）：728-733.

3. Saxena P, Shankar S, Kumar V, et al. Bilateral chylothorax as a complication of internal jugular vein cannulation. Lung India. , 2015, 32（4）：370-374.

4. Jadhav A. P, Stahlheber C, Hofmann H. Traumatic chyle leak：a rare complication of left internal jugular venous cannulation. Am J Med Sci, 2011, 341（3）：238-239.

5. Hoffman T, Du Plessis M, Prekupec M. P, et al. Ultrasound-guided central venous catheterization：A review of the relevant anatomy, technique, complications, and anatomical variations. Clin. Anat, 2017, 30（2）：237-250.

6. Maddali M. M, Arun V, Wala A. A, et al. Accidental arterial puncture during right internal jugular vein cannulation in cardiac surgical patients. Ann Card Anaesth, 2016, 19（4）：594-598.

59　Brugada 综合征患者的麻醉管理

【导读】

Brugada 综合征是由于心肌细胞上编码 Na 通道的基因产生突变而导致的一种遗传性疾病,该病例由西班牙学者 Brugada 等 1992 年最早报道,因此得名 Brugada 综合征(Brugada syndrome,BS)。此类患者心脏结构正常,但心脏电生理表现为恶性室性心律失常[多型性室速(VT)或室颤(VF)],$V_1 \sim V_3$ 胸导联的 ST 段抬高,T 波倒置。患者可在安静状态下发生不明原因的晕厥或猝死,这对围术期的麻醉管理提出了极大的挑战。

【病例简介】

男性患者,53 岁,体重 57.5kg,因便血 1 周入院,胃镜检查后诊断为胃癌,拟行胃癌根治术。无应用抗心律失常药物治疗、手术、晕厥病史。血压 126/75mmHg,心率 57 次/分,脉搏血氧饱和度 99%。心电图检查示:窦性心动过缓 56 次/分、前间壁 ST 段改变、Brugada 综合征,胸片肝肾功能及电解质未见异常。Brugada 综合征诊断明确后,在心脏内科立即植入心脏复律除颤器。5 日后行胃癌根治术,麻醉前 30 分钟肌内注射阿托品 0.5mg、咪达唑仑 5mg。入手术室后安置体外除颤起搏电极,监测 I、II、III、V_1、V_3 导联,桡动脉穿刺置管监测血压。依次静脉注射芬太尼、丙泊酚、阿曲库铵,麻醉诱导后气管插管。持续输注丙泊酚和瑞芬太尼维持麻醉,间断静脉注射阿曲库铵维持肌松。术中连续监测 BP、ECG、SpO_2、呼气末二氧化碳分压、体温和尿量。间断进行动脉血气和电解质分析。麻醉诱导后血压 130/78mmHg 左右,心率 57~59 次/分,分次静脉注射阿托品 2mg 后心率升至 60~67 次/分。心律和 $V_1 \sim V_3$ 导联的 ST 段无变化。手术开始后静脉注射芬太尼 0.1mg,1 小时后血压 148/92mmHg,加快丙泊酚输注和瑞芬太尼输注速率之后血压未见明显下降,在严密监测 QT 间期的情况下,吸入七氟烷后血压恢复至基础水平。术中除血压和心率外其他各项监测结果均在正常范围,手术历时 90 分钟。术毕未用肌松药拮抗剂,待患者自主呼吸和意识恢复后拔除气管导管,给予芬太尼静脉镇痛泵送回病房,继续严密监护 48 小时,无明显异常情况发生。术后 9 天 24 小时动态 ECG 检查发现 I 型和 II 型 Brugada 综合征 ECG 表现间歇出现,多发生在心动过缓时,但无临床症状,起搏器工作正常。术后 7 天顺利出院。

【问题】

1. Brugada 综合征的病理生理学特征有哪些？
2. Brugada 综合征的临床表现及诊断标准有哪些？如何治疗？
3. Brugada 综合征患者的术前评估和术中注意事项有哪些？
4. Brugada 综合征患者的麻醉药物的选择应注意哪些方面？
5. Brugada 综合征患者的术后管理要点有哪些？

1. Brugada 综合征的病理生理学特征有哪些？

BS 的分子基础和病理生理学至今并不十分清楚。20%~30% 的 BS 患者发现致病基因突变,目前已经发现 3 个致病基因,分别是 SCN5A（编码心肌钠离子通道 α 亚单位）,SCN1b（编码心肌钠离子通道 β 亚单位）和 GDP1L（编码钠离子通道调节子）,其中发现最早且研究最多的是 SCNSA 基因。患者心肌细胞膜上 Na 离子通道异常,包括其功能下降或数量减少,Na 离子内流减少,导致了动作电位 0 相去极化缩短,相对而言外向钾离子电流（Ito）明显增加,大多数动作电位的改变发生在心外膜而心内膜没有明显变化,造成心外膜层心肌细胞和心内膜层细胞的复极出现明显的差异,从而导致 J 点和 ST 段的抬高。右室心外膜 2 相平台消失,而心内膜及其他部位仍存在,由于存在电位差而产生局部电流,局部电流以电紧张扩布的方式从动作电位平台期存在的部位向平台期丢失的部位传导,即 2 相折返,促使室性心动过速或心室颤动发生。同时,跨壁复极不一致性的增加有利于早搏跨壁传导,流出道传导延迟也参与了 BS 心电图改变及室性心律失常发生。在同一心肌细胞内存在正常和变异的 Na^+ 通道,从而破坏了 2 相平台期的平衡,从而导致心外膜下细胞动作电位时程缩短 40%~70%,最终导致 Brugada 波的形成。可能还有其他的基因如 SCN10A,L 型钙离子通道也参与了动作电位内外向电流的失衡。然而,大多数 BS 患者并没有明显的突变。

2. Brugada 综合征的临床表现及诊断标准有哪些？如何治疗？

临床表现:BS 患者平时无心绞痛、胸闷、呼吸困难等任何症状,很多常规检查都呈阴性结果,而常以晕厥或猝死为首发症状。BS 相关潜在恶性心律失常,如室速、室颤是间歇性的,大多发生在睡眠,副交感神经兴奋性增加的时候,发作前无任何诱因,临床表现复杂多样。BS 特征性心电图改变称为 Brugada 波。原来 BS 心电图模式有三个类型。2012 年最新的专家共识现将 BS 的心电图表现仅分为两型:Ⅰ型等同于过去的Ⅰ型;Ⅱ型相当于结合原来的Ⅱ型和Ⅲ型心电图。Ⅰ型:心电图右心前导联（V_1~V_2）呈穹隆形 ST 段抬高 2mm,随之 T 波倒置,V_1~V_3 未见等电位分离;Ⅱ型:也有 ST 段抬高,逐渐成下斜形,接着出现正向或双向 T 波,产生马鞍形态,J 波幅度>2mm。同一个患者不同时间可能出现Ⅰ型,Ⅱ型或间歇性正常心电图,给诊断带来困难。Ⅰ型心电图模式对 BS 具有诊断价值。BS 的诊断标准 BS 的诊断标准包括 Brugada 波,V_1~V_3 至少两个特征心电图并包括下列任意表现,如室颤,多形性室性心动过速,夜间频死感的呼吸困难,提示快速心律失常的不明原因晕厥,40 岁以前心源性猝死的家族史或Ⅰ型 BS 心电图家族史。

BS 的治疗:对于有 BS 波的患者,植入式心脏复律除颤器（implantable cardioverter-defibrillator,ICD）是最好的选择,但当 ICD 治疗伴有室性心动过缓发作的患者时,有可能出现不适当的电冲击以及仪器所致的并发症,有文献报道可用射频导管消融方法治疗不适宜 ICD 或患者拒用 ICD 的 BS 伴发 VF 患者。药物治疗针对 BS 的发病的电生理机制。Ito 在 BS 细胞电生理机制中起着重要作用,因此,治疗 BS 的首选药物将是能选择性和特异性阻断心脏 Ito 的药物。此类药物包括奎尼丁,西洛他唑,替地沙米等。异丙肾上腺素增加 L 型钙离子内流,还可以阻断 β 受体,研究发现,异丙肾上腺素可以使 BS 患者异常抬高的 ST 段回落,减少电紊乱事件的发生,预防室性心动过速发作。患者奎尼丁不耐受时还可考虑胺碘酮。

该例患者术前检查已明确患者患者 Brugada 综合征,患者一般状况良好,无明显不适症状,但为避免患者出现恶性心律失常,入院后紧急行心脏复律除颤器植入术,同时严密监测患者的心电图,避免出现心脏不良事件。

3. Brugada 综合征患者的术前评估和术中注意事项有哪些？

目前还没有关于 Brugada 波或 Brugada 综合征患者术前评估的前瞻性研究。大多数 BS 患者围术期可能并无明显特殊,但术前评估仍然很重要,目的在于减少室性心律失常发生的可能。绝大部分诊断 Brugada 波的患者无恶性心律失常发生,但如果在术前发现 Brugada 波,特别是高危的 I 型,表明心肌处于可能发展为室颤的不稳定状态,较常人更容易发展为 BS,术前需仔细询问病史及家族史,排除曾有 BS 发作病史。若无临床证据支持 BS,除常规的超声心动图、心肌酶谱及冠脉造影排除器质性心脏病变外,临床上可用药物激发试验协助诊断,如阿义马林、氟卡胺、普罗帕酮等药物,同时要注意这些药物有诱发恶性心律失常的可能。有条件的可做全面的电生理检查及进一步基因检测。此类患者一旦确诊,应向患者家属充分告知围术期可能猝死的风险。Brugada 综合征患者的主要风险在于室性快速性心律失常和心源性猝死,无症状的患者也存在这种风险。许多药物会引起 Brugada 波,包括 IA 类和 IC 类抗心律失常药、三环类抗抑郁药、锂、奥卡西平、乙酰胆碱和麦角新碱等等,因此需要了解患者既往用药史。还要回顾患者是否有吸毒史如可卡因、大麻以及酒精滥用史。对已知或疑似 Brugada 综合征患者,术前应检查电解质,纠正电解质紊乱,血钾异常,血钙过高会导致 Brugada 波。

ICD 植入的 BS 患者应预先禁用设备的快速性心律失常治疗。BS 患者无论是否植入 ICD 都应该准备除颤器。如术中需要起搏,ICD 需预先设置为非追踪或非感应模式例如 VOO 或 DOO 模式,这样可以避免手术中电刀或其他设备的电干扰,造成 ICD 不恰当的电冲击以及起搏功能障碍。自主神经张力变化均可影响 BS 患者的心电图变化,手术刺激,气管插管,麻醉诱导等可引起交感神经兴奋,吸痰,气腹,肠蠕动增强等可引起副交感神经兴奋。迷走神经兴奋或心率减慢时有助 BS 的发展,而交感兴奋作用与之相反。麻醉医师务必保证术中充分的镇静镇痛,尽量避免应激反应,维持呼吸道通畅和血流动力学稳定。术前使用抗胆碱药物,减少迷走神经兴奋导致的心动过缓。阿托品和麻黄碱可以纠正低血压和心动过缓。术中监测应使用带有 ST 段分析的多导联 ECG,必须密切观察 ECG 的变化,可以及时纠正恶性心律失常带来的血流动力学紊乱;发热可以导致 BS 患者心律失常,放置温度探头监测患者体温,并准备温度调节措施。有创动脉血压监测和中心静脉通道也是必不可少的,利于发生恶性心律失常时进行抢救。术中如果 ST 段显著抬高,可以考虑使用异丙肾上腺素还原到术前水平,异丙肾上腺素同样可用于纠正术中心动过缓。BS 患者无论是否植入 ICD 都应该准备体外除颤器,必要时立即进行电击除颤。

该例患者术前 Brugada 综合征诊断明确,术前检查尚正常,但依据 BS 的治疗原则,先行除颤器植入,避免了心脏不良事件的发生,麻醉前安置体外除颤起搏电极,除常规监测外,加强了 I、II、III、V₁、V₃ 心电导联的监测,防治血流动力学剧烈波动,同时选择对心脏电活动影响较小的麻醉药物,从各方面积极防治患者的恶性心律失常,确保手术顺利进行。

4. Brugada 综合征患者的麻醉药物的选择应注意哪些方面?

静脉麻醉药:绝大部分静脉麻醉药已经安全地用于 BS 患者,例如丙泊酚、硫喷妥钠、咪达唑仑、芬太尼等等。丙泊酚在 BS 病人的运用有些争议,已有几例丙泊酚长时间使用致患者出现了疑似 BS 波的报告,但目前来看对绝大多数手术患者是安全的,虽然目前丙泊酚用于 BS 患者存在理论上的担忧,却没有丙泊酚致心律失常的报道,但是有发现 ST 段抬高的情况。硫喷妥钠和咪达唑仑可以安全用于 BS 病人。依托咪酯曾有过 1 例自限性的 ST 段抬高的报告。维库溴铵,阿曲库铵,顺式阿曲库铵,米库氯铵可以安全的用于 BS 患者。

吸入麻醉药:吸入麻醉药有进一步加重长 QT 综合征的可能,长 QT 综合征正是和 SCN5A 基因有关;异氟烷可能延长 QT 间期而氟烷表现为缩短。七氟烷对 QT 间期没有明显影响。异氟烷,七氟烷都已成功的运用于 BS 患者,七氟烷更值得推荐。

其他药物 β 受体阻滞剂和 α 受体激动剂可能会加重 ST 段抬高,虽然停止使用后 ST 段大多会还原,应注意避免使用。相反,β 受体激动剂或 α 受体拮抗剂可考虑运用在没有心律失常的 ST 段抬高。而 ST 段抬高和室性心律失常相关,α₂ 受体激动剂例如右美托咪定,可乐定可能产生交感抑制和迷走兴奋,应避免应用。IA 类和 IC 类抗心律失常药可能会加重 ST 段抬高,即使用异丙肾上腺素对抗也会导致室速和室颤伴心脏停搏,与此相反,IB 类药物(美西律,利多卡因)却对 ST 段抬高没有影响。新斯的明的副交感兴奋作用可能加重 BS 患者的 ST 段改变。有病例报告,新斯的明可能导致肺水肿的发展,拮抗肌松时应减量并合用足量阿托品。氟哌利多和 5-HT₃ 受体拮抗剂须谨慎使用,它们可能促进 BS 患者的 QT 间期延长,胃复安和茶苯海明应禁用于 BS 患者。

该患者的麻醉药物的选择,避免使用对心脏电活动影响较大的麻醉药物,麻醉中使用的芬太尼、七氟烷、咪达唑仑、阿曲库铵、瑞芬太尼等药物都可安全应用于该患者,术后未使用新斯的明进行肌松拮抗,避免的加重患者的 ST 段改变,同时,术中患者我出现心律失常,也避免了使用抗心律失常药物导致的心脏副作用。

5. Brugada 综合征患者的术后管理要点有哪些?

术后做好镇痛如 PCA 可以减少应激反应。ICD 植入的病人应尽快还原到术前模式。BS 患者更容易由于 2 相传导阻滞发生心律失常,所以非追踪模式(VOO 或 DOO)的时间应该最小化。严重心律失常常常发生在术后,术后心电监测应持续监测 24 小时以上,在 PACU 或 ICU 停留时间视术前危险分级,手术创伤大小及术中经过而定。术后窦性心动过速和偶发室早常并存,但这并不会增加其他心律失常的发生。

该患者使用静脉镇痛泵进行术后镇痛,减少应激,同时严密监测 ECG 变化,确保患者术后正常恢复。

【小结】

BS 虽不常见,但 BS 和 BS 模式心电图的患者围术期仍面临较大风险。作为麻醉医生,我们仍须谨慎对待任何围术期可能导致患者室性心律失常甚至心源性猝死的因素,提高该类患者围术期的安全性还需更多学者及专家为之付出努力,减少手术患者潜在的致残致死风险。

【专家简介】

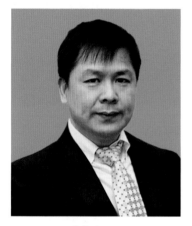

陈向东,主任医师,教授,博士研究生导师。 现任华中科技大学同济医学院附属协和医院麻醉与危重病学研究所副所长、麻醉科副主任;美国 Virginia 大学访问副教授。 主要研究方向为麻醉药物和疼痛分子机制,以项目负责人身份承担国家自然科学基金面上项目 5 项,以第一或通讯作者在国内外专业期刊发表论文 53 篇,主编专业书籍 1 部。 现任湖北省医学会麻醉学分会副主任委员;中国医师协会麻醉医师分会常务委员;中华医学会麻醉学分会器官移植学组委员;中华医学会麻醉学分会麻醉药理学组委员兼学术秘书;中国研究型医院学会麻醉专业委员会常务委员;中国药理学会麻醉药理分会委员。 任《临床麻醉学杂志》、《国际麻醉学与复苏杂志》、Anesthesiology 中文版、JAPM 等杂志编委。

陈向东

【专家点评】

1. 该例患者为 Brugada 综合征,Brugada 综合征是一种离子通道基因异常所致的原发性心电疾病,属心源性猝死的高危人群,预后不良。目前尚缺乏这种疾病理想的治疗药物,IA 类中普鲁卡因胺、缓脉灵,IC 类氟卡胺只阻滞 INa^+,不改善 Ito,可重现 Brugada 综合征心电图特征,甚至诱发室颤,应避免使用。β 受体阻滞剂也有可能是反指征药物。在诊断明确后,立即植入 ICD,对患者意义重大,在麻醉处理过程中,应密切监测心电图变化,出现问题应及时处理。

2. 此类患者的围术期管理麻醉医生应重点了解,术前应密切关注患者的心电活动的变化,观察有无恶性心律失常的发生,并作相应处理,同时因排除由其他因素如药物引起的 Brugada 波的出现,避免误诊。术中应确保患者的麻醉镇静深度,避免出现应激反应,同时监测患者的 EEG 和血流动力学变化,及时发现并处理心律失常引起的血流动力学紊乱。术后应做好充分的镇痛,减少手术应激,严密监测心电图变化,及时处理相应的并发症。

3. 在麻醉药物的选择上,应充分了解全麻药物的作用机制,避免应用延长 QT 间期的麻醉药物,本例患者中使用的麻醉药物都较为合理,避免了严重并发症的发生。

4. 对于 Brugada 综合的患者,充分的除颤准备是麻醉手术前的必须步骤,该例患者的麻醉处理中,准备相对充分,术中未出现严重不良事件,是值得借鉴的成功案例。

【参考文献】

1. Brugada P, Brugada J, authors. Right bundle branch block, persistent ST segment elevation and sudden cardiac death：A distinct clinical and electrocardiographic syndrome. A multicenter report. J Am CollCardiol, 1992, 20：1391-1396.
2. Antzelevitch C, Brugada P, Borggrefe M, Brugada J, Brugada R, Corrado D, et al., authors. Brugada syndrome：Report of the second consensus conference：Endorsed by the Heart Rhythm Society and the European Heart Rhythm Association. Circulation, 2005, 111：659-70.
3. Matsuo K, Akahoshi M, Nakashima E, Seto S, Yano K, authors. Clinical characteristics of subjects with the Brugada-type electrocardiogram. J CardiovascElectrophysiol, 2004, 15：653-657.
4. Le Scouarnec S, Karakachoff M, Gourraud JB, et al. Testing the burden of rare variation in arrhythmia-susceptibility genes provides new insights into molecular diagnosis for Brugada syndrome [J]. Hum Mol Genet, 2015, 24（10）：2757-2763.
5. Hasegawa K, Ashihara T, Kimura H, et al. Long-term pharmacological therapy of Brugada syndrome：is J-wave attenuation a marker of drug efficacy [J]? Intern Med, 2014, 53（14）：1523-1526.
6. Gehi AK, Duong TD, Metz LD, Gomes JA, Mehta D, authors. Risk stratification of individuals with the Brugada electrocardiogram：A meta-analysis. J Cardiovasc Electrophysiol. 2006；17：577-83.
7. Xu FL, Liang XJ, Yang XR. Meta analysis of Brugada syndrome in Chinafrom 1998 to 2008 [J]. Shandong Medical Journal, 2010, 50（23）：57-59.
8. Zhang FX, Chen ML, Yang B, et al. Analysis of epidemiology and clinical characteristics of Brugada syndrome in mainland China [J]. Chinese Journal of Cardiac Pacing and Electrophysiology, 2010, 24（2）：122-124.

60　高原红细胞增多症患者的麻醉

【导读】

　　高原红细胞增多症为慢性高原病的一种临床类型,是指人体长期在高原低氧环境下生活,由慢性低氧所引起的红细胞过度增生。此病多见于高原移居人群,男性,绝大多数病例在海拔 3000m 以上地区。临床表现红细胞、血红蛋白、血细胞比容增高,病理改变为各脏器及组织充血、血流淤滞及缺氧性损害。红细胞增生过度、血黏度增高及缺氧性损害,加重了全身的缺氧,形成因果交替的循环,可引起出血、血栓形成或局部组织坏死等各种并发症。

【病例简介】

　　患者,男性,75 岁,60kg,因"大便带血 1 年,性状改变 3 月余"为主诉入院。患者 1 年前出现大便带血,黏附于粪便表面,鲜红色,无黑便,未与粪便混合,无腹痛、腹胀,无畏寒发热,3 月前无明显诱因出现大便性状改变,变细,次数变多,有里急后重,排便不尽感,有黏液,无脓血便,轻时 1~2 次/日,重时 3~4 次/日,无腹痛、消瘦、低热盗汗等。在当地医院就诊,口服药物治疗(具体不详),效果欠佳,为进一步明确诊断,遂来我院。既往有"慢支,肺气肿,慢性阻塞性肺病" 2 年,冬季易发作,未予特殊治疗。

　　体格检查:发育正常,营养中等,神志清,精神差,皮肤黏膜未见黄染,弹性差,口唇发绀,浅表淋巴结未触及肿大,肺部叩诊呈过清音,听诊呼吸音减低,心率 80 次/分,律齐,各瓣膜区未闻及杂音,腹式呼吸存在,腹平坦,未见胃肠型蠕动波,腹壁静脉未见曲张,全腹无压痛及反跳痛,肠鸣音约 5 次/分,脊柱及四肢功能正常,四肢末端发绀,病理征阴性。辅助检查:血常规:WBC 5.12×10⁹/L;RBC 6.61×10¹²/L;Hct 56%;Hgb 232.0g/L;PLT 149×10⁹/L。凝血功能:PT 20.8s APTT 79.8s TT 19.8s RT 164.56s。腹部超声:肝脏、胆囊、胰腺、形态大小正常,轻度脂肪肝,右肾囊肿,前列腺增生。CT:①下段直肠管腔内边界欠清晰类圆形等密度影均匀强化,与邻近直肠黏膜及肌层分界欠清晰,请结合内镜检查。②轻度脂肪肝;肝 S5 段点状钙化灶;肝左叶体积增大并包膜欠光整,早期肝硬化? ③所扫胸腰椎骨质增生;腹主动脉、右肾动脉、左侧髂总动脉及右侧髂内动脉管壁钙化斑块;④右肺下叶后基底段片絮样渗出及小结节灶,考虑炎症;右肺下叶基底段局限性小气肿。心电图:窦性心律、ST-T 改变心脏彩超:EF 52% FS 34% EDV 70ml SV 53ml CO 3.1L/min CI 2.0L/(min/m²),各房室内径正常,房间隔与室间隔延续完整,未见 PDA 征象,室间隔及左室后壁厚度正常,二者运动正常。Doppler:二尖瓣,三尖瓣少量反流,T1 法估测肺动脉收缩压约为 56mmHg。肺功能:中度阻塞性通气功能障碍;最大呼气流速-容量曲线(除 FVC、FEV1 正常外)余各项均降低;残气量增高,残气/肺总量增高;弥散功能降低;呼吸总阻抗及周边气道阻力均增高;通储比=80%。电子肠镜:进镜距肛门 100cm 见一宽基息肉,大约 0.4cm×0.3cm 表面光滑,退镜距肛门 7~13cm 见一结节样肿物,环 2/3 肠腔生长,表面糜烂,覆污秽苔,少许渗血,质地脆、腐,取病理 5 块,局部肠腔略狭窄,镜身可通过。所见全结肠黏膜光滑,血管网清晰,未见糜烂,溃疡,出血及肿物。

术前诊断:直肠癌;慢支;肺气肿;高原红细胞增多症;肺动脉高压。

拟施手术:腹腔镜直肠癌根治术。

麻醉选择:气管插管全身麻醉复合神经阻滞。患者入室后监测 ECG、SpO₂、BP、HR、CVP、P$_{ET}$CO₂ 等。BP 158/92mmHg,HR 84 次/分,SpO₂ 88%。开放右侧颈内静脉通道成功后静注舒芬太尼 0.03mg、依托咪酯 16mg 及罗库溴铵 50mg 后行气管内插管。插管成功后,调节呼吸参数,设置潮气量 6~10ml/kg,呼吸频率 10~16 次/分,吸呼比 1:1.5,PEEP 4~6cmH₂O,P$_{ET}$CO₂ 维持在 35~45mmHg,气道峰压小于 30cmH₂O。在超声引导下,T8 水平行双侧腹直肌后鞘及腹横肌平面阻滞穿刺,定位穿刺成功后每点注射 0.5% 罗哌卡因 5.0~8.0mL。根据术中实际情况,持续吸入 1.5%~2% 七氟烷,丙泊酚 4~6mg/(kg·h),瑞芬太尼 0.1~0.2μg/(kg·h),间断推注罗库溴铵维持麻醉。手术历时 3.5 小时,术中 BP 95~105mmHg/55~60mmHg,HR 75~90 次/分,SpO₂ 94%~96%。血气分析:PH 7.36~7.43,PaCO₂ 40mmHg,PO₂72~85mmHg,AB 22~27mmol/L,BE −3~1mmol/L。SpO₂ 94%~95%。术中出血 200ml,尿量 600ml,输入羟乙基淀粉 500mL、乳酸钠林格液 1000ml。术毕患者清醒拔管送入麻醉恢复室(PACU)。

【问题】

1. 高原红细胞增多症的特征是什么?
2. 高原红细胞增多症的诊断标准有哪些?
3. 高原红细胞增多症的麻醉要点?

1. 高原红细胞增多症的特征是什么?

高原红细胞增多症(HAPC)是由于高原低氧引起的红细胞代偿性过度增生(即红细胞增生过度)的一种慢性高原病,危害大,常为其他慢性高原病的初始病因。此病多见于高原移居人群,少见于高原世居人群,男性发病率明显高于女性,儿童病例罕见。与同海拔高度的健康人相比,高原红细胞增多症患者的红细胞、血红蛋白、血细胞比容显著增高,动脉血氧饱和度降低,并伴有红细胞增多症的临床症状及体征;高原红细胞增多症患者血液处于高凝状态,致重要脏器缺血缺氧性损害。本病多呈慢性经过,无明确的发病时间,一般发生在移居高原一年,或原有急性高原病迁延不愈而致。高红症是由于血液黏滞度增高,血流缓慢所致的全身各脏器缺氧性损伤;因各脏器受损程度的不同,其临床症状轻重不一,变化十分复杂。临床症状主要有:头痛、头昏、记忆力减退、失眠或嗜睡、腹胀、食欲下降、恶心、消化不良、心悸、胸闷、气短、咳嗽、口唇、面颊部、耳廓边缘、甲床发绀,眼结膜充血,面部血管扩张呈紫色条纹。部分病人肢体麻木、乏力,颜面及下肢水肿,视力模糊或视力减退,血压异常,心脏扩大,心力衰竭。极少数病人可出现失语、意识障碍,肢体瘫痪,上消化道出血等。此外,女性月经不调,男性阳痿、性欲减退等。发绀是本症的主要临床表现,约95%以上病人有不同程度的发绀。口唇、面颊部、耳廓边缘、指(趾)甲床等部位早青紫色,面部毛细血管扩张呈紫红色条纹,形成了本症特有的面容,即"高原多血面容"。眼结合膜高度充血,舌质紫色舌苔厚而干裂,舌咽黏膜呈黑或青紫色。约 17.7% 的病人有杵状指,12.8% 有指甲凹陷。部分病人有颜面和下肢水肿,肝脾可大。心律一般规则,少数人心动过缓,或伴窦性心律不齐。大约 20% 的病例心尖区及肺动脉瓣区可闻及 Ⅰ~Ⅱ 级杂音,肺动脉瓣第Ⅱ心音亢进或分裂。血压可高可低,脉压差较小。并发症:并发脑出血及高原心脏病。

2. 高原红细胞增多症的诊断标准有哪些?

根据症状、体征、实验室检查可以作出诊断。诊断标准为:①生活在海拔 3000 米以上高原的移居者,或少数世居者;②具有头痛,头晕,气短,疲乏,睡眠障碍,发绀,眼球结合膜充血等症状;③血红蛋白,男性≥200g/L,女性≥180g/L;血细胞比容,男性≥65%,女性≥60%;红细胞计数,男性≥6.5×10^{12}/L,女性≥6.0×10^{12}/L;④脱离低氧环境后,症状及体征消失,再返回高原时又复发;⑤排除其他原因或疾病引起的红细胞增多。

3. 高原红细胞增多症的麻醉要点?

高原红细胞增多症的麻醉要点:①椎管内麻醉:椎管内麻醉时,由于交感神经被阻滞,使阻滞神经支配区域的小动脉扩张而致外周血管阻力降低;静脉扩张而使静脉系统容量增加,故出现回心血量减少,心排出量下降导致血压降低。但是,低血压的发生和血压下降的幅度则与阻滞范围、患者年龄、全身状况和机体的代偿能力密切相关。阻滞平面高和病人循环系统代偿能力不足是椎管内麻醉后发生血压下降的主要原因。②全凭静脉全身麻醉:全凭静脉全身麻醉是在静脉麻醉诱导后,采用多种短效静脉麻醉药复合应用,以间断或连续静脉注射法维持麻醉。目前常用药物包括:丙泊酚、依托咪酯、咪达唑仑、瑞芬太尼等,在全凭静脉麻醉时,由于以上药物抑制心肌,降低外周阻力,抑制中枢交感神经等作用,明显抑制循环系统,出现血压下降和心率缓慢,尤其老年人更加明显。③吸入全身麻醉:常用的挥发性吸入麻醉药,特别是卤族类吸入麻醉药,对低氧性肺血管收缩存在剂量依赖性抑制作用。其中,七氟烷由于具有良好的麻醉性能,安全性和耐受性良好。对呼吸道刺激小,血/气分配系数较低,无明显的副作用;使用七氟烷麻醉,诱导及苏醒较快,容易控制麻醉深度,对循环抑制较轻,对心肌缺血有预防和保护作用,已成为近年来临床上经常使用的麻醉药。故此,高原红细胞增多症患者在接受全身麻醉期间,使用七氟烷对其肺功能是有益的。④超声引导下区域神经阻滞:区域神经阻滞是在神经干、丛、节的周围注射局麻药,阻滞其冲动传导,使所支配的区域产生麻醉作用,通常注射一处,即可获得较大的麻醉区域。但传统的穿刺方法,仅凭穿刺手感很难准确到达目标神经周围,超声技术的引入给区域神经阻滞成功率带来了质的提高。由于成功的神经阻滞效果完善,辅助用药少,对全身循环及呼吸系统极少产生影响等,故此,对病情复杂、有椎管内麻醉禁忌证、合并有循环、呼吸疾患,尤其是高龄患者有非常大的优势。

【小结】

高原红细胞增多症患者术前可以进行适当功能训练,采用自体放血、血液稀释等方法,可以降低血液黏滞度,改善微循环,增加组织的血液灌流,并可降低心脏负荷,明显改善病人的心肺功能保障术中供氧。高原红细胞增多症患者术中用纯氧机械通气防止通气不足,适当的 PEEP 可以改善肺的氧合功能,预防围术期肺损伤。纠正高碳酸血症。适当补充新鲜血液、凝血因子、促凝血药物和激素预防术中渗血。

【专家简介】

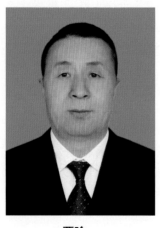

贾珍

贾珍,教授,青海大学附属医院手术麻醉科主任、主任医师、硕士生导师、麻醉学教研室主任、中华医学会麻醉学分会委员、中国心胸血管麻醉学会理、《中华麻醉杂志》通讯编委、"国际麻醉学与复苏杂志"编委、青海省医学会麻醉学科分会主任委员。

【专家点评】

1. 细胞增多症患者由于血浆减少,血液的黏滞度增高,血流减慢,从而引起全身各器官组织灌流减少,加重组织缺氧,给麻醉管理带来困难。

2. 浅全麻复合神经阻滞,对交感神经系统影响小,不影响患者的血流速度,可以保证患者的组织灌注,是高原细胞增多症患者相对安全的麻醉选择。高原红细胞增多症可能影响血小板的质与量,导致凝血功能异常,选择椎管内麻醉需要慎重。

3. 高原红细胞增多症对心、肺、脑等多器官造成影响,增加了麻醉中的管理困难。麻醉管理以不影响组织灌注为原则,在此原则下合理选择麻醉方式和管理策略。

4. 高原红细胞增多症的麻醉管理对其他类型的红细胞增多症患者的麻醉具有指导意义。

【参考文献】

1. 杨彩玲. 30 例高原红细胞增多症患者肺功能变化及分析. 高原医学杂志, 2010, 20 (03): 18-20.

2. 高彦明, 何艳梅, 王静. 50 例高原红细胞增多症患者肺功能测定结果分析. 西藏科技, 2003 (12): 38-39.

3. 郭大龙, 杨军等. 采用低频旋转磁场治疗高原红细胞增多症的可行性研究. 中国生物医学工程学报, 2016, 35 (1): 124-127.

4. 马婕, 崔森等. 高原红细胞增多症发病基因的研究进展. 山东医药 2017, 57 (10): 0112-0114.

5. 马雪萍. 呼气末正压通气对高原红细胞增多症患者全身麻醉围术期动脉血氧合的影响. 中国现代医学杂志, 2015, (2): 073-075.

6. 吴新民, 邓小明, 黄文起, 等. 七氟醚用于成人全身吸入麻醉的随机、开放、多中心、阳性对照临床研究. 临床麻醉学杂志, 2007, 23 (9): 709-711.

61 病态肥胖患者行腹腔镜下胃旁路术的麻醉管理

【导读】

腹腔镜下胃旁路术是目前治疗病态肥胖症(morbid obesity, MO)重要手段之一,但是 MO 可影响机体多个重要系统,表现为困难气道机率增加,氧储备功能和氧合功能的下降,心血管疾病,易反流误吸等,大大增加了麻醉风险;与此同时,腹腔镜 CO_2 气腹可进一步影响呼吸、循环等系统,给麻醉医师围术期管理提出了诸多挑战。

【病例简介】

患者,男性,33 岁,主因持续体重增加 15 年,以肥胖症收入院治疗。患者于 2015 年前进食量增大无法控制,体重每年增加 8~10kg,曾服用中药、针灸及保健减肥治疗,体重均无明显减轻,近 3 年发现血压轻度升高,无糖尿病病史,近半年患者无药物减肥治疗史。

入院查体:T 36.3℃, P 76 次/分, R 20 次/分, BP 160/95mmHg。体重 225kg, 身高 182cm, BMI 67.9。发育正常,神志清楚,自动体位。头颅五官无畸形,双眼无突出,口唇轻度发绀,颈静脉未见怒张,双肺呼吸音粗,未闻及干鸣及湿性啰音。心音有力,律齐,各瓣膜听诊未闻及器质性杂音。腹部膨隆。下肢无水肿(图 5-14)。

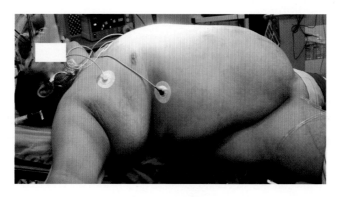

图 5-14　患者图片

实验室检查:血常规、凝血相均在正常范围;生化检查:转氨酶、肌酸激酶轻度升高;ECG 示 V_1~V_3 ST 段下移;心脏超声示:左心室射血分数 63%,左房、左室及右房扩大,主动脉增宽,室间隔及后壁增厚;屏气试验 23s;眼底检查无病理性改变;胸片:肺纹理增粗;肺功能:中度限制性通气功能障碍;平卧位和直立位动脉血气分析见表 5-9。拟在全身麻醉下行腹腔镜胃旁路术。

表 5-9　动脉血气分析结果

体位	PH	PaO_2	$PaCO_2$	SaO_2
直立位	7.37	71.3mmHg	43.4mmHg	94.7%
平卧位	7.30	60.4mmHg	54.2mmHg	90.7%

患者入室 T 36.4℃,P 81 次/分,R 20 次/分,BP 140/85mmHg,弹力绷带包扎双下肢。局麻下行桡动脉及颈内静脉穿刺置管,进行有创动脉压及中心静脉压监测。麻醉诱导:适当垫高头颈部,呈头高斜坡位,放入口咽通气道,先静注咪达唑仑 5mg 后面罩加压辅助呼吸,面罩通气畅通、胸廓起伏满意后按如下顺序依次静注舒芬太尼 48μg、依托咪酯 30mg 和氯化琥珀胆碱 225mg,同时压迫环状软骨,气管内插管一次成功。麻醉维持:七氟烷吸入维持麻醉深度为 1.0~1.5MAC,微量泵输注异丙酚 3~5mg/(kg·h),瑞芬太尼 3~4μg/(kg·h),间断 30~45 分钟推注顺式阿曲库铵。呼吸机设置:FiO_2 50%~80%,潮气量 8~10ml/kg(按 IBW 计算),吸呼比(I∶E)= 1∶1.5,呼气末正压(PEEP)为 5~10cmH$_2$O,控制呼吸。持续动态监测 BP、P、ECG、SpO_2、$P_{ET}CO_2$、CVP、动脉血气分析和尿量。术中根据 $P_{ET}CO_2$ 和动脉血气调整机械通气参数,维持 $P_{ET}CO_2$ 在 35~45mmHg。手术进行到 90 分钟时,SpO_2 由 99%~100% 降至 90%~93%,BP 130/82mmHg,HR79 次/分,$P_{ET}CO_2$ 56mmHg,CVP 10cmH$_2$O,双肺呼吸对称,呼吸音清。动脉血气分析显示:PH 7.30,PaO_2 75.2mmHg,$PaCO_2$ 59mmHg,SaO_2 93.7%;立即采用半坐卧位,降低 CO_2 气腹压力并行肺膨胀数次,膨胀肺时气道峰压达 40~50cmH$_2$O、持续 7~8 秒,随后将呼吸频率由 12 次/分增至 20 次/分后,SpO_2 逐渐升至 98%。此时动脉血气分析显示:PH 7.35、PaO_2 114.2mmHg、$PaCO_2$ 45.1mmHg、SaO_2 98%。手术时间 186 分钟,患者术毕采用新斯的明和阿托品拮抗,10 分钟后呼吸恢复并转入 ICU 行机械辅助呼吸。术毕至清醒(呼之睁眼)的时间为 22 分钟,拔除气管导管时间为 322 分钟,拔管后面罩吸氧维持 24 小时,顺利渡过围术期,无并发症发生。

【问题】

1. MO 患者术前评估和术前准备要点?
2. 困难气道评估及处理,如何选择气管内插管?
3. 对于 MO 患者,如何计算麻醉诱导药物剂量?
4. 术中管理要点?
5. 术中发生低氧血症的处理方法?
6. 术后管理要点?

1. MO 患者术前评估和术前准备要点？

体重指数（body mass index，BMI）是成人超重和肥胖最常用的衡量指标，BMI（kg/m^2）＝体重（kg）/身高（m）^{2}。WHO 对于 MO 的定义为：BMI≥40 或 BMI≥35 同时伴有代谢综合征等相关并发症，而我国将此标准调整为 BMI≥35 或 BMI≥32 且伴有代谢综合征等相关并发症。肥胖病人麻醉前评估除详细了解一般病史及体格检查外，应着重了解以下问题：

（1）仔细询问病史：明确患者是否为 OSAS 患者及其程度，OSAS 患者对镇静药和阿片类药物的呼吸抑制作用敏感，还可能引起喉镜插管困难和面罩通气困难等。此外，部分 MO 患者术前应用过减肥药物，因此，麻醉医师需要采集患者的用药史，评估减肥药物对患者、麻醉药物的影响。

（2）呼吸系统：MO 患者胸腹部堆积大量脂肪，胸顺应性降低，膈肌升高，功能余气量（FRC）减少，长期暴露于促炎的脂肪因子及小气道的反复开/关致使的损伤可能会导致气道结构重塑和气道阻力增加。麻醉状态下肥胖患者的 FRC 可下降 50%，肺内分流高达 10%～25%，氧合功能也会随着 BMI 的增加而下降。因此，术前需要进行肺功能检查、动脉血气检查以及屏气实验等，以判断患者肺功能及其储备功能。MO 与困难气道密切相关，有关困难气道见下述。

（3）循环系统：MO 患者的绝对血容量增加和心排量增加所致患高血压的风险是正常体重人的 10 倍。长期前负荷增加，SVR 增加，左室功能不全，肺动脉压增高可导致右室功能不全。此外，肥胖是缺血性心肌病的独立危险因素。应详细了解患者活动程度及对体位改变的适应能力。术前阅读心电图及胸部 X 线片，评估是否有左、右室肥厚、P 波高尖或冠脉缺血及左、右心室功能不全的症状；如果有异常，必要时应作进一步检查，如动态心电图、超声心动图、肺动脉导管等检查。

（4）肥胖患者易发生胃液反流：即使禁食，此类患者仍有高容量和高酸性的胃液，误吸及误吸性肺炎发生率明显高于正常体重人。麻醉前应给予抗胆碱药及抑酸药，防止反流误吸。

2. 困难气道评估及处理，如何选择气管内插管？

肥胖伴 OSAS 患者通常比正常人插管困难。肥胖和颈部粗短与 OSAS 密切相关，且常同时存在。肥胖患者咽部过多的组织常堆积在咽侧壁，因而常规经口咽部判断插管困难程度的方法并不能准确评估此类患者。

对于 MO 患者行气管内插管均应做好困难气道的充分准备。MO 患者接受上腹部手术全麻插管困难的发生率高达 24%，而需清醒插管的比例为 8%。采用清醒插管还是快速诱导插管应取决于术前对气道的充分评估以及实施麻醉医生的技术和经验。面罩通气是否通畅是至关重要的，如面罩通气和气管插管都有困难的患者，根据 ASA 困难呼吸道的处理原则，气管插管和拔管都需在患者清醒的情况下施行。在实施清醒插管时，上呼吸道完善的表面麻醉和神经阻滞麻醉是麻醉前准备的必要措施。另外，采用纤维支气管镜明视插管不失为一种减少插管损伤和意外的可靠方法之一。

该患者头后仰程度、枕寰活动、颞颌关节活动度均可，张口度为 5.6cm，颈围 52cm，Mallampati 分级 Ⅲ级，合并 OSAS。该患者存在插管困难的可能性大，但采用面罩通气通畅，胸廓起伏良好，即选择静脉诱导插管。MO 患者 FRC 明显减小且氧合功能下降，在纯氧去氮氧合的前提下，施行全麻快诱导插管时，置入喉镜及气管插管的无通气过程使 SpO_2 降至 90% 的时间，超重 45kg 以上者仅 163 秒、甚至更短。据此，预先充分给氧非常重要，插管前预给氧至少 5 分钟，气管插管应尽量在 2 分钟内完成。喉镜暴露时，患者应处于最佳的体位，即开始麻醉诱导前使患者处于最易吸入气体的体位（从肩胛部至头部将患者安置成斜坡卧位），以口咽或鼻咽通气道辅助通气。肥胖患者气管插管操作时，易将导管误插入食管，如果采用听诊法鉴别，有时因胸腹部脂肪过厚而难于及早发现，采用 $P_{ET}CO_2$ 监测，则是早期发现导管误入食管最为灵敏的"金"指标。

3. 对于 MO 患者，如何计算麻醉诱导药物剂量？

多数药物剂量均从正常人群的实际体重作为用药剂量，但肥胖人群则应考虑体重构成比与心输出量及区域血流改变对用药剂量计算的影响。除了总体重（total body weight，TBW）外，常用于用药剂量计算尚有理想体重（ideal body weight，IBW）及瘦体重（LBW），常用 FFM 测量替代肥胖患者的 LBW。

D Devine 公式（仅适用于身高>153 cm 者，H 为身高 cm）：IBW（kg）$_男$＝50＋2.3×（H÷2.54－60），IBW（kg）$_女$＝45.5＋2.3×（H÷2.54－60）。Janmahasatian 公式：能较精确测量 MO 者的 FFM。通过计算此患者 IBW 为 76.8kg，FFM 为 97.9kg。

$$FFM_{男}=\frac{9.27\times10^{3}\times总体重}{6.68\times10^{3}+216\times BMI}$$

$$FFM_{女}=\frac{9.27\times10^{3}\times总体重}{8.78\times10^{3}+244\times BMI}$$

丙泊酚具有高脂溶性,血浆分布至外周组织快,肥胖患者持续静脉输注丙泊酚时,随着体重增加,表观分布容积和清除率亦随之增加。肥胖患者按 TBW 维持给药丙泊酚清除参数率优于 FFM、LBW 等,故丙泊酚维持输注应按 TBW 给药。而 MO 患者以 FFM 计算丙泊酚全麻诱导剂量单次给药剂量,其意识消失时间与正常体重相似。丙泊酚单次静脉注射用于全麻诱导时,以 LBW 计算用药剂量较合适。

依托咪酯常用于全麻诱导且血流动力学不稳定的患者,其在 MO 患者中的药代学与药效动力学参数尚未见报道。因依托咪酯与丙泊酚药代动力学参数相似,推荐临床按 LBW 给药。

阿片类药物与 MO 患者全麻术后上呼吸道梗阻和呼吸抑制有关,因为 MO 患者心输出量增加及体重构成比的变化可影响阿片类药物药代动力学。芬太尼在 MO 患者中的药代学与药动学模型已建立,模型种类虽较多,但均不能准确预测芬太尼的血药浓度;MO 患者心输出量的增加,导致芬太尼的血药浓度降低,MO 患者芬太尼的清除率与一个和瘦体重高度有关的药代动力学模型相关,表明芬太尼用于 MO 患者应以 LBW 给药。舒芬太尼是芬太尼的衍生物,亦应以 LBW 给药。瑞芬太尼分布容积在肥胖患者和非肥胖患者间并无明显差异,但肥胖者若按 TBW 给药则易导致心动过缓和低血压的发生,推荐以 IBM 给予瑞芬太尼。

顺式阿曲库铵以 TBW 给药时可能导致作用时间延长。肥胖患者和非肥胖患者按 IBW 给药分布容积和消除半衰期是相同的,故建议顺式阿曲库铵按 IBW 给药,以 0.15mg/kg 为全麻诱导插管剂量,临床作用时间 30~45 分钟。去极化肌松药(氯化琥珀胆碱)肌松效应相对减弱,按 TBW 给药其肌松效应与插管条件优于 LBW 或 IBM。

4. 术中管理要点?

由于肥胖和气腹对呼吸、循环等系统影响大,可引起生命体征和内环境一定程度的变化,需要麻醉医师高度重视:

(1)呼吸管理:气腹可致胸廓顺应性降低 30%~50%,膈肌上移则可减少肺活量和功能残气量、增大肺泡无效腔量,还可使气道压增加而导致通气血流改变。其管理要点如下:①采用肺保护性通气策略,术中适当增加患者的吸氧浓度,采取小潮气量 6~8ml/kg(按 IBW),中低水平 PEEP(5~10mmHg)更有助于改善术中和术后患者肺的氧合功能。②CO_2 气腹可导致 $PaCO_2$ 升高,其升高程度取决于腹内压(IAP)高低、手术时间长短等相关。肥胖症患者行腹腔镜减重手术时 IAP 应控制在 12~14mmHg 之间,并尽量控制手术时间。③术中除了根据 $P_{ET}CO_2$ 调整机械通气参数外,还需要间断检测动脉血气,确保患者获得足够的通气以有效的排除体内的 CO_2。

(2)循环的管理:快速腹膜膨胀可刺激腹膜的牵张感受器,兴奋迷走神经,引起心律失常,多表现为室性早搏、心动过缓;同时,气腹的机械压迫可引起血流动力学明显变化,增高的 IAP 对循环系统的影响不一,IAP <10mmHg 时,CO 上升;IAP 10~20mmHg 时,CO 下降,SVR 上升。此外,高碳酸血症导致的反射性交感神经兴奋性升高,进而外周阻力升高,血压增高,肺动脉压力增高。其管理要点如下:①限制气腹压力,IAP 定于 12~14mmHg,IAP 低于 12mmHg,一般对血流动力学影响不大。②维持一定麻醉深度,防止麻醉过浅,配合使用血管活性药物等方法维持血流动力学的稳定。③加快二氧化碳的排出,避免二氧化碳蓄积。④术中补液:MO 患者入室后快速输注约(10~15)ml/kg(按照 IBW 计算)的液体可减少诱导期低血压的发生;为维持循环的稳定,MO 患者术中输液量应酌情增多。⑤腹腔镜减重手术患者常置于 10°~20° 的头高足低位,此体位较平卧位回心血量减少,CO 降低,但对肺内分流影响不明显。下肢弹力绷带除可预防下肢静脉血栓外还可减少体位对回心血量的影响。

5. 术中发生低氧血症的处理要点?

患者全麻机械通气下出现的气体交换功能障碍、血氧分压下降等常见并发症,主要与肺不张有关。全身麻醉时,约 85%~90% 患者可出现肺不张,区域易出现在肺下垂部位。与非肥胖患者相比,肥胖患者术中发生肺不张可能更加严重,持续时间也更长。有研究显示,MO 患者在麻醉诱导前即已存在一定面积的肺不张,机械通气后肺不张面积迅速增大，且术后24h肺不张的面积仍无明显缩小。因此，MO患者麻醉管理在于维持良好氧合情况下积极防治肺不张。在FiO_2 50%~80%情况下，低水平PEEP可减少其发生，间断行肺膨胀也有助于萎陷的肺复张。本例患者术中PEEP维持在5~10cmH_2O并间断行肺膨胀，气道峰压40~50cmH_2O、持续7~8秒。对于术中出现的SpO_2下降和$P_{ET}CO_2$增加，可采用半坐卧位、膨胀肺、减轻腹腔CO_2压力和增加呼吸频率；尽量不增加PEEP，因为PEEP过高并不能改善动脉血氧分压，相反，可使心排血量下降而引起氧含量下降。

6. 术后管理要点？

由于MO患者常合并OSAS，术前即存在着低氧血症，此类患者手术的结束绝不意味着麻醉作用的终止，在苏醒期发生致命性并发症的风险可能要高于平稳的麻醉维持期；常见并发症如拔管后发生呼吸道梗阻，感染，深静脉血栓等，其管理要点如下：①应严格掌握气管拔管指征：病人完全清醒；肌松药及阿片类药残余作用已完全消失；吸入40%氧时，pH=7.35~7.45，PaO_2>80mmHg或SpO_2>96%，$PaCO_2$<50mmHg；循环功能稳定。②拔管时采用反屈氏位或半卧位，同时应放置口咽或鼻咽通气道，并做好面罩通气的准备，甚至做好置入喉罩或重新气管插管准备。③术后1~3天内应持续氧疗，并进行雾化吸入，防止肺感染。④应积极采取预防深静脉血栓形成的措施，通常由手术日开始的4天内，每天静脉滴注低分子右旋糖酐500ml，必要时术后每天2次静脉注射肝素5000μ或早期腿部理疗，术中即开始用弹力绷带包扎双下肢1周，术后早期离床活动。

【小结】

MO患者，特别是合并OSAS患者实施腹腔镜手术的麻醉管理，术前应充分了解此类患者病生理改变、气腹对患者和麻醉管理的影响，重点评估气道情况，选择恰当气管内插管方法，术中合理计算并给予麻醉药物，加强呼吸及循环系统管理，术后防止呼吸道梗阻，感染，深静脉血栓等并发症的发生。

【专家简介】

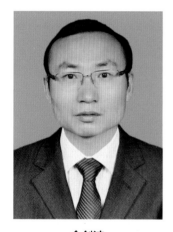

余剑波，天津医科大学南开临床学院麻醉科和麻醉学教研室主任，教授，主任医师，享受国务院政府特殊津贴专家，博士生和博士后导师，天津市"131"创新型人才第一层次，天津市"131"创新型人才创新团队带头人，天津市临床医学研究中心分中心负责人，天津市重点实验室肺损伤与修复方向负责人。 兼任中国中西医结合麻醉专委会副主委、中华麻醉学分会委员和中华麻醉学杂志编委等20余种兼职，主持国家自然基金、天津市科技支撑计划重点项目、天津市自然基金以及人才基金等共计740余万元，获得省部级科技进步一、二、三等奖共5项。 截止目前，以第一作者和通讯作者发表论文120余篇，其中在SCI收录期刊Anesthesiology、Translational Research等发表论著15篇；主编专著6部，参编译专著8部。

余剑波

【专家点评】

1. MO患者除常规麻醉前评估外，还应了解是否为OSAS患者，并详细评估是否存在困难气道及程度，制定气管内插管的备选策略，做好充分的术前准备。

2. 术前应给予抗胆碱药、H2受体拮抗剂预防反流误吸，下肢弹力绷带可有效地防止下肢静脉血栓的发生并减少头高脚低体位对回心血量的影响。

3. 术中通气采用大潮气量不利于术后转归，适当PEEP可减少肺不张发生。

4. 为避免肌松药术后残余作用,非去极化肌松药按 IBW 给药较合适,大多数静脉麻醉药(包括阿片类药物)的麻醉诱导量适于按 LBW 给药。

5. 术中气腹压力尽量控制在 12~14mmHg,头高脚低体位有助于呼吸和循环管理。

6. 术后严格遵循拔管指证,防治严重并发症发生。

【参考文献】

1. Milic-Emili J, Torchio R, D'Angelo E. Closing volume: a reappraisal. Eur J Appl Physiol, 2007, 99: 567-583.
2. Seet E, Yousaf F, Gupta S, et al. Use ofmanometry for laryngeal mask airway reduces postoperative pharyngolaryngeal adverse events: a prospective, randomized trial. Anesthesiology, 2010, 112(3): 652-657.
3. Yue HJ, Guilleminauh C. Opioidmedication andsleep-disordered breathing. MedClin NorthAm, 2010, 94(3): 435-446.
4. Gutt CN, Oniu T, Mehrabi A, et al. Circulatory and respiratory complications of carbon dioxide insufflation. Dig Surg, 2004, 21: 95-105.
5. Domi R, Laho H. Anesthetic challenges in the obese patient. J Anesth, 2012, 26(5): 758-765.
6. Ortiz VE, Vidal-Melo MF, Walsh JL. Strategies for managing oxygenation in obese patients undergoing laparoscopic surgery. Surg Obes Relat Dis, 2014, 5.

62 病态肥胖患者行减肥手术的围术期管理

【导读】

目前全球病态肥胖患者与日俱增,需要多途径综合手段干预和治疗以减轻体重,部分患者需要外科减肥治疗,改善器官组织功能,提高生活质量。麻醉医生应该充分了解此类患者的病理生理变化,与外科和 ICU 医生通力合作,围术期合理使用药物、调控呼吸功能、减少并发症、加快患者术后康复。

【病例简介】

患者,男性,31 岁,因体重增加 5 年,多尿、多饮 2 年入院。入院诊断为:①代谢综合征:A. 2 型糖尿病糖尿病肾病;B. 高血压病(1 级极高危);C. 中心性肥胖。②睡眠呼吸暂停综合征。既往患者 5 年前因胃出血行保守治疗治愈,2 年前诊断高血压病和 2 型糖尿病。拟于气管内插管全身麻醉下行腹腔镜袖套式胃切除术。现患者发病以来体重增加近 50kg,轻微活动后及平卧即感气促,睡觉打鼾严重,余无其他不适。患者入院查体:体温 36.5℃,脉搏 88 次/分,呼吸 20 次/分,血压 132/95mmHg,体重 140kg,身高 172cm,BMI 47.3kg/m²,腰围 150cm,臀围 134cm,腰臀比 1.12。术前检验结果:血红蛋白 205g/L(增高),血细胞比容 66%,尿蛋白 2+,大便常规及隐血试验正常,甘油三酯 1.86mmol/L(增高),尿酸 732μmol/L(增高),空腹血糖 7.17mmol/L(增高),糖化血红蛋白 8.7%(增高),糖耐量实验正常,电解质正常,甲状腺激素正常,生长激素正常,皮质醇各时间点水平正常,促肾上腺皮质激素(0 点)80.2pg/ml(增高),余正常。动脉血气(FiO₂ 21%)pH 7.310、PCO₂ 70.5mmHg、PO₂ 47.6mmHg、Ca²⁺ 0.57mmol/L、Na⁺ 145mmol/L、K⁺ 3.1mmol/L、SO₂ 79.3%、BE 4.2mmol/L、Lac 1.5mmol/L。术前辅助检查:胸片:心脏增大(左室大为主),左侧胸膜肥厚粘连可能。心电图:窦性心律,双房扩大,Ⅱ、Ⅲ、avF 导联 q 波明显,高顺钟向转位。心脏彩超:右室内径 40mm、右房内径 46mm、左室内径 44mm、左室后壁厚度 16mm(右心及左房增大、左室壁增厚、左室顺应性下降)、肺动脉内径 29mm、肺动脉压力 32mmHg(肺动脉内径增宽、肺动脉高压),左室舒张末期容量 122ml(增高),左室收缩末期容量 30ml(降低),每搏输出量 92ml,射血分数 75%,肺动脉瓣、三尖瓣轻度反流。骨密度:骨质疏松。多导睡眠呼吸监测:406 次呼吸暂停,占睡眠时间

74.09%,最长呼吸暂停 1 分 47 秒,最低血氧饱和度 50%,诊断为重度睡眠呼吸暂停综合征。肺功能:肺功能严重减退和混合型为主通气功能障碍(表 5-10)。

表 5-10　患者肺功能测量结果

具体参数	预测值	实测值	实测/预测%
VC MAX(L)	4.79	2.08	43.4
FVC(L)	4.59	2.08	43.4
FEV1(L)	3.88	1.47	37.8
FEV1/FVC(%)		90.17	
FEV1/VC MAX(%)	81.63	70.56	86.4
MVV(L/min)	138.42	63.0	45.5

体脂测定:Android 43%,Gynoid 26.4%,A/G 1.63,Total Body 38.2%。胃镜:十二指肠球部溃疡(H1),慢性浅表性胃炎。患者重度睡眠呼吸暂停综合征、Ⅱ型呼吸衰竭、心功能Ⅲ级、消化道溃疡、困难气道,经内分泌科、普外科、耳鼻喉科、麻醉科会诊及评估后考虑患者术后需要长期呼吸支持,拟局麻下先行气管切开,而后行全麻下腹腔镜袖套式胃切除术。

患者入手术室时 SpO_2 82%,心率 82 次/分,血压 120/70mmHg,窦性心律。麻醉诱导前在局麻下行气管切开术并静脉注射帕瑞昔布 40mg 和曲马多 100mg 辅助镇痛。诱导前静脉注射奥美拉唑 40mg 抑制胃酸,并行左侧桡动脉穿刺测压。诱导时静脉注射咪达唑仑 1mg、舒芬太尼 50μg、顺式阿曲库铵 10mg、丙泊酚 50mg,全麻维持采用七氟烷 1.0MAC 吸入,每隔 1 小时追加舒芬太尼 10μg 共追加 20μg,瑞芬太尼靶控输注总量 1.5mg,顺式阿曲库铵间断推注总量 20mg。呼吸模式容量控制:潮气量 6~7ml/kg、呼吸频率 18 次/分、呼末二氧化碳 46~50mmHg、呼气末正压(PEEP)8cmH2O、气道峰压<33cmH2O、术中间断手法膨肺。动脉血气(FiO_2 100%):PO_2 在 89~97mmHg 之间波动、PCO_2 61~70mmHg、电解质正常、乳酸值正常。手术时间 2 小时 40 分,输注晶体 700ml,胶体 1000ml,尿量 800ml,出血量 150ml。麻醉期间循环稳定,术后给予患者自控静脉镇痛并转入 ICU 监护治疗。

入 ICU 时查体:体温 37℃,脉搏 97 次/分,呼吸 20 次/分,血压 102/82mmHg,指脉氧 83%,双侧瞳孔等大等圆、直径 2mm、对光反射灵敏,双肺听诊呼吸音清、未闻及干湿啰音,心脏听诊律齐无杂音,血气分析(FiO_2 60%):pH 7.249、PCO_2 83.8mmHg、PO_2 46.2mmHg、Ca^{2+} 1.09mmol/L、Na^+ 141mmol/L、K^+ 3.8mmol/L、SO_2 71.8%、BE 8.2mmol/L、Lac 0.9mmol/L。因患者重度肥胖、Ⅱ型呼吸衰竭、长期慢性缺氧、心脏扩大、手术应激,术后在 ICU 镇静镇痛辅助下行呼吸支持治疗。入 ICU 第 2 天血气分析(FiO_2 45%):pH 7.296、PCO_2 72.5mmHg、PO_2 61.6mmHg、SO_2 89.0%、BE 7.9mmol/L、Lac 0.7mmol/L。入 ICU 第 3 天血气分析(FiO_2 45%):pH 7.281、PCO_2 74.3mmHg、PO_2 65.9mmHg、SO_2 90.9%、BE 7.4mmol/L、Lac 0.5mmol/L,因患者血氧饱和度明显上升,予以脱机观察。入 ICU 第 4 天,脱机后血气分析(FiO_2 33.0%):pH 7.257、PCO_2 80.1mmHg、PO_2 56.1mmHg、SO_2 85.4%、BE 7.6mmol/L、Lac 0.6mmol/L,脱机后患者氧合下降,CO_2 潴留严重继续呼吸支持。入 ICU 第 6 天再次脱机后 5 小时复查血气:(FiO_2 33.0%)pH 7.340、PCO_2 68.3mmHg、PO_2 87.3mmHg、SO_2 95.9%、BE 10.0mmol/L、Lac 1.0mmol/L、Ca^{2+} 1.11mmol/L、Na^+ 138mmol/L、K^+ 3.4mmol/L。患者生命体征平稳,氧合高于术前,于术后第 6 天转入外科病房。

在外科病房患者经过吸氧、降糖、改善循环、护肝、护心、禁食、胃肠减压、补液、肠外营养等对症支持治疗,病情稳定,无外科相关并发症。术后第 8 天气管切开堵管,患者无呼吸困难,SpO_2 可维持在 90% 以上。术后第 16 天手术和气切伤口恢复良好,呼吸顺畅,精神食欲可,大小便正常,体重较前减轻 15kg、腰围减少 11cm、臀围减少 10cm,予以出院。

术后 3 个月复查体重 98kg,BMI 33.1kg/m²。

术后 3 年复查体重 78kg,BMI 26.4kg/m²。

患者术前和术后恢复照片见图 5-15~图 5-17。

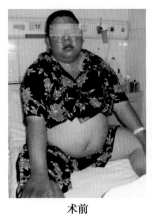 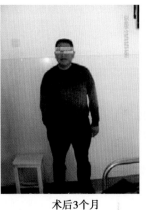 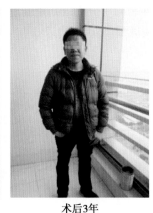

术前　　　　　　　　　　术后3个月　　　　　　　　　术后3年

图 5-15～图 5-17　患者术前和术后恢复照片

【问题】

1. 重度肥胖患者麻醉中相关药物应用剂量标准,如何进行个体化精准用药?
2. 术前控制体重或减轻体重是否可以减少术后呼吸支持时间,减少术后肺部并发症?
3. 术中保护性通气策略是否可以减少术后肺部并发症?

1. 重度肥胖患者麻醉中相关药物应用剂量标准,如何进行个体化精准用药?

病态肥胖(Morbid obesity,MO)定义为身体质量指数(BMI)大于 40,或大于 35 且合并有糖尿病和高血压。病态肥胖患者生理和形体变化改变了绝大多数临床药物包括麻醉相关药物的药代动力学(pharmacokinetic,PK)特性。与相同年龄、身高、性别的非肥胖患者相比肥胖患者具有更多的脂肪含量和去脂体重(lean body weight,LBW),增加的去脂体重占总体重(total body weight,TBW)的 20%～40%。这些变化较大影响了肥胖患者的药物分布容积。心输出量、总血容量和脏器血容量的增加均可影响麻醉药物的血浆峰值浓度、清除率和消除半衰期。此外,病态肥胖也影响麻醉药物的药效动力学(pharmacodynamic,PD)特性。麻醉药物在肥胖患者安全窗变小,心血管和呼吸系统不良反应增加。

药物的剂量标准应该基于患者的个体化特性包括年龄、体重、性别和并存疾病。临床多采用总体重(TBW)、理想体重(ideal body weight,IBW)、体表面积(body surface area,BSA)和去脂体重(LBW)进行剂量计算。药品说明书上标注的用药剂量往往以总体重为标准,肥胖患者脂肪质量占比高,应用总体重计算药量往往导致用药过量。理想体重是指特定的身高下达到最佳生理状态时的体重。但是以理想体重指导用药有两个显著的缺点:一是相同身高的病人用药剂量相同,二是没有考虑到肥胖病人身体组织结构的改变。体表面积是通过总体重和身高计算得出,较多应用于化疗药物,对于肥胖患者而言也缺乏考虑脂肪含量增加对麻醉药物的影响。去脂体重是指除脂肪以外身体其他成分的重量,去脂体重与心输出量相关,药物清除率随其增加而增加,因此对于肥胖病人按照去脂体重计算麻醉药物的剂量更合适。

肥胖患者麻醉药物的应用:

(1)镇静催眠药:包括硫喷妥钠、依托咪酯和丙泊酚,麻醉诱导时根据去脂体重计算剂量,麻醉维持时需按照总体重计算剂量。

(2)右美托咪定:在减肥手术中应用去脂体重 0.5μg/(kg·h)负荷量,0.4μg/(kg·h)维持量可以维持血流动力学稳定并可减少吸入麻醉药和阿片药物的剂量。

(3)阿片镇痛药:包括芬太尼、舒芬太尼、阿芬太尼和瑞芬太尼,推荐按照去脂体重计算麻醉诱导和维持剂量。

(4)神经肌肉阻滞药:去极化琥珀酰胆碱按照总体重计算,非去极化肌松药罗库溴铵、阿曲库铵、顺式阿曲库铵、维库溴铵按照理想体重计算麻醉诱导和维持剂量。具体计算公式见表 5-11。

表5-11 计算药物使用剂量的体重标准

体重标准	解　释
理想体重(kg)	45.4+0.89×[身高(cm)-152.4]+4.5
体重指数(kg/m^2)	总体重/身高^2
体表面积(m^2)	$\sqrt{}$[身高(cm)×总体重/3600]
去脂体重(kg)	男性:9270×总体重/(6680+216×体重指数)
	女性:9270×总体重/(8780+244×体重指数)

注:引自参考文献2

按照上述公式得出本患者的去脂体重为76.8kg、理想体重为86.3kg,围术期麻醉诱导和麻醉维持用药均按照此体重标准计算。

除了按照体重标准计算药量,同时可结合BIS监测、肌松监测等个体化精准用药。

脑电双频谱监测(bispectral index,BIS):是近年研发的脑电参数之一,其通过复杂的数学方法分析不同频率脑电波的谐波与时相关系,基于对大量临床数据的分析,将相互独立的脑电变量整合为一个一维变量来反映镇静与催眠深度。BIS监测能够反映全麻中镇静深度。通过BIS监测指导肥胖患者麻醉用药,可避免给药剂量过大或过小,有利于个体化精准给药,提高术后苏醒质量。

肌松监测(neuromuscular monitoring):腹腔镜减肥手术时外科医生需要高的气腹压力以提供良好的手术条件,但高气腹压力对患者的心肺功能产生不良影响,深度肌松在不增加气腹压力情况下可以改善外科条件,但肌松药物增加易导致呼吸系统不良事件的发生。根据肌松监测的参数,给予肌松药,增强了肌松药输注的精确性和可控性。术后4个成串刺激(nerve-stimulated train of four,TOF)>0.9时对患者恢复有益,减少在麻醉恢复室停留时间。

2. 术前控制体重或减轻体重是否可以减少术后呼吸支持时间,减少术后肺部并发症?

目前减肥手术(bariatric surgery)安全有效,术后可以持久减重,大幅降低肥胖并存疾病。尽管采用微创腹腔镜手术,总的术后并发症发生率在7%~15%,严重并发症如吻合口瘘、腹腔出血和需要再次手术干预的感染约3%~5%。通过术前2~3周低卡路里(1000~1200kcal/天)或极低卡路里(约800kcal/天)饮食减轻体重(preoperative weight-reducing regimen),可以降低术中和术后相关并发症。文献报道纳入22 000例进行减肥手术患者的队列研究,术前减轻体重可以使术后总体并发症下降13%~18%。当术前体重减轻超过10%可以使术后严重并发症降低25%~30%。一项随机对照研究显示对于重度肥胖病人,通过饮食控制、心理治疗和体育锻炼控制体重3个月后,患者的肺功能、摄氧能力、肌肉力量、生活质量、气道与全身炎症指标均得到改善。因此强烈建议病态肥胖患者在行减肥手术前常规进行体重控制。

虽然目前还没有术前控制体重是否减少术后呼吸支持时间或术后肺部并发症的临床研究,但术前控制体重降低病态肥胖患者体内脂肪含量,围术期麻醉药物剂量减少,术中呼吸管理更容易,外科医生手术难度降低,手术时间缩短,术后并发症下降在一定程度上可改善患者呼吸功能,减少呼吸系统并发症,加快康复。

3. 术中保护性通气策略是否可以减少术后肺部并发症?

肥胖对人体呼吸生理功能影响显著,表现为肺和胸壁顺应性下降,呼吸系统负荷增加,通气血流比例失调。同时肥胖患者通常伴有阻塞性睡眠呼吸暂停综合征(Obstructive Sleep Apnoea Syndrome,OSAS)和肥胖低通气综合征(Obesity Hypoventilation Syndrome,OHS)。目前针对病态肥胖减肥手术是唯一的长期有效的治疗方法。全身麻醉是这类手术的主要麻醉方式。因此肥胖患者全身麻醉下呼吸系统并发症也随之增加,易导致低氧血症、高二氧化碳血症、肺不张和肺部感染,需要术后较长时间人工呼吸支持,延长住院时间。

全身麻醉时采取头高体位(使耳屏与胸廓在同一水平),使用理想体重设置呼吸机参数,吸氧浓度不超过80%,潮气量限定在5~8ml/kg,气道峰值压力<35cmH$_2$O,调整呼吸频率维持正常呼末二氧化碳数值。目前针对肥胖患者压力支持还是容量支持模式哪个有优势还未有定论,但低潮气量可以减少肺容积伤,呼气末正压(positive end-expiratory pressure,PEEP)和手法膨肺可以减少肺萎陷伤。采用低潮气量结合PEEP(8~15cmH$_2$O)与间断使用手法膨肺这些肺保护通气策略(protective lung ventilation,PLV)可以显著降低肺不张、肺内分流、通气相关肺损伤和肺炎,改善通气血流比值,提高氧合指数和肺顺应性,缩短术后呼吸支持和住院

时间。

【小结】

病态肥胖患者逐年增多,我国的减肥手术数量也在增加。麻醉医生针对病态肥胖患者病理生理变化,围术期应特别关注麻醉药物合理应用,麻醉深度及肌松监测,术中采用肺保护性通气策略等方法,减少患者围术期呼吸系统并发症发生,加快患者康复,缩短住院时间。

【专家简介】

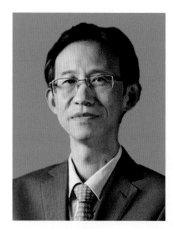

欧阳文,湘雅名医,医学博士,一级主任医师,教授,博士生导师,中南大学湘雅三医院麻醉学教研室及麻醉科主任。 中国麻醉医师协会全国委员,中华麻醉学分会老年麻醉学组副组长,湖南省麻醉学会副主任委员,湖南省麻醉医师协会副会长,《中华麻醉学杂志》、《国际麻醉学与复苏》等杂志编委及常务编委。

欧阳文

【专家点评】

1. 以往在全身麻醉中,患者的用药剂量都是根据总体重或经验计算,对于普通患者而言药物的药代动力学和药效动力学影响不大,但对于病态肥胖患者可能因为剂量不当增加心血管和呼吸系统并发症,产生术中知晓,延长麻醉恢复时间和住院时间。虽然肥胖患者脂肪含量增加,但脂肪组织的血液灌注反而下降,因此脂溶性麻醉药物分布容积并未有增加,按照去脂体重计算药量可以满足临床效果避免药物过量。肥胖患者的细胞外液量随脂肪组织增多而增加,水溶性麻醉药物的分布容积增大,同时较多研究证实与按照总体重计算药量相比按照理想体重计算水溶性药物药量可以达到同等效应。伴随围术期大数据积累,药物靶组织和效应室浓度测定进步,将来会出现更简便药物计算方法。再结合麻醉深度、肌松监测可以做到针对此类患者的个体化精准用药,很大程度上减少麻醉相关并发症,加快患者康复。

2. 关于肥胖的治疗,需多途径的综合手段,如饮食控制、体育锻炼、心理治疗、胃部球囊放置和手术,但目前针对病态肥胖的减肥手术是唯一长期有效的治疗方法。为了增加围术期安全,减少手术相关并发症,减少术后呼吸支持时间,术前减少体重 10% 非常关键。本例患者是我们早期开展的病例,因为术前没有很好的控制体重和呼吸治疗,导致术后在 ICU 呼吸支持 6 天后才成功脱机。

3. 因为病态肥胖对人体呼吸生理影响显著,肥胖患者通常伴有阻塞性睡眠呼吸暂停综合征和肥胖低通气综合征,因此围术期保护性肺通气策略势在必行。使用理想体重设置呼吸机参数,采用低潮气量结合呼气末正压与间断使用手法膨肺等肺保护通气策略可以显著降低术后肺部并发症,缩短术后呼吸支持和住院时间。还可结合动脉血气和床旁超声评估肺部形态变化,综合指导围术期呼吸管理,加快患者康复,改善其预后。

【参考文献】

1. Ingrande J, Lemmens HJ. Dose adjustment of anaesthetics in the morbidly obese. Br J Anaesth, 2010, 105Suppl 1：i16-23.
2. Lemmens HJ. Perioperative pharmacology in morbid obesity. Curr Opin Anaesthesiol, 2010, 23（4）：485-491.
3. Ibrahim TH, Yousef GT, Hasan AM, et al. Effect of bispectral index monitoring on desflurane consumption and recovery time in morbidly obese patients undergoing laparoscopic sleeve gastrectomy. Anesth Essays Res, 2013, 7（1）：89-93.
4. Thorell A, MacCormick AD, Awad S, et al. Guidelines for Perioperative Care in Bariatric Surgery：Enhanced Recovery After Surgery（ERAS）Society Recommendations. World J Surg, 2016, 40（9）：2065-2083.
5. Anderin C, Gustafsson UO, Heijbel N, et al. Weight loss before bariatric surgery and postoperative complications：data from the Scandinavian Obesity Registry（SOReg）. Ann Surg, 2015, 261（5）：909-913.
6. Freitas PD, Ferreira PG, Silva AG, et al. The Role of Exercise in a Weight-Loss Program on Clinical Control in Obese Adults with Asthma. A Randomized Controlled Trial. Am J Respir Crit Care Med, 2017, 195（1）：32-42.
7. Pouwels S, Smeenk FW, Manschot L. Perioperative respiratory care in obese patients undergoing bariatric surgery：Implications for clinical practice. Respir Med, 2016, 117：73-80.
8. Ana Fernandez-Bustamante, Soshi Hashimoto, Ary Serpa Neto, et al. Perioperative lung protective ventilation in obese patients. BMC Anesthesiol, 2015, 15：56.

63 椎旁神经阻滞合并呼吸道梗阻

【导读】

支气管扩张是一种常见的慢性呼吸系统疾病,伴有咳嗽、咳痰、咯血等,此类患者施行腹股沟斜疝手术采用何种麻醉方式,需要慎重选择。支气管扩张的患者行腹股沟斜疝手术时,需要进行充分的术前准备,如戒烟、呼吸锻炼、抗感染、引流排痰等;麻醉方式可选择超声引导下椎旁神经阻滞,适当辅助镇静药;行椎管内麻醉必须控制好麻醉平面;慎重选择全身麻醉,必要时采用双腔气管插管,术中充分吸引分泌物,保持呼吸道通畅。

【病例简介】

患者,女性,58 岁,49kg,右下腹包块 1 个月余,诊断:右腹股沟斜疝,拟行右腹股沟疝无张力修补术,既往有慢支、支气管扩张病史。麻醉方式选择:胸腰椎旁神经阻滞。胸部 CT 示:双肺下叶广泛支气管扩张伴感染,其他实验室检查未见明显异常。

患者术前肌注阿托品 0.5mg,苯巴比妥 0.1g,胸椎旁神经阻滞前静脉注射舒芬太尼 5μg,咪达唑仑 2mg。患者左侧卧位,予 0.5% 罗哌卡因 40ml（T_{12}～L_1）右侧椎旁神经阻滞,15 分钟后测麻醉阻滞平面右侧 T_{10}～L_2,左侧皮肤痛觉正常,开始手术。术前追加静脉注射舒芬太尼 5μg,切皮和疝囊分离过程患者清醒,无明显不适;当手术进行约 30 分钟,补片固定好,准备缝合切口时,患者突然出现烦躁、呼吸困难、面色青紫,给予面罩吸氧及正压通气无改善,SpO_2 从 100% 迅速下降至 30%,心电图示 HR 25 次/分,血压测不出,意识模糊,呼之不应,遂紧急气管插管,气道压 35cmH$_2$O,胸外心脏按压,静脉注射肾上腺素 1mg,SpO_2 上升至 60%,HR 上升至 60 次/分,超声引导下桡动脉穿刺,动脉压 95/50mmHg,气道阻力高至 40cmH$_2$O 以上,改为手控通气,没有明显改善。3 分钟后动脉压和 HR 又迅速下降,如此反复三次,肾上腺素静脉注射共 4mg;听诊左侧肺未闻及呼吸音,右侧肺呼吸音明显,且可闻及散在干湿啰音,动脉血气示 pH7.04,PaO_2 25mmHg、$PaCO_2$ 70mmHg,BE-9。静脉给予碳酸氢钠 150ml,

考虑存在气道痉挛发作,气管导管内给予2~3喷的沙丁胺醇,同时静脉给予二羟丙茶碱0.5g及甲泼尼龙40mg没有改善,气道压仍高于40cmH₂O,SpO₂维持在60%左右,此时考虑可能是痰液等分泌物堵塞气道,遂紧急行纤维支气管镜检查发现左侧支气管被大量黏稠分泌物阻塞,经反复吸痰后,气道压逐渐下降至22,SpO₂升至100%。血流动力学稳定,手术结束后送ICU,15小时后苏醒拔管,经呼吸科进一步会诊行抗感染治疗,未发现其他合并症,康复出院。

【问题】

1. 支气管扩张患者应该做哪些术前准备?
2. 该患者的手术时机选择是否最佳?
3. 术前和术中用药(镇静药物)是否合适?
4. 神经阻滞在这类患者应用的优缺点?
5. 呼吸道梗阻的原因及表现?
6. 麻醉过程中气道分泌物和痰阻塞气道的抢救措施?
7. 椎旁阻滞用于开放性腹股沟疝修补术时应阻滞哪些脊神经水平?

1. 支气管扩张患者应该做哪些术前准备?

术前访视询问咳嗽、咳痰、咯血情况,是否呼吸困难、气急或发绀,晚期可出现肺心病及心肺功能衰竭的表现。部分病人可有杵状指(趾),全身营养不良。术前检查:血常规、血气胸片或CT、肺功能检查,纤维支气管镜检查可明确扩张、出血和阻塞部位。术前处理包括:①体位引流、雾化吸入、使用沐舒坦等方法清除过多的分泌物,有条件的医院可通过纤维支气管镜行局部灌洗。②明显有感染者,根据痰细菌培养选择适合的抗生素治疗1~2周。③提高免疫力,低丙球蛋白血症、IgG亚类缺乏者,可用丙种球蛋白治疗。

2. 该患者的手术时机选择是否最佳?

(1) 痰液等减少至10~20ml/d以下
(2) FEV1>60%预计值
(3) SpO₂>95%
(4) 有咯血者必须停止择期手术,因为术中极易出现大量咯血导致呼吸道梗阻、窒息
(5) 急性感染期不做择期手术,应充分抗感染治疗后再进行手术

就本例患者来说,其以右腹股沟疝入院,拟行无张力疝修补术。患者入院后一般实验室检查正常,心电图示不完全右束支传导阻滞,胸片及肺功能未检,一月前自诉因慢性支气管炎合并肺部感染入院1周,胸部CT示双侧下肺广泛支气管扩张,经抗感染治疗好转后出院。本例患者长期咳嗽、咳痰20余年,无咯血,没有进行系统的治疗,术前访视、谈话也不够全面,术前准备不充分,手术时机把握不恰当。

3. 术前和术中用药(镇静药物)是否合适?

本例患者术前使用抗胆碱药阿托品值得商榷,阿托品可以扩张支气管,改善通气,有学者认为用于支气管哮喘患者会有益处,但是本例患者分泌物很多,使用阿托品会使痰液更加黏稠干燥,难以排出;同时术中给予咪唑安定及舒芬太尼等在镇静、镇痛的同时,减弱自主咳嗽、咳痰功能,需要谨慎使用。

4. 神经阻滞在这类患者应用的优缺点?

神经阻滞具有对机体影响小、减少术中应激反应、术中使用药物种类少;术后镇痛效果好、恢复快、并发症少,节省医疗费用等优点;但是同时伴有阻滞不全、患者紧张焦虑、存在局麻药过量中毒及神经损伤等的并发症。本例患者合并支气管扩张,痰液等分泌物较多,选择气管插管全身麻醉及椎管内麻醉等均有较多顾虑,而本例患者采用适度镇静下超声引导下的椎旁神经阻滞,可以显著地提高神经阻滞的临床镇痛效果,而手术过程中患者也能够较好地耐受切皮、牵拉等创伤,因此具有一定的优势。但需要说明的是,椎旁阻滞可发生较广范围的阻滞,对呼吸有一定影响,而且,神经阻滞不能确保气道通畅,如果应用镇静、镇痛药则可能进一步削弱呼吸和排痰功能。对于合

并支气管扩张及呼吸代偿功能不全的病人来说仍然存在一定的风险。

5. 呼吸道梗阻的原因及表现？

对呼吸道阻塞病例首先应明确诊断，对于急症病人尤为重要。应依据其发作情况以及呼吸困难的性质，判明疾病的部位和病因。阻塞的原因可以是气道内或气道外的机械性梗阻，例如肿瘤、异物、分泌物、呕吐物、血液、炎症水肿、血肿压迫、舌后坠等，亦可以是气道平滑肌痉挛所致的气道狭窄，例如支气管痉挛引起的支气管哮喘。从解剖上人为地将喉（环状软骨水平）以上定位上呼吸道，其下方为下呼吸道。传统上认为上气道阻塞引起吸气性呼吸困难，表现为吸气相延长，吸气费力，有喘鸣、喉鸣伴有颈胸部软组织吸气性下陷（三凹征）；下气道阻塞引起呼气性呼吸困难，呼气相延长，呼气费力。有人提出上呼吸道应该改为有完整软骨支撑的胸内段气管以上比较合适，其主支气管虽处于胸腔内，但由于有完整的软骨支撑，其管腔大小不受胸腔内压影响，主要出现由于气道内梗阻导致的所谓吸气性呼吸困难。而下呼吸道的呼气性呼吸困难是由于其缺乏软骨支撑而致呼气时胸腔内压力增大挤压呼吸道导致的呼吸困难。另外上呼吸道梗阻在呼气时同样有困难，下呼吸道梗阻也会出现吸气困难。此病例排痰困难，上、下呼吸道梗阻可能同时有不同程度的梗阻。

6. 麻醉过程中气道分泌物和痰阻塞气道的抢救措施？

气道分泌物和痰完全阻塞气道时，给予麻醉医师抢救的时间一般不超过 3~5 分钟。紧急的气管插管和吸痰是必须的。值得注意的是右侧主支气管较为短直，吸痰管容易进入吸痰，而左侧支气管角度较弯，较难进入，因此分泌物不易被吸出，进而造成左侧气道梗阻及肺不张。本例患者，紧急的气管插管、反复吸痰、胸外按压、静脉给予肾上腺素后，纯氧通气 SpO_2 上升至 60%~70% 不再上升，心跳反复减慢，气道压力高于 $40cmH_2O$。纤支镜检查发现左侧支气管仍被痰液堵塞，纤支镜吸取左侧支气管内的痰液后，SpO_2 迅速升到 100%，心跳恢复正常，气道压力降至 $20cmH_2O$。纤维支气管镜能够在直视下帮助医师分析、判断和处理病情，如吸痰，即解除部分物理性气道梗阻。

7. 椎旁阻滞用于开放性腹股沟疝修补术时应阻滞哪些脊神经水平？

传统上开放性腹股沟疝修补术的手术切口在腹股沟韧带上 2cm，起自腹股沟韧带中点稍外斜行至耻骨结节上方（相当于外环处），与腹股沟韧带平行。这个区域的神经主要由髂腹下神经（T_{12}~L_1）和髂腹股沟神经（L_1）支配。阻滞这两个神经已用于腹股沟疝修补术的麻醉，但阻滞效果不完全，通常要复合喉罩全身麻醉。有研究显示疝囊的牵拉可涉及生殖股神经（$L_{1~2}$），引起小儿的心率增快和血压增高。除了生殖股神经的参与，术中切口的牵拉可能涉及 T_{11} 甚至更高平面。下腹肌肉的紧张也可影响手术，需要较广的阻滞平面。根据解剖学可知，以上神经在椎旁相距较近，且由于潜在的椎旁间隙的存在，采用椎旁间隙阻滞的方法应该能达到同时阻滞这些神经的效果，甚至更广的阻滞范围。以往报道椎旁神经阻滞用于腹股沟疝修补术的文献不多，且注射平面（T_9 至 L_2 之间，单点或多点）、每个平面局麻药剂量（5~20ml 局麻药）差异极大。我们在实践中显示，T_{12} 和 L_1 椎旁各注射 0.5% 罗哌卡因，大部分患者上感觉平面在 T_9，下感觉平面在 L_2，能满足手术要求。

【小结】

神经阻滞具有对机体影响小、减少术中应激反应、术中使用药物种类少；术后镇痛效果好、恢复快、并发症少，节省医疗费用等优点；但是同时伴有阻滞不全、患者紧张焦虑、存在局麻药过量中毒及神经损伤等的并发症。本例患者合并支气管扩张，痰液等分泌物较多，选择气管插管全身麻醉及椎管内麻醉等均有较多顾虑，而本例患者采用适度镇静下超声引导下的椎旁神经阻滞，可以显著地提高神经阻滞的临床镇痛效果，而手术过程中患者也能够较好地耐受切皮、牵拉等创伤，因此具有一定的优势。但需要说明的是，椎旁阻滞可发生较广范围的阻滞，对呼吸有一定影响，而且，神经阻滞不能确保气道通畅，如果应用镇静、镇痛药则可能进一步削弱呼吸和排痰功能。对于合并支气管扩张及呼吸代偿功能不全的病人来说仍然存在一定的风险。

【专家简介】

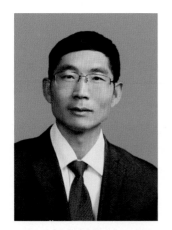

王爱忠，主任医师。 上海交通大学博士研究生导师，上海交通大学附属第六人民医院东院麻醉科主任。 2009 年以来多次主办国家级继续教育项目"创伤患者的麻醉与抢救新进展"。 2011 年获上海市科学技术成果一项"超声在神经阻滞、深静脉穿刺和肺栓塞鉴别诊断中的应用"，并主编著作一部《超声引导下的区域阻滞和深静脉穿刺置管》。 目前主持国家自然科学基金两项，发表专业论文 50 余篇。 获得国家专利 3 项。 2016 年获中华医学会麻醉学分会颁发的"区域麻醉突出贡献奖"。 主要从事创伤患者的麻醉及镇痛工作。 专长：超声引导外周神经阻滞和镇痛治疗。

王爱忠

【专家点评】

　　腹股沟斜疝修补术是常见的外科手术，手术时间短，创伤较小，通常选择局部麻醉、椎管内麻醉或全身麻醉等。支气管扩张也是一类常见的慢性呼吸系统疾病，此类患者的麻醉选择及围术期管理则需要慎重处理。此病例的处理存在以下几个问题：①术前准备不充分，患者虽然无咯血，但咳嗽、咳痰情况控制不佳，痰量较多、黏稠，呼吸功能储备差，术前药采用阿托品可能加剧导致分泌物的黏稠，难以咳出；②麻醉选择超声引导下椎旁神经阻滞，本身没有问题，但该患者较瘦弱，给予 0.5% 罗哌卡因 40ml 是否药量偏大，术中辅助镇静镇痛药物后，导致呼吸困难，无法咳痰，进而出现缺氧、心动过缓，心跳骤停，此时进行紧急气管插管，难免存在一些混乱情况；③气管插管后，气道阻力高，起初判断为哮喘急性发作引起的支气管痉挛，给予激素、二羟丙茶碱等无缓解，一般气管内吸引未改善。才考虑使用纤维支气管镜导引下吸痰，最终转危为安。总体来说，此病例术前准备不足，重视度不够，局麻药量较大，抢救判断稍有偏差，经各方综合处理，得以抢救成功。说明术前充分的准备至关重要，而及时有效的围术期处理也不可或缺。

【参考文献】

1. Bhattacharya SD, Vaslef SN, Pappas TN, Scarborough JE. Locoregional versus general anesthesia for open inguinal herniorrhaphy：A National Surgical Quality Improvement Program analysis. Am Surg. 2012；78：798-802.
2. 杭燕南等主编. 当代麻醉学. 第 2 版. 上海：上海科学技术出版社，2013.
3. 陈灏珠等主编. 实用内科学. 第 14 版. 北京：人民卫生出版社，2013.
4. Chelly JE. Paravertebral blocks [J]. Anesthesiology clinics, 2012, 30（1）：75-90.
5. Wardhan R. Update on paravertebral blocks [J]. Current opinion in anaesthesiology, 2015, 28（5）：588-92.
6. Krediet AC, Moayeri N, van Geffen GJ, et al. Different Approaches to Ultrasound-guided Thoracic Paravertebral Block：An Illustrated Review [J]. Anesthesiology, 2015, 123（2）：459-74.
7. Aveline C, Le Hetet H, Le Roux A, et al. Comparison between ultrasound-guided transversus abdominis plane and conventional ilioinguinal/iliohypogastric nerve blocks for day-case open inguinal hernia repair [J]. British journal of anaesthesia, 2011, 106（3）：380-6.
8. 江志鹏，杨斌，李英儒，等. 腹股沟管的解剖学观察 [J]. 中国实用外科杂志，2014, 34（1）：90-2.
9. Mandal MC, Das S, Gupta S, et al. Paravertebral block can be an alternative to unilateral spinal anaesthesia for inguinal hernia repair. Indian journal of anaesthesia, 2011, 55（6）：584-9.

64　帕金森综合征患者的麻醉管理

【导读】

帕金森综合征(Parkinson's disease,PD)又名震颤麻痹(paralysis agitans,shaking palsy),是一种常见于中老年人群的神经系统变性疾病,以肌张力增高、运动减少为主要特点。随着我国人口的老龄化,帕金森患者越来越多,当这些病人罹患疾病需要接受外科手术时,如果围术期管理不善,会导致 PD 患者病情加重。国内有关 PD 患者手术麻醉的专题报道较少。如何合理选择麻醉方式及麻醉药物,全面正确地进行术中管理,确保患者围术期安全,是麻醉医生面临的严峻挑战。

【病例简介】

患者,男性,82 岁,体重75kg。因"双侧腹股沟疝5 年"入院,拟行"腹腔镜下双侧腹股沟疝修补术"。既往史:帕金森综合征5 年,口服"卡左多巴控释片"及"多巴丝肼片"控制症状。曾于3 年前在腰硬联合麻醉下行 TURP术。此次入院查体:T 36.9℃,RR 18 次/分,HR 76 次/分,BP 156/89mmHg。神清,双手震颤,慌张步态。双肺呼吸音清,未闻及干湿啰音。心脏未闻及杂音。双侧腹股沟可复性包块。双下肢无水肿。ASA 分级:Ⅲ级。

麻醉诱导:患者术晨7:00 按常规口服"美多巴"1 片(日常服用剂量为美多巴1 片,每日3 次)。12:30 入手术室,Bp 148/80mmHg,HR 80 次/分。麻醉诱导:芬太尼0.2mg,依托咪酯20mg,顺阿曲库铵10mg,全麻插管顺利,患者全身出汗。VT 500ml,RR 10 次/分,气道峰压 17cmH$_2$O。插管后 P$_{ET}$CO$_2$ 35～40mmHg,BP 146/86mmHg,HR 81 次/分。动脉血气:pH 7.42,PaCO$_2$ 37mmHg,PaO$_2$ 127mmHg,Na$^+$144mmol/L,K$^+$ 4.1mmol/L,Ca^{2+}1.19mmol/L,Glu 5.5mmol/L,Lac 0.7mmol/L,Hct 39%,BE 0.5mmol/L,HCO$_3$$^-$ 24mmol/L,SPO$_2$ 99%,Hb 129g/L。

麻醉维持:瑞芬太尼700μg/h,丙泊酚420mg/h 静脉泵注。据手术需要推注顺阿曲库铵。术中血压正常,无明显出汗及气道分泌物。手术进行约15 分钟,患者体动,此时距第一次肌松药使用约30 分钟,同时出现 P$_{ET}$CO$_2$持续增高,检查气腹压力<12mmHg。静注顺阿曲库铵4mg,调整呼吸机参数,P$_{ET}$CO$_2$仍然>50mmHg,气道峰压>30cmH$_2$O,改手控呼吸。呼吸情况见表5-12:

表5-12　术中部分监测数值

项目	RR（次/分）	HR（次/分）	Bp（mmHg）	VT（ml）	气道峰压（cmH$_2$O）	ETCO$_2$（mmHg）	SPO$_2$（%）
插管前	18(自主)	76	148/80	—	—	—	99
气腹前	10(机控)	80	146/86	500	17	<35	100
气腹后 15min	14(机控)	92	162/93	600	>25	>55	100
手控呼吸	>20(手控)	90	156/90	700	>35	>50	100
手术结束	>20(自主)	89	168/96	<400	>25	>50	100

手术持续时间约70 分钟,共使用肌松剂三次:顺阿曲库铵10mg、4mg、4mg。距手术结束约10 分钟停药,手术结束时患者无意识,自主呼吸恢复,术后送麻醉恢复室观察。停静脉麻醉药后40 分钟,患者呼之睁眼,双上肢震颤明显,全身大汗淋漓,血压高,心率快。放置胃管,拟从胃管给"美多巴片",但未成功。充分吸痰后拔除气管导管,患者诉呼吸困难,双肺呼吸音粗,未闻及啰音。面罩吸氧 SPO$_2$ 94%～96%。给口服"美多巴片"2 片,约40 分

钟后,患者自觉呼吸困难逐渐减轻。30 分钟后送返病房。3 天后顺利出院。

【问题】

　　1. 什么是帕金森综合征? 该类患者术前评估要注意什么问题?

　　2. 帕金森患者术中存在什么风险?

　　3. 帕金森患者麻醉处理要点是什么?

　　4. 此例患者术中呼末二氧化碳持续升高的原因是什么? 如何处理?

1. 什么是帕金森综合征? 该类患者术前评估要注意什么问题?

　　帕金森综合征(Parkinson's disease,PD)又名震颤麻痹(paralysis agitans,shaking palsy)是一种常见于中老年的神经系统变性疾病,临床上以静止性震颤、肌肉强直、运动迟缓和姿势步态障碍等运动症状为主要表现。多在 60 岁以后发病,诱因不明,无人种差异,男性多于女性。有关 PD 流行病学调查结果显示,55 岁以上中国人 PD 患病率为 1.02%,65 岁以上的人群中患病率近 1.7%。主要表现为患者动作缓慢,手脚或身体的其他部分的震颤,身体失去了柔软性,变得僵硬。帕金森病是以黑质纹状体通路为主的变性疾病。多巴胺为纹状体抑制性神经递质,而乙酰胆碱的作用则相反,即属纹状体的兴奋性神经递质。正常情况二者在纹状体中起主导作用并处于动态平衡。但帕金森病时由于多巴胺递质的丧失,对纹状体失去抑制作用,乙酰胆碱兴奋性相对增强,使这一对神经递质处于失衡状态,故临床表现为运动迟缓、震颤、肌强直三大典型症状。依据这一特点,临床上帕金森病的药物治疗原则是补偿脑内减少的多巴胺或给予抗乙酰胆碱的药物,以恢复二者的平衡状态。但由于多巴胺不能通过血-脑屏障直接静脉给药,故临床治疗上选用可通过血-脑屏障的多巴胺前体——左旋多巴,口服后的左旋多巴在脑内经多巴脱羧酶的作用转换为多巴胺而发挥其作用。口服药美多巴的主要成分就是左旋多巴与卞丝肼。

　　合并帕金森病的患者,术前除常规评估外,一定要对其病情及所用抗帕金森药物进行充分了解。目前治疗帕金森综合征的药物包括复方左旋多巴制剂、多巴胺受体激动剂、单胺氧化酶抑制剂、抗胆碱能制剂和金刚烷胺等;部分患者可行神经核团毁损术或脑深部电刺激手术。

　　此类患者易合并其他重要脏器病变,术前除了详细询问病史、体格检查、术前检查外,还需注意患者呼吸系统、心血管系统及自主神经系统等的功能改变。其中呼吸系统病变较为常见,需重点评估,有条件者可完善肺功能及血气分析等检查。另外,帕金森病患者常出现呼吸系统的器质性改变如咽部肌肉功能障碍、吞咽困难及呼吸肌强直和不随意运动造成的呼吸器官损伤等,应该术前评估是否为困难气道,并对术中呼吸管理制定严密计划。此类患者术后常出现呼吸功能不全,吸入性肺炎是导致患者死亡的最常见原因,术前合并有慢性阻塞性肺疾病的患者其阻塞性通气障碍发生率高达 1/3。其他潜在的危险还包括拔管后的喉痉挛及术后呼吸衰竭等。因此术前准备应严格戒烟,控制感染,减少分泌物及适当进行呼吸锻炼。

　　PD 患者心血管系统变化主要有高血压、心律失常、低血容量及继发性水肿,最常见的症状是体位性低血压,且易被药物治疗掩盖或加重。发生的主要原因是交感神经末梢去甲肾上腺素能神经元的丢失,引起自主神经系统功能障碍,血压调节能力降低。

　　另外尚需考虑到患者的用药情况。帕金森病多数用左旋多巴等药物控制症状有效,但停药易复发。就麻醉手术而言,帕金森病症状较轻者对麻醉手术影响不大,症状较重出现呼吸肌强直、膈肌痉挛时可影响通气。故帕金森病症状控制满意者围术期一般不停用治疗药物。药物服用时间尽量接近于手术开始,左旋多巴的半衰期较短,仅 1~3 小时,由于它在近端小肠吸收,口服是较好的给药途径。患者术前可能自行增减药量,一定要仔细询问,准确评估服用量,同时将药物带入手术室备用。

2. 帕金森患者术中存在什么风险?

　　帕金森患者常常是高龄患者,手术应激状态下易出现心血管及呼吸系统并发症,术中体位调节可引起呼吸循环改变,增加不良事件发生率。腹腔镜手术人工气腹及 CO_2 吸收,易出现皮下气肿,高碳酸血症,酸中毒,术后苏醒延迟,恶心呕吐等并发症。此类患者术中易出现血压波动,特别是体位性低血压;突发骨骼肌强直可干扰通气;吞咽困难导致误吸风险增加;术后常发生呼吸抑制,拔管需谨慎。帕金森病导致脑功能状态下降还可引起术后苏醒延迟,术后谵妄及短期认知功能障碍等并发症。

3. 帕金森患者麻醉处理要点是什么?

(1) 麻醉药物及麻醉方法的选择:帕金森综合征对椎管内麻醉或全身麻醉均无禁忌,但患者不自主震颤、肌肉强直,清醒状态下常不能配合手术及麻醉。腹腔镜手术为便于术中呼吸管理,一般选用气管内插管全身麻醉为佳,但全麻药物和神经肌肉阻滞剂会掩盖震颤的症状,不利于术中病情观察。因此需要全麻的 PD 患者,可同时复合局部麻醉,减少全麻药物使用量。椎管内麻醉、神经阻滞是很好的选择,减少了药物方面的顾虑。

帕金森病患者多为中老年人群,其药代、药效动力学均发生改变,对药物的反应性增高,同时,全麻药物中,很多对帕金森综合征病情产生不良影响,术前术中麻醉用药种类及计量均要综合考虑,认真斟酌。

1) 镇静类药物:其中吩噻嗪类及丁酰苯类药物可加重帕金森病的症状,PD 患者术中不推荐使用。苯二氮䓬类药物影响较小,可酌情采用。异丙酚、右美托咪啶、依托咪酯较为安全,可正常使用。

2) 吸入麻醉药:此类药物对脑内多巴胺浓度的影响复杂,临床浓度的吸入麻醉药可抑制突触再摄取多巴胺从而增加其细胞外浓度,服用左旋多巴或单胺氧化酶抑制剂(MAOIs)的患者,应避免吸入氟烷,因其可增加心脏对儿茶酚胺的敏感性,诱发心律失常。安氟烷可能导致脑电图出现爆发性抑制,产生惊厥性棘波,也可导致面颈部、四肢肌肉强直性或阵挛性抽搐,从而加重帕金森综合征的临床症状。异氟烷和七氟烷很少引发心律失常,但应注意患者因低血容量、去甲肾上腺素衰竭、自主功能紊乱和合用其他药物引起的低血压。尤其是服用溴麦角环肽或培高利特的患者,易引起血管过度扩张而进一步加剧低血压。

3) 麻醉性镇痛药:芬太尼、瑞芬太尼用于这类患者较为安全,但阿芬太尼可导致肌肉强直和急性肌力障碍,舒芬太尼可抑制多巴胺释放造成意识障碍,慎用。氯胺酮可过度激发交感神经系统,但有小剂量氯胺酮安全用于 PD 患者,并可消除震颤的报道,目前尚存争议。

4) 肌肉松弛剂:有报道称司可林可引起该类患者的高血钾症,但缺乏确切证据。目前尚没有有关非去极化肌松药加重帕金森患者症状的报道,有研究认为中枢烟碱受体对改善神经变性疾病的认知功能有一定作用,而阿曲库铵及顺阿曲库铵的代谢产物 N-甲基罂粟碱对 PD 有潜在治疗作用,而泮库溴铵和维库溴铵是烟碱受体拮抗剂。因此阿曲库铵更适用于帕金森患者的麻醉。

5) 止吐药:5-羟色胺(5-HT)能神经元承担着将外源性左旋多巴脱羧成多巴胺的重要作用。而止呕药是高选择性的 5-HT_3 受体拮抗剂,因此止吐药应慎用。

6) 心血管药物:文献报道,帕金森综合征患者不宜使用麻黄碱、利血平等药物。因麻黄碱可间接促进多巴胺的释放,造成血压骤升;利血平能阻止多巴胺能神经末梢囊泡对多巴胺的储存;对帕金森患者血流动力学产生不良影响。阿托品、去氧肾上腺素、去甲肾上腺素可正常使用。

(2) 帕金森综合征患者的术前麻醉管理:对于 PD 患者的麻醉处理,涉及多学科综合知识,术前需有经验的麻醉医师认真进行术前评估,并制定严格的麻醉计划。如确诊帕金森综合征,但未进行治疗的患者,建议先进行抗 PD 治疗,以避免术中术后可能出现神经系统并发症。另外,帕金森病的非运动症状,特别是心理状态改变,如焦虑、抑郁也应引起重视,术前尽可能消除患者顾虑。除神经外科立体定向手术外,其他患者均不需停抗 PD 药。各类麻醉方法可按需选用,无绝对禁忌。由于此类病人各肌群运动不协调,配合度差,且常伴有吞咽困难而致口咽腔存留分泌物,又存在因胸壁肌强直和呼吸幅度减小引起限制性通气障碍。因此,脑起搏器(DBS)植入术,可选用清醒镇静,但全身麻醉对手术效果也不会造成影响。对于四肢及下腹部手术,区域阻滞是良好的选择;如需全麻,则以选用静脉快速诱导插管全身麻醉为宜。特别对于急诊手术患者,需综合考虑手术及麻醉风险,给术中管理带来困难。因帕金森患者常有胃排空延迟,择期手术患者术前应严格禁饮禁食,抗 PD 药物不宜停药,突然停药患者可能出现骨骼肌强直而影响通气功能,且可能诱发神经安定恶性综合征,出现肌僵直伴高热、横纹肌溶解和肾衰,增加死亡率。麻醉前可服用一剂药物再进行诱导,预计手术时间长者最好放置胃管,麻醉前备好抗 PD 药物及血管活性药物,如去氧肾上腺素等。术前注意评估血容量,避免因容量不足导致突发低血压。已植入脑起搏器(DBS)患者,应注意其并发症。如果 DBS 明显干扰 ECG 及 SpO_2 图像,且术中电刀的使用可能对 DBS 的正常工作产生影响,可于术前关闭 DBS。

(3) 帕金森综合征患者的术中麻醉管理:术中麻醉管理对 PD 患者安全渡过围术期至关重要,但目前没有固定的麻醉模式能够满足 PD 患者的麻醉需要。帕金森患者的术中管理,涉及多系统器官功能,复杂多变,要遵循个体化原则。麻醉中应避免使用诱发和加重 PD 症状的药物。麻醉诱导期如出现血压下降,提示血容量不足,需补充晶体液和胶体液。可能发生的风险包括上呼吸道梗阻或呼吸抑制、反流误吸、术中高血压、颅内出血、恶性撤药综合征、恶性高热等。术中应积极预防并处理意外并发症。有报道认为由于治疗药物左旋多巴的半衰期极短(一般 1~3 小时),停药 6~12 小时体内药物即可完全消失,导致帕金森病症状复发甚至加重。因此,在长时间的外科手术中,即使在麻醉诱导前给予了一个治疗剂量,如果术中未能按时补充左旋多巴,也可因左旋多巴的血药浓度不稳定使病情加重,增加手术麻醉的难度。国外虽有术中静脉使用左旋多巴及金刚烷胺的报道,但仍需大样本资料进一步证实安全性,目前国内用药经验尚缺。稳定的血药浓度对帕金森患者围术期安全至关重要,口服用药是目前国内帕金森患者最常见给药途径,视病情轻重,在术中经鼻胃管给予常规或加倍剂量的美多巴,可维持到术后第 2 天,以预防因临时停药而带来的不良反应。另外,考虑到在手术中补液输血可能会使药物的血药浓度稀释以及围术期带来的胃肠功能吸收不良,常建议给予加倍剂量的美多巴。

由于左旋多巴的药物特性,口服后只有 1% 能够进入中枢神经系统,产生治疗作用,其余在外周变成多巴胺,作用于外周,使心脏应激性增高,周围血管活力改变和排钠增多,血容量减少,致使机体对拟交感胺类药物、手术麻醉对循环的影响敏感化,易致血压紊乱、心律失常。故有人认为行全身麻醉前须停用左旋多巴。若对左旋多巴的不良反应有充分认识,加强术中监护,精确合理地应用各种药物,不停用左旋多巴,术中循环仍可控制在安全水平。另外,PD 患者常伴体温调节功能障碍,全麻时更易发生体温失调,尤其是术中低体温的发生,对于手术时间稍长的患者,术中需监测体温,积极保暖。

术中应注意观察患者病情变化,因全麻药物会掩盖 PD 症状,早期不易察觉,常错过早期处理时机。但也要注意鉴别诊断,因为即使正常患者,麻醉过程中可以出现各种短暂的病理神经症,如巴宾斯基反射,踝阵挛等。另外在全身麻醉,局部麻醉以及术后镇痛情况下,颤抖十分常见。肌肉强直在使用低剂量或高剂量的芬太尼后的普通患者也可见到。这些应与帕金森综合征的症状区别。

另外,应尽量完善术中监测,特别是体温,呼气参数,血流动力学,血气分析,肌松监测,脑功能监测等。

(4)帕金森病综合征患者的术后麻醉管理:无论何种手术及麻醉类型患者,术后都应尽快恢复服用抗 PD 药物。由于 PD 患者吞咽功能减弱,全麻术后要彻底吸净口腔内分泌物,并且在自主呼吸恢复良好的情况下深麻醉拔管以避免喉痉挛,同时应警惕拔管后呼吸抑制。帕金森患者易出现术后苏醒延迟,恶心呕吐等并发症,需早作预防。帕金森病导致脑功能状态差还可引起术后谵妄,短期认知功能障碍。合并帕金森疾病的手术患者,术后可能导致原有帕金森疾病加重,且出现其他系统并发症机会较多,处理不当可导致住院时间延长。特别是呼吸系统并发症,吸入性肺炎是导致术后死亡的最常见原因。对于神经外科手术,PD 患者需警惕术后颅内出血。部分高龄、危重患者,术后可转入 ICU 积极治疗。总之,围术期合理运用麻醉及抗 PD 药物,细致谨慎的术中管理,对降低此类病人术后死亡率有明显帮助。

4. 此例患者术中呼末二氧化碳持续升高的原因是什么? 如何处理?

帕金森综合征患者常见呼吸功能不全,与自主呼吸幅度和控制呼吸能力低下有关。患者呼吸储备量和潮气量都减少,残气量和功能残气量增加与呼吸功能不全相关。此外由于副交感神经过分活跃,以及慢性气道阻塞则可导致肺气肿。全身麻醉下症状易被掩盖,不利于病情观察及呼吸管理。帕金森患者依靠左旋多巴在脑内经多巴脱羧酶的作用转换为多巴胺而发挥治疗作用,本例患者术前常规一日服药三次。麻醉开始时距离患者最后一次服用"美多巴"已过去 5.5 小时,体内血药浓度急剧下降,不足以控制帕金森症状,导致术中出现肌肉强直,胸廓活动度下降,产生限制性通气障碍,气道压力升高,有效通气量不足,而腹腔镜手术二氧化碳吸收量大,呼吸排出不足,导致迅速蓄积,从而出现 $ETCO_2$ 持续升高。同时骨骼肌强直增加肌松药物使用量。

本例帕金森患者,术前规律服用抗 PD 药物,症状控制可,由于麻醉及手术打乱了用药时间,导致血药浓度不稳定,术中病情突发加重,产生不良事件。可在患者施行麻醉前 20 分钟给予一个治疗剂量的"美多巴",或常规放置胃管,术中通过胃管给药,也可防止反流误吸,特别对长时间外科手术,胃管更加安全方便有效。术中出现突发情况时,应尽快行血气分析,以便了解病情变化,进行下一步处理。另外,帕金森患者的脑功能减弱,自主神经系统功能紊乱,体温调节能力降低,且有恶性高热发生可能,应常规监测体温,以便观察病情变化。术中应尽量维持血流动力学稳定,血压可控制在稍高水平,以维持脑氧供需平衡,有条件者还可监测近红外光谱无创脑氧饱和度监测(rSO_2)、或者经颅超声多普勒监测(TCD)、电生理学监测等;如果发现监测指标异常,首选提升血压,保证脑氧供。

其次调节呼吸机通气参数,提升动脉血二氧化碳分压($PaCO_2$)、或者增加FiO_2提升动脉血氧饱和度(SaO_2)、血红蛋白水平优化动脉血氧含量(CaO_2)。一些特殊手术,可以考虑连续监测颈静脉球静脉血氧饱和度($SjvO_2$),以评价及指导脑氧供需平衡的管理。对于此类患者,可适当减少全麻药量,早停药,勤吸痰,并在自主呼吸恢复好的情况下深麻醉拔管以避免喉痉挛。

【小结】

帕金森综合征患者行外科手术,麻醉处理涉及多学科综合知识,需进行细致的术前评估,制定严格的麻醉计划。重点关注麻醉药物和麻醉方式对神经病变带来的肌肉、心血管、呼吸功能的影响。

【专家简介】

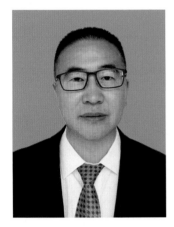

邵建林

邵建林,医学博士,副主任医师,硕士研究生导师,中组部"西部之光"优秀访问学者,云南省中青年学术和技术带头人后备人才,云南省医学学科带头人,享受云南省政府特殊津贴。现任昆明医科大学第一附属医院麻醉科主任、昆明医科大学第一临床医学院麻醉学教研室主任、昆明医科大学麻醉学专业主任。任中华医学会麻醉学分会青年委员、云南省麻醉质控中心副主任、云南省医院管理协会麻醉学专业管理委员会秘书、《中华麻醉学杂志》编委。

【专家点评】

1. 这是1例合并严重帕金森综合征的高龄患者,在全麻下行"腹腔镜下腹股沟疝修补术"。患者在术中及术后发生呼吸循环的明显波动,影响到患者的生命安全。由于人口老龄化的到来,帕金森综合征患者接受外科手术的比例会增高,给麻醉管理带来很大挑战。因此,掌握帕金森综合征的病理生理及药代动力学、药效动力学知识,是维护此类患者生命安全的重要保障。

2. 帕金森综合征患者各肌群运动不协调,配合度差,且常伴有吞咽困难而致口咽腔存留分泌物,又存在因胸壁肌强直,呼吸幅度减小,易引起限制性通气障碍,呼吸储备量和潮气量都减少,残气量和功能残气量增加。此外,由于副交感神经过分活跃,以及慢性气道阻塞则可导致肺气肿。这些因素均会导致呼吸功能不全。应对措施是按照患者日常服药剂量,定时定量服用抗帕金森综合征的药物。如果手术时间长于药物半衰期,建议留置胃管,方便定时给药,并预防患者反流误吸。

3. 帕金森综合征对椎管内麻醉或全身麻醉均无禁忌,但患者不自主震颤、肌肉强直,清醒状态下常不能配合手术及麻醉。腹腔镜手术为便于术中呼吸管理,一般选用气管内插管全身麻醉。镇静类药物异丙酚、右美托咪啶、依托咪酯较为安全,可正常使用。吩噻嗪类及丁酰苯类药物可加重帕金森病的症状,PD患者术中不推荐使用。吸入麻醉药对脑内多巴胺浓度的影响复杂,临床浓度的吸入麻醉药可抑制突触再摄取多巴胺从而增加其细胞外浓度,服用左旋多巴或单胺氧化酶抑制剂(MAOIs)的患者,应避免吸入氟烷,因其可增加心脏对儿茶酚胺的敏感性,诱发心律失常。安氟烷可能导致脑电图出现爆发性抑制,产生惊厥性棘波,也可导致面颈部、四肢肌肉强直性或阵挛性抽搐,从而加重帕金森综合征的临床症状。异氟烷和七氟烷很少引发心律失常,但应注意患者因低血容量、去甲肾上腺素衰竭、自主功能紊乱和合用其他药物引起的低血压。尤其是服用溴麦角环肽或培高利特的患者,易引起血管过度扩张而进一步加剧低血压。麻醉性镇痛药芬太尼、瑞芬太尼用于这类患者较为安全,但阿芬太尼可导致肌肉强直和急性肌力障碍,舒芬太尼可抑制多巴胺释放造成意识障碍,慎用。氯胺酮可过度激发交感神经系统,但有小剂量氯胺酮安全用于 PD 患者,并可消除震颤的报道,目前尚存争议。肌肉松弛剂司可林有可能引起该类患者的高钾血症。目前尚无有关非去极化肌松药加重帕金森患者症状的报道,有研究认为中枢烟碱受体对改善神经变性疾病的认知功能有一定作用,而阿曲库铵及顺阿曲库铵的代谢产物 N-甲基罂粟碱对 PD 有潜在治疗作用,而泮库溴铵和维库溴铵是烟碱受体拮抗剂。因此阿曲库铵更适用于帕金森患者的麻醉。止吐药:5-羟色胺(5-HT)能神经元承担着将外源性左旋多巴脱羧成多巴胺的重要作用。而止呕药是高选择性的 5-HT$_3$ 受体拮抗剂,因此止吐药应慎用。心血管药物麻黄碱、利血平等不宜用于帕金森综合征患者,因麻黄碱可间接促进多巴胺的释放,造成血压骤升;利血平可阻止多巴胺能神经末梢囊泡对多巴胺的储存;对帕金森患者血流动力学产生不良影响。阿托品、去氧肾上腺素、去甲肾上腺素可正常使用。

【参考文献】

1. Isaacson SH, Skettini J. Neurogenic or thostatic hypotension in Parkinson's disease: evaluation, management, and emerging role of droxidopa. Vasc Health Risk Manag 2014; 10 169-76.
2. Jain S, Goldstein DS. Cardiovascular dysautonomia in Parkinson disease: from pathophysiology to pathogenesis. Neurobiol Dis 2012 Jun; 46(3): 572-80.
3. 李永跃,赵翠平. 合并帕金森病人术前口服左旋多巴围麻醉期管理要点. 中国冶金工业医学杂志. 2014, 30(2): 229-230.
4. Li YY, Zhao CP. The points of anestheisa management with perioperative L—dopa in patient with Parkinson's disease. Chinese Medical Journal of Metallurgical Industry, 2014 Apr, 30(2): 229-230.
5. Walter BL. Cardiovascular autonomic dysfunction in patients with movement disorders. Cleve Clin J Med 2008 Mar; 75 Suppl 2 S54-8.
6. 刘志永,丁翠青,姚长青,等. 帕金森病患者行下腹或下肢手术全麻苏醒质量及认知功能的变化. 临床麻醉学杂志. 2015; 31(5): 472-475.
7. Liu YZ, Ding CQ, Yao CQ, et al. To investigate the emergence quality and cognitive function in Parkinson's patients undergoing lower abdomen or legs surgery with general anesthesia. The Journal of Clinical Anesthesiology, 2015; 31(5): 472-475.
8. Kalenka A, Hinkelbein J. Anaesthesia in patients with Parkinson's disease. Anaesthesist 2005 Apr; 54(4): 401-9; quiz 410-1.
9. Nakajima R, Kato J, Iwasaki K, et al. Effects of the induction of anesthesia with propofol on hemodynamics in patients with parkinson's disease. Masui. The Japanese journal of anesthesiology 2011 Oct; 60(10): 1135-43.
10. Rozet I. Anesthesia for functional neurosurgery: the role of dexmedetomidine. Curr Opin Anaesthesiol, 2008 Oct; 21(5): 537-43.
11. Burton DA, Nicholson G, Hall GM. Anaesthesia in elderly patients with neurodegenerative disorders: special considerations. Drugs Aging 2004; 21(4): 229-42.
12. Böhmdorfer W, Schwarzinger P, Binder S, et al. Temporary suppression of tremor by remifentanil in a patient with Parkinson's disease during cataract extraction under local anesthesia. Anaesthesist 2003 Sep; 52(9): 795-7.

65 老年患者术后混合型谵妄的病例分析

【导读】

谵妄(Delirium)是一种急性发作的症候群,特点为意识清醒程度降低、注意力和定向力下降、情绪激动或呆滞、睡眠-清醒周期混乱,常常伴随着妄想、幻觉等。据统计,急诊入院的老年患者中,谵妄发生率为 5%~15%,外科术后可达 50%。术后谵妄(Postoperative Delirium,POD)一般于术后 1~3 天发生,可能持续超过一周。POD会延长患者住院时间,增加住院费用甚至增加围术期死亡率。现结合一病例对谵妄发生的病理生理学机制、危险因素及防治等方面进行讨论。

【病例简介】

患者,男性,69 岁。因反复右上腹疼痛,皮肤巩膜黄染 1 月入院;外院肝胆 MRCP 检查示胆总管下端重度梗阻,胰头占位。诊断为胆管壶腹部周围癌。既往有高血压病史 3 年,口服氨氯地平降压;有吸烟史 30 余年,每日 40 支,已戒烟 4 年;饮酒史 20 余年,每日酒精摄入 125ml;无其他长期服药史,受教育年限 7 年。拟于全身麻醉下行胆囊空肠吻合术。患者术前电解质正常、血红蛋白 10.9g/L、总胆红素 270μmol/L、直接胆红素 187μmol/L、胆汁酸 171μmol/L。

麻醉采用全凭静脉麻醉,诱导使用咪达唑仑、丙泊酚、舒芬太尼、顺式阿曲库铵;术中丙泊酚靶控输注,瑞芬太尼持续泵注,间断追加舒芬太尼和顺式阿曲库铵;维持麻醉深度脑电双频指数(BIS)值 42~55;手术历时 3 小时,失血 300ml、尿量 1000ml;术中输注晶体液 1500ml 胶体液 1500ml;术中内环境稳定,血红蛋白最低 10.3g/L,血乳酸值最高 0.6mmol/L。术毕送麻醉恢复室,15 分钟后拔管;采用舒芬太尼为主的患者自控静脉镇痛,神志及生命体征恢复正常后送返病房。

术后第 1 天,患者出现神志淡漠、嗜睡,对言语反应缓慢,注意力不集中;静息疼痛 NRS 评分 2 分、咳嗽疼痛 NRS 评分 3 分;SPO$_2$98%(吸氧 2L/min),氧合指数 289mmHg;体温正常,主观睡眠质量 NRS 评分(0 分最差,10 分最好)4 分。

术后第 2 天,上午患者神志状态基本同前,但注意力集中,静息疼痛 NRS 评分 2 分、咳嗽疼痛 NRS 评分 3 分;明显咳嗽伴脓痰,SPO$_2$93%(面罩吸氧 4L/min),氧合指数 139mmHg,血常规示中性粒细胞比例 81.9%(术前 48%);下午患者体温逐渐上升至 38.4℃,氧合指数下降至 110mmHg;因患者并发严重肺部感染、呼吸功能不全,转入 ICU,改头孢甲肟为美罗培南抗感染治疗、加强雾化排痰等呼吸支持治疗并积极纠正内环境紊乱。当晚 ICU 护士诉患者夜间未入睡,并喊叫称自己被绑架至另外一个医院,指称周围的医护为骗子,并自行拔出静脉导管;ICU 护士予以保护性约束,同时静脉泵注右美托咪啶治疗后患者入睡,睡眠 NRS 评分 0 分。

术后第 3 天,白天患者神志清楚,氧合指数 289mmHg;静息疼痛 NRS 评分 0 分、咳嗽疼痛 NRS 评分 4 分;强烈要求转回普通病房,ICU 医师评估后予以同意,傍晚患者转入普通病房。夜间患者频繁坐起,再次出现强行拔出静脉导管行为,并咒骂劝阻的家属。经护士及家属安抚后患者入睡 1~2 小时,睡眠 NRS 评分 3 分。

术后第 4 天之后未再出现类似精神异常,术后第 9 天患者出院。

【问题】

1. 术后谵妄的发生机制是什么?
2. 术后谵妄如何诊断,如何分类?本例患者是何种谵妄?
3. 老年患者发生术后谵妄的诱发因素有哪些,该患者的诱发因素是什么?
4. 术后谵妄与麻醉苏醒期躁动如何区别?
5. 围术期如何预防和治疗谵妄?

1. 术后谵妄的发生机制是什么?

目前谵妄可能的发病机制有诸多学说,但其确切机制尚不明了。主要有:

(1) 神经递质学说:脑内神经递质水平紊乱被认为是谵妄发生的主要病理生理改变,包括乙酰胆碱、多巴胺、γ-氨基丁酸(GABA)能神经元和丘脑功能的改变及褪黑激素分泌紊乱,其中胆碱能系统功能异常尤其重要。

(2) 炎症及应激反应学说:脓毒症中的全身炎症反应可导致由炎症细胞因子触发的局部(脑)神经炎症的级联反应,导致内皮细胞激活,血流量受损和神经元凋亡。神经炎症可引起小胶质细胞过度活化,导致神经毒性反应与进一步的神经元损害。外周炎症可以通过几种途径激活中枢神经系统(Central Nervous System,CNS),包括迷走神经传入,循环中的促炎细胞因子,血-脑屏障破坏后内皮激活和小胶质细胞活化。对进行冠脉搭桥术的患者,研究发现循环中皮质醇水平与 POD 的发生呈正相关,其可能机制与糖皮质激素水平增高损害海马功能,导致注意力不集中和认知障碍有关。

（3）基因学说：载脂蛋白 E（ApoE）在神经系统的生长和修复中发挥一定作用。有研究表明 ApoEε4 等位基因的多态性与老年谵妄有关，但也有研究显示 ApoEε4 携带者术后谵妄发生率并无异常，而 ApoEε4/4 纯合子患者更易发生谵妄并且症状更严重。鉴于谵妄病因的复杂多样，可能是相互作用的几种生物因素引起大规模脑神经网络功能的失调，最终导致急性认知功能障碍。

2. 术后谵妄如何诊断，如何分类？本例患者是何种谵妄？

谵妄是临床诊断，通过病史采集（包括知情者），体格检查和查阅病历，实验室和影像学检查结果进行诊断。《精神疾病诊断与统计手册（第五版）》（DSM-Ⅴ）中谵妄的诊断标准是：①注意力（即指向/聚焦/维持和转移注意的能力减弱）和意识觉醒（对环境的定向减弱）障碍；②注意力和意识障碍在短时间内发生发展（通常是数小时到数天），表现为与基线水平相比的变化，并在一天中容易波动；③额外的认知障碍（例如记忆力缺陷、定向不良、语言、视觉空间能力或知觉）；④诊断标准①和②中的障碍不能用其他先前存在的，已经确立或正在发生的神经认知障碍来更好地解释，也不是出现在觉醒水平严重降低的背景下，如昏迷；⑤病史、体格检查或实验室检查发现，谵妄是由全身状况、兴奋性物质、药物应用或多种因素等产生的直接生理影响而引起的。其中注意力障碍是谵妄的核心症状。

谵妄的临床诊断对于非精神科医生具有一定困难，临床中常用护理谵妄筛查量表（Nu-DESC）和意识混乱评估量表（Confusion Assessment Method，CAM）进行筛查和诊断。其中 CAM 因便于实施被广泛应用。其评估内容包括：①精神状态的急剧变化伴有病程波动；②注意力不集中；③思维混乱；④意识水平的改变。当特点①和②存在并同时③或④存在时，即可对患者作出谵妄的诊断。

根据患者的警觉程度谵妄可被进一步分型：高活动型（hyperactive）、低活动型（hypoactive）和混合型。内科和手术患者中谵妄的分布多为低活动型，表现为情感贫乏、退缩、冷漠、嗜睡；高活动型则表现动作速度加快、言语量及音量加大、幻觉、易激惹、攻击性和警觉性增强等；混合型两者均有。本例患者在术后第 1 天较术前（基线水平）精神状态有变化，表现为淡漠；同时有嗜睡及言语缓慢等注意力不集中表现，整体意识水平下降，因而诊断为谵妄，因患者意识水平下降，呈现抑制状态，为低活动型谵妄；第 2 天上午患者意识恢复正常，虽然较第 1 天（基线水平）有精神状态改变，但是无注意力不集中表现；第 2 天夜间患者转入 ICU 后表现出亢奋，易激惹的精神状态；不能配合 ICU 治疗表明注意力下降；同时患者有妄想，言语混乱等思维混乱表现；意识水平有波动，诊断为高活动型谵妄；患者在术后三天同时出现低活动型和高活动型谵妄，故而诊断为混合型谵妄。

3. 老年患者发生术后谵妄的诱发因素有哪些，该患者的诱发因素是什么？

患者术后谵妄的发生往往是多因素作用的结果，常见的诱发因素包括①外源性因素：镇痛不足、睡眠剥夺、身体束缚、导尿管刺激、视听觉障碍；②各种感染；③药物因素：可能诱发谵妄的特定药物，如抗胆碱能药物、皮质激素类、哌替啶、某些镇静催眠药物（苯二氮䓬类、扎来普隆及唑吡坦）、使用 5 种以上新增药物；④代谢紊乱：缺氧、酸中毒、电解质紊乱、低血糖、脱水、急性失血、低血压/休克；⑤戒断反应：酒精、苯二氮䓬类药物、违禁药物。

全身麻醉和大型手术本身即是严重的应激，潜在的酒精戒断，术后伤口疼痛及睡眠不佳可能是患者术后第 1 天谵妄的诱发因素；术后第 2 天，严重肺部感染及缺氧是诱发患者再次发生谵妄的主要原因，入住 ICU 及从 ICU 返回病房后环境的变化，昼夜节律失调也可以导致谵妄发生；术后第 4 天随着患者呼吸功能的恢复及炎症反应的消退，其精神状态恢复正常。

4. 术后谵妄与麻醉苏醒期躁动如何区别？

苏醒期躁动是一种行为表现，并非临床诊断。苏醒期躁动是麻醉手术后患者因麻醉未完全清醒，疼痛或其他不适（如导尿管或气管导管等刺激）而出现的运动、言语不配合，给予有效镇痛治疗待全身麻醉苏醒后症状多可缓解。

急性谵妄（Emergency Delirium，ED）于全身麻醉后意识恢复不久即发生，其在儿科人群中研究较多，对老年外科患者此方面研究较少。其诱发因素主要是吸入麻醉药物、疼痛及术前焦虑。一般术后谵妄多发生于术后 24~72 小时内，症状可出现反复波动；急性谵妄多发生于苏醒后 30 分钟内，持续 5~15 分钟。特征性表现为不能与护理人员进行眼神接触，包括长时间的斜视、凝视某一方向、闭眼、目光涣散。术前及术中予以镇静、镇痛及其他辅助药物，术前采取各种措施使患儿及家长在麻醉前维持良好的心理状态，以缓解消除焦虑对 ED 有较好的预防作用。

5. 围术期如何预防和治疗谵妄？

谵妄是多种因素共同作用的结果，目前对谵妄预防和治疗主要分两个步骤。此处未提及在术前的预防有哪些措施，请适当添加第一，非药物多组分策略进行初级预防，主要是减少易感和诱发因素的出现。第二，药物预防和治疗。该患者第 1 天发生低活动型谵妄，主要是加强患者监测并处理可能诱发谵妄的因素，如抗感染和加强疼痛管理；第 2 天和第 3 天发生了高活动型谵妄，除了处理可能的诱发因素之外，还需注意避免患者跌落及伤及他人，必要时可以进行药物治疗，如使用右美托咪定和（或）非典型抗精神病药物。2017 年 2 月欧洲麻醉学会（ESA）在术后谵妄指南中提出了围术期预防和治疗谵妄的流程建议（图 5-18）。

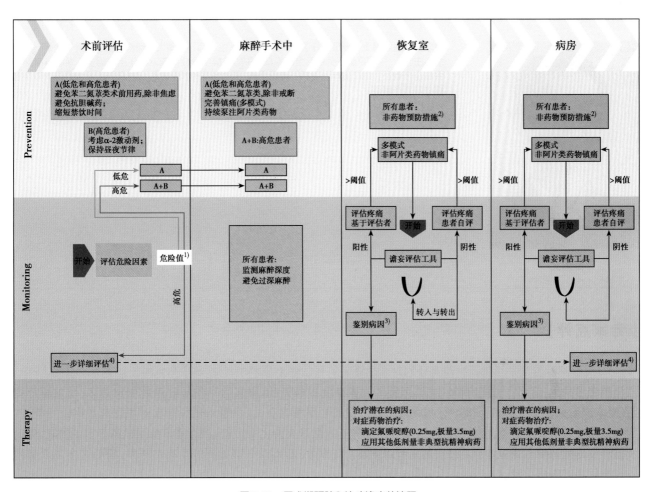

图 5-18　围术期预防和治疗谵妄的流程
* 引自 2017 年 ESA 术后谵妄循证医学和专家共识指南

1）风险评估：包括高龄、术前合并症、ASA 分级/查尔森合并症指数、术前禁饮及脱水、低钠血症/高钠血症、使用抗胆碱能副作用药物、酗酒、急诊手术；应视临床情况决定患者高危或低危分组。

2）减少术后谵妄的非药物措施应包括定向辅助（时间、沟通等）、使用眼镜/助听器、降噪和舒适睡眠、避免无用的留置导管、早日活动、早期营养；如果非药物措施失败，应采取药物治疗来改善患者的安全。

3）鉴别包括对谵妄的潜在原因的评估：使用例如"I WATCH DEATH"缩略词进行筛查：感染（例如尿路感染和肺炎）、戒断（如酒精，阿片类和苯二氮䓬类药物）、急性代谢紊乱（电解质失衡和肾功能障碍）、创伤（手术创伤）、CNS 损伤（例如中风和灌注不足）、缺氧（例如贫血、心力衰竭和肺衰竭）、营养素缺乏（如维生素 B_{12}、叶酸和硫胺素）、内分泌紊乱（如 T3/T4 和葡萄糖）、急性循环波动（如高/低血压）、药物中毒（例如麻醉药，具有抗胆碱能副作用的药物）、重金属中毒（罕见原因）。

4）通过经验证的工具对认知功能进行详细的术前/术后评估。

【小结】

围术期医学作为麻醉学的发展方向,要求麻醉医生不仅要树立围术期医学的理念,更要因地制宜、千方百计地去践行。术后谵妄作为老年外科患者常见的术后并发症,需要麻醉医生在术前即注意识别患者的易感因素,纠正已有的内环境紊乱,改善患者功能状态;并且围术期避免不恰当的医疗措施诱发患者谵妄发生。

【专家简介】

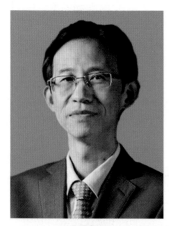

欧阳文,医学博士,一级主任医师,教授,博士生导师,中南大学湘雅三医院麻醉学教研室及麻醉科主任。 中国麻醉医师协会全国委员,中华麻醉学分会老年麻醉学组副组长,湖南省麻醉学会副主任委员,湖南省麻醉医师协会副会长,《中华麻醉学杂志》、《国际麻醉学与复苏》等杂志编委及常务编委。

欧阳文

【专家点评】

1. 麻醉深度监测是目前证据较充分的对术后谵妄有预防作用的术中措施:BIS 与术中无脑电双频指数(BIS)监测的患者相比,有 BIS 监测麻醉深度的患者术后谵妄发生率较低;深麻醉不仅导致药物使用过多、增加医疗费用,有临床研究表明深麻醉(BIS<45)与术后并发症及死亡率增高有关,但暂无随机双盲对照研究数据进行确证,因而结论尚有争议。此外,接受较浅全身麻醉的患者其术后谵妄发生率较低,然而浅麻醉引起患者术中知晓、体动及循环波动的风险也相应增加。适宜的麻醉深度目前仍有争议,不同人群之间可能存在差异,需要更多高质量的研究数据才能得出结论。

2. 谵妄的可能机制之一是炎症反应;炎症感染也是谵妄的重要诱发因素之一,通过对感染的控制,谵妄可以得到明显缓解。Manepalli 等人发现 64% 泌尿系感染的患者,在其感染妥善治疗后谵妄症状也迅速消失。另一方面,谵妄也可能使感染进一步恶化。研究表明谵妄是泌尿系感染的独立危险因素;意识混乱、思维不清的出现也是肺炎恶化的指标之一。谵妄在预测患者,尤其是老年患者术后感染中可能有一定作用。

3. 谵妄的药物治疗主要针对高活动型谵妄患者,尤其当患者危及自身或他人安全时。最广泛应用的药物是氟哌啶醇,0.5mg ~1mg 口服或者 0.25mg 静脉注射,但静脉注射作用时间较短,每日极量是 3.5mg,常见副作用是锥体外系反应;其他可用的抗精神病药物有利培酮、奥氮平和喹硫平。对于酒精及苯二氮䓬药物戒断诱发谵妄的患者,治疗采用苯二氮䓬类药物,如劳拉西泮 0.5mg ~1mg 口服,副作用包括反常性兴奋,呼吸抑制及谵妄时间延长。

4. 尽管谵妄这一概念可追溯至 2500 年前,但针对其研究的历史不过 50 余年,尤其是近 10 年以来成为临床研究的热点。由于其发病机制尚不明确,其管理和治疗受到诸多限制,而谵妄动物模型的不足或缺失又阻碍了机制研究的进展,近期神经影像学技术的发展和应用为谵妄机制研究提供了新的思路。此外,在影响术后谵妄发生发展的诸多麻醉相关因素,如麻醉方法、麻醉药物及麻醉深度等方面仍存争议,医疗大数据及其相关研究将是解决相关争议的重要方法。

【参考文献】

1. 左明章等主译. 老年麻醉学. 北京：人民卫生出版社，2010.
2. Ce'sar Aldecoa，Gabriella Bettelli，Federico Bilotta. European Society of Anaesthesiology evidence-based and consensus-based guideline on postoperative delirium. Eur J Anaesthesiol 2017，34：192-214.
3. Inouye S K，Westendorp R G，Saczynski J S. Delirium in elderly people. The Lancet，2014，383（9920）：911-922.
4. Inouye S K，Robinson T N，Blaum C S，et al. Postoperative Delirium in Older Adults：Best Practice Statement from the American Geriatrics Society. Journal of The American College of Surgeons，2015，220（2）.
5. 姜丽华，杨娜瑜. 老年患者术后谵妄的研究进展. 临床麻醉学杂志，2013，29（10）：1039-1040.
6. 中华医学会麻醉学分会. 成人术后谵妄防治的专家共识（2014）. 见：2014 版中国麻醉学指南与专家共识. 北京：人民卫生出版社，2014. 311-318.

66　妊娠合并阑尾炎

【导读】

　　急性阑尾炎是妊娠期间最常见的外科急症，妊娠的解剖及生理学改变造成的阑尾炎诊断及治疗延误，可增加母体及胎儿的死亡风险。妊娠期间行非产科手术对麻醉医生提出了多项挑战，深入了解孕期母体及胎儿的生理变化，优化麻醉药物选择，制定合理的麻醉方案，加强围术期麻醉管理，为孕妇提供最安全的麻醉，将早产及胎儿致畸、死亡等的风险最小化是麻醉医生的重要任务。

【病例简介】

　　患者，女性，28 岁，因"G1P0，孕31 周，突发右下腹痛 1 天"急诊入院，伴发热、反酸，无呕吐、寒战，无抽搐、意识不清。腹部 B 超提示：右下腹未见明显阑尾包块，请结合临床，右下腹壁软组织内未见明显肿块，盆腔未见明显积液、肝胰脾双肾未见明显异常，胆囊未见结石。血常规提示：白细胞 $14×10^9/L$，血红蛋白 121g/L，血细胞比容 34%，血小板 $115×10^9/L$。予以抗炎补液等对症治疗，疼痛未缓解，以"妊娠合并急性阑尾炎"收治入院。既往无特殊病史，体格检查：体温 38.5℃，脉搏 100 次/分，呼吸 23 次/分，血压 100/60mmHg，腹肌紧张，右下腹部压痛，反跳痛。在硬膜外麻醉下行阑尾切除术，于 T_{12}~L_1 穿刺置管顺利，予以 2% 利多卡因分 3 次共 12ml 注入，麻醉平面 T6 以下，持续吸氧，麻醉效果佳。术中患者血压维持在 90~100/50~60mmHg，呼吸 15~25 次/分，由于手术部位原因，术中未行胎心监护，术前及术后胎心监护未显示明显异常。术中发现阑尾充血水肿化脓，予以冲洗腹腔，切除阑尾，手术时间 30 分钟。术后予以硬膜外镇痛，经抗炎、保胎治疗，痊愈出院。12 个月后电话随访，患者于孕 38 周顺产一男婴，母子健康。

【问题】

　　1. 妊娠合并阑尾炎的特点有哪些？
　　2. 孕妇行非产科手术时应该关注哪些方面？
　　3. 如何预防胎儿宫内窘迫？
　　4. 对于妊娠患者，区域阻滞是否优于全麻，分别该如何实施？
　　5. 外科医生如准备行腔镜手术，存在什么问题？

1. 妊娠合并阑尾炎的特点有哪些?

阑尾炎是孕期常见的外科急症,妊娠合并阑尾炎的主要临床表现为腹痛、发热、恶心、呕吐、腹部压痛、反跳痛、腹肌紧张等。妊娠早、中期,白细胞生理性增加,妊娠晚期可升至 $12×10^9/L$ 以上,单纯白细胞计数对诊断帮助不大。阑尾炎的超声诊断图像是以阑尾炎的病理变化为基础,以早中期效果较好。妊娠合并阑尾炎时,术前对急性阑尾炎的正确诊断率降低,特别是妊娠后期。因为妊娠期随着子宫不断增大,盲肠和阑尾向外上方移动,孕 5 月时阑尾的基底部与髂棘水平,孕 8 月达髂棘上 2 横指。阑尾局部有病变时不易与宫缩相鉴别,妊娠期反应常与阑尾症状相混淆,局部体征包括触痛、压痛、反跳痛及腹肌紧张等常不典型。并且妊娠合并其他疾病,如输卵管炎、卵巢囊肿、子宫肌瘤变性、胆囊炎、胰腺炎等也易与阑尾炎相混淆。Alder 征可用于鉴别子宫源性疼痛与阑尾炎性疼痛。患者仰卧位时疼痛局限,令患者左侧卧位,如果疼痛区域移向左侧,则疼痛可能来源于子宫。

2. 孕妇行非产科手术时应该关注哪些方面?

孕妇行非产科手术麻醉的目的在于不刺激子宫活动和避免早产的前提下进行母体麻醉,应主要关注孕妇和胎儿的安全。了解孕妇的生理及药理变化,维持子宫的正常血流,避免使用致畸性麻醉药物,防止胎儿宫内窒息对保证母体及胎儿的安全非常关键。

妊娠期间母体生理变化简要如下:①呼吸系统:呼吸道解剖结构变化,胸廓增大,颈部粗短,上呼吸道毛细血管和黏膜充血、水肿,放置喉镜时视野较小,可能存在面罩通气及气管插管困难;功能残气量降低,肺内氧储备减少,分钟通气量增加,氧耗增加,通气不足或呼吸暂停时易发生缺氧及高碳酸血症。②心血管系统:血容量增加导致稀释性贫血;心排出量增加(每搏量和心率),外周血管阻力降低;仰卧位下腔静脉和主动脉受压,易发生仰卧位低血压综合征。③消化系统:胃肠道运动减低,胃酸增加,胃排空时间延长;食管下段括约肌张力下降,反流和误吸风险增加。④中枢神经系统:静脉麻醉药用量减少;吸入麻醉药最低肺泡浓度(minimal alveolar concentration,MAC)下降30%;局麻药的有效剂量和中毒剂量均下降30%左右;硬膜外腔静脉充血,硬膜外腔及蛛网膜下腔体积减少,椎管内阻滞的局麻药用量明显下降。⑤代谢:氧耗增加20%;甲状旁腺激素分泌增加,可出现低钙血症;胰腺对葡萄糖清除能力明显下降,糖尿病孕妇症状加重。

妊娠期药理变化有:①血容量增多导致药物分布容积增大;②妊娠期生理性低蛋白血症,药物与血浆蛋白的结合发生变化,游离的药物增多,药效及毒性随之增强;③非去极化肌松药作用延长,去极化肌松药作用无明显变化。

正常的子宫血流对于维持胎儿的健康生长非常重要。子宫血流与子宫动静脉压差成正比,与子宫血管阻力成反比,影响子宫血流的主要因素有:①全身性低血压;②仰卧位综合征;③子宫血管收缩(儿茶酚胺分泌、缩血管药物);④子宫收缩。

胎儿致畸的因素包括遗传因素、所用麻醉药物的特点及剂量、药物能否通过胎盘屏障以及胎儿发育所处阶段。①胚胎细胞增殖早期(受精后至发育 18 天内),由于胚胎的细胞尚未进行分化,细胞的功能活力处于可能同一致畸水平,对药物无选择性中毒表现,药物对胚胎的影响是"全"或"无",即自然流产或无影响。②器官发生期(18 天至 3 个月),是人类致畸最敏感的时期。胎儿的心脏、神经系统、呼吸系统、四肢、性腺等相继发育,最易受外来药物的影响,引起胎儿畸形。在妊娠前 3 个月,应尽量避免择期手术,并且推荐使用对孕妇使用经过长时间考验的麻醉药物。③胎儿形成期(妊娠 3 个月至足月),对药物的易感性逐渐降低。在本病例中,致畸可能性不大。一般认为,在临床常规应用的剂量范围内,静脉麻醉药、挥发性吸入麻醉药、吗啡类镇痛药和肌松药均无致畸作用。常见麻醉药物根据美国 FDA 孕妇用药的安全性能分类(表 5-13)。

表5-13　常见麻醉药物 FDA 妊娠期分类

诱导药物	吸入药物	局麻药物	镇痛药物	肌肉松弛剂	拮抗药物
丙泊酚-B	七氟烷-B	罗哌卡因-B	芬太尼-C	罗库溴铵-B	纳洛酮-B
依托咪酯-C	地氟烷-B	利多卡因-B	哌替啶-B	顺式阿曲库铵-B	氟马西尼-C
氯胺酮-B	异氟烷-C	布比卡因-C	吗啡-C	阿曲库铵-C	
硫喷妥钠-C	恩氟烷-B	普鲁卡因-C	舒芬太尼-C	琥珀胆碱-C	
咪达唑仑-D	氟烷-C				

摘自 FDA 药物妊娠期分类索引

B:无明显证据显示有危险。已证明对动物有危险但对人类则无;或对动物无不良影响,但人体实验数据不足。C:不排除有潜在危险。人体实验数据不足,动物实验发现有不良影响或未确定。D:有证据显示其可能之危险性。已证明对人类有风险存在

3. 如何预防胎儿宫内窘迫？

预防胎儿宫内窘迫最根本的是保证孕妇内环境稳定。胎儿氧合直接依靠孕妇的氧张力、氧合、血红蛋白含量、氧结合力以及胎盘子宫灌注。孕妇低血压、应激、疼痛、焦虑、低氧、高二氧化碳、过度通气、正压通气以及升压药物均可能减少子宫血流。子宫血流对血管活性药物十分敏感，血管活性药物如多巴胺、多巴酚丁胺、肾上腺素等均不宜用于母体低血压的治疗，尽管这些药物可以升高母体血压，但是减少子宫血流。一般认为麻黄碱是最安全的升压药，它兼有 α 和 β 肾上腺能活性，在增加心排量和血管阻力后升高动脉血压。麻黄碱的 β 肾上腺能激动作用可以增加心排量，从而维持子宫动脉的灌注，并能代偿轻度的肾上腺能血管收缩作用。此外，临床研究发现小剂量的去氧肾上腺素能改善母体血流动力学，对胎儿的预后无不良影响，甚至还可能降低胎儿酸中毒的发生率。

药物和手术不可避免地影响子宫活动及胎盘的灌注，从而影响胎儿。加强胎儿监测并做出正确的处理对胎儿窘迫的防治有重要意义。胎儿心率和胎心变异是反映胎儿状况好坏的重要指标，麻醉药物可降低胎儿心率及胎心变异。胎儿心率监测可以早期发现胎心异常，为母体血流动力学、氧合、血管活性药物、血液制品使用、过度通气等进行优化，也可在腹腔镜手术期间，指导气腹的暂时性关闭。不足的地方是，胎心监护是在腹部手术或肥胖孕妇中因技术原因可能使用受限。

4. 对于妊娠患者，区域阻滞是否优于全麻，分别该如何实施？

在保证母体氧合及子宫灌注的情况下，目前尚没有确切的研究表明，一种麻醉技术优于另一种。

根据孕妇的生理生理特点，一般术前可给以 H_2 受体阻滞剂（雷尼替丁等）和甲氧氯普胺抑制胃酸分泌及促进胃排空。避免使用非甾体类抗炎药，因为有导致动脉导管提前关闭的危险。术前可予以适量补液或将患者稍左倾，减少术中仰卧低血压综合征的发生。

如选择椎管内阻滞，采用硬膜外麻醉、腰硬联合或腰麻均可。以硬膜外麻醉为例，可选用 2% 利多卡因、0.5% 布比卡因或 0.75% 罗哌卡因，分次给药，剂量约为非孕妇的 1/2~2/3，使麻醉平面达到 T4 水平，可预防阑尾牵拉时的内脏痛并提供一定的肌松作用。此外，外科医师在阑尾系膜周围行局麻药物阻滞也可减少牵拉反应。若发生低血压，应再次检查麻醉平面，将患者稍左倾，如不能纠正，可给以麻黄碱或小剂量去氧肾上腺素，面罩吸氧，加强术中管理。如需辅助药，可最好使用阿片类药物，如吗啡、哌替啶等，也可予以小剂量氯胺酮（0.25mg/kg）。术后应镇痛良好而不镇静，利于孕妇早期活动以防止血栓，连续硬膜外麻醉可提供术后镇痛，如采用静脉患者自控镇痛，宜使用阿片类药物，禁止使用非甾体类抗炎药。术后还应加强胎心监护，及时发现并处理早产。

如果存在区域阻滞禁忌证，选择全身麻醉时，先预吸氧去氮。采用快速序贯诱导，注意防止反流误吸风险。使用临床长期应用且安全的药物维持麻醉，如吗啡、芬太尼、琥珀胆碱、非去极化肌松药、地氟烷、七氟烷等。术中注意避免过度通气和通气不足，在患者清醒、咳嗽反射恢复时再拔除气管导管。

5. 外科医生如准备行腔镜手术，存在什么问题？

目前不再认为妊娠是腹腔镜手术的禁忌证，研究发现与开放手术相比，腹腔镜手术对胎儿的预后没有明显差异。而且，腹腔镜手术优点更加突出，包括切口小、疼痛少、需要镇痛药少、活动恢复快等。研究发现二氧化碳压力在 10~15mmHg 可以安全应用在孕妇服腔镜手术中，考虑到二氧化碳气腹可能引起胎儿呼吸性酸中毒，应尽量缩短手术时间并进行动脉血气分析，及时调整处理。

【小结】

妊娠患者行非产科麻醉，应首先根据孕期及手术紧急程度进行评估，术中调整母体在正常的生理功能状态，维持子宫胎盘灌注，避免使用致畸性麻醉药物和防止胎儿宫内窒息，加强围手术麻醉管理及胎心监测，特别应防止吸入性肺炎和仰卧位低血压综合征，保证孕妇及胎儿的安全。

【专家简介】

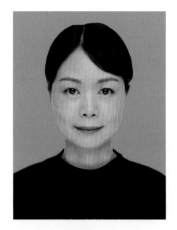

赵璇，主任医师，博士。 同济大学附属第十人民医院麻醉科主任。 主要从事临床麻醉工作，擅长危重病人的麻醉，在小儿、成人心脏手术麻醉及困难气道方面积累了丰富经验。 主持上海市科委课题 2 项，国家自然基金 1 项，共发表中英文论著二十余篇。 担任中华医学会麻醉学分会气道管理学组委员；上海市医学会麻醉学专科分会委员；上海市口腔医学会麻醉学专业委员会委员；中国心胸血管麻醉学会围术期基础与转化医学分会委员；中国医师协会麻醉学医师分会青年委员。

赵璇

【专家点评】

1. 术前应根据手术缓急及孕期进行风险评估，如若可能，将手术推至妊娠中期或产后进行，尽量避免孕期前 3 个月的手术。告知麻醉手术对孕妇及胎儿的潜在危险，取得充分的理解。在可行的情况下使用区域阻滞，麻醉管理尤为重要，应避免孕妇低氧、低血压、和低血容量。

2. 根据孕期不同，麻醉处理也不同。妊娠早期，孕妇心脏、血流动力学、呼吸、代谢和药理等方面发生巨大变化，对缺氧反应敏感。血浆假性胆碱酯酶活性降低，对琥珀胆碱、脂类局麻药等作用可能延长，吸入全麻药 MAC 下降，静脉全麻药剂量也相应减少。妊娠中期，注意防止仰卧位低血压的发生，硬膜外导管误入血管的风险增高，硬膜外间隙减小，利于局麻扩散，患者处于高凝状态，血栓风险增高。妊娠晚期，可先行剖宫产手术再行非产科大手术，吸入全麻药可减弱子宫收缩，应减量或不用，哺乳母体绝对禁用放射性物质、麦角胺、锂剂、抗精神失常药。

3. 孕妇与胎儿的良好预后离不开麻醉科医生、外科医生、产科医生的多学科合作，术前加强对母体及胎儿的评估，熟悉孕妇的生理变化，使母体维持正常或最佳生理状态，术中子宫—胎盘血流和氧供维持正常或最佳状态，避免不必要的药物作用于胎儿，术中避免刺激子宫肌层，术前、术中、术后均可在右髋部垫以楔形垫，在不干扰手术的前提下间断或持续的进行胎儿监测，时间较长手术须监测血糖。全麻手术注意避免术中知晓，术后应镇痛良好而不过度镇静，有利于孕妇早期活动以防止血栓，及时发现和处理早产。

【参考文献】

1. McKenzie H, Pulley DD. The Pregnant Patient Assessment and Perioperative Management. Anesthesiology clinics, 2016, 34（1）：213-222.

2. Cheek TG, Baird E. Anesthesia for nonobstetric surgery：maternal and fetal considerations. Clinical obstetrics and gynecology, 2009, 52（4）：535-545.

3. Hannan MJ, Hoque MM, Begum LN. Laparoscopic appendectomy in pregnant women：experience in Chittagong, Bangladesh. World journal of surgery, 2012, 36（4）：767-770.

4. Kumamoto K, Imaizumi H, Hokama N, et al. Recent trend of acute appendicitis during pregnancy. Surgery today, 2015, 45（12）：1521-1526.

5. Ni Mhuireachtaigh R, O'Gorman DA. Anesthesia in pregnant patients for nonobstetric surgery. Journal of clinical anesthesia, 2006, 18（1）：60-66.

6. Heesen M, Klimek M. Nonobstetric anesthesia during pregnancy. Current opinion in anaesthesiology, 2016, 29（3）：297-303.

7. Committee on Obstetric Practice the American Society of Anesthesiologists. Committee Opinion No. 696：Nonobstetric Surgery During Pregnancy. Obstetrics and gynecology, 2017, 129（4）：777-778.

67 近右心室肝肿瘤患者射频消融术麻醉处理

【导读】

肝癌射频消融术（radio frequency ablation，RFA）是治疗小肝癌的有效手段，近年来发展迅速，治疗禁区的攻克伴随着麻醉风险和难度的增加。充分镇痛且患者可唤醒合作的麻醉状态是完成高风险 RFA 最佳选择。

【病例简介】

患者男性，70 岁，既往乙型肝炎病史 30 年，肝硬化病史 4 年，肝癌射频消融术后 3 年，主因上腹不适 3 天，强化 MRI 及超声造影示肝 S7、S2 结节，考虑肝癌，入院拟行超声引导下肝癌射频消融术（radio frequency ablation，RFA）。术前血常规、肝肾功能、凝血常规基本正常，肝功能 A 级，心电图：窦性心律，大致正常心电图。

病例特点：①S7 病灶受肺组织干扰无法获得持续的清晰图像，消融穿刺时需要病人呼吸配合以显示肿瘤；②S2 病灶贴近心包，肿瘤边缘距心包 0.98cm（消融需超出肿瘤边缘 1cm），要求病人安静不能有任何体动否则消融电极针移位可造成心包或右心室损伤；③病人 70 岁，身高 174cm，体重 90kg，BMI 29.7；④治疗在手术室外进行，不具备气管内全身麻醉条件。

麻醉要求：镇痛完全、镇静完善、呼吸平稳避免呼吸道梗阻、能随时被唤醒并配合治疗（必要时）进行吸气和屏气（动作）。

入室监测 BP 150mmHg/80mmHg，P 76 次/分，R 22 次/分，SpO_2 98%，给予面罩吸氧 3L/分。开放静脉泵注右美托咪定（dexmedetomidine，DEX）0.5μg/（kg·h）复合丙泊酚 20~30μg/（kg·min）至术终，同时在 20 分钟内分次缓慢给予舒芬太尼 0.3μg/kg。20 分钟后行 S2 肿瘤穿刺消融，术中病人处于嗜睡状态，对穿刺和热消融无不适反应，术中安静平稳。S7 肿瘤穿刺时病人能即刻被唤醒，呼吸配合幅度和屏气时间充分穿刺消融顺利完成（图 5-19，图 5-20），麻醉镇痛完全镇静完善，无呼吸抑制术中动脉血二氧化碳分压 47.6mmHg，术中唤醒及时、配合良好。其间心率一度下降至 52 次/分，静脉给予山莨菪碱 2mg，此后维持于 60~70 次/分。

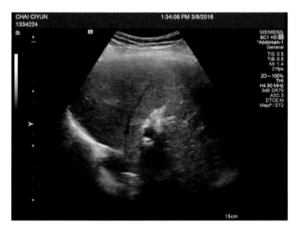

图 5-19 呼气相肝脏肿瘤超声下无法显示

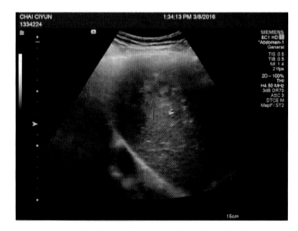

图 5-20 吸气相超声下可见肝脏肿瘤（红色箭头标注）

【问题】

1. 该患者射频手术麻醉处理难点及要点是什么?
2. 射频热刺激对患者的影响?
3. 右美托咪定在本例麻醉中发挥的作用?
4. 该患者是否可以考虑复合硬膜外阻滞?
5. 慢性肝炎肝硬化患者为何术前可能存在低氧血症?

1. 该患者射频手术麻醉处理难点及要点是什么?

本病例麻醉处理难点:①S_2病灶邻近肝被膜和右心室,对疼痛敏感,手术时有损伤心包风险但不具备气管内全身麻醉条件。②S_7病灶受含气肺组织影响,病人在穿刺过程中深吸气后保持屏气,才能获得清晰图像完成定位穿刺,因此要求病人在 S2 病灶消融完成后立即被唤醒配合 S_7病灶穿刺,足够的补吸气量和屏气时间是配合成功的关键。③老年人组织松弛静脉麻醉中往往难以保持呼吸道通畅,另外肥胖可引起呼吸、循环系统一系列生理和病理改变,使心、肺储备功能和机体代偿及应激能力降低。

麻醉监测治疗(monitored anesthesia care,MAC),是指有麻醉医师在场进行的下列一项或两项工作:①清醒镇静;②监护并处理危重病人。而 RFA 术中 MAC 是远远不够的。清醒镇静/镇痛:是在清醒镇静的基础上同时给予局麻或镇痛药使病人能够耐受不愉快的手术或检查,又能保持足够的心肺功能,对口令和刺激能作出有目的的反应,镇静/镇痛可取代部分全麻和椎管内麻醉。病人既可唤醒又无痛,需仔细滴定恰当剂量,防止不足或过量。咪达唑仑可用于麻醉前给药、全麻诱导和维持、椎管内麻醉及局麻辅助用药、诊疗操作的镇静,但是容易出现镇静过度、呛咳、共济失调、幻觉和呼吸道肌肉松弛而引发的呼吸道梗阻,并不是手术室外镇静/镇痛的首选,DEX 可产生类似生理性睡眠、呼吸抑制轻、产生剂量相关的遗忘作用,减少丙泊酚和麻醉性镇痛药用量,Joung 将 DEX 1μg/kg 为负荷剂量,0.1~0.2μg/(kg·h)为维持剂量,复合瑞芬太尼 50.1±16.8ng/(kg·min),用于 RFA 获得可唤醒的麻醉状态。镇静/镇痛麻醉中镇痛作用是关键,研究证实,输注瑞芬太尼 0.05~0.3μg/(kg·min)、60~90 分钟可诱发术后痛觉过敏,降低病人术后舒适度并增加术后镇痛药用量。舒芬太尼镇痛作用强、血流动力学稳定、安全阈较宽,LD50/ED50 为 2521:1,胸腹壁肌肉僵直的副作用是非气管内全麻的风险,控制输注速度和小剂量纳洛酮(30μg)的给予可以有效避免舒芬太尼副作用的发生。

2. 射频热刺激对患者的影响?

疼痛:脊髓后角感觉神经纤维末梢痛觉感受器多分布于肝被膜上,通过第一肝门沿门静脉分布,而肝实质的神经发自肝神经丛含交感和副交感神经纤维,对疼痛不敏感。研究发现,病灶大、未经治疗、邻近肝被膜的肿瘤和经历多次消融治疗的病人治疗中 VAS 评分更高,另外消融时间的和消融功率的增加也会增加痛感。

体温:RFA 是在影像学技术引导下将射频电极刺入瘤体内,利用高频震荡电流使组织离子随电流变化产生振动并产热,在消融电极周围形成 100℃~120℃高温区,导致肿瘤细胞凝固性坏死。局部热量可随血流到达全身,术中病人有大量出汗,加之术前禁食水时间较长应及时补足入量,避免由此引发的循环波动。

免疫:RFA 不但使肿瘤细胞发生凝固性坏死,还使肿瘤周围血管凝固阻断肿瘤血供,防止肿瘤转移。RFA 通过多种途径增强机体细胞免疫和体液免疫功能,包括①热刺激导致局部的炎性细胞浸润免疫反应增强;②凝固坏死的肿瘤细胞起到"灭火疫苗的作用"诱导产生特异性 CTL(细胞毒性 T 细胞),增强细胞免疫;③热消融后产生热休克蛋白 HSP70 激发 T 淋巴细胞介导的细胞免疫;④热疗可使肿瘤细胞表面抗原簇暴露或抗原改变而增强肿瘤的抗原性。

3. 右美托咪定在本例麻醉中发挥的作用?

DEX 是高选择性的 $α_2$ 肾上腺素能受体激动剂作用于蓝斑核的 $α_2$ 受体,使蓝斑释放 NE 受到抑制,腹外侧视前区失去 NE 的控制,释放 γ-氨基丁酸(GABA)和甘丙肽,这两种递质又抑制蓝斑和丘脑内侧乳头结节核(TMN),引起 TMN 组胺释放减少产生催眠效应,和生理性睡眠作用途径相同。DEX 产生可唤醒的睡眠状态且无定向障碍,术中病人可被唤醒配合诊疗,失去刺激后再次入睡,这是完成 S7 病灶消融的药理保障。

DEX 呼吸抑制作用轻,有研究表明,健康受试者 DEX 血浆浓度达 8ng/ml 时无血氧或 pH 变化,并维持足够的呼吸动力。DEX 不但具有镇静催眠效应同时也作用于脊髓和蓝斑核产生镇痛作用,并可减少丙泊酚和阿片类药物用量,获得满意镇静镇痛作用同时减少麻醉药物对呼吸抑制的发生,该患者始终处于安静的睡眠状态呼吸道通畅良好。也有报道静脉注射 DEX 0.25~2μg/kg,随剂量增加健康受试者分钟通气量降低,虽然 DEX 不影响呼吸中枢对高碳酸血症的兴奋性,但术中仍需密切监测,一旦出现高碳酸血症应及时唤醒病人增加通气或给予小剂量纳洛酮是有效的。

4. 该患者是否可以考虑复合硬膜外阻滞?

国内外射频消融术麻醉均无统一方法,局麻、硬膜外麻醉、椎旁阻滞和全身麻醉均有报道。

我国肝硬化的主要病因是病毒性肝炎发展而来,继发于乙型肝炎或丙型肝炎的肝硬化患者是肝细胞癌的高发人群。虽然硬膜外麻醉阻滞平面控制得当可以提供安全的操作条件,但硬膜外麻醉在慢性肝炎肝硬化病人有诸多限制。首先,肝硬化尤其是终末期患者多存在血小板数量、功能异常,纤维蛋白原减少和凝血酶原时间延长,增加硬膜外麻醉出血风险。其次,骨骼系统是转移癌的常见部位,且以脊柱最易受累。原发性肝癌以肝内转移最为多见,但有报道,随着治疗手段的进步病人生存期明显延长,原发性肝癌骨转移的发生率可达 28%。另外,硬膜外麻醉可使组织区域内血管扩张,增加射频消融穿刺出血风险。文献报道有 2% 的 RFA 术后并发出血。合并肝硬化的 21 例病人行经皮腹腔穿刺肝活检中 17 例发生继发性出血。因此,实施硬膜外麻醉前应重点评估有无骨转移、血小板数量和功能、凝血功能、肿瘤位置和大小以及阻滞范围。

5. 慢性肝炎肝硬化患者为何术前可能存在低氧血症?

低氧血症是指吸空气时 PaO_2 低于 70mmHg,常见于终末期肝病。发生率约为 33%,其原因是多方面的。

腹腔、胸腔积液对肺底部的压迫作用以及肝硬化时缺氧性肺血管收缩作用反应迟钝发生通气/血流比例 ($\dot{V}/\dot{Q}$) 失调发生低氧血症。

门脉性肺动脉高压(portopulmonary hypertension,POPH)是在肝硬化门脉高压时,肺血流量增加引起肺血管收缩、肺动脉内皮细胞和平滑肌细胞增生,最终导致血管纤维化肺血管阻力增大而发生,慢性肝病患者中 POPH 的发生率为 2%~5%,患者最常见的症状为进行性劳力性呼吸困难,常见的体征为肺动脉瓣区第 2 心音增强伴收缩期杂音,提示有三尖瓣反流。虽然 POPH 大多发生在肝硬化门静脉高压症患者,但始动因素是门静脉高压而非肝脏疾病。

肝肺综合征(hepatopulmonary syndrome,HPS)是指肝脏疾病、动脉低氧血症和肺内血管扩张三联征,在肝脏疾病患者的发生率为 5%~15%。是在慢性肝病和(或)门脉高压的基础上出现肺内血管异常扩张、气体交换障碍、动脉血氧合功能障碍。肺泡-动脉血氧分压差上升、低氧血症,是 HPS 的重要生理基础。特征性表现是仰卧呼吸和直立位性呼吸困难、低氧血症、发绀。HPS 是终末期肝脏病的严重肺部并发症。

【小结】

RFA 是利用高频震荡电流在消融电极周围形成 100℃左右的高温区,导致肿瘤细胞发生凝固性坏死,具有疗效确切、创伤小、恢复快等优势。但高温及穿刺引发的憋胀疼痛感使病人在局麻下难以忍受甚至必须终止治疗,特别是近心包病灶 RFA 手术更适宜采用自主呼吸保留、镇痛完全、且可唤醒合作的临床麻醉技术。本例采用右美托咪定 0.5μg/(kg·h) 复合丙泊酚 1mg/(kg·h) 至术终,同时在 20 分钟内分次缓慢给予舒芬太尼 0.3ug/kg。在 RFA 麻醉中安全有效,术中循环稳定,呼吸道通畅良好、呼吸抑制轻微,获得舒适的可唤醒的镇静、镇痛效果。

【专家简介】

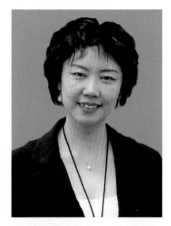

王海云

王海云，教授，主任医师。天津市第三中心医院麻醉科主任，博士。天津医科大学麻醉学博士研究生导师。中国医师协会麻醉学医师分会青委会副主任委员、中华医学会麻醉学分会青委会委员、中国心胸血管麻醉学会疼痛学分会常委、国家自然科学基金评审专家。主持国家自然科学基金3项，参与国家自然科学基金2项；主持及参与省部级和天津市各级基金12项；多篇论文被SCI和"中华级"核心期刊收录。主持完成天津市科技进步三等奖1项，参与完成天津市科技进步二等奖1项。诊疗特长：多技术困难气道处理、复杂上腔静脉置换及心脏大血管手术麻醉、多脏器衰竭患者麻醉管理及临床救治。科研方向：麻醉药对脑认知功能及中枢神经系统可塑性影响。

【专家点评】

1. 近右心肝脏肿瘤射频消融术要求患者镇痛完全，避免因疼痛刺激引发体动造成心包损伤；镇静完善，术中需要患者积极配合屏住呼吸以避免肝脏随呼吸运动移位；且呼吸平稳避免呼吸道梗阻。

2. 选用MAC技术适宜该类患者麻醉管理，但是适宜药物及其剂量的应用是本病例实施MAC关键难点。

3. 右美托咪定可产生类似生理性睡眠、呼吸抑制轻、产生剂量相关的遗忘作用，减少丙泊酚和麻醉性镇痛药用量，是目前在MAC治疗中广泛应用药物。

4. 舒芬太尼镇痛作用强、血流动力学稳定、安全阈较宽，LD50/ED50为2521∶1，胸腹壁肌肉僵直的副作用是非气管内全麻的风险，控制输注速度和小剂量纳洛酮（30μg）的给予可以有效避免舒芬太尼副作用的发生。

5. 丙泊酚镇静剂量是25~75μg/（kg·min），但由于右美托咪定和舒芬太尼的应用，大大降低了丙泊酚应用剂量（丙泊酚20~30μg/（kg·min）至术终），因此坚持个体化剂量应用原则在临床麻醉中至关重要。

【参考文献】

1. Silverman E. R, Lai Y. H, Osborn I. P et al. Percutaneous radiofrequency ablation of hepatocellular lesions in segment II of the liver：a risk factor for cardiac tamponade. J Clin Anesth. 2013. 25（7）：587-590.

2. Le GM, Liu N, Tounou F, et al. Dexmedetomidine reduces propofol and remifentanil requirements during bispectral index-guided closed-loop anesthesia：a double-blind, placebo-controlled trial. Anesth Analg. 2014. 118（5）：946-55.

3. Ebert TJ, Hall JE, Barney JA, Uhrich TD, Colinco MD. The effects of increasing plasma concentrations of dexmedetomidine in humans. Anesthesiology. 2000. 93（2）：382-94.

4. Guo TZ, Jiang JY, Buttermann AE, Maze M. Dexmedetomidine injection into the locus ceruleus produces antinociception. Anesthesiology. 1996. 84（4）：873-81.

5. Coruh B, Tonelli MR, Park DR. Fentanyl-induced chest wall rigidity. Chest. 2013. 143（4）：1145-6.

6. Fahnenstich H, Steffan J, Kau N, Bartmann P. Fentanyl-induced chest wall rigidity and laryngospasm in preterm and term infants. Crit Care Med. 2000. 28（3）：836-9.

7. Gazzera C, Fonio P, Faletti R, et al. Role of paravertebral block anaesthesia during percutaneous transhepatic thermoablation. Radiol Med. 2014. 119（8）：549-57.

8. Hou R, Wang YW, Liang HF, et al. Animal and cellular models of hepatocellular carcinoma bone metastasis：establishment and characterisation. J Cancer Res Clin Oncol. 2015. 141（11）：1931-43.

9. Rhim H, Dodd GD, Chintapalli KN, et al. Radiofrequency thermal ablation of abdominal tumors：lessons learned from complications. Radiographics. 2004. 24（1）：41-52.

68　肝癌合并肝硬化患者行肝叶切除术的麻醉管理

【导读】

　　肝叶切除的患者大都存在肝硬化的基础,但临床肝功能检验一般均在正常范围,术中管理的焦点主要是维持血流动力学稳定、尽可能维持有效的肝血流以保持较好的肝氧供耗比、保护支持肝脏的代谢。另外积极防治手术过程中出血、气栓、低体温和水电酸碱平衡紊乱等并发症的发生。

【病例简介】

　　患者,男性,55 岁,70kg,ASA Ⅱ 级。因"中上腹胀痛不适 15 天余,B 超发现左肝占位 10 天",门诊以"肝占位"入院。患者半月前因中上腹胀痛,餐后明显,无恶心,无畏寒发热,外院 B 超提示左肝见一 9.6cm×8.3cm 不均质占位。肝硬化,脾大,CT 提示肝左外侧段一大小约 98mm×87mm 低密度占位,边界欠佳,内回声不均匀,增强后不均匀强化,功能多发低密度灶(转移瘤不排除),肝硬化,脾大,肝肾多发囊肿,AFP 1870μg/L。发病以来,无皮肤、巩膜黄染,无呕血、黑便,无寒战、高热,无恶心、呕吐,无咳嗽、咳痰、咯血、胸闷、气短、尿频、尿急等特殊不适症状,精神状态良好,十余正常,睡眠欠佳,大便如常,小便如常,体重无明显变化。体温:36.5℃,心率:76 次/分,呼吸:18 次/分,血压:109/64mmHg。既往乙肝病史 15 年,为正规治疗,余无特殊。术前检查结果:心电图、肺功能正常。胃镜显示食管静脉中度曲张。WBC 2.88×10⁹/L,HGB 137g/L,PLT 50×10⁹/L;TB 22.8μmol/L,DB 7.7μmol/L,谷丙转氨酶:30.1U/L,谷草转氨酶:28.6U/L,白蛋白:35.9g/L,前白蛋白:113mg/L,白球比:1.4;INR 1.09,PT 13.1s,APTT 33.0s,TT 19.9s,Fbg 1.5g/L,AFP 1870μg/L。ICG 检查结果:10 分钟滞留率 10%,肝炎指标:表抗原(+)、e 抗原(+)、e 抗体(+)、核心抗体(+)。入院诊断:①肝占位:原发性肝癌;②肝炎后肝硬化;③乙肝病毒携带者。拟在硬膜外复合全麻下实施"肝左叶部分切除术"。

　　麻醉经过:患者入室,开放左臂外周静脉,乳酸林格液 500ml 维持后,右侧卧位下完成 T₈₋₉ 硬膜外穿刺,局麻下左桡动脉穿刺置入 20G 套管针,连续有创动脉压监测 BP 130/70mmHg,HR 80 次/分。2% 利多卡因 3ml,15 分钟后测试平面 T4,予 0.75% 罗哌卡因 8ml 首剂,后每小时追加 5ml。全麻诱导静脉缓慢推注丙泊酚 150mg、舒芬太尼 15μg、罗库溴铵 50mg,90 秒后行气管插管 7.5F。消毒铺巾后中心静脉置管,置入右侧颈内静脉双腔管,深度 13cm。并持续监测 CVP

　　麻醉维持:1.5% 七氟烷吸入辅以瑞芬太尼 6μg/(kg·h),手术开始前 ABP120/67mmHg,HR 66 次/分,术中循环平稳,切除肝占位前予以控制性低 CVP 技术限制液体入量(CVP 为 4mmHg),肝门阻断下行肝占位切除,术中出血 200ml,ABP 一度低至 90/50mmHg,予以麻黄碱 6mg 间断 3 次推注,血压回升至 110/65mmHg。肝门开放后以琥珀酰明胶 1000ml 快速输入扩容,手术历时 160 分钟,术毕共输注液体 2000ml。血压回复正常 120/67mmHg,CVP 为 8mmHg,尿量 250ml。术后清醒,留置硬膜外导管低浓度罗哌卡因术后 PCEA,患者拔管,自主呼吸正常,SpO₂ 98%,安全送回病房。

【问题】

1. 肝功能不全患者全身各系统主要病理改变及体液变化特点?
2. 患者术前肝功能评估及如何分级?

3. 该患者术前准备的注意事项？

4. 麻醉选择和麻醉用药的注意事项？

5. 术中麻醉管理的要点？

6. 术中可能出现的特殊情况及处理要点？

1. 肝功能不全患者全身各系统主要病理改变及体液变化特点？

肝功能障碍患者的病理生理变化是全身性和多方面的,涉及中枢神经系统、心血管系统、呼吸系统及泌尿系统等等。总体而言,肝功能障碍患者体液分布异常主要表现为循环高动力、高血容量,且带来大脑、肺、肾脏及凝血系统功能的进一步紊乱。具体各系统病理生理改变如下：

（1）中枢神经系统：脑水肿是常急性肝衰竭时发生的脑部体液分布特征,主要是因为脑内谷氨酸蓄积,对星形胶质细胞产生渗透作用并导致其肿胀,脑血流量自动调节功能失常加剧了这一病理变化。这一机制对慢性肝衰竭的肝性脑病发生影响并不大,其原因可能是长期病变后发生了代偿性变化。当发生肝性脑病时,尚需警惕脑水肿并发的低血钾和碱血症,因为二者会加重氨相关的中枢神经系统功能障碍。

（2）心血管系统：肝硬化门脉高压患者中约有70%呈现循环高动力状态,表现为体循环阻力降低和心输出量增加、低外周血管阻力。而灌注压、心率、动脉压则正常。血容量通常是升高的,外周血流对组织氧耗来说是供过于求。全身性的血管扩张主要发生于体内大血管,但也存在微循环功能紊乱,表现为毛细血管水平的动静脉旁路增加。另外,肝硬化门脉高压患者进一步发展后即表现为在许多器官及组织动静脉血流同时增加,如腹腔器官、肺、皮肤、骨骼肌等。在临床上一些失代偿肝硬化及门脉高压患者对 α-受体激动剂不敏感,但对加压素的反应却较好。肝硬化患者的血管功能的失代偿总是以心室充盈压升高、心率加快及每搏量降低为先导。门脉血流显著下降而肝动脉血流维持不变甚至增加。所以大多数情况下,肝脏氧供还能维持,而肝血流却显著下降。

腹水可能是肝硬化患者心血管功能恶化的重要并发症之一。伴随着腹内压升高膈肌上抬使胸内压亦升高,跨心壁压力梯度下降。液体的大量积聚,使回心血量及心排出量降低,放腹水可降低腹内压从而可改善总体的心血管功能。显然,如果要放腹水,也应在密切监测心血管指标的基础上慢慢进行。

（3）呼吸系统：慢性肝病患者会发生很多肺部并发症,包括限制性疾病、肺内分流、通气/血流比值失调、肺动脉高压等等。限制性肺疾病通常发生于大量腹水或胸膜渗出的患者,渗出液使得肺在吸气时不能充分扩张,胸腔抽液可短暂缓解这一症状。肺内分流常继发于心脏高排/血管扩张状态,其特点是肺内血管扩张,含氧量低的静脉血迅速从右心循环进入左心循环,没有在肺内充分氧合。肺动脉高压也是肝脏疾病的常见表现之一,发生率约20%。严重的肺动脉高压（肺动脉压>25mmHg）合并门静脉高压称为门静脉-肺动脉高压（PPH）,约有2%的肝衰竭病例会发生。严重的PPH会导致右心衰竭,可用前列环素治疗。

（4）泌尿系统：如门脉高压患者肾血流正常,则常无明显的肾功能障碍。肾皮质血流下降是肾功能损伤的首要征象之一。肾功能不全在肝衰竭患者中很常见,肝衰竭患者高动力/血管扩张的状态导致交感兴奋,肾血流自动调节曲线右移,愈加削弱了低血压状态下肾自动调节的能力。肾素-血管紧张素-醛固酮系统激活,导致肾的灌注血管收缩,肾小球滤过率下降,此外,肾灌注不足导致抗利尿激素水平提高,进一步限制了尿排出。肝疾病时异常增多的血栓素和内皮素也促使肾血管收缩,导致肝肾综合征（HRS）和肾衰竭,其特征是氮质血症、高渗尿和尿钠浓度低于10mEq/L。终末期肝病患者发生肝肾综合征常需要肾替代治疗如持续静脉-静脉血液透析（CVVHD）,也是原位肝移植的首选病例。

（5）血液及凝血系统：血液学方面,贫血最为常见,可能与慢性病性贫血、营养不良和慢性失血（如食管静脉曲张出血）等有关。此外,血小板减少也是常见表现之一,主要由于门脉高压和脾静脉淤血导致脾充血肿胀,血小板经脾滞留并被脾脏吞噬。而白细胞减少及血小板降低通常与脾亢及乙醇诱导的骨髓抑制有关。

大多数肝硬化患者多少都有一些凝血功能的改变。最常见的是血浆Ⅱ、Ⅶ、Ⅴ、Ⅹ因子减少。Ⅰ因子（纤维蛋白原）也减少。通常纤维蛋白的降解产物浓度不增加,但纤维蛋白原的消耗增加。偶尔在外科分流手术后可发生播散性血管内凝血（DIC）。肝硬化患者白蛋白的血浆浓度往往是下降的,原因与白蛋白合成减少,总体水过多有关。

（6）电解质改变：肝功能与电解质代谢具有密切关系,肝功能障碍时常发生低钾血症,后者又可引起碱中毒,这两者在诱发肝性脑病和肝性肾功能不全中均具有一定作用。这种低钾血症常常由以下原因引起：①肝细胞对醛固酮灭活减弱；②腹水形成致有效循环血量减少，反射性醛固酮分泌增加；③术前利尿剂应用；④输注葡萄糖使钾离子转移到细胞内。所以术前应针对低血钾的原因给予纠正，对防止术中肝昏迷的发生很重要。

终末期肝硬化患者低钠血症比低钾血症更属于病情危重的表现。急性肝功能不全患者发生持续性低血钠时，一般并非是由于失钠所致，而是机体濒于死亡的表现，常预示患者预后险恶。水潴留是形成稀释性低钠血症的主要原因。水潴留往往与肝病时有效循环血量减少引起抗利尿激素分泌过多或与抗利尿激素灭活减少有关。

重症肝功能不全患者可能会伴发低磷血症和低钙血症，研究发现降钙素升高与肝细胞功能障碍的加重相平行，所以肝功能不全时降钙素灭活减少是钙磷代谢紊乱的主要原因。当磷缺乏过甚时，糖酵解所需的磷也逐渐不足，必然使大脑细胞不能很好地利用葡萄糖。低磷血症是否可能引起肝昏迷，或是否为肝昏迷不得清醒和恢复的原因有待阐明。

2. 患者术前肝功能评估及如何分级？

本例为肝癌合并肝硬化患者，ASA 分级 Ⅱ 级。目前检查肝功能的试验很多，但仍不能反映全部肝功能的试验，而本例患者需行术前肝功能试验的目的是协助诊断肝损害程度、转归和预后，为肝胆系病人术前估价肝功能作好术前准备。因此，术前首先需要进行常规肝功能检查，明确血清酶学指标，总蛋白、白蛋白及胆红素水平。结合患者腹水生成情况，营养状况及出凝血功能等做综合判断以评价术前肝功能状况。

肝脏含酶特别丰富，其酶蛋白占肝脏总蛋白的 2/3 左右。在病理情况下肝脏的酶含量常有改变，并且可反映在血液内酶浓度的变化，临床上可根据血清内酶活力的增高或减少来了解肝脏病变的性质和程度，辅助诊断肝胆系疾病，但严重的终末期肝脏疾患常常表现为血清主要酶学指标谷丙转氨酶、谷草转氨酶不高甚至正常，但血清胆红素水平很高或持续升高，即"胆酶分离"现象，此类患者常常提示预后不良。

各种指标中血浆蛋白，特别是白蛋白含量是比较敏感的数据，白蛋白降低越多，肝脏损害越严重。胆红素的代谢在肝损害时影响也很明显。一般都主张采用此两种试验，结合临床表现可作为术前估计肝损害的程度的依据（表 5-14）。但片面地或孤立地根据肝功能试验个别指标作出诊断，常可能造成错误或偏差。

表 5-14　肝损害程度的估计

	轻度损害	中度损害	重度损害
血清胆红素	<34.2μmol/L*	34.2~51.3μmol/L	<51.3μmol/L
血清白蛋白	>35g/L	30~35g/L	<30g/L
腹水	无	易控制	不易控制
神经症状	无	轻度	昏迷前期
营养状态	好	尚好	差，消瘦
手术危险性	小	中	大

* μmol/L×0.05847 =mg/dl

当估计患者的手术危险性时可用积分法来评估（表 5-15）。当患者得 5~6 分，手术危险性小（相当于轻度肝损害），8 或 9 分为中等（相当于中度肝损害），而 10~15 分则危险性大（相当于重度损害组），本例患者肝功能分级为 1 级，手术风险相对较小。

表 5-15　肝病严重程度的分级计分法

临床与生化检查	疾病严重性		
	1	2	3
脑病（程度分级）	无	1~2	3~4
胆红素（μmol/L）	<25	35~40	>40
白蛋白（g/L）	35	28~35	<28
凝血酶原延长时间（S）	1~4	4~6	>6

肝脏的生化功能测定在肝病的诊断中具有重要的地位。但是，目前临床上常用的肝功能试验，仅是筛选性的，定性的或半定量的，近年来根据肝脏对药物、染料、半乳糖或色氨酸清除的原理，吲哚菁绿（ICG）实验可以较定量地估计肝细胞或吞噬细胞损害的程度。吲哚菁绿（ICG）在血浆中与白蛋白及 α-脂蛋白结合，能迅速被肝脏摄取

而清除,在肝内不与其他物质结合但通过胆汁排泄。ICG 为肝脏高摄取物质,其清除率可反映有效肝血流量。一般采用静脉注射 0.5mg/kg,于 15 分钟时测定滞留率,正常值为,正常上限为 10%。本例患者 ICG 10% 在正常范围,提示肝脏储备功能无异常。

3. 该患者术前准备的注意事项?

肝病及其本身的继发病,如门静脉高压症等需手术治疗时,特别是广泛肝切除术合并有肝硬化或需剖胸的病人,手术较复杂,创伤大,出血也多,术前必须有良好的准备,要安排足够时间改善病人的全身情况和肝功能。

肝功能不全的病人进行手术治疗,术前应尽量采用对肝脏损害较轻的麻醉药和麻醉方法,积极进行以"保肝"为主的术前准备。包括:①加强营养,给予高蛋白、高碳水化合物,低脂肪饮食,口服多种维生素。因胃纳差,进食少者,必要时可经静脉途径补充,以求改善肝功能。糖的补充,不仅供给热量,还可增加糖原贮备,有利于防止糖原异生和减少体内蛋白质的消耗。②改善凝血功能。如维生素 K_3 口服,紧急情况下可以静脉注射维生素 K_1,其作用时间快,效果好,是多种凝血因子的必需原料。③血浆蛋白低者,尤应予以足够重视,如总蛋白低于 45g/L,白蛋白低于 25g/L 或白、球蛋白比例倒置,术前准备要积极,必要时应输给适量血浆或白蛋白。④贫血病人,必要时可多次少量输血,争取血红蛋白不低于 100g/L,血清总蛋白 60g/L,白蛋白在 30g/L 以上。⑤对有腹水的病人,应采用中西医结合治疗,待腹水消退后稳定两周再进行手术治疗。必要时于术前 24~48 小时内行腹腔穿刺,放出适量的腹水,以改善呼吸功能,但量不宜过多,要根据病人具体情况。一般一次量不超过 3000ml 为原则。⑥术前1~2 日,给予广谱抗生素治疗,以抑制肠道细菌,减少术后感染。⑦根据手术切除范围,备好术中用血。

一般镇静、镇痛药均经肝脏代谢降解,麻醉前用药量宜小。苯巴比妥钠、地西泮、异丙嗪、氟哌利多等均可使用。对个别情况差或处于肝性脑病前期的病人,术前仅给阿托品或东莨菪碱即可。本例患者为一般肝叶或联合肝叶切除的大手术,我们的术前准备包括①术前用药:吗啡 5mg 和东莨菪碱 0.3mg 肌注;②麻醉前准备:留置导尿管,置入右颈内静脉导管监测中心静脉压,保证静脉输血、输液通畅,左上肢桡动脉穿刺置管监测直接动脉压。

4. 麻醉选择和麻醉用药的注意事项?

(1) 麻醉方法:不同的麻醉方法各有其优缺点,选用时应根据手术的类型,结合患者肝功能不全等具体情况作全面考虑。椎管内麻醉中连续硬膜外阻滞适用于许多肝脏外科手术,但要注意凝血功能障碍和血压降低的影响。20 世纪 80 年代前连续硬膜外麻醉曾广泛用于各组肝胆手术麻醉中,具有操作简单,监护和复苏要求低等优点,但也存在对循环呼吸影响较大,T_8 以上高位硬膜外阻滞易发生平面过高,呼吸循环抑制,低血压较为常见。更严重的是部分肝功能不全患者出凝血功能障碍,属于硬膜外阻滞的相对禁忌证。因此,目前认为,单纯硬膜外阻滞并非肝脏手术的理想麻醉方法,除小型的肝脏或胆道手术可在硬膜外阻滞麻醉下进行外。目前主张大部分的肝胆手术都应在全麻下进行,全身麻醉的优势在于深度易控,术中呼吸循环管理方便,能最大程度减轻患者伤害性生理和心理刺激。但是,如能复合腹部交感神经丛阻滞,将能更大程度减少患者的伤害性刺激。此外,肝功能障碍患者全麻诱导和维持的用药选择受许多因素影响。最主要的是长期高心排量造成血管扩张,可能导致相对的低血压。

(2) 麻醉药物的选择:相比正常人群,肝功能障碍患者对许多药物的代谢、清除能力下降,另外,血清白蛋白水平下降、全身性体液转移(如腹水)会改变许多药物的分布容积,从而会对不同药物的作用产生复杂的影响。肝脏疾病患者或行肝段切除术时,使用挥发性麻醉药维持全麻时有很多选择。总的而言,大多挥发性麻醉药可减少门静脉血流进而导致全肝血流减少,但肝动脉血流会反应性增加。

肝脏疾病患者对阿片类药物的耐受性良好,但仍应注意避免使用过量导致心排量下降和低血压。丙泊酚在持续泵注时其清除率也无变化,但作用于肝功能障碍患者时,其消除半衰期和作用停止的时间将延长。丙泊酚应谨慎使用因为在注射初会导致血压下降。苯二氮䓬类药物如咪达唑仑应用于肝功能障碍患者时其清除率下降,因为其进一步刺激中枢 GABA 受体,会加重肝性脑病。神经肌肉阻断药阿曲库铵和顺式阿曲库铵不依赖肝肾代谢,很少受肝功能障碍的影响。因此二者成为肝衰竭患者的不错选择,而顺式阿曲库铵的无组胺释放作用更受青睐。肝功能障碍患者在手术过程中,常常难以维持正常血压以保证器官灌注,因此可以使用心血管活性药物。正性心力作用药物如 β 激动剂、多巴胺丁酚或磷酸二酯酶抑制剂米力农,收益甚微,因为这些患者本就心输出量过度增加、动脉扩张严重。这种情况下,纯 α 激动剂苯福林对平均动脉压作用明显,因此常用于肝脏手术中。然而,苯福林带来的脉管收缩可导致器官终末血管血流下降,使这些组织的氧供不足。为尽量避免这种情况发生,可以检测混合静脉血氧饱和度、血气分析、血清乳酸水平。其他外周血管张力药物如去甲肾上腺素、垂体加压素等也可以使用,但同样应注意其内在的风险。

5. 术中麻醉管理特点?

(1) 术中监测要点:由于肝叶切除术中血流动力学及液体平衡往往波动显著,所以对这些患者应有较充分的术前准备和良好的术中监测。动脉置管可用来监测动脉压和采集动脉血样,中心静脉压、肺动脉压、心输出量、尿量监测对血容量和心功能评估均是有益的,同时体温和神经肌肉阻滞程度也可监测。心前区多普勒可监测有无空气栓塞。

中心静脉置管以备大量输血输液及 CVP 监测。另外,应备好快速输液系统,准备充足的血源包括新鲜冰冻血等、血小板和冷沉淀物。Hb>100g/L 不必输血。Hb<70g/L 应考虑输入浓缩红细胞。Hb 为 70g/L 到 100g/L 之间可根据患者代偿能力、一般情况和其他脏器器质性病变决定是否输血。急性大出血如出血量>30% 血容量,可输入全血。一般来说失血≤1000ml 可用胶体晶体液补充血容量,不必输血。失血达 1000 到 5000ml 可输洗涤红细胞。失血≥5000ml 在输洗涤红细胞的同时还应输入适量的新鲜冰冻血浆(FFP),而失血≥8000ml 还应加输血小板。

术中血流动力学稳定主要靠血管中有效血容量来维持。血容量受术中失血和大血管阻断与放松的影响。术中失血量是不定的,有时失血量可能达血容量的 20 倍之多,尤其在有高度血管化的肿瘤如巨大海绵状血管瘤的患者或以前有腹部手术史的患者,有人研究快速阻断门静脉和肝动脉,由于全身血管阻力增加,虽然心充盈压和心输出量在一定程度上有所下降,但动脉压仍升高。即使血管阻断持续 1 小时,阻断放松后,血流动力学仍迅速恢复正常,并不出现心血管受抑制的表现。

(2) 术中液体和输血管理:术中液体的管理包括输注晶体液、胶体液(白蛋白或羟乙基淀粉及胶原等)和血制品。当急性失血时,晶体液能快速有效地储存血管内容量和补充组织间液缺失,且价格较胶体低廉。但晶体液输注过多会导致周围性水肿而致伤口愈合及营养物质运输不良和出现肺水肿。胶体液在避免低蛋白血症发生的周围性水肿中更常用,在早期可输注白蛋白以降低周围性水肿和肺水肿的程度,同时避免发生长期术后低蛋白血症。

大量输血可导致其他病生改变,由于低钙血症而导致心肌抑制是输注大量含枸橼酸盐的一个主要问题。即使无肝功能不全的患者,输血速度超过 30ml/(kg·h) 时,也会发生低钙血症。但当输血较慢时钙离子水平在 10 分钟内即可恢复正常。但当患者清除枸橼酸盐能力不全时(肝功能差、低温、尿量少),与肝功能不全患者一样,易于发生枸橼酸盐中毒。由于肝灌注和肝功能在围术期会显著下降、输血速度也会长时间超过 30ml/(kg·h),术中应经常监测钙离子水平,并适当补充氯化钙和葡萄糖酸钙。

对于疾病严重或进行长时间手术的患者,应优先考虑使用胶体。胶体(如白蛋白、羟乙基淀粉)可减少钠的分布、使液体在血管内驻留时间延长(尽管数据显示白蛋白在血管内驻留时间仅比晶体稍长)。血管外渗透压降低可减少水肿形成和术后腹水。对于严重凝血障碍的患者,首选新鲜冰冻血浆作为术中维持性液体。维持血管内容量很重要,使尿量在 0.5ml/(kg·h) 以上,除非之前已存在肾功能不全,遇此情况应谨慎补液防治超负荷。

6. 术中可能出现的特殊情况及处理要点?

(1) 低中心静脉压(CVP)技术:在肝切除术期间降低 CVP 可通过减轻肝静脉内淤血程度而显著减少术中失血。在全麻基础上联合使用硬膜外麻醉和静脉内给予硝酸甘油可扩张血管,据报道这种方法可将 CVP 降至 5cmH_2O 以下。由于这一技术的特征之一是要持续限制液体入量直到手术结束,因而可能造成术中低血容量,继而减少肾脏和肝脏等内脏器官的血流量。尤其是对左室或右室功能不良的患者。如体循环动脉压发生轻微下降则使用血管收缩剂可能会与低血容量状态协同加重对肠道灌注的影响。许多麻醉医生使用改变心肌收缩力的药物或血管收缩剂来维持低 CVP 下的器官灌注,如小剂量多巴酚丁胺[2~5μg/(kg·min)]、去甲肾上腺素[0.05μg/(kg·min)]。由于多巴酚丁胺在扩张心肌血管的同时具有正性变时作用,在使用时要注意防止心率增加过高。有时使用甘油三酯灌注或利尿剂来降低 CVP,但一般并不必要。低 CVP 技术的另一个并发症为空气栓塞,必须密切监测患者呼末 CO_2 的突然变化,并且在灼烧肝血管时应小心谨慎。低 CVP 时突然的出血会迅速引起严重的低血容量血症。这就是必须具备迅速输入加温液体和输血能力的重要意义,使用快速输液器可防止不慎注入空气。但还应强调不要补液过度,因为其可导致 CVP 升高进而妨碍外科医生在恢复灌注后的再控制出血的能力。另外,观察外科医生的操作过程非常重要,因为外科医生和其助手可能会用手、拉钩、纱布等压迫到下腔静脉,这会严重减少静脉回流。

(2) 控制凝血功能障碍:与肝疾病相关的凝血功能障碍会显著增加围术期出血风险。肝脏是产生主要凝血因子的场所,还产生许多凝血抑制剂、纤溶蛋白及其抑制剂等。凝血和纤溶过程中多种活化因子的障碍都与肝功能异常相关。另外,肝疾病患者因肝硬化和脾功能亢进引起的血小板异常和血小板减少也很常见。因而可以理解为何肝功能不全患者可发生低凝状态、纤溶亢进、弥散性血管内凝血(DIC)和与蛋白 C 和蛋白 S 缺乏有关的高凝状态等各种凝血功能异常。术中应监测凝血功能比较有价值的是 Sonoclot 和 TEG 的监测,因为它们均能及时监测凝血和纤溶的全过程,能明确诊断高凝状态或由于凝血因子、血小板缺乏还是纤溶亢进导致的低凝渗血,从而进行更有针对性的治疗。在急性大量渗血难于控制时,可应用重组第七因子(rFⅦa)。

(3)自体输血问题:尽管我们尽最大努力来减少失血,在肝切除术期间仍然经常需要输血。不论是术前预存式自体输血还是术中使用血细胞回输仪的方式,自体输血都是补充失血量的一种安全有效的方法,并且在非恶性疾病患者中得到广泛使用。由于恶性疾病患者不论使用哪种自体输血方式都存在恶变细胞污染血制品的风险,虽然有证据表明,使用血细胞回输仪对肝细胞癌患者进行自体输血与术后肿瘤复发无关,但医生一般不愿对肿瘤患者使用自体输血,也有医院采用肿瘤所在区域血供被阻断后再开始用血细胞回输仪采集自体血。

(4)全肝血流阻断术的麻醉管理:肝血流阻断即在切肝手术时腹主动脉、肝下腔静脉、肝上下腔静脉和肝十二指肠韧带全部阻断,从而使肝脏处于无血状态,可以达到比较理想的止血。阻断和开放阻断大血管时都会引起暂时性血压波动,特别在阻断腹主动脉时血压会剧升,而开放腹主动脉时血压又会剧降,除了可以适当应用降压药和升压药外,宜在操作方法上加以注意,如对腹主动脉和下腔静脉,采用同时阻断和同时开放,阻断时采用逐步束紧,开放时逐步松开(两者均在 3~4 分钟左右),血压波动即刻显著降低。在麻醉处理上同一般肝切除术。为了防止可能发生的血压急剧波动,可将 α 受体激动剂(如间羟胺)与阻断剂(如苄胺唑啉)分别稀释以备必要时缓慢静注。临床上阻断时间为 15~25 分钟,一般给 5% 碳酸氢钠 100~150ml,全肝血流阻断术中麻醉管理的要点主要是在适当扩容的基础上维持血流动力学稳定,尽可能维持有效的肝血流以保持较好的肝氧供耗比、保护支持肝脏的代谢。另外积极防治手术过程中气栓、低体温和水电酸碱平衡紊乱等并发症的发生。科学的麻醉处理可使得患者术后病理生理和血凝等方面改变尽可能轻微,对肝、肾功能虽有轻度影响,但很快即恢复。

【小结】

无论肝脏疾病患者的肝脏手术或肝病患者行非肝脏手术,麻醉与围术期管理均应遵循如下原则:①作好充分术前准备,尽一切可能纠正机体的内环境紊乱;②术中减少一切不必要的用药,以减轻肝脏的解毒负担;③选用对肝脏血流代谢等影响最小的麻醉药;④术中力求血流动力学平稳,减轻肝脏的缺血再灌注损伤;⑤围术期除加强生理监测外,更应注意动态监测生化及凝血功能;⑥保肝治疗应贯穿于术前、术中及术后始终。

【专家简介】

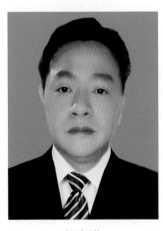

杨立群

杨立群,主任医师,博士生导师。 上海交通大学医学院附属仁济医院麻醉科副主任。 1995 年毕业于第二军医大学麻醉专业,20 多年从事肝胆麻醉与重症临床实践,主要擅长肝胆疾患和肝移植的麻醉与围术期处理。 仅 2016 年就完成 400 余例儿童与成人肝移植麻醉。 现任中华医学会麻醉学分会青年委员,麻醉药理学组副组长,国际麻醉药理学会(ISAP)委员;上海市麻醉专科委员会委员。 负责 3 项国家自然基金课题,以第一或通讯作者发表 SCI 论文 18 篇,获 2 项军队科技进步三等奖,"上海市科技启明星","上海市卫生系统优青计划",及"上海市优秀博士论文"等荣誉。

【专家点评】

1. 肝脏具有极其复杂的生理生化功能,肝功能障碍患者的病理生理变化是全身性和多方面的,涉及中枢神经系统、心血管系统、呼吸系统及泌尿系统等。肝功能障碍患者体液分布异常主要表现为循环高动力、高血容量且带来大脑、肺、肾脏及凝血系统功能的进一步紊乱,而麻醉和手术对肝功能障碍患者的影响主要表现为低血压、循环不稳定、出血及出凝血紊乱,最终增加围术期风险和肝肾肺等主要脏器并发症的发生率和病死率。

2. 该例患者为肝炎后肝硬化患者合并肝脏肿瘤,肝切除范围和手术损伤较大、容易出血。阻断血管所需时间相对越长,如果肿瘤位于大血管附近则更为复杂,可能造成更严重的肝组织血供障碍。本例患者如选择单纯硬膜外麻醉很难满足手术要求,宜选择气管内插管全身麻醉或硬膜外复合全身麻醉。患者术前肝功能分级为 I 级,肝脏储备功能尚可(ICG 正常)。但存在轻度凝血功能障碍和低蛋白血症,因此,如行硬膜外阻滞需密切注意防止穿刺和置管过程中碰破硬膜外腔血管甚至有发生硬膜外血肿的潜在风险。麻醉用药无特殊禁忌。可以选择苯二氮䓬类、常规剂量阿片类药物和丙泊酚诱导,但需注意防止丙泊酚快速输注而致循环功能抑制。神经肌肉阻断药可选罗库溴铵和顺式阿曲库铵,后者不依赖肝肾代谢,很少受肝功能障碍的影响。麻醉维持可选择七氟烷、异氟烷等挥发性麻醉药,大多挥发性麻醉药可减少门静脉血流进而导致全肝血流减少,但肝动脉血流会反应性增加。

3. 本例肝叶切除术中血流动力学及液体平衡预计将显著波动,加强术中循环监测是首要任务。动脉置管和血气、中心静脉压、肺动脉压、心输出量、尿量监测对血容量和心功能评估均是有益的,心前区多普勒可监测有无空气栓塞。中心静脉置管以备大量输血输液及 CVP 监测。另外,应备好快速输液系统,准备充足的血源包括新鲜冰冻血浆等、血小板和冷沉淀物,恶性肿瘤不用自体血回输,除非在危及生命的紧急情况,回收血可能会含有恶性肿瘤细胞。

4. 术中可以考虑的输注液体包括晶体液、胶体液(白蛋白或羟乙基淀粉及胶原等)和血制品。当急性失血时,晶体液能快速有效地储存血管内容量和补充组织间液缺失,但晶体液输注过多会导致周围性水肿而致伤口愈合及营养物质运输不良和出现肺水肿。胶体液在避免低蛋白血症发生的周围性水肿中更常用。鉴于本例患者术前尚存在低蛋白血症,在早期可输注白蛋白以降低周围性水肿和肺水肿的程度,同时避免发生长期术后低蛋白血症。如术中患者发生急性大出血且出血量>30% 血容量,可考虑输血。

5. 总之,肝功能障碍患者麻醉除了要充分了解其不同的病理损害阶段并进行恰如其分的术前肝储备功能和液体分布特点的评估,且针对病情进行必要的术前准备外,作为麻醉医生需要加强术中循环功能监测,熟练掌握低中心静脉压、出凝血监测,气栓防治及自体输血一系列液体管理和血液保护措施。科学合理的围术期麻醉管理策略有利于保障肝功能障碍患者机体体液分布和内环境的稳定,保护患者重要脏器功能,减轻术后各个系统和脏器的并发症,增加手术成功率。

【参考文献】

1. 邓小明, 姚尚龙, 于布为, 等. 现代麻醉学. 第 4 版. 北京: 人民卫生出版社, 2014, 1235-1248.
2. 中华医学会麻醉学分会. 2014 版中国麻醉学指南与专家共识. 北京: 人民卫生出版社, 119-129.
3. Romero-Gomez M. Pharmacotherapy of hepatic encephalopathy in cirrhosis [J]. Expert Opin Pharmacother, 2010, 11 (8): 1317-27.
4. Bernal W, Auzinger G, Sizer E, et al. Intensive care management of acute liver failure [J]. Semin Liver Dis, 2008, 28 (2): 188-200.
5. Stehr S N, Liebich I, Kamin G, et al. Closing the gap between decision and delivery—amniotic fluid embolism with severe cardiopulmonary and haemostatic complications with a good outcome [J]. Resuscitation, 2007, 74 (2): 377-81.
6. Stawicki S P, Schwarz N S, Schrag S P, et al. Application of vacuum-assisted therapy in postoperative ascitic fluid leaks: an integral part of multimodality wound management in cirrhotic patients [J]. J Burns Wounds, 2007, 6.
7. Clarke H, Chandy T, Srinivas C, et al. Epidural analgesia provides better pain management after live liver donation: a retrospective study [J]. Liver Transpl, 2011, 17 (3): 315-23.
8. Johnson D B, Savani B N. How can we reduce hepatic veno-occlusive disease-related deaths after allogeneic stem cell transplantation? [J]. Exp Hematol, 2012, 40 (7): 513-7.

69　肝移植术中心搏骤停

【导读】

心搏骤停是肝移植术中最严重的并发症，一旦发生心脏骤停将严重威胁患者的生命和影响病人的预后。了解肝移植术中心脏骤停发生的原因并采取针对性措施预防其发生，对提高肝移植手术的成功率及患者的生存率有重要的意义。

【病例简介】

患者，男性，39岁。因腹胀、乏力、尿黄2个月余，双下肢水肿10天入院。既往无冠心病、高血压病史。入院诊断：1. 肝炎肝硬化 脾功能亢进；2. 慢性乙型病毒性肝炎（重度）；3. 肺部感染。

入院时体查：脉搏：80次/分，呼吸：20次/分，血压：100/66mmHg，脾脏肋下3cm，腹部移动性浊音阳性。

入院实验室检查：血红蛋白77g/L，血小板$38×10^9$/L，钾3.5mmol/L，钙2.07mmol/L，活化部分凝血活酶时间62.4s，凝血酶原时间33.2s，纤维蛋白原0.74g/L，白蛋白30.3g/L，球蛋白44.7g/L，白球蛋白比0.7，直接胆红素54.7μmol/L，总胆红素95μmol/L，余正常。

胸片：双下肺炎症并少量胸腔积液；腹部B超：肝硬化、脾大、腹水、门脉高压；心脏彩超：左房增大，主动脉窦部稍宽，EF 73%。

入院后予以护肝、护胃、补充血小板、血浆及冷沉淀、止血、补充蛋白、利尿、抗病毒及静脉营养等对症支持治疗。

匹配到合适供体后在全麻插管下行同种异体肝移植术。患者全麻诱导前体温：37℃，心率：84次/分，血压：118/72mmHg，氧饱和度：95%，动脉血气（FiO_2 21%）：pH 7.503，PO_2 56.4mmHg，PCO_2 37.2mmHg，BE 5.7mmol/L，K^+ 4.3mmol/L，Ca^{2+} 1.27mmol/L，Glu 4.7mmol/L，Lac 2.0mmol/L，Hb 8.0g/L。全麻诱导予以咪达唑仑3mg、丙泊酚30mg、舒芬太尼50μg、顺式阿曲库铵12mg静注，麻醉维持予以丙泊酚、瑞芬太尼、顺式阿曲库铵泵注，七氟烷吸入。术中连续监测桡动脉压以及中心静脉压，予以保温毯保温，液体和血制品加温输注，输注新鲜冰冻血浆、冷沉淀、血小板、凝血酶原复合物、浓缩红细胞纠正失血和凝血功能障碍。麻醉诱导至开放门静脉前生命体征基本平稳，动脉血气见表5-16。开放前已静脉泵注葡萄糖酸钙5g，输注碳酸氢钠250ml。开放门静脉前体温：35.4℃，心率：70次/分，氧饱和度：100%，血压：117/68mmHg，CVP：7~8cmH_2O，开放门静脉后3分钟，血压突然降至60/40mmHg，心电图由窦律转为室颤、心搏骤停，血压测不出，立即予以肾上腺素1mg静注，外科医生台上经膈肌心脏按压，胸外除颤200J一次，同时急查动脉血气（FiO_2 60%）：pH 7.470，PO_2 194mmHg，PCO_2 44.4mmHg，BE 7.9mmol/L，Ca^{2+} 1.04mmol/L，K^+ 7.1mmol/L，Glu 8.1mmol/L，Lac 4.1mmol/L，Hb 7.3g/L，马上予以胰岛素、葡萄糖酸钙静注，10分钟后心率逐渐恢复。与术者沟通，估计高钾的发生与开放前5%白蛋白液500ml灌洗供肝，灌洗不太通畅有关。

手术继续进行，严密监测动脉血气分析，根据血气分析结果予以对症处理，血压予以血管活性药物维持，CVP维持在10~12cmH_2O。心跳恢复至手术结束期间动脉血气分析见表5-17。离开手术室前血压：110/78mmHg，心率：71次/分，CVP 11cmH_2O，动脉血气（FiO_2 60%）：pH 7.292，PO_2 200mmHg，PCO_2 52.5mmHg，BE −1.1mmol/L，Ca^{2+} 1.15mmol/L，K^+ 3.7mmol/L，Lac 10.5mmol/L，Hb 10.8g/L，带气管内导管送移植ICU。手术历时6个小时，出血3500ml，放腹水5300ml，尿量500ml，共补液7550ml，其中晶体液350ml，胶体液500ml，血制品共

6700ml(少白红细胞4000ml),术后生命体征平稳,术后第3天拔除气管内导管,术后58天出院。

表5-16 麻醉诱导后至门静脉开放前动脉血气分析结果

动脉血气分析(FiO$_2$:60%)	1	2	3	4
pH	7.437	7.398	7.356	7.393
PO$_2$(mmHg)	188	289	290	201
PCO$_2$(mmHg)	43.7	48.6	49.9	45.4
Hb(g/dl)	7.4	7.4	7.7	7.8
Hct	23.1%	23%	23.9%	24.3
K$^+$(mmol/L)	4.1	4.3	4.6	4.8
Na$^+$(mmol/L)	143	143	144	142
Ca^{2+}(mmol/L)	1.25	1.23	1.12	1.02
Cl$^-$(mmol/L)	122	122	123	122
Glu(mmol/L)	5.0	5.1	6.6	5.7
Lac(mmol/L)	1.6	1.7	2.2	3.0
BE(mmol/L)	4.9	4.7	2.3	2.6
HCO$_3$$^-$(mmol/L)	29	29.3	27.2	27.1

表5-17 心跳恢复至手术结束动脉血气分析结果

动脉血气分析(FiO$_2$:60%)	1	2	3	4	5	6	7
pH	7.431	7.202	7.233	7.179	7.205	7.213	7.234
PO$_2$(mmHg)	216	220	184	193	171	196	166
PCO$_2$(mmHg)	66.1	69.9	62.7	62.5	61.6	58.2	49.6
Hb(g/dl)	7.7	7.0	6.1	7.8	8.8	10.1	10.5
Hct	23.9	21.9	19.1	24.4	27.2	31.2	32.4
K$^+$(mmol/L)	5.0	3.9	3.6	3.6	3.8	3.9	3.8
Na$^+$(mmol/L)	157	147	149	149	149	148	148
Ca^{2+}(mmol/L)	1.40	1.05	1.11	1.06	1.20	1.21	1.17
Cl$^-$(mmol/L)	113	114	113	114	115	115	118
Glu(mmol/L)	10.9	14.2	14.9	14.9	14.2	13.6	13.6
Lac(mmol/L)	8.1	9.1	9.3	10.0	10.0	10.5	10.5
BE(mmol/L)	17.7	-0.7	-1.1	-4.8	-3.4	-4.1	-6.1
HCO$_3$$^-$(mmol/L)	43.3	26.4	25.5	22.4	23.4	22.6	2.2

【问题】

1. 肝移植手术开放门静脉后心搏骤停的原因有哪些?
2. 如何预防或避免新肝再灌注时出现心搏骤停?

1. 肝移植手术开放门静脉后心搏骤停的原因有哪些?

(1)在新肝再灌注恢复血流后最初的5分钟内,约有8%~30%的患者会发生再灌注综合征(Reperfusion syndrome,RPS),RPS是血流动力学异常导致的一系列症候群,心搏骤停是RPS最严重的表现之一。

RPS产生的原因较为复杂,低体温、高血钾、供肝冷缺血时间过长是发生PRS的3个独立危险因素。肝移植手术切口大、时间长,体内热量大量散发,术中输注大量血制品、液体,无肝期没有正常的肝脏代谢产热,因此导致术中体温常低于正常。低体温不仅会加重代谢性酸中毒,而且会直接抑制窦房结功能,降低传导速度,抑制心肌收缩。高血钾也极易导致心脏停搏,其发生不仅与血钾浓度有关,还与血钾上升的速度有关。

(2)肝移植术中输注大量含枸橼酸的库存血,多余的枸橼酸螯合血浆中游离型Ca^{2+},使体内具有直接生物活

性的 Ca^{2+} 浓度明显减少。血浆中游离型 Ca^{2+} 浓度降低不仅抑制心肌的收缩,还会减慢传导,导致心脏指数减少,继而降低血压。

（3）无肝期下腔静脉被阻断,胃肠和下肢的血液不能回流入循环导致瘀滞以及无氧代谢,产生大量的酸性物质,机体发生代谢性酸中毒。当供肝再灌注时酸性物质回流入心脏和体循环,可降低心肌收缩力和周围血管对儿茶酚胺的敏感性。

低钙血症和代谢性酸中毒也会增加 RPS 的发生率,增加心脏骤停的风险。

本例患者既往无冠心病、高血压病史,此次开放前体温偏低,血钾 4.8mmol/L,同时供肝灌洗不充分,残留保存液,开放后血钾迅速升高至 7.1mmol/L,导致心搏骤停。

2. 如何预防或避免新肝再灌注时出现心搏骤停?

（1）无肝期要适当纠正代谢性酸中毒,纠正低血钙,应用血管活性药物维持循环稳定。

（2）开放前予以白蛋白液充分灌洗供肝,开放时先开放门静脉和肝下下腔静脉,从肝下下腔静脉放 200～300ml 血可降低血钾浓度。另外,输注碳酸氢钠、补充葡萄糖酸钙以及胰岛素,促进血清钾向细胞内转移,降低由高血钾引起心搏骤停的风险。

（3）围术期注意保温,包括控制室温 >22℃、加强覆盖,避免不必要的暴露、使用保温毯、输注的液体以及库血进行适当加温等。

【小结】

肝移植术中患者可发生复杂而剧烈的病理生理改变,主要表现为血流动力学的剧烈波动,内环境和凝血功能的紊乱,造成重要脏器受累,导致严重并发症发生,如心搏骤停。麻醉管理重点是针对肝移植术中出现的病理生理改变予以积极处理,维持其全身各重要器官的功能接近生理状态,预防或避免严重并发症的发生。

【专家简介】

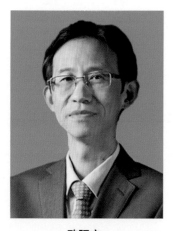

欧阳文,湘雅名医,医学博士,主任医师,教授,博士生导师,中南大学湘雅三医院麻醉学教研室及麻醉科主任。中国麻醉医师协会全国委员,中华麻醉学分会老年麻醉学组副组长,湖南省麻醉学会副主任委员,湖南省麻醉医师协会副会长,《中华麻醉学杂志》、《国际麻醉学与复苏》等杂志编委及常务编委。

欧阳文

【专家点评】

1. 肝移植手术一般分为三期:无肝前期、无肝期、新肝期。无肝前期需要注意放腹水、出血引起的低血压,此期在充分的镇静、镇痛以及严密监测 CVP 的基础上,输血及血制品纠正贫血及凝血功能障碍,积极补液、输注白蛋白以及使用血管活性药物维持循环的稳定,保温和纠正酸碱失衡、电解质紊乱。无肝期需要注意由于门静脉、下腔静脉阻断后回心血量骤减导致的循环剧烈波动,以及代谢性酸中毒、大量输注血制品导致的低血钙、高血钾,积极予以对症处理。新肝期需要注意再灌注综合征的发生,高血钾、低体温、代谢性酸中毒在开放前要予以积极处理,避免严重并发症如心脏骤停的出现。因此,肝移植的麻醉管理需要根据不同阶段病理生理的改变来针对性进行处理,维持平稳的血流动力学以及稳定的内环境,预防和避免严重并发症的发生。

2. 心搏骤停是肝移植术中最严重的并发症。新肝期心搏骤停的发生与高钾血症、低钙血症、代谢性酸中毒、低体温等密切相关。蒋京京等曾报道6例肝移植术中心搏骤停的病例,其中4例为门静脉开放后高血钾所致。新肝期随着移植肝门静脉和下腔静脉开放,肝脏的保存液 UW 液会随着循环的恢复进入血液。UW 液的 K^+ 浓度高达 125mmol/L,虽然开放前予以5%白蛋白液冲洗,但仍有部分 UW 液残存于肝中,导致开放时残存 UW 液被再通的血流带入循环,引起一过性血钾升高。本病例中,手术医生开放前用5%白蛋白液灌洗供肝,灌洗不太通畅,麻醉医师未关注到这个细节,手术医生未与麻醉医生交流,导致开放后高血钾是本例患者心搏骤停的主要原因。因此术中麻醉医师不仅要严密监测血气和电解质,积极纠正酸碱失衡、电解质紊乱,合理应用血管活性药,避免循环剧烈波动,还要关注手术,与手术医生充分沟通,力求将心搏骤停的发生风险降到最低。

3. 如何预防门静脉开放后高钾血症? 首先开放前用白蛋白液充分灌洗供肝,在开放移植肝循环时,先开放门静脉和肝下下腔静脉,从肝下下腔静脉放血 200~300ml 可有效降低血钾浓度;另外开放前补充 Ca^{2+} 对抗 K^+ 对心脏的作用,输入碳酸氢钠、葡萄糖和胰岛素,促进 K^+ 向细胞内转移,预防开放后高钾造成心搏骤停的风险。本病例中在患者心搏骤停后立即启动心肺复苏,碳酸氢钠静滴、肾上腺素静注、胸外除颤、经膈肌心脏按压,同时急查血气示异常高钾,马上予以胰岛素、葡萄糖酸钙静注,10分钟后患者心率逐渐恢复,术后无明显后遗症。

【参考文献】

1. Fiegel M, Cheng S, Zimmerman M, et al. Postreperfusion syndrome during liver transplantation [J]. Semin Cardiothorac Vasc Anesth, 2012, 16 (2): 106-113.
2. Ata B, Seyhan A, Polat M, et al. Risk factors for ovarian hyperstimulation syndrome: relevance of the number of follicles, serum estradiol levels and the number of oocytes collected [J]. Hum Reprod, 2013, 28 (9): 2595.
3. Chung HS, Kim YS, Lee JM, et al. Intraoperative calcium-related risk factors for bioehemical acute panereatitis after living-donor liver transplantation [J]. Transplant Proe, 2011, 43 (5): 1706-1710.
4. Aufhauser DD Jr, Rose T, Levine M, et al. Cardiac arrest associated with reperfusion of the liver during transplantation: incidence and proposal for a management algorthm [J]. Clin Transplant, 2013, 27 (2): 185-192.
5. 陈绍洋,熊利泽,朱萧玲,等. 肝移植术围术期麻醉管理若干问题与对策 [J]. 第四军医大学学报, 2006, 27 (2): 97-100.
6. 郑雪松,罗朝志,梁涛,等. 肝移植术中心跳骤停原因分析 [J]. 四川大学学报(医学版), 2008, 39 (1): 157-158.
7. 蒋京京,刘虎,叶晓明,等. 术中心跳骤停: 一所三甲教学医院6年内的回顾性研究. 上海医学, 2009, 32 (11): 952-955.

70　手术室外经内镜逆行胰胆管造影术患者麻醉

【导读】

经内镜逆行胰胆管造影术(endoscopic retrograde cholangiopancreatography,ERCP)是目前诊治胆道及胰腺疾病最常用的方法之一,因其创伤小、恢复快等优点在临床上已广泛开展。行 ERCP 需左侧俯卧体位,这种特殊的手术体位容易影响患者通气功能,增加呼吸管理难度;此外,通过咽部置入内镜可使患者感到恐惧,不能很好地耐受和配合操作,给检查及治疗带来困难;再者,行 ERCP 多为老年患者,常合并不同程度的心肺等疾病。因此,与一般消化内镜操作相比,ERCP 的镇静或麻醉风险更大。

【病例简介】

患者,女性,67岁,体重70kg,身高165cm,ASA Ⅱ级,心功能Ⅱ级。因突发上腹部疼痛不适2天入院。患者入院前 2 天因进食油腻食物后突发上腹部疼痛不适,伴腰背部放射痛、恶心、呕吐,无发热寒战,无皮肤巩膜黄染,当时就诊于外院行腹部 B 超示:胆总管上段、肝内胆管增宽,磁共振胰胆管成像(MRCP)示:胆总管下端可见一沙粒样充盈缺损影,考虑胆总管下段结石,血淀粉酶、血常规未见明显异常,予以抗炎等对症处理后疼痛不能缓解,遂就诊于我院。复查腹部 B 超示:胆囊炎,胆总管轻度扩张伴下段中强回声团,考虑结石遂收入院。既往冠心病史 7 年,高血压病史 3 年,无糖尿病、脑血管疾病等病史。术前检查:白细胞计数 $4.27×10^9$/L,中性粒细胞百分比 62.2%,血红蛋白:120g/L,血小板计数 211 $×10^9$/L,血淀粉酶:33U/L,血脂肪酶:202U/L,总胆红素 92.1μmol/L,直接胆红素:69.6μmol/L,间接胆红素 22.5μmol/L,谷氨酰氨基转移酶 303U/L,谷丙转氨酶 57U/L。肾功能及血气、电解质水平均在正常范围。胸片未见明显异常。心电图检查:Ⅱ、Ⅲ、avl 导联 T 波低平。

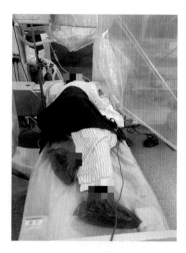

图5-21 患者取左侧俯卧位

入消化内镜诊疗室患者神清,T 37℃,HR 78 次/分,RR 14 次/分,BP 135/72mmHg,SpO_2 95%。入室后含服 2% 利多卡因胶浆行表面麻醉,患者取左侧俯卧位(图5-21),连接多功能监测仪和 Narcotrend 麻醉/脑电意识监测系统监测生命体征及 Narcotrend 指数值。开放静脉通道给予间苯三酚 40mg、长托宁 1mg。实施非气管内插管静脉全身麻醉,应用内镜紧闭式吸氧面罩吸氧(8L/min)(图5-22)5 分钟,麻醉诱导依次静脉给予咪达唑仑 2mg、舒芬太尼 5μg、依托咪酯 0.15mg/kg,随后泵入右美托咪啶 1μg/(kg·h),待患者、睫毛反射消失、全身肌肉松弛、呼之不应时置入纤维十二指肠镜,同时将右美托咪啶调整为 0.6μg/(kg·h)维持。术中患者无体动、无呼吸抑制,Narcotrend 指数值维持在 45~50,手术持续 50 分钟顺利取出结石,术毕呼之能应,复苏室观察 40 分钟完全清醒送回病房。次日回访,患者恢复良好,无任何不适,且对手术过程无记忆。

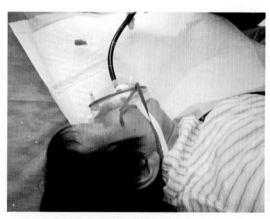 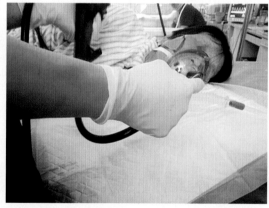

图5-22 应用内镜紧闭式吸氧面罩吸氧

【问题】

1. ERCP 术麻醉特点有哪些?
2. ERCP 镇静或麻醉实施需要哪些条件?
3. 术前评估和术前准备要点有哪些?
4. 麻醉方式的选择要点是什么?
5. 麻醉诱导和维持要点?
6. ERCP 麻醉管理要点?

1. ERCP 术麻醉特点有哪些?

ERCP 术是一种消化道内镜诊疗技术,是在纤维十二指肠镜直视下通过十二指肠乳头将导管插入胆管和(或)

胰管内进行造影,以逆行显示胰胆管的造影技术,是诊断和治疗胆管疾病简单易行的介入治疗方法。由于要通过口咽部置入十二指肠镜,大部分患者对此操作有焦虑和恐惧心理,检查和治疗过程中易发生呛咳、恶心呕吐,甚至心率增快、血压升高、心律失常等不良并发症,尤其对老年或合并心肺脑疾病患者风险更大,除上述风险外,由于操作刺激常造成部分患者不能耐受和配合完成消化内镜操作,从而使内镜医师无法明确地诊治相关疾病。ERCP 镇静或麻醉目的主要是消除或减轻患者在接受消化内镜检查或治疗过程中的恐惧、疼痛、恶心、呕吐等主观痛苦和不适感,从而增强患者对于十二指肠镜操作的耐受性和满意度,最大限度地降低其在操作过程中发生损伤和意外的风险,并为十二指肠镜医师创造最佳的诊疗条件。

与一般消化内镜操作相比,ERCP 麻醉风险更大,具有特殊性:①ERCP 一般操作时间较长、刺激较强、操作复杂,需要充分镇静及镇痛。②ERCP 患者多为老年且合并症较多,易发生心、肺系统不良事件。③在操作过程中患者一般需要侧俯卧位,患者胸部与腹部受压可明显影响通气功能,尤其是合并肺部疾病、阻塞性睡眠性呼吸暂停或肥胖等患者更易出现呼吸抑制;同时,由于麻醉医生和手术医生共用一个口腔通道,大大增加了呼吸管理难度。④ERCP 需在专门的、具有 X 射线的房间里操作,影响麻醉医师靠近并及时观察、处理病人。

2. ERCP 镇静或麻醉实施需要哪些条件?

开展 ERCP 的诊疗室应有符合手术麻醉的基本配置,应满足如下条件:①人员配备方面,ERCP 的麻醉和或深度镇静应由具有主治医师(含)以上资质的麻醉科医师负责实施,根据需要配备合适的住院医师和专职护士。②应配备独立的麻醉恢复室或麻醉恢复区域,合适的床位比例,其设备应符合麻醉恢复室的基本要求。③麻醉监护仪,应包括心电图、脉搏氧饱和度、有创血压、无创血压和呼气末二氧化碳分压等;④应配备常规气道管理设备,如麻醉机、简易呼吸囊、麻醉咽喉镜、气管内插管用具以及鼻咽、口咽通气道等;⑤单独的负压吸引装置;⑥常用麻醉药物、拮抗药如氟马西尼和纳洛酮,以及常用的心血管药物如阿托品、麻黄碱、去氧肾上腺素等;⑦困难气道处理设备,如喉罩、视频喉镜等;⑧抢救设备,如心脏除颤仪;⑨常用急救药品,如肾上腺素、异丙肾上腺素、利多卡因等。

3. 术前评估和术前准备要点有哪些?

针对 ERCP 术患者,除应从病史、体格检查和实验室检查等方面进行麻醉前评估以及术前行心电图、胸片、超声心电图、肺功能等检查外,应重点评估:①心肺功能,如患者是否存在未控制的高血压、心律失常、不稳定心绞痛和心力衰竭等可能导致围术期严重心血管事件的情况。②判别患者是否存在困难气道、阻塞性睡眠性呼吸暂停、肥胖、急性上呼吸道感染、支气管哮喘、吸烟等可能导致围术期严重呼吸系统事件的情况。③是否有活动性消化道出血、胃肠道潴留、反流或梗阻等可能引起反流误吸的情况。④是否有镇静或麻醉药物过敏或其他严重麻醉意外病史。

ERCP 与普通消化内镜术前准备基本相同:①患者一般应在术前禁食至少 6 小时,术前禁水至少 2 小时,如患者存在胃排空功能障碍或胃潴留,应适当延长禁食和禁水时间,必要时行气管内插管以保护气道。②麻醉前可给予抑制呼吸道腺体分泌类药物如长托宁,适当给予镇静和镇痛药物如哌替啶、异丙嗪;间苯三酚属于非抗胆碱、非罂粟碱类平滑肌解痉药,麻醉前用于 ERCP 术具有解痉镇痛效果更显著、心血管等不良反应小及减少全麻药物用量等优点。③口咽部表面麻醉采用含服 2% 利多卡因胶浆,以增强患者耐受性、抑制咽反射、减少麻醉药物使用。④治疗前应与患者家属充分谈话,使其了解病情以及行 ERCP 的必要性、方法和可能的并发症,并签署知情同意书。⑤因内镜室远离手术室,出现意外后医务人员彼此之间配合可能存在问题,故根据患者个体情况制定合适的麻醉计划显得更为重要,包括麻醉方式、麻醉药物的选择、术中不良事件发生的可能性及对策等。

4. 麻醉方式的选择要点是什么?

接受 ERCP 患者的麻醉选择因人而异,可选用清醒镇静、气管内插管全身麻醉和非气管内插管静脉全身麻醉:①常用镇静方式有静脉注射咪达唑仑(1~2mg)复合哌替啶(25~50mg)或芬太尼(30~50μg)或舒芬太尼(3~5μg)。镇静是使用一种或几种药物产生中枢神经系统的抑制,其介于全身麻醉和局部麻醉之间,优点是用药量小且患者在操作过程中需要时可以对指令性语言有反应,但是镇静常不能收到良好的麻醉效果,患者常感咽部不适,易产生恶心呕吐,偶有明显的腹部胀痛不适感或躁动等,患者痛苦较大,部分患者难以配合。②全身麻醉方式可根据不同情况采用非气管内插管静脉全身麻醉和气管内插管全身麻醉。对于操作时间长(超过 1 小时)、病态性肥胖、阻塞性睡眠通气障碍、严重的心肺疾病、存在或预测困难气道等患者应选用气管内插管全身麻醉。麻醉药物宜选用起效迅速、恢复快、无蓄积作用、可控性强、对循环呼吸影响小的药物,目前临床大多联合神经安定镇静药、麻醉性镇痛药以及静脉麻醉药等实施手术室外麻醉,联合应用多种药物虽能取长补短,但搭配不当可引起明显呼吸、循环抑制,需根据各种药物特点及病人具体情况合理搭配。

5. 麻醉诱导和维持要点?

针对 ERCP 患者,由于镇静常不能收到良好的麻醉效果,现多采用非气管内插管静脉全身麻醉或气管内插管全身麻醉,ERCP 术的气管内插管全身麻醉同常规全身麻醉。非气管内插管静脉全身麻醉实施有一定难度,要兼顾呼吸和循环的稳定,选用麻醉药物或复合多种麻醉药物应以对呼吸和循环影响最小为优先考虑,常用的麻醉药物有咪达唑仑、依托咪酯、丙泊酚、右美托咪啶、芬太尼、舒芬太尼及瑞芬太尼:①咪达唑仑是水溶性苯二氮䓬类药物,具有起效迅速、副作用小、排泄快、无蓄积作用、安全性高等特点,其具有的"顺行性遗忘"特点能够消除患者对于操作时刺激的不良记忆。②依托咪酯对心血管和呼吸的抑制作用较小,麻醉诱导时呼吸和血流动力学稳定是其突出优点,适用于心、肺等重要脏器功能储备降低的老龄患者麻醉。③丙泊酚是一种短效麻醉药,其镇静充分、抗呕吐、苏醒快的特点能显著提高患者的配合程度,增加患者对 ERCP 的耐受性,但是用于老年患者或剂量大、注射速度快时可引起血压、心率下降和呼吸抑制等,严重可致呼吸暂停。④右美托咪啶是高选择性的 α_2 肾上腺素能受体激动剂,分别作用于蓝斑核、脊髓后角发挥镇静催眠和抗伤害性感受效应,具有镇静、催眠、镇痛、抑制交感神经兴奋性的作用,无恶心呕吐等副作用,右美托咪啶独特的药理学特性使其具有几乎无呼吸功能抑制的特性。⑤芬太尼、舒芬太尼是常用的阿片类镇痛药物,瑞芬太尼可用于麻醉维持但应注意其和丙泊酚合用可引起严重的呼吸抑制。值得注意的是,根据患者具体状况和各种麻醉药物特点合理复合应用麻醉镇静药与麻醉性镇痛药虽能取长补短,但应适当减少药物剂量,并密切观察有无呼吸、循环抑制发生。如下是可以选用的麻醉方法:

(1) 麻醉诱导:常用麻醉诱导药物有咪达唑仑(0.015~0.03mg/kg)、依托咪酯(0.1~0.2mg/kg)、丙泊酚(1~2mg/kg)、右美托咪啶(0.2~1.0μg/kg 10 分钟)、芬太尼(0.5~1.5μg/kg)或舒芬太尼(0.1~0.2μg/kg)。常用的麻醉诱导方案有丙泊酚复合舒芬太尼或芬太尼,咪达唑仑、依托咪酯复合舒芬太尼或芬太尼,右美托咪啶复合舒芬太尼或芬太尼等。

(2) 麻醉维持:维持常用药物有丙泊酚[4~10mg/(kg·h)]、依托咪酯[0.2~0.3mg/(kg·h)]、右美托咪啶[0.2~0.7μg/(kg·h)]、瑞芬太尼[0.1~0.2μg/(kg·min)]等。研究表明:依托咪酯诱导、丙泊酚泵注维持的全凭静脉麻醉行 ERCP 检查治疗较单纯应用丙泊酚行麻醉诱导和维持更安全、有效;右美托咪啶对行 ERCP 术的老年患者循环和呼吸功能影响较轻,术中并发症降低,是安全、可行的麻醉方法;右美托咪啶复合依托咪酯能缩短诱导时间及术后苏醒时间、减少术中并发症,麻醉效果更满意等。值得注意的是,需根据各种药物特点及病人具体情况合理复合药物,原则对患者的呼吸和循环影响最小。

6. ERCP 麻醉管理要点?

由于 ERCP 易反流误吸、术中特殊体位、呼吸管理难度大等特殊性,合适的麻醉深度、良好麻醉管理尤为重要:①由于 ERCP 易反流误吸、术中俯卧位、麻醉医生和手术医生共用一个口腔通道等特殊性造成术中呼吸管理难度增大。术中应常规监测呼气末二氧化碳分压,必要时血气分析,以密切了解患者通气状况。对处于深度睡眠患者最好用内镜紧闭式吸氧面罩吸氧,研究表明:内镜面罩可以解决十二指肠镜检查的同时进行加压给氧的矛盾,提高供氧效率,实现内镜检查与加压给氧同步化,有利于检查和治疗的顺利进行,保障 ERCP 诊疗患者的安全;但是值得注意的是:同普通面罩一样,反流误吸是使用内镜面罩的最大风险,可采取术前禁食 12 小时以上、术中控制气道压力等方法加以预防。②因操作医生穿有 X 线防护衣,室温一般不高,因此,术中应注意患者保温;对于术后可能发生急性胰腺炎的高危患者如插管困难、胰管注入造影剂、胰管括约肌切开术、胆道括约肌气囊扩张术等可给予糖皮质激素、乌司他丁、生长抑素生长或奥曲肽等胰酶抑制剂或非甾体抗炎药等预防。③为保证患者安全,行 ERCP 检查时麻醉医生应穿 X 线防护衣在患者身边监护,随时应急抢救。

【小结】

ERCP 镇静或麻醉具有易出现反流误吸、呼吸管理困难、老年患者多等风险大的特点。全面的术前脏器功能评估、充分的术前准备、个体化的麻醉前计划及必须的麻醉实施条件都是保证 ERCP 镇静或麻醉顺利实施的重要条件。针对 ERCP 镇静或麻醉,应该根据患者情况做到个体化,选择合适的麻醉方式,麻醉药物宜选用起效迅速、无蓄积作用、可控性强、代谢快、对循环和呼吸影响小的药物,目前临床大多联合应用多种药物取长补短,但应根据各种药物特点及病人具体情况合理搭配。

【专家简介】

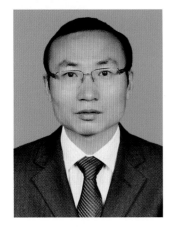

余剑波

余剑波,天津医科大学南开临床学院麻醉科和麻醉学教研室主任,教授,主任医师,享受国务院政府特殊津贴专家,博士生和博士后导师,天津市"131"创新型人才第一层次,天津市"131"创新型人才创新团队带头人,天津市临床医学研究中心分中心负责人,天津市重点实验室肺损伤与修复方向负责人。 兼任中国中西医结合麻醉专委会副主委、中华麻醉学分会委员和中华麻醉学杂志编委等 20 余种兼职,主持国家自然基金、天津市科技支撑计划重点项目、天津市自然基金以及人才基金等共计 740 余万元,获得省部级科技进步一、二、三等奖共 5 项。 截止目前,以第一作者和通讯作者发表论文 120 余篇,其中在 SCI 收录期刊 Anesthesiology、Translational Research 等发表论著 15 篇;主编专著 6 部,参编译专著 8 部。

【专家点评】

1. 与一般消化内镜操作相比,ERCP 的麻醉具有操作时间较长、刺激较强、ERCP 患者多为老年且合并症较多、侧俯卧位可明显影响通气功能、麻醉医生和手术医生共用一个口腔通道大大增加了呼吸管理难度等特点。

2. ERCP 镇静或麻醉应该根据患者情况做到个体化,选择合适的麻醉药物和麻醉方法、维持适宜的麻醉深度。麻醉深度不够易发生呛咳、心率增快、血压升高、心律失常等不良并发症,并影响手术操作,麻醉过深则易导致呼吸抑制、呼吸暂停等不良事件。

3. 对处于深度睡眠患者最好用内镜紧闭式吸氧面罩吸氧,可以解决十二指肠镜检查的同时进行加压给氧的矛盾,提高供氧效率,实现内镜检查与加压给氧同步化,有利于检查和治疗的顺利进行,保障 ERCP 诊疗患者的安全,但应预防反流误吸。

4. 本患者属于伴有冠心病的老年患者,选用对心血管、呼吸影响小、起效时间短的依托咪酯复合右美托咪啶诱导,弥补了右美托咪啶诱导时间长的缺点,待患者呼之不应顺利置入检查镜后以右美托咪啶维持,术中麻醉效果好,操作医生满意,无不良并发症。

【参考文献】

1. Garewal D, Vele L, Waikar P. Anaesthetic considerations for endoscopic retrograde cholangiopancreatography procedures. Curr Opin Anaesthesiol, 2013, 26 (4): 475-480.

2. 王曼, 宫丽荣, 余剑波. 右美托咪啶复合依托咪酯用于老年患者经内镜逆行胰胆管造影术的麻醉效果. 中华麻醉学杂志, 2012, 32 (4): 511-512.

3. Kapoor H. Anaesthesia for endoscopic retrograde cholangiopancreatography. Acta Anaesthesiol Scand, 2011, 55 (8): 918-926.

4. Garewal D, Powell S, Milan SJ, et al. Sedative techniques for endoscopic retrograde cholangiopancreatography. Cochrane Database Syst Rev, 2012, 13 (6): CD007274. doi: 10. 1002/14651858.

5. 林森, 杨承祥, 王汉兵. 复合异丙酚麻醉时右美托咪定用于老年患者 ERCP 术的适宜剂量. 中华麻醉学杂志, 2012, 34 (2): 186-189.

71　急性心肌梗死后行逆行胰胆管造影术患者的麻醉管理

【导读】

ERCP 是胰胆管疾病重要的诊断和治疗措施。操作时间相对长,术中常采用俯卧位,且对患者创伤性刺激远大于普通胃肠镜检查,丙泊酚静脉全身麻醉和妥善的气道管理策略是保证 ERCP 患者安全的要素。本例患者尚存在急性心肌梗死病史,术中需保证充分氧供,维持呼吸循环系统稳定,防止心肌氧供氧耗失衡是至关重要的。除加强监测外,心肌梗死患者麻醉药物的选择时,应不用或者少用心脏抑制药物,防止心输出量下降。还要注意避免心动过速,增加心肌耗氧。

【病例简介】

患者,女性,71 岁,身高 155cm,体重 68kg,因反复出现进食后右上腹绞痛,在其他医院 MRCP 检查显示十二指肠乳头巨大结石嵌顿,拟行内镜逆行胰胆管造影(endoscopic retrograde cholangiopancreatography,ERCP)取石术,转至我院。患者入院时平卧位,T 37.5℃,HR 74 次/分,RR 20 次/分,BP 135/78mmHg。辅助检查:血常规:WBC 12.56×10^9/L,HGB 114g/L,PLT 135×10^9/L,NEUT% 89%,肝功能:AST 124U/L,ALT 98U/L,TBL 46.4μmol/L,DBL 34.3μmol/L,PT 11.5s,APTT 34s,心肌酶谱指标均正常,心电图示:窦性心律,ST-T 改变,高侧壁心肌梗死;既往史:高血压病史 20 年,现服用美托洛尔和贝那普利控制血压,血压控制于 120/75mmHg 左右。患者 7 周前发生高侧壁心肌梗死,经内科保守治疗后好转,患者目前心功能 II 级。糖尿病史 15 年,现用胰岛素控制血糖,血糖控制良好。

【问题】

1. 此患者术前评估的注意事项?
2. 本例患者如何选择麻醉方法?
3. 术中气道管理的原则和要点?
4. 不插管行 ERCP 麻醉的优缺点和注意事项?
5. 本例患者麻醉中的特殊性和管理要点?

1. 此患者术前评估的注意事项?

患者体重指数 28.7kg/m^2 属于肥胖患者,合并冠心病、高血压病、糖尿病,心肌梗死后只有 7 周。手术方式为 ERCP 取石术,预计手术时间为 30 分钟以内,手术体位为俯卧位。虽然手术创伤小,时间短,但是俯卧位为肥胖患者高危麻醉体位。围术期可能发生的风险包括:急性心肌梗死、心功能恶化、脑梗死、呼吸功能不全等。

(1)患者手术耐受性评估:患者虽然急性心肌梗死后 7 周,但患者目前心功能稳定,无明显心力衰竭表现。术前访视时让患者进行俯卧位试验,患者可长时间耐受,在翻身过程无需他人帮助。手术本身为微创手术,在麻醉配合下,患者手术过程应激小,对心功能影响较小。手术、麻醉风险可控。

(2)患者是否需要延期手术:患者目前十二指肠乳头巨大结石嵌顿,不能进食,如果结石长时间嵌顿会导致梗阻性黄疸、胆道感染等并发症,因此患者手术属于限期手术,不能过长延迟手术时间。且患者一旦出现深度黄疸或者胆道感染,患者状况将会更加复杂,手术风险加大。因此应该尽快进行手术治疗。

2. 本例患者如何选择麻醉方法?

(1) ERCP 麻醉选择原则:ERCP 是胰胆管疾病重要的诊断和治疗措施。检查治疗时间相对胃镜长,通常患者会因为感到痛苦、焦虑、恶心、呕吐、腹痛等而躁动从而影响手术操作。为减少患者痛苦顺利完成操作,需要安全有效的麻醉方法。麻醉方式的选择至关重要,基本原则是要保证患者俯卧位下 ERCP 操作时呼吸循环功能以确保患者安全。目前可选的麻醉方法包括清醒表面麻醉复合监护下镇静;丙泊酚靶控输注(TCI)以及气管内插管全身麻醉。

(2) 实际麻醉方法与过程:入院后次日行桡动脉穿刺置管,监测有创动脉血压,行颈内静脉穿刺置管,监测中心静脉压和输液。取俯卧位,头偏向右侧,右肩用手术体位垫垫高,麻醉面罩吸氧 8.0L/min,静脉推注芬太尼 50μg 后给予丙泊酚 TCI 麻醉,体重按公式"W=理想体重+0.4×超出体重"进行校正,按计算患者体重设为 57kg,起始靶控血浆浓度设定为 2μg/ml,每分钟递增 0.1μg/ml,当靶控血浆浓度达到 2.5μg/ml 时患者睫毛反射消失,开始 ERCP 操作,操作过程 12 分钟,操作结束后停止丙泊酚输注,停药后 6 分钟唤醒患者,整个麻醉过程血压收缩压维持在 115～140mmHg 之间,脉搏血氧饱和度 100%,手术结束后半小时返回病房。

(3) 术中可能事件处理:患者术中未出现异常事件,但术中应注意防范 SpO_2 下降、循环紊乱、心肌梗死、脑梗死等可能不良事件。

(4) 患者麻醉选择依据:该患者肥胖合并有心肌梗死后 7 周、高血压病、糖尿病等多种疾病,如果没有良好的麻醉,ERCP 操作医生不会为患者行 ERCP 取石治疗,但是患者麻醉风险高,麻醉方法的选择和围术期安全尤为重要。既往通常给 ERCP 治疗患者口服利多卡因胶浆进行表面麻醉,术前肌注地西泮和盐酸哌替啶镇静镇痛,术中患者保持清醒,这种表面麻醉可适当减轻内镜通过食管的恶心呕吐,但是由于患者清醒,这并不能解决患者的焦虑和不安,扩张或切割十二指肠乳头时患者仍然会感到剧烈疼痛,引起血压剧烈升高,很多患者不能耐受,特别是当操作时间较长时,部分患者会要求停止操作,放弃 ERCP 治疗,而且既往有过 ERCP 经历患者因为痛苦的经历往往不愿再次行 ERCP 治疗。此患者为十二指肠乳头结石嵌顿,ERCP 取石治疗需要进行十二指肠乳头切开和(或)十二指肠乳头气囊扩张,表面麻醉很难解决该患者 ERCP 操作的痛苦,不宜选用;由于手术时间短,吸入全麻诱导和苏醒时间较长,需要行气管插管和专门的麻醉机,不是最佳选择;TCI 麻醉广泛用于短小手术,操作简单,苏醒快,是该患者较为理想的麻醉选择。

3. 术中气道管理的原则和要点?

目前对 ERCP 全麻患者实施丙泊酚 TCI 麻醉最大的争议是是否对患者行气管插管。笔者所在医院院对 97% 以上 ERCP 患者实施静脉麻醉,仅对极少数麻醉高危人群行气管插管。根据长期的工作经验结合国内外同行的相关报道,拟定了《内镜麻醉患者风险评估表》(表 5-18),可供参考。该表采用科学的评分系统,对风险程度予以分级评估,该标准同样适用于无痛胃肠镜和其他手术室外麻醉。目前已常规实施无痛胃肠镜和 ERCP 麻醉每年超过 5000 例,其中 97% ERCP 的患者在无气管插管静脉麻醉下完成操作和治疗,仅 3% 左右患者需行气管内插管全麻。所有患者并无严重的麻醉意外发生,不仅证实该评分系统的可行性,也说明大部分择期患者 ERCP 时采用静脉麻醉而不进行气管插管是安全可靠的。再者患者对气管插管耐受性较差,需要较深的麻醉,插管过程使用肌松药术后复苏时间也会明显延长。气管插管患者因口腔有气管插管通过,还会影响 ERCP 操作医生的操作,插管后需要把患者再翻成俯卧位,这些过程都可能造成气管插管移位、脱出、打折等影响通气,而且患者使用肌松药后无自主呼吸,一旦发生导管意外患者会更加危险。因此,选择是否需要采用插管全麻尚需慎重。

表5-18　内镜麻醉患者风险评估表(试行版)

项目	数值	评分	备注
年龄	10～16	1	
	16～60	0	
	60～65	1	
	65～75	2	
	>75	3	

项目	数值	评分	备注
黄疸	正常	0	TBL<17μM
	轻度	0	17μM<TBL<170μM
	中度	1	170μM<TBL<342μM
	重度	2	TBL>342μM
基础病	高血压	1	两项以上风险因素需加和
	糖尿病	1	
	冠心病	3	
	严重心律失常、不稳定性心绞痛	3	
	COPD、慢支、长期卧床史	2	
	纳差、呕吐史	2	
体重指数	正常(20~24)	0	BMI=体重(kg)/身高(m)^2
	轻度肥胖(男>27、女>25)	1	
	中度肥胖(轻中度之间)	2	
	重度肥胖(>35)		
呼吸道异常	鼾症	1	
	预计气管插管困难	2	
手术时间	<1h	0	
	1~2h	1	
	>2h	2	

备注:1. 评分≥10分时需在气管插管下行无痛 ERCP

2. 出现以下任意一项时需在气管插管下行无痛 ERCP:年龄≤10岁;重度肥胖;睡眠呼吸暂停综合征

3. 出现以下任意一项时禁忌行麻醉:患者或家属拒绝;未控制的急性心衰;急慢性循环、呼吸功能不全;严重的胃潴留;恶病质及严重营养不良等

4. 不插管行 ERCP 麻醉的优缺点和注意事项?

(1)不插管 TCI 用于 ERCP 的优势:丙泊酚靶控输注(TCI)麻醉出现后,因为其可以迅速达到稳定的目标浓度,并可以依据手术刺激强度和患者的反应随时调节靶浓度,具有使用简便、精确、麻醉可控性好等优点,同时,系统维持血药浓度平稳的稳定性高,可使麻醉更平稳,更安全,且在麻醉过程中不需要进行气管插管和机械通气等特点,迅速在临床上推广,目前丙泊酚 TCI 系统已经被认为是 ERCP 安全常用的麻醉方法。

ERCP 麻醉可单独使用丙泊酚,也可辅助使用阿片类镇痛药,如果辅助使用阿片类镇痛药,丙泊酚的使用量明显减少。目前正在研究中的闭环麻醉控制系统(Closed-loop anaesthesia delivery system,CLADS)与 TCI 结合是一种较为理想的智能麻醉系统,CLADS 应用双频谱指数(BIS)或听觉诱发电位(AEP)结合患者的呼吸等作为自动反馈信息,进入控制运算系统,经过运算调节后,再由控制系统控制 TCI 输注泵调节丙泊酚的靶浓度,避免麻醉过浅或过深,可根据患者的个体差异调节麻醉浓度,克服药代学和药效学的个体间差异,达到靶麻醉深度的效果,已经取得满意的麻醉效果,并成功地用于临床麻醉。

(2)不插管实施丙泊酚 TCI 麻醉的风险?

不插管使用丙泊酚 TCI 麻醉最常见的并发症为血氧饱和度下降,如果麻醉过程不吸氧,大部分患者会出现血氧饱和度下降,如果麻醉过程吸氧,血氧饱和度下降患者大为减少。ERCP 丙泊酚 TCI 麻醉患者出现血氧饱和度下降一般为麻醉过深,呼吸抑制,仅极少部分患者因为麻醉过浅在内镜经过咽喉部位,或误入气管时引起喉痉挛。

有人担心 ERCP 患者为消化系统疾病,部分患者消化能力减弱,或者存在消化道梗阻,特别是部分医生为防止ERCP 术后胰腺炎的发生,术前使用生长抑素,虽经过禁食,不少患者检查治疗过程中胃内仍然有食物残留,如果不插管麻醉是否会发生反流误吸?非气管插管 ERCP 麻醉患者整个麻醉过程是在俯卧位下完成,如发生呕吐事物可经口腔自动流出,很少会发生误吸。非气管插管麻醉整个麻醉过程无正压通气,因需要保持患者自主呼吸,麻醉不会太深,患者食管括约肌张力仍然存在,但是呕吐反射减弱,即便胃内有食物残留在麻醉状态下也很少发生呕吐。相比之下气管插管是在仰卧位下完成,插管前一般要实施面罩正压通气,且需要使用肌松药,如果患者胃内有食物残留,气管插管过程更易发生反流误吸,而且肥胖患者即使是胃已排空在仰卧位麻醉状态下易发生胃酸误吸。另外麻醉医生在术前评应该评估患者是否有胃潴留的风险:①患病以来是否经常呕吐;②患者术前是否行胃镜检查,是否有消化道梗阻;③术前禁食时间长短,是否留置胃管,胃管引流是否通畅;④术前是否使用抑制胃肠道排空功能的药物如:生长抑素等。对存在胃潴留风险患者应该按饱胃患者麻醉处理行清醒插管或者快诱导麻醉插管,

因为上消化道食物残留会影响 ERCP 操作,增加术后胆道感染,如果患者病情不很紧急情况下最好延期手术。此患者为单纯胆道结石,不合并消化道梗阻,因进食后腹痛,禁食多日,胃潴留的可能性较小。

5. 本例患者麻醉中的特殊性和管理要点?

(1) 术中出现缺氧:麻醉过浅或过深是由于丙泊酚代谢个体差异性较大造成,这也是丙泊酚与吸入麻醉剂相比的最大缺点,为合理用药,减少并发症,麻醉前对患者正确的评估尤为重要,但是更为重要的是当血氧饱和度下降后迅速准确的判断患者血氧饱和度下降的原因,因为两种不同情况出现的血氧饱和度下降处理方式上会有所不同。当因为药物过量暂停丙泊酚输注,必要时停止 ERCP 操作,给予简易呼吸器面罩辅助通气即可缓解。当为喉痉挛引起的血氧饱和度下降,则应该立即停止 ERCP 操作,如果是轻度喉痉挛会很快缓解。最大风险为严重喉痉挛,这时听不到轻中度喉痉挛的异常喉鸣音,如不与麻醉过量引起的血氧饱和度下降加以鉴别,会错失患者的抢救机会。严重的喉痉挛应立即停止 ERCP 操作然后既可进行如下处理:①面罩简易人工呼吸器辅助呼吸,同时应注意将下颌托起,以除外机械性梗阻因素,直至喉痉挛消失;②在吸氧同时加深静脉麻醉或吸入麻醉深度,直至喉痉挛消失;③如果上述处理无效,可应用短效肌肉松弛药改善氧合或协助进行气管插管,一般主张给予小剂量琥珀酰胆碱(0.1mg/kg),不仅可使喉痉挛得到迅速缓解,而且对自主呼吸的干扰较轻。亦可应用较大剂量的琥珀酰胆碱(1mg/kg),但是,如果需重复使用或患者存在缺氧,应用琥珀酰胆碱前最好先给予阿托品。

(2) 肥胖和手术体位问题:此患者体重指数 28.7kg/m² 属于肥胖患者,肥胖患者麻醉对麻醉医生是一种挑战。肥胖患者的肺功能性储气量、呼气储备容量和总肺容量下降,肺功能性储气量随体重指数的上升呈指数性下降。麻醉过程易发生缺氧。而丙泊酚对呼吸具有明显的抑制作用,可抑制 CO_2 的通气反应,潮气量减少,静脉注射常发生呼吸暂停,尤其合并使用阿片类镇痛剂时更易发生,部分肥胖患者患有睡眠呼吸暂停低通气综合征,因此肥胖患者麻醉诱导后更易出现 SpO_2 下降。由于肥胖患者脂肪较多,而脂肪是代谢较慢的组织,如果按肥胖患者实际体重给予丙泊酚 TCI 麻醉,容易出现药物过量,肥胖患者 TCI 麻醉给药应该按公式 W＝理想体重+0.4×超出体重进行体重校正。

俯卧位为肥胖患者麻醉的风险体位,肥胖患者大多腹部膨隆,在俯卧位时腹部受压,会使膈肌明显上抬,降低肺容积,且俯卧位限制胸廓运动,影响呼吸幅度。故俯卧位对肥胖者呼吸的影响较正常者影响大。肥胖患者 ERCP 麻醉通常使用手术体位垫将右肩垫高,使胸部悬空,避免胸廓受压,也可减少腹部受压对肺容积的影响,可显著改善俯卧位时对呼吸的影响。

肥胖患者气管插管通常比较困难,氧储备较少,舌体肥大,在麻醉诱导后易出现舌后坠,气道开放困难,面罩通气效果差,因此在诱导期可出现缺氧,如果遭遇气管插管困难,将使患者处于危险之中,因此肥胖患者麻醉前充分评估患者气道状况十分必要。气道评估的内容包括:①患者的头颈活动度;②下颌活动度和开口度;③患者牙齿情况和咽部情况;④检查患者鼻孔是否通畅;⑤询问患者既往麻醉史,既往麻醉时是否发生插管困难,是否发生气道梗阻;⑥询问患者是否患有呼吸睡眠暂停综合征,或者睡觉时鼾声过响,白天是否嗜睡。如果估计患者麻醉诱导后存在上呼吸道梗阻,通气困难,或插管困难,建议患者应该在清醒状态下插管,或者使用纤维支气管镜引导插管,对于这部分肥胖患者在行 ERCP 治疗时,也应该选择气管插管麻醉,否则麻醉后患者会发生严重低氧血症。此患者虽然肥胖,但是经评估后认为不存在困难气道可能,与 ERCP 操作医生交流后估计 ERCP 操作时间不长,故未行气管插管。此患者虽未行气管插管,但是给予内镜面罩吸氧,此面罩是一种适合上消化道内镜麻醉的吸氧面罩,面罩顶部有一直径 10mm 的可扩张的硅胶孔,可通过内镜,且不漏气,面罩尾部的导管可接氧气、简易呼吸器、麻醉机、呼吸机等,如患者发生血氧饱和度下降,可在内镜不取出的情况下进行加压给氧抢救。

(3) 患者术中循环如何管理要点

1) 高血压问题:此患者高血压合并脏器损害,为高血压极高危组,虽然高血压不再是麻醉禁忌,但高血压患者麻醉的风险仍然很高,如果麻醉过程患者血压过高,可导致脑出血和心功能衰竭;如果太低则又容易引起患者脏器供血不足,甚至引起脑梗死、心肌梗死的发生,因此高血压患者麻醉过程要求对血压的控制要求较高。有些患者因为要求术前禁食禁饮,在手术当天停止口服降压药,这会给麻醉过程和麻醉后的血压控制带来困难,因此术前访视过程,可嘱咐患者少量饮水按时服用降压药。高血压患者麻醉过程如果血压过高,不能一味通过加深麻醉控制血压,特别是非气管插管麻醉状态下,否则会因为麻醉过量引起呼吸抑制。另外患者行 ERCP 麻醉时高血压并非气管插管的指征,相反如果行气管插管如果麻醉没有达到相应深度和在拔管过程可能导致患者血压过高,因此如果选择气管插管应该在深麻醉下插管和拔管,以减少插管引起的刺激。如果条件允许可对高血压患者行有创动脉血压监测。

2)心肌梗死问题:心肌梗死患者心功能较差,心脏储备不足,强烈的刺激会导致患者心率增快、心肌耗氧增多、心力衰竭、甚至冠脉痉挛和心肌梗死发生,手术时为减少对患者的刺激,麻醉过程维持适度的麻醉深度对患者尤为重要。在丙泊酚麻醉时,由于丙泊酚的心脏抑制作用,更易出现低血压,低血压可引起脏器供血不足甚至再次发生心肌梗死,很多医生在麻醉过程习惯于通过调控麻醉深浅来调节麻醉过程患者的血压,当麻醉深度合适时,患者出现低血压,如果通过减少麻醉药剂量降低麻醉深度,患者虽然会因为应激出现血压升高,但过浅的麻醉会导致患者过度应激。因此心肌梗死患者麻醉过程不宜通过调节麻醉深浅来调节血压,而是应该适当使用血压调节药物来调节。心肌梗死患者麻醉过程血压控制较单纯高血压患者要求更高,难度也更大,因此麻醉过程有创动脉血压的监测十分必要。如果条件允许行 BIS 监测对麻醉用药也有指导意义。

心肌梗死患者麻醉药注意药物的选择,尽量不用或者少用心脏抑制的药物,以免造成心输出量的下降。也要注意避免使用引起心动过速,增加心肌耗氧的药物。心肌梗死患者麻醉过程注意保障充足的氧供,轻度缺氧可导致心率增快,心肌耗氧量增加,重度缺氧则可导致心跳减慢甚至停跳,因此缺氧可使心功能不全患者心功能快速恶化,气管插管是保障心肌梗死患者麻醉过程氧供的重要措施,但是要避免插管和拔管过程的刺激对患者的不良影响。心肌梗死患者麻醉过程另外还需要注意液体管理。输液过快会导致心衰发生,而麻醉后因血管扩张,补液不足可能会导致低血压和少尿,因此监测中心静脉压或使用漂浮导管可能会对患者有所帮助。

【小结】

围术期心肌梗死患者术前需完善评估心脏储备功能,术中加强循环监测,合理选用麻醉药物,防止心肌抑制或心动过速,充分保证氧供,维持足够的麻醉深度。术后恢复期注意防止恶心呕吐,寒战和疼痛等刺激。科学合理的麻醉处理有利于患者顺利完成 ERCP 操作,保证围术期患者安全。

【专家简介】

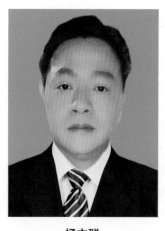

杨立群,主任医师,博士生导师。上海交通大学医学院附属仁济医院麻醉科副主任。多年从事肝胆麻醉与重症临床实践,主要擅长肝胆疾患和肝移植的麻醉与围术期处理。中华医学会麻醉学分会青年委员,麻醉药理学组副组长,国际麻醉药理学会(ISAP)委员;上海市麻醉专科委员会委员。负责 3 项国家自然基金课题,发表 SCI 论文 18 篇,获 2 项军队科技进步三等奖,"上海市科技启明星","上海市卫生系统优青计划",及"上海市优秀博士论文"等荣誉。

杨立群

【专家点评】

1. 患者为老年女性,肥胖合并有心肌梗死后 7 周,既往有高血压病、糖尿病等多种疾病,如果没有良好的麻醉,ERCP 操作医生不会为患者行 ERCP 取石治疗。但本例患者麻醉风险高,麻醉方法的选择和围术期安全尤为重要。麻醉医师通过慎重评估,未选择延期手术,而是采用丙泊酚靶控输注麻醉(TCI)方法,能够使患者麻醉和苏醒迅速,非插管情况下术中不使用肌松剂,阿片类药物,使用剂量少,术后不需要行肌松拮抗和阿片类药物拮抗,不需要拔除气管导管,因此苏醒过程较为平稳,不会出现呼吸抑制或苏醒延迟。

2. 本例患者术中维持与手术刺激相匹配的麻醉深度非常重要,麻醉过浅或过深均不利于患者术后迅速恢复,为合理用药,减少并发症,麻醉前对患者正确的评估尤为重要,但是更为重要的是当血氧饱和度下降后迅速准确地判断患者血氧饱和度下降的原因。当药物过量需暂停丙泊酚输注,偶尔需给予简易呼吸器面罩辅助通气。当麻醉过浅则易导致喉痉挛,此时应该暂停 ERCP 操作,轻度喉痉挛可缓解。严重喉痉挛风险较大,且需与麻醉过量引起的血氧饱和度下降加以鉴别。

3. 鉴于患者合并症多,且处在近期心肌梗死恢复期,麻醉中循环功能维持显得尤为重要。主要原则是维持心肌氧供氧耗的平衡。除保持合适麻醉深度外,常用于 ERCP 麻醉的丙泊酚心脏抑制作用明显,能明显降低血压、心率和心输出量,在诱导过程如果给药速度太快会导致明显血压下降,对 ASA Ⅲ 级及以上患者麻醉时,需要降低初始靶浓度,缓慢增加靶浓度。而芬太尼对血流动力学的影响相对要小,可明显减少其他麻醉药的使用,是心血管疾病患者最常使用的辅助麻醉药,但存在明显的呼吸抑制作用,在非插管麻醉时与丙泊酚合用要注意对呼吸的影响,合用时需减少丙泊酚的初始靶浓度和芬太尼用量。麻醉过程发生高血压时硝酸甘油为较好的选择,但不推荐预防性低剂量输注给药。麻醉过程应尽量避免使用长效 β 受体阻断剂拉贝洛尔以免造成顽固性低血压。当发生低血压时如果心率不慢尽量避免使用增快心率的升压药,以免增加心肌耗氧。

【参考文献】

1. Servub FS, TCI compared with manually controlled infusion of propofol: A multicentre sturdy. Anaesthesia, 1998, 53 (Suppl): 82-86.
2. 张马忠, 吴健, 王珊娟, 等. 靶控输注丙泊酚的临床应用和准确性评价, 中华麻醉学杂志, 2002, 22: 660-663.
3. Chen WX, Lin HJ, Zhang WF, Gu Q, Zhong XQ, Yu CH, et al. Sedation and safety of propofol for therapeutic endoscopic retrograde cholangiopancreatography. Hepatobiliary Pancreat Dis Int 2005; 4: 437-440.
4. Fanti L, Agostoni M, Casati A, Guslandi M, Giollo P, Torri G, et al. Target-controlled propofol infusion during monitored anesthesia in patients undergoing ERCP. Gastrointest Endosc 2004; 60: 361-366.
5. Riphaus A, Stergiou N, Wehrmann T Sedation with propofol for routine ERCP in high-risk octogenarians: a randomized, controlled study. Am J Gastroenterol. 2005 Sep; 100 (9): 1957-63.
6. Solanki A, Puri GD, Mathew PJ. Bispectral index-controlled postoperative sedation in cardiac surgery patients: a comparative trial between closed loop and manual administration of propofol. Eur J Anaesthesiol. 2010 Aug; 27 (8): 708-13.

第六章　泌尿外科手术麻醉

72　后腹腔镜右肾癌根治术后麻醉恢复室内气胸1例处理

【导读】

肾癌根治术后气胸是肾癌根治术后比较少见的并发症,多发生在PACU中,其主要表现为低氧血症,与全麻后低氧血症的诸多原因混淆在一起,增加了鉴别诊断的难度。这要求麻醉医生有全面的知识储备,同时加强与手术医生的沟通,及时寻找并去除病因,保障患者围术期安全。

【病例简介】

患者,男性,64岁,身高174cm,体重75kg。于入院前1周查体发现右肾占位,不伴发热、腰部疼痛、憋胀、恶心呕吐等症状,无肉眼血尿为进一步治疗就诊于我院,查强化CT提示:右肾占位,拟在气管插管全身麻醉下行后腹腔镜右肾癌根治术。患者既往支气管哮喘史5年,多在劳累和激动时发作,服用舒利迭可以明显缓解;心肌缺血病史3年,服用依姆多规律治疗,最近3月没有胸闷憋气胸疼的症状出现;否认高血压、糖尿病病史;10年前行阑尾切除术。ECG V_1~V_5心肌缺血,超声心动示:左室舒张功能下降,EF 62%。胸片示:双肺间质纹理增多,间质病变,两肺气肿,双侧胸膜增厚。血气分析(不吸氧):PO_2 74mmHg,PCO_2 40mmHg,肺功能检查:FEV_1 1.66L,占预计值54%,FEV_1/FVC 63.04%,中度阻塞性通气功能障碍,小气道重度阻塞,弥散功能中度减低。生化检查(血常规、凝血功能、肝肾功能电解质):未见明显异常。

麻醉过程:麻醉诱导采用咪达唑仑3mg,舒芬太尼30μg,丙泊酚(靶控输注,target-controlled infusion,TCI)和罗库溴铵50mg,全麻维持采用七氟烷吸入麻醉和瑞芬太尼靶控输注,罗库溴铵间断推注。手术时间2小时,出血量20ml,尿量150ml,共补晶体液1100ml。麻醉期间循环、呼吸稳定,术后10分钟患者自主呼吸恢复后顺利拔管,进入麻醉恢复室(PACU)。

患者进入PACU后20分钟自觉憋气,稍有烦躁,诉呼吸疼痛,浑身乏力,想变换体位,鼻吸氧状态下SpO_2在95%左右,随即加大吸氧流量,给予布托啡诺0.5mg镇痛,调整为半卧位。患者憋气症状无明显缓解,烦躁加重,SpO_2进行性下降至89%,血压92/56mmHg,HR 102次/分,面罩加压吸氧,听诊右肺呼吸音极低,左肺少量哮鸣音,停止加压吸氧,仅大流量面罩吸氧,半坐位,联系手术医生进行沟通,是否手术过程中损伤胸膜,同时准备穿刺包行胸膜腔诊断穿刺,抽出气体,诊断气胸明确。联系胸外科医生,行胸腔闭式引流。患者SpO_2恢复至99%,憋气烦躁明显好转,转回泌尿科监护室。术后第3天,胸外科医生拔出闭式引流,患者术后5天出院。

【问题】

1. 后腹腔镜手术常见的麻醉并发症及防治?
2. PACU 苏醒期躁动的处理原则?
3. PACU 呼吸困难及低氧血症的鉴别诊断要点?
4. 气胸的诊断及处理方案?

1. 后腹腔镜手术常见的麻醉并发症及防治?

（1）二氧化碳蓄积是腹腔镜手术中最常见的并发症之一。主要发生于二氧化碳人工气腹后 1 小时以上的手术。在维持一定的麻醉深度下,当病人术中心率血压持续缓慢增高时,首先考虑二氧化碳蓄积。主要的原因还是吸收过快而排除缓慢。此时应及时降低人工气腹压力,更换新鲜的钠石灰的同时过度通气。必要时血气分析来明确诊断。

（2）皮下气肿是长时间腹腔镜手术过程中比较常见的并发症,多发生于体格肥胖的老年病人。主要是因为气体经穿刺锥进入皮下,轻度的皮下气肿一般无需处理,术后很快自行吸收。严重的皮下气肿可以遍布前胸、乳房、颈部甚至面部眼睑。血气分析结果显示病人存在因二氧化碳蓄积引起的呼吸性酸中毒。此时应立即停止手术,排净腹腔内的残余气体,局部加压使气体尽量排除,过度通气同时更换新鲜的钠石灰。

（3）气体栓塞是腹腔镜手术中比较罕见的并发症,但绝对是最为严重的并发症。由于很多外科医生造人工气腹时不再使用气腹针,所以产生气体栓塞的主要原因为人工气腹压力过高、病人术中血压过低、手术创面有活动的静脉断裂出血点以及手术时间较长等。治疗原则为缓解临床症状、稳定生命体征、控制气体输入和扩散。具体措施包括立即解除人工气腹、吸入纯氧、左侧卧头低位通过中心静脉插管抽出中央静脉右心房内气体、高压氧治疗。如发生心跳骤停按心肺复苏处理。

（4）气胸是后腹腔镜手术比较少见的严重并发症,在维持一定的麻醉深度且肌肉松弛良好的条件下,病人突发心率加快伴气道压力升高,一定要首先考虑可能发生气胸。一方面,马上停止人工气腹,排净腹腔内气体。另一方面,通过听诊发现一侧呼吸音消失,结合胸部 X 线片可确诊。发生气胸的主要原因有术者术中分离腹腔粘连时伤及胸膜以及气管插管误入一侧支气管,潮气量过大造成。

（5）腹腔镜手术期间发生心律失常主要以心动过缓或心动过速为主,但也可以表现为多源性的室性早搏,房颤和心跳骤停。主要原因还是人工气腹所致。

2. PACU 苏醒期躁动的处理原则?

PACU 苏醒期病人躁动是麻醉医生临床工作中经常碰到的问题,可能会导致许多并发症,熟悉全麻病人苏醒期躁动的发病原因、机制、对病人的危害、预防及其处理对临床工作有一定的指导意义。

（1）PACU 苏醒期躁动的常见原因

1）术前用药:麻醉前用药,如东莨菪碱、吩噻嗪或是巴比妥类药,可致术后谵妄。

2）麻醉用药:静脉麻醉药中氯胺酮、依托咪酯、硫喷妥钠、咪达唑仑麻醉诱导,其术后躁动发生率依次为 17.19%、32.03%、43.75% 和 16.25%,吸入麻醉药更容易导致病人在苏醒期出现躁动,发生率可高达 55%。丙泊酚与吸入麻醉药复合应用可以明显降低全麻患者 PACU 躁动的发生率。

3）术后不良刺激:术后各种不良刺激如疼痛、气管导管刺激、尿管刺激、制动不当等是病人 PACU 苏醒期躁动的最常见的原因。

4）术后并发症:术后神经系统并发症如脑水肿、颅内压增高,循环系统并发症如低血压,心律失常,胃胀气,尿潴留等并发症均可以引起病人 PACU 苏醒期出现躁动。

5）术后催醒用药:术后苏醒延迟的病人给予催醒药常会增加 PACU 苏醒期躁动的发生率。

6）性别和年龄:儿童和年轻人发生 PACU 苏醒期躁动的比率要高于其年龄段的病人。

7）与麻醉相关的其他原因:如肌松药的残留作用,术后镇痛不完善,生化及呼吸循环的不稳定,低体温等都可以诱发 PACU 苏醒期躁动。

8）手术原因:耳鼻喉科手术、呼吸道、乳腺以及生殖系统等与情感关系较密切的部位进行手术操作,PACU苏醒期躁动及情绪不稳的发生率较高。另外,体外循环等手术操作所致的微量空气造成脑血管的栓塞,也可以引起术后精神运动以及神经功能障碍,此类手术时间越长术后发生谵妄的几率越高。

9）病人本身的因素:学龄前儿童和老年人发生PACU苏醒期躁动较为多见;术前过度紧张,对手术及麻醉风险过度担忧,也可增加PACU苏醒期躁动的发生;既往有酒精成瘾、阿片类药物成瘾,麻醉苏醒期会出现类似戒断综合征的表现,PACU苏醒期躁动的发生率较一般病人高。

（2）PACU苏醒期躁动的处理原则:苏醒期躁动处理目前仍然是临床上的难题,发生躁动的病人主要根据发生躁动的原因,对症处理。在没有发现躁动原因的时候首先注意的是加强护理,防止意外事件的发生。气管导管的刺激、尿潴留的不良刺激也要给予处理,患者术后符合拔管的标准时可拔出气管导管,减少其对病人的刺激。在消除病因后若躁动仍持续,切忌在呼吸循环不稳定的情况下使用镇静催眠药物,对于无呼吸循环紊乱和低氧血症的病人,可适当应用镇静催眠药。

1）术前的访视工作需要耐心细致,除了评估患者的麻醉风险及耐受能力以外,应该和病人进行良好沟通,尽量消除其对麻醉和手术的不解以及恐惧。对于小儿患者,则应该和其家长进行沟通,嘱其对患儿进行耐心的解释。

2）术前访视时根据各个病人情况给出合理的术前医嘱。在一些精神紧张难以配合的患者、老年病人以及小儿慎用苯二氮䓬类镇静催眠药物和抗胆碱能药物(减少东莨菪碱的使用,一般尽量使用阿托品替代)。

3）诱导及术中维持用药:如果病人为PACU苏醒期躁动的高危人群,那么诱导所用静脉药物应该尽量避免使用依托咪酯,硫喷妥钠等。术中需要吸入气体维持麻醉的,也尽量选用复合使用异丙酚,此外芬太尼的使用或许可以减少PACU苏醒期躁动的发生。

4）良好的术后镇痛:手术对病人来说是一个较大的创伤,因此尽量将这个创伤所致的痛苦减少到最低,需要我们合理恰当的使用术后止痛,在良好止痛的同时防止苏醒延迟以及毒副作用的发生,在安全剂量范围内达到一个良好的止痛效果。

5）保持呼吸道通畅,维持循环、呼吸、水电解质及各个系统的稳定以及平衡,防止因为低氧血症、高碳酸血症以及其他的水电解质紊乱所致躁动、谵妄。

6）PACU苏醒期躁动出现后的处理:首先要排除心脑血管意外、癫痫等脑部器质性病变,排除肌松药的残留作用及术后镇痛不完善,然后再根据躁动的情况来处理。①保证供氧以及呼吸道的通畅,严密监测呼吸循环系统;②合理使用镇静药物;③阿片类药物的使用:包括吗啡、芬太尼、度冷丁等,这类药物在临床中使用也是比较普遍,使用时要根据病人情况谨慎用药,采用滴定用药,以防发生中枢性呼吸抑制。④其他用药:例如可塞风,曲马多等,亦可减少苏醒期躁动。

3. PACU呼吸困难及低氧血症的鉴别诊断要点?

PACU低氧血症既是麻醉手术后病人最具有临床意义的常见并发症,又是诱发和加重麻醉手术后其他并发症、导致术后致残率和死亡率居高不下的重要原因和起动因子,多表现为呼吸困难、发绀、意识障碍、躁动、心动过速、高血压、心律失常,甚至危及生命。及时祛除低氧血症病因,保证患者组织供氧对围术期患者安全至关重要。

PACU低氧血症的主要原因总结为通气/换气功能障碍和通气/血流比例失调两大类,常见病因有:

（1）麻醉因素导致的通气驱动能力降低

1）所有吸入麻醉药及残余的低浓度麻醉药都可以导致术后通气不足。

2）麻醉性镇痛药过量可引起疼痛明显消失,呼吸频率减慢、呼吸遗忘,导致术后吸氧血症。

3）大剂量的镇静催眠药物如苯二氮䓬类药物导致呼吸抑制。

4）肌肉松弛药的残余作用,导致呼吸肌无力,表现为呼吸表浅、全身肌力弱、痉挛性抽搐。

5）手术后镇痛不完善导致患者呼吸表浅,抑制患者咳嗽排痰,导致通气不足。

处理:与麻醉药物过量或残余有关的通气不足最安全的方法是继续机械通气,直到呼吸恢复,也可给予拮抗剂药物逆转;由于术后镇痛不完善而导致的低氧血症要加强术后疼痛管理,改善镇痛效果或选择多模式镇痛。

（2）通气/血流比例失调

1）术后低心排：可以加用正兴肌力药物，改善患者术后心功能，增加心排量。

2）气胸：要及时发现，行胸腔穿刺或必要时放置闭式引流。

3）肺不张：手术结束前机械通气时建议肺膨胀策略，术后给予良好的镇痛管理，鼓励患者多咳嗽排痰，必要时可以行支气管镜下吸痰，改善肺不张。

4）肺栓塞：患者突然发生不明原因的呼吸困难、面色苍白、出冷汗、胸痛、咳嗽等症，伴有血氧饱和度及氧分压的下降，尤其是对于肺栓塞的高危人群，更应高度怀疑肺栓塞。处理原则为积极改善氧和，纠正右心衰，防治休克，必要时可行溶栓抗凝或介入取栓等治疗。

（3）患者自身因素

1）术前即存在心脏、呼吸系统疾病。

2）肥胖：与正常体重病人比较，肥胖病人术后更易发生严重肺气体交换功能障碍或低氧血症。

3）高龄及吸烟患者氧贮备能力或对缺氧的耐受力下降，术后容易发生低氧血症。

4）合并阻塞性呼吸暂停的患者，术前要认真评估病人，制定合理的麻醉计划。

（4）呼吸道堵塞、喉痉挛、反流、误吸、支气管痉挛。

（5）红细胞携氧能力降低或氧耗增加

1）输注库存血、离体后自体血放置过久或碱血症，红细胞携氧能力下降；

2）术后低体温、心动过速，患者氧耗明显增加，都可以导致患者术后缺氧。

4. 气胸的诊断与处理方案

气胸的诊断：

（1）气胸的典型症状为突发性胸痛，继之有胸闷和呼吸困难，并可有刺激性咳嗽。患者常表现为烦躁不安、气促、窒息感、发绀、出汗，并有脉搏细弱而快，血压下降、皮肤湿冷等休克状态，甚至出现意识不清、昏迷，若不及时抢救，往往引起死亡。

（2）体格检查：气管向健侧移位，胸部隆起，呼吸运动和触觉语颤减弱，叩诊呈过清音或鼓音，听诊呼吸音减弱或消失。

（3）影像学和血气分析：X-ray 可明确诊断并可估计肺压缩量，但 PACU 中行床旁 X-ray 常有一定难度；血气分析示低氧血症。

（4）诊断性穿刺：第二肋间锁骨中线行诊断性穿刺，抽出气体即可诊断。

气胸的处理方案：

术后气胸虽然是比较少见并发症，但由于其起病急，发展迅速且危及生命，故一旦诊断应立即处理：

（1）充分吸氧，尽量少讲话，使肺活动减少，安抚病人的紧张情绪，减少病人的耗氧量，必要时可以给予少量镇静或镇痛剂。

（2）胸膜腔穿刺抽气法：选择穿刺部位，局部皮肤消毒，用气胸针或细导管直接穿刺入胸腔，接 50ml 注射器抽气。紧急时可用粗针尖插入胸腔做临时排气。注意：抽气速度不宜过快，一次抽气不宜超过 1000ml。

（3）胸腔闭式引流术：患者取半卧位（生命体征未稳定者，取平卧位），选锁骨中线第 2~3 肋间，术野消毒铺无菌手术巾，局部浸润麻醉切口区胸壁各层，直至胸膜并可见积气抽出，沿肋间走行切开皮肤沿肋骨上缘伸入血管钳，分开肋间肌肉各层直至胸腔；见有气体涌出时立即置入引流管，以丝线缝合胸壁皮肤切口，并结扎固定引流管，敷盖无菌纱布，引流管末端连接至水封瓶。注意：严格消毒及无菌操作，防止感染。水封瓶应放在低于患者胸部的地方，以免瓶内的水反流进入胸腔。负压吸引时负压不宜过大（−10~−20cmH$_2$O），避免对肺的损伤。注意引流瓶及引流管的观察。

【小结】

后腹腔镜肾癌切除术后气胸是比较少见但比较严重的并发症，重点在其鉴别诊断上，这要求麻醉医生不仅要有全面的知识储备，出现 PACU 中的低氧血症时能够想到气胸的可能，同时也要求跟外科医生有良好的沟通，熟悉外科操作步骤，为快速准确的诊断节省时间。

【专家简介】

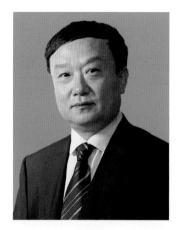

于泳浩，博士、教授，博士生导师。 天津医科大学总医院麻醉科主任。 主要研究方向为脓毒症的发病机制和临床干预。 承担国家自然科学基金5项、卫生部、教育部、天津市自然基金10余项；第一作者和通讯作者发表论文100余篇；SCI论文30余篇，主编、主译专著6部，参编专著20余部。 现任中华麻醉学会第十一届委员会委员、气道管理学组、学科建设学组委员、中国药理学会麻醉学会委员、中国医学教育委员会麻醉学教育研究会理事、中国医师协会麻醉医师分会委员、天津市医师协会常务理事、天津麻醉医师协会会长、天津麻醉质控中心副主任、天津医学会麻醉分会副主委、中华麻醉杂志等十余家杂志编委、国家自然基金评审专家。

于泳浩

【专家点评】

1. PACU中的低氧血症是全麻后常见的并发症，除了患者本身的因素外，最常见的原因应该是药物残留，包括麻醉性镇痛药的残留和肌松药的残留。麻醉性镇痛药物的残留主要表现是呼吸遗忘，肌松药物的残留表现为肌无力，麻醉医生可以根据患者的表现做出正确的诊断，除了给予一定的呼吸支持等待药物代谢完全外，也可以选择相应的拮抗药逆转药物的残余作用。

2. 处理PACU中的低氧血症时，如果加压吸氧患者的氧和仍然没有改善时，麻醉医生要早点拿起听诊器，听呼吸音的变化，在监护手段日益完善的今天，体格检查同样重要，它可以为我们的正确诊断提供丰富的信息。本例患者合并支气管哮喘，在患者憋气饱和度下降时，就应该听诊患者肺的情况，是否再次诱发了哮喘。当然，最后也是通过听诊呼吸音极度减低，才给麻醉医生气胸的可能的重要提示。

3. 胸膜腔穿刺为临床医生的基本功，麻醉医生也应该掌握胸膜腔穿刺的技术，为正确诊断和治疗节省时间。本例病人胸膜腔穿刺抽气后患者症状体征明显改善，在使患者转危为安的同时也为胸外科医生的闭式引流术争取了时间。

4. 完成手术需要手术医生和麻醉医生的互相协作相互配合，围术期加强手术医生和麻醉医生的沟通对于保障患者安全至关重要。尤其是出现并发症后加强与手术医生的沟通对于正确处理并发症更为重要。

【参考文献】

1. Fun-Sun F. Yao主编，王天龙，李民，冯艺，等主译. YAO&ARTUSIO 麻醉学 问题为中心的病例讨论. 第7版. 北京：北京大学医学出版社，2014.

2. Rassweiler JJ1, Teber D, Frede T. Complications of laparoscopic pyeloplasty. World J Urol. 2008；26（6）：539-47.

3. Misal US1, Joshi SA1, Shaikh MM1. Delayed recovery from anesthesia：A postgraduate educationalreview. Anesth Essays Res. 2016；10（2）：164-72.

4. Kiekkas P1, Bakalis N, Stefanopoulos N, Konstantinou E, Aretha D. Residual neuromuscular blockade and postoperative critical respiratory events：literature review. J Clin Nurs. 2014；23（21-22）：3025-35.

5. Ferreyra G1, Long Y, Ranieri VM. Respiratory complications after major surgery. Curr Opin Crit Care. 2009；15（4）：342-8.

73　非体外循环下右肾癌根治术和下腔静脉Ⅲ级癌栓取出术的麻醉管理

【导读】

肾细胞癌的重要特性是向肾静脉和下腔静脉延伸为癌栓,最有效的治疗手段仍是外科手术,可使患者10年存活率明显提高,但由于患者癌栓类型、手术方式和难度不同,术中的不同病理生理变化,特别是取栓时血流动力学变化,酸中毒的预防和处理,心、肾功能保护,预防和及时发现肺栓塞,对麻醉医生是巨大挑战。

【病例简介】

患者,男性,65岁,主诉:主因体检发现右肾肿物10月第2次入院。入院诊断:①右肾肿瘤;②2型糖尿病。既往史:糖尿病病史10年,口服阿卡波糖、磷酸西格列汀,血糖控制尚可,否认其他病史。体格检查:BP 130/84mmHg,HR 89次/分,R 22次/分,T 36℃,余查体未见明显异常。10月前辅助检查:双肾平扫+强化MRI(10月余前)示:右肾恶性肿瘤伴下腔静脉癌栓形成,进入右心房水平;考虑右侧肾上腺转移瘤;双侧腹膜后肿大淋巴结。考虑到患者癌栓体积较大,位置较高,外科医师采用分子靶向治疗缩小癌栓再手术治疗的方案。患者规律服用"苹果酸舒尼替尼胶囊50mg/d",定期复查,下腔静脉癌栓明显缩小至肝脏顶部。现辅助检查:腹部CT示:右肾静脉局部显示欠清,下腔静脉(发出肾静脉处至肝段)内可见充盈缺损,考虑癌栓。超声心动图:二、三尖瓣轻度关闭不全。SPECT影像未见明显异常。术前肝肾功能、血常规未见明显异常。拟于全身麻醉下行右肾肿瘤根治性切除术+腔静脉癌栓取出术。

患者入室BP 175/60mmHg,HR 70次/分,R 16次/分,SpO₂ 99%。开放静脉通路,静脉滴注乳酸钠林格液。建立连续有创动脉血压监测,开放中心静脉通路。实行麻醉诱导,给予咪达唑仑10mg,维库溴铵8mg,芬太尼0.3mg,依托咪酯15mg,长托宁1mg,氟美松10mg诱导后进行气管插管。麻醉成功后,患者取平卧位开始手术。术中右肾静脉未触及明显癌栓,肝下下腔静脉可触及条索状癌栓,离断肾静脉,结扎部分肝短静脉、腰静脉,于肾静脉下方远端1cm处上阻断带及癌栓上缘膈肌下方上阻断带近端同时植入26F腔静脉直插管,实行腔静脉分流,完整取出癌栓,逐个取出阻断带,阻断时间约20分钟。腔静脉阻断时因经由下腔静脉回流的血液减少,致回心血量减少,血压下降至75/52mmHg,最低时降至55/38mmHg,静脉给予葡萄糖酸钙2g,麻黄碱6mg,快速补液,输注红细胞悬液,血浆,生命体征趋于平稳。在下腔静脉阻断带开放后,远端肢体缺血时所产生的酸性代谢产物等进入血液循环,给予碳酸氢钠静滴,中和体内酸性代谢产物,预防突发严重酸中毒。术中七氟烷,丙泊酚,瑞芬太尼维持麻醉,共输入晶体液2100ml,胶体液3000ml,红细胞12u,血浆1100ml,血小板1个治疗单位,冷沉淀8u,失血量2500ml,尿量800ml。术后患者生命体征平稳:Bp 140/70mmHg,HR 95次/分,控制呼吸,麻醉状态转往ICU。给予抑酸、抗炎、抗凝治疗。1日后病情平稳转往泌尿外科,给予抗炎、抑酸、祛痰、输注白蛋白及血制品等治疗,患者肾功能转归良好,于术后9天出院。

【问题】

1. 存在下腔静脉癌栓患者围术期注意什么问题?
2. 如何在术中及早发现癌栓脱落导致的肺栓塞,突发肺栓塞如何处理?

3. 下腔静脉 Ⅲ 级癌栓的患者使用体外循环方式取栓的优缺点是什么？

4. 血液保护的必要性,可否采取自体血液回收？

1. 存在下腔静脉癌栓患者围术期注意什么问题？

①充分术前准备,评估受侵犯的血管和癌栓的大小、长度及其头部的位置,选择恰当的手术方式;②评估是否需体外循环,是否需安装临时下腔静脉过滤器;③术前搬动患者要轻柔,术中尽量避免对腔静脉的挤压,减少癌栓脱落的风险;④持续动态监测血流动力学,如有条件应行经食管超声实时监测;⑤所有患者在下腔静脉开放后,均发生不同程度的代谢性酸中毒,可能与低血压及大量酸性代谢产物入血等因素有关。⑥阻断前提前使用血管活性药,维持中心静脉压在正常偏高水平,可能会预防阻断后循环波动;而阻断期间强调持续使用血管活性药物,维持中心静脉压在正常低限,防止开放后容量过多。

2. 如何在术中及早发现癌栓脱落导致的肺栓塞,突发肺栓塞如何处理？

急性肺栓塞的早期诊断比较困难,手术患者由于处于全麻状态,发生急性肺栓塞时呼吸困难、胸痛、咳嗽、惊恐、大汗等临床表现被掩盖,不易及早发现。D-二聚体应用于肺栓塞早期排除诊断,但缺乏特异性。$PaCO_2$ 监测是全麻手术期间诊断第一指标,如果出现无其他原因解释的 $PetCO_2$ 骤降而 $PaCO_2$ 骤升应考虑急性肺动脉栓塞的发生。除了 $PaCO_2$ 的改变,根据肺栓塞的严重程度,可以出现进行性低血压、低 SpO_2、心率突然改变、颈静脉充盈或怒张、CVP 突然增加、急性心衰等情况。

急性期治疗措施:①血流动力学和呼吸支持:急性右心衰竭导致的心输出量不足是急性肺栓塞患者死亡的首要原因。对心脏指数低、血压正常的急性肺栓塞患者,给予适度的液体冲击(500ml)有助于增加心输出量,去甲肾上腺素通过直接正性变力性作用可改善右心室功能,同时通过刺激外周血管 α 受体升高体循环血压,也能改善右心室冠状动脉灌注,但应限于低血压患者。多巴酚丁胺和(或)多巴胺对心脏指数低、血压正常的急性肺栓塞患者有益。肾上腺素兼具去甲肾上腺素和多巴酚丁胺的优点,而无体循环扩血管效应,可能对急性肺栓塞伴休克的患者有益。机械通气时胸腔内正压会减少静脉回流,呼气末正压要慎用,应给予较低的潮气量(约 6ml/kg 去脂体重)以保持吸气末平台压力 $<30cmH_2O$,尽量减少不良血流动力学效应。②抗凝:给予急性肺栓塞患者抗凝治疗的目的在于预防早期死亡,普通肝素、低分子量肝素均有即刻抗凝作用。初始抗凝治疗,低分子量肝素优于普通肝素,发生大出血和肝素诱导血小板减少症的风险也低。而普通肝素具有半衰期短,抗凝效应容易监测,可迅速被鱼精蛋白中和的优点,推荐用于拟直接再灌注的患者,以及严重肾功能不全(肌酐清除率 $<30ml/分$)或重度肥胖患者。③溶栓治疗:溶栓治疗可迅速溶解血栓,恢复肺组织灌注,逆转右心衰竭,增加肺毛细血管血容量及降低病死率和复发率。急性肺栓塞诊断与治疗中国专家共识(2015)建议急性肺栓塞尿激酶的用法为 20 000IU/(kg·2h)静脉滴注或推荐 rt-PA 50~100mg 持续静脉滴注 2 小时,但是对于在术中的患者是否使用溶栓治疗,未发现临床资料,笔者建议仅局限于心搏骤停患者孤注一掷的治疗。④外科血栓清除术:对于正在全麻下手术治疗的患者具有十分便利的条件。研究表明,行外科血栓清除术的患者,术后存活率、世界卫生组织(WHO)心功能分级和生活质量均有所提高,但目前应用较少,已逐渐被经皮导管介入治疗方法取代。⑤经皮导管介入治疗:经皮导管介入治疗可去除肺动脉及主要分支内的血栓,促进右心室功能恢复,改善症状和存活率,适用于溶栓绝对禁忌证的患者。

3. 下腔静脉 Ⅲ 级癌栓的患者使用体外循环方式取栓的优缺点是什么？

在心外科和麻醉科的协作下,建立 CPB、降温、停血液循环、复温、复苏以及脑缺氧保护等已成为常规技术,操作简化,安全性提高。CPB 结合深低温停循环辅助下取癌栓是目前肾癌合并 Ⅲ、Ⅳ 级 IVC 癌栓的常用处理方式。使用 CPB 的优势在于:在深低温停循环情况下,术者可在完全无血的视野下从容处理癌栓,从而有效减少术中失血和出血的发生,还可以避免癌栓脱落引起肺栓塞,在彻底清除癌栓的同时提高手术的有效性和安全性;Ⅲ 级和 Ⅳ 级癌栓的顶端位于肝脏后方或膈肌以上,非 CPB 辅助下手术需要充分游离肝脏及阻断肝脏血流,而 CPB 辅助下手术不需游离肝脏,从而降低了术后出现肝功能损伤的可能。

在另一方面,对于肾癌合并 Ⅲ、Ⅳ 级 IVC 癌栓患者使用 CPB 不可避免存在一些不良影响。①对血细胞的影响,引起白细胞及血小板的聚集,红细胞受损后易溶血,出现血红蛋白尿,影响肾功能,血细胞破坏释放 5-羟色胺、血栓素,加剧微循环障碍。②炎症因子和补体等级联扩大系统激活,引起肺损伤、手术后渗血和组织水肿。③开放远端 IVC 时容易发生空气栓塞。④容易发生术后凝血功能障碍。

4. 血液保护的必要性,可否采取自体血液回收?

由于肾癌是血运丰富肿瘤,当伴静脉癌栓特别是腔静脉癌栓时,血液回流受阻,腹膜后间隙及肾周围建立了丰富的侧支循环,加之多粘连,手术极易出血,切除癌栓需切开下腔静脉,术中出血多而迅猛,及时输血非常重要。术中自体血液回收能及时提供完全相容的同型血液,缓解血源紧张,避免异体输血感染 HBV、HIV 等风险,大大降低异体输血常见的发热、过敏、溶血及移植物抗宿主反应。回收血红细胞的形态、流变学特性、ATP 及 2,3-DPG 含量均优于库血,具有较好的携氧功能。

由于担心恶性肿瘤患者血液回收可能导致癌细胞的播散及转移,因此血液回收技术在肿瘤患者手术中的应用受到了限制。但是近年来研究表明,术中自体血液回收不增加恶性肿瘤患者术后肿瘤转移的发生率,用于恶性肿瘤患者是可行的。有研究者对 6 例(3 例为肾癌)癌栓已经进入下腔静脉并延伸入右心房的肿瘤患者在术中使用自体血液回收,观察术后肿瘤血行转移情况,并且对滤器内、外表面及回收血进行肿瘤细胞学检测,结果发现滤器内表面存在肿瘤细胞,在滤器外表面及清洗过的回收血内未见肿瘤细胞,所有患者没有发现有远处转移。回收血液要经过过滤和清洗过程,在高速离心过程中,由于红细胞比重大而存在离心杯外层,肿瘤细胞与白细胞密度低则留于内层而被排出,同时清洗过程可将部分残余的肿瘤细胞再次排出,所以,对于这种出血量大而迅猛的恶性肿瘤患者使用自体血液回收而言,笔者认为是相对安全的。

【小结】

由于肾癌合并下腔静脉癌栓患者,术中病理生理变化较大,特别是取栓时血流动力学变化,酸中毒的预防和处理,重要器官功能保护,预防和及时发现肺栓塞,对麻醉医生是巨大挑战。所以,充分术前准备,评估是否需体外循环,是否需安装临时下腔静脉过滤器;术前搬动患者要轻柔,术中尽量避免对腔静脉的挤压,减少癌栓脱落的风险;术中持续动态监测血流动力学,所有患者在下腔静脉开放后,均发生不同程度的代谢性酸中毒,应该给予碱性药物预防,另外,术中加强监测,做到肺栓塞的早发现早处理。

【专家简介】

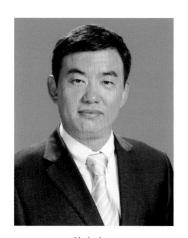

黄立宁,主任医师,副教授,硕士研究生导师,现任河北医科大学第二医院麻醉科副主任。 主要研究方向:全麻药物的神经毒性。 以项目负责人身份承担各级科研课题 3 项,以第一或通讯作者在国内外专业期刊发表论文 13 篇,主编主译专业书籍 3 部。 现任中华医学会麻醉学分会第十二届青年委员会委员、中华医学会麻醉学分会第十二届神经外科麻醉学组委员、中国研究型医院学会第一届麻醉学专业委员会委员、河北省医学会麻醉学分会第九届委员会委员兼青年学组副组长、《中华麻醉学杂志》第十一届编辑委员会审稿专家等职。

黄立宁

【专家点评】

1. 肾癌并癌栓手术,因分离和切除较大肿瘤和粘连组织,可能导致术中出血多,而取癌栓的重点是防止癌栓脱落引起肺栓塞和对下腔静脉血管的掌控尽量减少出血避免出血迅猛的情况发生。首先,麻醉前要重点查看影像学检查结果,包括肿瘤的侧别、癌栓的长度、是否浸润腔静脉壁等,了解具体的手术方式。其次要备足血制品,开放大口径静脉通路。

2. 术中加强监测,做到肺栓塞的早发现早处理,如果出现无其他原因解释的 $PaCO_2$ 骤降应考虑急性肺动脉栓塞的发生。另外,根据肺栓塞的严重程度,可以出现进行性低血压、和低 SpO_2、心率突然改变、颈静脉充盈或怒张、CVP 突然增加等情况。麻醉诱导后放置 TEE 探头能够进一步明确甚至可纠正术前诊断,这对于外科决策及术中管理极为重要。

3. 预防肺栓塞的关键步骤是尽早在癌栓近心端阻断下腔静脉与相关血管,获得一个清晰的视野并完整取出癌栓。血管阻断的方式与范围与癌栓分级相关,由于阻断下腔静脉与相关血管后可能造成回心血量骤减而引起循环的剧烈波动,需要麻醉医师与外科医师的密切配合:麻醉医师要密切关注手术进程,准确记录各血管的阻断时间;密切监测生命体征,通过适量补液必要时使用血管活性药物维持一定的灌注压。

4. TEE 能够进一步明确甚至可以纠正术前诊断,在不影响手术进行的同时提供癌栓的即时信息实现动态监测,有利于外科决策以及手术操作。对于Ⅳ级癌栓患者,由于心房内占位漂浮导管的放置难度增加,而 TEE 可以实施观察心脏的前负荷及收缩功能,可指导术中补液以及血管活性药物的选择。

【参考文献】

1. 张学俊. 肾癌并腔静脉、右心房癌栓患者外科治疗的麻醉处理. 国际麻醉学与复苏杂志, 2012, 5.
2. 徐国勋. 高龄高危患者行下腔静脉癌栓取出术中发生急性肺栓塞的救治 1 例报告. 北京医学, 2012, 8.
3. 李忠. 自体血液回收机在肾癌伴腔静脉瘤栓手术中的应用. 医械临床 2009, 4.
4. 李文波. 体外循环与非体外循环辅助下肾癌合并Ⅲ、Ⅳ级下腔静脉癌栓手术治疗效果比较. 中华实验外科杂志 2015, 5.

74　肾移植手术中发生室颤的抢救治疗

【导读】

肾移植术是治疗肾功能衰竭的终末期肾脏疾病的最有效方法。随着免疫学理论研究的日益深入,手术、麻醉技术的不断改进和围术期管理能力的加强,还有器官捐献肾源的增加,肾移植术已成为治疗终末期肾脏疾病的重要手段。肾移植患者术前常合并高血压、低蛋白血症、贫血、水、电解质及酸碱失衡、继发性多器官损害及凝血功能异常等,身体状态差,增加了肾移植手术麻醉的管理难度。麻醉医生对患者病情应有足够的认识,对手术和麻醉中可能出现的问题要有充分的估计,从而制定有效防治措施,力求麻醉平稳。

【病例简介】

患者,男性,37 岁,身高178cm,体重89kg。以"发现尿蛋白 17 年 11 月,血透 1 年 9 月"为主诉入院。术前诊断:慢性肾脏病 5 期,拟于气管内插管全身麻醉下行同种异体肾移植术。患者否认既往有其他系统病史。近一年来透析疗程是两周五次,最后一次血液透析在 2 天前。患者术前检查:心电图:窦速(125 次/分);血常规:血红蛋白:92g/L;尿量情况:每日尿量约 200ml。

患者入室情况:时间:6:30am;心率:110 次/分,无创袖带血压:110/80mmHg,脉搏氧饱和度:98%,呼吸:18 次/分。

麻醉方式:全身麻醉。麻醉诱导:咪达唑仑 2mg,舒芬太尼 30μg,依托咪酯 10mg,顺苯磺酸阿曲库铵 10mg。麻醉维持:采用丙泊酚、瑞芬太尼、顺苯磺酸阿曲库铵静脉泵注,七氟烷吸入。

手术进行过程中患者突发室颤(时间:8:53am)。立即进行抢救:①暂停手术持续胸外按压。②药物:肾上腺素、葡萄糖酸钙、碳酸氢钠、胰岛素等。③电除颤:200J 电除颤 3 次。④其他,复查血气纠正内环境紊乱、戴冰帽等。⑤患者电除颤三次,每次除颤后窦性心律恢复,但维持时间较短。请心外科急会诊给予建立体外循环。⑥9:35am,开胸心内按压,心内 50J 电除颤 2 次。⑦9:36 am,窦性心律恢复,心率 125 次/分。⑧9:45 am,主动脉置管。⑨9:48am,开始转机。⑩11:35am,停机,心率:112 次/分,有创血压:120/73mmHg,脉搏氧饱和度:100%(未使用血管活性药物)。⑪11:55am,外科医生考虑暂停肾移植,关胸关腹。⑫1:12pm,手术结束带管送外科 ICU。

出室情况:心率:101 次/分,有创血压:124/76mmHg,脉搏氧饱和度:100%(未使用血管活性药物)。

术后随访:

术后当天:13:25,送入肝胆外科 ICU,呼之能应,继续镇静。

　　　　　21:11,意识恢复,肌力正常,循环稳定,拔除气管导管。

术后第一天:09:02,神志清,问答切题,呼吸循环平稳,恢复进流食。

术后第二天:15:00,拔除胸腹腔引流管,计划转出 ICU,转回普通病房。

【问题】

1. 目前国内外肾移植的现状是什么?
2. 如何实施肾移植患者的麻醉管理?
3. 肾功能衰竭患者心血管系统的病理生理和临床表现是什么?
4. 肾移植患者围术期心脏事件有哪些? 如何进行防治?
5. 围术期发生室颤如何抢救治疗?

1. 目前国内外肾移植的现状是什么?

本例患者属于慢性肾脏病 5 期,目前最有效的治疗方式就是肾移植术。慢性肾脏病(chronic kidney disease,CKD):是指各种原因引起的慢性肾脏结构和功能障碍(肾脏损害病史大于 3 个月),包括肾小球滤过率(glomerular filtration rate,GFR)正常和不正常的病理损伤、血液或尿液成分异常,及影像学检查异常,或不明原因 GFR 下降($<60ml/min \cdot 1.73m^2$)超过 3 个月,即为 CKD。引起慢性肾脏病的疾病包括各种原发的、继发的肾小球肾炎、肾小管损伤和肾血管的病变等。根据美国肾脏病基金会 K/DOQI 专家组依据 GFR 可以将慢性肾脏病分为 5 期(表 6-1)。CKD 是全球最常见的疾病之一,全球病死率逐年升高,已超过 15.8/100 000,在 2013 年居疾病相关死亡的第 19 位。根据国内最新慢性肾脏病流行病学调查,中国 CKD 的总患病率为 10.8%,成为世界上 CKD 的高发国家之一。终末期肾病(end-stage renal disease,ESRD)是 CKD 发展的最终阶段,伴随着年龄结构改变等因素的共同影响,ESRD 的发病率呈现持续上升状态,预计到 2020 年,在我国每百万人口就有 1200 例 ESRD 患者,肾移植手术是治疗 ESRD 的最佳方法。根据美国器官供应移植网络(Organ Procurement and Transplantation Network,OPTN)的数据显示,截止到 2016 年 8 月底,等待肾移植的美国患者有 99 440 例。据估计,我国每年等待肾移植手术患者超过 50 万例,而每年实际肾移植量仅为 5000~7000 例。2015 年 1 月 1 日起,中国全面禁止使用死囚器官,使得公民逝世后器官捐献和活体供者成为主要的器官来源,随着中国人体器官分配与共享计算机系统在全国移植中心的应用,心脏死亡后器官捐献(donation after cardiac,DCD)供肾是肾脏移植供者的主要来源之一。

表6-1　慢性肾脏病分期

分期	描述	GFR(ml/(min·1.73m²)
1	肾损伤指标(+),GFR 正常	>90
2	肾损伤指标(+)GFR 轻度降低	60~89
3	GFR 中度降低	30~59
4	GFR 重度降低	15~29
5	肾衰竭	<15 或透析

2. 如何实施肾移植患者的麻醉管理？

最早记载的肾移植麻醉是 1954 年,在蛛网膜下腔阻滞麻醉下完成的世界首例同卵双胞胎的活体肾移植手术。迄今为止,肾移植手术麻醉已有 63 年的历史,随着肾移植手术的广泛开展,麻醉新技术、外科手术以及新药物等也得到了发展与应用,进而推动了肾移植麻醉的发展,但由于供肾的严重缺乏,需要做肾移植手术的终末期肾病患者等待供体时间延长,导致病情严重恶化,全身脏器功能受损,这对麻醉管理带来极大的挑战,下面我将从术前评估与准备、麻醉方式和麻醉用药的合理选择、肾移植患者的术中监测与麻醉管理等三方面进行讨论。

（1）麻醉前的正确评估与准备:肾脏是维持人体机体内环境相对稳定的最重要的器官之一,长期的肾功能衰竭机体毒素蓄积引起全身脏器受损害,因此充分的术前准备对保障肾移植术患者的麻醉安全至关重要,主要的内容包括:①全面评估患者的全身各个脏器功能,积极纠正电解质、酸碱平衡紊乱维持内环境稳定。②术前 24 小时安排血液透析,使血钾降到 5mmol/L 以下,血尿素氮降到 7mmol/L 以下,血肌酐降到 133μmol/L 以下,若血钾浓度>6mmol/L 应推迟手术。充分透析是尿毒症患者术前最重要的准备。透析可以纠正水、电解质和酸碱平衡紊乱,排出有毒代谢物,也可明显改善高血压和不适当的血容量状态。③改善凝血功能。④合并高血压、水钠潴留及心功能不全患者,术前进行饮食、药物控制。例如,采取强心利尿减轻前后负荷等手段改善心功能。⑤伴有严重贫血、低蛋白血症、出血倾向。术前纠正贫血,给予促红细胞生成素以纠正贫血,使血色素达到 120g/L 左右。必要时输血,应输注去白细胞的血制品。⑥合并有不同程度感染者,应注意控制和预防感染。除非紧急情况,通常都要在充分准备后才能考虑手术和麻醉。

（2）麻醉方式和麻醉用药的合理选择

1）麻醉方式的选择:肾移植手术麻醉方法的选择既要满足手术操作的需要,又要考虑肾功能衰竭终末期患者特有的病理生理变化,尽可能减少手术创伤刺激、麻醉方法和麻醉药物等对患者的生理扰乱,减少可能损害或影响肾功能的因素,为移植肾复苏创造良好的生理环境。合理选择麻醉方法可以提高肾移植手术的质量。可选用全麻或椎管内麻醉,有研究显示椎管内麻醉和全身麻醉在肾移植术中生命体征稳定、移植肾预后及并发症等方面无显著差异。国内早期大宗病例报道中,持续硬膜外麻醉比例占 72%,腰硬联合麻醉占 24.4%,单纯全麻占 3.2%,持续硬膜外麻醉复合全麻占 0.4%。目前,国内肾移植术多采用椎管麻醉,但全身麻醉比例呈上升趋势,然而欧美国家大多采用全身麻醉。

2）麻醉药物的选择:肾移植患者因其具有特殊的病理生理学特点,其药代学和药效学与正常人体不同,肾移植因其特殊性应选用适宜的麻醉药物和方法,确保病人的安全和保护移植肾脏的功能。但麻醉用药种类较多,对机体生理干扰相对较大。肾移植的患者肾功能严重下降,在麻醉药物的选择上应该首先保证患者安全无痛的同时要最大限度地降低对肾功能的影响。肾移植术麻醉药物的选择有四个原则:①药物不经肾脏排泄或不主要依赖肾脏;②对肾没有直接毒性;③体内代谢产物对肾无毒性作用;④药物作用时间短。此外肾功能衰竭还可能影响肝脏血流、肝脏代谢酶活性以及药物与蛋白结合等,从而改变药物的分布与代谢,因此也应慎重使用通过肝脏代谢的药物。

（3）术中监测与麻醉管理:对于所有患者均需要提供常规监测,如无创血压、心电图、脉搏血氧饱和度、呼末二氧化碳分压、体温等,还应考虑使用更高级别的监测。肾移植患者常常伴有严重的心血管系统并发症,如高血压、冠心病、心功能不全等,且术中容易出现血压的较大波动,因此应常规进行有创血压监测;此外,肾移植患者因长期尿毒素对机体的影响,容量耐受性差,应加强容量治疗监测,可考虑中心静脉压监测,每搏量变异度监测等;甚至于对有症状的冠心病和充血性心力衰竭患者,还应行漂浮导管监测肺动脉压或食管超声心动图检查等。此外,还应考虑在围术期行血气分析、血细胞比容检测、凝血功能监测和血糖监测等。

肾衰竭病人会伴发全身多脏器损害,生理状态较差,导致患者对手术和麻醉及麻醉药物耐受性差,麻醉风险相应上升。维持循环系统的稳定,防止各种原因造成的血压波动,确保移植肾的有效血流灌注至关重要。术中正确的液体选择和容量管理对患者围术期的安全及移植肾功能的即刻恢复及后期的存活都至关重要。在血管吻合完毕肾血流开放后,全身血液重新分布,血管内增加了约 200~300ml 的空隙,加上内源性和外源性血管扩张物质释放进入体循环,引起血压和中心静脉压下降,所以在开放血管前可通过适当的预先补充以胶体溶液为主的容量负荷,必要时静脉注射多巴胺以使血压适度提升,能保证围术期血压维持与稳定,维持足够的灌注压是启动移植肾功能的关键所在。

3. 肾功能衰竭患者心血管系统的病理生理和临床表现是什么？

临床工作中肾移植患者绝大多数是慢性肾功能衰竭患者，肾功能严重障碍时，会引发多种代谢产物、药物和毒物在体内蓄积，水、电解质和酸碱平衡紊乱，以及肾脏内分泌功能障碍，对全身各个脏器都会造成损害，心血管疾病是肾衰患者最常见的死因。肾衰患者在心血管系统的病理生理和临床表现主要有以下几个方面：

（1）高血压和左心室肥大：大部分慢性肾衰病人常常合并有高血压，可能由于肾局部缺血；水钠潴留引起高容量负荷、高压力负荷；肾素-血管紧张素系统活性增强；肾脏降压物质生成减少。部分病人可经透析治疗缓解，然而更多的病人需借助抗高血压药物才能控制。高血压可引起动脉硬化、左心室肥大，肾衰患者常伴有贫血和血液透析时建立的内瘘，会引起心高搏出量状态，加重左心室负荷。

（2）心力衰竭：与肾衰引发的水钠潴留、高血压，还有长期尿毒素作用、贫血等原因导致的尿毒症心肌病等有关，但是有一部分病例的临床症状很不典型，仅表现为尿量突然减少或水肿加重。

（3）心包炎：可分为尿毒症性或透析相关性心包炎。

（4）动脉粥样硬化：肾衰患者动脉粥样硬化进展迅速，血液透析患者更明显，从而可能导致冠心病的发病率增加。

本例患者术前心电图检查提示：窦速，125 次/分，考虑窦速的原因可能由于贫血（术前血常规检查血色素：92g/L）、精神紧张等，或者患者基础会不会伴发有尿毒性心肌病，冠心病等，还需要进一步的检查才能做出判断。

4. 肾移植患者围术期心脏事件有哪些？如何进行防治？

围术期心脏事件：是指在围术期因患者自身因素与手术因素共同作用下发生的心脏相关并发症，主要包括不稳定性心绞痛、急性心肌梗死、严重心律失常、心力衰竭及心源性死亡等。导致围术期心脏事件的机制主要包括两个方面：急性冠脉综合征和因心肌氧供需失衡导致心肌缺血。术后，由于手术创伤、插拔管刺激、疼痛、失血、饥饿、低体温等原因，机体处于应激状态，交感神经兴奋，患者的儿茶酚胺和皮质醇升高并可持续数天，导致患者心动过速、血压波动、冠脉剪切力增加。同时，围术期血流动力学不稳定，血液处于高凝状态，纤溶活性降低，炎症反应增强，低血压、贫血及低氧血症等亦常见。这样，一方面造成动脉粥样硬化斑块不稳定，易破裂、出血，血栓形成，发生急性冠脉综合征；另一方面，心肌供氧量减少而耗氧量增加，产生氧供需氧之间的相对不平衡。大量研究明确了围术期血流动力学改变-心肌缺血-心肌梗死的关系，手术应激反应（疼痛、紧张、压力、创伤等）：引发围术期心动过速、血压升高，高凝状态可导致非严重狭窄冠脉内斑块破裂、远端血栓形成（远端常无侧支循环形成）。应激反应时心率、血压升高均加速或诱发狭窄远端缺血，持续缺血易致围术期心肌梗死、死亡。

拟行肾移植术患者大多处于慢性肾脏疾病终末期肾功能衰竭状态，病程较长，病情复杂，常合并高血压、低蛋白血症、贫血，水、电解质及酸碱失衡、继发性多器官损害及凝血功能异常等，机体状态差，慢性肾功能衰竭病人因长期透析治疗，导致其比正常人患有心血管疾病的风险高 10~30 倍，心血管疾病是 50% 以上透析患者死亡的病因。在目前应用最为广泛的 Lee 修订心脏风险指数中，术前肌酐水平>2mg/dl（>175μmol/l），是非心脏手术发生心脏并发症的一个重要独立危险因素。有研究表明，这类患者术中低血压的发生率为 49.6%，高血压事件发生率为 26.8%，国内 2605 例肾移植病例报道中，急性左心衰发生率为 0.19%。因此，心功能的评估对于肾移植手术非常重要。患者术前应常规检查心电图和超声心动图。慢性肾功能衰竭合并长期糖尿病病史的患者，则需行超声心动图负荷试验或行心导管等检查。

（1）术中高血压的控制：高血压的严重程度与移植肾的成活率密切相关，肾移植患者常常合并严重高血压，术前即应有效控制血压，术前可选用血管紧张素转化酶抑制剂类或血管紧张素受体阻断剂类等药物控制高血压，麻醉中要保证足够的麻醉深度，同时配合使用血管活性药物，避免全麻诱导，麻醉恢复等时期出现的血压过高导致心脑系统意外的发生。

（2）术中低血压的防治：由于长期高血压、贫血、动脉粥样硬化等原因，导致尿毒症患者血管平滑肌的舒缩功能减退。肾移植术中低血压发生率高达 49.6%，而且会严重影响移植肾功能。因此一定要积极有效地防治术中低血压。低血压发生的原因主要有术前血液透析的患者，血容量不足；椎管麻醉时，阻滞平面过广；全身麻醉时，尤其是麻醉诱导后麻醉药物对心血管功能产生的抑制作用；移植肾血管开放后，血液的重新分布，酸性代谢产物进入循环导致血管扩张；开放吻合血管时使用了利尿剂等。因此，在易于发生低血压的各个阶段采取相应的防治措施。

（3）术中急性左心衰、肺水肿的防治：盲目快速输血、输液，以及超量输液，是导致急性左心衰、肺水肿的常见原因。尤其是当移植肾功能不佳,过多的体液不能很快经尿液排出体外,术后随着麻醉药物的扩血管作用消失,就很容易出现心血管容量超负荷,引发充血性心衰和肺水肿。因此,急性心衰常发生在手术结束过程中。此外,终末期肾功能衰竭患者左心室射血功能显著下降也是术中发生左心衰的重要原因。充血性心衰一旦发生,处理起来非常棘手,容易危及患者生命。因此,急性左心衰重在预防。预防措施主要有:术前对有心肺疾病的患者尽量纠正,充分透析;术中监测中心静脉压及时调整输液量及速度,防止过度输液;术中加强心脏功能的保护,在拔出气管导管过程中避免强烈刺激;术后给予良好的镇痛等。此外,对术中急性左心衰还要早发现、早诊断,及时给予镇静、强心、降压、正压通气、利尿等处理,可及时控制心衰。

(4)心律失常的防治:术前24小时进行血液透析,纠正水、电解质及酸碱失衡,若血钾浓度>6mmol/L应推迟手术,避免因高血钾引起的严重心律失常。本例患者术中血气分析检查提示高血钾(6.88mmol/L),可能因此引发了恶性心律失常室颤的发生,考虑建议肾移植患者在麻醉诱导前行血气分析,如有异常,待电解质、酸碱平衡紊乱纠正后再行手术,同时在术中应多次复查血气,及时维持内环境平衡。

5. 围术期发生室颤如何抢救治疗?

心室颤动是由于异位节律点的自律性异常迅速增高,使心室内多个折返中心形成不协调的冲动,心室失去排血功能,故心室颤动是一种严重的快速性室性心律失常,直接危及生命,猝死的发生率极高。心电图特点:①P-QRS-T波群消失,代之以连续快速波幅较低,大小不等,极不规则的室颤波,无等电位线。②频率在250次/分以上。③心室颤动发生前,常有频发多源性室性早搏,时而呈串形紊乱性室性心律。心室颤动时心室肌无效地快速乱颤,丧失排血功能,其效应与心室停搏一样,停止血液驱动,使重要脏器缺血、缺氧、意识丧失、全身抽搐、心音和脉搏消失、瞳孔散大、血压为零。心室颤动是猝死最常见的原因之一,一旦发生应立即进行抢救。

室颤的抢救流程:一经发现,立即呼叫帮助,启动团体抢救,同时立即行心肺复苏,另外积极安排准备除颤仪,除颤仪就绪即应立即进行电除颤,第一次电除颤完成后检查心脏节律恢复情况,心律未恢复,继续心肺复苏(cardiopulmonary resuscitation,CPR)5个循环,同时给予肾上腺素等,启动第二次电除颤,检查心脏节律,未恢复继续CPR 5个循环,同时可考虑给予抗心律失常药物,启动第三次电除颤,以此类推,直至自主心律恢复。

在最新版的心肺复苏指南中重点强调:团队协作抢救,尽早给予电除颤;电除颤的时机是治疗室颤的决定因素,每延迟一分钟,复苏成功率下降7%~10%,在心脏骤停发生一分钟内进行除颤,患者存活率达90%,三分钟内除颤,70%~80%恢复心跳,而五分钟后,则下降到50%左右,第七分钟约30%,9~11分钟后约10%,超过12分钟,则只有2%~5%。

本例患者在抢救过程中,每次电除颤后自主心律均能恢复,但维持时间较短,考虑由于原发病患者电解质异常、酸碱失衡的问题不能立即得到纠正,抢救小组领导迅速做出决断,给予行体外循环心肺复苏治疗。体外循环作为呼吸循环支持的一种技术,在心肺复苏中的应用近年来有了很大进展,国内目前报道的体外循环(Cardiopulmonary bypass,CPB)用于心跳骤停抢救等24例,平均存活率为75%;国外报道为57%~64%,在相关报道中也指出运用体外循环心肺复苏技术可以改善心搏骤停患者的短期生存率甚至神经系统的预后。CPB的主要功能有迅速供氧,缓解机体缺氧;确保心、肺、脑、肾等重要脏器的有效灌注。对脑保护与脑复苏十分有利;同收大量意外失血并回输给机体,避免大量血液丢失及输注大量异体液;通过血液稀释的作用,快速纠正机体内环境及酸碱平衡的紊乱;辅助心脏作功,有利于心脏泵功能的恢复。在心搏骤停的情况下,体外循环可完全替代心脏功能,维持有效灌注,为心脏复苏创造条件;通过使用降温、保温及复温等手段,对不同体温状态特别是高热、低体温的患者进行复苏,可起到降低组织代谢率、恢复机体功能的积极作用。

此例患者的成功抢救再次验证体外循环在心肺复苏中的治疗价值,在灌注期间可以快速地改善患者的水、电解质、酸碱平衡问题,同时还能为患者提供复苏后续的高级生命支持。

【小结】

肾移植患者常并发多种疾病,病情复杂,术前应充分透析治疗,纠正内环境紊乱,改善贫血,控制高血压和感染,提高患者对手术和麻醉的耐受能力。术中麻醉管理要注意围术期心血管循环稳定,保证全身氧供需平衡,注意水、电解质酸碱平衡和体温的维持。避免发生恢复期高血压、围术期肺水肿、麻醉苏醒延迟及恢复期躁动等肾移植围术期常见的并发症,应积地预防与处理这些麻醉并发症,保障肾移植术病人围术期安全和提高移植肾成活率。

【专家简介】

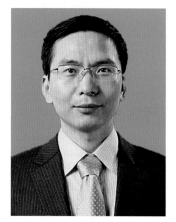

王强

王强,主任医师、教授。 西安交通大学第一附属医院麻醉科主任、教授、博士研究生导师,担任中华医学会麻醉学分会青年委员会副主任委员、中国中西医结合学会麻醉学专业委员会常委、中国心胸血管麻醉学会胸科麻醉分会常务委员等。 致力于脑保护内源性机制及转化医学研究,主持国家自然科学基金、国家科技支撑计划项目等 11 项,共发表 SCI 文章 77 篇,其中以第一作者或通讯作者发表 SCI 论文 50 篇,获国家科学技术奖励一等奖 1 项、陕西省科技进步一等奖 3 项等,国家专利 21 项。

【专家点评】

　　本例患者是慢性肾脏病 5 期拟行 DCD 肾移植的急诊患者,病期较长,因急诊入院术前仅有常规实验室检查和心电图检查,最后一次透析发生在 2 天前。在全身麻醉下顺利开始手术,术中突发室颤,考虑有以下几个原因:①电解质异常:高血钾,室颤前一分钟血气分析检查提示,血钾:6.88mmol/L;②长期慢性肾功能衰竭对机体的影响,由于高容量负荷、高压力负荷和高浓度的肾素-血管紧张素,导致心肌存在不同程度的受损;③其他,患者基础会不会存在隐匿性的心脏疾病。

　　该例患者在手术室内的成功抢救有三个指导意义:①再次强调了心肺复苏团队协作的重要性,以团队形式实施的心肺复苏是最新版心肺复苏指南的重点推荐,并在具体实施方面进行了进一步的阐述。运用科学、先进的培训方法,强化培训的质量和效果,则是将科学知识转化为实际操作,提升心肺复苏质量和效果的根本途径。由多名训练有素的施救者组成的综合小组同时参与抢救,并安排有权威的领导者统一安排协调,例如由 1 名施救者启动急救反应系统,第 2 名施救者开始胸外按压,第 3 名进行通气管理,第 4 名安排除颤,第 5 名给予血管活性药物等,快速反应,团队协作;②及早进行电除颤,迅速识别需要电除颤的心脏节律,立即做出安排准备,施行电除颤;③另外,在心肺复苏中应用体外循环,意义重大,体外循环的应用无疑给那些按常规复苏术抢救无效的心脏骤停病人提供了又一次生存的机会,另外在灌注期间可以快速地改善患者的水、电解质、酸碱平衡问题,彻底纠正改善引起心跳骤停发生的病因。

　　肾移植患者常常并发多种疾病,病情复杂,术前应充分透析治疗,纠正内环境紊乱,改善贫血,控制高血压和感染,提高患者对手术和麻醉的耐受能力。对于拟行肾移植的患者,在等待肾源时可以考虑联合多科室共同管理,制定完善的治疗规范,避免因急诊手术检查不全,术前准备不充分而增加的风险。术中麻醉管理要注意围术期循环稳定,注意水、电解质酸碱平衡和体温的维持,采用目标导向性液体治疗精确容量管理等。应积极地预防与处理各种麻醉并发症,保障肾移植术病人围术期安全和提高移植肾成活率。

【参考文献】

1. Zhang L, Wang F, Wang L, et al. Prevalence of chronic kidney disease in China: a cross-sectional survey. Lancet, 2012, 379: 815-822.

2. 庄心良，曾因明，陈伯銮. 现代麻醉学. 第3版. 北京：人民卫生出版社，2004：1384-1389.

3. Shah, VR, Butala BP, Parikh GP, et al. Combined epidural and general anesthesia for paediatric renal transplantation-a single center experience. Transplant Proc, 2008, 40：3451-3454.

4. Landesberg G, Beattie WS, Mosseri M, et al. Perioperative myocardial infarction. Circulation, 2009, 119：2936-2944.

5. Goyal, P, Puri GD, Pandey CK, et al. Evaluation of induction doses of propofol：comparison between endstage renal disease and normal renal function patients. Anaesth Intensive Care, 2002, 30：584-587.

6. Prodhan P, Fiser RT, Dyamenahalli U, et al. Outcomes after extracorporeal cardiopulmonary resuscitation（ECPR）following refractory pediatric cardiac arrest in the intensive care unit. Resuscitation, 2009, 80：1124-1129.

75　经尿道前列腺电切术合并经尿道电切综合征

【导读】

良性前列腺增生症（Benign Prostatic Hyperplasia, BPH）是男性进入老年期后由于体内性激素平衡失调而引起的前列腺良性增生性病变。目前经尿道前列腺电切术（Trans Urethral Resection Prostate, TURP）仍是 BPH 治疗的"金标准"。在 TURP 手术中发生的医源性水中毒称为 TURP 综合征。经尿道电切综合征（Transurethral Resection Syndrome, TURS）是 TURP 术中、术后最严重的并发症，多发生在术中和术后 24 小时内，主要是术中切开前列腺包膜，导致冲洗液经手术创面大量快速吸收所引起的以稀释性低钠血症及血容量过多为主要特征的临床综合征，其发生率为 2.0%~2.9%，病死率为 0.6%~1.6%。针对 TURS 及时采取治疗措施，使病人转危为安是非常重要的，一旦怀疑 TURS，除及时测定电解质，了解血钠水平外，应立即采取必要的治疗措施。

【病例简介】

患者，男性，71 岁，主因"进行性排尿困难 2 年余，加重 2 月余"入院。入院诊断：①前列腺增生；②糖尿病；③泌尿系感染；④陈旧性脑梗；⑤癫痫；⑥溃疡性结肠炎。术前检查 B 超示前列腺肥大；化验室检查示白蛋白 36.7g/L，总胆固醇 5.69mmol/L，总前列腺特异性抗原（Total Prostate Specific Antigen, TPSA）6.22ng/ml，游离前列腺特异性抗原（Free Prostate Specific Antigen, FPSA）1.81ng/ml，游离/总前列腺特异性抗原（F/TPSA）0.29；肺功能测定示混合型通气功能障碍、小气道重度堵塞、弥散功能重度减退、通气储备 61%；ECG 示正常心电图，余无著变。

患者于术晨 10：15 入手术室，连接监护仪 BP 190/90mmHg，HR 85 次/分，SpO_2 96%，建立静脉通路给予乌拉地尔 10mg，血压降至 160/75mmHg，观察无不良主诉，于 10：30 开始麻醉操作。蛛网膜下腔穿刺顺利，给予 0.5% 罗哌卡因 2.5ml，待麻醉平面固定 T_{10}~L_5，血压维持在 140/70mmHg 左右，面罩吸氧，摆截石位消毒铺巾于 10：55 手术开始。11：50 患者自诉乏力疲倦，语言安慰后未做特殊处理。12：10 前静脉输入晶体液 650ml，5% 甘露醇灌洗液 12 000ml，没有明显创面出血，此时患者突然出现烦躁不适、大汗，继而意识消失、血压测不出、心率减慢至 28~35 次/分及 SpO_2 不显示。麻醉医生立即给予肾上腺素 1mg，甲波尼龙 80mg，并行气管内插管机械通气，BP 升至 130/60mmHg，HR83 次/分，SpO_2 75%。急查血气分析（图 6-1）示电解质紊乱血钠 107mmol/L，血钾 2.9mmol/L。立即给予 5% 氯化钠 200ml、氯化钾 1g 及胰岛素 12U 静脉滴入，呋塞米 20mg 静脉注射。经对症处理后，患者循环趋于稳定，BP 130~150/60~80mmHg，HR83~106 次/分，SpO_2 96%~100%，第二次血气分析（图 6-2）示血钠 120mmol/L，血钾 4.0mmol/L，带气管插管返 ICU 继续呼吸机辅助、血管活性药物、补钠、维持酸碱平衡、利尿及维持心功能治疗。患者于术后第一天 7：40 顺利脱机，生命体征平稳，术后第二天返回普通病房，术后两周出院。

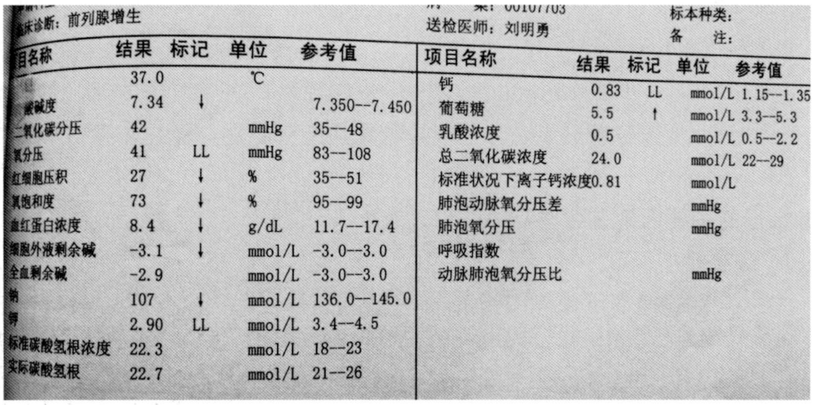

临床诊断：前列腺增生　　病案号：00107703　　标本种类：
送检医师：刘明勇　　备　注：

项目名称	结果	标记	单位	参考值	项目名称	结果	标记	单位	参考值
	37.0		℃		钙	0.83	LL	mmol/L	1.15--1.35
酸碱度	7.34	↓		7.350--7.450	葡萄糖	5.5	↑	mmol/L	3.3--5.3
二氧化碳分压	42		mmHg	35--48	乳酸浓度	0.5		mmol/L	0.5--2.2
氧分压	41	LL	mmHg	83--108	总二氧化碳浓度	24.0		mmol/L	22--29
红细胞压积	27	↓	%	35--51	标准状况下离子钙浓度	0.81		mmol/L	
氧饱和度	73	↓	%	95--99	肺泡动脉氧分压差			mmHg	
血红蛋白浓度	8.4	↓	g/dL	11.7--17.4	肺泡氧分压			mmHg	
细胞外液剩余碱	-3.1	↓	mmol/L	-3.0--3.0	呼吸指数				
全血剩余碱	-2.9		mmol/L	-3.0--3.0	动脉肺泡氧分压比			mmHg	
钠	107	↓	mmol/L	136.0--145.0					
钾	2.90	LL	mmol/L	3.4--4.5					
标准碳酸氢根浓度	22.3		mmol/L	18--23					
实际碳酸氢根	22.7		mmol/L	21--26					

图6-1　发生 TURS 后的血气分析

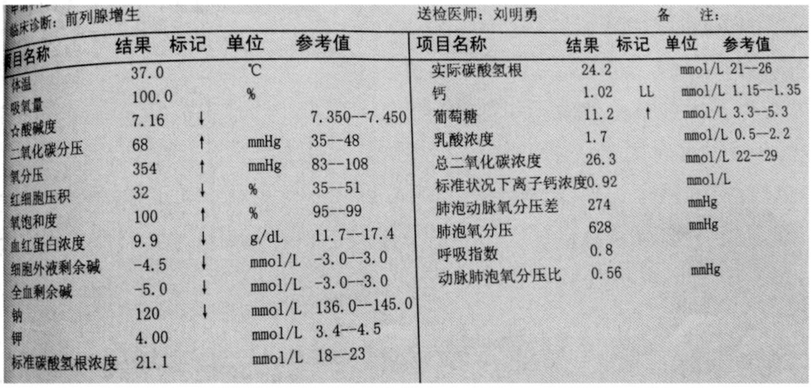

临床诊断：前列腺增生　　送检医师：刘明勇　　备　注：

项目名称	结果	标记	单位	参考值	项目名称	结果	标记	单位	参考值
体温	37.0		℃		实际碳酸氢根	24.2		mmol/L	21--26
吸氧量	100.0		%		钙	1.02	LL	mmol/L	1.15--1.35
总酸碱度	7.16	↓		7.350--7.450	葡萄糖	11.2	↑	mmol/L	3.3--5.3
二氧化碳分压	68	↑	mmHg	35--48	乳酸浓度	1.7		mmol/L	0.5--2.2
氧分压	354	↑	mmHg	83--108	总二氧化碳浓度	26.3		mmol/L	22--29
红细胞压积	32	↓	%	35--51	标准状况下离子钙浓度	0.92		mmol/L	
氧饱和度	100	↑	%	95--99	肺泡动脉氧分压差	274		mmHg	
血红蛋白浓度	9.9	↓	g/dL	11.7--17.4	肺泡氧分压	628		mmHg	
细胞外液剩余碱	-4.5	↓	mmol/L	-3.0--3.0	呼吸指数	0.8			
全血剩余碱	-5.0	↓	mmol/L	-3.0--3.0	动脉肺泡氧分压比	0.56		mmHg	
钠	120	↓	mmol/L	136.0--145.0					
钾	4.00		mmol/L	3.4--4.5					
标准碳酸氢根浓度	21.1		mmol/L	18--23					

图6-2　对症处理后的血气分析

【问题】

1. 经尿道前列腺切除术使用灌洗液有哪些种类？
2. TURP 综合征的病理生理怎样？
3. 诱发 TURP 综合征的主要因素有哪些？
4. TURP 综合征的临床表现？
5. TURP 综合征的防治？

1. 经尿道前列腺切除术使用灌洗液有哪些种类？

（1）经尿道前列腺电切术（TURP）：TURP 用高频电流发生器产生的两种不同波形的高频电流，分别用于切割组织及电凝止血。灌洗液使用不含电解质的 3%～5% 甘露醇、1.5% 甘氨酸、蒸馏水、5% 葡萄糖或 3%～5% 山梨醇溶液等。

（2）经尿道双极等离子前列腺电切术（Transurethral Bipolar Plasmakinetic Resection of Prostate，PKRP）：基本原理是采用双极回路，高频电流通过两个电极时，激发递质产生一个高能动态等离子体，利用电割和电凝切除增生的前列腺并电凝出血的血管，具有低温切割，热穿透不深，能有效地防止闭孔神经反射。用 0.9% 生理盐水作灌洗液，液体吸收量很少，基本无 TURS 发生。

2. TURP 综合征的病理生理怎样？

灌洗液过度吸收致容量超负荷、心衰、肺水肿、低钠血症、低渗、低体温及代谢紊乱（最常见是代谢性酸中毒和高血糖）都是 TURP 综合征中重要的病理生理改变基础。

低钠血症（$Na^+ < 125 mmol/L$）和低渗的双重作用可导致急性脑水肿。大量文献报道在 TURP 使用甘氨酸冲洗液，由于甘氨酸是一种抑制性神经递质，它可以对心肌细胞和神经元产生直接的抑制性作用。血清中过量的甘氨

酸会抑制心血管和中枢神经系统的功能,表现为心力衰竭、脑水肿和一过性视网膜毒性,引起短暂失明;肝功能不全患者常由于代谢异常会导致高甘氨酸血症和高血氨症。吸收 1.5%甘氨酸大于 1L 的患者出现 TURS 的概率达 8%~20%。如果吸收量大于 10L 或大于 20mmol/L 可分别出现视觉改变、恶心呕吐和心血管系统的衰竭。5%甘露醇会导致血容量的急剧上升;含葡萄糖的灌洗液可导致糖尿病患者的高血糖症。在吸收量大于 1.5L 时容量负荷过重的发生率将达 9%,而吸收大于 3L 时将出现严重的症状。

3. 诱发 TURP 综合征的主要因素有哪些?

(1) 灌洗液的压力:通常要小于 60cmH$_2$O,造瘘可以降低膀胱内压,减少灌洗液的吸收。

(2) 灌洗液的渗透压:应用等渗离子液术中灌洗,避免使用低渗液。

(3) 手术创面血管的开放量:手术过程细致,有效控制出血。

(4) 前列腺包膜的完整性:操作达到解剖清晰避免包膜穿破及损伤包膜外静脉窦。

(5) 手术时间的长短:缩短手术时间,90 分钟内为宜。

(6) 患者的自身状况及对低钠血症及高血容量的耐受程度:对于并存心脑血管等重要脏器内科疾患的患者,要做好术前评估,适应证的选择,术中密切监测。

4. TURP 综合征的临床表现?

TURP 综合征通常发生在术中或手术后几小时内,是由于在 TURP 术中灌洗液经手术创面大量快速吸收,引起稀释性低钠血症及血容量过多为主要特征的临床综合征,其临床表现为:

(1) 初期表现为血压高(收缩压、舒张压均升高),中心静脉压升高及心动过缓,后期血压下降、心力衰竭。

(2) 清醒病人出现烦躁不安,意识障碍,恶心呕吐,头痛,视力模糊,呼吸急促等脑水肿症状。

(3) 肺水肿时出现呼吸困难、呼吸急促和发绀缺氧。

(4) 肾水肿则可引起少尿或无尿。

(5) 电解质紊乱,血钠降低,血钠是一项重要的诊断指标,当血钠下降至 120mmol/L 时,表现为烦躁和神志恍惚;低于 110mmol/L 时可发生抽搐和知觉丧失,休克,甚至心搏骤停而死亡。

5. TURP 综合征的防治?

(1) TURP 手术的患者大多是合并高血压、冠心病、糖尿病、心肺功能不全等慢性病的老年人,对麻醉和手术的耐受力低,特别要注意术前检查应全面,充分做好术前准备。

(2) 手术技术的进步,PKRP 技术和激光技术在临床上广泛应用,其疗效与优势越来越明显,可减少和避免 TURS 的发生。

(3) 手术医师方面,有效预防 TURS 的发生可从以下几点着手:

1) 低压灌洗:在满足视野的前提下将冲洗液高度减少,最高不超过心脏水平 60cm,一般灌注压在 7.5kPa 以下或在膀胱造瘘下手术,术中保持冲洗液通畅,避免组织碎片、血块等堵塞,注意清洁电切镜内外鞘,避免冲洗压力升高。

2) 缩短手术时间:尽量将电切控制在 90 分钟以内。

3) 彻底止血:及时电凝使开放的静脉减少到最低限度。

4) 避免损伤:避免误切深层包膜、避免包膜穿孔及膀胱穿孔。

5) 应用等渗灌洗液。

(4) 麻醉医师方面,预防 TURS 的发生可从以下几点着手:

1) 条件允许,选择可以让患者保持神志清醒的麻醉方式,有利于麻醉医生术中观察,及时发现早期症状,早诊断、早治疗。

2) 患者手术中有创动静脉监测和电解质的重复测定,需要视患者的危险因素或者潜在的外科并发症可能等情况而定。值得注意的是 TURS 可能一直持续到手术后 24 小时。

3) 严密观察:术中严密观察患者神志、心电、血压等,尤其对心肺功能障碍、凝血功能差者,术中应定时检测血钠值。

4) 预防用药:对手术时间较长、出血较多、高度怀疑可能发生 TURS 者,适当应用呋塞米、高渗氯化钠等,预防 TURS 的发生。

（5）一旦发生 TURS 症候群，可立即采取以下措施：

1）静脉注射利尿剂，呋塞米 20~40mg 静注。

2）纠正血钠水平静脉输注 3%~5% 氯化钠溶液，用量视血钠值而定，2~3ml/kg，加强输注期间血钠水平的动态监测。

3）对呼吸循环不稳定者建立机械通气，改善氧合。

4）纠正心衰：心衰可酌情应用洋地黄类药物，如西地兰 0.2~0.4mg 静注。

5）脑水肿：20% 甘露醇 3~5ml/kg 脱水治疗并静脉滴注地塞米松 0.2mg/kg。

6）抗生素：应用对肾功能无明显损害的抗生素预防感染。

【小结】

TURP 综合征起病急，患者又是高危人群，如诊治不及时可以造成严重后果。尽管当前双极等离子电切系统和生理盐水灌洗液使用正在逐渐取代单极系统，并且更大程度地避免 TURP 综合征，但麻醉医师面临的挑战依然存在，巨大前列腺患者需要更长的手术时间，增加外科手术并发症的危险，社会老龄化使合并内科疾病高龄患者增加，这些患者心肺功能下降，需要麻醉医生更审慎地选择麻醉方式、更全面更密切地监测血流动力学、血电解质等内环境指标来达到围术期的最佳状态；不同手术医师手术时间、术中灌注压的保持以及手术技巧的熟练程度，也会给 TURP 综合征的发生带来不确定性，所以积极防治 TURP 综合征仍然在路上。

【专家简介】

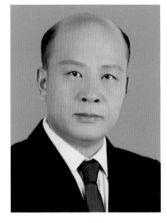

单世民

单世民，主任医师，医学博士，现任天津市第五中心医院（北京大学滨海医院）麻醉科主任。主要研究方向为器官保护及严重创伤患者的临床与实验研究。以项目负责人身份承担天津市各级科研课题 5 项，获天津市科委科研成果 2 项，以第一或通讯作者在国内外专业期刊发表论文 30 余篇，主编、副主编（译）专业书籍 4 部，参编 2 部。现任中华麻醉学会第十届委员会急诊与创伤学组委员，天津市麻醉学会第九届委员会委员，天津市中西医结合麻醉与镇痛专业委员会副主任委员，天津市医师协会麻醉分会副会长，天津市滨海新区麻醉专业委员会侯任主任委员，天津市麻醉质控中心委员，天津市抗癌协会麻醉与镇痛分会委员等职。

【专家点评】

1. 只有小手术，没有小麻醉。本病例为老年患者，术前合并多种内科疾病，手术已经历时 70 多分钟，灌洗液达 12 000ml，患者曾有不适表现，但未引起重视，导致接下来剧烈的呼吸循环系统变化。经验教训有：针对高危患者，摒弃嫌麻烦的思想，麻醉前要积极进行必要的有创（如动脉/中心静脉压力）监测，实时了解血流动力学情况；术中定期重复血清电解质检测，血钠是一项重要的诊断指标；麻醉医生要善于和手术医生沟通，了解手术进程、手术难度情况、出血情况、灌注压力、副损伤以及有无术式更改，以便于术中及时评估病情，优化围术期麻醉管理策略。

2. "举一反三，触类旁通"。TURP 综合征也可在其他日常手术中发生，如经阴道子宫内膜切除术、经尿道膀胱肿瘤切除术、膀胱镜检查术、关节镜手术、超声体外碎石术及经皮肾镜碎石术。这些手术操作对患者有类似的医源性影响，需要大量的灌洗液、外科操作引起的正常解剖结构的破坏（毛细血管及相关结构等），应引起足够的重视并预防。

3. TURP 综合征治疗中,要注意过快纠正低钠血症可导致桥脑细胞的脱髓鞘改变,有文献认为血钠浓度提升速度在 1mEq/(L·h) 时是安全的。除了纠正酸碱失调、血糖异常以及电解质紊乱之外,改善心功能亦不可忽视。TURP 综合征引起的急性心功能不全是由于医源性容量超负荷造成的,临床表现与充血性心功能不全类似,主要鉴别诊断考虑既往史、手术史以及围术期容量情况。主要治疗手段:利尿,静脉给予作用快而强的利尿剂如呋塞米 20~40mg 静脉注射,以减少血容量,减轻心脏负荷,应注意防止或纠正大量利尿时所伴发的低血钾症和低血容量;血管扩张剂,静脉滴注硝酸甘油、硝普钠或酚妥拉明以降低肺循环压力,但应注意勿引起低血压;正性肌力药物,如多巴酚丁胺,近期未用过洋地黄类药物者,可静脉注射快速作用的洋地黄类制剂,如西地兰。

【参考文献】

1. Hahn RG. Fluid absorption in endoscopic surgery. Br J An-aesth, 2006, 96: 8-20.
2. 那彦群, 叶章群. 中国泌尿外科疾病诊断治疗指南. 北京: 人民卫生出版社, 2013.
3. Liao NK, Yu JJ. A study comparing plasmakinetic enucleation with bipolar plasmakinetic resection of the prostate for benign prostatic hyperplasia. J Endo Urol, 2012, 26 (7): 884-888.
4. Burke N, Whelan JP, Goeree L, et al. Systematic review and meta-analysis of transurethral resection of the prostate versus minimally invasive procedures for the treatment of benign prostatic obstruction. Urology, 2010, 75: 1015-1022.
5. Wang JH, He Q, Liu YL, et al. Pulmonary edema in the transurethel resection syndrome induced with mannitol 5%. Acta Anaesthesiol Scand, 2009, 53 (8): 1094-1096.

76　腔镜碎石术并发感染性休克

【导读】

　　泌尿外科中的腔镜碎石术(包括经皮肾镜碎石术、输尿管镜碎石术等)已成为输尿管结石的最主要治疗手段之一,它具有创伤小、恢复快、安全性高等特点。但在临床工作中,这类手术围术期也会发生一些比较严重并发症如脓毒症、感染性休克等。感染性休克虽然发生率比较低,占 0.3%~2%,但如果救治不及时,患者病死率高达29%~50%。因此对于麻醉医师来说应该掌握该类手术的特点,提高临床警惕性,对感染性休克早诊断早治疗,改善患者临床预后。

【病例简介】

　　患者,女性,73 岁,体重56kg,因"肉眼血尿 2 年"入院,入院时已查全腹 CT 提示双侧输尿管中部伴双肾积水、右肾萎缩、双肾多发结石;腹部 B 超提示双肾积水、双肾结石、双侧输尿管上段扩张。故入院诊断为双侧输尿管结石、双肾积水、双肾多发结石,准备行双侧输尿管镜下激光碎石术。患者既往有高血压病史 20 余年,口服降压药物苯磺酸氨氯地平片控制血压,血压控制情况不佳;糖尿病史 10 余年,口服降糖药物(具体不详)控制血糖,自诉血糖控制较好。患者术前积极完善各相关检查,结果提示:钾 3.1mmol/L,尿素氮 6.47mmol/L,肌酐 112μmol/L,凝血酶时间 19.10s,纤维蛋白原 4.43g/L,予口服补钾后复测钾 3.8mmol/L,其余血生化检查均正常;尿常规示白细胞(镜检)阳性(3+)/高倍、红细胞(镜检)0~3/高倍、尿潜血弱阳性;心电图示窦性心律,左室肥大伴 ST 改变;心超示左房增大,左室舒张功能减退;胸片正常。

　　手术当日患者入手术间后神志淡漠,反应迟钝,心电监护后显示 BP 165/94mmHg,HR 72 次/分,SpO$_2$ 100%,RR 20 次/分。麻醉医生进一步向患者家属询问病史得知,患者平素就有淡漠,近几日程度稍有加重。麻醉方法选择腰硬联合,取 $L_{2\sim3}$ 点为穿刺间隙,给予腰麻药物 0.5% 罗哌卡因 3ml(10% 葡萄糖 1ml+0.75% 罗哌卡因 2ml 配制),操作过程顺利,但测定麻醉平面时患者不配合。5 分钟后外科医生开始摆置患者体位,此时患者自述寒冷,全身寒战,予暖风机保暖处理,并给予曲马多 50mg 止颤,患者寒战反应有所好转。手术开始后患者无诉疼痛不适,麻醉效果佳,但手术进行了 20 分钟后,患者血压升高较为明显,最高达 190/100mmHg,给予乌拉地尔注射液 5mg 后,血压可降至 150/80mmHg。随后患者呼吸又逐渐变促,外科医生诉影响手术操作,要求控制呼吸,遂给予全麻诱导药物舒芬太尼 10μg、丙泊酚 100mg、顺式阿曲库铵 12mg,行气管插管全身麻醉,麻醉维持以七氟烷吸入麻醉。后手术过程顺利,血流动力学平稳,整个手术过程历时 2.5 小时,输液 1000ml 林格液,术毕清醒拔管送麻醉后恢复室(PACU)。

患者入 PACU 后仍有寒战,BP 120/70～130/80mmHg,HR 70～80 次/分,体温 36.5℃,继续予以保暖、补液处理,与外科医生沟通后同意情况平稳后送回病房。回病房后 2 小时患者出现发热(39.2℃)、心率加快(118 次/分)、血压下降(90/50mmHg)等表现,病房值班医生予亚胺培南西司他丁钠针抗感染、输液扩容、多巴胺升压等支持治疗,同时请重症监护病房(ICU)医生参与会诊,会诊结果考虑为感染性休克,建议转 ICU 治疗。

入 ICU 后第 2 天患者呼吸困难加重,文丘里面罩 5L/min 吸氧下 SpO_2 80%,血气分析提示 PO_2 40mmHg,予气管插管机械通气,继续抗感染、输液、去甲肾上腺素升压等对症治疗。在 ICU 治疗 6 天后患者情况好转,拔除气管导管,吸空气下 SpO_2 92%,血气分析提示 PO_2 65mmHg,转回普通病房。

【问题】

1. 患者术前神志淡漠,术中全身寒战,术后呼吸困难的病因及发病机制是什么?
2. 感染性休克的病理生理表现及临床特点?
3. 输尿管镜下钬激光碎石术发生感染性休克的危险因素有哪些?
4. 感染性休克的治疗措施包括哪些方面?
5. 感染性休克的麻醉处理原则?

1. 患者术前神志淡漠,术中全身寒战,术后呼吸困难的病因及发病机制是什么?

这是一起发生在泌尿外科微创手术时,手术创伤使大量病原菌进入血液内引起严重感染致使患者发生感染性休克、急性肺损伤的经典案例。①患者术前存在明确的原发疾病:泌尿系统多发结石,出现尿路梗阻并发肾积水;尿常规示白细胞(镜检)阳性(3+)/高倍,提示术前存在尿路感染。②存在基础疾病:有高血压、糖尿病病史,术前检查提示心功能、肾功能减退,术前出现神志淡漠等精神意识方面改变。③诱发因素:输尿管镜下钬激光碎石术,手术引起输尿管黏膜损伤,碎石后尿路的病原菌随着冲洗液扩散并入血。④发病机制:双侧输尿管结石、双肾积水、双肾多发结石→手术损伤输尿管黏膜,碎石后引起病原菌扩散→病原菌吸收入血→寒战、脓毒症→感染性休克→急性肺损伤。

2. 感染性休克的病理生理表现及临床特点?

感染性休克是一种分布性休克,因血流在体内异常分布引起组织灌注不足,从而导致组织缺血和器官功能障碍。病因主要是由微生物及其毒素等产物感染引发脓毒症。感染性休克引起的低血压虽然已采用静脉补液治疗,但仍持续较长时间。低血压减少组织的灌注压,导致组织缺氧。大量的炎症因子释放导致全身血管扩张,毛细血管渗透压增加,全身血管阻力降低和低血压。最终机体为了代偿低血压,进一步可引起心室扩张和心肌功能障碍。

感染性休克可被看作是全身炎症反应综合征的一个阶段,该病理生理过程还包括了脓毒症、严重脓毒症和多器官功能障碍综合征。如果机体不能应对毒素的感染,这将引起全身系统性反应—脓毒症,并可能进一步发展为严重脓毒症,感染性休克,全身器官衰竭,最终导致死亡。

目前脓毒症的临床症状可概括为:①呼吸急促,RR>20 次/分,血气分析显示 PCO_2<32mmHg;②白细胞计数显著降低(<4000/mm³)或升高(>12 000/mm³);③心动过速,HR>90 次/分;④体温变化:发烧>38℃或低体温<36℃。在此基础上如果出现顽固性低血压(收缩压<90mmHg 或平均动脉压<70mmHg 或收缩压降低超过40mmHg 以上),对单纯容量治疗反应不佳时,就可诊断为感染性休克。感染性休克发生器官功能障碍时,可出现

肾功能衰竭、肝功能障碍、精神意识状态变化等。

3. 输尿管镜下钬激光碎石术发生感染性休克的危险因素有哪些?

钬激光碎石术发生感染性休克的危险因素有:高龄,鹿角状结石,尿路感染,手术时间长,出血多,女性,术前合并症如糖尿病,外科医师手术技巧等。

4. 感染性休克的治疗措施包括哪些方面?

感染性休克的治疗措施主要包括:①液体复苏治疗;②早期给予抗生素;③早期目标靶向治疗;④快速识别和控制感染源;⑤重要器官功能障碍的治疗。

由于感染性休克时低血压造成组织低灌注,所以液体复苏是增加血容量的最初治疗手段。推荐使用晶体液如生理盐水或乳酸林格液作为治疗早期的首选液体,而胶体液如羟乙基淀粉没有证据显示其有任何优势或可降低死亡率。当液体复苏量较大时,可考虑给予白蛋白,对机体有一定好处。治疗指南上强调广谱抗生素要在识别感染性休克的第 1 个小时内使用,这意味着抗生素治疗非常重要,如果接受抗生素治疗每延迟 1 小时,病人的死亡率就会增加约 10%。感染性休克时在选择血管升压药上,去甲肾上腺素要优于多巴胺。去甲肾上腺素是首选的血管升压药,而肾上腺素可在有需要时与去甲肾上腺素合用。小剂量的垂体后叶素也可用于升压,但不推荐作为一线治疗用药。多巴胺可能会引起心率加快及心律失常,建议只在心率较慢及心律失常风险较低的患者中使用。使用血管升压药的目标就是为了维持平均动脉压在 65mmHg 以上。

虽然有一些证据认为 β 阻滞剂在感染性休克时可用来控制心率,但这并不能被用来常规使用。而也有一些证据表明类固醇激素和多粘菌素 B 对改善患者的预后是有利的。

5. 感染性休克的麻醉处理原则?

感染性休克患者由于病情危重,病理变化复杂,给围术期的麻醉处理带来很大困难,围术期正确的处理对患者预后至关重要。①纠正低血容量:在诱导前及麻醉期间应维持血流动力学稳定。②维持组织灌注:感染性休克早期多存在高排低阻,在快速输液的同时,应用血管收缩药能较快地恢复灌注压。③改善心肌收缩力:在灌注压正常而组织低灌注状态仍未改善时,可能与心肌收缩力下降有关,可选用多巴酚丁胺。④加强呼吸管理:可适当增加吸入氧浓度,选用小潮气量和最佳 PEEP 进行通气,可预防肺损伤的发生。

【小结】

输尿管镜下碎石术可并发感染性休克,原因主要是术前输尿管结石并发感染,如果术前感染未能控制,手术碎石过程中病原菌和毒素就会大量释放并被吸收入血,手术时间长、出血多,更能促发疾病进展。只有充分认识到感染性休克的病因,才能早期进行积极合理的治疗,防止多脏器功能衰竭及减少死亡的风险。

【专家简介】

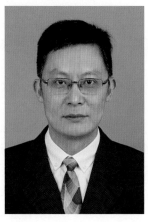

李军

李军,教授、主任医师 、医学博士、硕导。 温州医科大学附属二院育英儿童医院麻醉学科(系)主任、麻醉与围术期医学科主任。 曾任 CSA 第十、十一届青年委员会委员、输血与血液保护学组委员及骨科麻醉学组委员,现任中国心胸血管麻醉学会疼痛学分会副主委兼胸科分会常委、中国药理学会麻醉药理学分会常委兼副秘书长、CSA 骨科麻醉学组委员兼学术秘书、浙江省麻醉学分会常委兼骨科麻醉学组组长等;《国际麻醉学与复苏杂志》编委,《中华医学杂志》(英文版和中文版)、《中华麻醉学杂志》、《中国药理学通报》、《中国临床药理学与治疗学》等杂志审稿人和通讯编委。 1990 年开始从事围术期脏器保护研究及临床麻醉工作。 近年来作为课题负责人获得国家自然基金 1 项、省部级课题 4 项,发表论文 188 篇,其中中华系列 40 余篇、SCI 论文 12 篇。 入选浙江省高校优秀中青年学科带头人、浙江省"151 人才工程"第三层次及温州市 551 人才工程第一层次人选。

【专家点评】

1. 泌尿外科中的腔镜碎石术(包括经皮肾镜碎石术、输尿管镜碎石术等)已成为输尿管结石的最主要治疗手段之一,也是该专科近年来微创化发展的趋势,经过临床工作大量样本发现,该类手术患者往往体内,尤其是肾、输尿管存在没有临床症状的慢性感染,临床常常只有尿常规提示白细胞(镜检)阳性,提示术前存在尿路感染,少数患者尿常规为阴性。而这类病原菌在手术中的高压冲洗液作用下经过手术创伤导致破损的小血管,直接入血产生菌血症和脓毒血症,重症患者产生感染性休克。虽然发生率比较低(0.3%~2%),但如果救治不及时,患者病死率高达29%~50%。

2. 腔镜碎石术导致的菌血症、脓毒血症和感染性休克术中、术后均有发生,严重程度与细菌类型、毒素类型及患者体质,术前与术中相关治疗有密切的联系,需要麻醉工作者认真识别并积极处理。

3. 该类患者术前仅仅有神志淡漠,反应迟钝,体温不高。术中发生寒战引起了一定的关注,初期需要与硬膜外麻醉或者环境温度低相鉴别,也常常忽视了脓毒症存在,只有符合脓毒症诊断标准时候,麻醉医生才能引起足够的警觉,因此术中相关血标本紧急检查和血培养至关重要,也指导术后的治疗过程及选择性用药。

4. 麻醉医生应识别微创泌尿外科感染性休克的危险因素:高龄、鹿角状结石、尿路感染、手术时间长、出血多、女性、术前合并症如糖尿病、外科医师手术技巧等。发现术中呼吸改变、白细胞计数显著降低或升高、心动过速伴顽固性低血压、体温变化等临床征象时候就可以早诊断感染性休克并早治疗。

【参考文献】

1. Reyner K, Heffner AC, Karvetski CH. Urinary obstruction is an important complicating factor in patients with septic shock due to urinary infection. Am J Emerg Med. 2016. 34 (4): 694-6.
2. Dellinger RP, Levy MM, Rhodes A, et al. Surviving sepsis campaign: international guidelines for management of severe sepsis and septic shock: 2012. Crit Care Med. 2013. 41 (2): 580-637.
3. Sganga G. [Surgical sepsis]. Urologia. 2015. 82 (2): 75-83.
4. Olvera-Posada D, Tailly T, Alenezi H, et al. Risk Factors for Postoperative Complications of Percutaneous Nephrolithotomy at a Tertiary Referral Center. J Urol. 2015. 194 (6): 1646-51.
5. Oner S, Okumus MM, Demirbas M, et al. Factors Influencing Complications of Percutaneous Nephrolithotomy: A Single-Center Study. Urol J. 2015. 12 (5): 2317-23.
6. Li K, Liu C, Zhang X, et al. Risk factors for septic shock after mini-percutaneous nephrolithotripsy with holmium laser. Urology. 2013. 81 (6): 1173-6.
7. Levinson AT, Casserly BP, Levy MM. Reducing mortality in severe sepsis and septic shock. Semin Respir Crit Care Med. 2011. 32 (2): 195-205.
8. Jiang LB, Zhang M, Jiang SY, et al. Early goal-directed resuscitation for patients with severe sepsis and septic shock: a meta-analysis and trial sequential analysis. Scand J Trauma Resusc Emerg Med. 2016. 24: 23.
9. Martin GS. Sepsis, severe sepsis and septic shock: changes in incidence, pathogens and outcomes. Expert Rev Anti Infect Ther. 2012. 10 (6): 701-6.
10. De Backer D, Aldecoa C, Njimi H, et al. Dopamine versus norepinephrine in the treatment of septic shock: a meta-analysis*. Crit Care Med. 2012. 40 (3): 725-30.
11. Sanfilippo F, Santonocito C, Morelli A, et al. Beta-blocker use in severe sepsis and septic shock: a systematic review. Curr Med Res Opin. 2015. 31 (10): 1817-25.
12. Annane D, Bellissant E, Bollaert PE, et al. Corticosteroids for treating sepsis. Cochrane Database Syst Rev. 2015. (12): CD002243.

77　喉罩麻醉苏醒期负压性肺水肿

【导读】

喉罩在临床上的应用越来越广泛,具有如操作方便,放置难度小,对声门和气管内黏膜损伤小,麻醉诱导和恢复期血流动力学稳定,恢复期呛咳少,术后咽痛发生率低等优点,但同时也具有一定的缺点如密封效果不良,在间歇正压通气时容易导致胃肠胀气而导致反流误吸,尤其是使用喉罩的患者口腔分泌物容易进入下呼吸道。使用喉罩的患者在麻醉苏醒期由于患者体动或体位变化,有时会造成喉罩移位进而导致上呼吸道梗阻,若患者自主呼吸恢复伴严重的上呼吸道梗阻时可出现急性负压性肺水肿,对误吸高危人群有可能合并反流误吸,这需要与临床上的心源性肺水肿进行鉴别,避免出现漏诊、误诊以免导致不良后果。

【病例简介】

患者,男性,58 岁,80Kg,因腰痛 2 天入院;既往有高血压病史 10 余年,血压最 155/95mmHg,规律服药血压控制尚可;既往空腹血糖在 6.1~7.0mmol/L 之间,未服用过降血糖;否认冠心病、慢性支气管炎病史,吸烟史 8 年,每日约 50 支;自诉对"安痛定"过敏。拟在全麻下行输尿管镜钬激光碎石术。术前检查 ECG:窦性心律,Ⅱ、Ⅲ、avF 导联异常 Q 波;UCG 左室舒张功能减退、EF 64%;胸片:主动脉粥样硬化;颈动脉彩超:双侧颈动脉内中膜增厚;实验室检查:生化检查:总蛋白 64.7g/L,TG 3.14mmol/L,HDL 1.01mmol/L,其余未见明显异常。

入室后 NIBP 140/65mmHg,HR 60 次/分,SPO_2 97%,建立左上肢静脉通道。麻醉诱导:面罩给氧,静脉给予咪唑安定 2mg、舒芬太尼 20μg、丙泊酚 100mg、万可松 8mg,诱导平稳,置入普通型 $4.0^{\#}$ 喉罩后接麻醉机机械通气,麻醉机参数 V_t 500ml,F 12 次/分,I:E=1:2,术中气道峰压维持在 20cmH$_2$O 左右。麻醉维持:丙泊酚 80mg/h+右美托咪定 20μg/h 静脉泵注,术中血压维持在 115~120/65~75mmHg,心率 65~85 次/分左右,氧饱和度 100%。手术时间约 1 小时,外科医生冲洗液大约 1000ml,术中静脉输液:约 700ml。手术结束患者苏醒期间偶有体动,随之出现血氧饱和度下降,手控呼吸阻力很大,气道峰压达到 43cmH$_2$O,听诊双肺满布湿啰音。并且血氧饱和度继续下降最低至 48%,心率逐渐增快至 140 次/分,血压下降到 85/55mmHg 左右。在手控呼吸效果不佳后立即进行气管插管,在拔除喉罩放入喉镜暴露声门时可见有粉红色泡沫痰涌出,气管插管后仍从导管内吸出泡沫痰。结合患者术前心电图提示异常 Q 波,主动脉粥样硬化,初步诊断为:急性肺水肿,立即静脉给予呋塞米 60mg,西地兰 0.4mg。同时行右锁骨下静脉穿刺和桡动脉穿刺。动脉血气分析提示 pH 7.05,pCO_2 102.6mmHg;pO_2 53.2mmHg;Lac 3.9mmol/L。在气管插管机械通气半小时后复查动脉血气可见 pH 7.33,pCO_2 54.6mmHg;pO_2 96.2mmHg;Lac 1.6mmol/L。经过强心、利尿、纠酸、提高血浆胶体渗透压等对症处理后患者生命体征基本平稳,血压维持在 120/62mmHg,心率 100 次/分,血氧饱和度 99% 左右。随后在苏醒室观察 1 小时后送 ICU 继续观察。

入 ICU 后行呼吸机辅助通气,小剂量去甲肾上腺素维持循环。术后急诊床旁行心脏彩超提示左心室前壁运动幅度稍减低,左室舒张功能下降,左室 EF 57%;床旁 X 线提示两肺纹理增多,两肺野内见大片状高密度影,边界模糊,肺门影模糊增大,双侧膈面清晰,肋膈角尚可,考虑两肺感染、肺水肿(图 6-3);血常规提示 WBC 14.1×10^9/L,中性粒细胞 89%,降钙素原(PCT) 1.36ng/ml;术后第 3 天胸片提示两肺纹理增粗,两肺野仍可见大片状不规则影,密度不均,心胸比正常(图 6-4);术后第 3 天床旁纤维支气管镜检查见主支气管、隆突光滑,各管腔通畅,气道黏膜见广泛的水肿渗出,左右主支气管开口见少量血性稀痰,各支气管均见血性痰液;术后第五天行胸部CT示:两肺纹理清晰,右侧上叶、中叶、下叶及左肺上叶见斑片状高密度影,边界模糊,两肺门影不大,结构清晰,未见异常,气管通畅未见异常,纵隔结构清晰;经过呼吸机PEEP辅助呼吸治疗,补充白蛋白,利尿,抗感染后患者于术后9天痊愈出院,复查胸片可见高密度影基本消失(图6-5)。

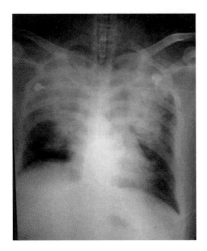 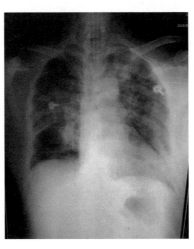 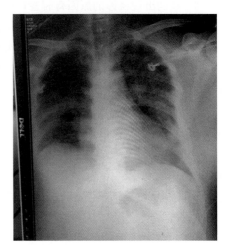

图6-3　术后急诊胸片　　　　　　　图6-4　术后第3天胸片　　　　　　　图6-5　术后第9天复查胸片

【问题】

1. 粉红色泡沫痰常见于什么疾病?
2. 本病例的诊断,发病机制有哪些?
3. 负压性肺水肿的诊治原则有哪些?
4. 本例出现误诊的原因有哪些?如何进行鉴别
5. 如何进行预防?

1. 粉红色泡沫痰常见于什么疾病?

粉红色泡沫痰常见于急性左心衰竭引起的肺水肿。在生理情况下,肺毛细血管内外存在着压力差,毛细血管外处于相对的负压状态,以致肺毛细血管内的液体不断向外渗出,而湿润肺组织的表面,大部分经淋巴引流回到血液循环中。组织间液和血浆之间的不断进行液体交换使两者保持动态平衡。当急性左心衰竭等原因导致肺静脉压力增高,肺泡毛细血管内血浆渗出增加,甚至出现毛细血管破裂时,液体积蓄于肺间质或者肺泡内即可形成间质性或者肺泡性肺水肿,临床表现常为急性呼吸困难、发绀、呼吸做功增加,两肺布满湿性啰音,从气道内涌出大量的粉红色泡沫痰。

2. 本病例的诊断,发病机制有哪些?

本病例首先诊断为上呼吸道梗阻引起的负压性肺水肿。负压性肺水肿是严重上呼吸道梗阻过程中或梗阻解除之后发生的急性肺水肿。本例患者因苏醒期喉罩移位导致上呼吸道梗阻继而发生负压性肺水肿。其主要发病机制是因上呼吸道梗阻,加上患者躁动,用力吸气造成胸膜腔负压的增加,肺泡间质负压可达到 $-50 \sim 100 cmH_2O$,是平静呼吸时的10倍左右。健壮男性呼吸肌发达,深呼吸时可产生更大的胸内负压;另一方面,上呼吸道梗阻时竭力吸气(处于挣扎状态),此时缺氧和肾上腺素神经的活动亢进所引起的效应:①促使循环血流量向肺循环转移;②肺血管阻力普遍增高;③增加肺毛细血管的通透性。酸中毒状态又增加了对心肌作功的抑制。由于胸膜腔内极度负压、缺氧、儿茶酚胺过度释放、血流动力学急剧改变、肺血管通透性增加等共同作用,造成肺流体动力学平衡紊乱。

3. 负压性肺水肿的诊治原则有哪些?

负压性肺水肿治疗不需要特殊的药物治疗。重点在于解除气道梗阻纠正缺氧。本病例中气管插管后可见患者通气状态明显改善,术后在 ICU 进行呼吸机 PEEP 支持治疗纠正低氧血症,这对减轻肺水肿是很有效的,其次维持循环的稳定,提高血浆胶体渗透压,利尿等促进液体排除。同时注意误吸导致的肺部感染,本例患者术后多次生化检查提示白细胞计数以及中性粒细胞明显升高,感染存在可能,正确使用抗生素抗感染治疗对患者也是必要的。

4. 本例出现误诊的原因有哪些?如何进行鉴别?

本病例最易误诊为左心衰竭导致的心源性肺水肿。因为患者术前心电图提示异常 Q 波以及胸片提示的主动脉粥样硬化,术后发现粉红色泡沫痰便惯性思维,先入为主,诊断为心源性肺水肿。因此我们的治疗方向也是强心、利尿等。但是经过术后床旁纤维支气管镜、超声心动图、胸片以及 BNP 检查,所得结果均不支持心源性肺水肿。

围术期心源性肺水肿通常有新发的心功能不全,诱因包括急性心肌缺血、心肌梗死、严重高血压、严重心律失常等。心功能不全导致的肺静脉回流受阻,肺微血管静水压升高,毛细血管内液体向肺间质、肺泡渗漏形成肺水肿。当肺血管外渗液增加至 60% 时临床上才会出现异常征象,早期主要是肺间质。当肺血管外渗液量增加至 30% 时,胸片检查即可发现异常阴影。CT 具有更高的分辨率在微小方面改变的显像优于 X 线。肺淤血是心力衰竭和肺静脉压增高的早期症状。影像学表现为左心室的轻度肥大,双上肺静脉扩张,右下肺动脉轻度显粗,双下肺血管的纹理结构纤细边缘模糊。间质性肺水肿与肺泡性肺水肿的影像学表现也不一样。间质性肺水肿表现为肺纹理、肺门增大模糊,边缘不清,肺血管重新分布下肺野血管粗于上肺野,小叶间隔水肿、增厚,间隔线阴影发展较快以 K 氏 B 线多见。肺泡性肺水肿则主要表现为磨玻璃密度影,小叶间质或者肺泡壁的轻度增厚,肺泡变为阴影,在开始阶段为结节状、边缘不清,随后形成大片的阴影或者斑片,其分布也多样性,可以成局限性、弥漫性或者中央型分布。最初分布在肺下部,逐渐向上部、外部蔓延,数小时内可以发生大的改变。总之心源性肺水肿主要表现在小叶间隔对称性均匀光滑增厚,支气管壁增厚,磨玻璃影合并实变且磨玻璃的分布范围主要包括肺门区及重力性分布,肺门区的支气管血管周围间质及叶间壁增厚。

负压性肺水肿在影像学上表现主要是增宽的血管影以及双侧、中心性肺泡和肺间质的浸润征,诊断负压性肺水肿的金标准是连续采集水肿液样本,测定水肿中液体/血浆蛋白和肺泡网中液体清除率。

此外还需要和变态反应引起的肺水肿鉴别,这类患者通常有皮疹、荨麻疹、支气管痉挛和血流动力学的改变等典型表现。神经源性肺水肿常见于病情严重的颅脑损伤患者。在本病例中,术中共输液约 700ml,不存在因为液体负荷过重导致的急性心力衰竭可能。

5. 如何进行预防?

负压性肺水肿主要以预防为主,麻醉科医生的术前需对患者的病情及气道情况进行完整的评估。术中应保持足够的麻醉深度尽量避免躁动、喉痉挛以及异物误吸。在使用喉罩时应把握好适应证,需要注意喉罩的密闭性,避免移位,更换或者拔除喉罩时应在充分吸净口腔内分泌物后操作。在进行上呼吸道肿瘤或者口咽部手术后,拔管需要严格把握拔管指征,避免拔管后出现呼吸道梗阻情况。此外麻醉医生应对负压性肺水肿的病理生理机制以及临床表象有足够的认识,减少误诊、漏诊的发生。

【小结】

喉罩使用的常见并发症是喉罩移位所导致的呼吸道部分或完全梗阻。我们要关注可能发生移位的危险时段,术后带喉罩搬动过程中和术后的围拔管期;我们更要关注可能发生移位后的临床表现,诸如气道压的迅速升高,血氧的迅速下降,但必须与浅麻醉下喉罩刺激出现的喉痉挛作鉴别诊断。这个病例提示我们必须尽快对这类患者进行处理,要根据患者的肌松恢复情况下做尽快拔除喉罩或加深麻醉的处理,否则上呼吸道梗阻,患者躁动,缺氧和肾上腺素神经的活动亢进所引起的效应以及用力吸气造成胸膜腔负压的增加有可能导致负压性肺水肿的发生。

【专家简介】

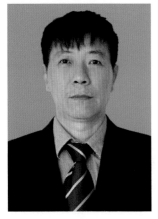

张明生，副主任医师，副教授，现任江西省人民医院麻醉科主任。 主要研究方向：吸入麻醉相关。 以项目负责人身份承担各级科研课题3项，以第一或通讯作者在国内外专业期刊发表论文11篇。 现任中国医师协会麻醉学医师分会委员、江西省医学会麻醉学分会副主任委员，江西省医学会疼痛分会副主任委员。 任《中华麻醉学杂志》、《国际麻醉学与复苏杂志》、《临床麻醉学杂志》编委等职。

张明生

【专家点评】

1. 使用声门上通气装置时应充分了解其适应证。

2. 麻醉科医师应该对各种肺水肿的原因及发病机制有充分了解，充分分析其发生原因做出正确诊断，避免盲目处理。

3. 全身麻醉使用喉罩通气时要警惕（特别是改变体位及苏醒期）喉罩移位而导致通气不良乃至通气阻塞，一旦出现应及时调整喉罩位置，彻底纠正不良通气状况以免导致不良后果。

4. 对于误吸高危患者使用喉罩通气时要时刻警惕误吸可能，应该提前做好预防工作。

5. 喉罩通气出现通气不良或者无法通气时应该果断采取措施：及时拔除喉罩，对口腔内分泌物及反流物进行充分吸引后改用其他通气措施（双手托下颌面罩手控通气，口咽通气道面罩手控通气，气管内插管机械通气等）。

6. 对于年轻医师在实施麻醉过程中遇到此类问题应及时寻求帮助，请示上级医师。

【参考文献】

1. 马长青，邓乃封. 喉罩临床应用的进展 [J]. 医学综述，2006，12（19）：1175-1177.

2. Sidaras G, Hunter J M. Is it safe to artificially ventilate a paralysed patient through the laryngeal mask? The jury is still out [J]. British Journal of Anaesthesia, 2001, 86（6）：749-53.

3. 赵波，赵进军. 急性肺水肿的研究现状 [J]. 心血管病学进展，2007，28（3）：445-448.

4. Butterell H, Riley R H. Life-threatening pulmonary oedema secondary to tracheal compression. [J]. Anaesthesia & Intensive Care, 2002, 30（6）：804-806.

5. Ronald D. Miller, Miller, 曾因明，等. 米勒麻醉学 [J]. 2006.

6. 吴超. 全身麻醉术后上呼吸道梗阻致负压性肺水肿的治疗 [J]. 浙江医学，2013（3）：225-226.

7. 冯守瑞，任建英，郭喜云，等. 心源性肺淤血肺水肿的影像诊断分析 [J]. 基层医学论坛，2017，21（8）：960-962.

8. 林邹卿. 心力衰竭心源性肺水肿的影像学特点和临床分析 [J]. 中西医结合心血管病电子杂志，2015，3（35）：14-15.

9. 鲍润贤，孙鼎元. 毛玻璃样密度肺结节的 CT 诊断和鉴别诊断 [J]. 国际医学放射学杂志，2008，31（3）：213-216.

10. Lemyze M, Mallat J. Understanding negative pressure pulmonary edema [J]. Intensive Care Medicine, 2014, 40（8）：1140-3.

11. 张同军，孙学飞，靳红绪，等. 围麻醉期负压性肺水肿误漏诊分析 [J]. 临床误诊误治，2013，26（1）：49-51.

78　经皮肾镜碎石术后脑卒中

【导读】

围术期脑卒中定义为：手术中或术后脑血管原因导致的局灶性或全脑神经功能的损伤，症状持续24小时以上或24小时内导致死亡。围术期脑卒中绝大多数发生在术后，术中发生的比例为5.8%。围术期脑卒中是手术和麻醉的严重并发症之一，虽然发病率不高，但却高居手术病人致残、致死重要原因前三位，是麻醉科医师必须了解和关注的问题。

【病例简介】

患者，女性，61岁，身高156cm，体重71kg。因"双肾结石"入院，拟行"右侧经皮肾镜碎石术（PCNL）"。既往有高血压10余年，服用安博诺、雅施达、倍他乐克，血压控制较好；糖尿病十年，现用胰岛素治疗，血糖控制满意。18年前行左肾切开取石术、2006年行双侧PCNL术、2015年行左侧PCNL术。入院ECG、胸部X线片、实验室检查基本正常。

入室后开放外周静脉、多功能监护等，予以丙泊酚、芬太尼、顺式阿曲库铵诱导，气管插管顺利，循环波动较小。手术持续3.5小时，术中收缩压维持在100~120mmHg，舒张压60~70mmHg，血压最低约80/50mmHg。手术开始2小时外周末梢血糖8.3mmol/L，术中失血约300ml，补液量晶体1000ml、人工胶体1000ml。术后10分钟，患者清醒拔管，在PACU观察30分钟后送回病房。术后血糖控制欠佳、肾造瘘管引流液为血性，第3日，患者出现神志欠清、右上肢肌力减退、对答不能，急查头部磁共振成像提示双侧半卵圆中心、左侧侧脑室旁、左侧基底节区、右侧颞叶急性脑梗死（图6-6）。经过抗凝等治疗后，术后第7日患者神志、肌力基本恢复正常，术后第12日出院。

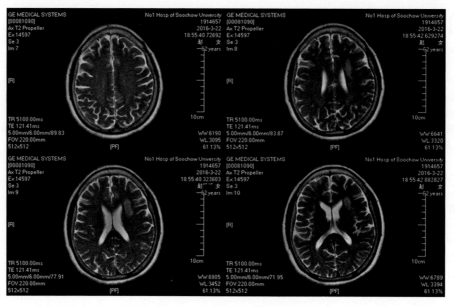

图6-6　患者的术后磁共振图像

【问题】

1. 围术期脑卒中的危险因素有哪些?
2. 哪些手术类型易发生围术期脑卒中?
3. 如何预防围术期脑卒中?
4. 麻醉手术期间脑缺血的监测方法有哪些?

1. 围术期脑卒中的危险因素有哪些?

（1）术前危险因素:高龄（>70岁）、女性、并存疾病（高血压、糖尿病肾功能不全、COPD、外周血管疾病、心脏病、低射血分数（<40%）、脑卒中或短暂性脑缺血发作史、颈动脉狭窄、升主动脉硬化、术前突然停用抗血栓治疗。

（2）术中因素:手术类型、麻醉方式、手术体位、手术持续时间、在主动脉粥样硬化部位进行操作、心律失常、高血糖、高血压、低血压。

（3）术后因素:心衰、低射血分数（<40%）、心肌梗死、心律失常（房颤）、脱水和失血、高血糖。

2. 哪些手术类型易发生围术期脑卒中?

围术期卒中的发生率与手术类型及复杂程度有关。一般非心血管非脑科手术围术期脑卒中发生率约为0.1%,心脏大血管手术围术期卒中发生率会显著增高。行冠状动脉旁路移植手术的患者,围术期卒中发生率为1%~5%;心脏瓣膜置换手术,可达到4.8%~9.7%。头颈部肿瘤围术期卒中发生率也可达5%左右,其原因可能是由于颈部过伸压迫颈部血管而影响脑部血供和血管内损伤。髋关节置换手术后脑卒中的发生率要高于膝关节置换手术。肺移植手术也常发生脑卒中。在手术时机方面,急诊手术的围术期卒中发生率显著高于择期手术。

3. 如何预防围术期脑卒中?

（1）术前准备:对于高危患者,应详细了解病史,完善相关辅助检查,如超声心动图、经颅多普勒、颈部血管彩色超声等,有必要在术前请相关科室会诊。

（2）围术期抗血小板抗凝治疗:使用最多的药物是阿司匹林和氯吡格雷,对于无明显出血倾向的患者,非眼科和非神外手术患者,阿司匹林不必停药,而氯吡格雷建议术前5天停用。对于需要暂停华法林治疗的患者应考虑使用肝素或低分子肝素来进行桥接治疗。对于部分患者,需在停药导致血栓形成和继续用药导致出血之间权衡,这取决于手术的种类。

（3）围术期房颤的控制:有房颤病史的患者围术期应注意容量和心电监测并维持良好的水电解质平衡。抗心律失常或控制心室率的治疗应持续应用于整个围术期。对于术前存在房颤的这部分患者,如果平时接受抗心律失常或控制心室率的药物治疗,在整个围术期应继续上述治疗而无需停药,同时也需要在血栓形成的风险与手术部位出血风险之间权衡利弊后再决定是否进行抗凝治疗。术后出现房颤者应持续抗凝至正常窦性心律恢复30天后。

（4）有脑卒中病史者手术时机的选择:急性脑卒中时期的脑血流量只能被动依靠全身的系统血压以及灌注压维持,在全身麻醉及手术中容易因出血、低血压出现脑灌注不足。这种调节功能的损害在1个月内最严重,6个月后才能基本完全恢复,因此择期手术最好在急性脑卒中发生1~3个月以后实施。

（5）术中血压的控制:术中低血压与脑卒中的关系尚不明确,众多研究对术中血压的控制目标也无确切的标准。一般认为,对于围术期脑卒中高危患者应将平均动脉压或收缩压下降幅度控制在不超过基础值的20%。长期使用β受体阻断药者可继续使用,但术中可能会出现的低血压等风险,应用高选择性的β1受体阻断药更为安全。

（6）颈动脉狭窄的处理:对于无症状颅外或颅内狭窄,在行一般手术前无需行颈动脉内膜剥脱术（CEA）或支架（CAS）,有症状的颅外颈动脉狭窄患者,行一般手术前需要做CEA或CAS处理。有症状的颅内动脉狭窄患者应推迟手术至少1个月,待侧支循环形成,并在术中避免长时间低血压。

（7）其他：戒烟、控制血糖、降脂治疗，纠正水、电解质、酸碱紊乱，选择适当的麻醉方法和药物，维持恰当的动脉血 PCO_2 水平。对于既往有脑卒中史的患者，围术期可采取钙离子拮抗剂，谷氨酸拮抗剂，自由基清除剂，血液稀释等脑保护方法。

4. 麻醉手术期间脑缺血的监测方法有哪些？

术中可应用一些特殊的监测技术来预防和早期发现脑缺血。包括：脑电图（EEG）、诱发电位（SSEP、MEP）、经颅多普勒（TCD），脑电双频指数（BIS）、脑氧饱和度（ $rScO_2$ ）、颈静脉球氧饱和度（ $SjvO_2$ ）。

TCD 常用于卒中发生率较高的颈动脉内膜剥脱术的术中及早期术后监测，大脑中动脉血流减少 50% 是出现严重脑缺血的临界，但是 TCD 目前并没有广泛应用于其他手术。近红外光谱（near-infrared spectroscopy, NIRS）技术对 $rScO_2$ 进行无创的连续监测，有利于早期发现脑血氧饱和度下降。研究发现 $rScO_2$ 和使用 TCD 测得的脑血流量存在很好的线性正相关性，脑缺血时 $rScO_2$ 的降低与 EEG 的变化也显著相关。有研究认为 $rScO_2$ 低于 59% 是出现严重脑缺血的临界，然而目前对引起脑卒中的 $rScO_2$ 临界值并无统一的定义。BIS 监测能够反映急性脑缺血的发生，有不少病例报道认为术中 BIS 值突然的下降可能提示脑血流低灌注，包括低血容量、颈动脉夹闭、栓子栓塞等。

此外，使用局部麻醉和清醒镇静麻醉技术有利于我们及时发现脑卒中，以便开展后续治疗。

【小结】

围术期脑卒中是威胁手术患者生命健康的严重并发症，应对脑卒中应以预防为主，充分的术前评估及术前准备是必不可少的。抗血小板和抗凝治疗在围术期的应用需要权衡利弊，制定个体化用药方案。围术期对患者及时评估和监测有助于早期识别脑卒中，有利于及早干预和治疗，以减少对患者的影响。

【专家简介】

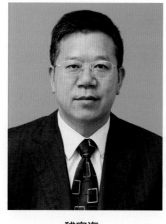

嵇富海，苏州大学附属第一医院麻醉手术科主任，主任医师，教授，博士生导师，江苏省医学领军人才、江苏省 333 人才工程第二层次、姑苏卫生重点人才、江苏省六大高峰人才。获得省科技进步三等奖一项，苏州市科技进步一等奖、三等奖各一项，省新技术引进奖一等奖三项，二等奖一项。主持国家自然科学基金 2 项、江苏省自然科学基金、江苏省卫生厅课题及苏州市课题多项，共获得科研经费近百万元。共发表文章 60 多篇，其中发表 28 篇 SCI 文章，最高单篇影响因子 15.2 分（Circulation）。

嵇富海

【专家点评】

1. 该例患者为中老年女性，既往有高血压、糖尿病病史，术中有低血压，术后血糖控制不佳及有持续性失血，故而该患者具备了围术期脑卒中的数个高危因素，结合患者的症状、体征以及影像学检查，能够明确诊断该患者是典型的围术期脑卒中。

2. 围术期脑卒中的绝大部分为缺血性，极少数为出血性脑卒中（<4%），其发生率远高于目前的认知。围术期脑卒中被定义为有症状的术中术后神经功能缺失，事实上，还有更高比例的患者发生围术期脑缺血（出血），只是因为没有症状而被掩盖。另外，更多的脑卒中发生在术后，一方面是因为术中难以监测脑缺血、出血，另一方面

是术后其他方面的监测、干预相对薄弱,导致术后更易发生脑缺血、出血。

3. 对于麻醉医生最为关注的术中脑缺血监测,目前的研究结果大部分来源于 CEA 和 CAS,还没有最佳的方法。麻醉医生在各类手术中常采用的方法是维持足够的血压,但是血压与脑灌注并不一致。BIS、脑氧饱和度应用比较方便,但是干扰因素众多,有关其是否能够准确预测脑卒中尚有待于进一步研究。

【参考文献】

1. 班峰,赵静霞. 围手术期卒中:风险评估、预防和治疗. 国际脑血管病杂志, 2016, 24 (10):940-944.
2. 中国心胸血管麻醉学会, 北京高血压防治协会. 围术期高血压管理专家共识. 临床麻醉学杂志, 2016, 32 (3):295-297.
3. Selim M. Perioperative stroke. N Engl J Med. 2007 Feb 15; 356 (7):706-13.
4. Ng JL, Chan MT, Gelb AW. Perioperative stroke in noncardiac, nonneurosurgical surgery. Anesthesiology. 2011 Oct; 115 (4):879-90.
5. Sanders RD, Jørgensen ME, Mashour GA. Perioperative stroke: a question of timing? Br J Anaesth. 2015 Jul; 115 (1):11-3.
6. Vlisides P, Mashour GA. Perioperative stroke. Can J Anaesth. 2016 Feb; 63 (2):193-204.
7. Jian Li, Ahmed Shalabi, Fuhai Ji, et al. Monitoring cerebral ischemia during carotid endarterectomy and stenting. J Biomed Res, 2017, 31 (1):11-16.

79 儿茶酚胺心肌病患者行开腹嗜铬细胞瘤切除的围术期管理

【导读】

嗜铬细胞瘤和副神经节瘤分别起源于肾上腺髓质和肾上腺外交感神经链的肿瘤,因合成和分泌大量儿茶酚胺类激素,可引起患者血压急剧升高,并可造成心、脑、肾等严重并发症。其中,高儿茶酚胺血症引起的心脏损害称为儿茶酚胺心肌病。其心脏磁共振可检出局灶、弥散的心肌纤维化和心肌功能失常。尸检发现 58% 的嗜铬细胞瘤和副神经节瘤患者存在儿茶酚胺心肌病,常见的病理改变包括:心室肥厚、心肌缺血、心肌纤维化、心肌损伤等,最常见死因为心律失常、心衰和心肌梗死。因此,麻醉医师需要详细访视评估患者,及时发现可疑嗜铬细胞瘤和副神经节瘤患者,并与内分泌科、心内科、泌尿外科医师合作完成有效的围术期管理。

【病例简介】

患者,女性,28 岁,体重 57kg。主诉:发现血压高 1 年,CT 发现右肾上腺占位 2 月余。现病史:1 年前体检发现血压高(170~180/110~120mmHg),测血压一周,波动于 140~160/100~110mmHg。后间断服用"硝苯地平"(具体不详),血压控制于 130~140/100mmHg,偶感心悸,头痛,多汗。2 月前因"肺炎"就诊,心动超声提示:扩张型心肌病,肾上腺 B 超提示:右肾上腺去可见一大小约 24mm×33mm 类圆形囊性低回声团块,界限清,内回声尚均(图 6-7)。查尿儿茶酚胺等异常,以肾上腺肿瘤,扩张型心肌病收入院。

实验室检查:

血尿常规、输血四项、凝血未见异常,肝功、肾功、电解质未见明显异常。心肌酶谱心肌型肌酸激酶同功酶 28.8u/L(0~25),NT-pro 脑钠肽 5550pg/ml(0~125)。尿儿茶酚胺 401.88nmol/24h(94.5~238.3),尿香草扁桃酸 139.23umol/24h(<68.6),尿去甲肾上腺素 390.96nmol/24h(80.3~164),尿肾上腺素 10.92nmol/24h(12.5~70.4)。醛固酮系列:醛固酮立位 311.7pg/mL(65.2~295.7),血管紧张素 I 立位 4.23ng/(ml·h)

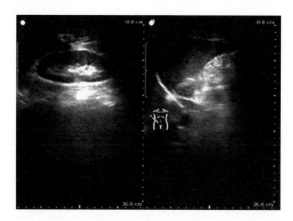

图6-7　肾上腺B超

(1.95~3.99),血管紧张素Ⅱ立位59.4pg/mL(55.3~115.3)。

心电图和影像学检查:

ECG:窦性心动过速104次/分,ST-T改变(图6-8)。

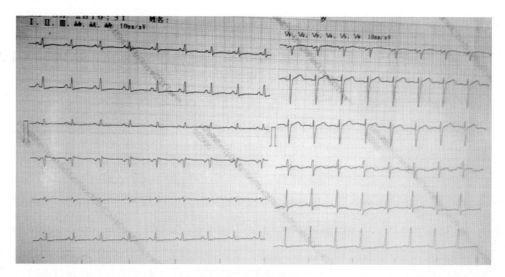

图6-8　心电图

心超:EF 34%,全心增大(左室舒末63mm×73mm,左房前后径37mm,右室前后内径22mm)伴二尖瓣中量反流(5.5cm²),三尖瓣大量反流(8.8cm²),左室整体收缩功能中度减低(FS 16%),肺动脉高压中度(53mmHg)(图6-9)。

X-ray:双肺纹理增重,心影增大(心胸比0.6),左侧胸膜肥厚粘连

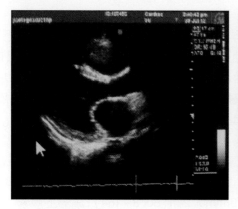
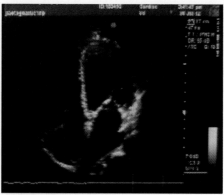

图6-9　首次心超

麻醉科术前评估:

追问病史,患者2月前"肺炎",表现为咳嗽,气喘,不能平卧,同时伴有四肢水肿,以下肢为著,内科治疗后缓解。出院后未继续服药。

NT-pro脑钠肽5550pg/mL(0.00-125),怀疑病人所述"肺炎"为心衰。根据病史、检查结果以及手术本身的高风险,决定暂缓手术。

术前准备:

心内住院治疗3周后,无胸闷、心悸、气短及头晕等不适,Bp130/80mmHg。

查体:血压110/70mmHg,双肺(−),心界向左下扩大,心率68次/分,律齐,心音低钝,双下肢不水肿。

24小时动态血压负荷检测:最高收缩压130mmHg,最高舒张压97mmHg,最低收缩压79mmHg,最低舒张压44mmHg;夜间舒张压负荷值升高(40%),血压与心率无明显相关性。10点至12点间未监测到血压数据。

相关实验室检查结果均改善(初始数据→改善数据):

尿儿茶酚胺401.88→232.60nmol/24h(94.5~238.3);

尿香草扁桃酸139.23→32.08umol/24h(<68.6);

尿去甲肾上腺素390.96→155.07nmol/24h(80.3~164);

尿肾上腺素10.92→77.53nmol/24h(12.5~70.4);

NT-pro脑钠肽5550→168.8pg/ml(0~125)。

心超:EF32%,符合扩张型心肌病(左心型)超声改变:左心增大(左室60mm×89mm,左房前后径38mm,右室前后内径21mm)伴二尖瓣中量反流(4.2cm²),三尖瓣轻度反流(3.0cm²),左室整体收缩功能中度减低(FS15%),肺动脉增宽(主肺动脉内径32mm),肺动脉高压形成(49mmHg);右心不大,右室整体收缩功能正常(图6-10)。

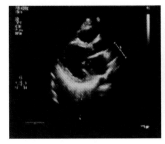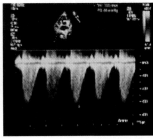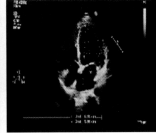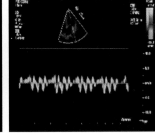

图6-10　准备后心超

99mTC-MIBI心肌灌注显影:左心室扩大,广泛心肌摄取功能受损(图6-11)。

术中麻醉管理:

循环管理:无创血压、心率、心电图、有创动脉血压、CVP(16~24mmHg)、Flo-Trac监测CO(5.0~5.6L)、SVV(4~7)。

呼吸管理:血氧饱和度、呼气末CO_2、防止缺氧和二氧化碳蓄积。

诱导:盐酸戊乙奎醚0.5mg,维嘉能1g,地塞米松10mg,咪唑安定2mg,依托咪酯10mg,芬太尼0.2mg,顺苯磺酸阿曲库铵10mg。

维持:丙泊酚4~6mg/(kg·h)、瑞芬太尼0.1~0.2μg/(kg·min)、顺苯磺酸阿曲库铵1~2mg/(kg·h)、异氟烷1%~2% MAC。

肾上腺动脉结扎前:依据血压情况每次2~5mg静注酚妥拉明。

肾上腺动脉结扎后:依据血压情况调整去甲肾上腺素泵注速度[1~5μg/(kg·min)]。

术后随访:

术后病理诊断:"右侧"肾上腺嗜铬细胞瘤(低度恶性)伴局部包膜浸润,"右侧"肾上腺切缘未见癌组织(图6-12)。

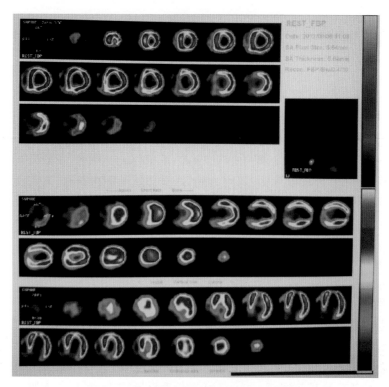

图6-11 核素显影

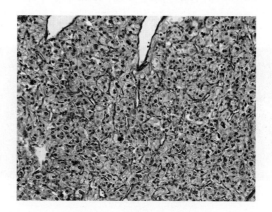

图6-12 HE 染色病理切片

第 4 天:停去甲肾上腺素,血压 90~110/60~70mmHg。

第 7 天:拆除伤口缝线,愈合良好。

第 8 天:出院。

【问题】

1. 嗜铬细胞瘤和副神经节瘤的区别?

2. 儿茶酚胺心肌病的诊断及心衰机制?

3. 术前准备的方法及目标? α 及 β 受体阻滞药物使用时应注意些什么?

4. 术中管理的两个阶段分别应注意些什么?

5. 术中常见并发症有哪些? 该如何处理?

6. 术后管理还应注意什么?

1. 嗜铬细胞瘤和副神经节瘤的区别?

嗜铬细胞瘤和副神经节瘤分别起源于肾上腺髓质或肾上腺外交感神经链的肿瘤,主要合成和分泌大量儿茶酚胺,如去甲肾上腺素、肾上腺素及多巴胺,引起患者血压升高等一系列临床症候群,并造成心脑肾等严重并发症。肿瘤位于肾上腺称为嗜铬细胞瘤,位于肾上腺外则称为副神经节瘤。

2. 儿茶酚胺心肌病的诊断及心衰机制?

(1) 诊断标准:有嗜铬细胞瘤或者副神经节瘤诊断的实验室和影像依据;患者有胸痛、心力衰竭等症状;持续3个以上心电图导联 T 波低平或倒置、ST 段偏移、心律失常;超声心动图提示心肌肥厚,左室舒张功能减低,左室射血分数降低,室壁运动异常等。少数患者可以发生 Takotsubo 心肌病(短暂性左心室心尖球样综合征),表现为心肌梗死样临床症状和心电图变化;造影显示心尖部及心室中部室壁运动障碍和心底部过度收缩运动异常,而冠脉运动无异常。一般手术治疗后上述症状明显改善或消失。

(2) 机制:儿茶酚胺的正性变力及变速作用,使心肌耗氧量增加,致心肌缺血、缺氧、能量不足;儿茶酚胺加速糖原无氧酵解,使心肌中乳酸含量增高,致心肌损害;儿茶酚胺使小血管强烈收缩,致血管、组织缺氧,使血管通透性增加,血浆外渗,心肌间质水肿。小冠状动脉收缩,造成心肌缺血。高浓度儿茶酚胺可使心肌细胞结构破坏,造成心肌细胞坏死。

3. 术前准备的方法及目标? α 及 β 受体阻滞药物使用时应注意些什么?

术前准备的目标是控制血压(坐 <130/80mmHg, 立 >80/45mmHg)、控制心率(坐 60~70 次/分、立 70~80 次/分)、扩容,同时处理肿瘤本身和儿茶酚胺带来的其他问题。所有生化指标阳性的嗜铬细胞瘤均应应用肾上腺受体阻滞剂,阻断释放的儿茶酚胺作用。因为多数以去甲肾上腺素为主,推荐首选 α_1 肾上腺受体阻滞剂,另外钙通道阻滞剂、血管紧张素受体拮抗剂(表6-2)。

表6-2 术前准备方法简表

α 肾上腺受体阻滞剂(酚苄明、哌唑嗪、酚妥拉明)	如有心动过速+β 受体阻滞剂(α 肾上腺受体阻滞剂 2 天后)	如血压仍不可控+钙离子阻滞剂	补液治疗	术前午夜加用酚苄明	补液
术前 7~14 天			术前 1~2 天		术前 0 天

对于有快速心律失常,推荐使用 β 受体阻滞剂和钙通道阻滞剂。β 受体阻滞必须在 α_1 肾上腺受体阻滞剂发挥作用后,通常是 2 天后使用,避免 β 受体阻滞后导致 α_1 肾上腺受体阻滞剂过度兴奋而产生高血压危象。因为儿茶酚胺能同时激动 α 受体和 β 受体,α_1 受体兴奋缩血管,β_2 受体兴奋扩血管,以"激动 α 受体"为主导。如先使用 β 受体阻滞剂抑制 β_2 扩血管作用,会引起血管进一步收缩,从而使血压进一步升高。

4. 术中管理的两个阶段分别应注意些什么?

麻醉前开放通畅的静脉,保证输血和血管活性药的应用。建立动静脉穿刺,除常规心电图、心率、脉搏氧、有创血压、中心静脉的监测,如果有心肌病可增加监测肺动脉压、经食管超声监测。与术者密切沟通配合,以减少血压波动。药物避免使用胃复安、胰高血糖素、氯胺酮、吗啡、阿曲库铵等可升压的药物。及时纠正酸碱平衡电解质、血糖紊乱。第一阶段:探查和分离肿瘤,血压骤升。当上升基础血压值 20% 时,即开始降压,同时积极扩容。第二阶段:结扎、切断肿瘤血管,血压骤降。切除肿瘤前 30 秒停止一切降压和扩容,开始泵去甲肾上腺素。

5. 术中常见并发症有哪些? 该如何处理?

(1) 高血压危象:收缩压高于 250mmHg,维持超过 1 分钟。

处理:①诱导期:有创动脉监测下进行,准备好降压药,足够深度的麻醉,咽喉部表麻。②术中:暂停手术,静注酚妥拉明、或尼卡地平、或硝普钠,并纠正心律失常,同时严密监测血压的变化。待血压平稳后再行手术。

(2) 低血压

原因:扩容不足、过度降压、长效降压药、心衰、肺水肿、低血糖。

处理:密切监测、合理补液、必要时给予糖皮质激素。

(3) 急性肺水肿

处理:对于急性肺水肿以预防为主,控制血压,同时强心、利尿、降低肺毛细血管静水压,必要时给予糖皮质激素、PEEP 通气。

（4）低血糖

处理：监测血糖；有时低血糖仅表现为持续性低血压，且对加压药和补液无效。应监测血糖浓度当确认低血糖时应输注葡萄糖液体。

6. 术后管理还应注意什么？

（1）术后有可能出现心律失常、心功能不全、代谢异常、血压异常等，仍需密切观察血压、心率、心律、ECG、CVP 等。

（2）切除两侧肾上腺、持续性低血压，考虑肾上腺皮质激素治疗。

（3）部分苏醒延迟患者可能为低血糖所致，故需术后监测并纠正血糖。

【小结】

嗜铬细胞瘤和副神经节瘤可引起围术期血压的剧烈波动，进而引起心、肾、脑等严重并发症，有效的术前诊断及处理是保证术中平稳的重要保障，同时术中需要采用两阶段管理以维持循环平稳，术后仍需严密观察并及时处理相关并发症。

【专家简介】

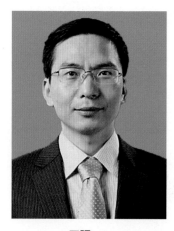

王强，主任医师、教授。西安交通大学第一附属医院麻醉科主任、教授、博士研究生导师，担任中华医学会麻醉学分会青年委员会副主任委员、中国中西医结合学会麻醉学专业委员会常委、中国心胸血管麻醉学会胸科麻醉分会常委员委等。致力于脑保护内源性机制及转化医学研究，主持国家自然科学基金、国家科技支撑计划项目等 11 项，共发表 SCI 文章 77 篇，其中以第一作者或通讯作者发表 SCI 论文 50 篇，获国家科学技术奖励一等奖 1 项、陕西省科技进步一等奖 3 项等，国家专利 21 项。

王强

【专家点评】

对于嗜铬细胞瘤和副神经节瘤的围术期管理，首先应该重视术前评估及术前准备，良好的术前准备可以有效减少术中循环波动及术后并发症。本例患者第一次术前评估为心衰表现，故未立即麻醉，而是转入心内住院治疗3 周，充分扩张血管、补液并改善心功能，再次评估心功能后，预计可以耐受麻醉与手术，从而进行麻醉与手术，术中循环非常平稳。另外，术前评估应着重发现隐匿型嗜铬细胞瘤和神经节瘤。肾上腺髓质的嗜铬细胞瘤由胚胎时期的神经嵴细胞异常发育而来，可以发生在肾上腺髓质内（90%），也可发生在神经节细胞丰富的地方（10%），如腹膜后腹主动脉两侧、膀胱、子宫、肠系膜、颅内等。因此，如果以上部位肿瘤患者，伴有高血压、头痛、心悸、多汗等任一症状就应该怀疑，积极检测血尿儿茶酚胺代谢产物，并通过 CT、MRI 等影像学检查。充分术前准备，控制血压、扩容、纠正水电解质及酸碱平衡紊乱等。儿茶酚胺心肌病常伴有心律失常、退行性变、坏死、心肌肥厚、心脏扩大，甚至心衰，多数肿瘤切除后可逐渐恢复。α 受体阻滞剂不仅可以降压，还可阻断儿茶酚胺的心肌毒性，降低心肌氧耗，逆转心肌损害；在使用 α 受体阻滞剂的基础上，当心率过快时，可使用 β 受体阻滞剂，降低心肌兴奋性，防止心律失常，降低心肌耗氧量，但注意可能出现心脏失代偿及心衰加重等；可应用 ACEI 和 ARB 类药物防止心肌纤维化。本例患者经过充分术前准备后，右心功能恢复，三尖瓣无反流，进一步证实了嗜铬细胞瘤及儿茶酚胺心肌病的诊断,并为稳定的术中和术后奠定了基础。另外,术前应考虑肿瘤的大小、位置、毗邻血管、术者的手术技巧、患者的耐受等因素,来建议外科医生采取开腹还是腔镜,缺氧、CO_2 蓄积、肿瘤受压均促进儿茶酚胺分泌,尤其 CO_2 蓄积极易并发严重心律失常。一般肿瘤小于 6cm 适合腔镜手术,肿瘤大于 6cm、血运丰富与周围组织分界不清相对禁忌。本例患者肿瘤<6cm,但考虑到扩张性心肌病、瓣口相对反流及肺动脉高压,患者耐受力较差,与外科医师协商采用开腹手术。

　　本例为已确诊并充分术前准备的患者,麻醉前仍需建立通畅的静脉通路,监测有创血压、心率、中心静脉压、心电图监测、Flo-Trac 监测,如科室条件允许,应监测肺动脉压及心超。注意结扎动脉前的有效降压,可选用酚妥拉明、硝普钠;如合并快速心率,可在 α_1 受体阻滞后,选择艾司洛尔等 β_1 受体阻滞剂。在肿瘤切除后,需立即停降压药,并快速补液,必要时泵注少量去甲肾上腺素等升压提心率的药物,以维持循环平稳。术中除了关注循环,尤其腔镜下肿瘤切除术,还应及时纠正水电解质酸碱平衡、血糖。术后及时纠正肾上腺皮质功能减退,复查儿茶酚胺代谢产物、血糖等。对于术前未发现的嗜铬细胞瘤和副神经节瘤,术中发生血压的剧烈波动,应高度怀疑该疾病,并按两阶段方式立即处理,并保留患者尿液,便于术后诊断。

【参考文献】

1. 中华医学会内分泌学分会肾上腺学组. 嗜铬细胞瘤和副神经节瘤诊断治疗的专家共识. 中华内分泌代谢杂志, 2016, 32:181-187.
2. Shamsuddin A, Stephanie BJ, Marianna C. Anesthesia for the adult with pheochromocytoma. UpToDate, 2016, 1-16.
3. Jensen BC, O'Connell TD, Simpson PC. Alpha-1-adrenergic receptors in heart failure: the adaptive arm of the cardiac response to chronic catecholamine stimulation. J CardiovascPharmacol, 2014, 63:291-301.
4. Ferreira VM, Marcelino M, Piechnik SK, et al. Pheochromocytoma is characterized by catecholamine-mediated myocarditis, focal and diffuse myocardial fibrosis, and myocardial dysfunction. J Am CollCardiol, 2016, 67:2364-2374.
5. Emmanuelle D, Joel P, Paul MD, et al. Canadian cardiovascular society guidelines on perioperative cardiac risk assessment and management for patients who undergo noncardiac surgery. Can J Cardiol, 2017, 33:17-32.

80　嗜铬细胞瘤合并肥厚型心肌病患者的麻醉管理

【导读】

　　嗜铬细胞瘤切除术容易发生围术期循环波动,合并肥厚型心肌病的患者对麻醉医生围术期管理带来了更大的挑战。麻醉医生需要对嗜铬细胞瘤的围术期循环特点以及肥厚型心肌病的病理生理充分了解。在此基础上,完善术前访视、严密术中监测、合理进行液体管理以及正确使用血管活性药物,是麻醉成功的关键。

【病例简介】

　　患者,女性,50 岁,体重 56kg,因"发现腹部肿块,CT 示左上腹腹膜后肿块一周"入院。患者一般情况尚可,ASA Ⅲ 级,T 36.5℃,BP 191/104mmHg,P 72 次/分,RR 18 次/分。既往史:高血压 8 年,最高 200/120mmHg,糖尿病 7 年,三年前有脑卒中史。术前血、尿常规及生化检查无异常;腹部 CT 示:左上腹膜后肿块,大小约 4.5cm×4.7cm×6.1cm;Holter 示:窦性心律,心率 70~121 次/分,偶发多源房早,150 次/全程,ST-T 改变;超声心动图:1. 室间隔增厚(室间隔厚 18mm,左室后壁厚 10mm);2. 左室流出道血流加速(PFV 4.0m/s,PG 63mmHg),EF 69%,E 峰 59cm/s,A 峰 94cm/s;心脏磁共振显示:1. 心肌灌注:左室心尖部心内膜下近心尖部室间隔下壁及中间段至基底段室间隔下部心肌缺血 2. 中间段至基底段室间隔增厚并局部运动功能减弱,考虑非对称性肥厚型心肌病;术前血儿茶酚胺全套:CA 2.79nmol/L(正常参考值:2.09~3.91nmol/L)、AD 0.43nmol/L(正常参考值:1.31~2.51nmol/L)、NAD 2.36nmol/L(正常参考值:1.24~2.31nmol/L)、VMA 无异常。临床诊断:左肾上腺肿瘤,嗜铬细胞瘤可能,拟行手术切除。

　　麻醉经过:常规监测 BP、P、ECG 及 SpO$_2$,左上肢建立静脉通路(16G),局麻下左桡动脉穿刺置管连接换能器行直接动脉血压(ABP)监测。使用咪唑安定 2mg、芬太尼 0.2mg、得普利麻 100mg、维库溴铵 6mg 快速麻醉诱导,经口气管内插管(ID6.5mm,深度 21cm)。间断静注芬太尼,辅以丙泊酚、瑞芬太尼静脉持续泵注,低浓度异氟烷吸入维持麻醉,间断静注维库溴铵,机械通气(Vt 500ml、f 11 次/分、I/E 1:2、Paw 15~18cmH$_2$O)。经右颈内静脉穿刺置管监测中心静脉压(CVP)。术中间断监测动脉血气。患者仰卧位改为手术体位(右侧卧位)及术中探查分离肿瘤时可见 ABP 剧烈波动,最高达 191/115mmHg,HR 80 次/分左右,间断静注酚妥拉明 1~2mg/次维持血压,肿瘤静脉结扎及摘除(肿瘤 5cm 大小)后血压渐进性下降,最低达 71/52mmHg,HR 70 次/分,经间断静注去甲肾上腺素 25μg/次,ABP 上升至 90/60mmHg 左右,给予去甲肾上腺素 0.04~0.3μg/(kg·min)静脉泵注,ABP 维持在 120/80mmHg 左右,HR 70 次/分左右至术毕。术中血气监测无异常。手术时间 162 分钟,失血量 700ml,尿量 300ml,共输注平衡盐液 500ml,Voluven(万汶)500ml,悬浮红细胞 3U,血浆 300ml。术毕患者完全清醒后,拔管送入麻醉恢复室观察。术后病理检查结果:左肾上腺嗜铬细胞瘤。

【问题】

　　1. 肥厚型梗阻性心肌病的病理生理特点是什么?
　　2. 嗜铬细胞瘤切除围术期血流动力学的特点是什么?
　　3. 处理该患者血流动力学波动时,可以选择哪些药物?
　　4. 哪些因素会加重肥厚型心肌病患者左室流出道梗阻?
　　5. 该患者在术中应接受哪些监测?
　　6. 不同程度肥厚型梗阻性心肌病围术期管理基本原则?

1. 肥厚型梗阻性心肌病的病理生理特点是什么?

　　肥厚型心肌病是以不能解释的、无心室腔扩张的左室肥厚(心脏超声提示左室厚度≥15mm)为特点,且无其他导致心室肥厚的心脏疾病或系统性疾病证据,或基因型阳性但临床无明显心肌肥厚表现的疾病,是以左心室血液充盈受阻、舒张期顺应下降及不同程度的心室排空受阻为基本病态的心肌病变。左室流出道有梗阻的表现即为梗阻性肥厚型心肌病。其病理生理改变为室壁肥厚使室腔狭小,左室舒张顺应性降低,致左室舒张充盈明显障碍,可致肺、体循环淤血的表现;肥厚室间隔在收缩期凸入室腔可致左室流出道梗阻及相对性二尖瓣关闭不全,导致体循环供血不足表现。具体可表现为以下几个方面:①心肌缺血:有研究证明肥厚型心肌病患者冠脉血流储备下降,在起搏或药物负荷时有心肌缺血的代谢变化,但尚无充足证据表明心肌缺血是心肌肥厚及胸痛的原因。②舒张功能下降:心肌细胞肥大、肌细胞或纤维排列紊乱、心室几何结构改变、心肌缺血均可造成心室舒张功能受损。③心力衰竭:早期表现为舒张功能下降,左室充盈受阻,二尖瓣开放延迟,舒张期容量减少,左房压增高,肺淤血而发生呼吸困难。晚期则收缩功能同时受损而出现充血性心力衰竭。④左室流出道梗阻:以主动脉瓣下的梗阻为多见,增加心肌收缩力、降低前负荷和后负荷均可使梗阻程度增加,反之则降低。

2. 嗜铬细胞瘤切除围术期血流动力学特点是什么?

　　嗜铬细胞瘤是一种分泌儿茶酚胺的肿瘤,好发于肾上腺髓质,也可发生于自颈动脉体至盆腔的任何部位。本病的临床表现由于肾上腺素、去甲肾上腺素阵发或持续分泌增多引起。α 肾上腺素能受体与肾上腺素及去甲肾上腺素结合,使血管(小动脉及静脉)收缩。肾上腺素作用于心肌,增强心肌兴奋性并升高心率。嗜铬细胞瘤的症状为阵发性血压升高,还可伴有心悸、剧烈头痛、出汗,发作时间可由数秒到数小时,常伴有血糖异常、低血钾等表现,严重时出现嗜铬细胞瘤危象。外科手术切除肿瘤是治疗该病有效的治疗方法。在围术期,由于儿茶酚胺的大量释放,可能诱发致命的心血管系统及其他并发症。手术中的精神紧张、创伤刺激、肿瘤部位的挤压等均可诱发儿茶酚胺的释放,出现严重高血压危象,甚至导致心力衰竭、脑出血等;一旦肿瘤血流完全阻断后又会出现完全相反的结果,这是由于儿茶酚胺急剧下降所致,表现为严重低血压等循环紊乱。循环功能表现的这种急剧变化是嗜铬细胞瘤手术高风险的主要原因,因而明确术前诊断,术前准备充分,术中严密监测,尽可能抑制儿茶酚胺的释放,并控制血流动力学改变是嗜铬细胞瘤手术麻醉成功的关键。

3. 处理该患者血流动力学波动时,可以选择哪些药物?

嗜铬细胞瘤围术期高血压控制药物常用的有酚妥拉明、硝普钠及硝酸甘油。酚妥拉明是短效的非选择性 α 受体(α₁、α₂)阻滞剂,能拮抗血液循环中肾上腺素和去甲肾上腺素的作用,使血管扩张而降低周围血管阻力;它也是嗜铬细胞瘤突发高血压危象常用的拮抗药,静脉注射 2 分钟血药浓度达峰值,作用持续 15~30 分钟。酚妥拉明静脉注射的半衰期($t_{1/2}$)约 19 分钟,常用剂量为 1~5mg 静脉推注或 0.5~2.0mg/h 持续静脉泵注。由于其作用时间短,且可特异性拮抗儿茶酚胺效应,在嗜铬细胞瘤突发高血压危象时使用酚妥拉明可避免过高的后负荷增加心肌氧耗,在嗜铬细胞瘤突发高血压危象时可作为首选用药。嗜铬细胞瘤术中血压升高的同时常伴有心率增快,加之酚妥拉明降压时心率反射性增快,此时可给予 β 受体阻滞剂。艾司洛尔是一种短效 β1 受体阻滞剂,半衰期短,常用剂量为 0.2~0.5mg/kg 静注。因 β 受体阻滞剂可减弱肥厚心肌的收缩,减轻流出道梗阻的程度,且能减慢心率,故可增加心搏量,改善症状。

硝普钠及硝酸甘油可直接作用于血管平滑肌,使血管扩张、血压下降,而不影响其他平滑肌及心肌。但硝普钠和硝酸甘油非特异性地降低全身血管阻力,可能增加左室流出道梗阻而致严重低血压,因此在合并肥厚梗阻型心肌病的嗜铬细胞瘤患者应谨慎使用。

一旦出现低血压,除适当增快输液以增加循环容量外,可考虑使用 α 肾上腺素能受体激动药(如去甲肾上腺素、苯肾上腺素、甲氧明),以升高血压并减低左室流出道压力差。去甲肾上腺素是 α 受体及 β 受体激动剂,它可以激动 α₁ 和 β₁ 受体,显著增加外周血管阻力,提高平均动脉压,增加心肌收缩力。但因其 β₁ 受体作用较为柔和,加上反射性的迷走神经兴奋,心率增加并不明显,甚至可能出现心率减慢的情况。同时,去甲肾上腺素还能减少静脉血管的血容量,从而增加心脏前负荷。甲氧明为 α 受体激动剂,主要激动 α₁ 受体,对 α₂ 受体几乎无激动作用,对 β 受体有少量的阻滞作用。对除冠脉之外的其他血管有明显的收缩作用,它能通过提高外周阻力,使收缩压和舒张压均升高。由于对心脏无兴奋作用,甲氧明使用时可引起迷走反射及少量的 β 受体阻断作用,使心率减慢,并能直接抑制窦房结,延长心室肌不应期,减慢房室传导。

一般不推荐使用 β 肾上腺素能受体激动药(如异丙肾上腺素、多巴胺、多巴酚丁胺、麻黄碱等),因为这些药均增加心肌收缩力和增加心率,由此可加重左室流出道梗阻。

4. 哪些因素会加重肥厚型心肌病患者左室流出道梗阻?

(1) 前负荷下降,如低血容量、外科失血可使左心室腔容积缩小而加重流出道梗阻

(2) 后负荷降低不仅可反射性增强心肌收缩力,而且增加了左心室与主动脉之间的压力差,也可加重流出道梗阻

(3) 心率增快使舒张期缩短,心室充盈减少,加重流出道梗阻

(4) 使用洋地黄或儿茶酚胺类等正性肌力药物,可加重流出道梗阻

(5) 在机械通气的吸气期,胸腔内压增加和静脉回流减少,导致右心室后负荷增加和右心室搏出量减少。因而数秒钟后,左心室前负荷减少和左室充盈不足导致左心室形态变化。如存在血容量不足,这种现象就会放大而发生左室流出道梗阻。

5. 该患者在术中应接受哪些监测?

除了常规的术中持续监测心电图、心率、脉搏血氧饱和度等,有创动脉血压、中心静脉压、心输出量、心脏排血指数等有创性监测可及时了解血压,容量负荷、心输出量等指导输液以及使用血管活性药。围术期 TEE 检查可以有助于显著改善术中病人的血流动力学管理效果,可以成为该患者有效的监测手段。血气分析和电解质分析有助于监测血糖异常、低血钾等情况。

6. 不同程度肥厚性梗阻性心肌病围术期管理基本原则?

2014 年 ESC 肥厚型心肌病诊断与管理指南中提出主动脉瓣下压力阶差超过 50mmHg,并且常伴有严重充血性心力衰竭,反复发作的晕厥,对于此类患者需进行心脏手术治疗,主要目的在于减轻左心室流出道梗阻症状。因此此类患者不适合接受择期非心脏手术。

2014 年 ESC 肥厚型心肌病诊断与管理指南推荐依据病史、二维或多普勒心脏超声、48 小时动态心电图结果,将年龄、SCD 家族史、不明原因的晕厥、左室流出道压力阶差、最大左室壁厚度、左心房直径和非持续性室性心动过速作为评估 SCD 的临床指标,计算肥厚型心肌病 SCD 风险评分,将患者分为低危(5 年风险 <4%)、中危(4% ≤5 年风险 <6%)、高危(5 年风险 ≥6%)。低危患者通常不建议植入 ICD,中危患者可考虑植入 ICD,高危患者应当植入 ICD。由此推断,高危患者应当植入 ICD 后接受择期手术,中危患者可考虑植入 ICD 后接受择期手术,低危患者无需植入 ICD 即可行择期手术。

根据 2014 年 ACC/AHA 非心脏手术围术期心血管评估与治疗指南,肥厚性梗阻性心肌病围术期管理基本原则是严密监测循环指标,避免加重左室流出道梗阻,包括降低前、后负荷,增快心率和增加左室收缩。所以,麻醉诱导应在有创动脉血压监测下进行,可以考虑慢诱导方式,力求做到诱导期循环平稳;麻醉维持期维持适宜的麻醉深度,保持血流动力学平稳。具体包括:在没有右室扩张的情况下,适当补充液体来维持前负荷,避免低血容量;恰当使用药物,避免使用扩张血管药物如硝酸盐制剂,避免使用正性肌力药、β 受体激动剂和利尿剂;可选择非血管舒张性的 β 受体阻滞剂减慢心率(艾司洛尔等),增加舒张期容量,发挥负性肌力作用或阻滞儿茶酚胺类活性,降低左心室收缩性,从而改善临床和血流动力学表现。2014 年 ESC 肥厚型心肌病诊断与管理指南指出,有 β 受体阻滞剂的禁忌证时维拉帕米或地尔硫䓬可以作为选择;如果出现房颤时可使用丙吡胺。

【小结】

嗜铬细胞瘤合并肥厚型心肌病,围术期管理难度较大,麻醉医生需关注嗜铬细胞瘤切除的血流动力学以及肥厚型心肌病的病理生理特点,把握两种疾病处理原则,并在两者处理原则之间寻找平衡点,以保障患者围术期安全。

【专家简介】

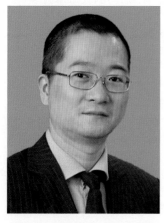

梅伟,教授,博士研究生导师,现任华中科技大学同济医学院附属同济医院麻醉科副主任。 主要研究方向:老年人相关区域和全身麻醉。 以项目负责人身份承担各级科研课题 7 项,以第一作者或通讯作者在国内外专业期刊发表论文 30 余篇,主编主译专业书籍 2 部。 现任中华医学会麻醉学分会第 12 届青年委员会副秘书长、中华医学会麻醉学分老年人麻醉学组组长、中国药理学会麻醉药理学委员,湖北省医学会麻醉学分会委员,中国中西医结合麻醉学会青年委员会委员。 任《中华麻醉学杂志》和《临床麻醉学杂志》通讯编委,《国际麻醉学与复苏杂志》和《JAPM》杂志编委等职。

梅伟

【专家点评】

1. 该患者为嗜铬细胞瘤合并肥厚型心肌病,围术期管理难度较大。难度在于肥厚型心肌病的管理要求抑制心肌收缩力,保持心脏的前、后负荷,避免使用血管扩张药,而嗜铬细胞瘤的儿茶酚胺分泌导致循环剧烈波动,可能需要使用血管扩张药物。

2. 嗜铬细胞瘤切除前,由于手术刺激及瘤体的挤压导致儿茶酚胺大量入血,应以适当的麻醉深度抑制心肌收缩力,选用可特异性拮抗儿茶酚胺效应的短效药物——酚妥拉明,同时使用具有负性肌力短效 β 受体阻滞剂艾司洛尔、钙通道阻滞药维拉帕米或地尔硫䓬可避免过高的后负荷以及过快的心率增加心肌氧耗,避免加重左室流出道梗阻。

3. 应保持心脏适当的前、后负荷。此类病人前负荷下降可使左心室腔容积缩小而加重流出道梗阻,后负荷降低不仅可反射性增强心肌收缩力,而且增加了左心室与主动脉之间的压力差,也可加重流出道梗阻。肿瘤切除以后,由于儿茶酚胺急剧下降的原因,表现为严重低血压等循环紊乱。因此术前的扩容尤为重要。此时可在有效的循环监测,如有创动脉血压、中心静脉压、FloTrac/Vigleo 容量监测等指导下进行有效的扩容,并使用可考虑使用 α 肾上腺素能受体激动药(如去甲肾上腺素、苯肾上腺素、甲氧明),以升高血压并减低左室流出道压力差。

【参考文献】

1. Fleisher LA, Fleischmann KE, Auerbach AD, et al. 2014 ACC/AHA guideline on perioperative cardiovascular evaluation and management of patients undergoing noncardiac surgery：executive summary：a report of the American College of Cardiology/American Heart Association Task Force on Practice Guidelines. Circulation 2014；130（24）：2215-45.
2. John F Butterworth. 摩根临床麻醉学. 北京：北京大学医学出版社,2016.
3. Gersh BJ, Maron BJ, Bonow RO, et al. 2011 ACCF/AHA guideline for the diagnosis and treatment of hypertrophic cardiomyopathy：executive summary：a report of the American College of Cardiology Foundation/American Heart Association Task Force on Practice Guidelines. Circulation 2011；124（24）：2761-96.
4. Nicholls M. The 2014 ESC Guidelines on the Diagnosis and Management of Hypertrophic Cardiomyopathy have been published. European heart journal 2014；35（41）：2849-50.
5. Hamzaoui O, Georger JF, Monnet X, et al. Early administration of norepinephrine increases cardiac preload and cardiac output in septic patients with life-threatening hypotension. Critical care 2010；14（4）：R142.

81　术前未能诊断的腹膜后肿物证实为巨大嗜铬细胞瘤

【导读】

嗜铬细胞瘤是机体嗜铬组织内生长出来的一种分泌儿茶酚胺的肿瘤,多发生于肾上腺髓质,病情常十分凶险,围术期挤压肿瘤可能导致大量儿茶酚胺分泌引起血流动力学的大幅度波动。异位嗜铬细胞瘤指肾上腺外嗜铬细胞瘤,临床上较少见,多位于腹膜后。其术前易被忽视,术中易引起不良后果,行手术治疗麻醉管理难度非常大。因此,加强对本病的认识,熟练的麻醉技术以及术中管理和判断能力是本病诊断和治疗的关键。

【病例简介】

患者,女性,41 岁,主因查体发现胰腺肿物 10 日,为求进一步诊治入院。既往慢性胃炎十余年,未予特殊治疗,无其他严重合并症。入院查体一般情况可,血压 130/80mmHg,心率 78 次/分。胸部 X 线检查示肺纹理增多,超声心动检查示心脏结构及功能基本正常。腹部 CT 检查示肝门区肿物与胰腺界限不清,上腹部增强 CT 检查示胰头区囊实性肿块,考虑实性假乳头状瘤。实验室检查(血常规、凝血功能、肝肾功能、血电解质)结果无显著异常。术前诊断为胰腺乳头状瘤。术前访视评估患者 ASA Ⅱ级。拟择期于全身麻醉下行开腹探查,胰十二指肠切除术。

手术当日患者入室后血压 126/76mmHg,心率 85 次/分,SpO_2 99%。建立静脉通路后予乳酸钠林格液静脉滴注,行桡动脉穿刺置管连续监测动脉压。麻醉诱导前面罩吸氧去氮,予咪达唑仑 4mg,芬太尼 0.2mg,依托咪酯

20mg,罗库溴铵 50mg 静脉注射,效果满意后行气管插管,置入 7.0 导管行机械通气。诱导过程中生命体征无明显波动,血压 128~139/70~80mmHg,心率 70~82 次/分。丙泊酚 5mg/(kg·h)、瑞芬太尼 5μg/(kg·h)持续泵注维持麻醉,静脉间断予舒芬太尼、罗库溴铵。

手术开始后一小时,术者探查所见"胰腺头部可及一肿物,直径约 6cm,包膜完整,囊实性。离断胃结肠韧带,显露胰腺,来源于后腹膜,与胰头无明显关系,行切除,沿边缘钝性分离过程中,血压突升至 220/110mmHg"。嘱术者暂停手术操作,患者血压逐渐恢复至 142/86mmHg。再次尝试分离肿物,血压骤升至 224/109mmHg,心率 146 次/分。遂予硝酸甘油、艾司洛尔静脉泵注,维持动脉血压 135~145/80~90mmHg,心率 70~90 次/分。术者取部分标本行术中冰冻病理检查,结果回报(腔静脉上方)嗜铬细胞瘤。

建立第二条外周静脉通路,胶体液持续输注。行呼气末二氧化碳监测,防止出现缺氧及二氧化碳蓄积。嘱术者操作轻柔,避免挤压肿瘤,尽早结扎滋养肿瘤的周围血管,减少儿茶酚胺进入循环,严密监控血流动力学的变化趋势。肿瘤切除前将硝酸甘油及艾司洛尔逐渐减量至停用。切除肿瘤后,血压逐渐下降至 75~85/40~45mmHg,快速输注胶体液,静脉间断予去氧肾上腺素,血压逐渐回升直至手术结束。手术时间 2 小时 30 分,麻醉时间 3 小时 15 分。术中失血约 400ml,尿量 650ml。输注晶体液 1500ml,胶体 1000ml。患者术毕返回 ICU 继续治疗,呼吸机支持机械通气,监护示血压 135/85mmHg,心率 78 次/分,SpO_2 100%。转入 ICU 后 2 小时,患者清醒,自主呼吸恢复,拔出气管导管,生命体征平稳。术后病理结果回报:(腔静脉上方)肾上腺外嗜铬细胞瘤。

【问题】

1. 异位嗜铬细胞瘤的诊断与鉴别诊断?
2. 嗜铬细胞瘤术前评估要点?
3. 嗜铬细胞瘤术中管理要点?
4. 术前未能诊断的嗜铬细胞瘤术中评估、风险及处理?
5. 嗜铬细胞瘤患者术后有哪些内分泌变化需要关注?

1. 异位嗜铬细胞瘤的诊断与鉴别诊断?

异位嗜铬细胞瘤也称作肾上腺外嗜铬细胞瘤或肾上腺外副神经节瘤,以腹主动脉、肠系膜上动脉、肾门及下腔静脉旁最多见。内源性儿茶酚胺分泌过多是嗜铬细胞瘤的基本病理生理变化,由此可产生与此有关的一系列临床症状。功能性肿瘤常以高血压和代谢紊乱为主要表现。患者可表现为持续性或阵发性高血压症状,并伴有头痛、心悸、恶心呕吐等。代谢紊乱方面表现可有基础代谢增高(发热)及糖、脂、电解质代谢紊乱。但只有 25%~75% 的异位嗜铬细胞瘤有此表现,特别是腹膜后异位嗜铬细胞瘤,大多表现为静止型不典型的嗜铬细胞瘤症状。

异位嗜铬细胞瘤的诊断包括定性及定位诊断。定性诊断主要根据临床表现及实验室检查,如血、尿儿茶酚胺的含量及 24h 尿香草扁桃酸(vanillylmandelic acid,VMA)含量升高。定位诊断包括 CT 及 MRI,检出率较高,并对判断肿瘤与周围血管的关系有很大帮助。异位嗜铬细胞瘤大多血供丰富,多数动脉期实质部分强化与大动脉同步,部分有引流血管,此征象也为本病特征之一。

异位嗜铬细胞瘤主要与 Castleman 病、神经源性肿瘤、血管瘤、脂肪肉瘤或平滑肌肉瘤、少见部位肺癌、膀胱癌、喉癌等鉴别。Castleman 病好发于纵隔、颈部及腹部,其为富血管肿瘤,CT 强化明显,密度均匀,少有坏死,周围有滋养血管,临床有贫血、消瘦、乏力、免疫球蛋白升高等。神经源性肿瘤密度不均匀,可有明显坏死、囊变,强化不及异位嗜铬细胞瘤。血管瘤主要为海绵状血管瘤,坏死较少见,较大血管瘤内有裂隙样低密度,强化从周边开始,进一步向病灶中央强化,压之褪色。脂肪肉瘤肿块大都有特征性脂肪密度,平滑肌肉瘤肿块中央有明显坏死,肿块周围均有明显浸润粘连,但强化低于异位嗜铬细胞瘤。肺癌、膀胱癌、喉癌等病灶轻中度强化,但低于异位嗜铬细胞瘤。肺癌肿块边缘有分叶、毛刺、胸膜凹陷征等。膀胱癌起源于膀胱黏膜,所以膀胱内壁常不规则,可伴钙化,常侵及膀胱周围。喉癌表现为声带增厚,可伴甲状软骨破坏等。

2. 嗜铬细胞瘤术前评估要点?

手术切除是治疗嗜铬细胞瘤的最佳选择。由于儿茶酚胺的释放可造成血流动力学的巨大波动甚至出现高血压危象和脑血管意外,嗜铬细胞瘤的术前评估和准备非常重要,没有进行术前全身状态的调整和并发疾病治疗的患者围术期死亡率可高达45%,而正确的病情评估可使麻醉处理更加积极主动。具体措施包括下列四个方面:

(1) 控制血压:充分有效的术前α-肾上腺素能受体阻滞剂的应用是提高嗜铬细胞瘤手术安全性、降低死亡率最为关键的因素之一。常用药物为酚苄明,术前用药时间不得少于2周。病情控制较好的标志是血压正常或大致正常,或高血压发作的频率减少及程度减轻。

(2) 纠正心律失常:有心动过速或心律失常的嗜铬细胞瘤患者,在使用α-肾上腺素能受体阻滞剂后仍然存在上述情况时,宜加用β-肾上腺素能受体阻滞剂。

(3) 补液扩容:嗜铬细胞瘤分泌过量的儿茶酚胺使外周血管强烈收缩,血容量相对不足。术前在控制血压的情况下,预充一定的血容量,可预防和缓解术中瘤体切除后出现低血压和低血容量性休克。患者术前体重逐步增加是体液准备有效的一个标志。

(4) 调节内环境:调节患者血糖、血脂,纠正电解质紊乱。

3. 嗜铬细胞瘤术中管理要点?

嗜铬细胞瘤手术麻醉总的原则:保持循环稳定、避免高血压危象和CO_2蓄积。

术前用药应使患者镇静,消除焦虑。可选用地西泮类药物及东莨菪碱。阿托品能引起交感神经兴奋、心动过速以及严重高血压,因此一般只有在心动过缓伴有低血压时才应用。

麻醉方法的选择标准包括:①对循环系统抑制作用轻,不增加心肌对儿茶酚胺的敏感性;②不增加交感肾上腺素系统的兴奋性及内源性儿茶酚胺的释放;③肌肉松弛充分,避免对肿瘤组织牵拉及压迫;④对代谢影响小;⑤安全性高;⑥方便术中控制血压。硬膜外阻滞理论上虽然能抑制术中儿茶酚胺分泌,对机体干扰轻微、术后恢复快,但患者常不能耐受牵拉反应,也不能完全消除患者精神紧张,导致血压波动。目前主张以全身麻醉为首选。肥胖患者还可以选择全身麻醉复合硬膜外麻醉,这样可以减少每一种麻醉方式的用药剂量,并达到理想的麻醉效果,有利于麻醉后复苏及减少并发症的发生。

嗜铬细胞瘤手术的麻醉诱导期间、肿瘤处理过程中及肿瘤血运阻断后极易出现血流动力学的巨大波动,因此围术期应建立完善的监护和监测手段。常规监测包括无创血压、心率、心电图、呼气末二氧化碳、尿量,还应行动脉置管和中心静脉穿刺直接测定动脉压和中心静脉压。一旦出现高血压危象,麻醉医生应立即提示手术医生暂停手术,静脉应用降压药物并纠正心律失常,同时严密监测血压的变化。待血压平稳后再通知外科医生开始手术。肿瘤切除后的低血压也同样不容忽视。由于瘤体分泌大量儿茶酚胺,使血管处于收缩状态,血压升高而血容量不足,切除肿瘤后儿茶酚胺骤然减少,血管床开放,血容量不足就成了主要问题。在结扎血管与切除肿瘤前数分钟就应停用α或β肾上腺素能受体阻滞剂,并开始加速补液与输血以补充血容量。必要时应用去甲肾上腺素或肾上腺素,同时可给予糖皮质激素(尤其是双侧肾上腺切除手术),使血压恢复正常水平。

4. 术前未能诊断的嗜铬细胞瘤术中评估、风险及处理?

若在手术麻醉过程中出现难以解释的血压急剧升高时,应高度怀疑嗜铬细胞瘤。阵发性或持续性收缩压高于250mmHg并持续1分钟以上即可称为高血压危象。常见于①麻醉诱导期;②体位改变,术中分离、牵拉、压迫肿瘤及周围组织时;③患者合并缺氧或CO_2蓄积时。高血压危象可能引起脑出血、心力衰竭等,心电图出现心动过速、心律失常,严重者可出现心室颤动或心跳骤停甚至死亡。

处理方案包括:①立即停止手术操作,并参照嗜铬细胞瘤的麻醉管理原则处理;②行动脉穿刺置管,连续监测血压;行中心静脉穿刺,建立可靠的静脉通路,监测中心静脉压指导补液治疗;③依据患者术中生命体征应用α、β-肾上腺素能受体阻滞剂,使心率和血压维持在可控范围内,并纠正心律失常;④行术中快速病理检查,协助诊断,确定麻醉管理方案。待血压、心率平稳后再通知外科医生开始手术。

5. 嗜铬细胞瘤患者术后有哪些内分泌变化需要关注?

嗜铬细胞瘤患者在麻醉复苏后仍可发生复杂的病情变化,如低血压、休克、低血糖、心衰等,因此复苏后仍需密切观察血流动力学变化,最好的方式是将患者直接转运至ICU继续治疗。

(1) 高血压:大约有50%的患者术后仍存在高血压,可持续72小时以上。原因可能是肿瘤没有完全切除、疼痛、低氧及CO_2蓄积等。

处理原则:对症处理或静脉注射扩血管药物。

（2）低血压：低血压是患者术后早期死亡的主要原因。其发生多数由于：①肿瘤组织切除后，体内儿茶酚胺含量迅速下降，外周血管扩张，血容量相对不足；②麻醉及肾上腺素能受体阻滞剂的使用；③其他，如儿茶酚胺性心肌病、心脏功能不全等均会诱发及加重低血压。

处理原则：①术前的药物准备和体液容量准备；②术中预防性扩容；③出现低血压后，在中心静脉压或肺动脉压监测指导下进行扩充血容量治疗，必要时辅以升压药维持血流动力学相对稳定。

（3）低血糖：许多患者在术后早期出现低血糖，常发生于术后数小时内，临床表现为大汗、心慌、循环抑制、反应迟钝等。主要原因为：①肿瘤切除后儿茶酚胺含量下降，减少了糖原和脂肪的分解；②儿茶酚胺浓度急剧降低，解除了对胰岛 β-细胞的抑制作用，血浆胰岛素水平升高。

嗜铬细胞瘤患者围术期管理中，凡疑似低血糖发生时，应遵循以下处理原则：①行快速血糖测定；②确定发生低血糖，输入葡萄糖溶液，监测血糖；③对已确定的合并糖尿病的嗜铬细胞瘤患者，术后必须使用胰岛素时，根据患者血糖监测结果适当减少胰岛素使用剂量，加强血糖监测。

【小结】

嗜铬细胞瘤虽属少见病，但麻醉风险大，患者围术期安全主要取决于麻醉与手术医生对其病理生理改变的认识程度，尤其是麻醉医生对各种麻醉药品及血管活性药物的合理、准确、灵活应用。麻醉医生应积极参与围术期的治疗和准备工作，术前充分准备、术中严密监测血流动力学变化、适时调整麻醉深度是保证嗜铬细胞瘤手术成功的关键。

【专家简介】

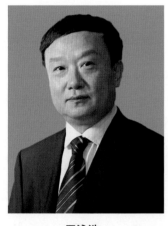

于泳浩

于泳浩，博士、教授，博士生导师。 天津医科大学总医院麻醉科主任，教研室主任、天津市麻醉学研究所副所长。 中华麻醉学会第十一届委员会委员、气道管理学组、学科建设学组委员、中国药理学会麻醉学会委员、中国医学教育委员会麻醉学教育研究会理事、中国医师协会麻醉医师分会委员、天津市医师协会常务理事、天津麻醉医师协会会长、天津麻醉质控中心副主任、天津医学会麻醉分会副主委、中华麻醉杂志等十余家杂志编委、国家自然基金评审专家。

【专家点评】

1. 该病例为一术前未能明确诊断的腹膜后肿物，术中证实为巨大嗜铬细胞瘤患者。嗜铬细胞瘤是肾上腺髓质以及其他任何嗜铬组织产生过多儿茶酚胺的肿瘤。该疾病的临床表现复杂多变，有症状的功能性嗜铬细胞瘤在临床中诊断并无困难，根据典型的病史、实验室检查及影像学检查即可诊断。

2. 对于嗜铬细胞瘤，手术治疗为首选。该病常伴有血清儿茶酚胺水平异常，会导致血流动力学的急剧变化，围术期出现心脑血管意外风险极高。术前将血压、心率稳定控制在正常范围内、血容量充分扩充、改善心肺功能，可以减少切除瘤体之后血管床开放所致低血压的风险，充分阻滞的标志是血压恢复正常和血细胞比容下降。术后应监测血压、尿 VMA 及血浆肾上腺素和去甲肾上腺素等生化指标并积极随访。

3. 无症状的嗜铬细胞瘤由于缺乏典型的症状常被误诊为无功能皮质腺瘤或腹膜后肿瘤。临床医生容易对一些不典型的糖尿病和高血压患者忽视病因分析以及辅助化验及影像学检查的应用,导致对异位嗜铬细胞瘤的误诊和漏诊。异位嗜铬细胞瘤较少见,分布范围广,定位、定性诊断均较困难。腹部肿物合并有高血压特别是阵发性高血压伴头痛、心悸等症状,应考虑异位嗜铬细胞瘤的可能,但即使没有高血压症状也不能轻易排除,可结合影像学或实验室检查进一步诊断。术前无高血压表现,但术中触碰肿瘤时可出现血压波动、甚至高血压危象的嗜铬细胞瘤定义为隐匿型嗜铬细胞瘤。

4. 隐匿型异位嗜铬细胞瘤因其易被误诊或漏诊而延误治疗时机,导致术前准备不充分。手术及麻醉的主要风险是术中因手术操作挤压瘤体,导致儿茶酚胺大量释放而引起的血流动力学急剧波动和严重的心律失常;在手术切除瘤体后也可因突然失去儿茶酚胺的刺激使全身血管突然扩张,发生严重的低血压。手术中应力求减少对肿瘤的挤压、牵拉。若在手术麻醉过程中出现难以解释的血压急剧升高时,应高度怀疑嗜铬细胞瘤。除依据患者生命体征对症处理外,还应尽可能行术中快速病理检查协助明确诊断。因为术前未能明确诊断的异位嗜铬细胞瘤患者往往缺乏完善的术前准备,因此术中出现血流动力学巨大波动的风险极高。麻醉医生应熟练应用血管活性药,血压骤降行液体治疗时也应尽可能依据患者中心静脉压或每搏变异度(stroke volume variation,SVV),对于术前未行充分扩容的患者,避免在治疗低血容量休克时输液过多过快,造成心衰和肺水肿。

【参考文献】

1. The Endocrine Society. Pheochromocytoma and paraganglioma: an endocrine society clinical practice guideline. J Clin Endocrinol Metab, 2014, 99(6): 1915-42.

2. 中华医学会内分泌学分会. 嗜铬细胞瘤和副神经节瘤诊断治疗的专家共识. 中华内分泌代谢杂志, 2016, 32(03): 181-187.

3. 邓小明. 现代麻醉学. 北京: 人民卫生出版社, 2014.

4. Fishbein L. Pheochromocytoma and Paraganglioma: Genetics, Diagnosis, and Treatment. Hematol Oncol Clin North Am, 2016, 30(1): 135-50.

82 隐匿型副神经节瘤切除术的麻醉

【导读】

副神经节瘤是指肾上腺外的嗜铬细胞瘤,起源于副交感神经和交感神经节,可发生于腹部、盆腔、胸部及头颈部,主要表现为高血压、心悸,血浆儿茶酚胺水平升高等。患者常以某部位的肿块或原因不明的高血压来就诊,部分患者临床症状表现隐匿,术前难以发现。由于未经过充分的扩容准备,且围术期表现受各种因素影响,干扰鉴别诊断,因此导致风险显著增高。

【病例简介】

女性,38岁,身高169cm,体重59kg。因"发现盆腔包块一年余"入院。起病以来,睡眠可,二便正常,无明显体重改变。既往体健;否认高血压、糖尿病、心脏病及脑血管疾病;无手术麻醉史;否认食物、药物过敏史;否认家族肿瘤病史。阴道彩超提示:盆腔右侧低回声包块,大小约69mm×65mm×63mm,考虑阔韧带肌瘤?浆膜下肌瘤?其他来源不排除(图6-13)。此次拟行盆腔包块切除术。体格检查:脉搏78次/分,血压120/76mmHg,呼吸19次/分,体温36.5℃,其他体格检查均正常。患者术前ECG:窦性心动过速(113次/分),T波异常;胸片、血常规、生化检查、凝血功能结果正常。患者心功能分级NYHA Ⅰ级,ASA分级Ⅱ级。

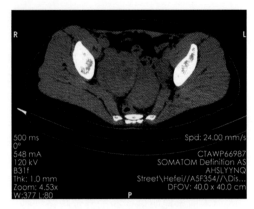

图6-13　患者盆腔CT图像

患者入手术室时血压131/82mmHg,心率98次/分,SpO₂99%。给予右美托咪定0.6μg/kg(15分钟输注完毕),随后持续输注0.02μg/(kg·h)。于L₁₋₂行硬膜外穿刺并向上置管4cm,分次给予0.1%利多卡因+0.375%罗哌卡因3ml、3ml、4ml后,镇痛平面T₅₋₆~L₁₋₂。全麻诱导前给予甲泼尼龙琥珀酸钠40mg、长托宁0.5mg、泮托拉唑80mg静注。全麻诱导采用依托咪酯16mg、舒芬太尼20μg、顺式阿曲库铵10mg,3分钟后顺利置入3号I-gel喉罩,此时患者血压103/68mmHg,心率62次/分。随后靶控输注异丙酚(血浆浓度1.0mg/L)和瑞芬太尼(效应室浓度1.0μg/L),吸入1%七氟烷,平均动脉压低于70mmHg时静脉推注去氧肾上腺素5~10μg,切皮时血压110/78mmHg,心率64次/分。进腹探查时血压、心率上升(BP143/92mmHg,HR90次/分)。考虑麻醉深度不足,遂硬膜外腔追加局麻药4ml,调整丙泊酚血浆浓度2.0mg/L,瑞芬太尼血浆浓度3.5μg/L,七氟烷吸入浓度1.5%。手术进行15分钟(反复探查占位灶及盆腔)后喉罩内出现白色分泌物,SpO₂下降至95%,听诊双肺散在啰音,但气道压力无明显改变。动脉血气提示:PaCO₂55mmHg,PaO₂80mmHg。此时考虑发生Mendelson综合征,给予处理:静推甲强龙40mg+氢化可的松50mg+泮托拉唑80mg,同时间断吸引。症状无明显改善,随即拔出喉罩,置入ID7.0号气管导管。气管导管中可见粉红色泡沫样痰,考虑发生术中急性肺水肿。给予呋塞米20mg静推,SpO₂维持于95%。妇科医生发现肿瘤来源并非子宫,请普外科医生会诊协助切除肿瘤。肿瘤切除后患者出现血压下降80/55mmHg,心率上升120次/分,此时行桡动脉穿刺置管测动脉血压,并给予升压药物(去氧肾上腺素1mg/h→多巴胺0.8mg/h+去氧肾上腺素2mg/h→肾上腺素0.2~0.7mg/h+甲强龙40mg),血压维持在90~100/50~60mmHg。术毕带气管导管控制呼吸,泵注肾上腺素送ICU。手术时间约3小时,出血量500ml,尿量300ml,液体入量2750ml(其中胶体750ml,晶体2000ml)。术中冰冻提示间叶源性肿瘤,倾向神经源性(低度恶性)。

术后ICU床边胸片显示:双肺渗出性病变。血常规提示WBC↑(NEU↑,LYM↓);生化:Ca 1.91mmol/L↓,P 1.89mmol/L↑,Glu 12.26mmol/L;PTs:D-D 3.84mg/L↑;血浆儿茶酚胺明显降低66.3ng/L。床边腹部B超、甲状腺功能、心肌酶谱检查结果均正常。ICU治疗方案:去甲肾上腺素8mg+多巴胺200mg+30ml NS(7~12ml/h),肾上腺素10mg+40ml NS(5ml/h)。患者术后第2天拔除气管导管,术后第4天逐步减停肾上腺素,术后第7天拔除盆腔引流管,术后第12天逐步减停去甲肾上腺素,转出ICU。

患者术后第15天顺利出院。术后病理结果提示右侧盆腔腹膜后副神经节瘤。

【问题】

1. 什么是副神经节瘤? 它的病理生理特点及临床表现有哪些?
2. 副神经节瘤的常见并发症有哪些? 分别有哪些临床表现?
3. 术中肺水肿的分类、各自发生原因及处理原则? 此患者术中肺水肿是哪一类?
4. 副神经节瘤造成术中顽固性低血压的原因及相应处理原则?
5. 对于疑似嗜铬细胞瘤(副神经节瘤)的患者术前应做好哪些准备?

1. 什么是副神经节瘤? 它的病理生理特点及临床表现有哪些?

副神经节瘤是指肾上腺外的嗜铬细胞瘤,其起源于副交感神经和交感神经节,可发生于腹部、盆腔、胸部及头颈部。根据临床表现和血浆儿茶酚胺水平分为非功能性和功能性两类,后者占10%~20%,主要表现为高血压、心悸、血浆儿茶酚胺水平升高等。部分功能性副神经节瘤在术前与非功能性副神经节瘤相似,无明显临床表现,但术中挤压肿瘤会释放大量儿茶酚胺。多数为良性,只有10%左右为恶性。神经分泌产物主要为去甲肾上腺素,亦可有微量肾上腺素。可同时或先后伴有其他弥散的神经内分泌细胞(APUD)瘤的发生,如甲状腺恶性C细胞瘤

("髓样癌")、垂体腺瘤、甲状旁腺腺瘤、胰岛细胞瘤、类癌以及神经纤维瘤病等,成为内分泌腺腺瘤病的组成部分之一。非功能性副神经节瘤多为良性,通常无症状。多为体检发现胸、腹或盆腔占位灶,症状主要为肿瘤压迫周围脏器引起。功能性副神经节瘤多见于青壮年,主要症状为高血压和代谢的改变,容易引起注意。高血压可有阵发性(突发)型和持续型两类。持续型与一般高血压并无区别。发作时病人可有心悸、气短、胸部压抑、头晕、头痛、出汗。有时有恶心、呕吐、腹痛、视物模糊。有些病人有精神紧张、焦虑和恐惧、面色苍白、四肢发凉、震颤等症状。有时收缩压可骤升高达 200mmHg 以上,发作一般持续数分钟到数小时,常伴有直立性低血压。持续性高血压最终可导致恶性高血压,只有行肿瘤切除后症状方可缓解。由于基础代谢率增高,糖耐量降低,病人可有发热、消瘦、体重下降及甲状腺功能亢进的表现。在儿童,腹痛、便秘、出汗、视物模糊较为突出,亦有病人平时无症状。依据病史和临床表现,结合常规实验室检查和 X 线、CT 等检查可诊断,最终确诊还需病理检查。

2. 副神经节瘤的常见并发症有哪些？分别有哪些临床表现？

与嗜铬细胞瘤相似,副神经节瘤的常见并发症有儿茶酚胺心肌病、肺水肿、休克等。

儿茶酚胺心肌病:儿茶酚胺对心肌有直接损害作用,可导致局部心肌坏死,左心功能受损,临床表现为急性左心衰、肺水肿。高浓度儿茶酚胺造成冠脉微循环障碍,冠脉痉挛、心肌氧耗增加,致心肌缺血缺氧;儿茶酚胺代谢产物损伤心肌细胞,使心肌细胞钙离子超负荷。表现为心绞痛、心律失常及心力衰竭。心电图、心肌酶谱、冠脉造影、超声心动图检查对于儿茶酚胺心肌病的确诊有一定意义。

肺水肿:查体可闻及两肺哮鸣音,心源性肺水肿可发现心脏病体征。PaO_2 和 $PaCO_2$ 均轻度降低。肺水肿液体渗入肺泡后,患者可表现为面色苍白、发绀、严重呼吸困难,咳大量白色或血性泡沫痰,两肺满布湿啰音。血气分析提示低氧血症加重,甚至出现 CO_2 潴留和混合性酸中毒。

休克:在瘤体切除后患者常出现不明原因的顽固性低血压,由于患者体内儿茶酚胺耗竭,低血压状态甚至持续至术后数天。

因此,该例患者综合术中表现和术后病理,副神经节瘤诊断非常典型。

3. 术中肺水肿的分类、各自发生原因及处理原则？此患者术中肺水肿是哪一类？

肺水肿分为心源性肺水肿和非心源性肺水肿。非心源性肺水肿主要由于瘤体释放大量儿茶酚胺直接作用于肺血管,使肺毛细血管压升高,肺毛细血管内皮损害,血管通透性增加,肺泡内渗出物增加所致。心源性肺水肿主要由于短期内血压骤升,心脏负荷增加,或心律失常、冠脉痉挛使心肌收缩力下降,心排量急剧减少所致。及时发现,采取积极有效的治疗措施,迅速减低肺静脉压及维持足够的血气交换,是抢救成功的关键。对于心源性肺水肿,治疗措施应在对症治疗的同时,积极寻找病因及诱发因素,在改善肺水肿症状的同时积极治疗原发病。

此患者术中出现粉红色泡沫痰,术后胸片结果,血常规中性粒细胞增加均提示并发肺水肿。患者无心脏病病史,结合术后心电图、心脏超声及心肌酶谱结果,排除心源性肺水肿。

4. 副神经节瘤造成术中顽固性低血压的原因及相应处理原则？

瘤体切除后,儿茶酚胺释放锐减或骤停,血管张力急剧下降,血容量发生严重不足。此外,由于儿茶酚胺长期作用于肾上腺素能受体,体内受体下调。当儿茶酚胺释放减少时,对血管活性药和正性肌力药物反应敏感性下降。加之切除过程中大量出血等原因,均可导致患者长期顽固性低血压的发生。

对于疑似病患,术前应给予扩容处理,术中的升压药物应优先选择去甲肾上腺素和肾上腺素,补充患者体内耗竭的儿茶酚胺。

5. 对于疑似嗜铬细胞瘤(副神经节瘤)的患者术前应做好哪些准备？

术前加强宣教,联系外科、内分泌科、重症医学科多学科合作,保障病人围术期安全,改善其预后。

麻醉前准备是非常关键的,主要包括肾上腺受体阻滞药:α 受体阻滞药酚妥拉明、β 受体阻滞药艾司洛尔及美托洛尔等,通常 α、β 受体阻滞药相互配合使用,以维持循环功能稳定。补充血容量,可使嗜铬细胞瘤手术死亡率降低,而且可使术中和术后应用血管收缩药和正性肌力药处于次要选择的位置。适当使用术前用药以减少麻醉诱导时患者紧张、焦虑情绪,并减少患者气道分泌物(禁用阿托品)。

对于可疑的患者应当优先选择全麻(气管导管)的麻醉方式,方便术中气道管理。应做好动脉血压、CVP 等有创监测,便于术中生命体征的观察和及时抢救。副神经节瘤易与血管伴行生长,且有一定的恶性率,使血液回收应用受限,术前应充分备血,保证血容量。

【小结】

隐匿性副神经节瘤的围术期处理难点主要在于其未预料性,因此对于来源不明的肿块切除手术,对于突然出现常见原因难以解释的高血压、心动过速、肺水肿,应考虑副神经节瘤可能。及时对症处理,而且密切关注肿瘤切除后的血流动力学变化,对于循环虚脱患者及时补充血容量,给予儿茶酚胺类药物支持。

【专家简介】

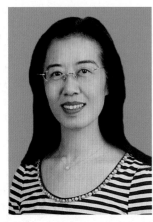

李娟

李娟,安徽省立医院主任医师,博士生导师。 主要研究方向:围术期脏器保护。 主持省级科研课题4项,以第一或通讯作者在国内外期刊发表论文50余篇。 现任中国医师协会麻醉学分会常委,心胸麻醉学会理事,心胸麻醉学会胸科分会常委,中华医学会麻醉学分会神经外科麻醉学组、气道管理学组委员,安徽省麻醉分会常委。 任《中华麻醉学杂志》、《国际麻醉学与复苏杂志》、《临床麻醉学杂志》通讯编委等职。

【专家点评】

1. 副神经节瘤大多是良性肿瘤(家族性副神经节瘤病的3型为恶性),但是最大的风险在于其隐匿性,有些患者可能因突发心血管剧烈变化而死亡。据报道其误诊和漏诊率高达75%。患者的临床表现并不十分典型,除了高血压症状外,还可表现为心动过速、发热、腰痛、便秘、乏力、焦虑等等。因此,对于来源并不十分明确的胸、腹或盆腔占位,应提高警惕,详细询问病史及家族史。对于有阵发性头痛、心悸、出汗、体位性低血压等病史者应审慎考虑,条件许可时可以行增强CT扫描,进一步明确占位来源。另外,血中儿茶酚胺代谢产物、肾上腺素能受体阻滞试验、尿游离儿茶酚胺、尿变肾上腺素也助于明确诊断,尤其是尿变肾上腺素诊断的敏感性和特异性较高。本病例由于术前考虑是子宫肌瘤可能,未重视CT提示不排除其他来源可能,因此没有进一步检查。术中发生异常情况时,由于经验有限,未能及时考虑副神经节瘤的可能。而且,由于采用了硬膜外麻醉复合全麻,在探查瘤体时主要表现为心动过速,高血压并不突出。刚出现肺水肿时又加上喉罩干扰临床思维判断,致使应对比较仓促被动。

2. 外科手术中发生肺水肿的比例总体来说比较低,最开始表现多为氧饱和度降低。造成氧饱和度降低的原因有很多,所以需要良好的临床思维才能及时发现真正的原因。排除机械性的通气故障,氧合恶化的病因就主要考虑肺交换问题。听诊和吸引是发现问题的重要手段,可以及时发现肺水肿。肺水肿是心源性还是非心源性需要仔细甄别。心源性肺水肿一般有明确的病因和诱因,高血压性心脏病、冠心病及风湿性心脏瓣膜病所引起的急性肺水肿,占心源性肺水肿的绝大部分。心肌炎、心肌病、先天性心脏病及严重的快速心律失常等也可能引起肺水肿。非心源性肺水肿往往没有明确的心脏病史,其发生多与外在因素包括感染、中毒、呼吸衰竭、颅脑外伤、药物等有关。该病例在探查瘤体时出现血压增高、心动过速,然后出现肺水肿,直接原因就是大量儿茶酚胺入血所致。至于是否有瘤体对腔静脉的压迫解除导致血液大量回流引起的心源性因素,可能仅仅为次要的致病因素。对于急性肺水肿的处理原则并无太大争议,包括控制液体入量、利尿、增加胶体渗透压、扩张血管、通气支持及呼气末正压。对于心源性肺水肿还需要强心治疗,在此不再一一赘述。针对副神经节瘤患者出现的儿茶酚胺分泌过多引起的肺水肿,使用的肾上腺素受体阻滞剂应为短效的,以免肿瘤切除后儿茶酚胺耗竭引起的循环衰竭。

3. 副神经节瘤切除后的低血压非常常见,尤其是对于术前未发现的患者。术中大量的儿茶酚胺释放引起血管急剧收缩,血容量相对不足。在瘤体切除后,血管张力急剧下降,必然出现血压严重降低。因此,容量的补充和升压药的使用都十分重要。尤其对于隐匿型的副神经节瘤患者,术前未经过长时间扩容,容量贮备差,临床风险还是很大的。

【参考文献】

1. Mussi C, Colombo P, Bertuzzi A, et al. Retroperitoneal sarcoma: is it time to change the surgical policy? Ann Surg Oncol, 2011, 18 (8): 2136-2142.
2. Serio G, Tenchini P, Nifosi F, et al. Surgical strategy in primary retroperitoneal tumours. Br J Surg, 1989, 76 (4): 385-389.
3. Kurl S, Kurl S, Mäkikallio TH, Rautaharju P, et al. Duration of QRS complex in resting electrocardiogram is a predictor of sudden cardiac death in men. Circulation, 2012, 125 (9): 2588-2594.
4. 郭向阳, 等. 嗜铬细胞瘤合并儿茶酚胺心肌病的围术期麻醉管理, 中国医学科学院学报, 66 (3): 71-73.
5. Unger N, Pitt C, Schmidt IL, et al. Diagnostic value of various biochemical parameters for the diagnosis of pheochromocytoma in patients with adrenal mass. Eur J Endocrinol, 2006, 154 (3): 409-417.

83 反复发作的严重低钾血症致室颤

【导读】

钾是人体内非常重要的电解质之一,在维持神经肌肉正常功能和能量代谢方面起到关键作用。血钾过高或血钾过低均能够导致机体发生一系列的病理生理改变,甚至危及生命。造成血钾异常的病因众多,这就要求麻醉医生需要对高钾血症和低钾血症的相关知识有充分的了解,不仅能够区分各种病因,还能够对疾病进行及时而准确的围术期评估和管理。

【病例简介】

患者,男性,41 岁,因"间断头痛 1 年,持续性高血压 1 个月"入院。患者入院前血压最高可达 230/130mmHg,入院体检血压 170/95mmHg,CT 示右肾上腺肿物,平卧时血醛固酮(ALD)为 14.38μmol/L(正常值 5～17.5μmol/L),血管紧张素 II(AT II)为 44.11pg/ml(正常值 28.2～52.2pg/ml),肾素(PRA)为 0.49ng/ml(正常值 0.56～2.80ng/ml),血钾为 3.2mmol/L。诊断为原发性醛固酮增多症。入院后给予降压、补钾及安体舒通等治疗,血压控制在 140～150/80～90mmHg,血钾 3.8mmol/L,拟在全身麻醉下行后腹腔镜右肾上腺肿物切除术。

术前 30 分钟肌注咪达唑仑 3mg 和阿托品 0.5mg,入手术室时患者血压 150/100mmHg,心率 80 次/分。建立两条静脉通路后给予 10%氯化钾 10ml 加入乳酸钠林格液中静脉滴注。麻醉诱导前行桡动脉穿刺测动脉压,充分吸氧去氮,麻醉诱导采用咪达唑仑 5mg、芬太尼 0.2mg、依托咪酯 20mg、维库溴铵 8mg 静脉注射,气管插管后行控制呼吸。诱导过程血压 120～130/70～80mmHg,心率 70 次/分左右。术中以丙泊酚+维库溴铵维持麻醉,并间断辅以芬太尼静脉注射。术中监测动脉血气、血糖及血钾。

患者左侧卧位手术,手术进行到 10 分钟时,患者 ECG 出现宽大的 QRS 波,心率迅速降至 40 次/分,给予阿托品 1.0mg 后,心率升至 80 次/分,ECG 恢复窦性心律,手术继续进行,此时 ECG 出现室早二联律,停止手术后 ECG 即恢复窦性心律,故未予其他处理。如此反复 10 分钟后,患者 ECG 再次呈室早二联律,给予利多卡因 100mg 静脉注射,当推注至 20mg 时,ECG 呈现室颤,立即平卧电除颤、体外心脏按压,同时静脉注射肾上腺素 1mg 和阿托品 1mg,并间断给予利多卡因 200mg 静脉注射、胺碘酮 150mg 静脉注射,继之又快速静脉滴注胺碘酮 300mg,此时血钾 3.2mmol/L。经两条外周静脉补充氯化钾 3g,并给予硫酸镁 2.5g 静脉滴注。建立中心静脉,同时给予肾上腺素、去氧肾上腺素、间羟胺、阿托品维持循环动力学稳定。但患者 ECG 先后 6 次呈室颤及 6 次除颤。在抢救过程中,每 30 分钟监测血钾、血糖、血气一次,中心静脉泵注 5% 氯化钾,并根据检测结果调整用药。开始抢救后即给予冰帽降温,使鼻咽温度维持在 34.5℃ 左右。经过 45 分钟抢救,患者 ECG 恢复窦性心律,心率 90 次/分,血压 110/70mmHg,血钾 3.5mmol/L,血糖 19.3mmol/L,给予胰岛素静脉泵注。

1 小时 15 分钟后,患者再度出现室颤,急查血钾为 3.1mmol/L,血糖 11.6mmol/L,持续静脉补钾,并间断给予硫酸镁静脉滴注,反复除颤 5 次,持续抢救 45 分钟后患者 ECG 转为窦性心律,其间予阿托品及异丙肾上腺素维持心率,予去氧肾上腺素、间羟胺维持血压,血钾维持在 3.5~3.7mmol/L,血糖维持在 9mmol/L 左右,转入 ICU 继续治疗。5 小时 30 分钟后,患者呼唤睁眼,10 小时后患者清醒拔管。整个过程共输液 9500ml,尿量 9300ml,补 10% 氯化钾 290ml,补硫酸镁 7.5g。

该患者于 3 个月后再次入院,在全身麻醉下经后腹腔镜行右肾上腺切除术,未出现异常情况,痊愈出院。

【问题】

1. 术中难以纠正的低钾血症可能原因?
2. 内分泌低钾与周期性低钾麻痹诊断及鉴别诊断?
3. 低钾血症的病理生理影响?
4. 静脉补钾原则?

1. 术中难以纠正的低钾血症可能原因?

本例患者分析原因为低钾血症诱发室性心律失常,由于及时检测血钾并迅速补充,使患者未出现致命性的严重低钾血症,但整个抢救过程中,10 小时静脉补钾高达 29g 才能保证血钾水平维持在接近正常水平。本病例诊断为原发性醛固酮增多症,该疾病是由于肾上腺皮质球状带肿瘤或增生使醛固酮分泌增多,导致水钠潴留、体液容量扩张,抑制肾素-血管紧张素系统,患者常出现高血压、低钾血症、烦渴、多尿等症状,其中低钾血症的发生率可高达 90% 以上。低钾血症的原因主要分为三类:钾摄入不足,钾丢失过多和细胞外钾大量转移到细胞内。该患者入院时低钾血症是因为大量醛固酮作用于肾远曲小管,引起钾排泄增加所致。在各种生理或病理情况下,由于钾离子是可以在细胞内外转移的,所以在原发性醛固酮增多症的早期常不出现低钾血症,故在长期醛固酮增多的情况下,患者不仅存在低钾血症,可能还存在细胞内钾缺乏的状态。

因此,考虑本病例患者出现顽固性低钾血症的原因如下:①患者入院后给予积极补钾,虽然术前血钾在正常范围,但在手术与麻醉的应激状态下,血糖和胰岛素水平升高都促使钾离子迅速向细胞内转移,从而细胞外钾减少;②患者病史 1 年,长期醛固酮增多致使细胞内钾不足,常规补钾很难补足细胞内钾缺乏,难以达到满意的治疗效果,出现顽固性低钾血症;③在抢救过程中,尿量明显增加,使用胰岛素控制血糖明显增高,也造成血钾的丢失和向细胞内转移,使血钾降低。

2. 内分泌低钾与周期性低钾麻痹诊断及鉴别诊断?

(1) 内分泌低钾的诊断

1) 原发性醛固酮增多症所致低钾血症:该疾病是由于肾上腺皮质球状带肿瘤或增生产生过量的醛固酮所致,使大量的钾从尿中排出,引起低钾血症。主要的临床表现为高血压和低钾血症。低钾血症表现为肌无力,下肢较上肢显著,严重者发生瘫痪,甚至出现呼吸困难、吞咽困难。还可出现肢端疼痛或感觉异常、心律失常、多尿、烦渴和血糖升高。辅助检查可见患者血钾降低,尿钾增高,肾素活性降低,血醛固酮浓度增高,心电图显示室性期前收缩,T 波降低,出现 U 波,腹部影像学检查常可见肾上腺病灶。其根治方法为手术切除致病灶。

2）继发性醛固酮增多症所致低钾血症:低钾血症是由肾上腺以外因素引起的醛固酮增多所致,患者常因心、肝、肾严重疾患和使用利尿剂而造成有效循环血量不足,激活肾素-血管紧张素-醛固酮系统而发生低钾血症。患者除低钾血症表现之外,常存在心、肝、肾功能不全的临床表现。对原发病的诊断和治疗是诊治继发性醛固酮增多症所致低钾血症的主要手段。

3）库欣综合征所致低钾血症:库欣综合征患者低钾血症发生率约为 30%,这是由于糖皮质激素增加肾小球滤过率,流经肾小管的液体量增加,使尿钾排出增多所致。除低钾血症外,患者常表现为满月脸、向心性肥胖、多血质外貌、高血压、糖尿病和骨质疏松等。血皮质醇增高、血钾降低、腹部影像学检查发现肾上腺肿物都是诊断库欣综合征所致低钾血症的重要辅助检查。治疗应以手术切除原发病灶为主。

4）嗜铬细胞瘤所致低钾血症:嗜铬细胞瘤患者出现低钾血症的主要原因为儿茶酚胺分泌增多,促使细胞外钾转移至细胞内。患者除低钾血症表现外,最常表现为高血压。实验室检查发现血、尿儿茶酚胺及其代谢物水平增高,血钾降低。影像学检查可发现肾上腺肿物。治疗采取手术切除病灶。

5）甲状腺功能亢进症所致低钾血症:甲状腺激素具有利尿和加速蛋白质分解的作用,使钾经尿和消化道排出增加,另外,甲状腺激素还可刺激 Na^+-K^+-ATP 酶合成,并增高儿茶酚胺敏感性,使细胞外钾向细胞内转移,造成低钾血症。患者除低钾血症外,还存在消瘦、易怒、腹泻、心率增快等甲状腺功能亢进的表现。血钾降低、T3 和 T4 升高、TSH 降低以及影像学、核医学检查的支持都助于对疾病进行诊断。除针对于甲亢治疗外,可考虑给予 β-肾上腺能受体阻滞剂和补钾对症治疗。

6）分泌肾素的肿瘤所致低钾血症:肾小球旁细胞肿瘤、Wilms 瘤和卵巢肿瘤可分泌肾素,继而引起醛固酮增多,使患者尿钾增多。患者常表现为高血压和低钾血症。辅助检查发现血钾降低,影像学检查可发现肿物。手术切除病灶为主要治疗措施,药物治疗可选用血管紧张素转换酶抑制剂。

7）血管活性肠肽瘤（VIP 瘤）所致低钾血症:这是一种好发于胰腺组织的少见内分泌肿瘤,血管活性肠肽（VIP）可激活肠上皮细胞 VIP 受体促进肠细胞合成 AMP,使肠道分泌水和电解质,钾大量丢失,造成低钾血症。患者临床表现为大量水泻,低钾血症和胃酸缺乏。影像学检查可发现病灶,结合血钾降低助于诊断。VIP 瘤经手术切除后,症状可消失,血钾恢复正常。

（2）周期性低钾麻痹的诊断:周期性低钾麻痹是一种常染色体显性遗传病,以骨骼肌反复发作弛缓性麻痹及发作时血钾降低为主要特征。目前其发病机制尚不明确,由于发病前尿钾排出并未增加,所以考虑血钾降低可能是因细胞外钾迅速转移至细胞内所致。而且电生理研究也证实,在血钾浓度降低时,肌膜处于超极化状态,对神经刺激反应降低,进而导致肌肉麻痹。该疾病患者常为青中年男性,以劳累、饱餐、寒冷、上感等为主要诱因,一般多在睡眠或晨起时发病,肌肉麻痹常由双下肢开始,逐渐进展至双上肢,近端重于远端,轻者仅感觉肌肉无力、疲乏,重者可累及全身骨骼肌,有时可致呼吸障碍。发作期间腱反射常减退或消失,意识无变化。每次发作持续短则 1~3 小时,长至 6~24 小时,间歇期可自数日至数年不等。发作时辅助检查可发现血钾降低,心电图示 PR 间期延长,出现 U 波,ST 段下降及 T 波低平、倒置。诊断时需排除其他原因所致的继发性低钾血症性麻痹。发作时需给予补钾、对症治疗,间歇期需限制钠盐摄入、避免诱因（表 6-3）。

表 6-3　内分泌低钾与周期性低钾麻痹的鉴别诊断

疾病	内分泌低钾	周期性低钾麻痹
发病机制	钾丢失过多 细胞外钾向细胞内转移	细胞外钾向细胞内迅速转移
家族遗传性	无	有
原发病	有	无
发病时段	无规律	常于睡眠或晨起发病
临床表现	原发病及低钾血症表现	低钾血症表现
间歇期	无	有
辅助检查	影像学检查可见病灶 激素水平异常	影像学检查无异常 激素水平无异常
治疗原则	原发病治疗、补钾、对症	补钾、对症

3. 低钾血症的病理生理影响?

（1）对神经-肌肉系统的影响

1）骨骼肌无力和麻痹：低钾血症时细胞内外 K^+ 的浓度差增加，静息电位的负值加大，动作电位的触发阈值加大，神经-肌肉的兴奋性和传导性下降，出现肌无力。肌无力一般从下肢开始，表现为双下肢行走困难。严重低钾血症时，肌无力加重，并累及躯干和上肢肌肉，甚至全身骨骼肌，可发生呼吸衰竭。

2）平滑肌无力和麻痹：平滑肌运动减弱，表现为恶心、呕吐、腹胀、便秘，严重时发生麻痹性肠梗阻和尿潴留。

（2）对循环系统的影响：低钾血症可导致心肌细胞兴奋性和传导功能障碍，主要表现为窦房结兴奋性降低，房室交界区传导减慢，异位节律细胞的兴奋性增强。可出现多种心律失常，如窦性心动过缓、房室传导阻滞、房性或室性早搏、室上性心动过速和心房颤动，甚至室性心动过速和心室颤动。心电图可显示为 ST 段下降，T 波低平并出现 U 波，QT 时间延长，严重者可出现 P 波增宽、宽 QRS 波以及各种心律失常。

（3）对肾功能的影响：低钾血症可使肾远曲小管和集合管上皮细胞变性、坏死，肾间质细胞产生前列腺素 E 增多，使远曲小管和集合管上皮细胞对抗利尿激素反应性降低，影响肾脏浓缩功能，患者表现为多尿、低比重尿和明显烦渴。

（4）对酸碱平衡和其他电解质的影响：低钾血症时，细胞内钾向细胞外转移，细胞外 H^+ 转移至细胞内，引起代谢性碱中毒。而肾小管上皮细胞内钾浓度降低，泌钾减少，泌 H^+ 增多，尿液呈酸性，为反常性酸性尿。

低钾血症时，钠泵活性减弱，细胞内外离子主动转运减少，使血钠降低；而产氨能力增加，加重代谢性碱中毒，保氯能力降低，出现低血氯。

（5）其他：正常情况下，肌肉收缩时横纹肌中的钾释放，血管扩张以供肌肉组织能量代谢。严重低钾血症时此反应减弱，可致肌肉组织缺血缺氧，出现横纹肌溶解。低钾血症时患者还可出现精神萎靡、淡漠、嗜睡、昏迷等中枢神经系统异常表现。

4. 静脉补钾原则?

高浓度氯化钾可以明显抑制心肌，静脉输注还存在引起血栓性静脉炎的风险，故静脉补钾时需注意以下几点：①不宜过早，补钾要求在尿量至少应达到 30ml/h 时，即见尿补钾。对肾功能异常患者补钾需要非常慎重；②不宜过浓，外周静脉液体含钾浓度一般不超过 0.3%，即 500ml 静脉液体内加入 10% 氯化钾注射液不能超过 15ml。建立深静脉时，液体含钾浓度不应超过 0.6%。氯化钾禁止静脉推注，条件允许应采用微量泵进行氯化钾输注。③不宜过快，氯化钾进入血液后，一般需经过 15 小时左右才可达到细胞内外平衡，故输注速度不宜过快，原则上输注速度不宜超过 1.5g/h；④不宜过多，对于成人而言，禁食且无其他额外损失者，可给予氯化钾 3~4g/d；严重缺钾时，24 小时补充氯化钾也不宜超过 8g；⑤特殊情况下（如本例患者），体内缺钾引起严重快速室性异位心律失常如尖端扭转型心室性心动过速、短阵、反复发作多行性室性心动过速、心室扑动等威胁生命的严重心率失常时，可进行持续心电监护和间断血钾测定情况下，根据实际情况提高补钾浓度和速度，补钾总量也应根据实际情况计算。

【小结】

低钾血症可引起患者神经肌肉系统异常、肾脏损伤和内环境紊乱，顽固性低钾血症甚至可以危及生命。麻醉医生应该掌握低钾血症的不同病因，能够进行鉴别诊断，深刻了解低钾血症的病理生理过程以及围术期所存在的风险。对于这类患者，我们需要做好术前评估，及时且合理的进行补钾，保护神经-肌肉功能和肾功能，维持内环境稳态，做好不同病因的低钾血症患者的围术期管理。

【专家简介】

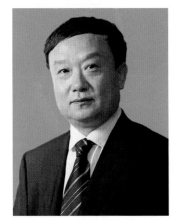

于泳浩，博士、教授，博士生导师。 天津医科大学总医院麻醉科主任，教研室主任、天津市麻醉学研究所副所长。 中华麻醉学会第十一届委员会委员、气道管理学组、学科建设学组委员、中国药理学会麻醉学会委员、中国医学教育委员会麻醉学教育研究会理事、中国医师协会麻醉医师分会委员、天津市医师协会常务理事、天津麻醉医师协会会长、天津麻醉质控中心副主任、天津医学会麻醉分会副主委、中华麻醉杂志等十余家杂志编委、国家自然基金评审专家。 长期从事临床麻醉与危重症抢救工作，主要研究方向为脓毒症的发病机制和临床干预。 承担国家自然科学基金5项、卫生部、教育部、天津市自然基金等10余项；先后获得省部级奖项7项；第一作者和通讯作者发表论文100余篇；SCI论文30余篇，主编、主译专著6部，参编专著20余部。

于泳浩

【专家点评】

1. 本例患者是典型的原发性醛固酮增多导致的低钾血症引起致命性心律失常，基于以往的临床经验，在患者未出现更严重的低钾血症前即开始大剂量快速补钾，10小时内氯化钾总量达到29g，并成功抢救。但并非所有临床补钾均会如此特殊，常规补钾还是需要遵循相关循症证据。本病例曾投稿国外个案报道，最终抱憾也是这个原因。

2. 钾是细胞内的主要阳离子，其浓度为150~160mmol/L，而细胞外的主要阳离子是钠离子，血清钾浓度仅为3.5~5.0mmol/L。因此，临床所测定的血钾水平仅仅能够反应所测定即刻血清钾浓度。在特殊生理病理条件下，血钾波动会非常明显，虽然临床有很多经验性公式，但补钾最佳的参考一定是多次反复监测血钾水平。

3. 静脉补钾对钾浓度以及速度的限制的理论依据是高浓度钾的心肌抑制作用，可能导致心跳骤停。而决定是否发生心肌抑制的是单位时间内心肌接触的钾离子浓度。因此，在静脉补钾时应综合考虑补钾的浓度和速度，不能拘泥于某个具体规定，静脉钾泵是最佳选择。

4. 在计算补钾时容易忽略的问题是补钾不等于补氯化钾，不同剂型的钾制剂由于分子量不同，能够提供的钾也不一致，如氯化钾、枸橼酸钾、醋酸钾、门冬氨酸钾镁等能够提供的钾数量相差悬殊。

【参考文献】

1. Kogika MM, de Morais HA. A Quick Reference on Hypokalemia. Vet Clin North Am Small Anim Pract. 2017 Mar；47（2）：229-234.

2. Lin SH, Huang CL. Mechanism of thyrotoxic periodic paralysis. J Am Soc Nephrol. 2012；23：985-88.

3. Cheng CJ, Kuo E, Huang CL. Extracellular potassium homeostasis：insights from hypokalemic periodic paralysis. Semin Nephrol. 2013；33：237-47.

4. Jiang J, Zhang L, Wu Z, et al. A rare case of watery diarrhea, hypokalemia and achlorhydria syndrome caused by pheochromocytoma. BMC Cancer. 2014 Jul 31；14：553.

5. Wu C, Xin J, Xin M, et al. Hypokalemic myopathy in primary aldosteronism：A case report. Exp Ther Med. 2016 Dec；12（6）：4064-4066.

6. Alscher MD. The silent killer：hyper-and hypokalaemia. Dtsch Med Wochenschr. 2016 Oct；141（21）：1531-1536.

84　原发性醛固酮增多症术后苏醒延迟

【导读】

原发性醛固酮增多症(简称原醛症)是由于肾上腺皮质发生病变从而分泌过多的醛固酮,导致水钠潴留、血容量增多、肾素-血管紧张素系统的活性受抑制,临床表现为高血压、低血钾为主要特征的综合征。大多数是由肾上腺醛固酮腺瘤引起,也可能是特发性醛固酮增多症。对于该类患者行肾上腺肿瘤切除术,麻醉医生需要对醛固酮的功能、肾素-血管紧张素-醛固酮系统(renin-angiotensin-aldosterone system,RAAS)的生理及原醛症的病理生理有系统的了解并做出全面的术前评估,重视并参与术前准备,术中术后早期注意电解质离子及肾功能监测,与泌尿外科医生共同做好患者的围术期管理。

【病例简介】

患者,男性,43 岁,78kg,因发现"高血压 6 年,伴疲乏无力 1 月"收住我院。患者于 6 年前体检时发现血压 200/160mmHg,血钾低,服用卡托普利、倍他乐克、果味钾降压补钾治疗。血压控制不佳,但未进一步诊疗。近一月来疲乏无力。一月前患者自觉头痛、乏力,就诊当地医院,测血压 220/170mmHg,头颅 CT 示:颅内出血,现治愈。入院查体:体温 35.7℃,心率 68 次/分,呼吸 19 次/分,血压 220/160mmHg。辅助检查及实验室检查:血肌酐 117.3μmol/L,血钾 3.0mmol/L。醛固酮卧位实验 335.82pg/ml,立位 346.91 pg/ml,肾素、血管紧张素 Ⅰ、Ⅱ 卧立位均正常。尿 VMA 2.4mg/24h,UFC 193.29μg/24h,17-KS 8.76mg/24h,尿 17-OH 5.33mg/24h。CT 检查提示肾上腺肿瘤(左侧),大小约 1cm×1.5cm,边界清晰,呈低密度影。心电图示:左心室肥厚,ST-T 改变,房内阻滞。患者确诊为原发性醛固酮增多症,拟在全身麻醉下行腔镜左侧肾上腺切除手术。入院后给予倍他乐克、氨氯地平、卡托普利、安体舒通等控制血压,并补钾治疗。因血压控制不理想,加大安体舒通剂量并改用贝那普利治疗,血压控制稳定在 110~150mmHg/60~85mmHg 约一周。术前 1 天血肌酐 150.3μmol/L,血钾 4.5mmol/L。入室监测后麻醉诱导用药依次为咪唑安定 0.06mg/kg、舒芬太尼 0.5μg/kg、顺阿曲库铵 0.15mg/kg、依托咪酯 0.3mg/kg,气管插管顺利。麻醉维持:丙泊酚 4~6μg/ml TCI 泵注,瑞芬太尼 0.4~0.6mg/h 泵注,顺阿曲库铵 4~6mg/次,间断推注。麻醉 0.5 小时查血气分析:pH 7.40,PaO$_2$171mmHg,PaCO$_2$ 34mmHg,SaO$_2$ 94.2%,Na$^+$136mmol/L,Cl$^-$ 107mmol/L,K$^+$ 4.0mmol/L,Ca^{2+} 1.04mmol/L。手术历时 2 小时,术中出血约 50ml,尿量约 600ml,输液 1900ml。手术开始时生命体征平稳,血压维持于 100~150/70~100mmHg,SpO$_2$ 99%,HR 65~85 次/分,BIS 40~60,鼻咽温 36.5~36.8℃。手术进行至 1.5 小时患者心率缓慢下降,至手术结束时降到 40~50 次/分,给予阿托品 0.5mg 效果不佳,给予异丙肾上腺素 5μg,心率升至 70~80 次/分,但心率不能维持,继续给予异丙肾上腺素。术后半小时仍未清醒。查血气分析示:pH 7.244,PaO$_2$317mmHg,PaCO$_2$ 41.9mmHg,SaO$_2$ 99.4%,K$^+$ 6.8mmol/L。复查血肌酐 250μmol/L。立即给予呋塞米 20mg 静脉推注,50% GS 50ml+10% GS100ml+RI 9u 静滴,10% 葡萄糖酸钙 20ml+10% GS 20ml 缓慢静脉推注,5% 碳酸氢钠 150ml 快速静滴。术后 2.5 小时患者清醒拔除气管插管,K$^+$降至 5.9mmol/L。术后 24 小时血钾恢复正常,血肌酐持续下降,至术后第 10 天血肌酐基本恢复正常,患者痊愈出院。术前、术中、术后中心静脉血气分析结果见表 6-4。

表6-4　术前、术中、术后电解质离子及生化检查结果

离子及生化	术前	术中	术后第三天	术后第十天
K^+(mmol/L)	4.5	6.8	5.1	3.9
Na^+(mmol/L)	140	136	139.6	136.6
Ca^{2+}(mmol/L)	2.45	0.85	2.25	2.49
Cl^-(mmol/L)	101	106	101	102.7
Glu(mmol/L)	10.9	7.3	4.9	6.1
血肌酐(μmol/L)	167	250	178	106
尿素(mmol/L)	10.1	16	13.0	8.1
尿酸⁻(μmol/L)	417.3	426	399.7	284.9

【问题】

1. 简述肾素血管紧张素醛固酮系统。
2. 原发性醛固酮增多症的发病机制和临床表现及治疗?
3. 此类患者术前准备和麻醉前评估的关键点是什么?
4. 该患者术后苏醒延迟的可能原因是什么?
5. 如何解释术后高钾血症及其处理?
6. 为什么患者术后会发生急性肾功能不全?

1. 简述肾素血管紧张素醛固酮系统。

肾素-血管紧张素系统(renin-angiotensin system,RAS)或肾素-血管紧张素-醛固酮系统(renin-angiotensin-aldosterone system,RAAS)是人体内重要的体液调节系统。RAS 既存在于循环系统中,也存在于血管壁、心脏、中枢、肾脏和肾上腺等组织中,共同参与对靶器官的调节。在正常情况下,它对心血管系统的正常发育,心血管功能稳态、电解质和体液平衡的维持以及血压的调节均有重要作用。

(1)肾素及其分泌调节

1)肾内机制:感受器位于入球小动脉的牵张感受器和致密斑,前者能感受肾动脉灌注压,后者能感受流经该处小管液中的 Na^+ 量。肾动脉灌注压降低→入球小动脉壁受牵拉的程度减小→肾素释放增加;反之肾素释放减少。肾小球滤过率降低→流经致密斑小管液中的 Na^+ 量减少→肾素释放增加;反之肾素释放减少。

2)神经机制:肾交感神经兴奋→去甲肾上腺素→近球细胞的 β 肾上腺素能受体→直接刺激肾素释放;反之肾素释放减少。如:急性失血。

3)体液机制:血液循环中的肾上腺素、去甲肾上腺素,肾内生成的 PGE2 和 PGI2→肾素释放增加;ANG Ⅱ、血管升压素、心房钠尿肽、内皮素、NO→肾素释放减少。

(2)血管紧张素Ⅱ(ANG Ⅱ)的功能:强烈的血管收缩作用、醛固酮分泌、促使近端小管重吸收 Na^+。

(3)醛固酮的功能:远端小管和集合管重吸收 H_2O、Na^+,促使 K^+ 的排泌。

(4)肾素-血管紧张素-醛固酮系统的组成:肾素(由肾脏的近球细胞产生)作用于血管紧张素原(肝合成)生成血管紧张素Ⅰ(ANG Ⅰ),后者在血管紧张素转换酶(ACE)的作用下生成血管紧张素Ⅱ,血管紧张素Ⅱ在血管紧张素酶 A(氨基肽酶 A)的作用下生成血管紧张素Ⅲ,血管紧张素Ⅱ和血管紧张素Ⅲ作用于肾上腺皮质球状带产生醛固酮。(图6-14)

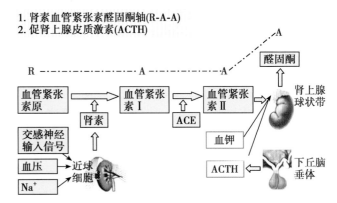

1. **肾素血管紧张素醛固酮轴(R-A-A)**
2. **促肾上腺皮质激素(ACTH)**

图6-14　肾素-血管紧张素-醛固酮系统

2. 原发性醛固酮增多症的发病机制和临床表现及治疗?

原发性醛固酮增多症(primary aldosteronism)简称原醛症,是由于体内分泌过多的醛固酮所致,典型的表现为高血压、高醛固酮、低血钾、低血肾素、碱中毒和肌软弱无力或周期性麻痹。1953年由Conn首次描述本病,故亦称Conn综合征。

(1)病因及发病机制

醛固酮瘤:多见,大多为一侧腺瘤,直径大多介于1~2cm。患者血浆醛固酮浓度与血浆ACTH的昼夜节律呈平行,而对血浆肾素的变化无明显反应。少数腺瘤患者对站立位所致肾素升高呈醛固酮增多,称为肾素反应性腺瘤。

特发性醛固酮增多症(简称特醛症):亦多见。双侧肾上腺球状带增生,有时伴结节。病因可能与对血管紧张素Ⅱ的敏感性增强有关,血管紧张素转换酶抑制剂可使患者醛固酮分泌减少,高血压、低血钾改善。少数患者双侧肾上腺结节样增生,对兴奋肾素-血管紧张素系统的试验(如直立体位,限钠摄入,注射利尿药等)及抑制性试验(如高钠负荷等)均无反应,称为原发性肾上腺增生所致原醛症。

糖皮质激素可治性醛固酮增多症(GRA):多于青少年期起病,可为家族性,以常染色体显性方式遗传,也可为散发性,肾上腺呈大、小结节性增生,其血浆醛固酮浓度与ACTH的昼夜节律平行,用生理替代性的糖皮质激素数周后可使醛固酮分泌量、血压、血钾恢复正常。发病机制为:正常时醛固酮合成酶基因在肾上腺球状带表达,受血管紧张素Ⅱ调控,11β-羟化酶在束状带表达,受ACTH调控。在GRA中,11β-羟化酶基因5'端调控序列和醛固酮合成酶基因的编码序列融合形成一嵌合基因,此基因产物具有醛固酮合成酶活性,在束状带表达,受ACTH而不受血管紧张素Ⅱ调控。目前已可用分子生物学技术检测此嵌合基因。

醛固酮癌:少见,为分泌大量醛固酮的肾上腺皮质癌,往往还分泌糖皮质激素、雄激素。肿瘤体积大,直径多在5cm以上,切面常显示出血,坏死。

产生醛固酮的异位肿瘤:少见,可发生于肾内的肾上腺残余或卵巢、睾丸肿瘤

(2)主要临床表现

1)高血压:为最常出现的症状,随着病情进展,血压渐高,对常用降血压药效果不及一般原发性高血压病,部分患者可呈难治性高血压,出现心血管病变、脑卒中。与钠潴留,血浆容量增加,血管壁内钙离子浓度增加等因素有关,虽然经常随病程延长而逐渐升高,一般在22.6~28.0/13.3~17.3kPa(170~210/100~130mmHg)之间,但很少呈恶性高血压表现。

2)神经肌肉功能障碍:①肌无力及周期性瘫痪:血钾愈低,肌肉受累愈重。常见诱因为劳累,或服用氢氯噻嗪、呋塞米等促进排钾的利尿药。麻痹多累及下肢,严重时累及四肢,甚而出现呼吸、吞咽困难。②肢端麻木,手足搐搦。在低钾严重时,由于神经肌肉应激性降低,手足搐搦可较轻或不出现,而在补钾后,手足搐搦变得明显。

3)肾脏表现:慢性失钾致肾小管上皮细胞呈空泡变性,浓缩功能减退,伴多尿,尤其夜尿多,继发口渴、多饮;常易并发尿路感染;尿蛋白增多,少数发生肾功能减退。

4)心脏表现:心电图呈低血钾图形:Q-T间期延长,T波增宽、降低或倒置,U波明显,T、U波相连成驼峰状。

心律失常:较常见者为阵发性室上性心动过速,最严重时可发生心室颤动。

5)其他表现:儿童患者有生长发育障碍,与长期缺钾等代谢紊乱有关。缺钾时胰岛素的释放减少,作用减弱,可出现糖耐量减低。

(3)治疗:原醛患者根据病因,选择手术或药物治疗。

1)手术治疗

推荐手术指征:①醛固酮瘤(APA);②单侧肾上腺增生(UNAH);③分泌醛固酮肾上腺皮质癌或异位肿瘤;④由于药物副作用不能耐受长期药物治疗的IHA者。

手术方法:①APA推荐首选腹腔镜肾上腺肿瘤切除术,尽可能保留肾上腺组织。腹腔镜与开放手术疗效一致。如疑多发性APA者,推荐患侧肾上腺全切除术;②UNAH推荐醛固酮优势分泌侧腹腔镜肾上腺全切;③IHA、GRA:以药物治疗为主,双侧肾上腺全切仍难控制高血压和低血钾,不推荐手术。但当患者因药物副作用无法坚持内科治疗时可考虑手术,切除醛固酮分泌较多侧或体积较大侧肾上腺。单侧或双侧肾上腺切除术后高血压治愈率仅19%。

2）药物治疗:主要是盐皮质激素受体拮抗剂,钙离子通道阻断剂、血管紧张素转换酶抑制剂(ACEI)等也具一定疗效。醛固酮合成抑制剂虽处研究阶段,但可能是将来的方向。

治疗指征:①IHA;②GRA;③不能耐受手术或不愿手术的APA者。

药物选择:①螺内酯(安体舒通):推荐首选。初始剂量20~40mg/d,渐递增,最大<400mg/d,2~4次/日,以维持血钾在正常值上限内为度。可使48%的患者血压<140/90mmHg,其中50%可单药控制。如血压控制欠佳,联用其他降压药物如噻嗪类。②依普利酮:高选择性醛固酮受体拮抗剂。推荐于不能耐受螺内酯者。用法用量:50~200mg/d,分2次,初始剂量25mg/d。③钠通道拮抗剂:阿米洛利。保钾排钠利尿剂,初始剂量为每天10~40mg,分次口服,能较好控制血压和血钾,没有螺内酯的副作用。④钙离子通道阻断剂:抑制醛固酮分泌和血管平滑肌收缩。如硝苯地平、氨氯地平、尼卡地平等。⑤ACEI和血管紧张素受体阻断剂:减少IHA醛固酮的产生。常用卡托普利、依那普利等。⑥糖皮质激素:推荐用于GRA。初始剂量,地塞米松0.125~0.25mg/d,或强的松2.5~5mg/d,睡前服,以维持正常血压、血钾和ACTH水平的最小剂量为佳,通常小于生理替代剂量。血压控制不满意者加用依普利酮,特别是儿童。

注意事项:药物治疗需监测血压、血钾、肾功能。螺内酯和依普利酮在肾功能受损者(GFR<60ml/min·1.73m^2)慎用,肾功能不全者禁用,以免高血钾。

3. 此类患者术前准备和麻醉前评估的关键点是什么?

(1)术前准备

1)纠正电解质紊乱,使血钾恢复正常:低钠饮食,控制钠的摄入总量(80mmol/d以下),螺内酯120~480mg/d,分3~4次口服,可使扩张的细胞外液及低血钾恢复正常,使长期受抑的肾素-血管紧张素系统被激活,使非腺瘤部分的球状带受到刺激,以使术后不至于出现醛固酮缺乏症及高血钾。通常低钠饮食和螺内酯能使血压降至正常,不宜应用利血平等儿茶酚胺耗损药物,以免手术时血压突然下降。对于血压高、低血钾较严重者,还可以适当予补钾3~6g/d,并密切监测血钾。治疗要使血钾恢复至正常范围,还须多次心电图检查,直至心电图中低钾表现消失,方可考虑手术治疗。准备时间一般2~4周。

2)补充肾上腺糖皮质激素:腺瘤时腺瘤外同侧及对侧的肾上腺皮质存在轻度萎缩现象,因此对肾上腺皮质醛固酮瘤患者术前应适当补充一定量的糖皮质激素。一般术前选用醋酸可的松肌内注射,每侧臀部各50mg,术中静脉滴注氢化可的松100mg,术后逐渐减量,1周后停用。如果瘤体小、病程短、术前症状不明显,也可以不补充激素。做肾上腺次全切除手术或肾上腺全切术者,也应补充糖皮质激素,且量稍大一些,以免出现急性肾上腺皮质功能不全。此时,一般术前肌内注射醋酸可的松100mg,手术日静脉滴注氢化可的松200~300mg,术后第1日静脉滴注氢化可的松100mg,术后第2日可改为口服并逐渐减量,1周后停用。

3)对症治疗:术前应仔细评价患者的重要脏器功能,决定能否耐受手术并加以治疗。对有心律失常者,在注意补充钾盐、限制钠盐及应用螺内酯治疗不能纠正时,可适当应用抗心律失常药物。对营养状态较差者,予营养支持疗法。对合并感染者,应根据细菌培养和药敏报告选择敏感的抗生素,至感染完全控制后再行手术。

(2)麻醉前评估的关键点:注意心、肺、脑和血管系统的麻醉前评估;纠正高血压、低血钾,注意水电解质紊乱;同时对此类患者术前肾功能应做全面的评估,依据患者病程长短、术前血清醛固酮水平、尿白蛋白量、低钾血症的程度及肾小球滤过率等指标,预测术后出现肾功能不全的可能性及严重程度,为手术适应证及手术时机的选择提供依据。对于可能出现肾功能不全的高危人群,术前可选择醛固酮受体拮抗剂治疗一定疗程,等到机体逐步适应较低的有效醛固酮水平后再行手术治疗会降低术后肾功能不全的发生概率。

4. 该患者术后苏醒延迟的可能原因是什么?

手术结束时,病人能苏醒,对刺激可用言语或行为作出有思维的回答,是病人脱离麻醉状态、安全恢复的指针。若全身麻醉(解除)后>0.5小时,意识仍未恢复,即可认为是麻醉苏醒延迟。

全麻术后苏醒延迟常见病因包括:

(1)麻醉药物的残余作用:包括药物相对过量;中枢神经系统(CNS)敏感性增加;蛋白结合减少(低蛋白血症);麻醉药排泄延迟;麻醉药物再分布;肝脏代谢功能下降。

(2)代谢性脑病:麻醉后可能导致CNS抑制的全身代谢性紊乱,这必须与麻醉药的残余作用加以区别。代谢性脑病常常增加脑对抑制性药物的敏感性。

1）严重肝脏疾病及有肝昏迷史的病人。

2）肾脏疾病:肾功能衰竭和氮质血症病人巴比妥类麻醉后作用时间延长。该作用可能是由于 CNS 对巴比妥类敏感性增高,其他原因可能包括蛋白结合下降、电解质紊乱和酸碱失衡。尿毒症病人对催眠药敏感性增高系血-脑屏障变化所致。

3）内分泌和神经系统疾病:甲状腺功能低下者对麻醉药需求量降低。临床研究显示严重肾上腺功能不全者麻醉后可能苏醒延迟。慢性舞蹈病者硫喷妥钠麻醉后苏醒延迟。

4）低氧血症和高碳酸血症:术后呼吸衰竭可能导致麻醉苏醒延迟。通气不足不仅可引起呼吸性酸中毒和低氧血症,而且可延缓吸入麻醉药的排出。研究显示二氧化碳主要是通过诱发脑组织酸中毒而引起麻醉苏醒延迟。

5）脑脊液(CSF)酸中毒:不同原因所致大脑酸中毒的临床研究显示 CSF 的 pH 值≤7.25 时病人可出现意识障碍,包括精神错乱、谵妄或昏迷。

6）低血糖

7）高渗综合征:围术期高渗综合征,即高渗性高糖性非酮症昏迷,是全麻后苏醒延迟的原因之一。该综合征病人死亡率高达 40%～60%,因此,早期诊断与治疗特别重要。高渗综合征病人约半数无糖尿病史,但是大多数病人并发严重疾病,如败血症、肺炎、胰腺炎、尿毒症、心血管意外或大面积烧伤。该综合征可能在数日缓慢发展。一般认为高渗透综合征伴发的昏迷是由于脑细胞内脱水。

8）电解质紊乱:研究认为高钙血症和高镁血症可引起 CNS 抑制,导致昏迷。甲状旁腺功能低下引起的低钙血症往往伴有精神变化、弥散性 EEG 异常和颅内高压。

(3) 神经并发症或合并症:如代谢性脑病及因脑缺血、出血或栓塞所致神经学损害。

(4) 低体温:降低药物的生物转化、增加吸入麻醉药溶解度。

分析本病例患者术后出现苏醒延迟的影响因素有:

(1) 电解质紊乱:患者血钾 6.8mmol,pH7.244,BE-7.9,高钾血症会引起神经肌肉症状出现四肢麻木软瘫,甚至影响到呼吸肌;对中枢神经系统可表现为烦躁不安或神志不清,均会表现为苏醒延迟;同时高钾血症会引起代谢性酸中毒,后者引起呼吸抑制导致苏醒延迟。患者血钙 0.85mmol/L,低钙血症往往伴有精神变化、弥散性 EEG 异常和颅内高压从而导致苏醒延迟。

(2) 此病例中患者出现一过性急性肾功能不全,氮质血症,从而引起对药物的敏感性增加或者容易形成麻醉药物在 CNS 蓄积引起苏醒延迟。

(3) 该患者肾上腺切除后可能出现皮质激素功能不全,引起患者苏醒延迟。

5. 如何解释术后高钾血症及其处理?

(1) 肾上腺球状带功能不足引起的高血钾:单侧肾上腺切除是醛固酮瘤(APA)首选且有效的治疗方法,但约 16% 患者出现术后高钾血症,其中大部分为一过性(<1 个月)且自行恢复,约 5% 为持续性高血钾(>3 个月)。高醛固酮会导致肾小球的高滤过,故醛固酮瘤患者术后均出现肾小球滤过率下降和血清肌酐升高,在术后持续高钾患者中尤其明显。

(2) 肾上腺切除术后肾素醛固酮系统可逆性抑制:醛固酮瘤术后高血钾的机制是患侧正常及对侧的肾上腺球状带长期被负反馈抑制,导致醛固酮瘤术后的醛固酮不足使尿钾排出减少引起高钾血症,低醛固酮血症可持续 11～46 个月。

(3) 围术期药物对于血钾的影响:如肾素-血管紧张素-醛固酮系统(RAS)抑制剂引起肾脏排钾减少;β 受体阻滞剂阻滞钾向细胞内转移会导致血钾升高;保钾利尿药保钾;胰岛素可降低血钾(促进葡萄糖利用的同时促进血钾向细胞内转移)。

(4) 麻醉相关的高钾血症的危险因素:丙泊酚输注综合征(Propofol infusion syndrome PRIS)。

高钾血症的处理:

血钾轻度升高(5～6mEq/L)的治疗:主要是促进血钾排出,①利尿剂,如呋塞米 40～80mg 静注;②离子交换树脂。

血钾中度升高(6～7mEq/L)的治疗主要将血钾转移至细胞内,①葡萄糖;②碳酸氢钠,必要时加适量胰岛素,但对肾衰患者应联合应用。

血钾>7mEq/L 并伴有明显心电图变化的治疗:在将血钾转移到细胞内的同时,促进血钾排出。①10%氯化钙 5~10ml 静注,大于 2~5 分钟;②碳酸氢钠 50mEq 静注,大于 5 分钟,但对肾衰者效果差;③葡萄糖 25g 加胰岛素 10U 静注,10~30 分钟;④呋塞米;⑤血液透析。

高血钾可致心音低钝、心率减慢、室性期前收缩、房室传导阻滞、心室纤颤或心脏停搏。采用注入异丙肾上腺素作用于心脏 β1 受体,使心肌收缩力增强,心率加快,提高窦房结的自律性,对抗高血钾症对窦房结的抑制作用。

6. 为什么患者术后会发生急性肾功能不全?

急性肾功能不全(acute renal insufficiency,ARI)是指各种原因引起肾脏泌尿功能在短期内急剧降低,以致不能维持内环境稳定,从而引起水、电解质和酸碱平衡紊乱以及代谢产物蓄积的综合征。

原发性醛固酮增多症手术后发生急性肾功能不全的病因有:

(1)有效循环血量减少细胞外液大量丢失,如创伤、外科手术引起的出血;肾上腺皮质功能不全;心输出量减少,如严重心律失常(高血钾和酸中毒可引起);血管床容积扩张,如麻醉、应用降压药物。

(2)肾血流动力学改变①前列腺素合成抑制剂:阿司匹林和其他 NSAIDS;②出球小动脉扩张:血管紧张素转换酶抑制剂如卡托普利;③血管收缩药物:α-肾上腺素制剂(如去甲肾上腺素);④肝肾综合征。

(3)肾小球滤过率快速下降醛固酮瘤引起的长期高醛固酮血症会导致肾小球适应性的高滤过状态,醛固酮瘤体切除术后血醛固酮浓度短期内快速下降,导致肾小球滤过率出现明显的下降,甚至出现急性肾功能不全。

肾脏长期高滤过和高醛固酮本身对肾脏均有损害作用,受损肾脏术中可能因上述因素激化了肾功能不全,出现急性肾功能不全症,但这并非手术是独立和决定性因素。

研究表明术前尿白蛋白量、低钾血症的程度及肾小球滤过率是预测原发性醛固酮增多症治疗后肾功能变化的重要指标。

【小结】

APA 病史长或合并肾功能受损的患者,部分患者术后可能出现高钾血症。常需联合多种药物控制血压、血钾,应注意对肾功、血钾的影响。围术期应加强对肾功、血钾的监测。

【专家简介】

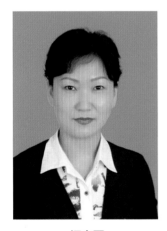

阎文军

阎文军,主任医师,教授,硕士研究生导师,现任甘肃省人民医院麻醉科主任。 主要研究方向: 围术期器官保护。 以项目负责人身份承担各级科研课题 5 项,国家自然科学基金 2 项,以第一作者或通讯作者在国内外专业期刊发表论文 15 篇,SCI 论文 9 篇,参与编译《米勒麻醉学》(第 7 版、第 8 版)。 现任甘肃省麻醉质控中心主任,全国医师协会麻醉学医师分会常委、中国中西医结合麻醉专业委员会委员、中华医学会麻醉学分会青年委员、中华医学会疼痛学分会青年委员、甘肃省麻醉学分会副主委、甘肃省疼痛学分会副主委、甘肃省中西医结合麻醉专业委员会副主委、《中华麻醉学杂志》、《临床麻醉学杂志》、《国际麻醉与复苏杂志》、《麻醉安全与质控杂志》编委等职。

【专家点评】

1. 对于原醛症患者麻醉医生通常会关注并警惕低钾血症的发生,而原发性醛固酮增多症术中高血钾比较罕见,因此术中对血气电解质监测要重视,对于术前使用螺内酯的患者,应监测血钾,尤其对病程长伴肾功能减退者,以免发生高血钾。

2. 单独切除 APA，不必补充肾上腺皮质激素，如在手术时探查两侧肾上腺，可能引起暂时性肾上腺皮质功能不足，而且有时需作两侧肾上腺切除，对这类原发性醛固酮增多症患者还是以补充肾上腺皮质激素为妥。

3. 对醛固酮瘤患者术前肾功能应做全面的评估，依据患者病程长短、术前血清醛固酮水平、尿白蛋白量、低钾血症的程度及肾小球滤过率等指标做出全面评估，对于可能出现肾功能不全的高危人群，如：高血压病程大于 10 年；卧位血醛固酮>500pg/ml 是具有明确统计学意义的高危因素；此外 Wakura 等和 Reincke 等的研究认为：尿白蛋白量越高、血钾浓度及肾小球滤过率越低，醛固酮瘤术后肾功能不全的可能性就越高。术前可选择醛固酮受体拮抗剂治疗一定疗程，等到机体逐步适应较低的有效醛固酮水平后再行手术治疗会降低术后肾功能不全的发生概率。

【参考文献】

1. Fischer E, Hanslik G, Pallauf A, et al. Prolonged zona glomerulosa insufficiency causing hyperkalemia in primary aldosteronism after adrenalectomy. J Clin Endocrinol Metab, 2012, 97（11）：3965-3973.

2. 原发性醛固酮增多症的临床知识. http：//jingyan. baidu. com/article/af9f5a2d2ad82943150a4574. html（更新：2014-10-07 10：52）

3. Rossi GP, Pessina AC, Heagerty AM. Primary aldosteronism：an update on screening, diagnosis and treatment. J Hypertens, 2008, 26（4）：613-21.

4. Funder JW, Carey RM, Fardella C, et al. Case detection, diagnosis, and treatment of patients with primary aldosteronism：an endocrine society clinical practice guideline. J Clin Endocrinol Metab, 2008, 93（9）：3266-81.

5. Rossi GP, Seccia TM, Pessina AC. Primary aldosteronism：part II：subtype differentiation and treatment. J Nephrol, 2008, 21（4）：455-62.

6. Sywak M, Pasieka JL. Long-term follow-up and cost benefit of adrenalectomy in patients with primary hyperaldosteronism. Br J Surg, 2002, 89（12）：1587-93.

7. Agrawal N, Rao S, Nair R. A Death Associated with Possible Propofol Infusion Syndrome. Indian Journal of Surgery, 2013, 75（1）：407-408.

8. Young WF. Primary aldosteronism：renaissance of a syndrome. J Clin Endocrinol（Oxf）, 2007, 66（5）：607-18.

9. de Gasparo M, Joss U, Ramjoue HP, et al. Three new epoxy-spirolactone derivatives：characterization in vivo and in vitro. J Pharmacol Exp Ther, 1987, 240（2）：650-6.

10. Karagiannis A, Tziomalos K, Papageorgiou A, et al. Spironolactone versus eplerenone for the treatment of idiopathic hyperaldosteronism. J Expert Opin Pharmacother, 2008, 9（4）：509-15.

11. Lim PO, Young WF, MacDonald TM. A review of the medical treatment of primary aldosteronism. J Hypertens, 2001, 19（3）：353-61.

第七章 骨科手术麻醉

85 颈椎间盘切除植骨融合内固定术患者术后困难气道的管理

【导读】

困难气道是指具有 5 年以上临床麻醉经验的麻醉医生在面罩通气时或气管内插管时遇到困难的临床情况,是麻醉医师一项巨大的挑战。"既无法气管内插管,也无法面罩通气"是每一位麻醉医生的噩梦,困难气道是围术期引起各种严重并发症和死亡的常见直接原因之一。因此,细致的观察、准确的预测与评估尤为重要,是降低气道管理风险的重要手段;熟练掌握各种困难气道工具,完善应急预案是解决困难气道的必备条件。对困难气道有计划、有准备、有步骤地预判并处理,以维持通气和氧合为第一原则,积极处理紧急困难气道,可让困难气道的管理更加得心应手,稳妥、安全。

【病例介绍】

患者,男性,63 岁,体重 68Kg,因颈肩部疼痛 4 个月,加重伴右上肢疼痛 6 天入院,以颈椎病收入骨科,否认既往其他系统病史。入院颈部 CT 提示:颈 4/5、6/7 椎间盘突出,颈 3、5 椎间盘不稳;其他检查及实验室检查均未见明显异常,诊断颈椎病明确,拟在全身麻醉下行颈 4/5、5/6、6/7 椎间盘切除植骨融合内固定术;术前评估患者颈部后仰稍受限,但 Mallampatis 分级为 II 级,不考虑困难气道;入院后第五天实施该手术,术中经鼻插管一次成功,顺利完成,手术麻醉过程平稳,手术顺利结束(图 7-1)。半小时后患者苏醒带管顺利返回骨科 ICU;行吸氧并心电监护,SPO_2 维持在 98%,入 ICU1 小时后患者用手势表示无法耐受气管导管,经治医师遂拔出气管导管,拔管后不久患者诉呼吸困难,SPO_2 降至 95%,值班医生打开颈托发现颈部皮肤紧张,触及较硬,给予抬高床头面罩吸氧处理;随后患者呼吸困难加重,意识烦躁,SPO_2 进行性下降,遂紧急要求我科行气管插管。我科值班医生到达后发现患者极度烦躁,吸气时见明显三凹征,发绀明显,情况紧急,病人随时可能发生呼吸心搏骤停,加之外科医生强烈要求立即行气管插管,我科值班医生没有时间现场充分评估及向上级汇报病情,遂按困难气道,保留自主呼吸,行经鼻盲探插管尝试,以少量依托咪酯镇静,但探查过程中气管导管在咽后壁受阻,同时患者 SPO_2 快速下降,立即放弃气管插管,面罩加压给氧,阻力大,置入口咽通气道后无明显改善,SPO_2 及 HR 继续下降;立即行紧急气管切开,边气管切开边尝试经口插管,喉镜暴露时可见口底有一巨大血肿,声门暴露困难,放弃经口插管,持续面罩给氧,完成气管切开,插入气管导管,给予机械通气后,抢救成功;抢救结束后,打开切口敷料,发现颈部皮肤张力大,触及质硬,打开切口发现有部分血凝块(图 7-2)。

回顾患者呼吸困难的进展过程,综合气管插管时所见口底巨大血肿以及抢救过程中的各项证据,明确该患者是由于颈椎术后创面出血并引流不畅,形成皮下巨大血肿,加之切口缝合缜密,皮肤张力过高,形成的咽喉间隙血肿最终逐步压迫口底部分疏松组织,最终完全阻塞气道,造成患者通气困难。

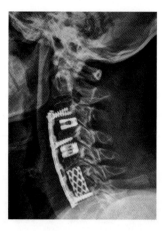

图 7-1　患者的术中颈椎 X 线影像

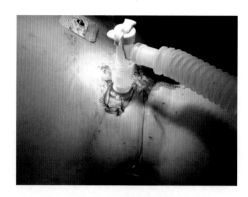

图 7-2　患者颈部情况

【问题】

1. 颈椎前路手术并发症有哪些?
2. 颈椎前路手术术后气管导管拔除的时机如何选择?
3. 颈椎前路手术术后拔管的注意事项有哪些?
4. 颈椎前路手术拔管后出现紧急气道问题如何处理?
5. 在手术室外如何处理困难气道?

1. 颈椎前路手术并发症有哪些?

颈椎前路手术通常由骨科或神经外科医生实施,手术方法包括椎间盘切除、椎间盘切除加神经减压和脊柱重建等。颈部解剖结构复杂,手术难度大,术后并发症包括:喉上或喉返神经损伤,颈部血肿(包括切口血肿及深部血肿),脊髓损伤,气管、食管、胸膜损伤,植骨块移位及钢板螺钉的松动,感染,下肢深静脉血栓形成等。研究提示术后颈部血肿的发生率仅为 0.2%~2.4%,虽然其发生率不高,甚至鲜见个案报道,严重的颈部血肿可短时间内造成急性呼吸道梗阻,气管受压,如对病情观察及抢救不及时,或者抢救方法失当,则会面临既无法插管更无法通气的噩梦,直接导致病人的死亡。研究表明发生颈椎前路手术血肿的危险因素是①存在特发性弥漫性骨肥厚症②后纵韧带骨化症③治疗性使用肝素④较长的手术时间⑤较大的手术级别。多数研究认为年龄>60 岁、术后不恰当应用抗凝药、手术节段>3 个、血红蛋白<100g/L 和手术失血量超过 1000ml 等都是手术切口区血肿的危险因素,而血肿形成的主要原因是术中的止血不彻底、术后引流不畅、局部渗血不能有效引流、肝功能及凝血功能异常。血肿压迫气道有两种潜在的病理生理机制。第一种是直接机械压缩,导致气道腔的横截面积减小。第二种机制涉及气道内水肿的发展。通过对患者术后气道阻塞症状、生命体征及实验室检查结果的进行性改变的分析,结合对患者的治疗方案、方法及预后的总结,我们认为,该患者由于术中止血不彻底及术后引流不畅,形成颈部血肿,严重压迫气管及影响血液回流,导致气道阻塞及水肿,最终引起一系列严重的并发症。

2. 颈椎前路手术术后气管导管拔除的时机如何选择?

手术后的气道压迫具有显著的时间相关性。在术后到手术完成后 12 小时内发生上呼吸道压迫最常见原因就是血肿压迫。术后 1 小时内明显的气道梗阻可能与麻醉药物的残留、神经-肌肉阻滞或通气不畅有关。延迟性血肿可能超过 12 小时,但超过 12 小时的气道阻塞与咽部/椎间隙水肿,脊柱结构改变或咽后脓肿更相关。手术后气道压迫可产生一系列临床表现。患者可以从无症状进展到出现部分气道阻塞的症状和体征,然后完全阻塞。在早期阶段,主要表现为呼吸困难,患者的语音质量也可产生微妙变化,呼吸问题可因仰卧位而加重。随着压迫的发展,由于高碳酸血症(有或没有缺氧),患者可能会不安和激动,呼吸困难,发绀。最后进展为呼吸衰竭和呼吸道阻塞。与其他因素相比,伤口血肿往往会产生快速的呼吸道阻塞。它与严重的渗出,缝合线出血,前颈部及颌下区域渐进肿胀,面部水肿和气管偏移相关。因此,为了防止此类意外情况发生,颈椎前路手术术后气管导管拔除时间宜在手术结束 12 小时之后。

3. 颈椎前路手术术后拔管的注意事项有哪些?

首先,需要确认患者完全清醒,肌松药、阿片类药物残余作用已完全消失。给患者吸入 40% O_2 或者不吸氧状态下维持 SpO_2 >96% 5~10 分钟,潮气量持续大于 6ml/kg,循环稳定,血气分析 PO_2 >80mmHg, $PaCO_2$ <50mmHg。然后,去除颈椎固定颈托,确定患者颈前部组织无肿胀和气道无阻塞迹象。

同时需要准备好生命体征持续监测相关设备,清除气道分泌物装置,口咽或鼻咽通气道,喉镜,气管导管,喉罩,环甲膜切开套件等物品和镇静药物。调整呼吸机以确保达到合适的呼吸状态,呼吸回路提供 100% 的吸入氧浓度,实现供氧的最大化。小心拆除胶带或固定装置,避免患者头部和颈部的意外运动,固定好颈托。

拔管之前,先松开气管导管套囊,并堵住气管导管接口,仔细观察患者通气情况,通过听诊判断否有气流从气管与气管导管间的间隙流出,评估患者气道是否存在水肿堵塞气道的现象,如有气道水肿,暂缓拔管。进一步对患者行气囊漏气试验:充分吸除气道后清理口腔内分泌物,将气囊完全放气,待患者稳定后,连续记录 5~6 次呼出潮气量的大小。取其中最小 3 个数的平均值。计算吸-呼出潮气量的差值或相差率,并据此判断气囊漏气试验是否阳性。潮气量的差值<110ml;(吸气潮气量-呼气潮气量)/吸气潮气量<15% 为气囊漏气试验阳性,应延迟拔管,待漏气试验阴性后再拔除气管导管。患者气道无水肿时,置入喉镜(或导引管),在明视下退管出声门,观察 5 分钟,评估患者有无出现严重的缺氧及其他并发症,一旦呼吸困难,立即重新插入导管。拔管后需立即验证气道是否通畅、是否出现足够的自主呼吸。拔管后继续面罩供氧,直到患者完全恢复。

4. 颈椎前路手术拔管后出现紧急气道问题如何处理?

气道管理的目标是维持气道通畅。颈椎前路手术术后患者于手术结束 12 小时内拔管,如出现呼吸困难,首先明确是否与麻醉药物的残留、神经-肌肉阻滞或通气不畅有关;排除上述可能性后,患者的呼吸困难与术后血肿高度相关,患者的症状与气道受压的程度密切相关。如果患者出现的是非严重性气道压迫且非立即危及生命,应将患者转移到手术室。严重的气道压迫与几乎全部或完全气道阻塞相关。临床表现为吸气"三凹征",唾液分泌过度,头部和胸部与呼吸周期相关的摆动,患者出现恐惧或恐慌,中枢性发绀。一旦确认气道堵塞危及生命,必须立即在床边开始急救。首先给予面罩 100% 氧气通气,如果呼吸困难由于呼吸道水肿引起,且未出现严重的气道压迫,给予雾化吸入治疗,出现严重的水肿并压迫气道应及时进行环甲膜切开,置入导管,保证通气。如果患者呼吸困难由于血肿压迫引起,则应在局部麻醉下开放切口,同时保持面罩纯氧通气。将皮下组织分离后,去除所有接近脊柱的肌肉缝合线,彻底止血,如有血块应及时清除。减压后,如患者呼吸困难进行性加重,应及时进行环甲膜切开,置入通气导管。此类患者,颈椎固定术后,头后仰受限,且有血肿、水肿等严重并发症,确定为困难气道,情况紧急时应避免进行气管插管尝试。

此例患者在咽喉间隙口底部已形成巨大血肿,进一步挤压压迫气管,使得声门完全偏移正常解剖位置,插管尝试、环甲膜切开的难度大大增加,如果尽早切开切口部位早期减压及血肿的引流清除,则可以尽快将一个面罩通气困难的紧急气道转化为非紧急气道,为彻底解决相关难题打下基础。

5. 在手术室外如何处理困难气道?

在手术室外,困难气道的处理往往伴随巨大的风险包括两个方面:首先,手术室外合并困难气道的患者病情复杂,且多属于危重患者,甚至濒临死亡,任何不当操作都有可能产生严重后果;其次,手术室外的困难气道多为突发事件,没有时间进行充分的插管前评估,需要在最短的时间做出判断并处理,在麻醉医生临床经验不足,甚至缺乏团队支持的情况下,极易因考虑不周或者缺少备用方案而出现处理不当的情况。

困难面罩通气的患者存在短时间因无法通气造成病人死亡的严重后果,面罩通气困难的风险因素见表 7-1。但其预测困难气道以及手术室外紧急气道中的价值有限,回顾困难气道处理专家指南,我们梳理了相关的紧急气道处理流程(图 7-3)。建立气道的方法不同,但目的均是维持通气与氧合,处理困难气道的过程中应全面考虑如何保证病人的有效通气,并第一时间强调团队的支持与上级医师的帮助,为危机的处理提前准备尽可能多的有效解决方案。手术室外的困难气道处理不仅要求熟练掌握各种困难气道工具,亦要求能保持心态的冷静,避免外界因素的影响,做到思路正确,计划得当,准备充分。

表7-1　面罩通气困难的风险因素

可预计的面罩通气困难	可预计的面罩通气困难
• 高龄(成人)	• Mallampati 分级 3 或 4 级
• 男性	• 下颌突出
• 肥胖(BMI > 26kg/m²)	• 甲颏距离短
• 无牙	• 打鼾
• 面部毛发(特别是胡须)	• 颈部解剖异常

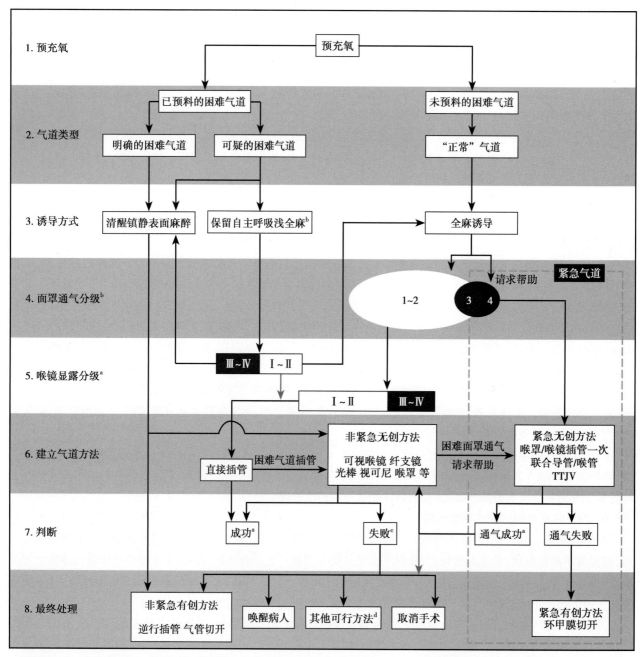

a. 根据呼气末二氧化碳(ETCO₂)波形判断面罩透气、气管插管或喉罩通气的有效性。
b. 保留自主呼吸浅全麻推荐在表面麻醉基础上实施,若出现呼吸抑制,行面罩正压通气,通气困难者按"紧急气道"处理或及时唤醒病人。
c. 多次尝试气管插管均告失败。
d. 其他可行方法包括:面罩或喉罩通气下行麻醉手术,局麻或神经阻滞麻醉下手术等。
e. 喉镜显露分级即直接喉镜下的Cornack-Leěane分级。

f. 面罩通气分级分为1~4级;
1级:通气顺畅,单手扣面罩即可良好通气。
2级:轻微受阻,工具辅助或双手托下颌可获良好通气。
3级:显著受阻,需双人加压辅助通气,SpO₂≥90%
4级:通气失败,需双人加压辅助通气,SpO₂ < 90%

图7-3　困难气道处理流程图

【小结】

据文献报道,颈椎术后手术部位血肿发生率为 6.1%。一旦发生,极易造成上呼吸道梗阻而危及患者生命。据我们的经验,在国内骨科 ICU 缺乏有经验的气道管理医生的情况下,颈椎术后患者保留气管导管 12 小时以上是保证患者气道安全的有效方法之一。在我们实施抢救开放气道时也是危机重重,只有保持冷静的心态,仔细的观察,完善的评估,保证有处理危机的正确思路与方案,有效的团队支持,把握保证对气道有计划、有准备、有步骤地预防、判断和处理,方可在处理气道时更加得心应手。

【专家简介】

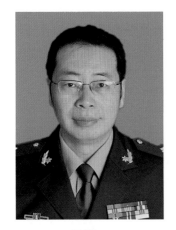

李洪,主任医师,教授,博导,美国弗吉尼亚大学博士后,第三军医大学附属新桥医院麻醉科主任。 研究方向:麻醉与围术期器官保护研究。 承担各级科研课题 10 项,以第一或通讯作者发表论文 60 余篇。 现任中国心胸血管麻醉学会小儿麻醉分会常务委员、中国心胸血管麻醉学会疼痛学分会常务委员、中国医师协会麻醉学医师分会委员、重庆市医学会麻醉学专委会副主任委员、重庆市中西医结合学会麻醉学专委会副主任委员、重庆市中西医结合学会疼痛学专委会副主任委员等职务。

李洪

【专家点评】

1. 困难气道的处理一直是各级麻醉医师面临的一道难题。随着麻醉技术的进步以及各类气道工具的出现,尤其是可视化技术的发展,麻醉医师对于困难气道的处置不像以往那么畏惧,对于可预见的困难气道,经过充分的评估、完善麻醉预案的制定、团队的协作往往能获得满意的结果,但对于紧急困难气道或不可预见的困难气道处理,往往会给麻醉医师带来挑战。

2. 本例病例术前评估并不存在困难气道的情况,术前麻醉诱导插管过程均较顺利,术后亦顺利带管返回骨科 ICU,由于病人经历了 3 个节段的颈椎手术,出血或水肿压迫气道的概率远高于一般颈椎手术,若术后患者带管 12h 或过夜,可预防血肿或水肿发生时对气道的压迫。但外科医生因病人不能耐受气管导管而早期拔出气管导管,使血肿形成气道严重受压,最终导致病人窒息并形成紧急困难气道。因此据我们的经验,在国内骨科 ICU 缺乏有经验的气道管理医生的条件下,颈椎术后患者保留气管导管 12 小时以上是保证患者气道安全的有效方法。

3. 遇到此类病例切记避免盲目进行气管插管,也避免草率使用任何可能影响呼吸的药物。针对此类紧急气道,应在积极辅助、通气给氧的情况下,迅速对引起困难气道的原因进行分析和判断,选择最有效的气道工具和处理策略,防止决策错误和延误抢救时间。本例病例值班麻醉医生到场后,未能在病人呼吸极度困难,烦躁不安,窒息发绀的危急情况下对病人气道情况及产生困难气道的原因等进行分析和评估,盲从了外科医生强烈要求行气管插管的指令,错过了选择最佳方法来重新建立气道的机会。

4. 本例病例关键点在于维持患者足够的氧合和快速解除血肿对气道的压迫。麻醉医生到场后应首先用面罩辅助通气,同时通知上级医生以及行气管切开的医生到场,辅助通气的同时嘱咐外科医生拆除手术切口缝线,清理血肿减轻压迫,此时病人呼吸困难症状往往能够得到缓解。若不能缓解,保持面罩通气,待上级医生到场后进行充分权衡和评估,若属于高风险的气管插管,宜直接选择行气管切开。

【参考文献】

1. Kasimatis GB, Panagiotopoulos E, Gliatis J, et al. Complications of anterior surgery in cervical spine trauma：an overview. Clin Neurol Neurosurg 2009；111（1）：18-27.

2. Spanu G, Marchionni M, Adinolfi D, et al. Complications following anterior cervical spine surgery for disc diseases：an analysis of ten years experience. Chir Organi Mov 2005；90（3）：229-40.

3. Yu NH, Jahng TA, Kim CH, et al. Life-threatening late hemorrhage due to superior thyroid artery dissection after anterior cervical discectomy and fusion. Spine（Phila Pa 1976）2010；35（15）：E739-42.

4. 卢发太，朱悦，焦鹰，et al. 颈椎病前路手术后术区血肿的处理. 中华创伤杂志 2014；30（2）：103-107.

5. Carr ER, Benjamin E. In vitro study investigating post neck surgery haematoma airway obstruction. J Laryngol Otol 2009；123（6）：662-5.

6. Sethi R, Tandon MS, Ganjoo P. Neck hematoma causing acute airway and hemodynamic compromise after anterior cervical spine surgery. J Neurosurg Anesthesiol 2008；20（1）：69-70.

7. Lee HS, Lee BJ, Kim SW, et al. Patterns of Post-thyroidectomy Hemorrhage. Clin Exp Otorhinolaryngol 2009；2（2）：72-7.

8. 于布为，吴新民，左明章，et al. 困难气道管理指南. 临床麻醉学杂志 2013；29（1）：93-98.

9. Practice guidelines for management of the difficult airway：an updated report by the American Society of Anesthesiologists Task Force on Management of the Difficult Airway. Anesthesiology 2003；98（5）：1269-77.

86　扩张型心肌病患者胸椎椎管内占位切除术的围术期管理

【导读】

　　扩张型心肌病是以左心室（多数）和（或）右心室有明显扩大，且伴有不同程度的心肌肥厚，心室收缩功能减退，以心脏扩大、心力衰竭、心律失常、栓塞为基本特征。以往曾被称为充血性心肌病。本病由其脆弱的左心收缩功能，心室异常增大，恶性心律失常及突发的心力衰竭，故合并扩张型心肌病患者的麻醉对麻醉医生提出了特有的挑战，麻醉医生需要对扩张型心肌病的特点、临床表现、围术期容量、管理、心功能、保护措施及出现紧急情况的处理有必要的了解，并在此基础上同心血管内外科医生开展多学科的紧密合作，共同做好患者的围术期管理。

【病例简介】

　　患者，女性，61岁，身高150cm，体重45kg。因"左下肢乏力5年余，加重半个月"入院。患者本次发病以来无心慌胸闷、下肢无明显水肿，神清，精神可、饮食睡眠可，生活自理。患者既往于11年前因"胆囊结石"行胆囊切除术；两年前因"右乳腺癌"行右乳癌根治术，术后正规放化疗；一年前发现患有扩张型心肌病，于我院心内科正规治疗，目前服缬沙坦20mg每日一次，氢氯噻嗪25mg每日一次，螺内酯20mg每日一次，倍他乐克47.5mg每日2次，地高辛0.125mg每日一次，辅酶Q10 10mg每日3次；入院前3个月曾因胸闷于外院就诊，诊断为"胸腔积液"，给予胸腔穿刺引流处理后好转出院。患者术前检查：血红蛋白99g/L，白蛋白32.1g/L，余化验结果无明显异常。动态心电图：1. 窦性心律，2. 房性早搏及交界性早搏（共43次，房速3阵），3. 室性早搏（共22次，成对1次），4. ST-T变化。心脏彩超：1. 左室增大（左室舒张末内径62mm，左室收缩末内径54mm），左房偏大（左房内径40mm），左室收缩（LVEF 41%）、舒张功能减低；2. 二尖瓣反流（轻中度），主动脉瓣反流（轻度）（图7-4）。磁共振(MRI)检查:提示胸 11~12 椎体后方椎管内见团片状明显均匀强化信号占位,大小约 2.0cm×2.4cm,考虑脊膜瘤(图 7-5)。术前诊断:①胸椎椎管内占位;②扩张型心肌病。入院后患者继续口服药物控制心功能。此次拟于气管内插管全身麻醉下行神经电生理监测下后入路胸椎椎管内占位切除术。

患者入室时血压 115/67mmHg,HR 74 次/分,局部麻醉下桡动脉、颈内静脉置管监测动脉血压和中心静脉压。全麻诱导采用咪达唑仑、依托咪酯、氯胺酮、舒芬太尼和罗库溴铵。全麻维持采用丙泊酚、瑞芬太尼靶控输注,吸入 1% 七氟烷。因神经电生理监测需要,除诱导用肌松药外全程未使用肌松药。手术时间 198 分钟,出血量约 100ml,尿量 500ml,共补液 1750ml,其中晶体 1250ml、胶体 500ml。麻醉期间动脉压 100~120/55~70mmHg,HR 60~75 次/分,血气分析正常,术后患者自主呼吸恢复后入麻醉后恢复室(PACU),10 分钟顺利拔管。

术后第 4 天患者出现颜面部水肿,变换体位时胸闷不适。胸部 CT 示双侧胸腔大量积液,右侧尤甚(图 7-6),胸外科给予放置胸腔置管引流。复查白蛋白 28.3g/l,Hb 87g/L,经心内科会诊转入心内科治疗,经过补充白蛋白、输血及强心等处理,患者病情稳定,恢复可。

术后第 12 天患者顺利出院。

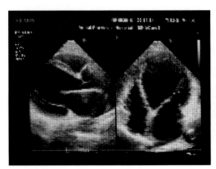
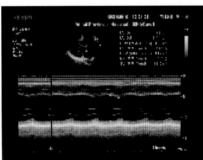
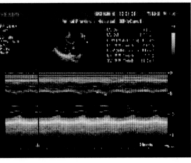
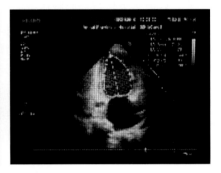

主要测量值			
主动脉内径	30mm	左室舒张末内径	62mm	室间隔厚度	9mm
左房内径	40mm	左室收缩末内径	54mm	左室后壁厚度	9mm

图 7-4　患者的心脏彩超图像

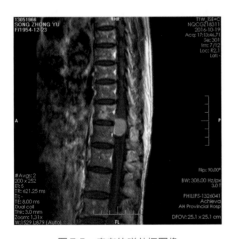

图 7-5　患者的磁共振图像

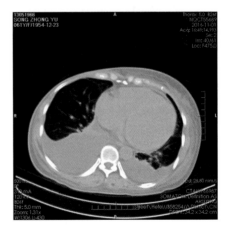

图 7-6　术后胸部 CT

【问题】

1. 扩张型心肌病病理特点是什么? 如何评估其心脏风险?
2. 该患者的麻醉前评估和准备有哪些?
3. 该患者应如何进行麻醉诱导?
4. 麻醉诱导后患者需要在俯卧位下手术,这种体位可能存在哪些风险?
5. 此类患者围术期的容量管理如何进行?

1. 扩张型心肌病病理特点是什么？如何评估其心脏风险？

扩张型心肌病是一组不明原因，以心肌收缩期泵功能障碍引起的心腔高度扩张和心肌收缩力明显下降为特征的一种疾病，由于前向血流的减少，导致左心室收缩末期容积和压力增加，最终导致心腔扩大。目前发病率有逐步增高的趋势。其重要病理改变为心肌细胞变性消失及间质纤维化，两侧心室肥大，4 个心腔扩张。早期扩张不明显，晚期则非常突出，心脏体积增大，重量比正常增加 25%～50%，可达 400～750g，心尖部变薄呈钝圆形。由于心腔扩大，左心室壁厚度多在正常范围内，右心室壁常轻度增厚，常伴有心内膜纤维弹性组织增生症。心内膜可增厚并有附壁血栓形成。由于左右心室扩张，瓣环扩大，可导致二尖瓣及三尖瓣相对关闭不全，心室舒张功能受限，顺应性降低。其临床特点常表现为大（大而软的心脏）、衰（致命性心衰）、栓（随处可栓塞的栓子）和乱（各种各样的心律失常），易发生猝死。据报道，儿童扩张型心肌病猝死发生率可达 35%～70%，成人患者也高达 30%。

扩张型心肌病患者能否承受麻醉与手术，主要取决于心血管病变的严重程度和代偿功能，以及其他器官受累情况和需要手术治疗的疾病等。因为病情较为复杂，需要对病人作全面地了解与评估，尤其要重点评估心脏功能。目前多采用纽约心脏病协会（NYHA）四级分类法，对心脏病人心功能进行分级评估：Ⅰ级为体力活动不受限，无症状，日常活动不引起疲乏、心悸和呼吸困难等；Ⅱ级为日常活动轻度受限，且可出现疲劳、心悸、呼吸困难或心绞痛，但休息后感舒适；Ⅲ级为体力活动显著受限，轻度活动即出现症状，但休息后尚感舒适；Ⅳ级为休息时也出现心功能不全症状或心绞痛综合征，任何体力活动将会增加不适感。根据该患者的病史和体征，其心功能处于Ⅲ级。此是多年来传统分级，就原则而论仍有实用价值。心功能为Ⅰ～Ⅱ级病人进行一般麻醉与手术安全性应有保障；Ⅳ级病人属于高危病人，麻醉和手术的危险性很大；Ⅲ级病人经术前准备与积极治疗，可使心功能改善，增加手术麻醉的安全性。由于心功能分级参差太大，量化程度不够，许多有关因素无法概括，因此目前以采用多因素分析法作为补充。另外应重视术前心电图和超声心动图的检查，心电图显示有左束支传导阻滞或 QRS 波>12 秒，是围术期发生心衰和猝死的独立危险因素，静息状态心电图心率小于 80 次/分，则发生致死性心律失常的概率降低。心肌缺血及超声心动图显示左心室射血分数小于 35% 常提示心功能差，围术期心衰的发生率增高。QT 间期延长、QT 末端斜率变化也是预测围术期发生心律失常的危险因素。Holter 心电图可以连续监测 24 小时，有利于发现偶尔出现的心律失常。至于心率变异性预测扩张性心肌病患者恶性心律失常发生的意义目前还有争论。所有扩张型心肌病患者术前必须进行超声心动图检查，以评估心室功能和瓣膜反流情况，国际指南认为 LVEF<35% 而 NYHA 分级Ⅰ级的患者心内除颤器（ICD）置入的推荐级别为Ⅱb，而如果 NYHA 分级Ⅱ级或Ⅲ级，则推荐级别为Ⅰ级。

2. 该患者的麻醉前评估和准备有哪些？

该例扩张型心肌病患者可依据病史、体格检查、临床表现以及各项常规与特殊检查结果进行麻醉前评估。

（1）心血管危险因素临床预示

1）高危：①近期心肌梗死病史（心肌梗死后 7～30 天）伴严重或不稳定心绞痛；②充血性心力衰竭失代偿；③严重心律失常（高度房室传导阻滞、病理性有症状的心律失常、室上性心动过速心室率未得到控制）；④严重瓣膜病变。

2）中危：①心绞痛不严重；②有心肌梗死病史；③曾有充血性心衰史或目前存在代偿性心衰；④糖尿病（需治疗）。

3）低危：①老年；②心电图异常（左心室肥厚、束支传导阻滞、ST-T 异常）；③非窦性节律（房颤）；④有脑血管意外史；⑤高血压未得到控制。该例患者处于中危的状态。

（2）体能状态

病人的体能状态也是很重要的指标，通过对病人日常活动能力的了解，从而估计病人的最大活动能力，常用代谢当量水平（metabolic equivalent levels，METs）表示。良好的体能状态，体能活动一般可大于 7METs；中等体能状态为 4～7METs；若 METs 小于 4 则提示病人体能状态差。由于 METs 与病人体力活动时氧消耗密切相关，目前已有不同的体力活动测试出的 METs 值（表 7-2）。

该例患者平日可在家干家务活，METs 至少 3.5 以上，应处于中等体能状态。

表7-2　不同体力活动时的能量需要（METs）

体力活动	METs
休息	1.00
户内行走	1.75
吃、穿洗漱	2.75
平地行走100~200米	2.75
轻体力活动如用吸尘器清洁房间等	3.50
整理园林如耙草、锄草等	4.50
性生活	5.25
上楼或登山	5.50
参加娱乐活动如跳舞、高尔夫、保龄球、双打网球、投掷垒球、足球	6.0
参加剧烈体育活动,如游泳、单打网球、足球、篮球	7.5
重体力活动如搬运重家具、擦洗地板	8.0
短跑	8.0

（3）外科手术危险性

不同的外科手术类型会对病人产生不同的应激反应而产生不同的影响。根据不同类型的非心脏外科手术操作与围术期发生心脏原因并发症或死亡的机会而分为高、中、低危。

1）高危手术:预计心脏意外危险、心源性死亡发生率大于5%。如①急诊大手术,特别是老年病人;②主动脉或其他大血管手术;③周围血管手术;④预计长时间的外科操作,伴大量体液或（和）血液流失。

2）中危手术:心脏意外危险发生率小于5%。如①颈动脉内膜剥脱术;②头、颈部手术;③胸腹腔内手术;④矫形外科手术;⑤前列腺手术。

3）低危手术:心脏意外危险发生率小于1%。如①内镜操作;②体表手术;③白内障手术;④乳房手术。

该例患者行胸椎椎管内占位切除术,属于中危手术。

扩张型心肌病患者的麻醉前准备:扩张型心肌病患者一般需药物治疗,术前应对常用的药物进行调整。抗心律失常药、抗高血压药应继续应用至手术日。突然停用β受体阻滞药、中枢性降压药（甲基多巴、可乐定）、硝酸甘油或钙通道阻滞剂会引起心肌缺血、高血压意外和心律失常。因此,原则上均不能随便停药。术前进行充分细致的准备,努力改善心脏功能,控制充血性心力衰竭后方可行手术治疗;术前药安定和吗啡利于缓解病人的紧张情绪,改善和稳定患者的心功能。术前一晚及麻醉前半小时口服安定、雷尼替丁或酌情肌注吗啡、东莨菪碱,使患者进入手术室时情绪稳定、循环平稳。镇静药的应用需严格掌握取舍和酌情改变用量,防止相对逾量所造成的心搏出量进一步低落,否则使麻醉前或一开始实施时就陷入困境。

3. 该患者应如何进行麻醉诱导?

扩张型心肌病患者麻醉诱导的总原则是避免使用对心肌有抑制作用或影响心率的药物,并在诱导前准备好各种血管活性药物,包括去氧肾上腺素、去甲肾上腺素、肾上腺素、多巴胺等儿茶酚胺类药物。另外,抗心律失常药物也需要抽好备用,包括利多卡因、胺碘酮等。诱导中要保证绝对充分供氧,冠脉灌注压足够,体、肺循环间的有效平衡。可采用静脉快速诱导,但此类患者循环迟滞,诱导药物出现作用迟缓,因此应分次、缓慢注入,切不可操之过急。即使是相对逾量也会明显削弱交感神经系统反应,造成循环不稳定。术前循环状态极不稳定的患者,麻醉诱导可选用有交感兴奋作用的氯胺酮,为减少其加重肺动脉高压的副作用,可选用小剂量氯胺酮（0.2~0.4mg/kg）,以免诱发、加重急性右心衰。入室后监测直接动脉血压及CVP;其次于建立静脉通道后即用微泵泵入多巴胺,支持心脏功能。全麻诱导宜采用对心功能抑制作用弱的麻醉性镇痛药如舒芬太尼,维持心肌收缩力,避免血流动力学波动太大诱发严重的心律失常、心功能衰竭、室壁内的血栓脱落等危险情况发生。

4. 麻醉诱导后患者需要在俯卧位下手术,这种体位可能存在哪些风险?

对于该患者,除了常规俯卧位手术引起的一些并发症外,其还引起一些扩张型心肌病患者容易发生的并发症。在俯卧位时,胸腹部受压可限制呼吸时胸廓的扩张,引起限制性呼吸困难,使肺活量和功能残气量降低,严重时可导致CO_2蓄积和低氧血症;可压迫下腔静脉使静脉血回流受阻,这不仅使心排出量降低而影响血流动力学稳定,同时下半身的静脉血通过椎旁静脉网经奇静脉回流,使脊柱手术的手术野严重淤血,渗血明显增加。这些情况的存在均使本来脆弱的心功能更进一步损伤,诱发心律失常、心衰及栓塞的发生。麻醉期间应监测有效通气量、气道压、$ETCO_2$及SpO_2,如发生通气不足、气道压过高或氧合障碍,应迅速查明原因,如是否发生导管脱出、过深或扭折,或因病人的体位改变而严重限制了胸廓的扩张,抑或是发生了心律失常、心衰及栓塞等。

5. 此类患者围术期的容量管理如何进行?

对于合并有扩张型心肌病的患者,围术期的液体管理需要十分精细。由于扩张型心肌病患者脆弱的射血功能、心室增大和灌注压升高,如果围术期容量超负荷可能会导致心力衰竭和肺水肿。然而,如果过度限制容量可能会降低心排血量。临床上可以通过 CVP、血流动力学、尿量和血乳酸水平来评估容量是否适合。维持 PAWP 12~15mmHg 和 CVP 8~12mmHg 在该类患者中比较合适,但要考虑到很多因素(体位和正压通气等)会影响 PAWP 和 CVP。尽管经食管超声心动图(TEE)在食管损伤及凝血功能障碍的患者中使用受到限制,但它是评估心室充盈较为准确的工具,临床上麻醉医生可根据 TEE 监测扩张型心肌病患者的容量,术中精心调整液体出入量,尽可能维持出入平衡,维持心肌收缩力,维持适当的血容量,保证足够的心脏前负荷,降低心脏后负荷,输液超过 1000ml 时给予呋塞米 5mg,避免加重心脏前负荷。为预防术后心功能不全,对此类患者可在 PACU 继续用多巴胺 $2\mu g \cdot kg^{-1} \cdot min^{-1}$ 维持。有研究显示,晶体液超负荷会更容易引起肺水肿,减少组织氧供及影响组织愈合,所以在扩张型心肌病患者中,应该限制晶体量,适当给予胶体,必要时输入血液及血制品,可使用少量呋塞米预防容量超负荷。

【小结】

扩张型心肌病患者心脏收缩功能下降,心腔扩大,容易发生心律失常和心衰,围术期麻醉、手术、感染、应激等等各种因素均可能导致心功能不全甚至心衰,围术期必须密切监测,加强容量管理、保持内环境稳定以及支持心泵功能,并避免各种诱发心衰的因素。

【专家简介】

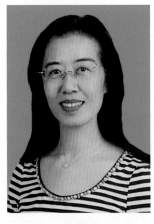

李娟

李娟,安徽省立医院主任医师,博士生导师。 主要研究方向:围术期脏器保护。 主持省级科研课题 4 项,以第一作者或通讯作者在国内外期刊发表论文五十余篇。 现任中国医师协会麻醉学分会常委,心胸麻醉学会理事,心胸麻醉学会胸科分会常委,中华医学会麻醉学分会神经外科麻醉学组、气道管理学组委员,安徽省麻醉分会常委。 任《中华麻醉学杂志》、《国际麻醉学与复苏杂志》、《临床麻醉学杂志》通讯编委等职。

【专家点评】

1. 扩张型心肌病是一种有家族遗传倾向的疾病,已经证实有 30 多个基因与该疾病相关,其中 10 号染色体的长链与心源性猝死有关。该类患者围术期最大的风险还是心衰和恶性心律失常,对于此类患者的术前评估,除了上文所述的心电图、超声心动图以外,还可以完善一些实验室检查,比如 N 末端脑钠肽的前体(NT-ProBNP),血浆中的 BNP 和左室舒张末压力及左室壁张力有关,有研究表明 NT-ProBNP 大于 2247pmol/L 和高死亡率相关,其他指标包括高敏感性 C 反应蛋白(hsCRP)也和扩张性心肌病的存活率有关。现在,有些医疗机构还可以进行心脏磁共振(CMR)检查,对于扩张性心肌病患者可以发现心肌的纤维化程度和比例,对于评估心脏的功能也非常有益。另外一个值得一提的问题就是扩张性心肌病患者 EF 和 CO 的关系,扩张性心肌病患者的 EF 是低于 30%,但左心室收缩末期容积扩大,除外二尖瓣反流的血流,其前向血流量可能接近正常心脏大小和 EF>50% 的正常人,所以对该类患者的评估不能局限于单个指标,更需要综合判断。

2. 扩张型心肌病患者行非心脏手术的麻醉管理精细化非常重要。其原则是保持心脏的收缩能力,维持舒张压,以避免冠脉缺血,保持一定的心脏前负荷,避免后负荷过度增加,增加心脏前向血流阻力。因此,麻醉诱导理应选择抑制心脏泵功能较轻的药物,例如舒芬太尼、依托咪酯,而氯胺酮对于该类患者有一定的心脏兴奋作用,可以酌情使用,但应用时应避免心动过速。总体来说,该类患者毕竟属于脆弱心功能,所以,无论使用什么药物,都需要小剂量缓慢给予,给心脏一定的适应和反应时间,并且有利于进行血管活性药物支持调整。对于心功能分级 Ⅲ 级以上或术前即合并有心律失常的患者,麻醉诱导前应该行 ICD 置入或安置心外除颤电极片。麻醉诱导后的阶段尤其要注意维持血流动力学的平稳,防止冠脉供血不足诱发心律失常和重要器官灌注不良。至于麻醉中维持,在保持麻醉深度的基础上,一般需要给予多巴胺等血管活性药物支持。术后的疼痛管理对此类患者也非常重要,剧烈的疼痛使外周血管阻力增加,增加心脏后负荷,因此,可采用局部麻醉为主的多模式镇痛管理。

3. 扩张型心肌病患者的液体管理直接关系到心脏的负荷和搏出量,需要十分谨慎,容量不足,前负荷降低,心输出量减少,而容量负荷超载,又容易引起肺淤血水肿,如何找到一个相对于心脏个体的容量负荷的平衡点,进行靶向液体治疗,并无统一确切的方案。就临床实践来说,可以用快速补液试验综合临床表现判断容量状态,也可以参考动脉血压变异率(PPV)、每博输出量变异性(SVV)、被动抬腿试验(PLR),但是应该注意体位及血管活性药物对这些指标的影响。本例患者术中出血量不大,维持中心静脉压在正常值偏高水平,辅以血管活性药物,血流动力学稳定,术后复苏平稳。该患者术后出现水肿和胸腔积液的原因首先考虑心功能不全,贫血和低蛋白血症也是重要原因,术后患者每天液体入量为 1500ml,理论上并非超负荷,但由于手术原因,患者一直处于平卧位,且由于术后在监护室治疗,睡眠差,可能也是诱发术后出现心功能不全的因素。因此,对于扩张性心肌病、脆弱心功能患者,术后还是需要强调综合治疗,避免各种可能诱发心衰的因素。

【参考文献】

1. 和瑞芝. 病理学. 北京:人民卫生出版社, 1981.
2. 焦明德等. 临床多普勒超声学. 北京:中国协和医科大学出版社, 1999.
3. 庄心良等. 现代麻醉学第 3 版. 北京:人民卫生出版社, 2006.
4. 卿恩明. 心血管手术麻醉学. 北京:人民军医出版社. 2006.
5. 邓继光. 扩张性心肌病患者行外科手术治疗的麻醉处理. 海南医学, 2008, 19(2):41-42.
6. C-Q. Chen, Xin Wang, J. Zhang, et al. Anesthetic management of patients with dilated cardiomyopathy for non-cardiac surgery. European Review for Medical and Pharmacological Sciences. 2017, 21:627-634.

87 109 岁患者行股骨头置换术的麻醉管理

【导读】

行髋部骨折手术的患者多为老年人,老化会伴随着所有器官系统功能贮备的进行性丢失,且常合并心血管疾病、肺部疾病、高血压、糖尿病等,对麻醉和手术耐受能力较差。即使在健康的老年人中也存在生理贮备降低,而且器官系统可能在疾病和(或)外科手术应激时会受到损害。因此,高龄是围术期死亡的危险因素,但是术前共存疾病及外科手术的侵袭性则是该年龄群体死亡的其他重要预测因子。对于此类患者的麻醉选择应遵循患者个体差异与手术的情况而定,麻醉管理则应加强呼吸与循环的监测与调控,并制定周密的术后镇痛,促进该类患者的早期的功能训练与早期康复。

【病例简介】

患者,女性,109 岁,45kg;因"摔倒后即感疼痛不能站立"入院。X 片显示"左股骨粗隆间骨折",拟行"人工半髋置换手术"。术前访视,患者已卧床,意识淡漠,不能配合咳嗽咳痰。持续鼻导管吸氧 2L/min,脉搏氧饱和度98%,血压 141/60mmHg,心率 70 次/分,呼吸 18 次/分。心电图:正常心电图;胸部 X 线:左肺下舌段少许炎症;心脏超声:左房稍大,主动脉瓣轻度关闭不全,三尖瓣轻-中度反流;ASA Ⅲ级。患者入手术室血压 136/57mmHg,心率 73 次/分,脉搏氧饱和度 92%,呼吸 18 次/分。局麻下行左侧桡动脉穿刺测压,测血气示:pH 7.375,PCO_2 42.2mmHg,PO_2 54.6mmHg,Hb 82g/L,K^+ 4.4mmol/L,Glu 4.5mmol/L,Lac 0.6mmol/L。给予患者面罩吸氧4L/min,局麻下股外侧皮神经阻滞止痛后,患者摆为右侧卧位,在超声和神经刺激器联合引导下行腰丛+坐骨神经阻滞。术中发现患者髋臼完整光滑,手术方式遂选择为患侧股骨头置换术,手术时间约 1 小时,麻醉时间 2 小时,整个过程患者循环、呼吸平稳,无其他疼痛不适等感觉。术毕查血气示:FiO_2 40%,pH 7.365,PCO_2 38.2mmHg,PO_2 129mmHg,Hb 87g/L,SO_2 99.3%,K^+ 4.6mmol/L,Glu 5.3mmol/L,Lac 0.8mmol/L(图 7-7)。术中输液:乳酸钠林格液 400ml,生理盐水(去甲万古霉素 400mg)250ml;出量:失血量 100ml,尿量 200ml,隐形失水 300ml;术中根据情况取血 1u,术毕才送达,和责任医师及病房护士沟通后带回病房缓慢输入。患者回病房立即开始缓慢进食流质饮食;术后第一天开始下床负重行走,进行功能锻炼;术后第四天上午出院。

RADIOMETER ABL 800 FLEX					RADIOMETER ABL 800 FLEX				
ABL825			08:13 AM	9/20/2016	**ABL825**			10:06 AM	9/20/2016
病人报告	注射器-注 195uL		样本序号#	29795	病人报告	注射器-注 195uL		样本序号#	29808
识别编号					识别编号				
病人编号	7000##				病人编号	7000##			
样本类型	动脉血				样本类型	动脉血			
T	37.0℃				T	36.5℃			
FO2(I)	21%				FO2(I)	40%			
血气值					**血气值**				
HCTc	25.4	%			HCTc	27.2	%		
pH	7.375		[7.350 - 7.450]		pH	7.365		[7.350 - 7.450]	
pCO2	42.2	mmHg	[35.0 - 45.0]		pCO2	38.2	mmHg	[35.0 - 45.0]	
pO2	54.6	mmHg	[80.0 - 110.0]		pO2	129	mmHg	[80.0 - 110.0]	
血氧值					**血氧值**				
cHb	82	g/L	[120 - 160]		cHb	87	g/L	[120 - 160]	
sO2	89.4	%	[93.0 - 98.0]		sO2	99.3	%	[93.0 - 98.0]	
FO2Hb	86.6	%	[93.0 - 98.0]		FO2Hb	96.3	%	[93.0 - 98.0]	
FCOHb	2.6	%	[- 2.0]		FCOHb	2.3	%	[- 2.0]	
FHHb	10.3	%	[2.0 - 7.0]		FHHb	0.7	%	[2.0 - 7.0]	
FmetHb	0.5	%	[-]		FmetHb	0.7	%	[-]	
电解质					**电解质**				
cK⁺	4.4	mmol/L	[3.5 - 5.5]		cK⁺	4.4	mmol/L	[3.5 - 5.5]	
cNa⁺	141	mmol/L	[136 - 146]		cNa⁺	141	mmol/L	[136 - 146]	
cCa²⁺	1.21	mmol/L	[1.15 - 1.29]		cCa²⁺	1.19	mmol/L	[1.15 - 1.29]	
cCl⁻	112	mmol/L	[98 - 106]		cCl⁻	114	mmol/L	[98 - 106]	
代谢物值					**代谢物值**				
cGlu	4.5	mmol/L	[3.9 - 5.8]		cGlu	5.3	mmol/L	[3.9 - 5.8]	
cLac	0.6	mmol/L	[0.5 - 1.6]		cLac	0.8	mmol/L	[0.5 - 1.6]	
温度修正值					**温度修正值**				
pH(T)	7.375				pH(T)	7.372			
pCO2(T)	42.2	mmHg			pCO2(T)	37.3	mmHg		
pO2(T)	54.6	mmHg			pO2(T)	126	mmHg		
血氧状态					**血氧状态**				
ctO2,c	10	Vol%			ctO2,c	12.1	Vol%		
pO2(A),e	97.4	mmHg			pO2(A),e	234.5	mmHg		
pO2(A,T),e	97.4	mmHg			pO2(A,T),e	236.0	mmHg		
pO2(A-a),e	42.8	mmHg			pO2(A-a),e	105.8	mmHg		
pO2(A-a,T),e	42.8	mmHg			pO2(A-a,T),e	109.8	mmHg		
pO2(a/A),e	56.0	%			pO2(a/A),e	54.9	%		
pO2(a/A,T),e	56.0	%			pO2(a/A,T),e	53.5	%		
mOsm,c	286.9	mmol/kg			mOsm,c	286.9	mmol/kg		
cH+,c	42.2	mmHg			cH+,c	43.2	mmHg		
pO2(a)/FO2(I),c	260	mmHg			pO2(a)/FO2(I),c	322	mmHg		
pO2(a,T)/FO2(I)	260	mmHg			pO2(a,T)/FO2(I)	316	mmHg		
p50,e	25.04	mmHg			p50,e	26.74	mmHg		
p50(st),d	25.30	mmHg			p50(st),d	26.84	mmHg		
p50(T),e	25.04	mmHg			p50(T),e	25.80	mmHg		
p50,e	25.04	mmHg			p50,e	26.74	mmHg		
酸碱状态					**酸碱状态**				
cHCO3(P,st),c	23.9	mmol/L			cHCO3(P,st),c	21.8	mmol/L		
cHCO3(P),c	24.1	mmol/L			cHCO3(P),c	21.3	mmol/L		
ABE,c	-0.5	mmol/L			ABE,c	-3.1	mmol/L		
SBE,c	-0.4	mmol/L			SBE,c	-3.1	mmol/L		

图 7-7 患者术前与术毕的血气分析

【问题】

1. 高龄患者的麻醉生理改变
2. 术前评估和术前检查

3. 麻醉方式的选择

4. 围术期管理

5. 术后疼痛控制

1. 高龄患者的麻醉生理改变

（1）神经系统：年龄相关的外周和中枢神经系统改变能影响老年患者对麻醉药和其他药物的反应，以及对疼痛的感知。

脑体积减小、神经元密度降低以及脑室与脑沟增宽。可能出现神经递质（如，多巴胺、5-羟色胺和乙酰胆碱）和神经受体的区域性减少。所有作用于中枢神经系统内的静脉用药物的药效动力学敏感性会随着年龄的增长而增加；对于所有挥发性麻醉剂，在 1 个大气压下，MAC 值也均会随着年龄的增长而减小。此外，胆碱能受体活性降低可能解释了老年患者使用抗胆碱能药物后易出现副作用的原因。中枢神经系统对高碳酸血症的正常通气反应，特别对低氧血症的反应，随着年龄的增长而降低。阿片类、苯二氮䓬类及挥发性麻醉剂的呼吸抑制效应在老年患者中加大，可能会进一步损害对高碳酸血症和低氧血症的反应。外周神经系统的改变包括有髓纤维的减少，疼痛感知可能会出现改变。最后，尽管其机制尚不明了，但是术后中枢神经系统并发症（特别是术后谵妄和术后认知功能障碍）已知主要是发生于老年患者中的一个问题。

（2）心血管系统：老年患者的心血管系统的正常变化，如血管硬化与自主神经功能改变，会影响对使用麻醉药物的生理反应。老年人在麻醉状态下出现血压不稳定是比较常见的，这些患者常发生需要治疗的严重低血压。

老年人的血管硬化导致血压逐渐增高，使得血管系统的弹性变差。心肌会变得更僵硬，舒张期充盈出现损害。这些患者在舒张期间充盈可能极其依赖于心房作用。因此，在麻醉时即使房性心律失常短暂发作也会导致显著低血压的发生。此外，舒张功能障碍会增加液体给予时发生肺水肿的风险。"老化性自主神经功能障碍"使受损的 β 受体反应性限制了通过增加心率来增加心输出量的能力，因此患者更依赖于血管张力和前负荷。

（3）呼吸系统：胸壁硬化增加和肺实质弹性减低是可预见的变化，这会增加呼吸做功。另外，老年患者小气道的顺应性及闭合容量增加可以引起小气道塌陷。因此，肺不张和随之发生的低氧血症的风险较高。咽部功能受损使老年患者容易出现误吸与潜在肺部并发症的风险增加。

阿片类、苯二氮䓬类和挥发性麻醉剂的呼吸抑制效应在老年患者中有所增加，这可增加围术期高碳酸血症与低氧血症的风险，以及增加术后呼吸暂停和（或）呼吸衰竭的风险。若肌肉松弛药逆转不充分，若患者体质虚弱并较易乏力或有某些共存疾病，则这种风险会进一步增加。

（4）肝脏系统：年龄相关的肝脏质量下降和功能降低，以及肝血流减少，可导致用于麻醉的大多数静脉用药物的代谢减慢。此外，白蛋白水平降低可能导致高度蛋白结合药物（如，丙泊酚）的游离药物浓度增加。

（5）肾脏系统：老化可引起肾小球滤过率、肌酐清除率和肾功能储备不同程度的降低，当仅通过血清尿素氮和肌酐进行评估时可能会低估肾功能储备的降低。老年患者的肾在使用静脉造影剂或药物如非甾体类抗炎药（NSAIDs）时更易于发生肾毒性。

（6）药物分布容积：老年人体内总的水分减少和脂肪组织增加会引起很多麻醉药物和其他药物的分布容积与清除的改变。因此，麻醉诱导药物（如，丙泊酚）的有效浓度增加，这是由于初始分布容积较小，之后又存在一个较缓慢的再分布。此外，所有脂溶性药物可能具有延长效应，这是因为这些药物有更大的分布容积进入较大的脂肪储备。

2. 术前评估和术前检查

ASA 对麻醉前评估的实践倡议推荐：评估患者医学问题严重程度和拟行外科手术侵入性相关的麻醉风险。老年患者术前评估注意事项具体如下：

心电图-我们建议对已知存在心血管危险因素且将接受中等或高度心脏风险的外科手术的患者进行心电图（ECG）检查（表 7-3）。

仅年龄并不是进行 ECG 检查的指征，作为共存疾病的存在和严重性指标的较高 ASA 评分（>3），以及慢性心力衰竭（CHF）病史在这项研究中才是术后心脏并发症的重要预测因子。

表7-3　ACC/AHA 指南：非心脏手术的心脏危险分级

高危（心性死亡或非致死性心肌梗死[MI]发生率>5%）	低危*（心性死亡或非致死性心肌梗死[MI]发生率<1%）
● 主动脉或其他大血管手术	门诊手术
● 外周动脉手术	内镜手术
中危（心性死亡或非致死性心肌梗死[MI]发生率1%~5%）	表浅手术
颈动脉内膜剥脱术	白内障手术
头颈部手术	乳腺手术
腹腔/胸腔手术	
骨科手术	
前列腺手术	

　　胸片：在接受高风险手术的有症状性心脏或肺部疾病的老年患者中，如果患者在过去6个月内未进行过胸片检查（CXR），则应接受CXR。

　　肺功能测定：关于术前PFT在风险分层中的作用，目前存在相当大的争议。在大多数情况下，这些测定仅能够证实疾病严重程度的临床表现，只能为风险的临床评估增添很少的作用。术前PFT的合理的患者选择方法遵循：①对于COPD或哮喘患者，若临床评估不能确定患者是否在其最佳的基线水平且气流阻塞的减少达到最佳化，则进行PFT。在这种情况下，PFT可能会识别出将受益于较积极的术前处理的患者。②对于呼吸困难或运动不耐受的患者，若在临床评估后这些问题仍无法得到解释，则进行PFT。在这种情况下，鉴别诊断可能包括心脏疾病或失健。PFT的结果可能改变术前处理。③PFT不应当作拒绝手术的首要指标。④在腹部手术或其他高风险手术之前，不应常规开具PFT。

　　动脉血气分析：没有数据表明，发现存在高碳酸血症可识别不能够基于明确临床危险因素进行识别的高危患者。接受髋关节手术的患者被随机分配到宽松或严格限制性输血策略组，而两组结局无差异，该观察结果提示贫血是风险的一个标志，而非并发症的原因。目前仍不清楚旨在纠正血细胞比容的干预措施是否可修正贫血所致的风险增加。应注意血清化学检查（即，钾、钠、葡萄糖、肾和肝功能检查）在年迈的老人中这些检查值可能不同于正常值。

　　用药史：术前评估最重要的部分之一是获取准确的用药史，因为老年患者可能常会忘记或混淆其药物治疗方案。使用多种药物（多药治疗）的老年患者的药物相关不良事件的发生率较高。几种药物可能会直接影响麻醉技术的选择。例如，抗血小板药物或口服抗凝剂可能导致无法使用区域麻醉技术（表7-4）。

表7-4　接受抗凝或抗血小板药物治疗患者的椎管内麻醉的时间

抗凝剂	末次给药至椎管内置管或拔管时间	椎管内置管或拔管后至下次给药时间	注意
华法林	4~5天，核实INR<1.5；24h内置管后的单次剂量无需监测		持续神经功能监测至拔管后24h，如置管则每日监测INR至INR<1.5才能拔管；如INR 1.5~3.0，谨慎拔管并检测神经功能至INR稳定；如INR>3，停止/减量华法林。抗止血药的应用不影响INR，但可能增加出血风险
普通肝素			用药>4天，置/拔管前监测血小板（肝素诱发血小板减少风险）
治疗剂量（IV）	2~4h，核查正常APTT	1h	困难穿刺或有出血者后续使用肝素后谨慎有出血风险
预防剂量（SC）	延迟至置管风险降低后给药	1h	每日两次共5000U无禁忌，更高剂量不确定其风险性
低分子肝素（LMWH）			抗Xa水平不能预测出血风险性；不合用抗血小板药或口服抗凝剂，会增加椎管内血肿风险
治疗剂量（SC）（依诺肝素1mg/kg每12h；依诺肝素1.5mg/kg每天；达肝素钠100~120U/kg每12h；达肝素钠200U/kg每天；那曲肝素86U/kg每12h；那曲肝素171U/kg每天；亭扎肝素175U/kg每天）	>24h	6~8h（置管），>4h（拔管），创伤后延迟24h置管；两次每天，首剂>术后24h；每天一次，首剂术后6~8h，第二剂24h后	有导管时不能用治疗剂量

续表

抗凝剂	末次给药至椎管内置管或拔管时间	椎管内置管或拔管后至下次给药时间	注意
预防剂量（SC）（依诺肝素 30mg 每 12h；依诺肝素 40mg 每天；达肝素钠 2500~5000U 每天；那曲肝素 2850U 每天；那曲肝素 38U/kg 每天；亭扎肝素 50~75U/kg 每天；亭扎肝素 3500U 每天）	10~12h	6~8h（置管），>4h（拔管），创伤后延迟 24h 置管；2 次/天剂量，首剂>术后 24h，每天一次，首剂术后 6~8h，第二剂 24h 后	有导管时不能应用 2 次/天剂量，会增加椎管血肿风险
磺达肝癸钠	36~42h（欧洲指南）	6~8h；避免创伤性置管	有导管时不用
Xa 因子抑制剂			（欧洲指南）抗血栓时监测 PT,APTT
利伐沙班	22~26h	4~6h	AHA 推荐最后剂量 3~5,24h 后重新给予
阿哌沙班	26~30h	4~6h	
凝血酶抑制剂	避免椎管内操作		APTT 或凝血酶时间
达比加群			AHA 推荐末次剂量后 5 天（肾衰要 7 天），4h 后重新给药
阿加曲班			
水蛭素衍生物（地西卢定，比伐卢定）			
抗血小板药			出血时间不能预测出血问题
P2Y12 受体阻断剂			
氯吡格雷	7 天	导管拔出后	
普拉格雷	7~10 天	拔管后 6h	欧洲指南
Ticlodipine	14 天	拔管后	
替格瑞洛	5 天	拔管后 6h	欧洲指南
GP Ⅱb/Ⅲa 抑制剂		术后禁 4 周，如椎管内操作应检测神经功能	
替罗非班	4~8h		
依替巴肽	4~8h		
阿昔单抗	24~48h		
阿司匹林	可持续剂量	可持续剂量	影响血小板寿命，如在术后早期合用其他抗止血药时避免椎管内操作
NSAIDs	可持续剂量	可持续剂量	影响血小板功能，3 天后正常；如在术后早期合用其他抗止血药时避免椎管内操作，COX-2 抑制剂对血小板功能影响小
中药（大蒜、银杏、人参）	可持续剂量	可持续剂量	同时合并使用其他抗止血药有出血风险

　　某些药物可能与麻醉科医师所用药物发生相互作用。例如，单胺氧化酶抑制剂与哌替啶使用时可以产生潜在致命的胆碱能相互作用，或者与拟交感的血管加压药（如，麻黄碱）使用时可导致明显的高血压。又如，在麻醉诱导的 12 小时内给予血管紧张素转化酶（ACE）抑制剂可导致麻醉中出现更严重和较长时间的低血压。患者按照安排好的时间去术前门诊就诊最有利于调整用药方案。

　　运动能力：作为术前评估的一部分，应该询问所有患者的运动能力。运动能力是总体围术期风险的一个重要决定因素；运动耐量几乎不受限的患者，其风险通常较低。功能状态的指标包括：

　　（1）能够照顾自己，例如进食、穿衣或如厕（1MET）。

　　（2）能够爬一段楼梯或山丘，或者能够以 3~4 英里/小时的速度在平地行走（4METs）。

　　（3）能够从事家庭周围的重活，例如擦洗地板、提举或移动重的家具，或者爬 2 段楼梯（4~10METs）。

　　（4）能够参加激烈运动，例如游泳、网球单打、足球、篮球和滑冰（>10METs）。

　　美国心脏病学会/美国心脏协会（ACC/AHA）关于术前心脏评估的指南推荐，无论已安排手术操作的固有风险如何，运动能力良好的患者（至少 4 个 METs）均无需进行检查。

药物使用:临床医生应于术前获悉所有患者的药物使用史,并且应特别询问非处方、补充以及替代药物使用情况。阿司匹林、布洛芬和其他非甾体抗炎药是很容易获得的,并且与围术期出血风险增加有关。具体询问补充和替代药物的使用情况也应是术前评估的一部分。

3. 麻醉方式的选择

老年患者麻醉技术的选择应当根据手术要求、共存疾病、预防术后并发症的需求以及患者意愿而定。

区域麻醉与全身麻醉:一项纳入 128 882 例大于等于 65 岁并接受髋关节手术的患者的回顾性研究中,相比于椎管内麻醉,那些接受全身麻醉的患者有更高的死亡率(2.6% vs 2.1%;OR 1.2,95% CI 1.2~1.4)、更高的脑卒中发生率(1.6% vs 1.4%,OR 1.2,95% CI 1.1~1.3)、更高的呼吸衰竭发生率(1.7% vs 0.6%,OR 2.7,95% CI 2.4~3.0),以及更高的重症监护室(intensive care unit,ICU)收治率(11.0% vs 6.2%,OR 2.0,95% CI 1.9~2.1)。椎管内麻醉的益处可能是由于交感神经阻滞作用以及超前镇痛;交感神经阻滞作用包括减少盆腔或下肢手术中的出血量,降低骨科手术后深静脉血栓的发生率,以及改善下肢血管重建后移植物的通畅程度。椎管内麻醉或其他区域麻醉还可能减少肺部并发症。特别是合并慢性阻塞性肺疾病(COPD)的老年患者可能受益于椎管内麻醉。

硬膜外麻醉对合并有缺血性心脏病的老年患者可能是有益的。在术前期,与接受了肌内注射哌替啶的对照组相比,早期对有已知冠状动脉疾病的老年患者进行持续硬膜外镇痛与髋关节手术前更低的心脏事件发生率相关。在老年患者中,椎管内麻醉期间的深度镇静[即,脑电双频指数(bispectral index,BIS)约为 50]比轻度镇静(即,BIS>80)可导致更高的死亡率。相比于接受全身麻醉的患者,接受区域麻醉的老年患者的术后认知功能障碍(POCD)发生率并未降低。

一般而言,椎管内麻醉或其他区域麻醉技术的潜在有益作用必须具体分析,并将其与风险(如,交感神经阻滞致心脏前负荷降低,从而导致低血压)以及其他的患者特异性因素[如,焦虑、不愿在清醒状态下手术、不能合作或沟通、不能舒适地平卧(若手术需要患者平卧)或近期接受抗血栓形成药物而不能使用椎管内麻醉]相权衡。

镇静和监测下麻醉(MAC):在采用 MAC 技术期间,麻醉科医师通常给予患者镇痛、镇静和抗焦虑作用的短效药物,能使患者术后快速麻醉苏醒。然而,从"浅"镇静到"深"镇静的进展可能会突然发生,尤其是对于老年患者。在有痴呆症或重大的神经系统疾病(如,帕金森综合征)的老年患者中,即使手术操作可能很小,但麻醉科医师可能认为仅提供镇静是不可行的,因而可能会推荐实施全身麻醉。老年患者尤其容易发生低氧血症和高碳酸血症。

4. 围术期管理

血流动力学监测和管理:标准的 ASA 监测,包括氧合、通气、血压、心率和体温,在老年患者接受任何麻醉技术时均是必需的。关于这些患者中更具侵袭性监测的价值的资料很少。然而,术中低血压可能促成不良心脏事件,这是老年患者中最常见的围术期并发症。往往有必要给予血管收缩剂,方式可以是小剂量注射(如,麻黄碱 5~50mg 或去氧肾上腺素 40~100μg)或连续输注[如,去氧肾上腺素 0.1~0.8μg/(kg·min)或 10~100μg/min]。

我们推荐,对于先前存在严重心血管疾病或血流动力学不稳定的老年患者,或者当计划外科手术可能导致较大的、突然的心血管变化、快速血液丢失或大的液体转移时,应实施有创动脉血压监测。此外,动脉通路有利于在复杂的侵入性外科手术过程中监测实验室结果。

当有必要提供安全的静脉通道以给予血管活性药物或者有必要开始快速液体复苏时,可考虑进行中心静脉置管。当预期有严重的血流动力学障碍或危及生命的低血压发生时,进行经食管超声心动图检查(transesophageal echocardiography,TEE)是合理的。对于急性、持续性和危及生命的血流动力学紊乱(其中,心室功能及其决定性影响因素不确定且对治疗无反应)的术中评估是进行"抢救性 TEE"的明确指征。

液体管理:术中液体管理的总体目标是避免脱水、维持有效的循环血容量,以及预防组织灌注不足。基于现有容量状态和组织灌注的测量结果的临床判断仍然是最重要的因素,因为足够的前负荷对于心肌收缩是必需的。

避免低体温:老年患者快速恢复体温调控的能力受损,其围术期低体温更频繁、更明显且更持久。低体温的不良后果包括心脏缺血、心律失常和不良心脏事件。

麻醉药物的选择和剂量:由于药物代谢动力学和药物效应动力学方面的年龄相关变化,老年患者对药物更敏感。因此,老年患者在给定的药物剂量下反应更强。

下列方法可有助于避免药物相互作用和副作用:减少麻醉药物的初始剂量,延长追加药物剂量的间隔时间,使用短效药物。

　　抗焦虑药：对于老年患者，咪达唑仑的初始静脉剂量通常仅为 0.5~1.0mg，追加剂量的间隔时间可能长于更年轻患者的间隔时间。老年患者可出现药物效应动力学改变（即，大脑对药物敏感性增加）和药物代谢动力学改变（即，由于肝脏灌注减少导致清除减慢和身体脂肪组织增加导致分布容积增大），从而使得有必要减小咪达唑仑的剂量。

　　5. 术后疼痛控制

　　疼痛缓解不充分与老年患者术后谵妄和随之发生并发症的可能性增加有关。虽然可能需要阿片类药物，但是推荐在老年患者中采取多模式的疼痛处理，以降低阿片类药物相关副作用的风险。恰当的管理应该始于对疼痛的评估。评估在有一定程度的慢性疼痛的老年患者中可能具有挑战性，而评估在精神状态改变的患者中可能极其困难。对于术后轻度疼痛的老年手术患者，每 6 小时给予对乙酰氨基酚 650~1000mg 是首选的非阿片类药物方法，除非由于肝脏疾病而禁忌使用。当老年患者术后早期疼痛控制需要使用阿片类药物时，其剂量需求减小。与更年轻的患者相比，70 岁以上患者初始调整阿片类药物剂量至成功控制疼痛需要更多的时间，并且在 PACU 的停留时间更长。初始调整剂量后，如果需要进一步静脉镇痛，则可应用患者自控镇痛（PCA）。然而，如果患者由于谵妄或其他因素而不能使用 PCA，推荐定期经静脉或皮下给予根据年龄调整的相应剂量的镇痛药。

　　硬膜外麻醉法或神经阻滞镇痛在老年患者中可能尤其有用。一项 2012 年的系统评价比较了腹主动脉手术后使用硬膜外与全身阿片类药物缓解疼痛的效果，硬膜外镇痛法提供了持续最长达术后 3 日的更佳疼痛缓解。此外，接受硬膜外镇痛法的患者术后气管插管的时间缩短了近一半，并且心肌梗死、胃并发症以及肾并发症明显更少见。

【小结】

　　老化会伴随着所有器官系统功能贮备的进行性丢失。所有老年患者均有必要接受术前会诊，以评估医学问题的严重程度、拟行手术的风险及用药史。麻醉技术的选择应根据手术要求、共存疾病、预防术后并发症的需求和患者意愿而定。在骨科大手术围术期椎管内麻醉可以降低某些老年患者的肺部或心血管并发症的发生率，这可能是通过提供超前镇痛和交感神经阻滞作用实现的。

　　充分的疼痛缓解可降低老年患者术后谵妄和其他并发症发生率，取多模式疼痛管理，以减少阿片类药物相关副作用的风险。老年患者的手术风险及结局（并发症发病率和死亡率）不仅取决于实足年龄，还取决于共存疾病的存在与否及其严重性、需要手术治疗的紧迫性以及手术的侵袭性。然而，80 岁以上的患者住院手术和门诊手术术后死亡率均最高。

【专家简介】

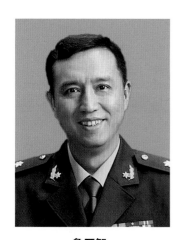

鲁开智，医学博士，主任医师，教授，博士研究生导师，现任陆军军医大学附属西南医院麻醉科主任。现为中华医学会麻醉学分会常务委员；中国医师协会麻醉学医师分会常务委员；中国中西医结合协会麻醉学分会常务委员；重庆市医学会麻醉学专委会主任委员；重庆市医师协会麻醉学医师分会副会长。近年来主要从事远端器官疾病致肺损伤的临床和基础研究，第一完成人获重庆市科技进步一等奖 1 项，作为负责人或主研人员参加国内外研究项目二十余项（含主持 NSFC 4 项）；以第一作者或通讯作者发表学术论文五十余篇，在国外学术刊物（SCI 收录）上发表论文 25 篇；总影响因子 80.925。

鲁开智

【专家点评】

1. 这是 1 例成功的超高龄患者手术的麻醉。在整个围术期,采用了多项老年 ERAS 管理的措施。在充分的术前准备、术中麻醉选择即用药、以及术后早期下床功能锻炼、进食等处置下,患者 4 天即顺利康复,无其他并发症。由此体现出老年患者的 ERAS 对社会的经济效益以及患者本身均具有较大的益处。

2. 老年 ERAS:1997 年,丹麦 Kehlet 报道改进系列手术措施,以减轻机体生理病理的反应,取得结直肠手术后加速康复的效果,称之为快速通道外科(Fast Track Surgery,FTS)。2010 年后多数学者称为促进手术后恢复的程序(enhanced recovery of surgery program),现多称之为 ERAS(Enhanced Recovery After Surgery)。相对与其他年龄阶段患者,老年患者由于其特殊的病理生理改变以及代偿力的急剧下降,更显得 ERAS 的重要性。老年 ERAS 基本理念是减少手术及相关措施对机体的应激,尽可能使老年患者的内在生理功能保持在稳定状态,减少并发症,缩短手术后康复的时间。

3. 该例手术是髋关节置换术,麻醉选择有全身麻醉或者区域阻滞麻醉。从目前针对 128 882 例超过 65 岁并接受髋关节手术的患者的回顾性研究报道看,接受全身麻醉的患者有更高的死亡率、更高的呼吸衰竭发生率,以及更高的 ICU 收治率。因此本例麻醉直接选择了局麻下股外侧皮神经阻滞止痛后、右侧卧位在超声和神经刺激器联合引导下行腰丛+坐骨神经阻滞,术中麻醉效果完善。

4. 老年 ERAS 强调术后早期(6 小时)进食。由于任何应激均可导致肠黏膜缺血-再灌注的损伤,仅是程度轻重不同而已,轻者肠黏膜屏障功能不受影响,重者将致严重损害,可有肠道菌群紊乱,肠内细菌、内毒素易位,导致全身急性反应甚至脓毒症,多器官功能障碍综合征(MODS)。少量早期进食的作用不在于给机体提供营养素,而是认为少量的营养即能对肠黏膜起滋养作用。肠黏膜细胞有一特性,它的生长、增殖与修复所需的营养物质直接来自与黏膜相接触的食糜;同时早期进食除能给予修复物质外,也促进了肠蠕动,门静脉循环。本例患者术后回到病房后立即早期进食,是该例患者顺利康复的原因之一。

5. 老年 ERAS 还比较强调避免阿片类药物的术后镇痛以及早期下床活动。良好的术后镇痛能够减少患者机体的应激反应,促进肠功能的恢复,有利于患者早期活动。多模式镇痛一直是 ERAS 所倡导的术后镇痛方案,包括硬膜外镇痛、神经阻滞镇痛、手术切口的局部浸润镇痛以及非甾体类抗炎药的运用。

【参考文献】

1. Lawrence VA, Cornell JE, Smetana GW, American College of Physicians. Strategies to reduce postoperative pulmonary complications after noncardiothoracic surgery: systematic review for the American College of Physicians. Ann Intern Med 2006；144：596.

2. Verdú E, Ceballos D, Vilches JJ, Navarro X. Influence of aging on peripheral nerve function and regeneration. J Peripher Nerv Syst 2000；5：191.

3. Silverstein JH, Timberger M, Reich DL, Uysal S. Central nervous system dysfunction after noncardiac surgery and anesthesia in the elderly. Anesthesiology 2007；106：622.

4. Groban L, Butterworth J. Perioperative management of chronic heart failure. Anesth Analg 2006；103：557.

5. McLean AJ, Le Couteur DG. Aging biology and geriatric clinical pharmacology. Pharmacol Rev 2004；56：163.

6. Horlocker TT, Wedel DJ, Rowlingon JC, et al. Regional anesthesia in the patient receiving antithrombotic or thrombolytic therapy: American Society of Regional Anesthesia and Pain Medicine Evidence-Based Guidelines (Third Edition). Reg Anesth Pain Med 2010；35：64.

88　股骨颈骨折患者行半髋置换术术中发生肺栓塞

【导读】

随着人口老龄化,因髋关节外伤、股骨头坏死等行髋关节置换术的患者越来越多,这类患者通常年龄大、合并多种慢性疾病,术前经常采用抗血小板、抗凝等药物治疗,术中出血多,手术麻醉风险大。急性肺栓塞是股骨等长骨骨折手术中常见的致死性并发症,也是欧美等发达国家最常见的致死性急症。尸体解剖研究表明,在不明原因死亡的住院患者中,大约有60%死于肺栓塞,其误诊率高达70%,其病死率排在第3位,仅次于恶性肿瘤和心肌梗死。

【病例简介】

患者,女性,84岁,体重62kg。因不慎摔倒致左侧股骨颈骨折2小时入院。来我院拟于全麻下行左侧半髋置换术。既往高血压病病史20余年(口服缬沙坦,血压控制在125/80mmHg左右),否认糖尿病、冠心病等其他系统病史。术前检查提示:血红蛋白125g/L、Hct 38.4%、PLT $181×10^9$/L;肝肾功能、凝血功能及电解质水平均在正常范围内;胸片及心电图检查无明显异常。术前4天下肢深静脉血栓筛查无异常,入院后无抗凝治疗。

麻醉诱导采用丙泊酚75mg、舒芬太尼15μg、罗库溴铵50mg静注,肌肉松弛后行气管内插管;在右侧卧位行腰丛+骶丛神经阻滞,予0.5%罗哌卡因30ml;全麻维持采用1.5%七氟烷吸入麻醉。手术开始30分钟左右,扩髓过程中患者突然出现低血压,血压降至60/38mmHg、HR 120次/分,SpO_2 95%,$PetCO_2$ 30mmHg,考虑容量不足,加快补液速度;同时间断给予去氧肾上腺素200ug、麻黄碱30mg,效果不佳,改用去氧肾上腺素、多巴胺静脉泵注,血压仅能维持在80/50mmHg左右,快速结束手术。术中血气分析示 PaO_2 70mmHg、$PaCO_2$ 104mmHg;$PetCO_2$ 28mmHg。行经胸壁超声检查发现患者右心腔内有血栓,请超声科会诊证实右心房有大量血栓(图7-8),立即给予阿替普酶50mg静注溶栓治疗,30分钟后,血压升至100/50mmHg、心率90次/分,送患者至ICU继续观察治疗。

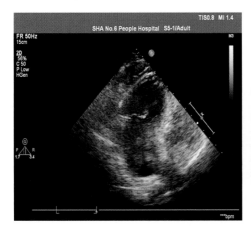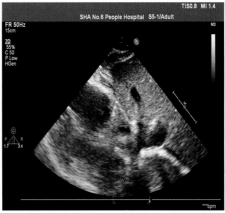

图7-8　患者术中心超图像

患者入 ICU30 分钟后,伤口渗血明显,血压再次下降,予肾上腺素、多巴酚丁胺等静脉泵注维持血压;患者术后第一天出现少尿,术后第二天因多器官功能衰竭抢救无效死亡。

【问题】

1. 肺栓塞的临床表现有哪些?
2. 如果术中怀疑病人肺栓塞,可做哪些相关检查?
3. 肺栓塞的诊断流程?
4. 抗凝治疗的适应证和禁忌证?
5. 如何进行溶栓治疗?
6. 高危急性肺栓塞患者应采取何种预防措施?

1. 肺栓塞的临床表现有哪些?

症状与栓子的大小、栓塞发生的速度及基础心肺功能相关。

非全麻状态下的临床症状有:呼吸困难、胸痛、咯血、晕厥和休克、心律失常甚至心脏骤停等;

全麻监护状态下表现:轻度的肺栓塞仅表现一过性的 SpO_2 下降、低血压,重度的肺栓塞表现为突然出现的 SpO_2 下降、$PetCO_2$ 突然下降、低血压或休克、心律失常甚至心脏骤停,同时血气表现低氧血症和高碳酸血症。$PetCO_2$ 和 $PaCO_2$ 差别显著增大是肺栓塞的特征性表现(正常 $PaCO_2$ 和 $PetCO_2$ 差别 $2.5\sim4.5mmHg$,一般不超过 10mmHg),特别患者术前无严重心肺疾患时,其诊断的特异性更高。本例患者 $PetCO_2$ 最低 28mmHg,同时血气检查 $PaCO_2$130mmHg,相差 102mmHg。顽固性低血压是本例最显著的表现,为肺动脉大部分被阻塞,进入左心的血流显著减少所致。

2. 如果术中怀疑病人肺栓塞,可做哪些相关检查?

(1) 血气分析:$PaCO_2$,PaO_2 极为重要并计算 $PaCO_2$ 和 $PetCO_2$ 差别;

(2) 血浆 D-二聚体:对急性血栓性肺栓塞诊断的敏感性达 92%～100%,但特异性较低,若其含量低于 500μg/L,可基本排除急性肺栓塞。

(3) 心电图检查:大多数心电图异常,可表现为传导阻滞、室早、房早和房颤等,但其特异性不高。典型的心电图表现为 $S_ⅠQ_ⅢT_Ⅲ$,即 Ⅰ 导联 S 波加深、Ⅲ 导出现 Q/q 波及 T 波倒置。严重肺栓塞早期,电机械分离是其特征表现,即心电图表现基本正常,但心脏无搏血,或搏出量极少,表现为血压测不出或极低。后期表现为室颤、除颤后室颤反复发作,心跳停止。

(4) 心脏超声检查:因术中发生严重肺栓塞的患者往往有显著的、顽固性的低氧血症和休克,不宜搬动,所以心脏超声检查是术中影像学确诊肺栓塞的首选。表现为右心功能不全,即右心增大、右室壁局部运动减弱、右心腔内甚至肺动脉内可见大块边界清晰的血块回声影、肺动脉高压;如果经胸壁心超显示困难,可用经食管超声心动图(TEE),其对于确诊肺栓塞的敏感性为 70%,特异性为 81%。

(5) 螺旋 CT 造影、磁共振成像(MRI)、数字减影血管造影(DSA):如果患者循环呼吸能够维持,能够耐受搬运,上述方法又不能确诊,可选用这些诊断方法。螺旋 CT 造影能发现段以上肺动脉内的栓子,是肺栓塞的确诊手段之一,其敏感性、特异性高。MRI 避免了注射碘造影剂的缺点,与肺血管造影相比,患者更易于接受。DSA 是明确肺血管解剖的"金标准",可判断是否存在慢性血栓栓塞、栓塞位置及外科手术可行性。其敏感性和特异性均达 98%。

3. 肺栓塞的诊断流程?

对怀疑急性肺栓塞的患者采用"三步走"策略

(1) 临床可能性评估[常用的临床评估标准有加拿大 Wells 评分等(表 7-5)]

(2) 初始危险分层。

(3) 逐级选择检查手段明确诊断:可疑高危、非高危急性肺栓塞患者的诊断流程图见图 7-9 和图 7-10。

表7-5 急性肺栓塞临床可能性评估的 Wells 评分标准

项目	原始版(分)	简化版(分)
既往肺栓塞或 DVT 病史	1.5	1
心率≥100 次/分	1.5	1
过去 4 周内有手术或制动史	1.5	1
咯血	1	1
肿瘤活动期	1	1
DVT 临床表现	3	1
其他鉴别诊断的可能性低于肺栓塞	3	1

注:临床可能性根据各项得分总和推算;三分类法(简化版不推荐使用)中总分 0~1 分为低度可能,2~6 分为中度可能,≥7 分为高度可能。二分类法中,0~4 分为可能性小,≥5 分为可能(原始版);0~1 分为可能性小,≥2 分为可能(简化版)

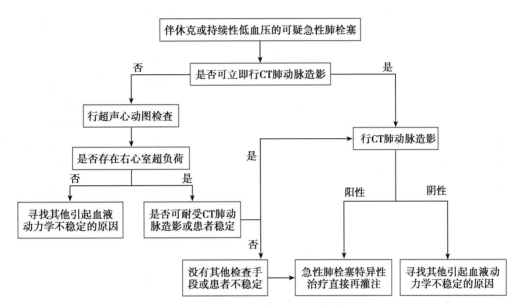

图7-9 可疑高危急性肺栓塞患者的诊断流程图

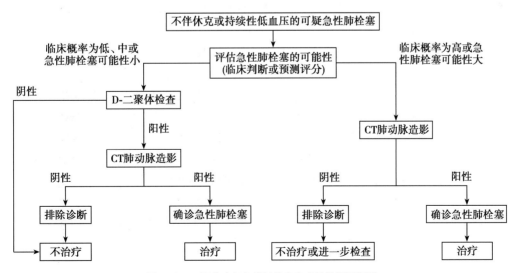

图7-10 可疑非高危急性肺栓塞患者的诊断流程图

4. 抗凝治疗的适应证和禁忌证?

适应证:确诊肺栓塞;临床高度可疑肺栓塞;有反复发作血栓倾向;有持续血栓形成病因者。

禁忌证:脑血管病;恶性高血压;出血性疾病;急性感染性心内膜炎;肝肾功能不全;10 天内做过大手术(尤其是颅内及眼科手术)。(图 7-11)

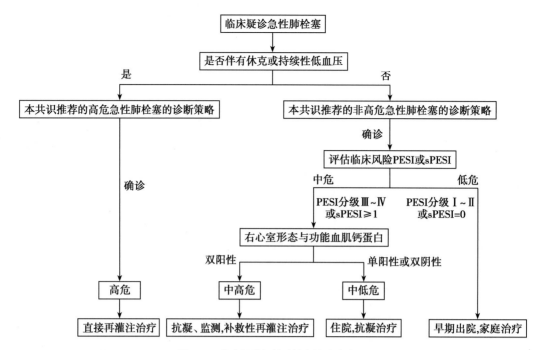

图 7-11　临床疑诊急性肺栓塞的治疗流程

5. 如何进行溶栓治疗?

溶栓治疗宜高度个体化。溶栓的时间窗一般定为 14 天以内,溶栓应尽可能在确诊的前提下慎重进行。适用于大面积肺栓塞,即伴有栓塞所致休克或低血压;次大面积肺栓塞,有右心功能不全,且无禁忌证。溶栓的禁忌证是相对的,对于生命威胁极大的肺栓塞都可考虑溶栓治疗。用法和剂量:

(1)组织型纤溶酶原激活剂(t-PA):50~100mg 持续静滴 2 小时。本例患者给予阿替普酶,因其副作用少,半衰期短,临床常将其作为首选。

(2)尿激酶:负荷量 4400U/kg,2200U/kg/h 持续静滴 12 小时。

(3)链激酶:负荷量 250 000U,100 000U/h 持续静滴 24 小时。

使用尿激酶、链激酶溶栓期间勿同时应用肝素。溶栓治疗结束后,应每 2~4 小时测定 1 次 PT 或 APTT,当其低于正常值的 2 倍,即重新开始规范的肝素治疗。

6. 高危急性肺栓塞患者应采取何种预防措施?

(1)一般措施:卧床休息时抬高患肢;多做下肢被动运动;多做深呼吸及咳嗽动作;尽量在受伤后 72 小时内行手术治疗;术后尽早下床活动。

(2)术前口服新型抗凝药,如利伐沙班,其具有良好的血栓预防效果,并且不增加出血风险;低分子肝素抗凝治疗,术前 12 小时停药,术后 12 小时重新开始给药。

(3)深静脉血栓已形成者,如下肢超声示股静脉、髂静脉及盆腔静脉血栓,放置下腔静脉滤器后行手术治疗;股静脉以下静脉血栓形成者一般放置下腔静脉滤器。

【小结】

长骨骨折患者因疼痛而活动减少等因素,围术期易于并发肺栓塞。肺栓塞临床表现多以突发的剧烈胸痛、呼吸困难、晕厥等等症状为主;全身麻醉状态下表现为低氧,呼吸末二氧化碳曲线消失,循环衰竭等,病程进展快。由于肺动脉栓塞具有临床表现多样化,特异性差,易误诊等特点,应对患者严密观察监护,及时明确诊断,积极合理治疗,可使患者获得成功救治。早期正确识别和及时有效的预防骨科患者肺栓塞的发生,是提高其抢救的成功率,减少病死率的重要内容之一。

【专家简介】

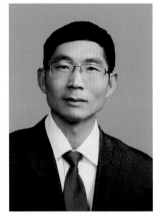

王爱忠

王爱忠，主任医师，博士研究生导师，现任上海交通大学附属第六人民医院东院麻醉科主任。2009年以来多次主办国家级继续教育项目"创伤患者的麻醉与抢救新进展"。2011年获上海市科学技术成果一项"超声在神经阻滞、深静脉穿刺和肺栓塞鉴别诊断中的应用"，并主编著作一部《超声引导下的区域阻滞和深静脉穿刺置管》。目前主持国家自然科学基金两项，发表专业论文50余篇。获得国家专利3项。2016年获中华医学会麻醉学分会颁发的"区域麻醉突出贡献奖"。主要从事创伤患者的麻醉及镇痛工作。专长：超声引导外周神经阻滞和镇痛治疗。

【专家点评】

　　围术期肺栓塞是引起医疗纠纷的原因之一。通常患者入室时看似无明显异常，但可突然出现危重情况或死亡致使家属难以接受。部分肺栓塞发生在放置体位、下肢抬高消毒铺巾时，若对该疾病缺乏认识，常出现手术医师与麻醉医师互相推责任诿。本人认为有6点可有助于围术期预防和检测肺栓塞：①麻醉医师平时注意向社会、患者、其他医务人员甚至医院领导宣传肺栓塞的发病机制、危险性、预防措施（抗凝、主动或被动活动等）；②术前对于有制动史的患者进行血管超声检查；③对已有血栓的患者，注意评估受益/风险大小，股静脉以上最好安置下腔静脉滤网，腘静脉以下可以不安置（安置下腔静脉滤网也有风险），并和家属讲明静脉血栓的风险；④对于已使用抗凝药的患者，尽量避免椎管内麻醉，即使不使用气管插管内全麻，也要备好气管插管；⑤麻醉和术中对于制动史的患者加强监测（全麻中在体位改变或敲打假体后突然出现的三低（低血压、低 SPO_2、低 $P_{ET}CO_2$），清醒患者突然意识丧失等常可提示肺栓塞）。⑥动脉血气和超声心动图是诊断肺栓塞的有效方法，$PaCO_2$ 和 $P_{ET}CO_2$ 之差往往大于30mmHg，甚至超过100mmHg，尽快完成超声心动图检查，心腔或肺动脉发现血栓是最直接的证据。

【参考文献】

1. 罗学宏. 急诊医学. 北京：高等教育出版社，2011.
2. White T，Petrisor BA，Bhandari M. Prevention of fat embolism syndrome. Injury，2006，37 Suppl 4：59-67.
3. Hatabu H，Uematsu H，Nguyen B，et al. CT and MR in pulmonary embolism：A changing role for nuclear medicine in diagnostic strategy. Seminars in Nuclear Medicine，2002，1112（3）：183-192.

89　下肢骨折手术突发急性肺栓塞

【导读】

　　肺栓塞（pulmonary embolism，PE）是指各种栓子栓塞肺动脉或其分支，引起肺循环和右心功能障碍的临床综合征,包括肺血栓栓塞、脂肪栓塞、羊水栓塞、空气栓塞、肿瘤栓塞等。围术期肺栓塞常常造成较高的致残率和致死率,麻醉医师需要具备早期预防、早期判断以及积极处理肺栓塞的能力,这对患者的预后非常重要。

【病例简介】

患者,男性,67 岁,因外伤致左股骨中下段多发骨折、双肺挫伤 10 天入院。既往体健,有气胸病史,否认高血压、冠心病等其他病史,ASA Ⅱ 级。入院体格检查:T:37℃,HR:95 次/分,RR:18 次/分,BP:120/70mmHg,心肺体查无明显异常。实验室检查:Hb:76g/L,Plt:210×10⁹/L,血糖、电解质、肝肾功能、凝血功能等无异常。下肢 X 线片示:左股骨中下段多发骨折。入院后拟在椎管内麻醉下行左股骨骨折切开复位内固定术。

患者入手术室后开放上肢静脉通路,常规监测 ECG、BP、HR、RR 和 SpO₂,监测示窦性心律,HR 90 次/分,BP 110/75mmHg,RR 16 次/分,SpO₂ 98%。于右侧卧位下行 L₂₋₃ 间隙腰硬联合麻醉,穿刺置管顺利,患者仰卧位,15 分钟后测麻醉平面达 T₈ 水平。随后当外科医生抬高患者患肢,消毒铺单时(椎管内给药已 45 分钟),患者诉胸闷、呼吸困难,随即意识模糊,呼之不应,此时 SpO₂ 69%,BP 78/45mmHg,HR 140 次/分。立即停止一切操作,予以面罩加压给氧控制呼吸,加快输液补充容量,去甲肾上腺素静脉推注维持血压,患者病情无明显改善。动脉血气提示"严重乳酸代谢性酸中毒、低氧血症"。因患者有双肺挫伤、气胸病史,听诊左肺呼吸音明显减弱,且对患者行左侧胸腔穿刺时有气体抽出,考虑左侧气胸,遂给患者行左侧胸腔闭式引流术,但患者病情无明显改善,HR 逐渐减慢,SpO₂ 继续下降,最低时 SpO₂ 42%,HR 46 次/分,行气管内插管控制呼吸,给予碳酸氢钠注射液 250ml 静脉滴注纠酸,肾上腺素、阿托品静注,去甲肾上腺素持续泵注维持循环,患者病情逐渐好转。急查床旁 ECG 未发现异常 Q 波以及明显 ST 段改变,持续监测 ECG 无明显变化,发病 6 小时后抽血测 TnI 为 0.16μg/L,结合患者术前无冠心病及高血压病史,故暂不考虑急性心肌梗死。给患者行气管插管后,监测 PₑₜCO₂ 数值在 21~25mmHg 之间波动,对应动脉血 PCO₂ 在 48~55mmHg 之间,综合患者的临床表现与实验室检查,认为肺栓塞可能性大。当日外科手术取消,进一步实验室检查示:BNP 459ng/ml,D-二聚体 18.75μg/ml,3P 试验弱阳性,行肺动脉 CT 血管造影术(CTA)证实双肺动脉栓塞(图 7-12),转运至 ICU 进一步治疗。经过前述对症支持治疗后,患者生命体征逐渐平稳,加用依诺肝素抗凝治疗,未行溶栓治疗。第二天患者意识清楚,生命体征平稳,拔除气管导管以及胸腔闭式引流管,并行双下肢深静脉血管彩超检查未发现明显血栓。10 天后,复查凝血常规以及肝肾功能均无明显异常,遂在全麻插管下行左股骨骨折切开复位内固定术,手术麻醉顺利,康复出院。

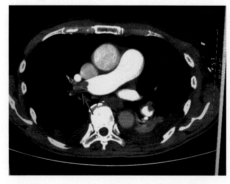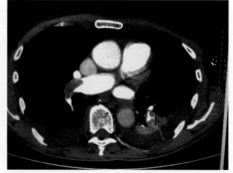

图 7-12　肺动脉 CTA

肺动脉 CTA 示:左肺动脉远端及其上下肺动脉部分分支,右肺动脉远端及其上中下肺动脉部分分支见不规则片状无强化区,呈相对低密度充盈缺损改变(红色箭头所示)

【问题】

1. 该患者发生肺栓塞的危险因素有哪些?
2. 围术期肺栓塞的临床表现与诊断流程?
3. 围术期肺栓塞的预防与治疗措施?
4. 术前常规行下肢静脉血管彩超检查是否有意义?

1. 该患者发生肺栓塞的危险因素有哪些？

围术期肺栓塞的危险因素可分为以下三类：

（1）强易患因素（相对危险度 OR>10）：下肢骨折，3 个月内因心力衰竭、心房颤动或心房扑动入院，严重创伤，3 个月内发生过心肌梗死，既往静脉血栓病史，脊髓损伤。

（2）中等易患因素（相对危险度 OR 2~9）：膝关节镜手术，自身免疫性疾病，输血，中心静脉置管，化疗，慢性心力衰竭或呼吸衰竭，应用促红细胞生成因子，激素替代治疗，体外受精，感染（尤其呼吸系统、泌尿系统感染或艾滋病），炎症性肠道疾病，肿瘤，口服避孕药，卒中瘫痪，产后，浅静脉血栓，遗传性血栓形成倾向。

（3）弱易患因素（相对危险度 OR<2）：卧床>3 天，糖尿病，高血压，久坐不动（如长时间乘车或飞机旅行），年龄增长，腹腔镜手术（如腹腔镜下胆囊切除术），肥胖，妊娠，静脉曲张。

综上所述，下肢骨折、严重创伤、卧床 10 天、老龄是本例患者发生肺栓塞的危险因素。

2. 围术期肺栓塞的临床表现与诊断流程？

围术期肺栓塞的临床表现及其严重程度取决于栓塞的部位、栓塞的程度、对氧合功能和血流动力学的影响程度。非全身麻醉下手术的患者可出现烦躁、意识不清、晕厥甚至猝死。而全身麻醉下患者可出现：①严重的心动过速（HR>120 次/分）；②难以改善的低血压状态（血管活性药物效果不佳）；③低氧状态，动脉血 PO_2 及 SpO_2 下降，严重可出现发绀；④$P_{ET}CO_2$ 监测突然下降，P_aCO_2 异常增高；⑤CVP 增高（肺血管痉挛状态所致）；⑥D-二聚体明显增高；⑦术中紧急胸片检查可发现区域性片状影；⑧ECG 可见右室梗阻表现：电轴右偏、完全性或不完全性右束支传导阻滞、$S_I Q_{III} T_{III}$ 表现、肺性 P 波、T 波倒置等；⑨心脏超声检查可见心功能异常。尽管术中肺栓塞有如上所述很多体征与症状，但是部分围术期肺栓塞的诊断缺乏直接的依据。

围术期肺栓塞的诊断流程如表 7-6：

表 7-6　围术期肺栓塞的诊断流程

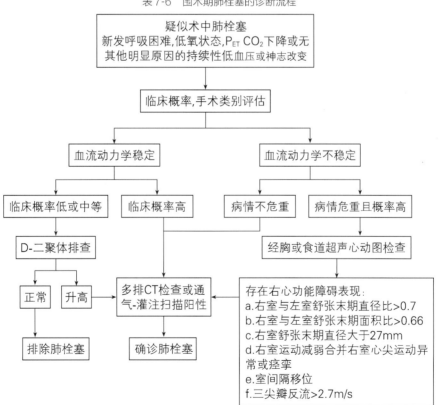

（图表来源 Agnelli G，Becattini C. Acute pulmonary embolism. N Engl J，Med，2010，363（3）：266-274.）

3. 围术期肺栓塞的预防和治疗措施？

对于围术期肺栓塞的高危患者，术前可行适当的预防措施以降低肺栓塞的发生率。物理性预防措施：梯度加压弹力袜，下肢间断充气加压，放置下腔静脉滤器等。化学性预防措施：小剂量肝素，低分子肝素，华法林等。

　　围术期肺栓塞的治疗：术中肺栓塞一旦得到证实，应立即采取治疗措施，以降低术中死亡的风险，改善患者远期预后。①消除诱因：术中可疑肺栓塞的患者，应停止诱发或加重肺栓塞的相关因素如：对于下肢静脉血栓患者，应停止下肢止血带的使用；考虑气体栓塞的患者，应停止气腹的使用等。②对症支持治疗：包括呼吸和循环支持治疗，保证患者充分的氧合以及重要脏器的血液供应。③抗凝、溶栓或取栓治疗：大多数学者认为对围术期肺栓塞需采用快速起效的抗凝剂短期治疗，如皮下注射低分子肝素。当心肺复苏治疗效果不佳时，尽早溶栓治疗。由于大面积肺栓塞患者早期死亡率较高，应尽早行外科取栓术，以降低潜在的并发症，提高生存率。

　　4. 术前常规行下肢静脉血管彩超检查是否有意义？

　　该患者很有可能在术前就已经存在下肢深静脉血栓，术前若能进行下肢深静脉血管彩超检查，并给予合理的抗凝预防治疗，和或放置暂时的静脉滤器，应该可以防止后续肺栓塞的发生。对于围术期肺栓塞的高危人群，术前常规行下肢静脉血管彩超检查非常有必要。

【小结】

　　骨科下肢手术患者是发生肺栓塞的高危人群，积极有效的预防措施可以明显降低肺栓塞的发生率，密切关注术中各项临床表现和监测指标，有益于早期发现肺栓塞。围术期肺栓塞的紧急处理可根据不同的病因分别采取抗凝、溶栓治疗或者取栓治疗等，而有效的呼吸支持、循环支持和脏器功能的保护是保障和基础。围术期肺栓塞的早期预防，快速诊断和积极处理能极大程度地改善患者的预后。

【专家简介】

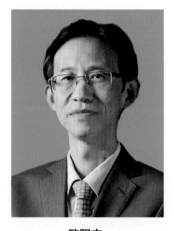

欧阳文

欧阳文，湘雅名医，医学博士，一级主任医师，教授，博士生导师，中南大学湘雅三医院麻醉学教研室及麻醉科主任。中国麻醉医师协会全国委员，中华麻醉学分会老年麻醉学组副组长，湖南省麻醉学会副主任委员，湖南省麻醉医师协会副会长，《中华麻醉学杂志》、《国际麻醉学与复苏》等杂志编委及常务编委。

【专家点评】

　　1. 急性肺栓塞是常见的心血管系统疾病，也是常见的三大致死性心血管疾病之一。我国急性肺栓塞防治项目对 1997 年至 2008 年全国 60 多家三甲医院的统计显示，急性肺栓塞的发生率高达 0.1%。急性肺栓塞因其缺乏特异性的临床症状和体征，常规检查如胸片、心电图、血气分析、超声心动图等也缺乏特异性，误诊漏诊率很高。因此关注肺栓塞的高危病人，牢记肺栓塞的诊断标准，加强肺栓塞的防范意识是降低病死率、改善预后的关键。本例患者老龄、下肢长骨骨折、卧床 10 天，存在发生肺栓塞的危险因素，术中外科医师抬高患肢消毒后出现不明原因的胸闷、呼吸困难、低 SpO_2、低血压、意识模糊、与增高的 $PaCO_2$ 不相称的低 $P_{ET}CO_2$，D-二聚体增高，初步排除急性心肌梗死、血气胸所致，最后肺动脉造影证实了肺栓塞的诊断。肺动脉造影是诊断肺栓塞的金标准，其阳性率可高达 85%~90%，但该检查常因医院不具备条件或病情紧急而不可行。因此中华医学会心血管病学分会肺血管病学组推荐对怀疑急性肺栓塞的患者采取"三步走"策略，首先进行临床可能性评估，然后进行初始危险分层，最后逐级选择检查手段明确诊断。具体步骤参见急性肺栓塞诊断与治疗中国专家共识（2015）。但共识中也提出，临床上面对具体患者时，应根据个体化原则制定诊疗措施。

2. 急性肺栓塞因其发病率、致死率、漏诊率高，因此处理围术期肺栓塞的关键在于预防，特别是预防深静脉血栓的发生。预防要点：①术前加强对深静脉血栓、肺栓塞高危病人的筛查，包括肺栓塞临床预测评分和双下肢深静脉 B 超检查；②术前对于长期卧床的患者，要注意按摩下肢、使用梯度加压弹力袜或间隙充气压缩泵，防止血栓形成；③强调深静脉血栓、肺栓塞高危病人围术期的药物抗凝治疗；④强调术后早期活动；⑤深静脉血栓的病人术前应请血管外科会诊，明确血栓的处理及是否需要在术前植入下腔静脉滤器。

3. 对术前存在肺栓塞高危因素，围术期出现"不明原因的呼吸困难或同时伴有低血压休克患者"应高度怀疑肺栓塞，并立即进入紧急诊断流程，一旦确诊，应迅速启动再灌注治疗。治疗包括血流动力学和呼吸支持治疗，及时应用血管活性药物去甲肾上腺素、肾上腺素、多巴胺等维持血流动力学稳定，吸氧或气管内插管机械通气纠正低氧血症，如无禁忌证应积极抗凝或溶栓治疗。对无溶栓禁忌证的患者，可同时经导管溶栓或在机械捣栓基础上行药物溶栓；对于溶栓禁忌或失败的患者，在血流动力学失稳前，多学科迅速干预并实施个体化血栓清除术，可使围术期的死亡率降低至 6% 或更低。麻醉医师对于围术期肺栓塞应具备早期预防、早期诊断以及积极处理的能力，这对患者的预后非常重要。本例患者由于早期采取了积极、有效的对症支持治疗，在快速明确诊断后尽早给予了依诺肝素抗凝治疗，预后较好。

【参考文献】

1. Jaff MR, McMurtry MS, Archer SL, et al. Management of massive and submassive pulmonary embolism, iliofemoral deep vein thrombosis, and chronic thromboembolic pulmonary hypertension: a scientific statement from the American Heart Association. Circulation 2011; 123: 1788-830.

2. Cox JC, Jablons DM. Operative and Perioperative Pulmonary Emboli. Thorac Surg Clin 25（2015）289-299.

3. Torbicki A, Perrier A, Konstantinides S, et al. Guidelines on the diagnosis and management of acute pulmonary embolism: the Task Force for the Diagnosis and Management of Acute Pulmonary Embolism of the European Society of Cardiology（ESC）. Eur Heart J 2008; 29: 2276-315.

4. Chatterjee S, Chakraborty A, Weinberg I, et al. Thrombolysis for pulmonary embolism and risk of all-cause mortality, major bleeding, and intracranial hemorrhage: a meta-analysis. JAMA 2014; 311: 2414-21.

5. Jaber WA, Fong PP, Weisz G, Lattouf O, Jenkins J, Rosenfield K, Rab T, Ramee S. Acute Pulmonary Embolism: With an Emphasis on an Interventional Approach. J Am Coll Cardiol 2016; 67: 991-1002.

6. Konstantinides SV, Torbicki A, Agnelli G, et al. 2014 ESC guidelines on the diagnosis and management of acute pulmonary embolism. Eur Heart J 2014; 35: 3033-69, 3069a-3069k.

7. 中华医学会心血管病学分会肺血管病学组. 急性肺栓塞诊断与治疗中国专家共识（2015）. 中华心血管病杂志, 2016, 44（3）: 197-211.

8. 梁峰, 胡大一, 沈珠军, 等. 2014 年欧洲心脏学会急性肺栓塞诊断治疗指南解读. 中华心脏与心律电子杂志, 2014, 2（3）: 21-26.

90　全髋置换术患者围术期并发急性冠脉综合征

【导读】

急性冠脉综合征（acute coronary syndrome, ACS）是指冠状动脉内不稳定的粥样斑块破裂或糜烂引起血栓形成所导致的心脏急性缺血综合征，涵盖了 ST 段抬高型心肌梗死（ST-segment elevation myocardial infarction, STEMI）、非 ST 段抬高型心肌梗死（non-ST-segment elevation myocardial Infarction, NSTEMI）和不稳定性心绞痛（unstable Angina, UA），其中 NSTEMI 与 UA 合称非 ST 段抬高型急性冠脉综合征（non-ST-segment elevation acute coronary syndrome,NSTE-ACS)。STEMI 与 NSTEMI 在冠脉病理主要区别为病变血管是否完全堵塞及侧支循环是否建立,前者病变血管完全堵塞、无侧支循环建立;后者病变血管未完全堵塞或有侧支循环建立。在 NSTE-ACS 中,有心肌坏死标记物升高为 NSTEMI,无心肌坏死标记物升高为 UA,冠状动脉支配模式图(图 7-13)。

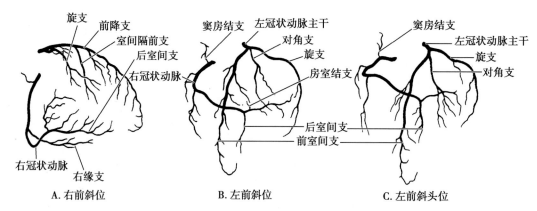

图 7-13　不同体位冠状动脉造影模式图

　　与 ACS 相对应的是慢性缺血综合征(Chronic ischemia syndrome,CIS),主要包括隐匿性或无症状性心肌缺血、稳定型心绞痛和缺血性心肌病。在围术期由于手术应激、麻醉管理及患者病情进展等因素,CIS 可以进一步恶化为 ACS,造成围术期心肌梗死(perioperative myocardial infarction,PMI),给麻醉医生带来挑战。

【病例简介】

　　患者,男性,65 岁,主因"左髋部外伤疼痛、活动受限 2 小时"入院。既往高血压病史、冠心病史及脑出血史,长期服用阿司匹林,否认其他病史。入院诊断:①左股骨颈骨折;②高血压病;③冠心病。本次住院后拟全身麻醉下行左股骨颈骨折人工髋关节置换术。术前 ECG 检查提示:窦性心律,非特异性 ST-T 改变(图 7-14);心脏彩超大致正常;下肢血管彩超提示双下肢动脉硬化、双下肢深静脉未见异常;纤维蛋白原 4.13g/L、D-D 二聚体 1.03mg/L;血气分析 $PaCO_2$ 33.1mmHg、PaO_2 77.8mmHg;血常规白细胞 7.227×10⁹/L、中性粒细胞百分比 82.7%、血红蛋白 143.3g/L、血小板 137.6×10⁹/L;总蛋白 58g/L、白蛋白 37.3g/L、总胆红素 28.1μmol/L、直接胆红素 11.3μmol/L、AST 18U/L、尿素 5.7mmol/L、肌酐 75μmol/L、葡萄糖 4.97mmol/L。余化验结果未见异常。术前主要治疗为抗凝、止疼、活血及预防应激性溃疡。

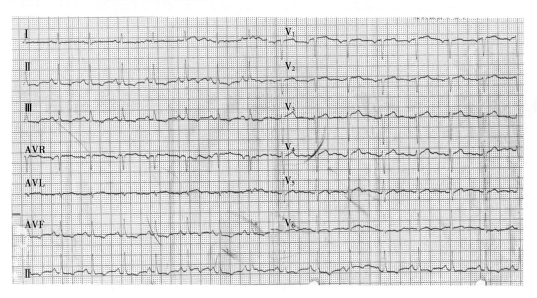

图 7-14　术前 ECG

患者于术晨 8:50 入术室,患者情绪紧张,连接监护仪测得 BP 170/90mmHg,HR 71 次/分,SpO$_2$ 97%,建立静脉通路给予咪达唑仑 2mg,昂丹司琼 8mg,甲强龙 40mg,右侧桡动脉穿刺置管监测血压。麻醉诱导使用咪达唑仑 1mg,舒芬太尼 20μg,顺式阿曲库铵 16mg,丙泊酚 50mg,行气管内插管,麻醉维持使用七氟烷 1%~2% 吸入,静脉泵注瑞芬太尼 0.1μg/(kg·min),右美托咪定 0.5μg/(kg·h),间断给予顺式阿曲库铵。根据血压情况给予去甲肾上腺素 0.05~0.1μg/(kg·min),单硝酸异山梨酯 2~5mg/h 泵注,术中血压维持在 120~150/70~90mmHg,心率 60~70 次/分,FiO$_2$ 55%,SpO$_2$ 100%,PetCO$_2$ 35~38mmHg,麻醉深度指数 40~55,体温 36.1~36.7℃。手术历时 1 小时 50 分钟,麻醉历时 2 小时 42 分钟,术中输注钠钾镁钙葡萄糖注射液 1500ml,羟乙基淀粉 1000ml,尿量 100ml,出血量约 400ml,整个手术过程未发现明显异常,术毕于 11:50 返 ICU。

返回 ICU 交接记录示心率 55 次/分,血压 136/63mmHg,SpO$_2$100%。12:18 常规 12 导联心电图检查示 V$_2$~V$_4$ 急性 ST 段抬高型前壁心肌梗死(图 7-15)。13:05 血常规红细胞 4.29×10^9/L,血红蛋白 124.5g/L;13:23 心肌酶结果示谷草转氨酶 33U/L,肌酸激酶 594U/L↑,肌酸激酶同工酶 24U/L↑,乳酸脱氢酶 256U/L↑;13:52 高敏肌钙蛋白 T 12.59ng/L,正常范围。12:50 心内科会诊后考虑心肌梗死发病时间不超过 12 小时,有行急诊经皮冠状动脉介入治疗(percutaneous coronaryintervention,PCI)指征,告知家属并行 PCI 术前准备。于 13:55 入导管室急诊 PCI,PCI 后心电图(图 7-16)。造影结果示左前降支(left anterior descending,LAD)开口处

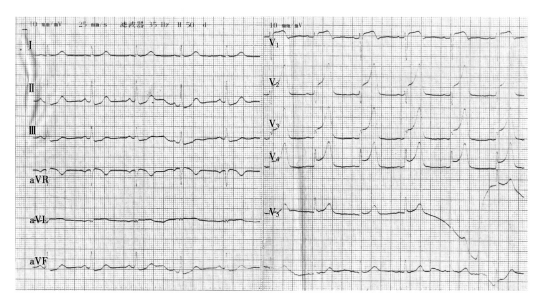

图 7-15 返 ICU 后 ECG

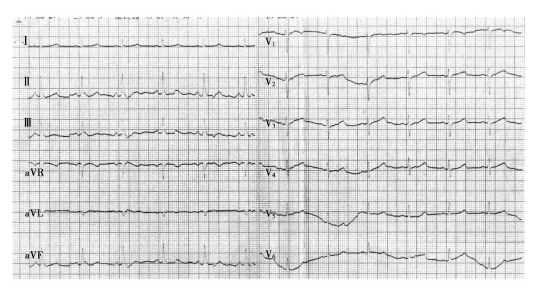

图 7-16 PCI 后 ECG

斑块,中段可见99%狭窄病变,前向血流TIMI3级(图7-17),此次发病罪犯血管为LAD;PCI后,LAD中段狭窄消失(图7-18),未见夹层,前向血流TIMI3级,PCI成功。

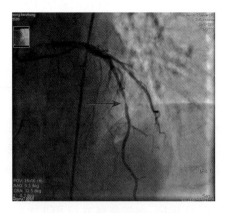

图7-17　PCI前冠状动脉影像

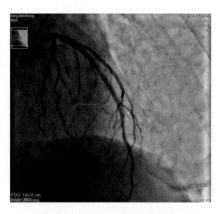

图7-18　PCI后冠状动脉影像

【问题】

1. 急性冠脉综合征的危险因素?
2. 麻醉医生术前心脏风险评估?
3. 急性冠脉综合征的围术期诱因?
4. 围术期急性冠脉综合征的识别诊断?
5. 急性冠脉综合征的围术期处理?

1. 急性冠脉综合征的危险因素?

(1) 年龄、性别:本病临床上多见于40岁以上的中、老年人。近年来,临床发病年龄有年轻化趋势。与男性相比,女性发病率较低,但在更年期后发病率增加。

(2) 血脂异常:脂质代谢异常是动脉粥样硬化最重要的危险因素。总胆固醇(total cholestrol,TC)、甘油三酯(triglyceride,TG)、低密度脂蛋白(low densith lipoprotein,LDL)或极低密度脂蛋白(very low densith lipoprotein,VLDL)增高,相应的载脂蛋白B(ApoB)增高;高密度脂蛋白(high densith lipoprotein,HDL)减低,载脂蛋白A(ApoA)降低都被认为是危险因素。此外脂蛋白a增高也可能是独立的危险因素。在临床实践中,以TC及LDL增高最受关注。

(3) 高血压:血压增高与本病关系密切。60%~70%的冠状动脉粥样硬化患者有高血压,高血压患者患本病较血压正常者高3~4倍。收缩压和舒张压增高都与本病密切相关。

(4) 吸烟:吸烟者与不吸烟者比较,本病的发病率和病死率增高2~6倍,且与每日吸烟的支数呈正比。被动吸烟也是危险因素。

(5) 糖尿病和糖耐量异常:糖尿病患者中不仅本病发病率较非糖尿病者高出数倍,且病变进展迅速。本病患者糖耐量减低者也十分常见。

(6) 其他危险因素:①肥胖。②从事体力活动少,脑力活动紧张,经常有工作紧迫感者。③西方的饮食方式:常进较高热量、含较多动物性脂肪、胆固醇、糖和盐的食物者。④遗传因素:家族中有在年龄<50岁时患本病者,其近亲得病的机会可5倍于无这种情况的家族。⑤性情急躁、好胜心和竞争性强、不善于劳逸结合的A型性格者。⑥血中同型半胱氨酸增高;⑦胰岛素抵抗增强;⑧血中纤维蛋白原及一些凝血因子增高;⑨病毒、衣原体感染等。

2. 麻醉医生术前心脏风险评估?

(1) 心功能1~2级病人对麻醉耐受性较好,心功能3~4级者对麻醉耐受性差,术前应改善心功能,控制慢性心衰,控制心率和快速房颤,心室率应控制在100次/分以下。室性早搏应小于5次/分,除外多源性室性早搏或R on T,应掌握有效控制室性早搏药物用法。

（2）心电图明显异常者，应经心内科会诊治疗。

（3）在麻醉和手术的应激下，更易诱发心肌缺血，心功能不全或心肌梗死。对缺血性心脏病，应从病史中明确是否存在心绞痛，既往有无心肌梗死史，目前心脏功能代偿情况，心肌梗死后3~6个月以上才能进行选择性手术麻醉。

（4）特殊传导阻滞并有心动过缓，晕厥史，对药物治疗反应差的病人，术前应安置临时起搏器；安装起搏器和（或）植入式心脏转复除颤器的心律失常病人，术前需请设备厂家或电生理师会诊，了解不同类型起搏的特殊功能以及是否需要术前重新调试。术中使用电灼器有一定危险性。

（5）长期使用β受体阻滞药治疗的病人应继续使用至手术当日，以免发生停药反应。

（6）按 Goldman 心血管功能危险指数，可作为非心脏手术的危险性评估（见表7-7）。

表7-7　心脏危险性指数（Cardiac risk index, CRI）评估

评估项目	CRI 指数
1. 病史	
（1）年龄>70 岁	5
（2）最近6个月发生过心肌梗死	10
2. 体检	
（1）有主动脉瓣狭窄	3
（2）有舒张期奔马率、第3心音或颈静脉充盈	11
3. ECG	
（1）有非窦性心律失常	7
（2）室性早搏>5 次/min	7
4. 血气分析与生化检查	3
（1）PaO_2<60mmHg、$PaCO_2$>50mmHg	
（2）血钾<3.0mmol/L 或 HCO_3^-<20mmol/L	
（3）BUN>17.85mmol/L 或 Cr>265.2mmol/L	
（4）ALT 异常，有慢性肝病	
5. 手术种类	
（1）腹腔内、胸腔内手术	3
（2）急症手术	4

注：CRI 指数点越多，其心脏危险性越大。

改良心脏风险指数（RCRI）：以下每个危险因素（共六项）为1分

　高危手术

　缺血性心脏病史

　充血性心力衰竭历史

　脑血管病史

　术前用胰岛素治疗的糖尿病

　慢性肾病

ACC/AHA 指出危险因素分数与围术期心脏危险百分率一致：0分：0.4%；1分：0.9%；2分：6.6%；3分：11%。

3. 急性冠脉综合征的围术期诱因？

较为公认的非心脏手术围术期心肌梗死（PMI）定义是：在非心脏手术围术期发生的因急性冠脉综合征或稳定性冠状动脉疾病的供氧和需氧失衡导致的急性心肌梗死，前者为1型、后者为2型。其肌钙蛋白大多在术后24小时内升高，故倾向于主要用肌钙蛋白测定来评价 PMI。

急性冠脉综合征型 PMI（type1 PMI）：主要机制是患者术前存在的冠脉不稳定性或者易损斑块自发性破裂、脱落，致急性血栓形成，梗死发生，其中心环节是斑块内的炎症导致斑块不稳定性增加，外界因素也起一定作用。常见诱因：①围术期精神紧张、疼痛、手术损伤、贫血、低温控制等因素均可引起应激性激素增加和交感兴奋，致冠脉收缩挤压斑块引起斑块破裂，而血中应激性儿茶酚胺和可的松浓度增高可持续至术后数天；②围术期心动过速、高

血压等可对冠脉血管产生剪力作用,致斑块结构重构而引起冠脉狭窄;③术后促凝血物质增加、血小板反应性增强、内皮抗凝功能下降和纤溶性下降等均成为危险因素。

心肌细胞供氧和需氧失衡型 PMI(type2 PMI):此型发生在稳定的冠脉疾病患者,机制是心肌供氧和需氧动态平衡在围术期被打破,导致 ST 段压低型心肌缺血或 PMI 发生。最常见的诱因是术中/后心动过速,另外术后疼痛、低血压、高血压、贫血、低温、酸中毒等均可激活交感反应性,容量负荷和血管舒缩功能障碍而引起心肌应激性加强,产生供氧减少和(或)需氧增加而缺血,进而心肌梗死。

4. 围术期急性冠脉综合征的识别诊断?

建议结合患者病史、症状、生命体征和体检发现、心电图和实验室检查,作出初始诊断并进行最初短期的缺血性和出血性风险分层。心肌肌钙蛋白 I/T(cardiac troponin I/T,cTn I/T)是用于 ACS 诊断的特异度高、敏感度好的生物学标志物,高敏感方法检测的 cTn I/T 称为高敏肌钙蛋(high-sensitivity cardiac troponin,hs-cTn)。推荐首选 hs-cTn 检测,如果结果未见增高(阴性),应间隔 1~2 小时再次采血检测,并与首次结果比较,若结果增高超过 30%,应考虑急性心肌损伤的诊断,若初始两次检测结果仍不能明确诊断而临床提示 ACS 可能,则在 3~6 小时后重复检查。在 AMI 早期 cTn(hs-cTn)升高阶段,肌酸激酶同工酶(creatine kinase MB,CK-MB)对于判断再梗死有益。STEMI 患者的心电图有特殊诊断价值。①至少两个相邻导联 J 点后新出现 ST 段弓背向上抬高[V2-V3 导联≥0.25mV(<40 岁男性)、≥0.2mV(≥40 岁男性)或≥0.15mV(女性),其他相邻胸导或肢体导联≥0.1mV]伴或不伴病理性 Q 波、R 波减低;②新出现的完全左束支传导阻滞;③超急性期 T 波改变。当原有左束支阻滞患者发生心肌梗死、或是心肌梗死出现左束支阻滞时,心电图诊断困难,需结合临床情况仔细判断。如果 cTn(hs-cTn)和(或)心电图结果正常,但仍怀疑 ACS,建议行 MD-CT 冠脉造影检查。

STEMI:cTn>99th正常参考值上限(upper limit of normal,ULN)或 CK-MB>99thULN,心电图表现为 ST 段弓背向上抬高,伴有下列情况之一或以上者:持续缺血性胸痛;超声心动图显示节段性室壁活动异常;冠状动脉造影异常。

NSTEMI:cTn>99thULN 或 CK-MB>99thULN,并同时伴有下列情况之一或以上者:持续缺血性胸痛;心电图表现为新发的 ST 段压低或 T 波低平、倒置超声心动图显示节段性室壁活动异常;冠状动脉造影异常。

UA:cTn 阴性,缺血性胸痛,心电图表现为一过性 ST 段压低或 T 波低平、倒置,少见 ST 段抬高(变异性心绞痛)。

5. 急性冠脉综合征的围术期处理?

麻醉医师术前需要评估和监测患者的心脏基础情况、冠脉血管生理及围术期血流动力学,术中要监测心电图、血氧饱和度、心率、血压等,术后疼痛、血液流变学、血容量和呼吸功能管理也十分重要;失血者应输血使血细胞比容在 33% 以上,同时注意血容量负荷以防充血性心力衰竭发生。此外,围术期多导联 HOLTER 监测患者是否有无症状性心肌缺血对管理有益。麻醉医师作治疗计划时需记住心肌缺血的数种病因,去除诱因、维持充足的动脉氧合、冠脉灌注压、血红蛋白浓度以及减少心肌氧耗,在心肌缺血时很重要。

(1) 抗血小板、抗凝、抗缺血等治疗:建议所有无阿司匹林禁忌证的患者均立即服用阿司匹林负荷量 300mg,继以 100mg/d 长期维持;在阿司匹林基础上,联合应用一种 P2Y12 受体抑制剂至少 12 个月,除非有极高出血风险等禁忌证;P2Y12 受体抑制剂建议首选替格瑞洛,不能使用替格瑞洛者,建议应用氯吡格雷(300~600mg 负荷量,以后 75mg/次,1 次每天),对于有高胃肠出血风险的患者,建议在双联抗血小板治疗的基础上加用质子泵抑制剂(proton pump inhibitor,PPI)。

确诊为 ACS 时应用肠道外抗凝药,警惕并观察出血风险;对于接受溶栓治疗的患者,至少接受 48 小时抗凝治疗(最多 8 天或至血运重建);静脉推注普通肝素(70~100U/kg),维持 ACT 250~300s,或皮下注射低分子肝素(每天 2 次);

无 β-受体阻滞剂禁忌证的患者,在发病后 24 小时内常规口服 β-受体阻滞剂,对于疑似或确诊变异性心绞痛患者,使用钙拮抗剂和硝酸酯类药物,避免使用 β-受体阻滞剂,舌下含服或静脉应用硝酸酯类药物用于缓解缺血性胸痛、控制高血压或减轻肺水肿,患者收缩压 <90mmHg 或较基础血压降低 >30%、严重心动过缓(<50 次/分)或心动过速(>100 次/分)、拟诊右心室梗死的 STEMI 患者不使用硝酸酯类药物,所有无血管紧张素转换酶抑制剂(angiotensin-converting enzyme inhibitors,ACEI)禁忌证的患者均可服用 ACEI 长期治疗,不能耐受 ACEI 者用血管紧张素受体阻滞剂(angiotensin receptor blocker, ARB)替代,所有无他汀类药物禁忌证的患者尽早开始他汀类药物治疗。不推荐 STEMI 患者使用短效二氢吡啶类钙拮抗剂。

(2)溶栓治疗:①STEMI 溶栓治疗快速、简便,在不具备冠状动脉介入治疗(PCI)条件时或因各种原因使 PCI 时间明显延迟时,对有适应证的 STEMI 患者,静脉内溶栓仍是好的选择。②不推荐 NSTE-ACS 患者行静脉溶栓治疗,STEMI 发病超过 12h,症状已缓解或消失的患者不建议溶栓治疗。

(3)PCI 治疗

1)以下情况的 STEMI 患者可以 PCI:发病 12 小时内(包括正后壁心肌梗死)或伴有新出现左束支传导阻滞的患者,伴严重急性心力衰竭或心源性休克时(不受发病时间限制),发病 12~24 小时内具有临床和(或)心电图进行性缺血证据,对因就诊延迟(发病后 12~48 小时)并具有临床和(或)心电图缺血证的患者行直接 PCI。

2)NSTE-ACS 的 PCI:准确危险分层,早期识别高危患者,对于极高危或高危患者,建议采取积极的早期介入策略。

(4)急诊特殊临床情况处理

1)ACS 临床诊疗中,抗血小板药物和质子泵抑制剂联用注意事项:ACS 患者接受双联抗血小板治疗时常合用 PPI 以减少消化道出血风险。

2)STEMI 患者心源性休克的处理心源性休克可为 STEMI 的首发表现,也可发生在急性期的任何时段。必要时需行血流动力学监测,以评价左心功能的变化、指导治疗及监测疗效。除 STEMI 一般处理措施外,静脉滴注正性肌力药物有助于稳定患者的血流动力学。严重低血压时静脉滴注多巴胺的剂量为 5~15μg/(kg·min),必要时可同时静脉滴注多巴酚丁胺 3~10μg/(kg·min)。大剂量多巴胺无效时也可静脉滴注去甲肾上腺素 2~8μg/min。

【小结】

手术患者在术中并发心血管事件是麻醉危机事件之一,随着中国人口老龄化的加剧,冠状动脉粥样硬化性心脏病患者进行非心脏手术中并发急性冠脉综合征风险提升。针对高风险心脏疾病患者,麻醉医生的术前评估、术中麻醉管理、必备的监护手段、及时的识别诊断及合理科学的治疗策略尤为重要,是避免病情恶化和挽救生命的基石。

【专家简介】

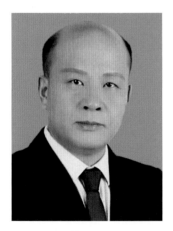

单世民,主任医师,医学博士,现任天津市第五中心医院(北京大学滨海医院)麻醉科主任。主要研究方向为器官保护及严重创伤患者的临床与实验研究。 以项目负责人身份承担天津市各级科研课题 5 项,获天津市科委科研成果 2 项,以第一或通讯作者在国内外专业期刊发表论文 30 余篇,主编、副主编(译)专业书籍 4 部,参编 2 部。 现任中华麻醉学会急诊与创伤学组委员,天津市麻醉学会第九届委员会委员,天津市中西医结合麻醉与镇痛专业委员会副主任委员,天津市医师协会麻醉分会副会长,天津市滨海新区麻醉专业委员会候任主任委员,天津市麻醉质控中心委员,天津市抗癌协会麻醉与镇痛分会委员等职。

单世民

【专家点评】

1. "未雨绸缪,防胜于治",本例患者术前合并高血压病史、冠心病史及脑卒中史,属于急性冠脉综合征(ACS)易感人群。术前控制血压、稳定心率、改善心肌供血、控制血糖、降脂稳定斑块、抗血小板桥接为抗凝治疗尤为重要。

麻醉医生针对 ACS 易感人群的危机意识在于斑块变化的心理准备以及围术期麻醉管理重点在于保证心肌氧供/需平衡技术准备。所谓心理准备就是对于 ACS 易感人群,麻醉医生要对患者冠脉中的斑块时刻绷着一根弦,一旦有异常情况能快速反应。所谓技术准备就是针对心肌氧供/需平衡做到全面精细,在供氧及降耗方面做足。笔者略表如下:①保证氧合、纠正贫血;②维持血流动力学稳定,保证冠脉灌注压;③调整心功能,维持正常的心排量;④适当扩冠治疗,保温,预防冠脉痉挛;⑤维持前后负荷稳定;⑥镇痛镇静充分,减少手术应激;⑦控制心率,避免心动过速带来的供氧减少及耗氧增加;⑧避免不良神经反射。

2. 在当代"精准""靶向"是人们处理事务的追求,围术期对 ACS 的及时准确的识别诊断,直接影响患者预后转归。在麻醉过程中尤其是全身麻醉下发生 ACS,由于患者不能主诉,在识别诊断 ACS 时会给麻醉医生带来困难。本例患者按照常识术中比较平稳,没有什么惊涛骇浪发生,但却隐藏着极大的风险。转到 ICU 不到 30 分钟的 12 导联心电图示 $V_2 \sim V_4$ 导联 ST 抬高,符合急性前壁心肌梗死,同时 CK 及 CK-MB 升高,结合术前患者无胸痛不适等症状,说明 ACS 很大可能发生在术中。诗云:"却是平流无险处,时时闻说有沉沦","没有意识到危险,就是最大的危险"。本病例只监测了 I、II、III、aVR、aVL、aVF、V_5 心电,术中没有 12 或 18 导联 ECG 监测,导致没有及时发现 $V_2 \sim V_4$ 导联 ST 段抬高,所幸术后 ICU 及时补位,结局良好。

根据 2016 年发布的《急性冠脉综合征急诊快速诊疗指南》,在麻醉过程中心电图有特殊诊断价值,提示我们如果有条件,对于 ACS 易感人群在术中及术后进行 12 或 18 导联 ECG 监测非常重要。高敏感方法检测的 cTn I/T 称为高敏肌钙蛋白(hs-cTn),推荐首选 hs-cTn 检测,如果结果未见增高(阴性),应间隔 1~2 小时再次采血检测,并与首次结果比较,若结果增高超过 30%,应考虑急性心肌损伤的诊断。若初始两次检测结果仍不能明确诊断而临床提示 ACS 可能,则在 3~6 小时后重复检查。在 AMI 早期 cTn(hs-cTn)升高阶段,肌酸激酶同工酶(CK-MB)对于判断再梗死有益。注意鉴别主动脉夹层、急性肺栓塞、急性心脏压塞、张力性气胸、食管破裂等急危重症。

3. 一旦明确 ACS 诊断,规范化治疗可以挽救患者于危难。在这里我们要明确针对不同类型的 ACS 治疗方案有所不同。ACS 包括 ST 段抬高型心肌梗死(STEMI)、非 ST 段抬高型心肌梗死(NSTEMI)和不稳定性心绞痛(UA),其中 NSTEMI 与 UA 合称非 ST 段抬高型急性冠脉综合征(NSTE-ACS)。①STEMI 及 NSTE-ACS 均可进行抗血小板、抗凝、抗缺血等治疗;②STEMI 可以进行静脉溶栓治疗,但是 NSTE-ACS 不推荐静脉溶栓治疗;③STEMI 可以进行 PCI,NSTE-ACS 进行 PCI 时,应准确危险分层,早期识别高危患者,对于极高危或高危患者,建议采取积极的早期介入策略。本例患者属于 STEMI,LAD 中段堵塞达 99%,及时进行了 PCI,预后较好,安全出院。

【参考文献】

1. 中国医师协会急诊医师分会, 中华医学会心血管病学分会, 中华医学会检验医学分会. 急性冠脉综合征急诊快速诊疗指南. 中华危重症医学杂志, 2016, 9(2):73-80.
2. 王国林. 天津市临床麻醉诊疗常规. 天津:天津科学技术出版社, 2017.
3. Roffi M, Patrono C, Collet JP, et al. 2015 ESC guidelines for the management of acute coronary syndromes in patients presenting without persistent ST-segment elevation. Rev Esp Cardiol(Engl Ed), 2015, 68(12):1125.
4. Qiao J, Zhang X, Zhang J, et al. Comparison between fondaparinux and low-molecular-weight heparin in patients with acute coronary syndrome:a meta-analysis. Cardiology, 2016, 133(3):163-172.
5. 中华医学会心血管病学分会, 中华心血管病杂志编辑委员会. 急性 ST 段抬高型心肌梗死诊断和治疗指南. 中华心血管病杂志, 2015, 43(5):380-393.
6. Lindholm D, Varenhorst C, Cannon CP, et al. Ticag-relor vs. clopidogrel in patients with non-ST-elevation acute coronary syndrome with or without revascularization:results from the PLATO trial. Eur Heart J, 2014, 35(31):2083-2093.

91　低射血分数患者的麻醉管理

【导读】

心血管疾病的患病率随着年龄的增长而不断升高。据统计 65 岁以上的患者数量将以 25%～35% 的速度增加。25%～50% 的非心脏手术患者死亡均是由于心血管并发症所致。低射血分数的患者常见于有心血管疾病史的患者。当射血分数值降低至 35% 以下时发生恶性心律失常猝死的机会就大大增加。若左心射血分数小于 35%，围术期心肌梗死发生率增高，充血性心力衰竭机会也增多。心功能严重受损的患者依赖于增强的交感活性，麻醉药物会降低患者增强的交感活性，可引起急性循环衰竭。因此实施麻醉前对患者进行充分的术前评估及术前准备，做好术中及术后对低血压、心律失常、肺水肿及心衰等并发症的预防，对此类患者的围术期安全至关重要。

【病例简介】

患者，女性，53 岁，身高 155cm，体重 65kg。因右股骨颈无菌性坏死，拟全身麻醉下行髋关节置换术。既往有肾功能不全、心肌缺血及高血压病史，未行降压治疗。

术前检查：BP：150/85mmHg，HR：60 次/分，R：14 次/分。实验室检查：D-二聚体：9497μg/L（<500μg/L）；BNP：1103pg/ml（0～300pg/ml）；Tnt：0.01ng/ml。

心电图：窦性心动过缓（HR 58 次/分）；ST-T 改变；Q-T 间期延长。

心脏超声：左心增大，二尖瓣重度关闭不全，三尖瓣、主动脉瓣轻度关闭不全；肺动脉压力：31mmHg；EF 值：39.8%。

胸片检查：心影增大，心胸比 0.79，右肺中叶部分支气管轻度扩张伴感染。

患者入室，建立有创动脉监测 BP：150/70mmHg，HR：110 次/分。诱导前给予西地兰 0.2mg 静注。全麻诱导静脉缓慢推注咪达唑仑 1.5mg，依托咪酯 8mg，舒芬 15μg，顺式阿曲库铵 14mg，缓慢分次给药；收缩压迅速下降到 86mmHg，麻黄碱 5mg 分次给药维持血压，行气管插管。行中心静脉置管，并持续监测 CVP，术前 9cmH$_2$O。

麻醉维持：1% 七氟烷间断吸入，丙泊酚 50mg/小时，舒芬太尼 15μg，手术开始前收缩压下降至 78mmHg，最低降至 66mmhg，心率降为 44 次/分，心电监护提示连续宽大畸形 QRS 波形，CVP：16cmH$_2$O。多巴酚丁胺（DOB）3μg/（kg·min），去甲肾上腺素（N'E）：1～3μg/min，泵注。随时调整速率，西地兰 0.2mg 静注，CVP 下降到 9～6cmH$_2$O，血压回升。手术历时 55 分，术毕血压偏低，小剂量 NE+DOB 持续泵注，送回 ICU 病房。术后清醒，无术中知晓。

【问题】

1. 如何对该类患者进行术前评估？
2. 合并严重心血管疾病的患者麻醉管理原则是什么？
3. 什么是低射血分数
4. 该类患者在骨科手术前是否需要进行心脏干预手术？

1. 如何对该类患者进行术前评估?

(1) 病史:①病因:缺血、瓣膜、心肌病、恶性心律失常、肺部病变等等;②出现心脏疾病相关症状或发现心脏疾病的时间,病程经过;③是否出现过心肺功能不全或休克等,既往治疗情况与效果;④以往的疾病史与治疗情况;⑤既往与近期药物治疗:如β-受体阻滞剂、钙通道阻滞剂、皮质激素、洋地黄、利尿药、镇静安定药等;⑥是否合并急慢性心衰及其分类(表7-8);⑦计划实施术中 TEE 的病人应排除食管疾病。

表7-8　慢性心衰分类

HF-REF(射血分数降低的心衰)	HF-PEF(保留射血分数的心衰)
a. 典型心衰症状 b. 典型心衰体征 c. 左室射血分数(LVEF)<40%	a. 典型症状 b. 典型体征 c. LVEF 正常或轻度降低,且左室末扩大 d. 左室射血分数≥45%(41%~49%被称为临界 HF-PEF) e. 存在相关结构性心脏病和(或)舒张性心功能障碍,超声心动图检查无瓣膜病,并排除心包疾病、肥厚性心肌病、限制性心肌病等

(2) 体检:除常规项目外,应检查血压、脉搏、皮肤与黏膜颜色和温度,心脏和双肺听诊,有无颈静脉怒张、呼吸急促、肝大、腹水、周围性水肿等慢性心衰表现;监测 BP、心率、6 分行走法(如有可能)、ECG、Echo-C、BNP、TnI、胸片(心脏大小、肺淤血)、Hgb、纤容/凝血指标、血糖、肾功能,判断目前临床心衰阶段;儿童还需注意发育和配合程度。

(3) 心功能分级及危险因素计分(表7-9~表7-13)。

(4) 特殊检查:心电图和24小时动态心电图;X 线胸片;超声心动图;心导管检查与心血管造影;放射性核素心肌显像。

表7-9　NYHA 心功能分级

级别	功能状态
I	患者有心脏病,体力活动不受限,一般体力活动后无过度疲劳感,无心悸、呼吸困难或心绞痛
II	患者有心脏病,体力活动稍受限制,休息时觉舒适,一般体力活动会引起疲劳、心悸、呼吸困难或心绞痛
III	患者有心脏病,体力活动明显受限,休息时尚感舒适,但轻的体力活动就引起疲劳、心悸、呼吸困难或心绞痛
IV	患者有心脏病,已完全丧失体力活动的能力,休息时仍可存在心衰症状或心绞痛,任何体力活动都会史症状加重

表7-10　Goldman 多因素心脏危险指数

评估项目	CRI 指数
1. 病史	
(1) 年龄>70 岁	5
(2) 最近6个月发生过心肌梗死	10
2. 体检	
(1) 有主动脉瓣狭窄	3
(2) 有舒张期奔马率、第3心音或颈静脉充盈	11
3. ECG	
(1) 有非窦性心律失常	7
(2) 室性早搏>5 次/分	7
4. 血气分析与生化检查	3
(1) $PaO_2<60mmHg$、$PaCO_2>50mmHg$	
(2) 血钾<3.0mmol/L 或 $HCO_3^-<20mmol/L$	
(3) BUN>17.85mmol/L 或 Cr>265.2mmol/L	
(4) ALT 异常,有慢性肝病	
5. 手术种类	
(1) 腹腔内、胸腔内手术	3
(2) 急症手术	4

注:CRI 指数点越多,其心脏危险性越大。

表 7-11　不同体力活动时的能量需要（METs）

体力活动	METS	体力活动	METS
休息	1.00	上楼或登山	5.50
户内行走	1.75	参加娱乐活动如跳舞、高尔夫、保龄球、双打网球、投掷垒球、足球	6.00
吃、穿、洗漱	2.75		
平地行走 100~200m	2.75	参加剧烈体育活动如游泳、单打网球、足球、篮球	7.50
轻体力活动、如用吸尘器清洁房间等	3.50	重体力活动如搬运重家具、擦洗地板	8.00
整理园林如锄草等	4.50	短跑	8.00
性生活	5.25		

表 7-12　心血管危险因素

高危	①不稳定冠状动脉综合征 ②失代偿充血性心力衰竭 ③严重心律失常 ④严重瓣膜病	低危	①老年 ②心电图异常（左心室肥厚、束支传导阻滞、ST-T 异常） ③非窦性节律（房颤） ④高血压未控制
中危	①缺血性心脏病病史 ②曾有充血性心力衰竭史或目前存在代偿性心力衰竭 ③脑血管病史 ④糖尿病 ⑤肾功能障碍		

表 7-13　ACC/AHA 慢性心功能衰竭分级

分级	描述
A-存在心力衰竭的高风险	高血压，糖尿病，冠心病，有心肌病家族史
B-无症状心力衰竭	既往有过心肌梗死，左室功能障碍，瓣膜性心脏病
C-有症状心力衰竭	心脏结构异常，呼吸困难，疲乏，活动能力受限
D-顽固性终末期心力衰竭	尽管接受了最大限度的治疗，静息时仍有明显症状

针对这名患者，心血管风险的评估是重中之重。根据表 7-12 我们评定患者的心血管危险因素为中危，表 7-9 确定患者处于 NYHA 心功能分级Ⅲ级。根据过去史中的心肌缺血史和心电图 ST-T 改变，关注患者是否现在存在心肌缺血表现，其诱发因素和缓解方案；根据过去史中的高血压史，慢性肾功能不全史，心超示 EF 值 39.8%，二尖瓣重度关闭不全。BNP 1103pg/ml（0~300pg/ml），高度关注其心功能不全的情况，有无近期左心功能不全的发生，其慢性心功能不全根据表 7-8 评定为射血分数降低的心衰 C 型，根据表 7-13 评定为慢性心功能衰竭分级的 A 级，最后通过表 4 不同体力活动时的能量需要判断患者心肺功能的手术耐受性。

2. 合并严重心血管疾病的患者麻醉管理原则是什么？

（1）麻醉管理原则：应避免心肌缺氧，保持心肌氧供和氧需之间的平衡。麻醉实施时应注意①心动过速不仅增加心肌氧需同时减少了氧供，对有病变的心肌甚为不利；②避免心律失常；③保持适当前负荷，避免血压显著升高或下降；④避免缺氧和二氧化碳蓄积；⑤及时纠正内环境紊乱；⑥避免输血、输液过多引起心脏前负荷增加造成氧供/氧需失平衡和肺间质体液潴留过多；⑦加强监测，及时处理各种并发症；⑧尽可能缩短手术时间，减少手术创伤；⑨良好的术后镇痛。

（2）麻醉准备：备好多种抢救药物及装备，建立良好的静脉通道。按需做血气分析、pH、血液生化和电解质测定。使用多种血流动力学监测如动脉压变异（PPVs）、脉搏氧体表描计图波形幅度变异（ΔPOP）、每搏输出量变异（SVV）及脉搏灌注变异指数（PVI）等进行重要指导，也可以运用经食管超声（TEE）在非心脏手术对术中血流动力学改变进行辅助判断。

（3）药物准备：洋地黄类如西地兰，β 受体阻滞剂如艾司洛尔（Ⅰ类。A/B 级），血管活性药如去氧肾上腺素，去甲肾上腺素，多巴酚丁胺等。

（4）全麻诱导：①充分吸氧去氮，快速、平稳，对交感和副交感神经不发生过分兴奋或抑制，尽量减少插管刺激，减小对血流动力学影响；②静脉诱导药物如咪达唑仑、依托咪酯、丙泊酚和氯胺酮等应根据患者情况合理使用，缓慢、分次推注；③降低插管应激反应，可配合充分的表面麻醉；④肌松药可选择对心血管影响较小的维库溴铵等。

（5）该患者射血分数低,且合并二尖瓣重度关闭不全,其麻醉管理的要点:①避免窦性心动过缓（保持80～100次/分钟）;房颤患者则应避免心率>100次/分钟。②保持前负荷,避免血容量不足。③降低后负荷。④避免心肌抑制。⑤避免缺氧和二氧化碳潴留,避免使用PEEP。

综上所述,对于此类患者,应充分的进行术前评估,加强监测,必要时加用适量的血管活性药物维持血流动力学的稳定,保证重要脏器的灌注和氧合。

3. 什么是低射血分数

射血分数（ejection fraction,EF）,即搏出量占心室舒张末容量的百分数,是舒张末期容量（EDV）与收缩末期容量（ESV）之差与EDV的比值。一般EF值50%以上属于正常范围,人体安静时的射血分数约为55%～65%。射血分数与心肌的收缩能力有关,心肌收缩能力越强,则每搏输出量越多,射血分数也越大。在心室异常扩大、心室功能减退的情况下,搏出量可能与正常人没有明显判别,但它并不与已经增大的舒张末期容积相适应,射血分数明显下降。

低射血分数则是指射血分数低于正常百分比。病人在出现心功能不全时往往伴有射血分数的降低。正常大于0.55,小于0.5表示心功能减退。当射血分数值降低至35%以下时发生恶性心律失常猝死的机会就大大增加。若左心射血分数小于35%常提示心功能差,围术期心肌梗死发生率增高,充血性心力衰竭机会也增多。

4. 该类患者在骨科手术前是否需要进行心脏干预手术?

除急诊外,某些情况下（新发的心肌梗死,不稳定心绞痛,失代偿性心衰,显著心律失常及严重的瓣膜病性心脏病）（表7-14）应首选心脏干预治疗。

表7-14 非心脏手术术前需进行评估和治疗的活动性心脏病表现

活动性心脏病表现	示例
不稳定冠状动脉综合征	不稳定或更严重的心绞痛（CCS分级Ⅲ或Ⅳ级）
	近期MI
失代偿心衰 （NYHA功能性分级Ⅳ级或更差,又或存在新近发生的心衰）	
严重的心律失常	高度房室传导阻滞
	莫氏Ⅱ型房室传导阻滞
	3度房室传导阻滞
	有症状的室性心律失常
	伴有不可控室性心率（静息状态下心率超过100次/分）的室上性心律失常（包括房颤）
	有症状的心动过缓
	近期查出的室性心动过速
严重心脏瓣膜病	重度主动脉狭窄（平均压力梯度超过40mmHg,主动脉面积小于1.0cm²,或者患者主诉症状明显）
	有症状的二尖瓣狭窄（进行性劳力性呼吸困难,劳累性晕厥前期症状,或者心衰）

该患者因右股骨颈无菌性坏死,拟全麻下行髋关节置换术。但患者重度二尖瓣关闭不全,心功能Ⅲ级,左室射血分数39.8%,存在心衰高风险,实验室检查示:BNP:1103pg/ml（0～300pg/ml）,但心衰症状不明显,近期无心衰发作和抗心衰治疗史,无下肢水肿。心胸比:0.79;低射血分数,肺淤血,中等体力劳动,55岁,有换瓣手术指征。但换瓣后需终身抗凝,停抗凝药行换髋有形成心脏血栓的高风险。考虑患者低射血分数源于重度二尖瓣关闭不全,左室容积扩大,但可保持一定有效心输出量。可以先换髋后换瓣。

【小结】

随着人口老龄化的增加,越来越多的心功能不全患者见于手术麻醉。低射血分数患者围术期心肌梗死发生率增高,恶性心律失常猝死的机会大大增加,充血性心力衰竭机会也增多。该类患者最主要的是充分的术前评估及术前准备,了解患者目前的循环状态,选择合适的麻醉药物及心血管药物,预防术中低血压、心律失常、肺水肿等并发症,一旦发生及时处理,迅速找到并解除病因。围术期应注意心肌氧供和氧需的平衡,维持适当的前后负荷,麻醉期间维持适宜的麻醉深度,充分术后镇痛,尽量减少应激刺激。

【专家简介】

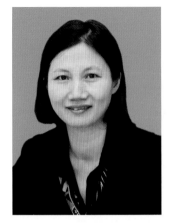

顾小萍

顾小萍，主任医师，教授，博士生导师，现任南京大学附属鼓楼医院麻醉科副主任。 主要研究方向：①疼痛在脊髓水平调控机制；②术后认知功能障碍。 以项目负责人承担国家自然基金面上项目 3 项，省部级课题 6 项。 以第一或通讯作者发表 SCI 论文 60 篇。 现任中华医学会麻醉学分会老年学组/骨科学组委员，中国医师协会麻醉学分会常务委员，中国研究型医院学会麻醉学分会副主任委员。 江苏省医学会麻醉专业委员会常委，南京市医学会麻醉专业委员会副主任委员。《中华麻醉学杂志》与《中华行为医学和脑科学杂志》通讯编委、《临床麻醉学杂志》与《国际麻醉学与复苏杂志》编委。

【专家点评】

患者在围术期出现低血压,应该从三个基本方面进行分析:心肌收缩力,有效循环血容量及外周血管阻力。①心肌收缩力下降——麻醉药物的使用:吸入麻醉药、舒芬太尼、瑞芬太尼等。此外其他导致心肌收缩力下降的因素如:心肌缺血和心肌梗死、严重的酸碱平衡紊乱、低体温和局麻药中毒等。②外周血管阻力下降——首先静脉麻醉药如丙泊酚、苯二氮䓬类与阿片类药物联合应用会引起外周血管阻力下降,从而引起血压下降;部分肌松药如顺式阿曲库铵可能会引起组胺释放,导致血压下降;此外应考虑到过敏反应引起的血压下降。③有效循环血容量不足——失血、失液等导致血容量绝对或相对不足;其他还包括手术操作因素导致的腔静脉受压、胸内压增加、体位改变、使用扩张静脉为主的血管扩张药、椎管内麻醉等。少见的包括心包填塞、大面积肺梗死、张力性气胸等。此外除却上述三个因素,还应考虑到心律失常,快速性心律失常可因心室充盈不足导致低血压;房颤、房扑以及交界性心律可因失去心房收缩对心室的充盈而导致低血压;严重的缓慢性心律失常每搏输出量不能代偿性增加时也会导致低血压。

结合这位患者,该患者术前检查即发现低射血分数,EF 仅为 39.8%,但同时合并二尖瓣的重度关闭不全,可引起左心的增大,因此 EF 的实际值比测量值更低,存在基础的心肌收缩力下降,因此必须考虑在麻醉诱导开始时就进行心肌收缩力的支持,如使用多巴酚丁胺。因此该类患者的麻醉诱导必需在有创动脉监测下缓慢进行,如有 SVV 同时进行容量监测更佳。因为麻醉药物对心肌收缩力具有抑制作用和外周血管阻力的下降作用,因此诱导必须采取小剂量分次的原则。咪达唑仑是非常好的诱导试验药物,从 0.5mg 开始进行缓推,观察患者血压变化,确定诱导使用的药物剂量速度,是否需要进行心肌收缩力的维护,是否需要进行血管张力的调节。对于该患者来说,麻醉诱导前液体补充不足,术前禁饮禁食时间过长是存在的体内容量不足的状态,而患者的心血管状态也不适合过快进行容量补充,因此该患者宜在血管张力调节药物的维持下进行麻醉诱导,可以使用苯肾上腺素或去甲肾上腺素。在麻醉诱导选择中,选择了对血流动力学影响较小的依托咪酯和舒芬太尼是正确的,但是选择了具有较高过敏反应发生概率的顺式阿曲库铵作为肌松药物,存在合并发生过敏出现血压下降的干扰,宜选择过敏概率更低的肌松药物如维库溴铵。

低血压的处理:①预防为主,一旦发生,应寻找低血压的直接原因及时处理。一旦怀疑心肌收缩力严重抑制,应尽早解除抑制心肌收缩力的因素。②适当使用正性肌力药物进行支持治疗,常选用的正性肌力药包括多巴酚丁胺和肾上腺素。多巴胺超过 10μg/(kg·min) 可兴奋 α 和 β 肾上腺素受体,引起血管收缩、心率增快等副作用,对心血管病患者不利。③使用麻醉药要小剂量滴定,严重避免的心肌抑制和外周血管阻力下降导致血流动力学剧烈波动。④对血管扩张导致的低血压,可适当使用血管加压药,如去甲肾上腺素;对于难治低血压,可考虑使用血管加压素。⑤应尽早发现和解除机械性因素导致的静脉回流减少,对失血失液应结合监测指标(如 CVP、SVV、PCWP、尿量等)的动态变化及时补充。

【参考文献】

1. 邓小明,姚尚龙,于布为,等. 现代麻醉学. 第 4 版. 北京:人民卫生出版社,2014.
2.（美）巴特沃斯著. 摩根麻醉学. 第 5 版. 王天龙,刘进,熊利泽主译. 北京:北京大学医学出版社,2015.
3. Ronald D. Miller 著,米勒麻醉学. 第 8 版. 邓小明,曾因明,黄宇光主译. 北京:北京大学医学出版社,2016.

92　预激综合征患者的围麻醉期管理

【导读】

预激综合征是一种房室传导的异常现象,窦房结发出的冲动不仅通过正常的房室传导系统下传到心室,而且也通过其他异常的附加旁路下传,绕过正常房室传导通道以短路方式较早地传到一部分心室所造成的综合征。一般人群预激的发生率为 0.3%。估计有 20%~50% 受影响的患者会出现阵发性快速心律失常,典型的是阵发性室上性心动过速,有时难以控制,甚至导致死亡。而在麻醉手术过程中,对于合并预激综合征的患者,一旦发生快速型心律失常,可能导致血流动力学不稳定,甚至发生室颤,心跳骤停等严重心血管不良事件,因此,必须重视。

【病例简介】

患者,男性,50 岁,建筑工人,因"高处坠落后双上肢、左踝及腰部疼痛伴活动受限五小时"入院。

入院诊断:多发伤,右踝关节开放性骨折脱位,双侧尺桡骨远端骨折,腰 1 骨折待排。

实验室及辅助检查:血常规:中性粒细胞百分率 92.0% ↑;红细胞计数:3.92×10^9/L ↓;血红蛋白:122g/L ↓;血细胞比容:35.2% ↓;生化全套:总蛋白:53.9g/L;葡萄糖:8.01mmol/L;C 反应蛋白:28g/L;凝血三项:未见明显异常;ECG 示:窦性心律,预激综合征,HR 81 次/分(图 7-19)。

既往史:否认既往特殊内科疾病、手术外伤史。

患者拟择期行左侧尺桡骨+右踝关节切开复位内固定术。10:55 入室,予面罩吸氧,开放下肢外周静脉通路;心电监护示:HR:90 次/分,BP:133/94mmHg,SpO_2:100%。麻醉诱导(11:00):咪达唑仑 3mg,1% 丙泊酚 70mg,芬太尼 0.2mg,维库溴铵 8mg;于 11:05 行气管插管,操作顺利;此时监护仪示 HR:93 次/分,BP:88/52mmHg,SpO_2:100%。11:20 行右侧颈内静脉穿刺置管,此时患者生命体征:HR:78 次/分,BP:116/90mmHg,SpO_2:100%。11:23 穿刺顺利,置入导丝 20cm,后接着置入导管,11:25 发现心率急剧增快,此时迅速拔出导丝,固定导管,此刻监护仪示:HR:152 次/分,BP:92/70mmHg,SpO_2:100%(图 7-20)。11:28 考虑麻醉偏浅,颈内静脉穿刺操作时,导丝置入位置过深刺激右心房,诱发心律失常发作。予芬太尼 0.15mg 静脉推注。11:30 去氧肾上腺素 100μg 多次静脉推注维持血压;琥珀酰明胶 500ml 快速静脉滴注扩充容量;心律平 70mg 入 5% GS 50ml 缓慢静脉推注。11:40 患者发生轻微呛咳反应;同时发现心率由 180 次/分骤降至 140 次/分(生命体征变化见图 7-21 及图 7-22)。11:45 停止静脉推注心律平(共推注 58mg)。11:46 患者右上肢石膏固定被拆开,予右侧肱动脉穿刺测压(图 7-23),同时行动脉血气分析(图 7-24)。12:30 手术开始,麻醉维持如下:2% 丙泊酚 300mg/h,阿曲库铵 25mg/h,瑞芬太尼 0.5mg/h,间断推注芬太尼控制麻醉深度。15:20 手术结束;15:45 拔除气管导管;16:25 安返病房。

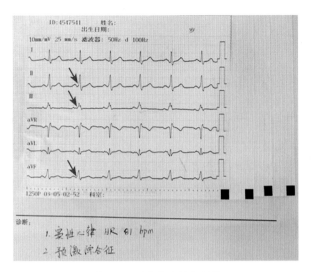

图 7-19 患者的术前心电图

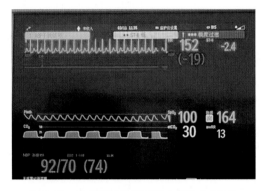

图 7-20 患者深静脉置管后的血压及心率变化

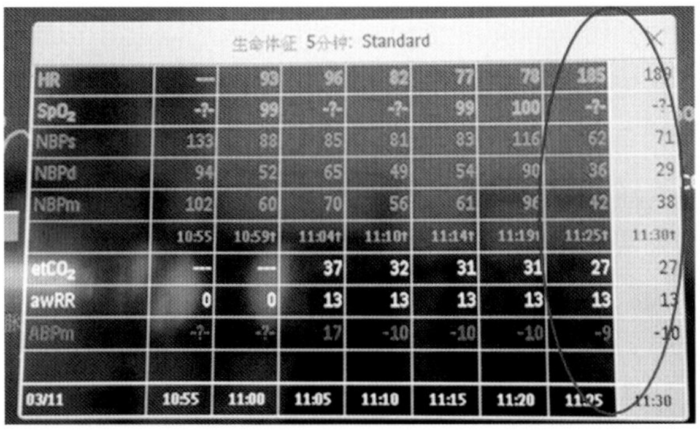

图 7-21 患者呛咳反应前的血压及心率变化

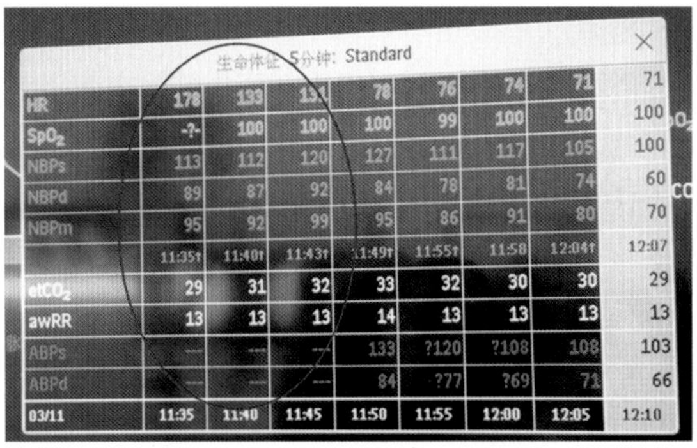

图 7-22 患者发生呛咳反应后的血压及心率变化

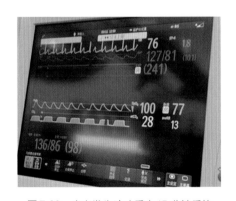

图 7-23 患者发生呛咳反应 15 分钟后的
血压及心率变化

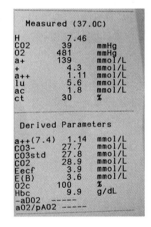

图 7-24 患者发生呛咳反应 15 分钟
后的血气分析

【问题】

1. 预激综合征的诊断标准?
2. 分析本例预激综合征患者发生室上性心动过速的原因?
3. 预激综合征药物处理原则,并结合本例患者分析?
4. 围麻醉期增高迷走神经张力的方法?

5. 预激综合征患者围麻醉期管理要点?

1. 预激综合征的诊断标准?

预激综合征又称为 WPW 综合征,是指患者除正常的房室传导途径外还存在附加的房室旁路,其心电图有预激的表现:典型的预激综合征心电图表现为:PR 间期<0.12 秒,P 波正常,QRS 波时间>0.11 秒,QRS 波群起始部分变粗钝,称为预激波或 delta 波,继发性 ST-T 改变,根据心电图的改变又可分为 a 和 b 两型,a 型的预激波和 QRS 波群在 V1 导联均向上,而 b 型 V1 导联的预激波和 QRS 波群的主波则均向下,这种分类方法虽然受到预激是不同部位旁路所致的多变 QRS 波群的限制,但有助于区别旁路的心室端位置。预激本身不引起症状,但由于房室之间存在附加通道,常可发生严重心律失常,临床以顺向型房室折返性心动过速最为常见,其次为心房颤动及逆向型或预激性房室折返性心动过速。

2. 分析本例预激综合征患者发生室上性心动过速的原因

预激综合征诱发的室上性心动过速有顺向型房室折返心动过速和逆向型或预激性房室折返性心动过速两类:前者呈反复发作性,频率在 180~260 次/分以上,节律规整,QRS 波群形态正常,常伴有 QRS 波电交替和或心动周期长短交替;后者心室率常大于 200 次/分,delta 波明显,QRS 波群宽大畸形,若不经电生理检查,此型极易与室速混淆。

结合本例患者分析:在行右侧颈内静脉穿刺置管操作时,发生心率增快,血压下降,心电监护示 QRS 波形态正常,节律规则,提示发生室上速,HR 最快达 189 次/分,从两个方面分析其发生原因:

患者因素:术前的焦虑、紧张状态以及多发伤导致的强烈疼痛刺激使得患者机体处于应激状态,且患者本身合并预激综合征,虽无临床症状,但应激状态下发生快速型心律失常风险较大;

麻醉因素:a 药物方面考虑使用不当:如抗胆碱药物阿托品,诱发心率增快;术中使用兴奋心脏加快心率的血管活性药物,诱发心律失常,如麻黄碱,多巴酚丁胺,肾上腺素等,或者使用氯胺酮等增快心率的麻醉药物等,对于该患者麻醉诱导及气管插管均顺利,并未使用上述相关药物,暂不考虑;b 麻醉相关操作:本例患者在施行右侧颈内静脉穿刺置管操作,置入导丝时发生心律失常,考虑导丝过深的因素可能,另一方面,患者为中青年男性,麻醉诱导后 20 分钟进行此操作,期间未增加麻醉药量,且未进行麻醉药物维持,可能与麻醉深度不足有关,在麻醉较浅的状态下施行穿刺等操作可能更易诱发心律失常。

3. 预激综合征药物处理原则,并结合本例患者分析

预激综合征本身不引起症状,但由于房室之间存在附加通道,常可发生严重心律失常,常见的是伴发快速性心律失常,大多数抗心律失常的药物都是通过改变心肌细胞的传导、复极或者自律性起作用,许多药物还具有直接或间接的自主神经效应。

抗心律失常药物的选择通常依赖于心律失常是室性的还是室上性的,对于预激综合征的药物处理可以选择的药物包括以下三类:

(1) 主要作用于房室结的药物:通过延长房室结的不应期,终止顺向型折返性心动过速。常用普萘洛尔(3~5mg 稀释后缓慢静注)、ATP(20~40mg 快速静注,3~5 分钟后可重复一次)、洋地黄(西地兰 0.4mg 稀释后缓慢静注,2 小时后无效可追加 0.2mg)、维拉帕米(5~10mg 稀释后静注,30 分钟后可重复一次)等。但对逆向型房室折返性心动过速和旁路下传为主的房颤,普萘洛尔、ATP 常无效或可使病情加重而不用,洋地黄缩短旁路有效不应期,应禁用;维拉帕米也因加速旁路前传和诱发室颤而禁用。

(2) 主要作用于旁路的药物:其共同特征是延长旁路有效不应期,主要用于冲动经旁路下传的快速性心律失常如逆向型房室折返性心动过速和房颤。目前认为应首选普罗帕酮(1~1.5mg/Kg 静注,20 分钟后可重复)或普鲁卡因酰胺(50~100mg 静注,5~10 分钟 1 次,直到有效或总量达 1000mg)。奎尼丁尚有缩短房室结有效不应期的作用,可用于伴 SSS 者。

(3) 作用于房室结和旁路的药物:常用 Ic 类和 Ⅲ 类药物如普罗帕酮、胺碘酮等。其中普罗帕酮抗心律失常谱广,起效快,副作用小,已被列为预激伴快速心律失常的首选药物。

针对本例患者,发生心率增快时,心电监护示 QRS 波形态正常,节律规则,HR 最快达 189 次/分,提示发生室

上性心动过速,此时的处理应加深麻醉的同时维持循环,合理的使用抗心律失常药物,根据上述的用药选择,本例患者的处理首选普罗帕酮,因患者伴发血压下降,故加用血管活性药物,血管活性药物的可选择去氧肾上腺素、甲氧胺、间羟胺、去甲肾上腺素等,均可用于治疗阵发性室上速,应避免使用麻黄碱、肾上腺素、多巴酚丁胺等药物,本例患者加用去氧肾上腺素,增强迷走张力,减慢心率的同时升高血压,保证重要脏器及组织的灌注,处理效果较好,与此同时也要注意补充容量。

4. 围麻醉期迷走张力增高的方法

适当采用兴奋迷走神经法,增强迷走张力可迅速终止室上性心动过速的发作。方法有多种,可概括为两大类,即机械刺激法和药物刺激法。

(1) 机械刺激法:用机械刺激兴奋迷走神经,延长房室结和窦房结的不应期,可有效阻断由房室结或窦房结参与的折返环的传导,包括房室结折返性心动过速、阵发性房室折返性心动过速和阵发性窦房结折返性心动过速。但对没有房室结和窦房结直接参与的折返环的室上速,该法仅能暂时降低心室率而不能影响心房率。临床上常见的室上速以有房室结和窦房结参与的折返环者占大多数,故本法对大多数有效。

该法包括压迫颈动脉窦法;压迫眼球法;屏气法包括 Valsava 动作及 Muller 动作;心前区锤击法;穴位压迫发或者按摩法(如内关、合谷穴的压迫;或者按摩神藏穴及灵墟穴);手指直肠按摩法;乙状结肠按摩法;腹部加压法;鼻前庭刺激法;其他方法包括①用清洁压舌板、棉签或手指刺激咽后壁以致产生恶心或呕吐;②饮水法;③潜水反射法(让患者屏住气后将脸部浸入一盆冷水里以刺激迷走神经;)④颠倒体位法;⑤让患者坐位,上身下弯将头置于双膝之间,然后上身突然仰起坐直。以上五种方法可作为经常发作的患者自行治疗的方法,对早期轻患者疗效显著。

针对该患者的处理,意外的结果在于当给予心律平、苯肾及扩容等处理后,患者的轻微呛咳反应恰好使得心率由 180 降至 140 次/分,逐步趋于平稳,波动在术前的基础状态水平,推测该患者可能气管插管的状态下,发生呛咳,增加迷走张力,反射性心率减慢,同时综合之前用药的效果,使患者得以转危为安。

(2) 药物刺激法:①胆碱酯酶抑制剂:较常用者有新斯的明和腾喜龙,此类药物可通过增强迷走张力,降低窦性和异位起搏点的自律性,减慢房室传导;②血管收缩药:常用的去氧肾上腺素、甲氧胺、间羟胺、去甲肾上腺素等均可用于治疗阵发性室上速。其机制是使血压增高,通过颈动脉窦与主动脉弓压力感受器反射性兴奋迷走神经而转复心律。

5. 预激综合征患者围麻醉期管理要点

(1) 术前充分了解病情,制定合理的麻醉方案。

(2) 术前充分镇静,缓解患者紧张、焦虑情绪。

(3) 术中管理注意

1) 维持心律(率)在一个适度、平衡的"稳态"。

2) 尽量避免麻醉有创操作可能造成的不良刺激。

3) 一旦发生心律失常,治疗的同时更需稳定血压与血氧,保证重要脏器的有效灌注和充足氧供。

4) 抗心律失常药物的有效应用。

5) 利用适度的迷走反射。

6) 优化麻醉管理,采用多模式镇痛方法完善术后镇痛。

【小结】

预激综合征本身不引起症状,但由于房室之间存在附加通道,常可发生严重心律失常,对于术前合并预激综合征的患者要充分了解病情,制定合理的麻醉方案,术中根据需要适时加深麻醉,控制麻醉深度,维持内环境的稳定,同时备好可能需要的抗心律失常的药物,优化围麻醉期的管理,减少不良事件的发生。

【专家简介】

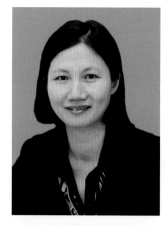

顾小萍，主任医师，南京大学附属南京鼓楼医院主任医师。 现任中华医学会麻醉学分会老年学组，骨科学组委员。 江苏省医学会麻醉专业委员会常委，南京市医学会麻醉专业委员会副主任委员。 自1995年毕业于南京大学医学院后，一直就职于南京大学附属南京鼓楼医院麻醉科。20年来积累了丰富的临床麻醉工作经验，擅长老年患者，脊柱矫形患者，移植患者的临床麻醉管理，并具丰富的教学经验。 主要科研方向术后认知功能障碍和疼痛机制研究。

顾小萍

【专家点评】

1. 该例患者为预激综合征患者，预激是一种房室传导异常现象，冲动经附加通道下传，提早兴奋心室的一部分或全部，引起部分心室肌提前激动。预激综合征发生率为0.1‰~3.1‰，90%的患者多发生在50岁以下，男性多于女性，男性占60%~70%，各年龄组均可发病，但随年龄的增大发生率降低。预激综合征患者有40%~80%伴发快速性心律失常，依次为阵发性室上性心动过速、心房颤动、心房扑动、过早搏动等。少数可致猝死。不伴有心律失常的预激综合征，无任何临床症状。

2. 预激综合征患者最重要的临床特征是易发生过速性心律失常。所以其麻醉处理重点在于防止和治疗快速型心律失常，维持循环功能稳定。麻醉诱导时必须保证足够麻醉深度，以避免喉镜暴露和气管插管等机械刺激引起交感神经兴奋和儿茶酚胺释放，诱发快速型心律失常发作。麻醉维持期宜保持充分镇静，避免交感神经系统兴奋，避免氯胺酮，泮库溴铵的使用，避免地氟烷浓度快速增加。该患者心动过速的发生考虑与麻醉深度不足及深静脉置管过深的刺激相关。提示在这类患者的管理中控制合适麻醉深度的重要性。

3. 预激综合征合并急性心律失常的治疗根据是顺向房室折返性心动过速（QRS波群狭窄），逆向房室折返性心动过速（QRS波群宽大）和心房纤颤而不同，而该名患者因意外呛咳而逆转室上速的持续提示在预激综合征合并QRS波群狭窄的顺向房室折返性心动过速的治疗中兴奋迷走神经的重要性，在该类患者的处理中颈动脉窦按摩，Valsala动作，刺激咽后壁将会是非常有效的第一步的处理方案。

【参考资料】

1. 毛焕元. 兴奋迷走神经治疗室上性心动过速. 心功能杂志，1994，6（2）103-104.
2. 党政华. 终止阵发性室上性心动过速的机械刺激迷走神经疗法现状. 临床荟萃，1996，11（1）1-2.
3. 邓小明，姚尚龙，于布为，等. 现代麻醉学. 第4版. 北京：人民卫生出版社，2014.
4.（美）巴特沃斯著. 摩根麻醉学. 第5版. 王天龙，刘进，熊利泽主译. 北京：北京大学医学出版社，2015.
5. Ronald D. Miller 著. 米勒麻醉学. 第8版. 邓小明，曾因明，黄宇光主译. 北京：北京大学医学出版社，2016.

93　双向型精神障碍患者发作期进行全麻下腰椎骨折复位、椎弓根螺钉内固定植骨融合术的麻醉处理

【导读】

近几十年来,心理疾病及精神疾病患者的数量与日俱增,而需要接受择期及急诊手术的这类患者数量也随之增加。于是麻醉医师在处理这些病例的时候面临着巨大挑战、需要考虑多方面因素,比如患者精神疾病的恶化、认知功能的改变、长期服用的抗精神疾病药物的药理作用特点及副作用、麻醉药物与抗精神疾病药物的相互作用等。

【病例简介】

患者,女性,76 岁,体重 65kg,因"摔倒致腰背部疼痛 1 天"入院,腰椎 X 线片显示 $L_4 \sim L_5$ 腰椎骨折,诊断为"腰椎骨折、高血压、双向型精神障碍(躁狂发作期)",经骨科、精神科医师讨论,认为患者的腰椎骨折在其躁狂发作期不遵医嘱卧床休息的情况下可能发生继发性的腰部脊髓损伤,无法等待抗精神病药物控制其躁狂发作后再行手术,因此拟在气管插管全麻下行腰椎骨折复位、椎弓根螺钉内固定植骨融合术。患者查体不配合,躁狂状态,测无创血压 150/95mmHg,术前血常规、血生化、血糖、心电图、胸片等检查均未发现异常。治疗药物:氨氯地平片(络活喜)5mg 口服 qd;富马酸喹硫平片(思瑞康)100mg 口服每日 2 次。术前精神科医师会诊意见:患者处于双向型精神障碍躁狂发作期,调整富马酸喹硫平片剂量 200mg 口服每日 2 次,服药至术日晨,术后待患者清醒后尽早恢复服药。患者入手术室后行常规监测,在局麻下行桡动脉穿刺置管、进行有创动脉压监测。面罩给予患者吸 100% 纯氧,5 分钟,按压环状软骨行快速序贯诱导以预防反流误吸的发生。全麻诱导用药:咪达唑仑1mg、利多卡因 50mg、丙泊酚 100mg、芬太尼 200μg、罗库溴铵 60mg。全麻维持:0.8 ~ 1MAC 七氟烷吸入、瑞芬太尼 0.1 ~ 0.3μg/(kg·min)。麻醉过程中进行体温监测,T 维持在 36.1 ~ 37.2℃。间断使用去氧肾上腺素、麻黄素使有创动脉血压维持在 100 ~ 140/55 ~ 85mmHg,心率 55 ~ 82 次/分。皮肤缝合完毕后停用瑞芬太尼,停止输注瑞芬太尼前 30 分钟追加 100μg 芬太尼。术者于手术切口处给予 0.375% 罗哌卡因局部浸润进行术后镇痛。术毕保留气管导管将患者送至 PACU,约束带保护患者四肢于手术转运床上,呼吸机支持呼吸(不使用肌松拮抗剂,以免配伍使用阿托品诱发急性谵妄发作),直至患者清醒达到拔管指征而拔除气管导管,无苏醒延迟、无术后谵妄躁动,护送其回病房。之后立即给予富马酸喹硫平片 200mg 口服,持续服药至患者出院,嘱其精神科随访。

【问题】

1. 什么是双相精神障碍? 什么是双相精神障碍躁狂发作?
2. 双相精神障碍治疗药物有哪些? 这些药物对患者生理状态有什么影响?
3. 双相精神障碍急性发作期麻醉方法的选择?
4. 精神治疗药物与麻醉药物及辅助用药相互作用对患者有什么影响?
5. 精神治疗药物在术前应该停药吗?

1. 什么是双相精神障碍？什么是双相精神障碍躁狂发作？

双相精神障碍属于心境障碍的一种类型，指既有躁狂发作又有抑郁发作的一类疾病。研究发现，躁狂发作前往往有轻微和短暂的抑郁发作，所以多数学者认为躁狂发作就是双相精神障碍，只有抑郁发作的才是单相精神障碍。

双相精神障碍的临床表现按照发作特点可以分为抑郁发作、躁狂发作或混合发作。躁狂发作表现为心境高涨、思维奔逸、活动增多、躯体症状及注意力不能集中持久，容易受外界环境的影响而转移；记忆力增强，紊乱多变；发作极为严重时，患者极度的兴奋躁动，可有短暂、片段的幻听，行为紊乱而毫无目的指向，伴有冲动行为；也可出现意识障碍，有错觉、幻觉及思维不连贯等症状，称为谵妄性躁狂。多数患者在疾病的早期即丧失自知力。

2. 双相精神障碍治疗药物有哪些？这些药物对患者生理状态有什么影响？

双相精神障碍最主要的治疗药物是抗躁狂药碳酸锂和抗癫痫药（丙戊酸盐、卡马西平、拉莫三嗪等），它们又被称为心境稳定剂。对于有明显兴奋躁动的患者，可以合并抗精神病药物，包括经典抗精神病药氟哌啶醇、氯丙嗪和非典型抗精神病药奥氮平、喹硫平、利培酮、齐拉西酮、阿立哌唑等。严重的患者需要改良电抽搐治疗。对于难治性患者，可以考虑氯氮平合并碳酸锂治疗。治疗中需要注意药物不良反应和相互作用。对于双相抑郁患者，原则上不主张使用抗抑郁药物，因其容易诱发躁狂发作、快速循环发作或导致抑郁症状慢性化，对于抑郁发作比较严重甚至伴有明显消极行为者、抑郁发作在整个病程中占据绝大多数者以及伴有严重焦虑、强迫症状者可以考虑在心境稳定剂足量治疗的基础上，短期合并应用抗抑郁药，一旦上述症状缓解，应尽早减少或停用抗抑郁药。本例患者服用的富马酸喹硫平片属于非典型抗精神病药，对中枢 5 羟色胺、多巴胺及肾上腺素能 α1 受体均有作用，对治疗精神分裂症的阳性和阴性症状均有效。

长期服用抗精神病药物会对患者产生不良影响：①心血管系统：抗精神病药物通常具有 α_1 肾上腺素能阻断作用，可能导致直立性低血压（伴有头晕）、心动过速，在某些患者甚至出现晕厥。在老年患者中直立性低血压现象较年轻患者多见。使 QT 间期延长，当与精神安定药合用时应当谨慎。尤其老年患者、先天性 QT 延长综合征患者、充血性心力衰竭患者、心脏肥大患者、低血钾或低血镁患者需慎用。还可能造成心律失常，如心动过速、室颤。②血液系统：可能引起严重的中性粒细胞减少，当中性粒细胞数 $<1.0 \times 10^9/L$ 的患者应停用抗精神病药物。③消化系统：患者可能出现无症状的血清转氨酶（ALT,AST）或 γ-GT 水平增高。如果出现黄疸，应中止使用此类药物。而吞咽困难则与食管运动功能障碍有关，前者会造成误吸及吸入性肺炎，后者是老年患者及晚期阿尔茨海默型痴呆患者死亡的常见原因。因此，抗精神病药应慎用于有吸入性肺炎危险的患者。④内分泌系统：有高血糖及原有糖尿病加重的报告，因此糖尿病患者及糖尿病高危人群服用此类药物时建议进行适当的临床监测。有的病例观察到三酰甘油和胆固醇升高及体重增加，患者应定期监测体重。⑤体温调节：抗精神病药物可扰乱机体降低核心体温的能力，用于可能使核心体温升高的情况（如运动过度、暴露于极端高温、合并使用具有抗胆碱能活性的药物或出现脱水症状）的患者时应给予适当护理。⑥神经系统：锥体外系症状（表 7-15）。此例患者术前评估时未发现上述抗精神病药物的不良反应，但是为了慎重起见，我们在围术期对患者进行有创动脉血压监测、体温监测、间断抽血样监测血气及血糖指标。

表 7-15　常用抗精神病药的不良反应

药物	镇静	抗胆碱能效应	低血压	QT 间期延长	糖耐量受损	体重增加
氨磺必利	-	-	-	-	-	+
阿立哌唑	-	+/-	+	-	-	+
氯丙嗪	+++	++	+++	++	++	++
氯氮平	+++	+++	+++	+	+++	+++
氟哌噻醇	+	++	+	+	?	
氟奋乃静	+	++	+	+	-	
氟哌啶醇	+	+	+	+	-	+
奥氮平	++	+	+	+	+++	+++
喹硫平	++	+	++	++	+	++
利培酮	+	-	++	+	+	++
舒必利	-	-	-	+	-	?
三氟拉嗪	+	+/-	+	?	++	?
珠氯噻醇	++	++	+	?	?	

-，无作用；+，有作用；+/-，作用不确定；?，有待进一步研究确认

3. 双相精神障碍急性发作期麻醉方法的选择?

考虑到抗精神病药物与麻醉药物的相互作用,区域阻滞麻醉相比较全麻是更安全的选择,其优势在于减少术后恶心呕吐发生率、避免气道操作(此类病人喉痉挛发生率高)、术后早期恢复活动并且减少在监护室停留时间、减少术后谵妄发生概率等。但最大的问题在于此类患者存在认知障碍,无法表达认可或拒绝区域阻滞操作,且往往不能有效配合操作。

如果选择全身麻醉则需要考虑抗精神病药物与麻醉药物的相互作用(具体见下一问题),麻醉前应进行充分评估以明确患者是否存在长期服用抗精神病药物所导致心血管系统副作用。除常规监测外,最好在有创动脉血压监测下进行全麻诱导,注意此类患者发生反流误吸风险较高。吸入麻醉药可以安全应用于此类患者,静脉麻醉药、麻醉性镇痛药及非去极化肌松药都应酌情减量,因而滴定法给药是比较恰当的方法。

在全麻过程中,应注意到长期服用抗精神病药物治疗的患者可能会伴发神经安定恶性综合征(neuroleptic malignant syndrome,NMS),其临床症状与恶性高热相似,表现为体温急剧升高、肌肉强直、自主神经功能障碍(血压不稳、出汗、流涎、括约肌功能失调)及肌酐激酶及白细胞计数升高,死亡率约为20%,应立即给予丹曲林及对症支持治疗。此时,神经安定恶性综合征与恶性高热很难区分,以对症处理抢救患者生命为首要任务。

4. 精神治疗药物与麻醉药物及辅助用药相互作用对患者有什么影响?

精神治疗药物除了上述的抗精神病药物外,还包括三环类抗抑郁药、单胺类氧化酶抑制剂、选择性五羟色胺再摄取抑制剂及锂剂。这些药物与麻醉药物及辅助用药之间存在相互作用(表7-16)。

表7-16 精神治疗药物与麻醉药物及辅助用药相互作用

精神治疗药物	精神治疗药物副作用	与麻醉药及辅助药物的相互作用	替代性麻醉药及辅助药物的选择
三环类抗抑郁药(TCAs)	抗胆碱能症状、直立性低血压、心律失常、镇静	①麻黄碱/肾上腺素→增强升高血压的效应 ②阿托品/东莨菪碱→增强毒蕈碱样作用、增加急性谵妄发生率 ③泮库溴铵→诱发快速性心律失常 ④吸入性麻醉药→使MAC增加、诱发心律失常 ⑤曲马多→降低患者惊厥阈值	①去氧肾上腺素 ②格隆溴铵 ③维库溴铵、罗库溴铵 ④TIVA ⑤NSAIDs、阿片类
单胺类氧化酶抑制剂(MAO-I)	富含酪氨酸食物(葡萄酒、奶酪)和β受体阻滞剂可引起严重高血压、直立性低血压、镇静、视物模糊、外周神经病变	①哌替啶、右美沙芬→高血压、血清素综合征、镇静、视物模糊 ②吸入麻醉药→对肝功能异常的患者避免高MAC ③琥珀酰胆碱→作用时间延长(MAO-I抑制乙酰胆碱酯酶) ④麻黄碱/肾上腺素→增强升高血压的效应 ⑤阿片类→体温过高	①芬太尼、阿芬太尼、舒芬太尼、瑞芬太尼、吗啡 ②TIVA ③维库溴铵、罗库溴铵 ④去氧肾上腺素 ⑤NSAIDs
选择性5-HT再摄取抑制剂(SSRIs)	恶心、腹泻、头痛、性功能障碍、焦虑、低钠血症、口干	①β受体阻滞剂、巴比妥类、苯二氮䓬类及抗胆碱能药物的作用时间延长(SSRIs抑制细胞色素P-450酶) ②曲马多→降低患者惊厥阈值	①β受体阻滞剂、巴比妥类、苯二氮䓬类及抗胆碱能药物酌情减量 ②NSAIDs、阿片类
心境稳定剂 锂剂	房室传导阻滞、心血管系统不稳定、癫痫、甲状腺功能减退、肾性尿崩症、白细胞增多	①非去极化肌松药→作用时间延长 ②吸入麻醉药→MAC降低、苏醒时间延长 ③NSAIDs→避免使用	①滴定法给药 ②TIVA ③阿片类
心境稳定剂 卡马西平	细胞色素P-450酶诱导剂	麻醉药代谢加快	酌情增加麻醉药物剂量
心境稳定剂 丙戊酸钠	影响血小板功能	全麻药→协同作用	酌情减少全麻药物剂量
抗精神病药物	中枢性低血压、心动过速、QT间期延长、室颤、尖端扭转型室性心动过速、锥体外系症状、喉痉挛、眼球旋动危象、斜颈、肌震颤、迟发性运动障碍	①全麻时可能发生神经安定恶性综合征 ②曲马多→降低患者惊厥阈值	①区域阻滞麻醉 全麻时监测体温 如果发生给予丹曲林及对症支持治疗 ②NSAIDs、阿片类

5. 精神治疗药物在术前应该停药吗?

绝大部分精神治疗药物突然停药会导致患者精神病症状复发、甚至进一步恶化,这称为急性停药症状。最常见的症状为失眠、恶心、头痛、腹泻、呕吐、头晕和易激惹等。而考虑到精神治疗药物的副作用及其与麻醉药相互作用所引发的围术期危险因素,一些精神治疗药物需要在术前停药。因此,术前是否停用精神治疗药物或是调整药物种类及剂量需咨询精神科医师的建议,下表概括了精神治疗药物是否存在急性停药症状及术前停药情况的指导意见(表7-17)。

表7-17　精神治疗药物急性停药症状及术前停药情况

精神治疗药物	是否有急性停药症状	术前停药的建议
三环类抗抑郁药	是	需停药
单胺类氧化酶抑制剂	是	不可逆单胺类氧化酶抑制剂→术前停药2周
		可逆单胺类氧化酶抑制剂→手术当日停药
选择性5-HT再摄取抑制剂	是	不需停药
心境稳定剂		
锂剂	否	术前24h停药
卡马西平	否	不需停药
丙戊酸钠	否	不需停药
抗精神疾病药物	是	不需停药
苯二氮䓬类	是	不需停药

【小结】

这是1例术前长期服用抗精神病药的双相精神障碍患者,并且处于躁狂发作期,因为是外伤所致腰椎骨折、并且患者精神状态不能配合卧床静养,所以只能选择在全麻下行腰椎骨折切开复位内固定手术。在术前,我们咨询了精神科医师的意见,没有停用抗精神病药。在有创动脉压监测下,滴定法给药进行全麻诱导,麻醉维持选择了可控性好的吸入麻醉药七氟烷及短效麻醉性镇痛药瑞芬太尼维持麻醉,术后患者苏醒迅速、平稳,拔除气管导管后护送回病房,术后2小时恢复服用抗精神病药。

【专家简介】

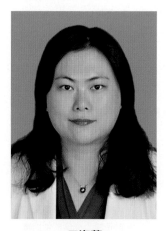

王海莲,副主任医师,复旦大学附属华山医院麻醉科。 主要研究方向:吸入麻醉药的神经保护作用及机制领域的基础研究。 以项目负责人身份承担各级科研课题1项,以第一作者或通讯作者在国内外专业期刊发表论文10篇。 现任国际脑血流及脑代谢学会会员。

王海莲

【专家点评】

对于这1例双向型精神障碍躁狂发作期拟行腰椎骨折切开复位内固定手术的病例,其麻醉管理的重点在于术前充分评估患者的精神状态,服用精神类药物的种类、剂量及时间,咨询精神科医师调整药物治疗方案并且给出停药建议,选择恰当的麻醉方法和麻醉药物以最大程度避免干扰患者的精神状态及认知功能,全面了解患者服用的精神治疗药物与麻醉药及辅助用药的相互作用（这一点对于行急诊手术而无法停用精神类药物的患者尤为重要），术后应尽早恢复精神治疗药物。

【参考文献】

1. Ronald D. Miller. Miller's anesthesia. 8th ed. Philadelphia：ELSEVIER SAUNDERS, 2015.
2. Butterworth JF, Mackey DC, Wasnick JD. Morgan & Mikhail's clinical anesthesiology. 5th ed. New York：McGraw-Hill, 2013.
3. Attri JP, Bala N, Chatrath V. Psychiatric patient and anaethesia. Indian Journal of Anaethesia. 2012, 56（1）：8-13.
4. Bajwa SJ, Jindal R, Kaur J, et al. Psychiatric diseases：Need for an increased awareness among the anesthesiologists. J Anaesthesiol Clin Pharmacol, 2011, 27（4）：440-446.
5. Milenović M, Kalezić N, Simić D, et al. Preoperative assessment and management of patient with psychiatric comorbidity. Acta Chir Iugosl, 2011, 58（2）：143-149.
6. Tom Peck, BSc MBBS FRCA, Adrian Wong, et al. Anaesthetic implications of psychoactive drugs. Contin Educ Anaesth Crit Care Pain, 2010, 10（6）：177-181.
7. Huyse FJ, Touw DJ, van Schijndel RS, et al. Psychotropic drugs and the perioperative period：a proposal for a guideline in elective surgery. Psychosomatics, 2006, 47（1）：8-22.

94 全脊椎整块切除术术后视力丧失的麻醉管理

【导读】

脊柱手术后发生的术后视力丧失（postoperative visual loss, POVL）是一种严重且罕见的并发症。目前对POVL的研究较为局限，尚未明确其发生发展的病理生理机制，也无确切有效的预防治疗措施，关注并预防高危患者术后视力丧失的发生十分重要。麻醉医生应该高度警惕这一严重不良结果的发生，充分了解POVL发生的相关原因，优化围术期管理，使POVL发生的可能性最小化，使患者术后康复的舒适度最大化。

【病例简介】

患者，男性，57岁，80kg。因腰背疼痛3个月，双下肢无力伴大小便失禁5天入院，拟于全身麻醉下行全脊椎整块切除术。患者糖尿病10余年，胰岛素联合降糖药控制（优必林 早40U 晚26U，拜糖平 50mg 每日3次，二甲双胍 0.5g 每日3次）；高血压病10余年，缬沙坦 40mg 每日1次；右侧基底节区腔梗。既往因"胆源性胰腺炎"接受手术治疗。术前实验室检查：血小板 $116×10^9/L$（$125\sim350×10^9/L$）、白蛋白 37g/L（$40\sim55g/L$）、总胆红素（TB）25.2μmol/L（$3.4\sim20.4μmol/L$）、结合胆红素（DB）9.7μmol/L（$0\sim6.8μmol/L$），肾功能和凝血功能指标均正常。术前胸椎 CT：T_{10}椎体成骨性骨质破坏，转移可能，伴椎管稍窄，胸腰椎退变。术前 PET：T_{9-11}及相同水平脊髓内外恶性病变转移性肿瘤。术前体格检查：脊柱生理弯曲存在，无脊柱侧弯；双侧髂前上棘以下皮肤感觉减退；双下肢活动障碍（髂腰肌：左Ⅰ级，右Ⅱ级；股四头肌：左Ⅰ级，右Ⅱ级；股后肌：左Ⅰ级，右Ⅱ级；足背屈：左Ⅰ级，右Ⅰ级；足跖屈：左Ⅰ级，右Ⅰ级；拇指背伸：左Ⅲ级，右Ⅲ级）；深浅发射正常；Babinski 征：左+/右+。术前诊断：T_{9-11}转移性肿瘤，不全瘫，2型糖尿病，高血压病。

麻醉准备：在麻醉诱导室内行右侧颈内静脉穿刺置管，左侧桡动脉穿刺置管。入手术室后，常规监测心电图、有创血压、脉搏血氧饱和度（SpO_2）。

麻醉诱导：面罩预给氧3分钟（浓度100%，流量8L/分）。丙泊酚血浆靶控浓度4μg/ml、瑞芬太尼0.2μg/

(kg·min)、芬太尼 2.5μg/kg、罗库溴铵 0.6mg/kg、利多卡因 1.5mg/kg 静脉诱导。钢丝加强气管导管插管后，进行机械通气，设定氧流量 1L/分，潮气量 6~8ml/kg，吸呼比 I∶E=1∶2，调节呼吸频率使呼气末二氧化碳分压维持在 30~40mmHg，术中根据需要施行肺复张手法。

翻身：在外科医生、麻醉医生、手术室巡回护士及护理工人共同配合下对患者进行俯卧体位的摆放，并检查双眼和腹部有无受压。

麻醉维持：地氟烷 0.9~1.2MAC，间断推注舒芬太尼共计 110μg，维库溴铵间断推注，甲波尼龙 500mg+500mg ivgtt，氯化钙 0.5g，手术结束前呋塞米 5mg iv。患者术中平均动脉压最低为 68mmHg，血红蛋白（HGB）水平在手术 3 小时降至 61g/L（120~170g/L），乳酸水平在手术 3 小时逐渐增至 2mmol/L，BE 值在手术 6 小时逐渐降至 -3.9mmol/L。术中使用鼻温探头对体温进行检测，输液输血时常规使用输液加温设备，联合暖风机、充气式保温毯将患者体温维持在 36~37℃，并持续使用双下肢抗栓泵。

麻醉时长 8 小时 45 分钟，手术时长 8 小时 10 分钟，术中出血约 4000mL，尿量 1400ml，术中补液：乳酸钠林格液 6000ml，万汶 2000ml，少浆血 8U，血浆 600ml。

术毕改平卧位，手术室内拔除气管导管，送入麻醉后恢复室（PACU）。患者神志清，双眼肿胀。小剂量去甲肾上腺素持续静脉输注（2mg/50ml，3~6ml/h）维持血压 80~125/46~58mmHg，心率 92~106 次/分。术后约 35 分钟，患者诉无光感，即转入外科重症监护病房（SICU）。实验室检查：血红蛋白（HGB）94g/L（120~170g/L）、血细胞比容（Hct）26.9%（40~50%）、血小板（Plt）72×10⁹/L（125~350×10⁹/L）、白细胞（WBC）12.69×10¹²/L（3.5~9.5×10¹²/L）、血糖 11.4mmol/L（3.9~5.6mmol/L），肝肾功能和电解质水平在正常范围内。血气分析：pH 7.405、PaCO$_2$ 34.8mmHg、PaO$_2$ 94.3mmHg、Lac 1.4mmol/L。多科会诊，麻醉科建议甘露醇、呋塞米脱水，提高灌注压；神经内科大致排除与颅内病变的关系；眼科检查发现，患者双眼睑、球结膜水肿，瞳孔对光反射消失，直径约 3mm，眼底见血管走行可，视盘界限清，右眼见小出血灶，双侧眼球运动无明显受限，指测眼压不高，考虑双眼低灌注，建议尼目克司、硝酸甘油降眼压、扩张眼底动脉，甘露醇脱水，维持中心静脉压正常低限。随即给予甲尼龙 1g ivgtt 冲击治疗并 4g 微泵维持 10 小时；甘露醇 250ml ivgtt q6h；尼目克司 2 片 每日 2 次；硝酸甘油 0.5mg 含服 q6h；呋塞米 10mg iv。

经过积极治疗，手术当晚（约术后 5 小时）眼底检查：眼底动脉灌注改善，但双眼仍无光感。术后第一日，眼科检查：双眼弱光感，球结膜水肿减轻，瞳孔 4.5~5mm，对光反应无，眼底见动脉细、痉挛。术后第 2 日，患者自诉有光感。术后第 5 日，患者从 SICU 转入普通病房，继续给予尼目克司 50mg 每日 2 次共持续 15 天，甲波尼龙 40mg 每日 2 次共持续 3 天，硝酸甘油 10mg 共持续 6 天。术后第六日，给予复方樟柳碱注射液 2ml 球旁注射每日 1 次，共持续 10 日。术后第二周，Vod：眼前手动，Vos：光感；双眼光定位差。光学相干断层扫描（OCT）：中心凹形态可。眼底镜检查：黄斑及视神经乳头形态可。

术后第三周，因切口愈合不佳再次行俯卧位下清创缝合术，手术时间约 1 小时 30 分钟，术后双眼再次无光感。术后第六周：患者一般情况可，生命体征稳定，下肢神经症状较术前好转，双眼微弱光感，转入当地医院。

【问题】

1. 什么是术后视力丧失（POVL）？POVL 发生的主要原因有哪些？
2. 针对不同原因导致的 POVL，临床表现和治疗有何区别？
3. 如何进行 POVL 高危患者的麻醉管理？
4. 什么是全脊椎整块切除术（TES）？实施 TES 麻醉管理的主要关注点有哪些？
5. 本例患者发生 POVL 的高危因素有哪些？

1. 什么是术后视力丧失（POVL）？POVL 发生的主要原因有哪些？

术后视力丧失（postoperative visual loss，POVL）是发生于心脏、脊柱、头颈部等非眼科手术术后出现的视觉障碍，是一种严重且罕见的术后并发症，发生率约 0.03%~0.2%。POVL 的发生有多种因素：贫血、栓塞、低血压、眼球压迫、俯卧体位、不恰当的液体管理和术前基础疾病等。POVL 目前公认的三个主要原因为缺血性视神经病变（ION）、视网膜中央动脉阻塞（CRAO）和皮质性眼盲。

美国 ASA 相关工作组对历年收集的 93 例脊柱手术相关 POVL 病例进行分析后发现，ION 是导致视力丧失的最主要原因。相较于 CRAO，ION 术中存在更多的血液丢失（>1000ml）、更长的麻醉维持时间（≥6 小时）且双侧视力受损比例更高。通过病例对照研究发现，脊柱手术相关 ION 的发生有 6 个独立危险因素，包括：男性、肥胖、威尔逊脊柱架的使用、过长的手术时间、血液的大量丢失和偏低的胶体使用比例。由于 POVL 发生率低、缺乏合适的动物模型以及受到伦理问题的限制，目前对 POVL 的研究较为局限，尚未明确其发生发展的病理生理机制，也无确切有效的预防治疗措施，因此关注并预防高危患者术后视力丧失的发生十分重要。

2. 针对不同原因导致的 POVL，临床表现和治疗有何区别？

（1）缺血性视神经病变（ION）：根据视神经损伤部位，将 ION 分为前部缺血性视神经病变（anterior ION，AION）和后部缺血性视神经病变（posterior ION，PION）。AION 又可以分为动脉炎性和非动脉炎性 AION，其中动脉炎性 AION 主要继发于颞动脉炎，在围术期较为罕见。非动脉炎性 AION 是成年人术后突发视力丧失的主要原因。往往患者手术结束几天后发生双侧或者单侧眼睛无痛性、进展性的视力丧失，主要表现为相对性瞳孔传入障碍、盲点、光感和光反射消失等。早期对 AION 进行眼底镜检查可见视神经盘水肿、边缘模糊，视神经盘周边可有出血点，血管走行减少。几周后随着水肿和出血消退，眼底镜下表现为苍白的视神经。此时，AION 导致的视力丧失很难恢复、预后较差，并且无有效的治疗措施。

PION 通常导致术后即刻的双侧视力丧失，主要表现同 AION，但早期眼底镜下表现正常，可与 AION 加以区分。PION 的视神经损伤部位常位于视神经管前方几毫米处，该区域血液供给少、容易遭受低灌注，所以 PION 的发生可能主要与长时间头部静脉压力增高有关。

ION 预后较差，且无有效治疗方法。一些学者建议尽可能抬高头部以减少眶周水肿的形成、利于静脉回流；一些眼科医生建议纠正中重度贫血、维持血压正常水平；其他建议还包括使用甘露醇、大剂量类固醇激素和高压氧治疗，但尚缺确凿证据。

（2）中央视网膜动脉阻塞（CRAO）：围术期发生 CRAO 最主要的原因是由于不恰当的头部位置导致外部压力作用于眼睛，从而导致眼内压（intro-ocular pressure，IOP）升高最终影响视网膜动脉的血流；也可能由视网膜循环栓子形成或者高凝状态下动脉血栓形成所导致。CRAO 通常导致麻醉苏醒后的严重单侧视力丧失，主要表现为瞳孔对光反射消失和（或）相对性出入性瞳孔障碍。早期眼底镜下可见苍白缺血的视网膜和带有出血点的黄斑，晚期则可看见再灌注的视网膜和苍白的视神经。

CRAO 预后较差，常常导致永久性视力丧失。因此，需要加强预防。诸如眼外肌瘫痪、眼睑下垂、角膜擦伤、框上神经损伤和软组织损伤的单侧眶周损伤表现提示眼球受压的可能。麻醉医生在手术过程中应该定时检查眼球受压与否。

目前缺乏针对 CRAO 的有效治疗方法。传统方法主要通过静脉滴注乙酰唑胺、前房穿刺等途径提高视网膜的氧供来纠正 CRAO。一项针对突发性 CRAO 的回顾性研究发现，症状出现 12 小时内进行高压氧治疗可有助于视力恢复。但该研究样本量较小，仍需要严谨可靠的随机对照试验加以验证。目前普遍认为，干预治疗应该在 CRAO 发生 6 小时内实施。

（3）皮质性眼盲：皮质性眼盲是脊柱手术相关 POVL 最不常见的一个发生原因，主要与长时间严重低血压导致的脑组织低灌注和血管栓塞有关。一项关于腰椎手术的研究显示，虽然术中脑缺血的发生率较低，但 80% 的患者在术中发生了不同程度的血管栓塞事件，在进行椎弓根螺钉固定时尤其显著，提示脊柱手术仍需要关注皮质性眼盲发生的可能性。

皮质性眼盲主要表现为麻醉苏醒后的单/双侧的视力丧失，但瞳孔对光发射和眼底检查正常。单侧损伤表现为同侧偏盲，而双侧枕叶皮质区受损则表现为完全失明。磁共振成像或者计算机断层扫描可发现急性损伤区域。

相对于其他两种原因，皮质性眼盲预后相对较好，维持正常血压和纠正严重贫血可能有利于皮质性眼盲的防治。

3. 如何进行 POVL 高危患者的麻醉管理？

在 ASA 工作组研究的 93 例 POVL 患者中，仅有 40% 的患者视力稍许改善，提示 POVL 转为永久性视力丧失的可能性较大，需要重视对该并发症的预防。2012 年 ASA 对发生 POVL 高危患者的预防建议进行了更新，主要有以下几点:①对于择(限)期接受长时间的出血量大的俯卧位脊柱手术的高危患者,考虑对其可能发生 POVL 进行告知;②持续监测有创血压;③联合使用晶体液和胶体液以确保合适的液体容量;④术中间断性监测 HGB 或 Hct 水平,但尚未确定预防 POVL 的最佳输血阈值;⑤因地制宜地使用 α 受体激动/阻滞剂;⑥避免眼睛直接受压,预防视网膜中央动脉阻塞的发生;⑦俯卧位时头部保持脸部朝下的前中立位且平于或者高于心脏水平,尽可能防止头部静脉回流受阻;⑧对于需要接受长时间俯卧位脊柱手术的高危患者,应该评估手术的效益风险比,条件允许时可改行分期手术;⑨及时检查患者视力状况;⑩怀疑 POVL 时应该立即请眼科会诊;⑪尽可能使术中 HGB、Hct、血流动力学指标和动脉血氧合最优化;⑫术后考虑进行头颅磁共振成像检查,排除颅内因素导致的视力缺失;⑬抗血小板药、类固醇激素及降眼内压药对 ION 尚不能产生有效的治疗作用。

4. 什么是全脊椎整块切除术(TES)？实施 TES 麻醉管理的主要关注点有哪些?

不同于以往脊柱肿瘤进行分块切除的传统方式,TES 将椎体分为前后两个独立的系统进行完整切除,从而达到脊柱肿瘤广泛切除、减少术野污染和防止椎体肿瘤复发的目的,最大可能地提高脊柱肿瘤的局部治愈率和患者生存率。TES 是目前脊柱外科风险最大的手术,对手术医生技术有较高要求,术中术后可能出现:①术中损伤大血管,可能危及生命;②术中脊髓损伤,术后可能出现截瘫;③术中肿瘤出血较多,可能中止手术;④术后可能出现休克、呼吸循环不稳定、多器官功能衰竭;⑤术后相关并发症如感染等。针对大出血、神经损伤、低温、长时间体位压迫等一系列风险,TES 手术对麻醉管理的提出了很高的要求。

由于 TES 手术出血量大、术中实施控制性低血压且患者处于长时间俯卧体位,麻醉医生需要高度警惕 POVL 发生的可能性:①术中密切监测失血量和血压变化,关注提示发生迷走神经刺激而诱发 IOP 增高的缓慢心律失常类事件,尽可能减少血流动力学的波动;②俯卧位可能压迫下腔静脉导致血液回流受阻,此时不仅导致心输出量下降,还导致脊柱手术区域严重淤血、术野渗血增加。翻身时以脊柱为轴心向一侧缓慢旋转为俯卧位,调节患者胸腹部下方垫物位置,尽量使胸腰椎和颈椎保持在同一直线和正常的脊椎生理弯曲度,放置垫物的支撑点一般都选择双肩部和双侧髂前上嵴为主,胸腹部两侧辅以长条状软垫或凝胶垫支撑,确保胸腹壁稍离开手术床面而不受自身体重的压迫。检查头垫位置,以前额及两侧颞部为支点,眼和口鼻部置于头垫的空隙处,防止患者耳、嘴唇、眼睛等部位受压,术中还需要定时检查眼部受压情况;③POVL 的发生与视网膜循环栓塞有关,术中抗栓泵的使用可能有利于减少栓塞事件的发生;④术中补液应提高胶体使用的比例;⑤术后及时进行视力瞳孔反射、眼外肌运动、眼压和眼底检查,尽早进行干预。有报道指出,及时行外眦切开术可防止严重不良结局的发生,但仍需临床验证。

5. 本例患者发生 POVL 的高危因素有哪些?

本例为体重指数(body mass index,BMI)为 27.7kg/m² 的糖尿病男性患者,手术时间长达 8 小时 10 分钟,出血量达 4000mL,手术过程中长时间处于俯卧位,加之 TES 术中采用控制性降压技术所导致的组织低血流灌注状态,本例患者有发生术后视力丧失的高度风险。患者光感消失后立即请眼科会诊,进行视力、瞳孔反射、眼外肌运动、眼压和眼底检查,并用药进行病情控制,但经过近一个月的治疗,患者仍仅有微弱光感,提示 POVL 基本上转为永久性视力丧失。

【小结】

术后视力丧失是一种极为罕见但后果严重的手术并发症,缺血性视神经病变是其发生的最主要原因。迄今样本量最大的一项病例对照研究指出,脊柱手术相关的视力损伤有 6 个独立危险因素,包括:男性、肥胖、威尔逊脊柱架的使用、过长的手术时间、血液的大量丢失和偏低的胶体使用比例。全脊椎整块切除术具有出血量大、长时间俯卧体位等特点,麻醉医生需要高度警惕发生这一严重不良结局的可能性,根据 ASA 针对 POVL 的预防建议,确保术中血流动力学的相对稳定,尽量避免术中眼内压持续性升高。

【专家简介】

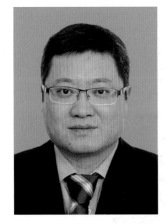

葛圣金，主任医师，博士研究生导师，现任复旦大学附属中山医院麻醉科副主任，青浦分院麻醉科主任。 主要研究方向：物质能量代谢与麻醉。 以项目负责人身份承担各级科研课题 7 项，以第一或通讯作者在国内外专业期刊发表论文 43 篇。 现任中华医学会麻醉学分会第 12 届青年委员会委员、上海医学会麻醉专科委员会委员及加速康复与日间手术麻醉学组（筹）组长、中华医学会麻醉学分会老年学组和消化内镜学分会麻醉协作组组员、上海口腔医学会口腔麻醉专委会委员。 Anesthesia & Analgesia 审稿人、麻醉学大查房编委、上海医学、复旦学报（医学版）、中国临床医学、中国癌症杂志、第二军医大学学报等审稿人。 教育部和上海市科技奖励评审专家等。

葛圣金

【专家点评】

1. 术后视力丧失（postoperative visual loss，POVL）是一种严重且罕见的并发症。 缺血性视神经病变（ischemic optic neuropathy，ION）、视网膜中央动脉阻塞（central retinal artery occlusion，CRAO）和皮质性眼盲是脊柱手术后视力丧失的主要原因。 脊柱手术相关 ION 的独立危险因素包括：男性、肥胖、威尔逊脊柱架的使用、过长的手术时间、血液的大量丢失和偏低的胶体使用比例。

2. POVL 一旦发生，预后极差，无有效治疗措施。 大型脊柱手术应该重视对肥胖特别是糖尿病男性的术前评估，并让患者了解发生 POVL 的发生风险。 针对术中可能大量出血、患者需要长时间俯卧体位的大型脊柱手术，麻醉医生应该有术中发生低血压、低血容量、眼球压迫等事件的防范意识，维持机体循环稳定、仔细做好体位管理和抗栓、保温工作，麻醉中应避免直接压迫眼部，将高危患者头部置于前中立位，头部平于或高于心脏体位；持续监测动脉血压，采取控制性降压期间应每间隔 40~50 分钟提升血压；监测中心静脉压，联合输注胶体液和晶体液；监测血红蛋白和血气指标。 术后及时对患者进行瞳孔反射、眼外肌运动和眼底检查，必要时紧急邀请眼科会诊，并考虑进行磁共振成像检查，以确定引起视力丧失的原因。

【参考文献】

1. Shen Y, Drum M, Roth S. The prevalence of perioperative visual loss in the United States：a 10-year study from 1996 to 2005 of spinal, orthopedic, cardiac, and general surgery. Anesth Analg, 2009, 109（5）：1534-1545.

2. Lee L A, Roth S, Posner K L, et al. The American society of anaesthesiologists postoperative visual loss registry：Analysis of 93 spine surgery cases with postoperative visual loss [J]. ANESTHESIOLOGY, 2006, 105（4）：652-659.

3. Postoperative Visual Loss Study G. Risk factors associated with ischemic optic neuropathy after spinal fusion surgery. Anesthesiology, 2012, 116（1）：15-24.

4. Lee LA, Newman NJ, Wagner TA, et al. Postoperative ischemic optic neuropathy. Spine, 2010, 35（9 Suppl.）：S105-16.

5. Nawa Y, Jaques JD, Miller NR, et al. Bilateral posterior optic neuropathy after bilateral radical neck dissection and hypotension. Graefe's Arch Clin Exp Ophthalmol, 1992, 230（4）：301-308.

6. Choudhari NS, George R, Kankaria V, et al. Anterior ischemic optic neuropathy precipitated by acute primary angle closure. Indian J Ophthalmol, 2010, 58（5）：437-440.

7. Newman NJ. Perioperative visual loss af ter nonocular surgeries. Am J Ophthalmol, 2008, 145（4）：604-610.

8. Roth S. Perioperative visual loss：what do we know, what can we do? Br J Anaesth, 2009, 103（Suppl. 1）：i31-40.

9. Menzel-Severing J, Siekmann U, Weinberger A, et al. Early hyperbaric oxygen treatment for nonarteritic central retinal artery obstruction. Am J Ophthalmol, 2012, 153（3）：454-459 e2.

10. Takahashi S，Kitagawa H，Ishii T. Intraoperative pulmonary embolism during spinal instrumentation surgery. A prospective study using transoesophageal echocardiography. J Bone Joint Surg Br，2003；85（1）：90-94.

11. Mashour G A，Woodrum D T，Avidan M S. Neurological complications of surgery and anaesthesia. Br J Anaesth，2015，114（2）：194-203.

12. Fukuda Y，Omiya H，Takami K，et al. Malignant hepatic epithelioid angiomyolipoma with recurrence in the lung 7 years after hepatectomy：a case report and literature review. Surgical case reports，2016，2（1）：31.

95　合并高血压和哮喘的老年患者在全麻下行关节镜检术的麻醉管理

【导读】

老年手术患者可能需要进行相对较小的手术，但由于常常合并其他器官的疾病，如心血管系统疾病高血压，冠心病等，而呼吸系统疾病如慢阻肺（COPD）、哮喘等。哮喘的特征是因慢性气道炎症，多种刺激造成的可逆性的呼气气流梗阻和气道高反应性，而令麻醉的管理变得极其棘手。如何进行术前评估和优化术前相关疾病的状态，以及围术期如何制定麻醉计划对降低围术期病死率具有重要的价值。

【病例简介】

患者，女性，年龄75岁，身高157cm，体重50kg，BMI 20.3。主诉：右膝疼痛伴活动受限5年。现病史：患者5年前出现右侧膝关节疼痛，活动后加重，右侧膝关节活动逐渐受限。高血压病史20年，服用药物控制良好，平时血压120/70mmHg。哮喘病史30年，症状活动后加重，现服用甲氧那明治疗，并吸入沙美特罗替卡松缓解症状。现用药：厄贝沙坦、苯磺酸氨氯地平、甲氧那明、沙美特罗替卡松粉剂。入院诊断：①右膝骨关节炎；②原发性高血压病；③哮喘。拟施手术：右膝关节镜检+关节腔清理术。术前实验室检查：心电图：①窦性心律；②轻度T波改变。胸片和CT：右肺中叶及左肺上叶舌段索条，胸膜局部增厚；两肺纹理增多。肺功能：吸气肌肌力减退；呼气肌肌力减退；呼吸中枢驱动力增高；肺弥散功能轻度减退。FEV1 1.15L，预测组61.7%，FEV1/FVC 57%。气管舒张试验：吸入支气管舒张剂后，FEV1上升26.0%，30ml，支气管舒张试验（+）（正常成人吸入舒张剂后，FEV1增加量＞200ml，改善率大于12%）。呼吸科会诊意见：围麻期有哮喘发作，气管痉挛，通气困难的可能。心脏超声：左心室肥厚，主动脉瘤样扩张，二尖瓣轻度反流。LVEF：58%。肺部检查：双肺听诊呼吸音略粗，但未闻及干湿啰音及哮鸣音。ASA分级：Ⅲ级。

麻醉手术经过：患者在全麻下行右侧系关节镜镜检术+关节腔清理术。麻醉诱导和维持无殊，插入3#喉罩，通气无明显漏气。术中患者平卧位，生命体征平稳。术中无并发症，失血量：50ml。术毕血压：136/74mmHg，心率：75次/分，呼吸：15次/分，拔除喉罩，转送PACU。

【问题】

1. 应重点从哪几个方面对该患者进行术前评估？
2. 术前用药应做哪些调整？
3. 高血压的定义及麻醉的风险是怎样的？
4. 哮喘的治疗药物有哪些？

5. 高血压患者围术期管理需要注意哪些问题？

6. 哮喘患者围术期管理需要注意哪些问题？

1. 应重点从哪几个方面对该患者进行术前评估？

这是一个合并高血压和哮喘病史的老年患者。因此需要从 3 个方面对该患者进行评估：

（1）高血压：高血压分原发性和继发性高血压。从病史可以看出，该患者应该属于原发性高血压。目前正在服用血管紧张素 II 受体拮抗剂（厄贝沙坦）和钙离子通道拮抗剂（苯磺酸氨氯地平）进行降压治疗，目前血压控制比较理想。高血压的靶器官包括血管，心脏，肾脏等，可能造成血管粥样硬化或动脉瘤，心肌代偿性肥厚，二尖瓣或主动脉瓣反流可能及肾功能异常。因此在治疗高血压的同时，应该也要评估这些靶器官的功能。降压药的治疗如果不理想，需要请内科会诊进行药物的调整，服用利尿剂，术前应监测血容量和血钾。

（2）哮喘：需要了解患者发生哮喘的病程、时间、诱发因素，以及治疗控制情况。长时间的哮喘病史可能造成患者发生 COPD。术前肺功能检查对哮喘患者而言是必需的，虽然其并不能预测术后能否拔管，但对于了解哮喘患者目前的肺功能很有帮助。如果对通气量和氧合存有疑问，则需要进行血气分析。支气管扩张试验可提示药物治疗的效果以及是否需要在术前进行进一步优化治疗。根据肺功能检查结果，该患者是中度阻塞性通气功能障碍，支气管扩张试验阳性表明该患者尚有改善肺功能的余地，需要控制感染和调整支气管扩张剂的治疗，进一步改善肺功能。该患者在麻醉科会诊建议呼吸科治疗后再行手术，手术科室接受了会诊意见，在优化肺功能后进行了手术。

（3）老年患者：该患者 75 岁，各重要脏器功能可能存在一定程度的退化。重要的器官功能可能已经受损，存在贫血，低蛋白血症等。老年患者的另外一个特点是可能合并其他慢性疾病，如高血压，糖尿病或冠心病等，因此需要进行更多的检查来了解患者的器官功能及储备能力。由于疾病的影响，这些患者可能也服用多种药物来治疗他们的慢性疾病，因此药物的治疗效果，副作用以及可能与麻醉药的相互作用需要进行详细掌握。

2. 术前用药应做哪些调整？

对于降压药物，一般认为：①钙离子通道拮抗剂和 β 受体阻断剂需要服用到术日晨②血管紧张素转换酶抑制剂（ACEI）和血管紧张素受体 II 拮抗剂（ARB）手术日停用被认为可以减少麻醉诱导期低血压的发生，术后尽量早期恢复使用，也有研究发现术前停用 ACEI 或 ARB 不增加高血压风险。不过目前也有人质疑停用 ACEI 或 ARB，认为一旦停用可能造成血压反跳，容易导致围术期血流动力学波动。美国心脏病学会/美国心脏学会（ACC/AHA）发布的非心脏手术患者围术期心血管评估与管理指南中建议："围术期继续使用 ACEI 和 ARB 药物是合理的"。《老年患者术前评估中国专家建议（2015）》中也建议："术前应该继续应用 ACEI 或 ARB 类降压药物"，不过最新发表在《Anesthesiology》的一项国际前瞻性大样本队列研究指出在行非心脏大手术之前 24 小时停用 ACEI 和 ARB 药物的患者与不停用的患者相比具有更少的术后全因死亡率和心血管事件发生率。虽然在心衰患者中支持连续使用 ACEI 或 ARB 药物可降低死亡率，并且欧洲麻醉学会和法国麻醉学会推荐在心衰手术患者术前维持使用这类药物（但并未提供推荐的参考来源），但 2014 版的 ACC/AHA 指南同时指出这种合理性是基于非手术患者得出的建议，而并非基于临床研究的证据。目前一些新的研究发现术前继续应用 ACEI 或 ARB 药物的不利之处，同时考虑到心衰患者发生围术期低血压更难处理，因此我们认为如果使用这类药物是用来治疗充血性心力衰竭而非高血压时，支持停用此类药物。

患者平时用的支气管扩张剂和抗炎药，应服用至手术日，并建议带至手术室备用（喷雾剂）。

3. 高血压的定义及麻醉的风险是怎样的？

成人高血压的定义是 1~2 周内至少 2 次血压测量的结果等于或大 130/80mmHg（表 7-18）。

表7-18　高血压的分级

级别	收缩压（SBP）mmHg	舒张压（DBP）mmHg
正常	<120	<80
高血压前期	120 ~ 129	<80
I 级高血压	130 ~ 139	80 ~ 89
II 级高血压	≥140	≥90

高血压是缺血性心脏病的高危因素,也是充血性心衰、卒中、动脉瘤和终末期肾病的重要危险因素,从而增加术后病死率(表7-19)。

表7-19　高血压患者手术麻醉的风险分层

术前血压状况	围术期高血压发生率(%)	术后心脏事件发生率(%)
血压正常	8	11
经过治疗,血压在正常范围内	25	7
经过治疗,血压仍高于正常范围内	20	12
未治疗且血压高	27	24

4. 哮喘的治疗药物有哪些?

哮喘的治疗包括2部分:

(1)"控制"治疗,改善气道环境以减少急性气道狭窄的频率(如:吸入或全身应用糖皮质激素、氨茶碱和抗白三烯药物)。

(2)"解除"或缓解急性支气管痉挛(如:β肾上腺素激动剂和抗胆碱药物)(表7-20)。

表7-20　临床常用的抗哮喘药及其作用

种类	药物	作用
抗炎药	皮质激素类:倍氯米松、曲安奈德、布地奈德、氟替卡松等	降低气道炎症,降低气道高反应性
	色甘酸钠	抑制肥大细胞释放炎症介质,稳定细胞膜
	白三烯调节剂:扎鲁司特、普仑司特、孟鲁司特等	抑制 5-脂氧化酶,减少白三烯合成
支气管扩张剂	β肾上腺素激动剂:沙丁胺醇、沙美特罗等	刺激支气管树上的 β_2 受体
	抗胆碱药:异丙托溴铵、阿托品、格隆溴铵	拮抗气道平滑肌上的毒蕈碱能受体,降低迷走张力
甲基黄嘌呤	氨茶碱,二羟丙茶碱(喘定)	抑制磷酸二酯酶增加 cAMP,阻断腺苷受体,释放内源性儿茶酚胺

5. 高血压患者围术期管理需要注意哪些问题?

高血压患者虽然存在收缩压或舒张压升高,但实际上这些患者由于长期血管处于收缩状态,血管内容量实际上是不足的。一旦麻醉药物的扩血管和心肌抑制作用显现出来,往往高血压患者出现非常明显的低血压。而且术前服用的降压药也会与麻醉药产生协同作用,甚至会出现难治性的低血压,而错误地减浅麻醉又会导致血压升高,因此围术期常常发生血压的剧烈波动。因此麻醉诱导前除了需要准备好降压药如尼卡地平或压宁定等降压药,也需要准备好去氧肾上腺素,去甲肾上腺素等直接作用于血管 α 受体的升压药;同时给予充足的液体进行扩容,减少由于血管扩张导致的血容量相对不足,从而防止围术期血压的剧烈波动。

6. 哮喘患者围术期管理需要注意哪些问题?

哮喘患者在全麻围术期容易诱发严重的支气管痉挛,因此抑制气道反射避免支气管痉挛的发生成为围麻期重要的任务。术前进行胸部听诊发现哮鸣音和爆裂音很重要,说明患者可能存在哮喘的急性发作,需要治疗后再进行手术。一旦选择全麻进行手术,选用喉罩显然比气管内插管更少对气管的刺激,从而更少诱发哮喘的发生。在麻醉诱导前对高敏性气道进行利多卡因 1mg/kg 静脉或气雾剂+糖皮质激素(如静脉甲泼尼龙 1mg/kg)+支气管扩张剂(如硫酸沙丁胺醇吸入气雾剂)三联疗法进行预防可明显降低诱导期发生支气管痉挛。由于吸入麻醉药的强效支气管扩张作用,麻醉维持期选用吸入麻醉明显优于静脉麻醉。如果围术期发生严重的支气管痉挛,可以①立即应用吸入麻醉药和镇痛药加深麻醉;②去除可能诱发过敏和哮喘的因素,如抗菌素,肌松药或胶体溶液等;③给于大剂量糖皮质激素,如氢化考的松;④通过喉罩或气管导管喷入支气管扩张剂;⑤喘定 0.25g ~0.75g 加入250ml 补液中静脉滴注,必要时可选用氨茶碱;⑥镁剂在一些激素或支气管扩张剂无效的哮喘患者中可作为辅助用药产生良好效果。

如果患者存在高血压,为避免诱发哮喘,可选用钙通道阻断剂而避免选用非选择性 β 受体阻断剂。同样地,如果需要控制心动过速,可以选用特异性的 β_1 受体阻断剂,而不是含有 β_2 受体阻断剂成分的 β 受体阻断剂。

【小结】

老年患者各器官功能均可能出现退化,特别是在患有合并疾病时。因此麻醉诱导时需要滴定法给药,逐步加深麻醉,并备好各种血管活性药物,可以调控血流动力学。术中严密监测患者各项生命体征,避免循环的剧烈波动和诱发气道高反应的各种因素。术后疼痛增加患者发生高血压和哮喘的风险,而且也降低患者对麻醉的满意度。因此术后良好的镇痛措施非常必要。可以进行股神经阻滞+非甾体类抗炎药进行术后镇痛。

【专家简介】

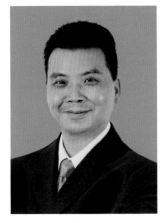

张军

张军,主任医师,博士生导师,复旦大学附属华山医院麻醉科副主任。 2004年获麻醉学博士学位,多次参加ASA,全国和上海市麻醉学年会并作大会交流。 在国内外专业杂志上以第一作者或通讯作者发表论文近30篇[其中SCI文章16篇,在国际麻醉学(BJA,2016)和神经影像学(NeuroImage,2016)排名第一的杂志上发表论文],并参加《全麻原理及研究新进展》和《神经导航外科学》中章节的编写。 主持1项国家自然科学基金面上项目和1项省部级及多项局级课题。 主要从事术中容量治疗、神经电生理监测和神经麻醉的研究。 曾作为访问学者在美国麻省总医院麻醉科学习,并参加新加坡举办的亚太区紧急医疗救援培训。 目前是上海医学会麻醉学分会青年委员会副主委及疼痛学会委员。

【专家点评】

由于生活和医疗条件的改善,人的寿命得以延长,因此需要进行手术,特别是功能性手术的老年患者也大大增加。这些患者常常伴发有其他系统的疾病。复杂的病情会增加围术期的病死率,从而令麻醉管理变得困难和富有挑战性。曾经有患者由于麻醉过浅诱发严重的支气管痉挛,导致无法通气,从而引起患者窒息缺氧。因此术前的评估和治疗优化对降低围术期并发症的发生至关重要。对这些疾病病理生理的了解对围术期治疗这些疾病引起的危急状况非常有帮助。治疗措施以及药物的准备需要做到心中有数,有备无患。值得肯定的是,应该把制定应急预案作为围术期危机管理的一部分。

【参考文献】

1. Twersky RS, Goel V, Narayan P, Weedon J. The risk of hypertension after preoperative discontinuation of angiotensin-converting enzyme inhibitors or angiotensin receptor antagonists in ambulatory and same-day admission patients. Anesth Analg. 2014; 118; 938-44.
2. Cao X, Elvir-Lazo OL, White PF, Yumul R, Tang J. An update on pain management for elderly patients undergoing ambulatory surgery. Curr Opin Anaesthesiol. 2016; 29; 674-682.
3. Sellers WF. Inhaled and intravenous treatment in acute severe and life-threatening asthma. Br J Anaesth. 2013; 110; 183-90.
4. Gupta K, Vohra V, Sood J. The role of magnesium as an adjuvant during general anaesthesia. Anaesthesia. 2006; 61; 1058-63.
5. Roshanov PS, Rochwerg B, Patel A, et al. Withholding versus Continuing Angiotensin-converting Enzyme Inhibitors or Angiotensin II Receptor Blockers before Noncardiac Surgery: An Analysis of the Vascular events In noncardiac Surgery patients cOhort evaluatioN Prospective Cohort. Anesthesiology. 2017; 126; 16-27.
6. Fleisher LA, Fleischmann KE, Auerbach AD, et al.; American College of Cardiology; American Heart Association. 2014 ACC/AHA guideline on perioperative cardiovascular evaluation and management of patients undergoing noncardiac surgery: a report of the American College of Cardiology/American Heart Association Task Force on practice guidelines. J Am Coll Cardiol. 2014; 64; e77-137.
7. Vaquero Roncero LM, Sánchez Poveda D, Valdunciel García JJ, et al. Perioperative use of angiotensin-converting-enzyme inhibitors and angiotensin receptor antagonists. J Clin Anesth. 2017; 40; 91-98.

第八章 妇产科手术麻醉

96 凶险型前置胎盘 Rh 阴性血产妇的剖宫产麻醉与输血管理

【导读】

产科麻醉被认为是麻醉学领域里最具挑战的亚专业之一。在我国产科出血死亡率正逐年下降,但出血导致的死亡仍占孕产妇死亡率第一位。近年来随着剖宫产率的上升以及二胎开放,凶险型前置胎盘发生率明显增高,具有大出血风险的产科麻醉且血源紧张的情况对麻醉医生提出了特有的挑战,麻醉医生需要掌握产科麻醉及输血管理,并同产科、介入、输血科等多学科综合治疗小组紧密合作,共同制定产妇的围术期管理计划。

【病例简介】

患者,女性,27 岁,G_2P_1,孕 33^{+1} 周,诊断为"中央性前置胎盘(凶险型)",血型为 O 型 Rh 阴性,术前血常规检查:血红蛋白 98g/L,血细胞比容 30%,血小板计数 192×10^9/L。拟限期行剖宫产手术,因患者为稀有血型,术前经多方联系,只有 6IU 同型库血。术前请介入科双侧髂动脉放置球囊导管,麻醉前行中心静脉置管,桡动脉置管连续血压监测。患者入手术室时血压 120/65mmHg,心率 80 次/分。在全麻下行剖宫产术,于腹部消毒铺巾后采用丙泊酚 100mg、氯化琥珀胆碱 100mg 麻醉诱导,经口明视插入 ID 6.5 加强型气管导管,外露 22cm;麻醉维持采用 3% 七氟烷复合 50% $O_2$1L/分吸入和间断罗库溴铵静脉注射维持;机械通气参数 VT 450ml,RR 14 次/分,I:E=1:1.5。产科医生于开腹后观察子宫,发现子宫下段血管怒张,子宫壁透出蓝色,估计胎盘植入面积较大,遂行预先放置的双侧髂动脉球囊阻滞,同时用止血带暂时结扎子宫颈部,立刻快速剖宫取出胎儿;手法剥离胎盘,仔细止血,缝合子宫。麻醉医生待胎儿娩出后静脉注射芬太尼 0.2mg,随后根据患者血压心率按需静脉注射芬太尼。术中出血 2800ml,经高流量温液装置(Smith Medical,H-1200)快速输入血定安 1000ml 和同型库血 6IU(900ml),流速 500ml/分;同时行产妇自体血回收,经白细胞滤器过滤后回输自体血 600ml,同时予以甲基强的松龙 40mg 静脉注射。术中血压一度降至 80/50mmHg,经快速输液输血后恢复。术后清醒拔管,观察 20 分钟,按压宫底约有 200ml 血液及血块自阴道涌出,予 Cook 球囊自阴道内置入宫腔,390ml 生理盐水压迫宫腔,观察两小时无明显出血。剖宫产娩出 1 名女婴,新生儿 Apgar 评分 8。产妇出麻醉复苏室时血压 110/60mmHg,心率 70 次/分,血气分析:PH 7.32,$PaCO_2$ 38.9mmHg,Hb 85g/L,Hct 26%。此患者经多学科合作,术前、术中、术后均采取了相应措施,成功施行剖宫产,产妇生命指征平稳,并保全了子宫。

【问题】

1. 子宫血供解剖特点有哪些?
2. 什么是凶险型前置胎盘,有何危害?

3. 减少子宫出血的介入方法有哪些?

4. 该产妇术前评估要点有哪些?

5. 此类患者麻醉方式及各自优缺点有哪些?

6. 剖宫产术中能否行自体血回输,为什么?

7. 如果该产妇发生术中大出血,血红蛋白 27g/L,无法取得同型库存血,可否行 Rh 阳性异体血输血? 为什么?

1. 子宫血供解剖特点有哪些?

女性生殖系统血管主要有卵巢动脉、子宫动脉、阴道动脉和阴部内动脉。卵巢动脉自腹主动脉发出,经卵巢门进入卵巢。卵巢动脉有分支走行于输卵管系膜内供应输卵管,其末梢在宫角附近与子宫动脉的卵巢支相吻合。子宫动脉为髂内动脉前干分支,到达子宫外侧,相当于宫颈内口水平约 2cm 处,横跨输尿管至子宫侧缘。分上下两支:上支较粗称宫体支,至宫角处又分宫底支(分布子宫底部)、输卵管支(分布于输卵管)及卵巢支(与卵巢动脉末梢吻合);下支较细称宫颈-阴道支(分布于宫颈及阴道上段)。阴道动脉为髂内动脉前干分支,分布于阴道中下段前后壁、膀胱顶及膀胱颈。阴道动脉与子宫动脉阴道支和阴部内动脉分支相吻合。阴部内动脉为髂内动脉前干终支,分出痔下动脉(分布于直肠下段及肛门部)、会阴动脉(分布于会阴浅部)、阴唇动脉(分布于大、小阴唇)、阴蒂动脉(分布于阴蒂及前庭球)4 支。子宫的血液供应主要来自子宫动脉,为髂内动脉前支的延续,子宫静脉与子宫动脉伴行,汇入髂内静脉。

2. 什么是凶险型前置胎盘,有何危害?

凶险型前置胎盘(Pernicious Placenta Previa)由 Chatto-padhyay 等首先提出,其定义为:既往有剖宫产史,此次妊娠为前置胎盘,且胎盘附着于原子宫瘢痕部位者,常伴有胎盘植入。凶险型前置胎盘发生胎盘植入的病因尚不清楚,推测可能与胎盘绒毛组织侵蚀能力与蜕膜组织之间的平衡失调有关。不孕治疗史、剖宫产史、孕妇年龄增加均为前置胎盘的独立危险因素;子宫手术史特别是剖宫产史可导致子宫内膜损伤,是前置胎盘伴植入的重要危险因素;随着剖宫产次数的增加,子宫切口瘢痕形成和内膜损伤加重,前置胎盘伴植入的发生率进一步增加。凶险型前置胎盘可导致严重产科出血,有报道其平均出血量可高达 3000~5000ml,发生休克、DIC、围生期子宫切除的概率高,严重威胁孕妇生命及生殖健康,处理不当甚至可导致孕产妇死亡。当既往有剖宫产史的孕妇在孕中晚期出现无痛性阴道流血、先露高浮、异常胎产式等,应该警惕前置胎盘的发生,其确诊需要影像学资料。临床运用较多的是超声检查,可明确胎盘的位置及前置胎盘类型,一旦明确胎盘位于子宫下段并覆盖子宫瘢痕时即可诊断为凶险型前置胎盘。孕妇血清甲胎蛋白(AFP)检测可用于筛查是否伴有胎盘植入。此类孕妇剖宫产时如何控制出血是一个重要课题,需要产科、介入、血库、麻醉等多学科协作。

3. 减少子宫出血的介入方法有哪些?

如果预期发生或已经发生产科大出血,可以应用子宫动脉球囊置入术或子宫动脉栓塞术,两种介入方法均可以有效减少子宫出血。因子宫的血供 90% 来源于髂内动脉前支,如果条件允许,应首选双侧髂内动脉球囊封堵术,可以暂时性阻断动脉血流,降低动脉压力,有利于创面凝血,给手术医生留有选择下一步最佳治疗方案的时间;其次在剖宫产术中开腹后再次评估出血风险,若发现子宫下段血管怒张,胎盘植入面积大,估计胎盘剥离时大出血概率大,可以行子宫颈部止血带临时结扎;在剖宫产术毕加行子宫动脉栓塞术可以有效减少术后大出血。尽管球囊扩张术联合或不联合动脉栓塞都可以帮助控制出血,但是为了彻底控制出血,有些患者仍需要行子宫切除术。在急诊情况下行子宫动脉栓塞术可以帮助控制出血,但是一些患者可能出现子宫动脉栓塞术的并发症,如腘动脉血栓形成、阴道坏死或腿部感觉异常等,术后应密切关注并预防发症的发生。

4. 该产妇术前评估要点有哪些?

孕期产检情况,如:孕期出血史及贫血情况,前置胎盘位置,是否合并胎盘植入,术中预计出血量;相关的产科病史,如既往手术、麻醉、输血史,既往孕产史包括第一胎生产情况、胎儿血型及发育情况等;实验室检查,如血、尿、生化、凝血等常规检查,应重视血小板计数、纤维蛋白原定量、PT、APTT 等 DIC 初筛试验情况,术前备血情况包括血型检测、抗体筛查及相关交叉配血检验;体格检查,如气道评估,是否有气道充血水肿,Mallampati 分级,是否有颈短、牙齿松动等,综合评估插管条件;心肺功能检查,如基础血压及循环功能状态评估,肺功能变化及血气分析结果等;背部体格检查,拟行椎管内阻滞时应特别关注此项;预防误吸性窒息和肺炎的措施,如术前禁食禁饮 6 小时,必要时术前 30 分钟口服或静脉注射 H_2 受体拮抗剂。

5. 此类患者麻醉方式及各自优缺点有哪些?

硬膜外麻醉,优点:麻醉效果良好,麻醉平面和血压较容易控制,对母婴安全可靠,可选择硬膜外术后镇痛。缺点:麻醉至可切开皮肤所需时间较长,可能出现镇痛不全,需考虑患者血小板及凝血功能情况。

蛛网膜下腔阻滞,优点:起效迅速,麻醉成功率高。局麻药用量小,中毒风险小,通过胎盘进入胎儿的药量少。缺点:麻醉时间有限,容易出现低血压。

腰硬联合麻醉,优点:起效迅速,阻滞完善,能延长麻醉时间;管内针技术减少了感染机会,笔尖式针芯减少了脑脊液漏,术后头痛并发症大大降低。缺点:操作时间长,存在导管进入蛛网膜下腔可能,硬膜外药物扩散进入蛛网膜下腔,发生全脊麻可能。

全身麻醉,优点:诱导迅速,可立即开始手术;保证气道和通气的最佳选择;减少了低血压发生率。缺点:困难插管发生率高,可能发生反流误吸,麻醉性镇痛药能透过胎盘屏障导致新生儿呼吸抑制,吸入麻醉药影响宫缩,浅麻醉时可能有术中知晓。

该患者选择全身麻醉,因为患者可能发生术中大量失血,并发凝血功能障碍,硬膜外导管在拔出时需考虑硬膜外血肿的问题,而全身麻醉低血压发生情况较少有利于大出血时抢救管理。

6. 剖宫产术中能否行自体血回输,为什么?

术中回收式自体输血是指利用血液回收装置,将患者手术失血进行回收、抗凝、滤过和洗涤等处理,然后在需要时回输给患者本人。此技术在骨科、心外科和神经外科等已经得到了普遍应用,但剖宫产术中能否应用自体血回输存在争议,因为理论上手术野回收的自体血液有可能会含有羊水成分,导致医源性羊水栓塞和异源免疫性疾病的发生。1996 年,英国威尔士的辛格尔顿医院使用自体血液回收机和白细胞滤器,对 27 例剖宫产术中收集的自体血进行了洗涤和过滤,以一些代表成分为指标,对羊水和胎儿红细胞的去除效果进行了评价;结果发现滋养层组织、甲胎蛋白、白细胞能够被完全清除,胎儿鳞状上皮细胞和不定型碎片仍存在于回收血中,胎儿红细胞的含量为 2~19ml。其中甲胎蛋白是检测自体血回收机洗涤性能的标志物,胎儿鳞状上皮细胞是诊断羊水栓塞的重要指标,胎儿红细胞与免疫有关。虽然胎儿鳞状上皮细胞和不定型碎片存在于回收血中,但是正常妊娠的母体血液中也存在有羊水成分,而回收血中的羊水成分的浓度低于母体血液。依据上述研究,英国国家健康卫生医疗质量标准署于 2005 年发布了产科术中自体血回收的指南,指出在剖宫产术中,与异体输血比较,自体血回输可以减少异体输血相关的并发症;当交叉配型难以实施时,可以使用自体血回输。目前大量证据认为单独使用智能化的自体血液回收机不仅可以去除大片状物质,还可将甲胎蛋白、组织因子等小分子物质有效去除,进一步联合使用白细胞滤器可以去除体积近似于红细胞的其他成分,即使有体积更小的成分进入母体,也不会引起机械性栓塞;而且目前更多学者认为羊水栓塞属于一种过敏反应,并非机械性栓塞。另外还有研究显示,使用单独的吸引器另外吸收羊水可以减少回收血中碎屑的污染。现代医学提供了三种方法来减少异体血的使用:贮存式自体输血、急性等容性血液稀释和术中回收式自体输血。尽管贮存式自体输血具备很多优点,避免病毒感染、输血反应和免疫反应的发生,但由于需要长时间的术前准备,且产科出血的程度难以预料,因此该技术在产科应用受到限制;急性等容血液稀释产生的容量负荷变化可能导致产妇心衰、贫血和胎盘供氧不足,也不适用于产科。因此,在某些特殊情况下,如发生难治性大出血、宗教原因或像此例产妇血源不足时,可考虑使用自体血回收机联合白细胞滤器对患者进行术中自体输血。2013 年英国自体输血指南明确规定,预计出血量大于血容量的 20% 的产科患者术中可实施回收式自体输血。考虑到本例患者为 Rh 阴性血型,为尽可能降低同种异体免疫反应的风险,自体血回输时予以甲基强的松龙 40mg 静脉注射。但也有研究发现,与阴道分娩相比,自体输血引起产妇同种异体免疫反应的概率并无增加。此外,当产妇为 Rh 阴性血型时,可能因为母婴 Rh 血型不合引起下一胎的新生儿溶血病,应该使用抗 D 球蛋白进行阻断;即在自体血回输以后,进行胎儿血红蛋白酸洗脱试验(Kleihauer-Betke Test) 来检测体内的胎儿红细胞浓度,从而确定抗 D 球蛋白的使用量。2014 年英国血液学标准委员会关于抗 D 球蛋白使用的指南中指出,当术中自体输血用于 Rh 阴性剖宫产患者,既往未致敏而脐带血确认胎儿血型为 Rh 阳性时,在输入自体血后推荐使用至少 1500IU 的抗 D 球蛋白;输入自体血 30~45 分钟后评估胎盘出血,以确认是否需要更多剂量的抗 D 球蛋白。需要注意的是,自体血回输量较大时,可能引起产妇凝血功能异常,术中术后应及时监测凝血功能。

7. 如果该产妇发生术中大出血,血红蛋白 27g/L,无法取得同型库存血,可否行 Rh 阳性异体血输血? 为什么?

首先应详细了解该患者相关病史,第一胎胎儿是否为 Rh 阳性血,术前应行抗体筛选试验检测患者血液中是否含有抗 Rh 抗体及其滴度水平。若患者体内无抗 Rh 抗体,则可以放心使用异型输血,即输入 Rh 阳性血时不会发生溶血反应,因为 Rh 阴性血型患者在第一次输注 Rh 阳性血后一个月内很少产生抗 Rh 抗体(约30%左右 Rh 阴性血患者反复输注也不会产生抗体),即初次免疫应答时间往往超过供血者红细胞的存活期,极少发生迟发型溶血反应。若患者体内已存在 Rh 抗体,则应检测抗体滴度。在大量失血情况下,血清中抗 Rh 抗体含量极度低下,可以考虑缓慢行 Rh 阳性异型输血,待患者体内少量的抗 Rh 抗体被中和后,则不会发生严重溶血反应。此方法可以作为应急措施提升患者红细胞水平,但是不应作为常规手段,应在取得同型血后再次行交叉配血,输注同型血液。

【小结】

面对凶险型前置胎盘的剖宫产患者,多学科合作非常重要。介入栓塞血管能够显著减少剖宫产术中出血,有效预防产科大出血,避免子宫切除等不良后果。麻醉方案应选择全麻以避免严重低血压发生,但是在胎儿娩出前应避免使用可能发生新生儿呼吸抑制的药物。在某些特殊情况下,如发生难治性大出血、宗教原因或血源不足时,可考虑使用自体血回收机联合白细胞滤器对患者进行术中自体输血。

【专家简介】

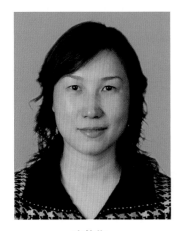

陈莲华

陈莲华,医学博士,主任医师,博士研究生导师,上海交通大学附属第一人民医院麻醉科南部执行主任。 中国女医师协会疼痛学专业委员会常务委员、中国心胸血管麻醉学会疼痛学分会常务委员、上海市医学会麻醉学分会委员、上海医师协会麻醉学分会委员、上海市口腔医学会麻醉学分会委员、上海医学会麻醉学专科分会神经外科学组副组长、上海市松江区医学会麻醉学分会副主任委员。 国家自然科学基金项目评议人、国家留学基金评审专家、上海市科学技术专家库成员。 长期从事临床麻醉工作,对各类手术均有较丰富临床经验,尤其擅长头颈-颌面外科、神经外科及小儿外科麻醉。 主要研究方向为麻醉与气道管理、麻醉与脑保护、肌松药药理。 主持国家自然科学基金面上项目 2 项,发表 SCI 期刊论文 20 余篇。

【专家点评】

凶险性前置胎盘是既往有手术史,造成瘢痕子宫,此次妊娠为前置胎盘且胎盘附着于子宫瘢痕上常伴有胎盘植入。北京凶险性前置胎盘发生率从 2008 年 0.91‰ 逐年上升到 2014 年 3.08‰,我国剖宫产率高达 46.2% 位居世界第一,2016 年随着我国全面放开二孩的政策实施,凶险性前置胎盘的发生率将急剧攀升。

1. 妊娠晚期,心输出量的 10% 灌注在子宫,其中的 80% 灌注在胎盘,子宫每分钟的血流量达到 600~800ml,子宫出血的特点是短时汹涌,几分钟失血即可达数千毫升。

2. 凶险性前置胎盘剖宫产的初始麻醉方案首选椎管内麻醉而不应考虑全身麻醉,因该类产妇均有手术史,有可能术野粘连现象严重,影响手术产娩出胎儿,若初始应用全身麻醉,将使胎儿暴露于全身麻醉中的时间过长,理论上对胎儿不利。但这类手术往往会有大失血,演变为抢救类的手术,所以,全身麻醉的所有药物及用品都应在侧,以备紧急时即刻插管。

3. 凶险性前置胎盘常伴有胎盘植入,出血是此类手术的特点和危险点。手术的重要思路就是如何减少失血,手术技巧有很多的总结不再赘述,近年来实施的球囊导管技术有广泛的应用前景,根据具体情况置入不同的动脉,都能起到较好的控制出血的效果。产科领域的回收式自体血回输是近年的研究热点,亦有争议,安全性有待进一步论证,几项指南均指出在出血量较著、血源紧张、危及生命等情况下可以启动产科的回收式自体血回输,目前全球已实施近 3000 例,尚未发现明显的不良反应,可以节约大量异体血的输注,在抢救中发挥了巨大的作用。

4. 凶险性前置胎盘剖宫产常演变为大失血的抢救,不具备一定抢救能力、不具备多学科抢救团队的医疗机构不应冒险行此类手术,应转入上级医院救治。

5. 自体血回输可以降低输注异体血引起的血源性感染和异源性免疫反应的风险。在某些特殊情况下,如发生难治性大出血、宗教原因或血源不足时,可以使用智能型自体血回收机联合白细胞滤器,对患者进行术中自体输血。但是当产妇为 Rh 阴性血型时,必须采取足够的保护措施避免再次妊娠发生新生儿溶血病。

【参考文献】

1. Chattopadhyay SK, Khariff H, Sherbeeni MM.Placenta previaandaccreta after previous cesarean section [J].Eur J ObstetGynecolRe-prodBiol, 1993; 52: 151-156.
2. Burgos Frías N, Gredilla E, Guasch E, et al.Iliac artery occlusion balloons for suspected placenta accreta during cesarean section. Rev EspAnestesiolReanim, 2014; 61 (2): 105-8.
3. Catling SJ.Williams S, Fielding AM.Cell salvage in obstetrics: an evaluation of the ability of cell salvage combined with leucocyte deple-tion filtration to remove amniotic fluid from operative blood loss at caesarean section.Int J ObstetAnesth, 1999; 8 (2): 79-84.
4. Grainger H, Catling S.Intraoperative cell salvage in obstetrics.PerioperPract, 2011; 21 (8): 264-270.
5. Ashworth A, Klein AA.Cell salvage as part of a blood conservation strategy in anaesthesia.Br J Anaesth, 2010; 105 (4): 401-416.
6. National Institute for Heahh and Clinical Excellence.Guidance for the provision of intraoperative cell salvage.2013.
7. Valsami S, Dimitroulis D, Gialeraki A, Chimonidou M, Politou M.Current trends in platelet transfusions practice: The role of ABO-RhD and human leukocyte antigenincompatibility.Asian J Transfus, 2015; 9 (2): 117-23.
8. KjeldSen-Kragh J, Skogen B.Mechanisms and prevention of alloimmunization in pregnancy.ObstetGynecolSurv, 2013; 68 (7): 526-532.
9. 卫新,彭云水,邢娜,等。 剖宫产术中自体血回收可靠性的临床评价。 中华麻醉学杂志,2015,35(5):598-600.
10. 中国医师协会输血科医师分会。 特殊情况紧急抢救输血推荐方案。 中国输血杂志,2014;27(1):1-3.

97　凶险性前置胎盘剖宫产麻醉及相关问题处理

【导读】

近年来,随着剖宫产率居高不下、高龄产妇的增加以及我国生育政策的调整,凶险性前置胎盘的发生率有所增加。凶险性前置胎盘往往伴有胎盘植入,是分娩期的一种严重并发症,可导致难以控制的产后出血和围生期子宫切除等并发症,危及母婴的生命安全,是产科医生和麻醉医生面对的棘手问题。在临床工作中,如何防范凶险性前置胎盘所致的产后大出血、防治凶险性前置胎盘严重不良妊娠结局应该引起医务人员重视。

【病例简介】

患者,女性,43 岁,体重 73kg,主因"孕₃产₁孕 35 周,MRI 提示穿透性胎盘植入可能"入院。既往史:十年前自然流产一次,七年前因"初产臀位、高龄"行剖宫产术及子宫肌瘤剔除术。辅助检查:于孕 20 周超声提示前置胎盘,可疑胎盘植入,MRI(孕 32 周):胎盘前下缘处宫体下段肌层菲薄,部分模糊似欠连续,与前下腹壁间隙部分消失,考虑胎盘植入,部分穿透、达腹壁肌层后缘不除外,胎盘后缘紧邻宫颈、后上缘达宫颈内口水平后壁。B 超:胎盘位于后壁、右前壁及左前壁,较厚处约6.8cm,下缘超越宫颈内口约3.9cm,前壁瘢痕处胎盘与子宫肌壁界限消失,胎盘实质内可见多个陷窝样回声,彩色多普勒超声(CDFI)内见丰富血流信号,较大范围约2.4cm×2.4cm×1.8cm,子宫前壁下段局部肌层回声缺失,前壁下段局部突向膀胱,直径约5.1cm。术前诊断:孕$_3$产$_1$孕35周,凶险性前置胎盘,穿透性胎盘植入,剖宫产术史,子宫肌瘤剔除术史。患者入院后,进行相关检查,术前积极多学科会诊及病例讨论,包括产科、新生儿科、麻醉科、介入科、泌尿外科、普外科、肿瘤科、超声科、放射科、输血科、检验科等就术前准备和术中可能出现情况进行深入讨论,完善术前准备并制定手术计划。术前拟定手术预案为:纵切口剖宫产术+全子宫切除术+膀胱镜检查+输尿管支架放置术+腹主动脉下段球囊放置术,计划术中产科、妇瘤科、泌尿外科联合上台,地塞米松促胎肺成熟,术前三日行肠道准备,半流食,术前一天口服乳果糖清肠。

术日,麻醉医生首先于局麻下行超声引导下右颈内静脉穿刺置管及左桡动脉穿刺置管术,行蛛网膜下腔穿刺置管,妥善固定,介入科医生行右股动脉穿刺置入鞘管,放入球囊至腹主动脉下段,注入造影剂后示右侧血管丛异常丰富,行右髂内动脉栓塞术。介入操作完成后,开放3条外周静脉,经桡动脉连接FLOUTRC监测,经蛛网膜下腔留置管中注入重比重液0.3%罗哌卡因5ml,循环稳定,麻醉平面至T$_6$水平,麻醉效果满意,胎心听诊好,泌尿外科医师行膀胱镜检查,镜下见膀胱壁完整,膀胱前壁遍布粗大迂曲血管网,置入双侧输尿管支架顺利。备好自体血回收设备,选择下腹正中纵切口,长约15cm,术中见下腹前壁与膀胱及子宫前壁下段粘连致密,子宫下段明显膨大,表面遍布迂曲增粗怒张的血管网,延伸至膀胱表面;术中腹腔超声提示胎盘完全覆盖宫颈内口,面积巨大,子宫的前后壁及左右侧壁均覆盖胎盘组织,仅在子宫体部正中偏右侧处无明显胎盘组织,与术前超声相符,于胎盘附着部位上缘上方取子宫底部纵切口,以臀位娩出胎儿顺利,新生儿2385g,新生儿1分钟、5分钟、10分钟的Apgar评分均为10分。充盈腹主动脉下段球囊并计时(间隔30分钟开放10分钟),足趾监测血氧探头监测阻断效果良好。子宫下段显著膨大,植入深达浆膜层,轻触即可见胎盘组织穿透,宫旁血管异生现象明显,解剖关系欠清,前壁与膀胱粘连紧密,无层次。决定行全子宫切除术,静注依托咪酯、瑞芬太尼、顺阿曲库铵,插入加强型气管插管,靶控输注丙泊酚、瑞芬太尼、间断顺阿曲库铵维持麻醉。应用橡胶止血带环扎子宫下段,开放自体血液回输装置,处理双侧圆韧带、卵巢固有韧带、输卵管峡部顺利,松开止血带下推膀胱,出血活跃,约2000ml,仍有活动性出血,应用加温输血仪,输注预先备好的异体血及血浆,加快输血输液速度,每小时监测血气分析及血红蛋白和凝血功能监测,因子宫下段明显膨大,遍布迂曲增粗的血管网,分离宫旁组织钳夹切断子宫动静脉困难,可见子宫前壁下段多处胎盘组织已穿透子宫壁,此时出血极其汹涌,结扎双侧髂内动脉,术野渗血十分明显,分别输注纤维蛋白原和凝血酶原复合物,按照大量输血原则输注红细胞、血浆及血小板,血栓弹力图TEG监测凝血功能,估算出血已达9000ml。监测尿量,维持循环,自体血采集回输,子宫切除,凝血改善,止血关腹。术中持续应用Vigileo监测CO、CI、SV、SVV等,血压可维持85~146/48~75mmHg,心率维持在65~110次/分,术中(历时4小时)出血11 000ml,尿量1700ml,总入量16 000ml,其中乳酸钠林格液3500ml,0.9%氯化钠1500ml,纤维蛋白原9g,凝血酶原复合物1200IU,机采血小板1u,万汶1000ml,悬浮红细胞4800ml,血浆3200ml,自体血回输约1557ml,术后拔管后安返病房。术中血气分析见表8-1,凝血功能变化见表8-2。

表8-1　患者血气分析变化

	术前(静脉血吸入空气时)	剖宫产45min(机控吸入氧浓度40%)	剖宫产120min(机控吸入氧浓度40%)	剖宫产210min(拔管吸入氧浓度30%)
PH	7.35	7.26	7.24	7.37
PO$_2$	48	375	299	81
PCO$_2$	32.7	43.7	46.1	32.3
Hb(g/dl)	11.2	10.5	6.1	9.9
Hct	33%	31%	18%	29%
SO$_2$	82%	100%	100%	96%
K$^+$(mmol/L)	3.5	3.5	3.7	3.4
Na$^+$(mmol/L)	133	135	142	143
Ca(mmol/L)	1.16	1.06	0.36	0.84
BE(mmol/L)	−8	−7	−8	−6
HCO$_3$(mmol/L)	18.1	19.6	19.8	18.9

表 8-2　患者凝血功能变化

	术前	剖宫产1小时	剖宫产90分	剖宫产150分	术毕拔管后	术后1日
纤维蛋白原(g/L)	3.2	2.33	1.48	1.88	2.81	2.76
凝血酶原时间(S)	12.8	14.1	15.0	15.9	13.7	14.0
国际标准比值	1.07	1.18	1.25	1.33	1.14	1.17
凝血酶原活动度(%)	87.5	71.2	63.6	57.1	75.7	72.3
凝血酶凝结时间测定(S)	18.3	21.7	24.3	71.4	38.4	16.7
活化凝血活酶时间(S)	33.4	47.4	65.5	132.7	72.1	45.1
D-二聚体定量测定(mg/L)	4.75	5.57	2.72	1.5	2.75	4.54
血小板计数(10^9/L)	198	157	134	81	59	61

患者术后未见其他并发症,术后 7 日出院。

【问题】

1. 什么是凶险性前置胎盘,其流行病学特征和产前常用诊断方法有哪些?
2. 剖宫产术前放置输尿管支架的目的和适应证是什么?
3. 剖宫产前动脉球囊阻断技术的目的和意义是什么?
4. 怎样合理选择凶险性前置胎盘剖宫产术患者的分娩时机和麻醉方案?
5. 子宫切除是不是胎盘植入抢救理想的治疗方案?

1. 什么是凶险性前置胎盘,其流行病学特征和产前常用诊断方法有哪些?

凶险性前置胎盘(pernicious placenta previa)1993 年 Chattopadhyay 等首次提出,主要指前次有剖宫产史,此次妊娠为前置胎盘,胎盘植入发生率较高。凶险性前置胎盘导致的胎盘粘连和胎盘植入是引起产后出血的主要原因,而其可在短时间内引起产后严重出血,手术难度大,剖宫产子宫切除概率以及其他并发症如膀胱输尿管损伤、急性肺损伤、凝血异常等明显升高,常导致急诊切除子宫甚至危及患者生命。新生儿的主要并发症是医源性早产、窒息、失血和产伤。给产科医生、麻醉医生带来了严重挑战。

流行病学特点:Chattopadhyay 等报道 41 206 例妊娠中 222 例发生前置胎盘,其中的 1851 例既往剖宫产史者就有 47 例发生前置胎盘,瘢痕子宫患前置胎盘的发生率增加了 5 倍,并有 38.2% 并发胎盘植入。2012 年,英国人群调查统计数据显示,凶险性前置胎盘在妊娠女性中总体发生率仅为 1.7/10 000,若既往有剖宫产史,此次妊娠前置胎盘的发生率高达 1/20。由于中国近十余年来较高的剖宫产率及二孩政策的全面放开,各地报道的凶险性前置胎盘和胎盘植入发生情况均呈上升态势,但鲜见大样本的发生率报道。2016 年,杨慧霞等报道,2008—2014 年北京大学第一医院凶险性前置胎盘的平均发生率为 2.08‰,由 2008 年 0.91‰逐年上升到 2014 年 3.08‰,其中并发胎盘植入的发生率是 53.3%。研究表明,多次妊娠、人工流产史及多次剖宫产术能够明显加剧子宫内膜的损伤,凶险性前置胎盘,尤其是伴有植入的情况,母儿并发症多且严重。母体并发症主要由难以控制的大量出血引起的,队列研究显示出血量中位数从 2000~7800ml,大于 10 000ml 并非少见。

超声检查和磁共振成像(MRI)是目前首选的产前诊断技术。目前凶险性前置胎盘最常用的诊断方法是超声诊断,它可以明确诊断前置胎盘,对前置胎盘的早期阶段进行分类,并且能够初步检查胎盘位置与子宫切口的关系。三维超声可以确定胎盘方位,MRI 具有高分辨率和大视野图像等特点,对诊断后壁胎盘植入的敏感性和特异性优于超声检查。三维超声和胎盘 MRI 已经被广泛用于凶险性前置胎盘的检查及明确有无胎盘植入,有助于做出更好的诊治决策。预测及诊断胎盘植入目前实验室检查主要包括:血清甲胎蛋白(AFP)、血清肌酸激酶(CK)、血清游离胎儿 DNA、血浆游离人胎盘泌乳激素(hPL)mRNA 水平明显增加等,这些标记物尚不足以作为临床常规筛查的指标。准确的产前诊断是影响治疗结果的重要因素之一,而对胎盘植入的诊断不充分或过度诊断均可导致一系列严重后果。

2. 剖宫产术前放置输尿管支架的目的和适应证是什么?

因植入的胎盘最常累及膀胱三角区,甚至可穿透至膀胱黏膜层,异常血管生成并与子宫下行支及阴道动脉形成丰富血管网,打开子宫膀胱腹膜困难甚至需切除部分膀胱,手术中常发生难以控制的严重出血及并发症,胎盘植入患者行子宫切除时,常造成泌尿系统损伤,发生率高达29%,其中膀胱损伤占78%,可造成膀胱瘘、膀胱撕裂伤和输尿管损伤等,常需行部分或全部膀胱切除术或修补术。对高度怀疑胎盘植入并累及膀胱者,术前可行膀胱镜检查,放置输尿管支架,以预防和减少术中泌尿系统的损伤。研究证实,计划剖宫产同时切除子宫时,术前放置输尿管支架可降低输尿管损伤、早期再次手术等的风险和并发症的发生率。尤其对可疑膀胱植入者,可在膀胱镜下观察植入膀胱的程度。但输尿管支架也会增加患者血尿、蛋白尿、腰腹痛及尿路刺激症状等并发症发生率。因此,手术前输尿管支架放置应根据患者病情,权衡利弊。

3. 剖宫产前动脉球囊阻断技术的目的和意义是什么?

球囊阻断(balloon occlusion):是指应用球囊导管阻断供血血管,术中膨胀球囊暂时性阻断动脉血流,起到减少术中出血、暴露术野和缩短手术时间等作用。近年来,在容易引起严重出血的创伤外科、骨科和产科领域中应用较为广泛。凶险性前置胎盘合并胎盘穿透时,血供极其丰富,术中出血量可以达到上万毫升,手术视野难以暴露,操作困难,甚至危及患者生命。应用球囊导管可以暂时性阻断子宫供血动脉,有效地减少术中出血并保持术野清晰,减少出血同时为保留子宫提供机会。此项操作通常在血管介入科或具备条件的手术室完成。常见的球囊导管阻断血管包括腹主动脉远端(肾动脉水平以下),患侧或双侧髂血管(髂总或髂内动脉)等。除了数字减影血管造影(DSA)的引导外,也有学者通过双侧足趾经皮氧饱和度的变化来判断球囊的位置,并通过腹部超声确定球囊位于肾动脉水平以下。通常建议阻断时间30~60分钟,间隔时间10~15分钟。单次阻断时间建议不超过60分钟,否则可能发生远端血栓形成和组织缺血等严重并发症。临床应用包括术中紧急应用和术前预防性应用。分娩前预防性置入血管球囊是预防和治疗凶险性前置胎盘合并胎盘植入围术期出血的新尝试。球囊导管于剖宫产术前放置,胎儿娩出后扩张球囊阻断血流,既不影响胎儿血供,又一定程度可能避免胎儿娩出后可能发生的难以控制的迅猛的大出血。2012年,Dilauro等回顾性分析20篇关于预防性球囊阻断髂内动脉治疗胎盘植入,包括15例病例报告和5项临床研究,94例行单独预防性球囊阻断,38例球囊阻断后进行动脉栓塞术,对于是否能减少产后出血和剖宫产子宫切除率,不同的研究结论不同。胎盘植入患者的子宫及胎盘的血液供应极其丰富,可以来源于卵巢动脉、宫旁两侧血管、阴道动脉等,双侧髂内动脉球囊阻断术只是阻断子宫动脉的主要血流,不能完全切断子宫的血供。手术治疗时发现,胎盘附着部位血管异常增生、侧支循环极其丰富,出血难以控制的不仅仅是动脉,也是新生成的粗大密集的静脉丛,此种情况下单纯阻断或栓塞子宫动脉很难达到止血目的。同时,也要关注到,球囊导管可能的并发症:血管损伤、动脉血栓、组织缺血和神经损伤等。一项回顾性研究评价髂内动脉球囊阻断术在凶险性前置胎盘中的应用比较,实施(球囊组52例)与未实施髂内动脉球囊阻断术的凶险性前置胎盘患者(对照组,69例)相比,术中失血量、输血量更少,子宫切除率更低,住院天数更短。手术时间、膀胱损伤、低血压、感染、新生儿窒息发生率差异无统计学意义。近年来,有关凶险性前置胎盘和胎盘植入预防性应用的报道逐渐增多,预防性球囊导管临时阻断动脉血供,能够有效减少术野出血,同时为保留子宫提供更多机会,但是其临床应用价值还有待进一步深入研究。此外,球囊阻断没有从根本上解决导致大量出血的原因,如子宫收缩乏力、大量出血导致的凝血功能异常等。

4. 怎样合理选择凶险性前置胎盘剖宫产术患者的分娩时机和麻醉方案?

凶险性前置胎盘终止妊娠的方式是剖宫产手术,终止妊娠的时机存在争议,需要遵循个体化的原则。尤其对于穿透性植入的凶险性前置胎盘患者,在尽量减少医源性早产对新生儿影响的前提下,实行有计划的择期手术与紧急剖宫产相比,可以减少出血量,降低其他并发症发生率,缩短入住重症监护病房时间,明显改善结局。延长分娩孕周虽可改善围产儿结局,但增加产前出血、急症手术和手术损伤风险。Shamshirsaz等研究表明,把择期剖宫产提前至34~35周,急症手术的发生率仅为23%,降低了急症手术相关的围产期并发症发生率;并不明显增加新生儿患病率,我国胎盘植入诊治指南[7]推荐妊娠34~36周分娩,可以改善母儿结局。

凶险性前置胎盘和胎盘植入术前需充分评估,应由具有产科麻醉经验丰富的医生进行管理。此类患者麻醉前评估循环功能状态及贫血程度,除血常规、生化检查外,应重视血小板功能、纤维蛋白原定量、凝血功能等。麻醉方式可以为硬膜外麻醉、腰-硬联合麻醉、连续蛛网膜下腔麻醉和全身麻醉。患者可能出血量多,发生凝血功能障碍等增加硬膜外血肿等的风险,具体方式应根据患者一般状况、胎盘植入程度、估计出血量、手术治疗方案及手术时间综合考虑。临床实施麻醉时可以直接选择实施全身麻醉,也可根据情况选择椎管内麻醉,待后续情况而定是否需再复合全身麻醉,如需扩大手术范围和延长手术时间等。现有的临床研究难以提供何种麻醉更为安全的证据。即便首先选择实施椎管内麻醉,也必须做好随时实施全身麻醉的准备,同时完善抢救药品及急救设备准备。该病例既往行剖宫产术及多发子宫肌瘤剔除术,本次术前超声和MRI均提示此次妊娠为凶险性前置胎盘伴穿透性胎盘植入,入手术室后需先行膀胱镜检查及输尿管支架置入,术前判断腹腔粘连明显,麻醉开始后到胎儿娩出时间长,所以对该病例麻醉选择为先行连续蛛网膜下腔麻醉行膀胱镜检查及输尿管支架置入,并于胎儿娩出后立即复合全身麻醉。连续蛛网膜下腔麻醉的特点为效果确切且循环相对稳定,依照临床需要可以连续给药。在临床上直接选择实施全身麻醉的情况,需注意尽量控制胎儿暴露于麻醉及药物下的的时间,I-D时间(给予麻醉药至胎儿娩出时间)<10分钟,U-D时间(子宫切开至胎儿娩出时间)<3分钟,应用速效、短效的药物,胎儿娩出前不应用中长效阿片类药物等。因多为34~36周终止妊娠,多需新生儿科医生准备进行新生儿急救及复苏的情况。开放气道用具选择上因考虑可能演变为抢救和涉及后续治疗,建议行气管内插管,我院多选择加强型气管插管,以便患者手术时间长及后续检查、治疗和转运等情况。麻醉过程中应加强保暖,必要时应用术中加温装置,纠正酸中毒,及早使用凝血物质,避免出现低体温、酸中毒和凝血病即"致死性三联征"而加重出血。注意维持内环境的稳定,纠正电解质紊乱及酸碱失衡,同时做好重要脏器的保护。自体血液回收在前置胎盘、胎盘植入的出血已有较多成功应用病例。在预计出血超过1500ml,具备自体血液回收条件,即可使用自体血液回收。产科大量输血在处理凶险性前置胎盘出血的作用越来越受到重视,但目前尚无统一的产科大量输血方案(massive transfusion protocol,MTP)。按照国内外常用的推荐方案,建议红细胞:血浆:血小板以1:1:1的比例(如10U红细胞悬液+1000ml新鲜冰冻血浆+1U机采血小板)输注,同时根据继续出血情况动态评估。应用实验室检查有条件可联合应用TEG监测凝血功能,一旦确诊凝血功能障碍,应迅速补充相应的凝血因子。在药物和手术治疗都无法有效止血且出血量较大并存在凝血功能障碍的情况下,有条件的医院可考虑使用重组活化Ⅶ因子(rFⅦa)作为辅助治疗的方法。凶险性前置胎盘处理原则首先是保全患者生命,在此基础上尽量保留患者生育功能、减少严重并发症发生。临床研究支持充分的术前准备、避免急诊手术、多学科参与救治是降低孕产妇死亡率及减少并发症的有效措施。

5. 子宫切除是不是胎盘植入抢救理想的治疗方案?

对于胎盘植入的手术治疗无理想的治疗方案,手术治疗应遵循个体化原则,最大程度的减少出血,采取快速有效的止血方式。根据手术目的将手术分类归纳下列情况:①子宫切除;②原位保留胎盘;③去除植入组织及胎盘后恢复子宫解剖结构。

Machado等报道,胎盘植入目前已经跃居急诊子宫切除的首位,由于胎盘植入可造成组织分离困难并伴有大量出血,易造成术中血流动力学的极度不稳定,危及患者生命安全,当凶险性前置胎盘合并胎盘植入者、穿透性胎盘植入、植入面积大、子宫收缩差、短时间内大量出血,以及保守性手术治疗过程中出现严重出血及感染者,子宫破裂修补困难等建议施行子宫全切术。子宫切除已成为治疗胎盘植入患者合并产后出血的主要措施,对于无生育要求并计划行剖宫产术中子宫切除的患者,可有效减少术中出血量。胎盘血液循环异常丰富,如未行子宫血管阻断,不推荐徒手剥离胎盘,现有临床研究提示,主动剥离胎盘可明显增加出血量,胎儿娩出后胎盘无剥离征象,建议将胎盘原位保留,可以降低患者死亡率和并发症;如术中缺乏血源或者没有相应的救治团队,无法实施子宫切除,也可考虑将胎盘原位保留,可避免出现难以控制的出血,充分准备后再行子宫切除术。同时,需要多学科参与的手术团队,在术中及时处理胎盘异常侵入其他器官组织分离造成的出血,减少手术损伤。多数情况下植入的胎盘附着于子宫下段,临床多依据术中情况行全子宫切除术,避免残端再次出血。

保留子宫的手术治疗:尽管子宫切除可以有效控制胎盘植入出血,但理想的治疗方案应达到清除异常胎盘组织,恢复子宫正常的解剖结构,最大程度保留生育功能。其包括:胎儿娩出后,完全清除胎盘组织,切除受累组织,缝合子宫恢复子宫形态;对子宫创面出血可采用联合其他压迫性止血方法,包括宫腔填塞、球囊压迫、局部缝扎、B-Lynch缝合等,同时行子宫及双侧髂内动脉结扎术也有助于减少创面出血。这种手术方法只适合于非穿透性的胎盘植入,胎盘基本完整自然剥离的患者,对于植入已累及膀胱,则需要分离子宫-膀胱腹膜反折并清除植入组织的患者,手术操作复杂,出血量多,手术时间长。

胎盘原位保留(leaving the placenta in situ):胎儿娩出后胎盘无剥离现象,或者胎盘不能完全剥离,残余胎盘剥离困难,均不建议尝试剥离胎盘。近年来,胎盘原位保留主要有两种方式:①部分胎盘和(或)部分子宫壁切除,然后行子宫缝合和(或)子宫重建;②胎盘原位保留,经处理患者出血量少、生命体征平稳且患者要求保留生育功能;具备及时输血、紧急子宫切除、感染防治等条件;术中发现胎盘植入,但不具备子宫切除的技术条件,可在短时间内安全转院接受进一步治疗者。2012 年美国 ACOG 专家共识不推荐胎盘植入患者胎盘原位保留,一部分胎盘保守治疗的患者在保守治疗过程中因感染、晚发性产后出血须行子宫切除,基于目前的临床资料,胎盘原位保留时应充分告知患者该方法的利与弊。

【小结】

凶险性前置胎盘是分娩期的一种严重并发症,危及母婴的生命安全。在诊治过程中,需要进行充分的术前准备,术前进行多学科会诊制定周密的术中方案。术前评估为大出血高风险的患者,建议行动脉球囊阻断术以减少出血,根据术中出血情况决定是否行子宫动脉栓塞或子宫切除,根据情况启动大量输血方案来处理产科大出血。实施麻醉前预先进行有创动静脉置管准备,无论是否优先选择全身麻醉,均应做好随时实施全身麻醉及抢救的人员、药物和设备准备。连续腰麻理论上比较适合此类手术的麻醉,甚至可以避免全身麻醉。另外,建议该类患者在有抢救条件的医院进行治疗。

【专家简介】

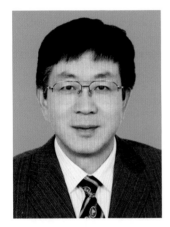

徐铭军,硕士生导师,教授,主任医师。 首都医科大学附属北京妇产医院麻醉科主任。 北京医学会麻醉学分会副主任委员,北京医师协会麻醉专科医师分会副会长,中华医学会麻醉学分会产科麻醉学组副组长,中国心胸血管麻醉学会非心脏手术麻醉分会副主任委员,中国医疗保健国际交流促进会妇儿医疗保健分会盆底健康医学联盟副主席,世界疼痛医师协会中国分会分娩镇痛专业委员会主任委员。《中华麻醉学杂志》、《临床麻醉学杂志》、《国际麻醉学与复苏杂志》、《中华麻醉大查房》等编委。 专业特长:高危产科麻醉、分娩镇痛、门诊无痛技术、妇科腔镜手术的麻醉。 在专业核心期刊发表文章 100 余篇,获得国家专利四项。 主编、主译书籍 5 部;副主译、参编书籍若干部。

徐铭军

【专家点评】

凶险性前置胎盘往往继发于瘢痕子宫,此次妊娠为前置胎盘且胎盘附着于子宫瘢痕并常伴有胎盘植入。北京凶险性前置胎盘发生率从 2008 年 0.91 置逐年上升到 2014 年 3.08 到。我国剖宫产率高达 46.2% 位居世界第一,2016 年随着我国全面放开二孩的政策实施,凶险性前置胎盘的发生率将急剧攀升。

1. 妊娠晚期,心输出量的 10% 灌注在子宫,其中的 80% 灌注在胎盘,子宫每分钟的血流量达到 600ml ~ 800ml,子宫出血的特点是短时汹涌,几分钟失血即可达数千毫升。

2. 凶险性前置胎盘剖宫产的初始麻醉方案首选椎管内麻醉而不应考虑全身麻醉,因该类产妇均有手术史,有可能术野粘连严重,影响手术娩出胎儿,若初始应用全身麻醉,将使胎儿暴露于全身麻醉中的时间过长,理论上对胎儿不利。但这类手术往往会有大失血,演变为抢救类的手术,所以,全身麻醉的所有药物及用品都应充分准备,以备紧急时即刻气管插管。本病例初始麻醉选择了蛛网膜下腔置管,待其他操作结束,行腹部操作时进行腰麻给药,行连续腰麻,可以实现即刻麻醉起效,血流动力学平稳是该技术的最大特点,对胎儿影响小且麻醉时间可以任意延长。

3. 凶险性前置胎盘常伴有胎盘植入,出血是此类手术的特点和危险点。手术的重要思路就是如何减少失血近年来实施的球囊导管阻断技术有广泛的应用前景,根据具体情况阻断不同的动脉,能起到较好的控制出血的效果。产科领域的回收式自体血回输是近年的研究热点,亦有争议,安全性有待进一步论证,几项指南均指出在出血量较大、血源紧张、危及生命等情况下可以启动产科的回收式自体血回输,目前全球已实施近3000例,尚未发现明显的不良反应,可以节约大量异体血的输注,在抢救中发挥了巨大的作用。

4. 凶险性前置胎盘剖宫产常演变为大失血的抢救,不具备一定抢救能力、多学科抢救团队的医疗机构不应冒险行此类手术,应转入有条件的医院救治。

【参考文献】

1. Chattopadhyay SK, Kharif H, Sherbeeni MM.Placenta previa and accreta after previous caesarean section [J].Eur J Obstet Gynecol Reprod Biol, 1993, 52（3）: 151-156.
2. Fitzpatrick KE, Sellers S, Spark P, et al.The management and outcomes of placenta accrete and percreta in the UK: a population-based descriptive study [J].BJOG.2014, 121（1）: 62-70.
3. 余琳, 胡可佳, 杨慧霞, 等.2008—2014年凶险性前置胎盘的回顾性临床研究[J].中华妇产科杂志, 2016, 51（3）: 169-173.
4. GarmiG, Salim R.Epidemiology, etiology, diagnosis, and management of placenta accrete [J].Obstet Gynecol Int, 2012, 2012: 873929.Doi: 10.1155/2012/873929.
5. Shamshisaz AA, Salmanian B, Fox KA, et al.Maternal morbidity in patients with morbidly adherent placenta treated with and without a standardized multidisciplinary approach[J].Am J Obstet Gynecol, 2015, 212（2）: 218, et-9.doi: 10.1016/j.ajog.2014.08.019.
6. 中华医学会围产医学分会, 中华医学会妇产科学分会产科学组, 胎盘植入诊治指南（2015）中华妇产科杂志, 2015, 12,（50）: 970-972.
7. Garmi G, Salim R. Epidemiology, etiology, diagnosis, and management of placenta accreta. Obstet Gynecol Int, 2012, 2012: 873929.
8. Tan SG, Jobling TW, Wallace EM, et al.Surgical management of placenta accrete: a 10-year experience. Acta Obstet Gynecol Scand, 2013, 92（4）: 445-450.
9. Committee on Obstetric Practice.Committee opinion no.529: placenta accreta[J].Obstet Gynecol, 2012, 120（1）: 207-211.
10. Piccoli GB, Attini R, Parisi S, et al.Excessive urinary tract dilatation and proteinuria in pregnancy: a common and overlooked association? [J].BMC Nephrol, 2013, 14（1）: 1-8.

98 产妇经阴道分娩时发生羊水栓塞导致呼吸心跳骤停

【导读】

羊水栓塞(amniotic fluid embolism, AFE)是产科领域罕见而严重的并发症,其特点是起病急骤,病情进展迅猛凶险,甚至威胁产妇生命。围产期羊水栓塞的发生与经产妇、胎膜早破、剖宫产手术等因素有关。羊水栓塞死亡率极高,占产科死亡原因的第二位,即使度过了凝血功能障碍阶段,伴随的心、肺、肾、肝、脑等重要脏器的衰竭同样会造成前期抢救成功后的失败,死亡也可为多脏器功能衰竭所致。所以麻醉医生对AFE的病理生理衍变过程要有必要的了解,并在此基础上同产科医生、ICU等开展多学科的紧密合作,共同做好产妇的抢救复苏工作。

【病例简介】

患者,女性,31岁,体重67kg。因"停经39^{+2}周,胎心监护异常4$^+$小时"入院,患者否认既往其他系统病史,术前诊断为: 孕2产0,孕39$^+$周,头位,生殖道感染（GBS阳性）。患者孕期平顺,监测血压正常,入院后完善相关化验检查,进入产房时BP 110/80mmHg,HR 84次/分,多次复查胎心监护为NST(+),患者自然临产,于2015年11

月9日11:00符合临产指证,送入产房时BP:110/70mmHg,HR:88次/分。15:00自然破水,羊水清,BP 125/80mmHg,HR 90次/分,予哌替啶产程休息,患者无不适主诉。19:45时BP:130/75mmHg,HR 92次/分,宫口开全,患者无胸闷、憋气等不适,指导分娩。20:08患者屏气用力后,突然头偏向一侧,两臂屈曲,牙关紧闭,产科医生考虑患者发生子痫抽搐,立即开放静脉,予硫酸镁4g静脉推注,开口器置入口中防止舌咬伤,面罩吸氧,同时呼叫产科主治医师到场,20:09 BP 120/80mmHg,HR 88次/分,此时胎心监护显示延长减速,考虑胎儿窘迫(胎心型),向家属交代病情拟行产钳助产,同时紧急呼叫产科主任医师及新生儿医师到场,开放第二条静脉通路,心电监护,20:13侧切产钳娩出一女婴,新生儿1分钟APGAR评分为7分,因轻度窒息被转至NICU。20:15患者出现发绀并逐渐加重,血压测不到伴意识丧失,SpO$_2$骤降至40%,查体未触及患者颈动脉搏动,听诊未闻心音,考虑羊水栓塞,即刻行CPR、面罩吸氧及正压通气,静脉注射地塞米松20mg、罂粟碱30mg,同时呼叫麻醉科医生参与抢救。20:18麻醉医生到场,查体患者双侧瞳孔散大、固定,直径5~6mm,对光反射消失,锥体束征阴性。立即静脉推注肾上腺素1mg,置入一次性喉罩,行心肺复苏,20:20患者自主心律逐渐恢复,发绀逐渐减轻,胸外按压间歇心电监测显示:BP:73/60mmHg,窦性心律,HR 50~60次/分,SpO$_2$ 90%,此时胎盘未娩出,阴道仍有活动性出血,急查血常规、凝血五项、生化全项、备血800ml,20:30应急急救组组长到场,BP:74/40mmHg,HR 101次/分,SpO$_2$ 91%,20:33查体:双侧瞳孔等大等圆,直径3mm,对光反射存在,可触及颈动脉搏动,心电监护示:BP:84/40mmHg,窦性心律,律齐,HR:103次/分,SpO$_2$:99%,停止心肺复苏。20:42头部放置冰帽,静脉注射地塞米松20mg、罂粟碱30mg、氨茶碱250mg加入0.9%NS100ml静脉滴注,予凝血酶原复合物1200IU静脉滴注,肝素25mg加入0.9%NS100ml静脉滴注,此时称重法计算阴道出血量约1000ml,阴道出血仍未停止,患者呼吸、循环尚可维持,转入手术室继续抢救。20:49入手术室,BP:70/43mmHg,HR 161次/分,SpO$_2$ 100%,给予喉罩持续通气,同时于B超引导下行颈内静脉及桡动脉置管术,行有创动脉压监测。此时患者宫缩尚可,宫底平脐,阴道持续出血,为不凝血,胎盘娩出后阴道仍有不凝血流出,此时估算阴道出血共计3000ml,补充凝血酶原复合物后DIC仍未纠正,产科主任考虑患者急性羊水栓塞诊断明确,为提高抢救成功率,拟行全子宫切除术,向患者家属交代病情并签署病危通知书,21:07测血气(表8-3),21:15全子宫切除手术开始,同时输注悬浮红细胞2U,血浆400ml,纤维蛋白原1.5g,BP:76/51mmHg,HR:161次/分,SpO$_2$ 100%,CVP 3mmHg,50分钟尿量为35ml,其间给予去甲肾上腺素0.05μg/(kg·min)泵注并间断推注去氧肾上腺素100~200μg/次维持血压,21:34子宫切除完毕,生命体征渐趋平稳,生化全项回报:ALT 205.00IU/L(正常值0.00~55.00IU/L),AST 279.00IU/L(正常值5.00~34.00IU/L),LDH:742.00U/L(正常值125.00~220.00U/L),白蛋白22.00g/L(正常值32.00~52.00g/L),凝血五项:FIB、PT、APTT、INR均未测出,D-Dimer:2.65mg/L(正常值0.00~0.80mg/L)。因患者处于抢救状态,决定将喉罩换为气管插管,21:50气管插管成功,血气分析(表8-3),继续输血、输液,考虑患者病情危重,联系外院ICU急会诊(本院为妇产专科医院,无ICU)。22:40术毕,留置腹腔引流,术中血共计2000ml,测血气(表8-3),23:12北京华信医院ICU主任到场,嘱拍床边胸片,继续输血输液治疗,再次向家属交代病情,测血气(表8-3)。2015年11月10日00:20-3:00期间患者呼之有反应,其间测血气3次(表8-3),产科主任及ICU主任与患者家属沟通建议将患者转入华信医院ICU支持重要脏器功能恢复。离院前,BP:120/70mmHg,HR:110次/分,25分钟尿量350ml,腹腔引流量60ml。

　　抢救过程中总出入量总结:总入量12 600ml,其中悬浮红细胞3200ml,血浆2400ml,乳酸林格液4500ml,0.9%氯化钠溶液2500ml;总出量10 300ml,其中出血6000ml,尿量4100ml,腹腔引流量200ml[历次血气分析结果见表8-3(各时点与病例简介中相对应)]。

表8-3　血气分析结果

	21:07	21:50	22:11	22:50	23:50	0:31	1:20	1:55
pH	7.17	7.11	7.10	7.09	7.18	7.24	7.29	7.31
PO$_2$(mmHg)	422	339	383	383	345	405	390	390
PCO$_2$(mmHg)	26.3	39.0	54.7	54.7	49.7	46.8	47.0	46.1
BE(mmol/L)	-19	-17	-12	-12	-10	-8	-4	-3
HCO$_3$$^-$(mmol/L)	9.6	12.5	17.6	17.3	18.5	19.8	22.4	23.0
Hb(g/dl)	9.5	4.4	5.4	6.4	7.5	7.1	7.4	8.4

【问题】

1. 羊水栓塞的定义和最新诊断标准是什么？
2. 羊水栓塞的高危因素？
3. 羊水栓塞的病理生理特点？
4. 羊水栓塞的临床表现有哪些？
5. 羊水栓塞的预防？
6. 羊水栓塞的应急抢救流程是什么？

1. 羊水栓塞的定义和最新诊断标准是什么？

羊水栓塞是指在分娩过程中，羊水进入母体血液循环后引起的肺栓塞、休克、DIC、肾衰或呼吸循环衰竭等一系列严重临床表现的综合征。为严重的分娩并发症，是孕产妇死亡的主要原因之一。

羊水栓塞发生率报道不一，美国的报道为 1：40 000~1：60 000；中国报道约为 1：14 000；北京报道约为 1：4 800 000。死亡率可高达 70%。

AFE 的最新诊断标准是：突然发生的心跳骤停、低血压、呼吸衰竭（血氧饱和度低于 90%）；在大出血引起凝血机制障碍之前出现弥散性血管内凝血（DIC）；临床症状出现在产程期或胎盘娩出 30 分钟之内；分娩期间体温≤38℃。

2. 羊水栓塞的高危因素？

以下五种情况是发生羊水栓塞的高危因素，临床应提高警惕：

（1）胎膜破裂或人工破膜后：羊水栓塞多在胎膜破裂后，偶见未破膜者。多数情况是在羊水物质进入子宫蜕膜或子宫颈破损的小血管时发生。

（2）宫缩过强或强直性收缩：包括缩宫素应用不当，羊膜腔内压力过高。羊膜腔内基础压力为 <15mmHg，第一产程子宫收缩，腔内压上升至 40~70mmHg；第二产程时可达 100~175mmHg；而宫腔静脉压为 20mmHg 左右。羊膜腔内压超过静脉压，羊水易被挤入已破损的小静脉。羊水进入母血循环量与子宫收缩强度呈正相关。

（3）子宫体与子宫颈部有异常开放的血窦：经产妇宫颈及宫体弹力纤维损伤及发育不良，分娩时易引起裂伤。高龄初产妇，宫颈坚硬不易扩张，如宫缩过强，胎头压迫宫颈易引起宫颈裂伤；胎盘早剥、前置胎盘、胎盘边缘血窦破裂，均可导致羊水通过损伤血管和开放的血窦进入母血循环，增加羊水栓塞的机会。

（4）过期妊娠：产程长，易发生难产、滞产，胎儿易发生宫内窒息，羊水混浊刺激性强，易发生羊水栓塞。

（5）死胎可使胎膜强度减弱，渗透性增加与羊水栓塞亦有一定关系。

3. 羊水栓塞的病理生理特点？

羊水进入母体循环后，通过阻塞肺小血管，引起过敏反应和凝血机制异常而导致机体发生一系列病理生理变化。

（1）肺动脉高压：羊水内有形物质经肺动脉进入肺循环阻塞小血管引起肺动脉高压；羊水内含有大量激活凝血系统的物质，启动凝血过程，弥散性血管内形成的血栓阻塞肺小血管，反射性引起迷走神经兴奋，加重肺小血管痉挛。羊水内抗原成分引起 I 型变态反应，反射性地引起肺内小血管痉挛。这种变态反应在引起的肺动脉压升高时有时可起主要作用，肺动脉高压可引起急性右心衰竭，继而呼吸循环功能衰竭。

（2）过敏性休克：羊水中胎儿有形成分为致敏原，作用于母体，引起 I 型变态反应，所导致的过敏性休克多在羊水栓塞后立即出现休克（血压骤降甚至消失），以后方有心肺功能衰竭表现。

（3）弥散性血管内凝血（DIC）：妊娠时母血呈高凝状态，羊水中含大量促凝物质可激活外源性凝血系统，在血管内产生大量的微血栓，消耗大量凝血因子及纤维蛋白原，致使 DIC 发生。羊水中亦含有纤溶激活酶，而纤维蛋白原下降同时可激活纤溶系统。由于大量凝血物质的消耗和纤溶系统的激活，产妇血液系统由高凝状态迅速转变为纤溶亢进，血液不凝固，发生严重产后出血及失血性休克。

（4）急性肾功能衰竭：由于休克和 DIC，肾急性缺血导致肾功能障碍和衰竭。

4. 羊水栓塞的临床表现有哪些？

羊水栓塞 70% 发生在分娩过程中，尤其胎儿娩出前后，极少发生在产前和分娩 32 小时后。剖宫产手术过程中发生的羊水栓塞占 19%，有 11% 发生在自然分娩胎儿娩出时。

根据病情缓急可分为两种类型。暴发型是以呼吸和循环系统症状为主,严重者立即出现心跳、呼吸骤停;缓慢型则呼吸与循环系统的症状不明显,或经抢救后迅速过渡到血液不凝及休克状态。

AFE 的临床表现分别表现在三个不同阶段。

(1) 肺动脉高压阶段:主要表现为呼吸、循环功能障碍。人工或自然破膜后发生寒战、烦躁不安、呕吐、四肢厥冷、干咳等前驱症状,随后出现呼吸困难、咳嗽、咯粉红色泡沫状或红丝状痰,严重者出现抽搐,昏迷。病人体征包括四肢冰冷、发绀、心率增快、脉细而弱、血压下降、肺部可闻啰音。

(2) 凝血障碍阶段:产后宫缩乏力,子宫复旧不良,血液不凝以及流血不止,严重者出现全身性出血倾向,表现为黏膜、皮肤、胃肠道出血以及血尿等。

(3) 重要器官损害阶段:因呼吸、循环系统发生障碍,全身器官均受累,而肾脏是最易受损的器官,因循环血量不足,组织缺氧,使肾小球滤过率下降,肾微血管血栓形成,引起肾组织损害,表现为血尿、少尿或无尿,也可发生急性肾功能衰竭。

以上三阶段可按顺序出现,但并非每个病例都出现三个阶段的临床表现。胎儿娩出前发生的羊水栓塞,以肺栓塞、肺动脉高压、呼吸循环衰竭、中枢神经系统缺氧为主。胎儿娩出后发生的,以出血、凝血障碍为主,极少以心肺衰竭为主要表现。

5. 羊水栓塞的预防?

羊水栓塞多起病急骤,短时间出现一系列的临床综合征,所以我们要对高危人群时刻保持高度警惕,尽量减少高危因素。总体来说,羊水栓塞目前还做不到有效的预防,如能注意以下情况,则对预防羊水栓塞的发生有一定帮助:

(1) 避免子宫收缩强度过大

1) 避免按压宫底迫使胎儿娩出的不规范操作。

2) 严格掌握使用缩宫素催产的指征,用药应从小剂量开始,专人监护,根据宫缩、胎儿、宫颈扩张和头盆关系,调整用药浓度。

3) 小剂量前列腺醇制剂促宫颈成熟和计划分娩,必要时每 6 小时重复 1～2 次,严密监测产程。

(2) 掌握阴道助产指征,操作规范,若出血,血不凝,难于控制,应警惕羊水栓塞。

(3) 严格掌握剖宫产指征,手术操作规范、轻柔,切开子宫后先吸尽羊水再娩出胎盘,如有较大血窦裸露应钳夹闭合之。

(4) 中期妊娠钳刮时,应先破膜,羊水流尽再钳刮。

(5) 对死胎、胎盘早期剥离等情况,应严密观察。

(6) 避免产伤、子宫破裂、子宫颈裂伤等。

6. 羊水栓塞的应急抢救流程是什么?

羊水栓塞发病急骤,必须迅速采取有效的抢救措施,可组建应急抢救小组,定期对全体医护人员进行应急模拟训练。

羊水栓塞的抢救原则:抗过敏、抗休克、解除肺血管及支气管痉挛、改善肺循环与心肺功能、纠正凝血功能障碍、防止肾功能衰竭、预防感染。

在抢救过程中,必要的监测是 SpO_2、BP、ECG、$ETCO_2$,有条件时监测 CVP、ART、PCWP,应用 Flotrac/Vigileo 等进行心排量监测,对指导抢救具有积极的意义。

(1) 纠正循环、呼吸衰竭:心跳骤停者立即进行心肺脑复苏。

1) 纠正缺氧:遇有呼吸困难与发绀者,立即加压给氧。昏迷者立即建立人工气道行人工呼吸或机械通气治疗,加用冰帽,适时使用甘露醇降低颅压。

2) 纠正肺动脉高压:①盐酸罂粟碱,可直接作用于平滑肌,解除肺血管痉挛。首次用量 30～90mg。②山莨菪碱(654-Ⅱ)10～20mg 或阿托品 0.5～1.0mg,解除肺血管痉挛,松弛支气管平滑肌。③α-肾上腺素能阻断剂,酚妥拉明一次 5～10mg。

3) 防治心力衰竭:①强心利尿剂,如:西地兰 0.4mg 加入到 10% 葡萄糖溶液 20ml 中缓慢静注,必要时可 4～6 小时重复一次。②三磷酸腺苷,用于营养心肌。三磷酸腺苷 20～40mg 与辅酶 A 100～200U 合用进行静脉滴注。③治疗肺水肿,一旦病人出现肺水肿时,应严格控制输血、输液,可用呋塞米 20～40mg 静脉滴注,如加用苄胺唑啉 3mg 效果更好。此外可酌情选用吗啡、氨茶碱。

(2) 抗过敏治疗:地塞米松;甲基强的松龙;钙剂。

（3）综合治疗休克：补充有效血容量；使用血管活性药调节血压；维持酸碱与电解质平衡。

（4）DIC 与继发纤溶的治疗

1）DIC 高凝期尽早使用肝素，症状发生后 10 分钟内使用效果最好。用量为 0.5~1mg/kg（1mg=125u），静脉注射。凝血时间在 15~30 分钟之内，一旦出血停止，病情好转可逐步停药。

肝素禁用于继发的纤溶亢进期，所以用药时机的掌握尤为重要。

2）输入新鲜冰冻血浆：适用于消耗性低凝期。输纤维蛋白原，2g 可提高血纤维蛋白原 1g/L，常用剂量为 6g。如输注凝血酶原复合物以不少于 400 单位为宜。

3）输血小板：当血小板降至 5 万以下时，应输注血小板。

4）冷沉淀：含 I、V、Ⅷ、ⅩⅢ因子，每单位可增加纤维蛋白原 100mg/L，可提高第Ⅷ因子水平。

5）抗纤溶期的治疗：应用抑肽酶；氨甲环酸；6-氨基乙酸等。

（5）肾功能衰竭的防治：少尿期在未发生尿毒症前，有效循环血量充足的情况下，可使用利尿剂，甘露醇等增加尿量。肾功能衰竭时可采用透析治疗。

【小结】

羊水栓塞是一种死亡率极高、异常凶险的临床综合征，其病理生理变化主要是肺动脉高压、肺水肿、急性心力衰竭、凝血功能障碍和急性肾功能衰竭。患者多以心跳骤停、呼吸困难、血氧饱和度骤降为首发症状。

AFE 的高危因素是：胎膜破裂、宫缩过强、子宫体与子宫颈部有异常开放的血窦、过期妊娠、死胎等。

羊水栓塞多起病急骤，我们要对高危人群时刻保持高度警惕，总体来说，羊水栓塞目前还做不到有效的预防，我们力求做好以下几方面，尽量降低 AFE 发生的概率：避免子宫收缩强度过大；掌握阴道助产指征；手术操作规范、轻柔，如有较大血窦裸露应钳夹闭合之；中期妊娠钳刮时待羊水流尽再钳刮；对死胎、胎盘早期剥离等情况，应严密观察；避免产伤、子宫破裂、子宫颈裂伤等。

如果第一时间诊断不明确，应针对临床表现进行对症处理或诊断性治疗。羊水栓塞的抢救原则是：抗过敏、抗休克、解除肺血管及支气管痉挛、改善肺循环与心肺功能、纠正凝血功能障碍、防止肾功能衰竭、预防感染。

对于羊水栓塞导致产妇心跳骤停的案例，需立即进行心肺复苏，应用血管活性药物维持重要脏器的血供，同时加大激素使用剂量，使用血液制品调整凝血功能障碍，这对于扭转羊水栓塞的病情进展是极为关键的。

在抢救中由应急抢救小组成员组织多学科团队、合理应用医疗资源（人力+物力），这对于抢救工作有条不紊的顺利进行，从而获得抢救的成功、患者良好的预后是非常重要的。

【专家简介】

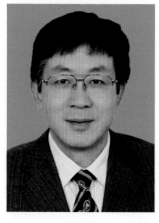

徐铭军，硕士生导师，教授，主任医师。首都医科大学附属北京妇产医院麻醉科主任。北京医学会麻醉学分会副主任委员，北京医师协会麻醉专科医师分会副会长，中华医学会麻醉学分会产科麻醉学组副组长，中国心胸血管麻醉学会非心脏手术麻醉分会副主任委员，中国医疗保健国际交流促进会妇儿医疗保健分会盆底健康医学联盟副主席，世界疼痛医师协会中国分会分娩镇痛专业委员会主任委员。《中华麻醉学杂志》、《临床麻醉学杂志》、《国际麻醉学与复苏杂志》、《中华麻醉大查房》等编委。专业特长：高危产科麻醉、分娩镇痛、门诊无痛技术、妇科腔镜手术的麻醉。在专业核心期刊发表文章 100 余篇，获得国家专利四项。主编、主译书籍 5 部；副主译、参编书籍若干部。

徐铭军

【专家点评】

羊水栓塞是一种罕见的、难以预测、灾难性的产科特有的临床综合征,严重威胁母婴安全。AFE 的发病机制至今尚未完全明了,现有的理论认为主要是敏感母体对羊水成分产生抗原抗体反应和内源性介质释放,即"妊娠类过敏样反应综合征"学说。

1. AFE 的危险因素包括母体因素、胎儿因素、妊娠并发症以及医学操作等,如:高龄产妇,多胎妊娠,剖宫产,产钳助产,前置胎盘,胎盘早剥等。需要注意的是,AFE 的很多危险因素是无法避免的,所以识别危险因素并不能有效地降低 AFE 的发生率,但可以加强监督和护理,以便及早发现 AFE,及时采取有效措施。

2. AFE 诊断主要基于临床表现。分娩期间或胎儿娩出后即刻出现经典的三联征:低氧、低血压、低凝血功能。但是,大部分 AFE 病例没有完整的经典三联征(三低)表现。因此,AFE 的诊断采用排他性方法,围产期妇女(特别是分娩期间和分娩后即刻)出现急性循环衰竭、呼吸困难/低氧、DIC 和(或)神志改变等任何两个表现,在充分排除其他医疗解释后,应考虑 AFE。

3. 对于 AFE 患者的处理,应强调多学科间紧密合作,包括产科、麻醉科、重症医学、血液科和新生儿科。治疗措施主要是支持性、对症性治疗。具体采用的措施取决于具体病例的病理生理学改变、呼吸循环等各个系统受累的严重程度。

4. 如果发生心跳呼吸骤停,立即启动心肺复苏。对于胎儿未娩出妇女 AFE 发生心跳呼吸骤停者,重点注意复苏体位、5 分钟中内快速娩出胎儿。循证医学证据表明孕妇发生心跳呼吸骤停者在 5 分钟内娩出新生儿,有利于孕妇复苏成功和新生儿预后。对于呼吸困难或低氧血症患者,应保证气道通畅及充足氧供,必要时建立人工气道、正压通气。根据血氧饱和度和血气分析的结果及时调整氧供策略。

当出现循环系统受累时,应积极进行液体复苏,并根据临床指征合理选择血管活性药物,液体的选择尚无指导性建议,需要注意的是,大量输注晶体液可加重肺水肿和肺换气功能障碍。凝血功能障碍的治疗主要为凝血物质的补充,如输注新鲜冰冻血浆(FFP)、冷沉淀、血小板等血制品和凝血药物如氨甲环酸、抑肽酶等。

【参考文献】

1. Erez O.Letter to the Editor about Proposed diagnostic criteria for the case definition of amniotic fluid embolism in research studies AJOG October 2016.Am J Obstet Gynecol, 2017(11):408-412.
2. 现代麻醉学(第四版)北京:人民卫生出版社, 2014.
3. Tamura N, FarhanaM, OdaT, et al.Amniotic fluid embolism:Pathophysiology from the perspective of pathology.J Obstet Gynaecol Res, 2017, 43(4):627-632.
4. Pacheco LD, Saade G, Hankins GD, et al.Amniotic fluid embolism:diagnosis and management.Am J Obstet Gynecol, 2016, 215(2):B16-24.
5. Indraccolo U, Battistoni C, Mastrantonio I, et al.Risk factors for fatality in amniotic fluid embolism:a systematic review and analysis of a data pool.J Matern Fetal Neonatal Med, 2017 Mar 1:1-5.
6. Hession PM, Millward CJ, Gottesfeld JE, et al.Amniotic Fluid Embolism:Using the Medical Staff Process to Facilitate Streamlined Care. Perm J, 2016, 20(4):97-101.

99　剖宫产手术羊水栓塞救治成功案例

【导读】

羊水栓塞(amniotic fluid embolism,AFE)是指在分娩过程中羊水突然进入母体血液循环,继而引发急性肺栓塞、过敏性休克、弥散性血管内凝血、肾功能衰竭、甚至猝死的严重的分娩期并发症。羊水栓塞虽罕见，但病死率高。国外研究指出，羊水栓塞的发病率大约为 1:40 000，但病死率高达 60%。随着国家二孩政策的放开，剖宫产/自然产的比例增加，这对于麻醉医生来说无疑是一种挑战，麻醉医生需要掌握羊水栓塞的诊断、治疗，并在此基础上与产科医生紧密合作，共同做好剖宫产患者围术期的管理。

【病例简介】

患者，女性，32 岁，身高 164cm，体重 80kg，2014 年 10 月 9 日入我院待产。患者既往健康，否认心脏病、高血压及糖尿病病史。术前检查示心电图正常；血细胞分析 Hb：101g/L，余项正常；血清生化检查各项指标正常值范围内；术前激素检查提示：游离三碘甲状腺原氨酸（FT3），游离甲状腺素（FT4），促甲状腺激素（TSH），抗甲状腺球蛋白抗体（aTG），抗甲状腺过氧化物酶抗体（aTPO）均在正常范围内。尿液分析提示细菌数目升高。超声诊断：妊娠晚期，活单胎，臀位，脐带绕颈一周，羊水低值。

10 月 10 日 9:30 分，产妇因胎心不良行急诊剖宫产手术。9:45 分娩出一名男婴，一分钟 Apgar 评分 9 分。胎盘胎膜娩出完整，子宫收缩欠佳，给予 20u 缩宫素静脉滴注及卡孕栓舌下含服。宫缩略好转，行子宫缝合。10:45 分，皮肤缝合结束。手术过程中，患者呼吸、循环平稳，与医生有语言交流，无不良主诉。术中补液约 1600ml，其中羟乙基淀粉 130/0.4 氯化钠注射液（万汶）500ml，乳酸林格注射液约 1100ml，尿量约 400ml。10:47 分撤除无菌手术单，按压子宫清除积血，患者突然出现咳嗽，呼吸沉闷，继之阴道流血不止。怀疑发生羊水栓塞，立即请求救援。此时患者已无反射，自主呼吸停止，心率减慢，血压下降，立即面罩辅助呼吸，给予肾上腺素 1mg、地塞米松 20mg 静脉推注，气管插管，机械通气。此时应急小组到位，组织动静脉穿刺，同时进行高级生命支持，按照羊水栓塞救治流程进行急救（图 8-1）。

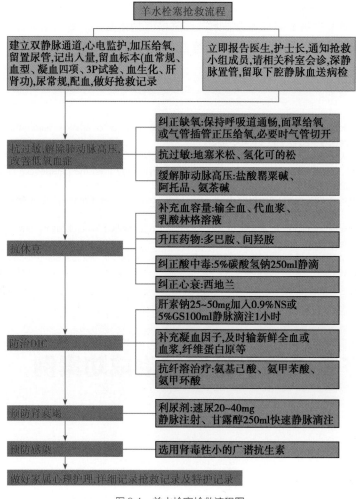

图 8-1 羊水栓塞抢救流程图

出现室颤,四次心外电除颤后恢复窦性心律,间断使用去氧肾上腺素,肾上腺素,并持续泵注多巴胺,肾上腺素及前列地尔注射液。宫缩乏力,持续出血,缩宫素、纱布填塞均无效,与家属沟通,12:05分进行子宫切除。此期间不断地纠正低氧血症、抗过敏、治疗休克、治疗 DIC。12:45分在血管活性药物的支持下,血压,100~95/65~48mmHg 之间波动,窦性心率 110~120 次/分,脉搏血氧饱和度 96%,增加硝酸甘油和硝普钠的泵注,并给与呋塞米利尿,精确计算尿量。13:15分开始减少血管活性药物,循环渐趋平稳,血压在 110~90/73~50mmHg 之间波动,窦性心率 105~100 次/分,脉搏血氧饱和度 97%,尿量 400ml。14:05分患者渐趋平稳,进一步减少血管活性药物,14:35分尿量达 1600ml,在小剂量的血管活性药物支持下,循环平稳,血气分析显示内环境在可接受范围内,决定送入 ICU。整个抢救过程中电除颤四次,冰帽更换一次,血气分析六次,地塞米松 40mg,氢化可的松 100mg,阿托品 2.5mg,肾上腺素 12mg,多巴胺 200mg,多巴酚丁胺 140mg,呋塞米 80mg,甘露醇 250ml,NaHCO$_3$ 500ml,CaCl$_2$ 4g,氨甲环酸 0.5g,纤维蛋白原 4g,凝血Ⅷ因子 800IU,输液 4500ml,其中醋酸林格液 1500ml,乳酸林格液 1500ml,羟乙基淀粉 130/0.4 氯化钠注射液(万汶)1000ml,红细胞 42 单位,血浆 1800ml,血小板 3 个治疗量,冷沉淀 40 单位。

19:15分,于 ICU 访视,机械通气,镇静处理,对疼痛刺激有反应。

10月11日7:30分,于 ICU 访视,呼吸机同步通气,对语言有反应。小剂量血管活性药物的维持下循环较平稳。

10月12日7:30分,于 ICU 访视,呼吸机同步通气,循环平稳,尿量正常。肢体可进行指令活动。

10月13日准备撤呼吸机,但发现气道黏膜有水肿,进行气管切开。

10月15日转出 ICU;10月20日出院;追踪随访:目前患者身心健康。

【问题】

1. 羊水栓塞的发病机制和病理生理学改变有哪些?
2. 羊水栓塞的诱发因素及危险因素有哪些?
3. 羊水栓塞的典型临床表现有哪些?
4. 试述羊水栓塞的诊断与鉴别诊断?
5. 羊水栓塞抢救成功的关键方面有哪些?

1. 羊水栓塞的发病机制和病理生理学改变有哪些?

羊水栓塞的发病机制至今尚不明确,针对现有的研究成果,我们做出以下关于羊水栓塞发病机制和病理生理学改变的总结:

传统观点认为,羊水栓塞是由鳞状上皮、无定形碎片、胎脂、黏液或毳毛等羊水有形成分进入母体循环,阻塞肺小动脉和毛细血管,进而产生缺氧、右心衰、休克等一系列严重临床症状,即所谓的"机械性梗阻学说"。但大量的临床观察、动物研究以及其他证据并不支持这种"机械性梗阻学说"。早在上世纪 50 年代,研究者们就已经注意到仅仅羊水成分或胎儿组织进入母体循环并不足以发生羊水栓塞,而孕产妇对羊水成分的特异反应是羊水栓塞发生的决定性因素。羊水有型成分进入母体循环后引起以下反应:①羊水有型成分作为异体抗原激活母体致炎介质产生炎症、免疫等瀑布样级联反应,母体循环中炎症介质和内源性儿茶酚胺浓度的上升可引起短暂性体循环和肺循环阻力升高、子宫平滑肌张力增加等,这一过程通常发生在最初的 30 分钟内。肺动脉高压导致通气血流比例不足进而产生缺氧,使心肌、肺及中枢神经系统受到损伤。宫腔压力升高降低胎儿血液供应,发生胎儿缺氧、胎心率改变;②羊水进入母体循环可刺激肥大细胞脱颗粒和组胺释放,进而激活补体,补体活化可直接、间接导致机体自身组织损伤,这可能是肺损伤的主要原因;③羊水能缩短凝血时间、诱发血小板聚集、促进血小板第三因子(PF$_3$)释放、激活凝血因子 X 和补体系统,另外,羊水中含有启动凝血系统的组织因子(凝血因子Ⅲ)及许多促凝物质:血小板活化因子、组织因子、缓激肽、凝血酶原、白三烯和花生四烯酸。最近发现,妊娠晚期羊水中除了含有促凝物质外,还富含组织因子抑制剂,这或许能部分解释正常分娩产妇循环中有羊水成分却极少发生羊水栓塞的原因。

2. 羊水栓塞的诱发因素及危险因素有哪些?

目前,对于羊水栓塞的病理生理机制尚不完全清楚,但发生羊水栓塞必要条件有以下三方面:①羊水存在;

②产道及子宫创面血管开放;③过强子宫收缩。临床上羊水成分进入母体血液循环的常见途径为:①宫颈内静脉;②子宫胎盘异常血管;③胎膜边缘处血管;④羊膜渗透。基于以上认识,临床上认为发生羊水栓塞的高危因素如下:外伤、胎膜早破、羊膜腔穿刺、宫缩过强、急产、缩宫素引产、高龄初产、吸烟、过敏体质、肥胖、多胎经产、前置胎盘、死胎、巨大儿、子宫破裂、宫颈裂伤、羊水粪染。存在1个以上的高危因素时,发生羊水栓塞的概率增加,但少数发生羊水栓塞的患者并无以上高危因素,所以对妊娠患者都应提高警惕。

3. 羊水栓塞的典型临床表现有哪些?

羊水栓塞发生发展迅猛,但多数病例在发病时常表现出一些前驱症状,如寒战、烦躁不安、咳嗽、气急、发绀、呕吐等症。如极少量的羊水进入血液循环,则症状较轻,有时可自行恢复,如羊水混浊或进入血液循环的羊水量较多,则表现出典型的临床表现:

(1) 呼吸循环衰竭:根据病情分为暴发型和缓慢型两种。暴发型为前驱症状之后,很快出现呼吸困难、发绀。急性肺水肿时有咳嗽、粉红色泡沫痰、心率快、血压下降甚至消失。少数病例仅尖叫一声后心跳呼吸骤停。缓慢型的呼吸循环系统症状较轻,甚至无明显症状,待至产后出现流血不止、血液不凝时才被诊断。

(2) 出血倾向:部分羊水栓塞患者经抢救度过了呼吸循环衰竭时期,继而出现 DIC,表现为大量阴道流血为主的全身出血倾向,如黏膜、皮肤、针眼出血及血尿等,且血液不凝。部分羊水栓塞病例在临床上缺少呼吸循环系统的症状,起病即以产后不易控制的阴道流血为主要表现,容易被误认为子宫收缩乏力引起产后出血。

(3) 多系统脏器损伤:全身脏器受损害,除心脏外肾脏是最常受损害的器官。由于肾脏缺氧,出现尿少、尿闭、血尿、氮质血症,可因肾功能衰竭而死亡;脑缺氧时患者可发生烦躁、抽搐、昏迷。

4. 试述羊水栓塞的诊断与鉴别诊断?

羊水栓塞的诊断:目前一般参照1998年美国羊水栓塞国家诊断标准:①孕产妇出现急性低血压或心脏骤停;②产妇急性缺氧,表现为呼吸困难、发绀或呼吸停止;③产妇凝血功能障碍,实验室数据表明血管内纤维蛋白溶解,或无法解释的严重产后出血;④上述症状发生在宫颈扩张、子宫收缩、分娩、剖宫产时或产后30分钟内;⑤对上述症状缺乏其他有意义的解释者。羊水栓塞实验室诊断主要依靠在母体外周血液中寻找胎儿成份,如 Sialy-Tn(STN)、粪卟啉锌(ZnCP-1)检测,以及羊水栓塞病理变化,如 C3、C4 补体因子、纤维蛋白溶酶(s-tryptase)检测等,但上述实验室检查虽对羊水栓塞诊断有一定帮助,但仍耗时而不能快速诊断。所以,当临床医师发现发生于分娩过程(剖宫产手术)中或产后30分钟内,患者出现呛咳、气急、呼吸困难、意识丧失,可根据发病诱因及临床表现,在按羊水栓塞抢救的同时,进行必要的辅助检查与鉴别诊断。

羊水栓塞的鉴别诊断:羊水栓塞的鉴别诊断有以下几类:①易导致发生呼吸窘迫综合征(ARDS)的疾病:肺栓塞(血栓、气体、脂肪栓塞)、肺水肿、麻醉并发症、误吸等;②低血压及休克相关综合征:感染性休克、出血性休克、过敏反应、心肌梗死、心率失常;③出血及凝血功能障碍疾病:DIC、胎盘早剥、子宫破裂、宫缩乏力;④神经系统或癫痫相关症状:子痫、癫痫、脑血管意外、低血糖等。

5. 羊水栓塞抢救成功的关键方面有哪些?

羊水栓塞抢救成功的关键在于早诊断、早处理、早用肝素和早处理妊娠子宫。

(1) 抗过敏:及早使用糖皮质激素;

(2) 纠正缺氧:高流量面罩给氧或气管插管加压给氧;

(3) 解除肺动脉高压:可使用罂粟碱、阿托品、氨茶碱或酚妥拉明;

(4) 抗休克:包括扩充血容量、纠正酸中毒、调整血管紧张度;

(5) 预防 DIC:尽早使用肝素抑制血管内凝血,胎儿娩出后应警惕产后出血,尽可能使用新鲜血液制品;

(6) 防治心功能衰竭:注意液体量的输注,必要时应用西地兰;

(7) 防治肾功能衰竭:在血容量补足或血压回升后。若尿量<17ml/h,可给予呋塞米或甘露醇,必要时尽早进行血液透析;

(8) 预防感染:合理使用抗生素;

(9) 产科处理:迅速终止妊娠,必要时行子宫次全切除术。

【小结】

羊水栓塞是少见但进展迅速、死亡率很高的妊娠并发症。妊娠妇女突发的呼吸困难、循环衰竭、异常出血等均应怀疑羊水栓塞。早期诊断、及早治疗有助于提高羊水栓塞救治成功率。麻醉医生应该掌握羊水栓塞的诊治,提高剖宫产围术期的安全性。

【专家简介】

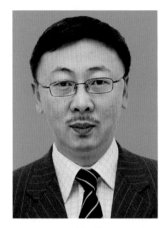

戚思华

戚思华, 教授, 主任医师, 博士研究生导师。 哈尔滨医科大学附属第四医院麻醉教研室主任、麻醉科主任。 现任中国医师协会麻醉学分会委员、中国抗癌协会肿瘤麻醉与镇痛专业委员会委员、中华医学会麻醉学分会青年委员、黑龙江省医学会麻醉学分会副主任委员,黑龙江省中西医结合学会麻醉学分会主任委员。 于日本新潟大学留学 7 年, 主要研究方向是脑缺血再灌注损伤的机制和围术期脑功能的保护。 在国内外核心期刊上发表论文 40 余篇, 其中 SCI 收录 10 篇。 临床麻醉经验丰富, 擅长心胸外科、神经外科及各种危重患者的麻醉。

【专家点评】

羊水栓塞是一个发生率很低(2~4/10 万)死亡率很高(60%~80%)、极其凶险的临床综合征,其病理生理变化是肺动脉高压、肺水肿、凝血功能障碍、急性循环衰竭、急性呼吸衰竭和急性肾功能衰竭。患者多以心跳骤停、呼吸困难、血压骤降、血氧饱和度骤降为首发症状。

1. 目前羊水栓塞的诊断的金标准是排他性的临床诊断而不是实验室检查。出现难以解释的低血压或低氧血症要高度怀疑羊水栓塞。

2. 以下五种情况是发生羊水栓塞的高危因素,临床应提高警惕:

(1) 胎膜破裂或人工破膜后:羊水栓塞多在胎膜破裂后,偶见未破膜者。多数情况是在羊水物质进入子宫蜕膜或子宫颈破损的小血管时发生。

(2) 宫缩过强或强直性收缩:包括缩宫素应用不当,羊膜腔内压力过高。羊膜腔内基础压力为<15mmHg,第一产程子宫收缩,腔内压上升至 40~70mmHg;第二产程时可达 100~175mmHg;而宫腔静脉压为 20mmHg 左右。羊膜腔内压超过静脉压,羊水易被挤入已破损的小静脉。羊水进入母血循环量与子宫收缩强度呈正相关。

(3) 子宫体与子宫颈部有异常开放的血窦:经产妇宫颈及宫体弹力纤维损伤及发育不良,分娩时易引起裂伤。高龄初产妇,宫颈坚硬不易扩张的,如宫缩过强,胎头压迫宫颈易引起宫颈裂伤;胎盘早剥、前置胎盘,胎盘边缘血窦破裂,均有利于羊水通过损伤血管和开放的血窦进入母血循环,增加羊水栓塞的机会。

(4) 过期妊娠:易发生难产、滞产、产程长,胎儿易发生宫内窒息,羊水混浊刺激性强,易发生羊水栓塞。

(5) 死胎可使胎膜强度减弱,渗透性增加与羊水栓塞亦有一定关系。

3. 羊水栓塞多起病急骤,短时间出现一系列的临床综合征,只要我们对于高危人群时刻保持高度警惕,尽量减少高危因素,还是能够在一定程度上做到防患于未然的。总体来说,羊水栓塞目前还做不到有效的预防。

4. 羊水栓塞的救治成功的基础在于早发现、早诊断、早救治。多学科的团队协作是救治成功的关键。

【参考文献】

1. Shamshirsaz AA, Clark SL.Amniotic Fluid Embolism.Obstet Gynecol Clin North Am, 2016, 43（4）: 779-790.
2. Sultan P, Seligman K, Carvalho B.Amniotic fluid embolism: update and review.Curr Opin Anaesthesiol, 2016, 29（3）: 288-96.
3. Balinger KJ, Chu Lam MT, Hon HH, et al.Amniotic fluid embolism: despite progress, challenges remain.Curr Opin Obstet Gynecol, 2015, 27（6）: 398-405.
4. Knight M, Berg C, Brocklehurst P, et al.Amniotic fluid embolism incidence, risk factors and outcomes: a review and recommendations.BMC Pregnancy Childbirth, 2012, 12: 7.
5. Kuhlman K, Hidvegi D, Tamura RK, et al.Is amniotic fluid material in the central circulation of peripartum patients pathologic? Am J Perinatol, 1985, 2（4）: 295-299.
6. Clark SL, Romero R, Dildy GA, et al.Proposed diagnostic criteria for the case definition of amniotic fluid embolism in research studies. Am J Obstet Gynecol, 2016, 215（4）: 408-12.
7. Pacheco LD, Saade G, Hankins GD, et al.Amniotic fluid embolism: diagnosis and management.Am J Obstet Gynecol, 2016, 215（2）: B16-24.
8. Lockwood CJ, Bach R, Guha A, et al.Amniotic fluid contains tissue factor, a potent initiator of coagulation.Am J Obstet Gynecol, 1991, 165: 1335-1341.
9. Sarig G, Klil-Drori AJ, Chap-Marshak D, et al.Activation of coagulation in amniotic fluid during normal human pregnancy.Thromb Res, 2011, 128（5）: 490-495.
10. Benson MD, Kobayashi H, Silver RK, et al.Immunologic studies in presumed amniotic fluid embolism.Obstet Gynecol, 2001, 97（4）: 510-514.

100　子痫前期并发急性肺水肿

【导读】

子痫前期是妊娠常见的合并症,如果没有控制好,进一步发展到重度子痫前期,在围产期就可能出现一些严重的并发症,比如肺水肿。对于子痫前期,规范的诊断和治疗非常重要,可以改善母婴的预后。

【病例简介】

患者,20 岁,G1P0,孕 37 周,既往身体无明显不适,近 1~2 周来出现轻度体力活动受限,平卧时出现呼吸稍困难,双下肢轻度水肿,2 天前出现干咳,中度呼吸困难,轻度头痛,无其他上呼吸道感染症状。无腹痛、阴道出血等。产前门诊血压为 150/90mmHg。

体格检查:P 90 次/分,R 20 次/分,BP 146/88mmHg,脉搏血氧饱和度 98%(吸空气时),体重 80kg。双肺呼吸音清,未闻及明显干湿性啰音,心率 90 次/分,律齐,未闻及明显杂音。无腹部压痛。胎心 145 次/分,无规律宫缩。

既往史无特殊。

辅助检查:血常规 Hb 122g/L,血小板、凝血功能正常,生化肝肾功能未见异常,尿蛋白+。

诊断:G1P0,宫内妊娠 37 周、子痫前期。

入院后患者呼吸困难,头痛加重,双肺呼吸音清,未特殊处理。5 小时后,病人仍诉呼吸困难,头痛,考虑可能和妊高症有关,予静滴硫酸镁及皮下应用低分子肝素预防子痫发生,同时决定引产。宫缩开始后,患者要求分娩镇痛。查体心率 95 次/分,血压为 165/95mmHg。于 L 2、3 硬膜外置管行分娩镇痛,镇痛效果优。入院 8 小时后,呼吸困难明显加重,无法平卧,气促,予面罩给氧,脉搏血氧饱和度下降到 93% 左右,血压 105/55mmHg。随后病情继续恶化,烦躁,端坐呼吸,呼吸加快,脉搏血氧饱和度 88%~93%,双肺可闻及湿啰音。急查动脉血气分析示:pH 7.31,PCO$_2$ 44mmHg,PO$_2$ 60mmHg,Hb 117g/L,BE −4.6mmol/L。送手术室,半卧位,立即予心电监护,显示心率 145 次/分,血压 85/38mmHg,血氧 88%。予面罩吸氧,西地兰 0.2mg,呋塞米 10mg,地塞米松 5mg 静脉注射。随后丙泊酚 120mg,司可林 100mg 静脉诱导,环状软骨加压行气管内插管,插管后氧饱和度降至 70% 左右,气管导管内淡红色液体涌出。吸引后予机械通气,PEEP,氧饱和度慢慢上升,吸入麻醉维持。心率 110 次/分,血压 160/90mmHg,CVP 20mmHg。快速取出胎儿,1 分钟 Apgar 评分 2 分,5 分钟 Apgar 评分 6 分,新生儿科抢救插管。患者气道内仍有较多液体,给予吸引处理。胎儿取出后,心率 95 次/分,血压 120/72mmHg,CVP 12mmHg,术中共补晶体液 350ml,出血约 500ml,尿量 300ml。查动脉血气示 Hb 为 10.0g/L,Hct 0.35。手术顺利,术毕带气管导管送至 ICU。床旁胸片显示弥漫性肺水肿。ICU 予呋塞米 20mg 利尿,继续正压通气,病人清醒及自主呼吸恢复后,改为 SIMV+压力支持通气。第二天 CT 示有双侧少量胸水。床边超声:左室中度收缩期功能不全,EF 45%。2 天后好转拔管转回病房,8 天后顺利出院。

【问题】

1. 患者诊断子痫前期正确吗?
2. 终止妊娠的时机还可以更早一点吗?
3. 子痫前期的产妇为什么易发生肺水肿?
4. 可以不选择全身麻醉而使用硬膜外或蛛网膜下腔麻醉吗?
5. 术中出现急性肺水肿需要给予强心利尿药吗?
6. 子痫前期合并肺水肿的治疗方案是什么?

1. 患者诊断子痫前期正确吗?

子痫前期的诊断标准:妊娠 20 周后出现收缩压≥140mmHg 和(或)舒张压≥90mmHg 伴蛋白尿≥0.3g/24 小时或随机尿蛋白≥(+)。

子痫前期孕妇出现下述任一表现可诊断为重度子痫前期:①血压持续升高:收缩压≥160mmHg 和(或)舒张压≥110mmHg;②持续性头痛、视觉障碍或其他中枢神经系统异常表现;③持续性上腹部疼痛及肝包膜下血肿或肝破裂表现;④肝酶异常:ALT 或 AST 水平升高;⑤肾功能受损:蛋白尿大于 2.0g/24h;少尿(24 小时尿量<400ml 或每小时尿量<17ml)或血肌酐>106μmol/L;⑥低蛋白血症伴腹水、胸水或心包积液;⑦血液系统异常:血小板计数呈持续性下降并低于 100×10^9/L;血管内溶血(表现有贫血、黄疸或血 LDH 水平升高);⑧心功能衰竭;⑨肺水肿;⑩胎儿生长受限或羊水过少、胎死宫内、胎盘早剥等。

患者门诊 BP 150/90mmHg,体检 146/88mmHg,蛋白尿(+),入院后血压持续升高,收缩压>160mmhg,可诊断为重度子痫。

2. 终止妊娠的时机还可以更早一点吗?

子痫前期患者经积极治疗而母胎状况无改善或者病情持续进展的情况下,终止妊娠是唯一有效的治疗措施。

终止妊娠时机:

(1)妊娠期高血压、轻度子痫前期的孕妇可期待至孕 37 周以后。

(2)重度子痫前期患者:不足孕 26 周者经治疗病情危重者建议终止妊娠;孕 26 周~不满 28 周者根据母胎情况及当地母儿诊治能力决定是否可以行期待治疗;孕 28~34 周,如病情不稳定,经积极治疗病情仍加重,应终止妊娠;如病情稳定,可以考虑期待治疗,并建议转至具备早产儿救治能力的医疗机构;大于孕 34 周患者,可考虑终止妊娠;孕 37 周后的重度子痫前期可考虑终止妊娠。

(3)子痫:控制病情后即可考虑终止妊娠。

本病例在入院后呼吸困难、头痛加重,5 小时头痛、呼吸困难仍无缓解,可以选择更早的终止妊娠,对母亲和新生儿的预后或许会更有利。

3. 子痫前期的产妇为什么易发生肺水肿？

子痫前期的产妇血管内皮损害和血浆胶体渗透压降低，引起组织液向肺间质和肺泡的渗漏，尤其是在严重低蛋白血症时极易引起肺水肿。分娩期和产后血流动力学改变最为明显，当产后回心血量增加时最易发生心衰、肺水肿。扩容治疗不当、补液过快，产后组织液返回血管都是其主要诱因。

4. 可以不选择全身麻醉而使用硬膜外或蛛网膜下腔麻醉吗？

该患者已经出现端坐呼吸，面罩给氧，脉搏血氧饱和度90%左右，双肺可闻及湿啰音，考虑急性肺水肿，应当选择全身麻醉。如果选择硬膜外或蛛网膜下腔麻醉，缺氧无法纠正。

5. 术中出现急性肺水肿需要给予强心利尿药吗？

本病例肺水肿严重，呼吸道吸出大量的分泌物，诱导前心室率大于130次/分，因此术中予西地兰控制心室率，呋塞米利尿，以维持患者循环稳定，及减轻心脏后负荷，改善肺水肿。取出胎儿后CVP为12mmHg，血压120/72mmHg，此时容量合适，可暂不给予强心利尿处理；患者插管全麻呼吸机PEEP通气，有利于治疗肺水肿，手术后带管送ICU继续呼吸机支持治疗也有利于肺水肿的恢复。

6. 子痫前期合并肺水肿的治疗方案是什么？

子痫前期治疗原则：预防抽搐，有指征地降压、利尿、镇静、密切监测母胎情况，预防和治疗严重并发症，适时终止妊娠。

（1）一般治疗

休息和饮食：应注意休息，侧卧位为宜。保证摄入足量的蛋白质和热量，适度限制食盐摄入。

镇静：保证充足睡眠，必要时可睡前口服地西泮2.5~5mg。

（2）降压治疗

降压治疗的目的：预防心脑血管意外和胎盘早剥等严重母胎并发症。

收缩压≥160mmHg和（或）舒张压≥110mmHg的高血压孕妇应降压治疗；

收缩压≥140mmHg和（或）舒张压≥90mmHg的高血压患者也可应用降压药。

目标血压：孕妇未并发脏器功能损伤，收缩压应控制在130~155mmHg，舒张压应控制在80~105mmHg；并发脏器功能损伤者，则收缩压应控制在130~139mmHg，舒张压应控制在80~89mmHg。

降压过程力求血压下降平稳，不可波动过大，且血压不可低于130/80mmHg，以保证子宫胎盘血流灌注。需紧急降压者也注意降压幅度不能太大，MAP降10%~25%为宜，24~48小时达到稳定。

常用的口服降压药物有：拉贝洛尔（50~150mg，3~4次每日）、硝苯地平短效（5~10mg，3~4次每日）或缓释片（20，1~2次每日）。如口服药物血压控制不理想，可使用静脉用药，常用的有：拉贝洛尔、酚妥拉明（10~20mg溶于5%葡萄糖溶液100~200ml，以10ug/min速度开始静滴，根据效果调整剂量）。孕期一般不使用利尿剂降压，以防血液浓缩、有效循环血量减少和高凝倾向。不推荐使用阿替洛尔和哌唑嗪。硫酸镁不作为降压药使用。妊娠中晚期禁止使用血管紧张素转换酶抑制剂（ACEI）和血管紧张素Ⅱ受体拮抗剂（ARB）。

（3）硫酸镁防治子痫

硫酸镁是子痫治疗的一线药物，也是重度子痫前期预防子痫发作的预防用药。硫酸镁控制子痫再次发作的效果优于地西泮、苯巴比妥和冬眠合剂等镇静药物。除非存在硫酸镁应用禁忌或硫酸镁治疗效果不佳，否则不推荐使用苯巴比妥和苯二氮䓬类药物用于子痫的预防或治疗。对于非重度子痫前期患者也可酌情考虑应用硫酸镁。

1）用法

A. 控制子痫：静脉用药负荷剂量4~6g，溶于10%葡萄糖溶液20ml静脉推注（15~20分钟），或者5%葡萄糖溶液100ml快速静滴，继而1~2g/h静滴维持。

B. 预防子痫发作：适用于重度子痫前期和子痫发作后，负荷剂量2.5~5g，维持剂量与控制子痫抽搐相同，24小时总量不超过25g。

2）注意事项：血清镁离子有效治疗浓度为1.8~3.0mmol/L，超过3.5mmol/L即可出现中毒症状。使用硫酸镁必备条件：①膝腱反射存在；②呼吸≥16次/分；③尿量≥25ml/h；④备有10%葡萄糖酸钙。镁离子中毒时停用硫酸镁并静脉缓慢（5~10分钟）推注10%葡萄糖酸钙10ml。

（4）镇静药物的应用：应用镇静药物的目的是缓解孕妇精神紧张、焦虑症状，改善睡眠，预防并控制子痫。

1）地西泮（安定）：口服 2.5~5.0mg，2~3 次每日，或者睡前服用。

2）苯巴比妥：镇静时口服剂量为 30mg，3 次/天。控制子痫时肌内注射 0.1g。

3）冬眠合剂：冬眠合剂由氯丙嗪（50mg），哌替啶（100mg）和异丙嗪（50mg）三种药物组成，通常以 1/3~1/2 量肌注，或以半量加入 5% 葡萄糖溶液 250ml 静脉滴注。由于氯丙嗪可使血压急剧下降，导致肾及胎盘血流量降低，而且对母胎肝脏有一定损害，也可抑制胎儿呼吸，故仅应用于硫酸镁控制抽搐效果不佳者。

（5）利尿剂的应用：子痫前期患者不主张常规应用利尿剂，仅当患者出现全身性水肿、肺水肿、脑水肿、肾功能不全、急性心功能衰竭时，可酌情使用呋塞米等快速利尿剂。甘露醇主要用于脑水肿。甘油果糖适用于肾功能有损伤的患者。严重低蛋白血症伴腹水、胸水或心包积液者应在补充白蛋白或血浆后再应用利尿剂效果较好。

（6）促胎肺成熟：孕周<34 周并预计 1 周内可能分娩的子痫前期患者均应接受糖皮质激素促胎肺成熟治疗。

可用地塞米松 5mg 或 6mg，肌内注射，每 12 小时 1 次，连续 4 次；或倍他米松 12mg，肌内注射，每天 1 次，连续 2 日；目前尚无足够证据证明地塞米松、倍他米松以及不同给药方式促胎肺成熟治疗的优劣。不推荐反复、多疗程产前给药。

对于重度子痫前期合并急性肺水肿，去除诱因，控制左心衰竭是治疗的基本原则，血管活性药物（α 受体阻滞剂是首选药物，直接作用于血管平滑肌，使外周阻力降低，减轻心脏后负荷），同时联合强心利尿可有效控制左心衰竭。但当血浆胶体渗透压较低时，组织间水分相对过多，利尿的效果较差，因此维持产前、产后的血浆胶体渗透压都是必须的。

【小结】

子痫前期合并急性肺水肿是妊娠高血压患者死亡的重要原因之一，处理上与一般心衰有所不同，早期诊断，正确处理尤为重要。因此，对其进行规范的诊断和治疗非常重要。

【专家简介】

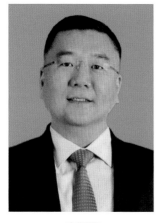

李师阳，主任医师。福建省泉州玛珂逊妇产医院执行总裁，主要研究方向：妇产科手术全身麻醉，特别是产科全身麻醉的管理和分娩镇痛。以第一或通讯作者在国内外专业期刊发表论文数十篇。现任中华医学会麻醉学分会常务委员、中华医学会麻醉学分会产科麻醉学组副组长、中国医师协会麻醉学分会委员、亚太小儿麻醉学会会员、美国小儿麻醉学会国际会员、《中华医学杂志》审稿专家、《中华麻醉学杂志》编委、《临床麻醉学杂志》编委、《麻醉学大查房》编委、《麻醉安全与质控杂志》常务编委、卫生部教材办公室《临床住院医师规范化培训系列教材-麻醉学》编委。

李师阳

【专家点评】

1. 熟练掌握子痫前期合并急性肺水肿的诊断标准及治疗方法很重要，这关系到母婴的预后。

2. 发达国家的分娩镇痛开展时间早，普及率高，而我国目前开展率不足 1%，这固然有经济发展方面的制约，但很大的原因还是在于我们的科普做的不够，民众对于分娩镇痛的了解很有限，甚至许多医务人员对于分娩镇痛的认识存在很大偏差。其实分娩镇痛的开展不仅能提高患者的满意度、舒适度，还能降低剖宫产率，提高母婴安全。该产妇入院时已有子痫前期的表现,行分娩镇痛可以有效缓解产时的疼痛,减轻心脏负荷,对妊娠期高血压患者非常有利。每个产妇都不一样,分娩镇痛方案更应该个体化。

3. 本病例剖宫产直接选择全身麻醉,整个麻醉诱导及维持以及各种监护抢救措施都非常及时,效果也好。产科全麻并不是很可怕的技术,麻醉医生应该熟练掌握产科全麻的技术,掌握各种麻醉药物对母婴的影响,关键时刻可以挽救产妇生命,因为毕竟在危急情况下全身麻醉仍是第一选择。

【参考文献】

1. Bokslag A, van Weissenbruch M, Mol BW, et al.Preeclampsia; short and long-term consequences for mother and neonate.Early Hum Dev.2016, 102：47-50.

2. 妊娠高血压疾病诊治指南（2015）.中华妇产科杂志, 2015, 50（10）：721-728.

101　重度子痫前期患者剖宫产术后出现急性肺水肿的病例分析

【导读】

重度子痫前期在妊娠妇女中发生率高达8%,是产科常见的重症,给产妇和胎儿带来了极大的危害。高血压、蛋白尿和水肿是其典型三联症,也是导致术后急性肺水肿的高危因素。为了保证母婴安全,术前麻醉医师应全面了解重度子痫前期的病理生理变化,充分评估麻醉和手术风险,制定个体化麻醉方案,术中应考虑到患者可能出现的并发症并防患于未然,与产科医生紧密合作,共同做好患者的围术期管理。

【病例简介】

患者,女性,39岁,身高163cm,体重80kg。孕33$^+$周自觉双下肢及双眼睑明显水肿,休息后可缓解,未给予特殊处理。孕35周发现血压增高至149/90mmHg,给予口服拉贝洛尔100mg,每日3次,并留急诊观察。3日后以"孕4产1孕35^{+3}周头位,妊娠高血压综合征,剖宫产再孕,轻度贫血"收入院,拟择期行剖宫产术。入院继续拉贝洛尔治疗,两日后血压升至161/97mmHg,尿蛋白定性++,尿蛋白定量2.54g/24h,补充诊断为"重度子痫前期",给予静脉输注硫酸镁解痉治疗,限制液体输注。

完善术前常规准备,患者入室开放静脉通路,血压160/100mmHg,心率80次/分,呼吸19次/分,血氧饱和度100%。L$_{2~3}$间隙穿刺行腰-硬联合麻醉,蛛网膜下腔给予0.5%罗哌卡因2.4ml,维持麻醉平面在T$_6$水平,行剖宫产术,手术持续1小时,过程顺利。术中血压维持在120~150/75~90mmHg,心率75~85次/分,血氧饱和度98%~100%,术中出血400ml,尿量100ml,入乳酸林格液600ml。术毕硬膜外间隙注射吗啡2mg,硬膜外导管连接PCA镇痛装置。术后安返病房。

入病房后仍限制液体输注,半小时输注乳酸林格液100ml。患者自觉胸闷,憋气,烦躁不安,心电监护示血压170/115mmHg,心率98次/分,呼吸28次/分,鼻导管吸氧维持血氧饱和度88%,听诊双肺底闻及湿啰音,心律齐,无杂音,触诊腹部柔软,考虑急性左心衰竭,肺水肿可能。嘱床头抬高15°,改为面罩吸氧,给予呋塞米20mg静脉滴注。一小时后血压仍为176/107mmHg,心率79次/分,血氧饱和度94%,给予硝普钠（25mg硝普钠+50ml生理盐水）3ml/h静脉泵注,15分钟后血压降为135/85mmHg,心率86次/分,血氧饱和度99%,不适症状有所改善。后续给予利尿、解痉、降压、抗感染治疗,三日后患者生命体征平稳,无不适主诉,听诊肺部湿啰音消失。术后 7 日患者顺利出院。

【问题】

1. 什么是妊娠期高血压疾病? 什么是重度子痫前期? 重度子痫前期的病理改变及临床特点有哪些?
2. 该患者术前评估的重点有哪些?
3. 重度子痫前期麻醉方式的选择? 如何维持术中循环稳定?
4. 什么是急性肺水肿? 该患者有哪些急性肺水肿的高危因素?
5. 急性肺水肿的诊断和处理有哪些?

1. 什么是妊娠期高血压疾病? 什么是重度子痫前期? 重度子痫前期的病理改变及临床特点有哪些?

妊娠期高血压疾病:妊娠 20 周后首次出现高血压,收缩压 ≥140mmHg(1mmHg=0.133kPa)和(或)舒张压 ≥90mmHg,于产后 12 周内恢复正常;尿蛋白检测阴性。子痫前期:妊娠 20 周后出现收缩压 ≥140mmHg 和(或)舒张压 ≥90mmHg,且伴有尿蛋白 ≥300mg/24h,或尿蛋白/肌酐比值 ≥0.3,或随机尿蛋白(+)。子痫前期患者出现下述任一不良情况可诊断为重度子痫前期:①血压持续升高:收缩压 ≥160mmHg 和(或)舒张压 ≥110mmHg;②持续头痛、视觉障碍或其他中枢神经系统异常表现;③持续性上腹部疼痛及肝包膜下血肿或肝破裂表现;④肝酶异常:血丙氨酸转氨酶(ALT)或天冬氨酸转氨酶(AST)水平升高;⑤肾功能受损:蛋白尿 >2.0g/24h;少尿(24h 尿量 <400ml,或每小时尿量 <17ml)、或血清肌酐 >106μmol/L;⑥低蛋白血症伴腹水、胸水或心包积液;⑦血液系统异常:血小板计数呈持续性下降并低于 100×10⁹/L 微血管内溶血[表现有贫血、黄疸或血乳酸脱氢酶(LDH)升高];⑧心功能衰竭;⑨肺水肿;⑩胎儿生长受限或羊水过少、胎死宫内、胎盘早剥等。

重度子痫前期病理改变是全身小动脉痉挛,内皮细胞功能障碍,导致全身各靶器官血流灌注减少而造成损害,出现不同的临床征象。①高血压,由前列腺素介导,多种血管活性因子相互作用,引起血管强烈收缩,血压升高;血容量和充盈压正常或稍下降,左心室功能减低;②蛋白尿,肾脏血管痉挛,内皮通透性增加,出现大量蛋白尿;③水肿,血管通透性增加导致组织间隙水肿,多发生于踝部及下肢,也可表现为全身水肿,特点为休息后不消失,或突然出现迅速波及全身甚至出现包括腹腔、胸腔、心包的浆膜腔积液;呼吸道水肿,导致潜在的困难气道,肺水肿发生率高达 3%;④器官损害表现,a. 心脏:心率代偿增加可表现为窦性心动过速;心肌缺血缺氧可表现为 ST 段下移、T 波低平或倒置、心律失常,心肌酶异常升高,甚至发生妊娠高血压性心脏病、心力衰竭及肺水肿;b. 肝脏:患者可出现上腹部不适,特别是右上腹不适,恶心呕吐,肝区叩痛;重度子痫前期孕妇肝功能可出现明显异常,ALT、AST水平升高,严重时进展为 HELLP 综合征,出现血小板减少和微血管溶血;c. 脑:可出现持续严重的中枢神经系统症状,如发生子痫,或高血压脑病和脑血管意外,广泛脑水肿、颅压升高甚至急性脑疝危及生命;d. 肾脏:可出现血清肌酐 >106μmol/L、少尿甚至无尿等肾脏功能损害;e. 血液系统:可出现血小板聚集,血小板数目减少(<100×10⁹/L),凝血机制障碍、慢性弥散性微血管内凝血(Disseminated intravascular coagulation,DIC);⑤子宫胎盘灌流:子宫胎盘血供减少,胎盘功能下降,尤其是在早发型子痫前期,可影响胎儿生长发育,出现胎儿生长受限、胎儿宫内缺血缺氧,甚至胎儿窘迫、宫内死亡,可能发生胎盘血管破裂出血或微血栓形成,甚至胎盘早剥。

2. 该患者术前评估的重点有哪些?

对此类重度子痫前期患者应针对其疾病的严重性、相关特征及靶器官的损害程度进行详细的麻醉前评估:

(1) 了解患者现有的降压治疗策略和血压控制情况。目标血压:孕妇未并发器官功能损伤,收缩压控制在 130~155mmHg,舒张压控制在 80~105mmHg 为宜;孕妇并发器官功能损伤,则收缩压控制在 130~139mmHg,舒张压控制在 80~89mmHg 为宜,且血压不低于 130/80mmHg,以保证子宫胎盘血流灌注。该患者术前血压升至 160/100mmHg,提示病情快速进展,应考虑紧急降压并尽快终止妊娠。

(2) 了解患者现在所用药物及其与麻醉药品的相互作用。常用的口服降压药有拉贝洛尔、硝苯地平或硝苯地平缓释片等,静脉降压药物有拉贝洛尔、肼屈嗪、硝酸甘油和硝普钠等。该患者在口服拉贝洛尔的同时使用硫酸镁预防子痫,需考虑硫酸镁可导致机体对非去极化肌松药的敏感性增加,对血管收缩药的反应减弱,应监测双侧膝跳反射和血镁浓度,一旦出现中毒反应,立即静脉注射 10% 葡萄糖酸钙 10ml,以拮抗镁离子的作用。

（3）完善血常规、肝肾功能、凝血功能等化验检查,重点关注患者近期的血小板数目和凝血功能改变,判断患者是否有进行性凝血功能障碍。如果实施椎管内麻醉,必须评估最近的血小板计数,了解产科是否应用了抗凝药物,判断是否存在椎管内麻醉禁忌证。

（4）评估气道、预防反流误吸。该患者虽禁食水时间超过 6 小时,但孕妇仍应以饱胃对待,充分考虑患者气道水肿、困难气道的可能。如需全麻,选择麻醉医师擅长的气管插管方式,准备困难气道抢救物品。

3. 重度子痫前期麻醉方式的选择? 如何维持术中循环稳定?

曾经腰麻是相对禁忌证,因为重度子痫前期患者剖宫产术使用腰麻可能产生广泛的交感神经阻滞,导致严重低血压,使子宫胎盘灌注减少。而硬膜外麻醉起效缓慢,逐步阻滞交感神经,血流动力学波动较小;同时可以减少呼吸道并发症风险,避免全麻时气管插管引起的血流动力学变化,减少药物对胎儿的影响,被认为是首选的麻醉方式。然而近期的分析研究提示:腰麻和硬膜外麻醉后母体血压下降幅度相似,精确地实施麻醉和适当地扩容可以避免低血压的发生,腰麻可以安全地用于此类患者,因此腰硬联合麻醉为首选的麻醉方式。但是实施麻醉前要充分评估患者的凝血功能和血小板计数,重症、血容量不足及凝血功能异常的患者禁用椎管内麻醉,处于子痫抽搐状态、昏迷或术前已使用大剂量镇静药物意识恍惚,有出血倾向的患者宜选用全身麻醉。此患者血小板计数及凝血功能尚在正常范围内,无椎管内麻醉禁忌证,意识清醒可以配合,未发生胎儿宫内窘迫及胎盘早剥等并发症,所以选择腰硬联合麻醉。

可通过合理的液体治疗和恰当使用血管活性药物,维持术中循环稳定。重度子痫前期患者由于血管通透性增加,大量液体和蛋白质转移到血管外间隙,此类患者并不像正常孕妇一样在妊娠后期血容量增加,相反可能存在血容量相对不足。已经证实血管内容量和高血压的严重性呈负相关,舒张压明显升高的患者,其 CVP 可能下降。腰麻后交感神经被阻滞,小动脉扩张,下腔静脉受压,回心血量减少,加之血容量相对不足,患者可能出现严重低血压。适当的扩容可使患者肺毛细血管楔压和心指数显著增加,全身血管阻力和心率下降,增加母体组织灌注,从而降低严重低血压的发生率,有效的液体治疗是合理的。但是由于此类患者全身小动脉严重痉挛和高血压对靶器官的损害,围术期可能出现心肌缺血缺氧、高血压性心脏病、心力衰竭及肺水肿等并发症,补液仍须谨慎,可以结合 CVP 变化趋势和 SVV 指导补液。

除了液体治疗,恰当使用血管活性药物,可减少大量补液带来的并发症。一些临床指南认为给予小剂量去氧肾上腺素或麻黄碱可有效降低低血压的发生率。去氧肾上腺素是 α 肾上腺素受体激动剂,收缩外周血管,对抗腰麻的外周血管扩张作用,麻黄碱可兴奋 α 和 β 受体,增加心输出量和心率,升高血压。有研究认为去氧肾上腺素强效、速效升压,作用时间短,可以小剂量持续泵入,依据血压调整泵注速度,使患者术中血流动力学更平稳,避免在血压降低后输注大量晶体液和胶体液,引起产妇容量过负荷。

4. 什么是急性肺水肿? 该患者有哪些急性肺水肿的高危因素?

急性肺水肿是指各种原因引起肺内组织液的生成和回流平衡失调,使大量组织液在很短时间内不能被肺部淋巴和静脉系统吸收,从肺毛细血管内外渗,积聚在肺间质、肺泡和细小支气管内,造成肺通气与换气功能严重障碍。在临床上表现为极度呼吸困难,端坐呼吸,发绀,大汗淋漓,阵发性咳嗽伴大量白色或粉红色泡沫痰,双肺布满对称性湿啰音。包括心源性肺水肿、神经性肺水肿、肺复张性肺水肿,容量过负荷性肺水肿等。

此病例中,患者术后出现了典型的烦躁不安,胸闷、憋气,心率增快,血氧饱和度进行性下降,双肺底湿啰音等肺水肿的临床表现,分析原因主要是左心衰竭、液体负荷过多和血浆胶体渗透压降低导致。术前超声心动图显示"节段性室壁运动异常,左心增大,三尖瓣轻度反流",提示患者可能存在陈旧性心肌梗死和心脏代偿性增大,但是术前没有引起重视,也未进一步明确诊断。患者术后子宫收缩,将子宫内存留的血液挤入静脉系统,回心血量增多,且腰麻导致的血管扩张作用逐渐消失,血压升至 170/115mmHg 而未及时降压,外周血管收缩导致心脏后负荷显著增大,心脏前后负荷增大加之心脏存在的基础疾病,可能是心衰肺水肿发生的主要原因。术后检测血 B 型脑尿钠肽 458ng/L、肌红蛋白 220μg/L 显著升高,印证患者出现了左心衰竭。术前患者血红蛋白 94g/L,白蛋白 25g/L,血浆胶体渗透压降低,液体从毛细血管内大量渗出,进入肺间质和肺泡,最终导致急性肺水肿的发生。

5. 急性肺水肿的诊断和处理有哪些?

根据病史,临床症状、体征及 X 线表现,一般临床诊断并不困难,但是至今尚缺乏可靠满意的早期定量诊断肺水肿的方法。临床症状:肺水肿间质期,患者常有咳嗽、胸闷,呼吸增快,查体可闻及双肺哮鸣音;肺水肿肺泡期,液体大量渗入肺泡,患者表现为面色苍白,发绀,严重呼吸困难,咳大量白色或血性泡沫痰,两肺布满湿啰音。X 线主要表现为不规则相互融合的模糊阴影,弥漫分布或局限于一侧或一叶,或从肺门两侧向外扩展逐渐变淡成典型的蝴蝶状阴影,有时可伴少量胸腔积液,但肺水含量增加 30% 以上才可出现上述表现。CT 和 MRI 对定量诊断及区分肺充血和肺水肿有一定帮助。动脉血气分析氧分压在疾病早期主要表现为低氧,二氧化碳分压在疾病早期主要表现为低 CO_2,后期则出现高 CO_2、呼吸性酸中毒和代谢性酸中毒,血气分析有助了解动脉血氧分压、二氧化碳分压及酸碱平衡失衡,并可作为随访指标。

减少急性肺水肿的发生以预防为主,及早发现肺水肿的高危因素并予以纠正,治疗原则包括:去除病因,维持气道通畅,纠正低氧血症,降低肺血管静水压,提高血浆胶体渗透压,改善肺毛细血管通透性,保持病人镇静,预防和控制感染。①当患者出现轻度缺氧,给予鼻导管吸氧 6~8L/分,重度缺氧给予面罩吸氧,如无效考虑插管机械通气,必要时使用 PEEP 或 CPAP;②降低心脏前负荷:a. 抬高床头,取半卧位,b. 给予硝酸甘油,c. 呋塞米 10~20mg 静脉注射,可酌情重复使用,记录尿量;③降低心脏后负荷,控制血压;④镇静:吗啡 2mg 静脉注射,注意呼吸抑制情况;⑤增加心肌收缩力。

【小结】

重度子痫前期常伴有全身多脏器的损害,严重影响母婴健康,是孕产妇和新生儿死亡的主要原因之一,此类患者易发生肺水肿,如术前出现心脏病变、严重水肿、低蛋白血症或贫血,应高度重视严密观察,充分做好术前准备。发现围术期患者出现急性肺水肿表现,处理要及时、积极、有效。加强对孕产妇的液体管理,尤其是妊娠合并心脏病者,行血流动力学监测,严格掌握补液指征,适当应用血管活性药物,维持术中血流动力学稳定。

【专家简介】

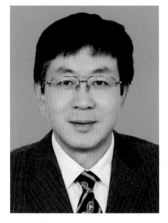

徐铭军,男,硕士生导师,教授,主任医师。 首都医科大学附属北京妇产医院麻醉科主任。 北京医学会麻醉学分会副主任委员,北京医师协会麻醉专科医师分会副会长,中华医学会麻醉学分会产科麻醉学组组长,中国心胸血管麻醉学会非心脏手术麻醉分会副主任委员,中国医疗保健国际交流促进会妇儿医疗保健分会盆底健康医学联盟副主席,世界疼痛医师协会中国分会分娩镇痛专业委员会主任委员。《中华麻醉学杂志》、《临床麻醉学杂志》、《国际麻醉学与复苏杂志》、《中华麻醉大查房》等编委。 专业特长: 高危产科麻醉、分娩镇痛、门诊无痛技术、妇科腔镜手术的麻醉。 在专业核心期刊发表文章 100 余篇,获得国家专利四项。 主编、主译书籍 5 部;副主译、参编书籍若干部。

徐铭军

【专家点评】

此病人为重度子痫前期剖宫产术后发生心衰肺水肿,虽然肺水肿经积极的处理较快恢复,但此类病人发生的术后并发症值得产科麻醉医师关注!

1. 孕妇有其自身的生理特点,孕期 6~8 周时促红细胞生成素释放增加,红细胞生成增加,同时血浆生成显著增加,孕末期血容量增加达 35%~40%,其中血浆 1000ml,红细胞 450ml。孕妇总循环血容量增多,妊娠 33 周(32~34 周)达高峰。血容量增多加重了循环系统的负荷,对有心脏功能不良的孕妇,易诱发肺充血、心力衰竭、急性肺水肿等并发症。

2. 妊娠高血压综合征的患者行紧急剖宫产术较常见,但麻醉医师往往关注血压的变化而忽略了容量的问题。该类患者全身小动脉严重痉挛,孕末期容量严重减少,加之蛋白的丢失,血浆胶体渗透压较低,血管通透性增加,液体和蛋白转移到血管外间隙,组织间隙大量水钠潴留,所以该类患者麻醉后更易导致低血压的发生,应进行适当的液体治疗。该类患者围术期治疗的总原则是:休息、镇静、解痉、合理扩容、必要时利尿。有条件的医疗机构可在严密的血流动力学监测基础上合理扩容,合理应用血管活性药物维持血流动力学的稳定。

3. 在麻醉维持过程中切不可使产妇血压过低,因该类病人需要较高的胎盘灌注压。目标血压:孕妇无并发脏器功能损伤,收缩压应控制在 130~155mmHg,舒张压应控制在 80~105mmHg;孕妇并发脏器功能损伤,收缩压应控制在 130~139mmHg,舒张压应控制在 80~89mmHg,血压不可低于 130/80mmHg,以保证子宫胎盘血流灌注。

4. 急性肺水肿的处理原则是强心、吸氧(若是插管病人给予正压通气,必要时使用 PEEP 或 CPAP)、利尿、扩血管、镇静等。

【参考文献】

1. 中华医学会妇产科学分会妊娠期高血压疾病学组.妊娠期高血压疾病诊治指南(2015).中华妇产科杂志,2015,50(10):721-728.
2. Sibai BM.Pulmonary edema in severe preeclampsia eclampsia:Analysis of thirty seven consecutive cases.Am J Obstetric Gynecol,1987,156:1174.
3. Hood DD,Curry R.Spinal versus epidural anesthesia for cesarean section in several preeclamptic patients:A retrospective survey.Anesthesiology,1999,90:1276-1282.
4. 吴新民,于布为,薛张纲,等.麻醉手术期间液体治疗专家共识(2007).中华麻醉学杂志,2008,28(6):485-489.

102 重度子痫、HELLP 综合征孕妇剖宫产的围术期管理

【导读】

妊娠期高血压疾病是产科常见疾患,占全部妊娠的 5%~10%,所造成的孕产妇死亡约占妊娠相关死亡总数的 10%~16%,是孕产妇死亡的第二大原因。适时终止妊娠是治疗重度妊娠期高血压疾病的有效措施,而剖宫产是终止妊娠较安全有效的方法。然而,妊娠期高血压疾病发展到重度子痫时行剖宫产手术对麻醉医师和产科医师都是巨大挑战,选择全身麻醉可用于严重高危孕妇的剖宫产手术,但要注意围麻醉期处理要点。因此麻醉医生需要熟练掌握重度妊娠高血压疾病的产妇病理生理变化及麻醉特点,与产科医生共同做好围术期的管理。

【病例简介】

患者,女性,29 岁,身高 160cm,体重 110kg。主诉因"停经 35^{+2} 周,抽搐惊厥 2 次"于 2016 年 11 月 3 日凌晨入院。

现病史:平素月经规律 3~4/28~30 天,末次月经 2015 年 3 月 1 日。停经 50 天查尿妊娠试验阳性,孕期未定期孕检,3 月前因间断刷牙轻微出血就诊于本院,发现血压升高 160/100mmHg 左右,血小板减少,初步诊断:1、妊娠期高血压疾病;2、妊娠期贫血。给予硝苯地平控释片降压,叶酸、维生素 B$_{12}$ 口服。患者出院后未遵医嘱服药,一个月前出现双下肢水肿,后逐渐加重至全身,休息后无好转。一周前水肿加重,伴有厌食、恶心、呕吐、乏力症状

伴有全身皮肤黄染,自觉眼花,未予处理。今日因突发抽搐惊厥送至我院急诊科,考虑"妊娠期高血压疾病-重度子痫,HELLP 综合征"收入产科。

查体:体温:36.5℃,脉搏:92 次/分,呼吸:25 次/分,血压:210/110mmHg,神志淡漠,轻度贫血貌,皮肤和巩膜轻度黄染,双肺(-)。腹壁指凹性水肿,双下肢中度水肿。

入院查血常规:RBC:3.12×10^{12}/L,HCT:0.328L/L,PLT:38×10^9/L,余项正常;尿常规:尿蛋白(3+),凝血分析:凝血酶原时间:16s;部分活化凝血时间:45s,余项正常;急诊生化检查:丙氨酸转移酶:80U/L,门冬氨酸转移酶:76U/L,总胆红素:51.45mmol/L,直接胆红素:32.9mmol/L;间接胆红素:19.02mmol/L;BUN:12.4mmol/L,Cr:176μmol/L。

入院诊断:①妊娠期高血压疾病——子痫;②HELLP 综合征;③G$_1$P$_0$G35W^{+2}。

患者于 11 月 3 日凌晨 4:30 在病房再次发生一次抽搐惊厥,予以对症处理后紧急送入手术室,意识淡漠。入室监测生命体征:心率:95 次/分,血压:195/105mmHg,血氧饱和度:94%,立即与产科医师、手术室护士一起配合,快速准备手术,做全麻剖宫产准备。注射地塞米松 10mg,乌拉地尔 10mg,降血压至 160/90mmHg,同时消毒铺巾,面罩吸氧,准备切皮时行快速顺序诱导,丙泊酚 120mg,瑞芬太尼 150ug,琥珀胆碱 100mg 静注,按压环状软骨,面罩吸氧且不做正压通气,30s 后迅速完成气管内插管,气管导管一进声门即刻注射顺阿曲库铵 20mg,以 1.5% 七氟烷维持麻醉。产科迅速进行剖宫产手术,大约 4 分钟,取出一 1.3kg 男婴,取出后 Apgar 评分首评 5 分,5 分钟中后 8 分,心率、呼吸、肌张力尚可,因低体重早产儿转新生儿重症监护室。孩子取出之前停吸入麻醉,冲洗管道废气,静脉注射咪唑安定 3mg、丙泊酚 100mg,舒芬太尼 35ug,持续泵注丙泊酚、瑞芬太尼直至手术结束。术中共补液 1000ml(500ml 万汶,500ml 复方电解质注射液)。手术结束后 5 分钟患者意识清醒,自主呼吸恢复,拔除气管导管清醒送回病房,手术结束时血压 145/90mmHg。

【问题】

1. 子痫前期/子痫的病理生理改变。
2. 子痫前期和子痫的治疗。
3. 子痫前期患者的麻醉前准备、麻醉选择、麻醉处理。

1. 子痫前期/子痫的病理生理改变。

主要集中在免疫性血管内皮损伤,与血管内皮参与的血管舒缩物质生成及其作用异常有密切关系,表现全身小动脉痉挛、水钠潴留和凝血机制改变。血管收缩物质主要包括血管紧张素和凝栓质等。血管扩张物质有前列腺素Ⅱ、前列腺环素和内皮衍生松弛因子等。

(1) 呼吸道:因蛋白尿致血浆胶体渗透压降低,血管内液体经毛细血管大量外渗至组织间,从而导致面、喉、四肢及腰骶部水钠潴留性水肿。严重喉水肿时,可出现呼吸困难,或造成气管插管困难。

(2) 凝血功能:血小板可减少至 150×10^9/L 以下,发生率 11%~50%,系血小板黏附受损的内皮所致;也与前列腺素失衡致血小板功能改变及未成熟血小板计数增多有关。但约有 10%~25% 子痫前期病人,其血小板计数可正常,而出血时间则延长。当血小板计数不足 100×10^9/L 时,系统器官功能不全及凝血障碍将增多,一般都伴有出血时间延长。据此,有人将出血时间正常与否,列为此类病人是否选用硬膜外麻醉的一项重要依据。血小板计数和功能一般均于产后 4 天内恢复正常,若恢复延迟,有血液成分输血的指征。

(3) 呼吸循环系统:子痫前期初产妇于孕期 12~14 周起,可出现高心排和高灌注,由此可继发广泛的血管内皮损伤,并对内源性血管活性物质敏感,有时可突然发作心血管意外,易被误诊为急性心脏病发作。其典型的表现为:高心排血量、高外周血管阻力、高血容量和高左心作功,但肺毛细血管嵌楔压(PCWP)并不增高。此时,如果静脉输液过量,则极易导致 PCWP 升高而并发左心衰竭和肺水肿。因此,对重症子痫前期病人输液,必须谨慎、适度,最好在 PCWP 指导下进行,此时,CVP 已不能产生作用,因在重症子痫前期时,CVP 与 PCWP 之间已无直接相关性。

(4) 中枢神经系统:CT 检查证实,45% 病人可见脑水肿;EEC 检查证实,90% 病人有异常。临床表现头痛、视力障碍和烦燥,系脑组织水肿和(或)脑血流改变所致,个别可出现脑出血。全麻诱导可能诱发 MAP 增高,可加重中枢神经系症状,故麻醉处理原则之一是,控制母体血压不超过脑自动调节限度的上限值。

(5) 胎儿、胎盘系统:子痫前期时,子宫生成前列腺素等血管扩张物质减少,可出现子宫血管痉挛;又因母体循环血流儿茶酚胺增加,可出现全身血管痉挛。两者的作用相加,将明显影响胎儿血流供应,影响新生儿 Apagar 评分。

2. 子痫前期和子痫的治疗。

目前主要采用硫酸镁治疗,硫酸镁具有外周和中枢神经系统多方面作用:①促进脑血流,动物实验证实可抑制 EEG 癫痫样活动波,临床治疗证实病人 EEG 有所改善。②应用硫酸镁的目的在于取其扩张子宫血管的效应,有效血药浓度为 4~6mEq/L,若超过此浓度则母体深腱反射将消失,提示产妇接近呼吸困难。③硫酸镁一般不能用作抗惊厥药,因必须大剂量才有效,由此可导致子宫收缩抑制、产力减弱、分娩活跃期延迟出现,同时产妇可能出现呼吸困难。④在少尿期应用硫酸镁,应特别注意血药浓度的异常增高,虽可经常监测母体深腱反射,但以定时监测血清镁浓度为安全,特别于胎儿娩出后仍需重复测定。

3. 子痫前期患者的麻醉前准备、麻醉选择、麻醉处理。

麻醉准备:

(1) 子痫前期/子痫产妇于手术前,一般都已接受硫酸镁和抗高血压等药物治疗,因此,麻醉医师在术前访视时,要充分了解用药的种类、剂量、用药时间以及治疗效果,更需重视其与某些麻醉药物之间可能存在相互不良作用,例如:①硫酸镁也作用于神经肌接头,抑制突触前钙促传递物质释放,从而使子痫前期产妇对非去极化肌松药特别敏感,肌松作用的恢复将延迟;又因导致血浆胆碱酯酶水平下降,也可致去极化肌松药的作用延长。②硫酸镁或钙剂在血管平滑肌和心肌上同时生效,两者并用可导致全身血管扩张而引起低血压。

(2) 麻醉前用药:子痫前期或子痫产妇于术前治疗中,多数已用较大量镇静药,因此麻醉前可免用镇静安定类药。颠茄类药则需常规使用。

麻醉选择:

(1) 硬膜外麻醉:持续腰段硬膜外麻醉适用于子痫前期产妇剖宫产麻醉,在合理输液扩容和保证排尿的前提下,证实硬膜外麻醉还有其他多方面治疗功效:①不影响心排血量;②阻抑因疼痛引起的肾和子宫血管阻力增高反应;③阻抑因疼痛所致的血浆儿茶酚胺增高;④左心每搏作功有适当减轻;⑤母体高血压可得到一定控制;⑥子宫动脉与绒毛间的血流量增加;⑦不影响胎儿心率。

(2) 蛛网膜下腔阻滞麻醉:因不易维持血压平稳,应由有经验的医生操控。

(3) 全身麻醉:采用静脉快速诱导、气管内插管全麻,可使麻醉开始至手术切皮开始之间的时限理论上缩至最短,胎儿可被尽早娩出,此为全麻最为可取之点。故特别适用于胎儿窘迫而急需娩出胎儿的紧急剖宫产手术。由于术前往往对子痫前期产妇的高血压、相对血容量不足与可能存在的凝血机制紊乱等病情,无充裕的时间做好必要的准备和控制,麻醉中理应同时进行治疗。

麻醉处理:

(1) 对并存严重喉水肿的产妇,宜采用清醒气管内插管,麻醉前应准备相应较细的气管导管,有条件时应准备光束纤维喉镜插管,麻醉医师应熟练掌握各种保持呼吸道通畅的技术。

(2) 麻醉期间应做到合理输液及尿量排出。重症子痫前期产妇术前往往存在血容量不足,故需重视正确输液,若用 CVP 作指导,可能已不可靠,应争取在 PCWP 监测下进行输液。

(3) 重症子痫前期产妇于麻醉过程中,可能出现:①对心血管药物无反应;②尿少期给以 500ml 静脉输液,无尿量增加反应;③临床脱水症状很明显,但 CVP 往往仍在正常范围(8mmHg);④突发发绀、肺水肿等心肺功能不全。一旦出现上述症象,提示预后不佳。

(4) 施行硬膜外麻醉期间,需严格防止持续低血压和硬膜外血肿形成,否则可导致母亲和胎儿致死性并发症。在处理上应严格做到以下原则:①术前应无凝血机制障碍问题;②术中应维持母体循环血容量正常,不逾量、不欠缺;③硬膜外腔用药应掌握分次小量原则,严防阻滞平面过广;④局麻药液中一般不加用肾上腺素;如需加用,肾上腺素的浓度应限制在 1:300 000~1:400 000 范围;⑤对母体应避免血压升降波动,做到主动合理控制;⑥及时、正确处理"产妇仰卧低血压综合征",严防主动脉和下腔静脉受压过久。

(5) 全麻诱导和气管插管容易诱发母体血压骤升,可采取间断分次注射肼苯哒嗪,或静脉滴注 0.1% 三甲噻酚(Arfonad)施行控制性降压,以维持母体舒张压在 95mmHg 左右为适宜。与硝普钠相比,两者都有作用时间短、效应快速、血压回升迅速等优点,但三甲噻酚的分子比硝普钠大,透过胎盘的量很小、也不引起子宫胎盘血流减少,故似优于硝普钠。

【小结】

产科急危重症如合并血小板减少、前置胎盘大出血、先兆子宫破裂、部分先天性心脏病、脊柱畸形、硬膜外穿刺失败等情况,常须选择全身麻醉。做全麻剖宫产的基本原则为保障母婴安全、镇痛完全、肌肉松弛满意、最大限度的减少内脏牵拉反应。大多数实践证明剖宫产全麻对产妇是安全的,对新生儿最终结果也是安全的,但应注意新生儿娩出期的复苏和全麻药的选择,同时注意产妇气道的控制,防止反流误吸的发生。

【专家简介】

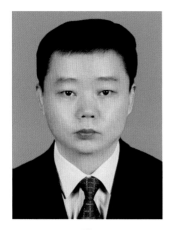

王胜

王胜主任医师、副教授 石河子大学医学院第一附属医院主任医师,麻醉科副主任;硕士生导师;现任中华医学会麻醉学分会委员、中国研究型医院学会麻醉学委员会委员、新疆生产建设兵团医学会麻醉学分会副主任委员、《国际麻醉学与复苏杂志》编委;1997 年毕业于安徽中医学院临床医学专业,毕业后一直从事麻醉医学、教、研工作 20 年,2006 年于徐州医学院获得医学硕士学位、2016 年于华中科技大学获得医学博士学位。20 年来积累了丰富的临床麻醉工作经验,擅长心血管外科手术的临床麻醉管理,并具丰富的教学经验。承担国家自然科学基金 1 项,主要科研方向为吸入麻醉药中枢作用机制研究。迄今已在国内外核心期刊发表论文 30 多篇,其中 SCI 收录 6 篇。

【专家点评】

1. 该例患者为 1 例重度子痫、HELLP 综合征孕妇,临床上对这类产妇,由于随时发生抽搐,情况紧急来不及实施椎管内麻醉,因此全身麻醉更为合适。对于全麻剖宫产,麻醉医生一定要对产妇进行困难气道的评估,气管导管通常采用 6~6.5 号导管以避免气道损伤(产妇呼吸道黏膜充血)并做好处理困难气道的准备。

2. 全麻剖宫产实施应与产科医生消毒铺巾同时进行,麻醉医生给病人进行充分的吸氧去氮(6L/分以上氧流量扣紧面罩 3 分钟或深呼吸 5~6 次),后予以快速起效的短时效麻醉药和镇痛药,特别注意在产妇失去意识后由助手按压环甲以防止反流误吸。插管后若用吸入麻醉,最好以低浓度的吸入麻醉药维持麻醉,并避免过度通气(因为过度通气会影响胎盘的血供)。胎儿娩出后立即降低吸入麻醉药的浓度至 0.5MAC 以下(吸入麻药可以严重抑制宫缩),并及时追加阿片类药物。手术结束后,按照饱胃病人的处理原则清醒拔管,拔管前用吸引器吸干净口腔分泌物。

3. 妊娠期高血压疾病治疗的总原则是:休息、镇静、解痉、合理扩容和必要时利尿等。剖宫产时麻醉医师往往关注在血压而忽略了容量的问题,该类患者在孕末期的容量增加基本是 16%,容量是相当不足的,加之蛋白的丢失,血浆胶体渗透压低于正常,血管通透性增加,液休和蛋白质转移到血管外间隙,组织间隙大量水钠潴留,该类患者麻醉后更易导致低血压的发生,应进行适当的液体治疗。有条件的医疗机构应进行血流动力学的监测,在监测基础下扩容,在扩容基础下利尿。但一般不主张常规应用利尿药物,仅用于全身性水肿、急性心力衰竭、脑水肿、肺水肿、肾功能不全者。

4. 麻醉本身切记不可使产妇血压过低,因此类病人胎盘是需要高压灌注的。目标血压:孕妇无并发脏器功能损伤,收缩压应控制在130~155mmHg,舒张压应控制在80~105mmHg;孕妇并发脏器功能损伤,收缩压应控制在130~139mmHg,舒张压应控制在80~89mmHg,血压不可低于130/80mmHg,以保证子宫胎盘血流灌注。

5. 新的剖宫产手术4类分类法已由产科医师和麻醉医师在理论和临床实践中达成共识,即:1类:即刻危及母体或胎儿生命;2类:母体或胎儿情况危急,但并未即刻危及生命;3类:需早期分娩,但并非母体或胎儿危急(如拟定择期手术日期,但孕妇提前进入产程);4类:选时剖宫产(孕妇及其亲属)。我国一般认为1、2类属于急诊手术,3类已不是真正意义上的急诊手术,但也不再属于择期手术,4类可为择期手术。我们认为应该根据以下四方面的考虑而进行剖宫产手术麻醉方法的合理选择:①胎儿窘迫程度;②手术的目的是终止妊娠还是产出胎儿,是否足月产;③全身麻醉是否对胎儿有影响,是否会对孕妇心功能有抑制;④孕妇是否有椎管内麻醉的禁忌证。一般来说,如无禁忌证,对绝大多数2、3、4类剖宫产手术者可选用椎管内麻醉。1类急诊剖宫产手术者,病情危重的患者建议选用全身麻醉。全身麻醉剖宫产手术时宜根据麻醉药物的特性,主要选择起效快、短效、肝肾损害小且胎盘透过率低的药物,以最少剂量使用。剖宫产手术麻醉方法的合理选择取决于手术的急迫程度以及产妇和胎儿状况,总的原则是要在尽量确保母婴安全的前提下,选择对患者最为有利的麻醉方法和药物,满足手术要求,顺利完成手术。

【参考文献】

1. 王朝辉,徐世琴,冯善武,等.瑞芬太尼复合丙泊酚联合无正压通气诱导技术在5分钟剖宫产中的应用[J].临床麻醉学杂志,2016,32(8):745-747.
2. Levy DM.Emergency caesarean section:best practice[J].Anaesthesia,2006,61(8):786-791.
3. Roy KK,etal.Cesarean section for suspected fetal distress,continuous fetal heart monitoring and decision to delivery time.Indian J Pediatr.2008 Dec 4.
4. Apfelbaum J L,Hawkins J L,Agarkar M,et al.Practice Guidelines for Obstetric Anesthesia:An Updated Report by the American Society of Anesthesiologists Task Force on Obstetric Anesthesia and the Society for Obstetric Anesthesia and Perinatology[J].Anesthesiology,2016,124(2):270.
5. Parameters S P,Apfelbaum J L,Connis R T,et al.Practice advisory for preanesthesia evaluation:an updated report by the American Society of Anesthesiologists Task Force on Preanesthesia Evaluation[J].Anesthesiology,2012,116(3):522-38.
6. 姚尚龙,武庆平.中国产科麻醉现状及挑战[J].临床麻醉学杂志,2016,32(8):734-737.

103　剖宫产再孕子宫破裂产妇的麻醉管理

【导读】

子宫破裂(rupture of uterus)是指妊娠晚期或分娩过程中子宫体部或子宫下段发生的破裂,是直接威胁产妇及胎儿生命的产科严重并发症。其常可造成严重的失血性休克、弥漫性血管内凝血(DIC)、其他严重并发症甚至母胎死亡。对于此类产妇全身麻醉为推荐麻醉方式。对于子宫破裂合并失血性休克的产妇,麻醉处理的关键是:迅速娩出胎儿、纠正产妇低血容量状态、纠正酸碱失衡及电解质紊乱,维持血流动力学平稳,保护重要脏器的有效灌注,预防脑水肿、DIC及肾功能衰竭等严重并发症。

【病例简介】

患者,女性,36岁,以"孕$_3$产$_1$孕39$^+$周头位,胎膜早破,剖宫产再孕,孕期卵巢囊肿剔除术史"入院。病史:

2007 年因"孕 41⁺ 周引产失败"在我院行"子宫下段横切口剖宫产术"娩一活女婴,手术顺利,切口愈合良好。此次孕 16 周时在我院在全凭静脉麻醉下行"腹腔镜下右侧卵巢囊肿剥除术",手术顺利,术后妊娠良好。孕 39 周时 B 超现子宫前壁下段肌层较薄处厚约 3.2mm,回声连续。

患者住院后第 3 天上午,宫缩较前增强,无子宫下段压痛,决定短期经阴道试产。下午,患者诉子宫持续性疼痛,腹膨隆,拒按,胎心 60 次/分,考虑"子宫破裂",立刻启动绿色通道。3 分钟后送入手术室。

1. 麻醉准备　麻醉科接到电话通知后,立刻启动应急预案,人员调集,全身麻醉药物、血管活性药、抢救药的准备,备好麻醉机,多功能监护仪,气道管理用具。统一指挥,各司其职,形成一个抢救团队。

2. 麻醉诱导和维持　患者入室时处于失血性休克状态,意识淡漠,面色苍白,痛苦面容。生命体征显示 BP 82/50mmHg、HR 98 次/分、SpO₂ 98%。开放两条外周液体通路,持续加压输液,两条静脉通路同时输注 6% 羟乙基淀粉(130/0.4)注射液(万汶)共 1000ml。实施全凭静脉麻醉,东莨菪碱 0.3mg 入壶,麻醉诱导给予静脉推注瑞芬太尼 200μg、丙泊酚 100mg 和罗库溴铵 40mg。1 分钟后迅速置入喉罩(LMA)成功,进行机械通气。麻醉维持应用瑞芬太尼 TCI(4~5.5ng/ml)和丙泊酚 TCI(2.5~3.5μg/ml)泵注维持。麻醉后 1 分钟(即入手术室后 4 分钟)剖宫产娩出一活男婴,Apgar 评分:1 分钟时 2 分,5 分钟时 5 分,10 分钟时 7 分。手术开始时,麻醉医生行左侧桡动脉穿刺置管进行连续动态动脉压监测,另一组麻醉医生在超声引导下行右颈内静脉置管,建立中心静脉,监测中心静脉压(CVP)。

3. 指导液体治疗的方法及各自利与弊　术中可见子宫前壁切口全层裂开,呈"T"形(图 8-2),腹腔内出血约 800ml。娩出胎儿后产科医生立刻给予缩宫素 20u 子宫注射,由于宫缩始终欠佳,出血汹涌,在胎儿娩出后 1 小时内,3 次卡前列素氨丁三醇注射液 250μg 子宫注射,加强子宫收缩。从发现子宫破裂到胎儿娩出历时约 5 分钟,预估出血量为 3000ml。当天子宫破裂前的血红蛋白(HGB)125g/L,破裂时急查结果 HGB 56g/L,预估出血量(125 − 56)×400≈2600ml。或者通过休克指数,即休克指数 =98/82(mmHg)≈1.2,预估出血约 1000~1500ml。但术中腹腔吸出 800ml 不符合预估量。经分析为出血经由其他途径流出,即阴道流出(图 8-3)。

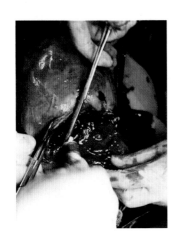

图 8-2　子宫破裂呈 T 型

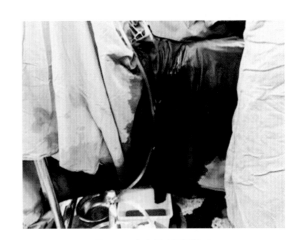

图 8-3　出血经由阴道流出

4. 术后管理　术毕患者各项生命体征平稳,血气基本正常,麻醉恢复较好,肌力恢复正常,意识恢复正常,拔除喉罩顺利。术后连接静脉镇痛泵。术后继续输血治疗,HGB 恢复至 94g/L,肝肾功能未见异常,术后 1 周后康复出院。

5. 术中低血压的治疗策略　入室后 30 分钟,万汶已输入约 1000ml,患者 BP 122/76mmHg,HR 109 次/分,CVP 1mmHg。此时期按照 BP 和 CVP 联合指导容量治疗。在液体治疗的过程中,由于应用卡前列素氨丁三醇注射液和缩宫素后,BP 波动很大,CVP 稳定在 6mmHg 左右,依此无法指导正确的液体治疗,决定改变容量指导方案,应用 FloTrac Vigileo 经桡动脉监测心排量系统进行每搏量变异度(SVV)监测。

经过调整呼吸机潮气量 8ml/kg 后,SVV 值为 23%,估计患者容量不足,立即加快输液(乳酸钠林格注射液 1000ml),加快输血速度(血浆 1000ml,红细胞悬浮液 2000ml 后,SVV 减少至 10%,血压稳定在 100/65mmHg 左右。

　　总结出入量基本平衡:出量 9100ml、包括出血 7000ml、尿量 2100ml;入量:9475ml,包括万汶 1500ml、乳酸钠林格注射液 2000ml、0.9%NaCl 2750ml、血浆 1000ml、红细胞悬液 2000ml,5% 碳酸氢钠 125ml,纤维蛋白原和凝血酶原复合物共 100ml。

　　由于患者短时出血量较大,输入大量的血制品及晶体液、胶体液,手术开始 1 小时血气分析结果显示:PH 7.168,BE-11,血钙 0.78mmol/L,血钾 3.5mmol/L,给予 5% 碳酸氢钠 125ml 输注纠正,术毕时 PH 7.378, BE-4。

　　患者入室后半小时凝血功能活化部分凝血活酶时间(APTT)延长到 44.3S,纤维蛋白原定量降到了 1.86g/L, D-二聚体定量 49 224.0ng/ml,通过补充纤维蛋白原 1.5g、凝血酶原复合物 600U 和血浆 1000ml,术毕时 APTT 恢复至 25.7S,D-二聚体定量降至 905.0ng/ml,其他凝血指标恢复正常。

【问题】

　　1. 子宫破裂对母胎的危害如何?

　　2. 剖宫产再孕经阴道试产如何监护? 子宫破裂有何征象?

　　3. CVP 在指导输液时有何弊端?

　　4. 喉罩是否可以在产科全身麻醉中的应用?

　　5. 子宫破裂时麻醉方式如何选择?

　　1. 子宫破裂对母胎的危害如何?

　　子宫破裂时母体和胎儿发生严重疾病的发生率和死亡率达到 10%~25%。妊娠期子宫血流量逐渐增加,通过子宫血管的血流速度快,阻力小,而且子宫血流缺乏自身调节作用(妊娠期血管极度扩张),因此子宫动脉血流量是由母体动脉血压和心排量控制的。任何改变子宫血流量的因素都对胎儿血供有负面影响。子宫血流量在母体发生低血压时减少,母体低血压通常发生于血容量减少、出血、腹主动脉-下腔静脉受压等情况下。很多研究发现,剖宫产再孕产妇经阴道试产时,新生儿的发病率和死亡率会增高,并且和子宫破裂有直接关系,因为 33% 的子宫破裂都会引起严重的新生儿酸中毒(pH≤7)。但法国一项研究表明,剖宫产再孕产妇,经阴道试产的风险和再次剖宫产分娩的并发症很少,而且没有差异。尽管剖宫再孕产妇经阴道试产可能增加子宫破裂风险,但还是应该平衡利弊,因为经阴道成功试产可以减少产妇的近期和远期并发症。

　　2. 剖宫产再孕经阴道试产如何监护? 子宫破裂有何征象?

　　(1) ACOG 建议剖宫产再孕产妇经阴道试产需要注意以下要点:

　　1) 持续性的胎心监护;

　　2) 麻醉医生必须在场;

　　3) 子宫破裂症状是非特异性的,但是均伴有胎儿心动过缓(胎心基线突然下降),常有母体低血压伴子宫内压突然下降,且通常要在全身麻醉下行剖宫产术。

　　(2) 子宫破裂的临床表现

　　子宫破裂多数分为先兆子宫破裂和子宫破裂两个阶段。子宫破裂根据破裂程度,可分为完全性与不完全性子宫破裂两种。胎心率的突然下降是主要的表现。

　　1) 先兆子宫破裂:常见于产程长、有梗阻性难产因素的产妇表现为:①子宫呈强直性或痉挛性过强收缩,产妇烦躁不安,呼吸、心率加快,下腹剧痛难忍,出现少量阴道出血。②当胎儿先露部下降受阻时,强有力的阵缩使子宫下段逐渐变薄而宫体更加增厚变短,两者间形成明显的环状凹陷,即病理缩复环。此凹陷会逐渐上升达脐平或脐部以上,压痛明显。③膀胱受压充血,出现排尿困难及血尿。④因宫缩过强、过频,胎儿触不清,胎心加快或减慢或听不清。

　　2) 子宫破裂:①不完全性子宫破裂:子宫肌层部分或全层破裂,但浆膜层完整,宫腔与腹腔不相通,胎儿及其附属物仍在宫腔内。多见于子宫下段剖宫产切口瘢痕破裂,常缺乏先兆破裂症状,仅在不全破裂处有压痛,体征不明显,如果破裂累及双侧子宫血管可导致急性大出血或者形成阔韧带血肿,体表可扪及逐渐增大的包块,多有胎心异常。②完全性子宫破裂：子宫肌壁全层破裂，宫腔与腹腔相通。继先兆破裂症状后，产妇突感下腹一阵撕裂样剧痛，子宫收缩骤然停止。腹痛稍缓和后，待羊水、血水进入腹腔，又出现全腹持续性疼痛，并伴有低血容量休克症状。全腹压痛明显、有反跳痛，腹壁下可清楚扪及胎体，子宫位于侧方，胎心胎动消失。

3. CVP 在指导输液时有何弊端？

CVP 是静态指标，是上、下腔静脉进入右心房处的压力，其反映右心房压力，但其不能准确反映前负荷或左心室功能，而且其变化反应较慢，当右心功能不足以克服已经很高的肺动脉高压，CVP 才开始升高，此时肺水肿已经形成或处于危险状态。CVP 易受到机械通气和呼气末正压的影响，影响其准确度。CVP 还会受到血管活性药物的影响，如去甲肾上腺素、多巴胺等。

4. 喉罩是否可以在产科全身麻醉中的应用？

产妇由于生理状态改变，相对胃排空延长，尤其是产科急诊手术，应按饱胃处理，产妇是误吸发生的高危人群，喉罩麻醉的实施和处理需谨慎。在产科全身麻醉遇到困难气道时，喉罩技术可快速建立气道。S. Rajagopalan 等回顾了 2006 年~2013 年 10 077 例剖宫产术，其中 695（7%）实施了全身麻醉，其中 3 例（0.4%）气管插管失败而成功应用喉罩技术通气。国内研究认为，全身麻醉主要适用于椎管内麻醉禁忌和失败的剖宫产术，且急诊手术比例较高；喉罩可用于全麻剖宫产术气道管理，但须正确放置，保证密封性良好，以预防误吸。

在低血容量休克时还要考虑气管插管对血流动力学的影响。赵国胜等剖宫产术全身麻醉时，与气管插管相比，Guardian 喉罩插入和拔除操作对血流动力学无明显影响，方便置入胃管引流胃液、降低胃内压，术后不良反应少，可安全有效地用于剖宫产患者全麻气道管理。

很多麻醉专家认为喉罩在产科急诊抢救性质手术中的应用还是值得商榷和探讨的。气管插管在产科全身麻醉中仍是最安全最稳妥的通气技术。

5. 子宫破裂时麻醉方式如何选择？

根据产妇相关特征以及系统变化进行全面评估，如果仅为先兆子宫破裂，产妇生命体征平稳，可以根据手术需要给予椎管内麻醉，已行分娩镇痛术产妇可以直接采用硬膜外麻醉，分次给药，注意循环的变化。

如果情况紧急、产妇失血较多或者麻醉平面未能达到满意高度就需要采用全身麻醉。

对于子宫破裂合并失血性休克的产妇，麻醉处理的关键为，迅速娩出胎儿、纠正产妇低血容量状态、酸碱失衡及电解质紊乱，维持血流动力学平稳，保护重要脏器的有效灌注，预防脑水肿、DIC 及肾功能衰竭等严重并发症。

术中根据产妇具体情况实施有创血压、深静脉置管等操作，输注晶体液、胶体液以及血液制品。

【小结】

子宫破裂（直接威胁产妇及胎儿生命的产科严重并发症。首先应该预防子宫破裂降低母胎死亡率，产科医生严格按剖宫产再孕经阴道试产的指南进行操作，全面检查并评估试产的危险性，给产妇和家属进行产前教育，具备初步识别子宫破裂的能力，及时就诊。

建立绿色通道，组建抢救小组，包括产科、麻醉、儿科和手术室护士的多学科团队，经常培训演练，便于掌握抢救最佳时机。

当怀疑或确诊子宫破裂时，应根据产妇相关特征以及系统变化进行全面评估，如果仅为先兆子宫破裂，产妇生命体征平稳，可以根据手术需要给予椎管内麻醉，已行分娩镇痛术产妇可以直接采用硬膜外麻醉。如果情况紧急、产妇失血较多或者麻醉平面未能达到满意高度则需采用全身麻醉。对于子宫破裂合并失血性休克的产妇，麻醉处理的关键为，迅速娩出胎儿，纠正产妇低血容量状态、酸碱失衡及电解质紊乱，维持血流动力学平稳，保护重要脏器的有效灌注，预防脑水肿、DIC 及肾功能衰竭等严重并发症。术中根据产妇具体情况实施有创血压、深静脉置管等操作，输注晶体液、胶体液以及血液制品。

【专家简介】

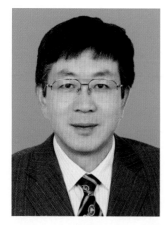

徐铭军, 硕士生导师, 教授, 主任医师。 首都医科大学附属北京妇产医院麻醉科主任。 北京医学会麻醉学分会副主任委员, 北京医师协会麻醉专科医师分会副会长, 中华医学会麻醉学分会产科麻醉学组副组长, 中国心胸血管麻醉学会非心脏手术麻醉分会副主任委员, 中国医疗保健国际交流促进会妇儿医疗保健分会盆底健康医学联盟副主席, 世界疼痛医师协会中国分会分娩镇痛专业委员会主任委员。《中华麻醉学杂志》、《临床麻醉学杂志》、《国际麻醉学与复苏杂志》、《中华麻醉大查房》等编委。 专业特长: 高危产科麻醉、分娩镇痛、门诊无痛技术、妇科腔镜手术的麻醉。 在专业核心期刊发表文章 100 余篇, 获得国家专利四项。 主编、主译书籍 5 部; 副主译、参编书籍若干部。

徐铭军

【专家点评】

我国剖宫产率高达 46.2% 位居世界第一, 2016 年随着我国全面放开二孩政策的实施, 剖宫产再孕的产妇势必会急剧攀升。我国围产医学界鼓励经阴道分娩, 即使是瘢痕子宫, 若没有经阴道分娩的禁忌证仍然采用经阴道试产。剖宫产术后阴道分娩试产(Trial of labor after previous cesarean delivery, TOLAC)产生两种分娩方式: 试产成功即剖宫产术后阴道分娩(Vaginal birth after cesarean delivery, VBAC)和试产失败即剖宫产术后再次剖宫产(Repeat cesarean delivery after cesarean delivery, RCDACD)。瘢痕子宫经阴道试产子宫破裂的发生率为0.1%~1%, 故产程中的严密监测尤为重要。

1. 此病例已诊断为"子宫破裂", 患者入室时处于失血性休克状态, 意识淡漠, 面色苍白, 痛苦面容, BP:82/50mmHg、HR:98 次/分、SpO_2 98%。选择全身麻醉方式正确, 但瑞芬的诱导给药剂量过大, 将会造成病人血压的进一步的下降, 对母婴均不利, 尤其对胎儿会导致缺血缺氧的严重后果。丙泊酚诱导应更换为依托咪酯诱导。

2. 产科全麻喉罩的应用尚有一定的争议! 但此病例已经是急诊抢救性质的手术, 选择喉罩全麻将会在呼吸管理方面付出更多的时间和人力, 是不明智的选择, 应该选择气管插管更为妥当和简单。

3. TOLAC 目前围产医学和麻醉界达成共识: 此类经阴道试产须在分娩镇痛下进行, 其一可以减少产妇强烈的产痛而过度用力、减少过强烈的宫缩; 其二可以在发生先兆子宫破裂或子宫破裂时迅速通过硬膜外导管给药麻醉行即刻剖宫产。连续腰麻分娩镇痛在这类产妇理论上更具有优势, 其具有镇痛效果佳、循环稳定的特点, 一旦发生子宫破裂, 可以迅速转换实施腰麻剖宫产, 若病人循环已严重不稳定, 仍以选择全身麻醉较妥当。

4. 子宫破裂的共同临床表现为突然的胎心率下降, 有的产妇会有突然的腹痛或腹痛加剧, 故 TOLAC 一定要在严格的胎心监护下实施, 分娩镇痛最好保留一定的宫缩痛为佳。

5. 为确保产妇安全, TOLAC 要在产科力量比较强、抢救能力比较强的医疗单位谨慎实施。

【参考文献】

1. Guise JM, Eden K, Emeis C, et al.Evid Rep Technol Assess(Full Rep).2010(191): 1-397.

2. Beucher G, Dolley P, Lévy-Thissier S, et al.Maternal benefits and risks of trial of labor versus elective repeat caesarean delivery in women with a previous caesarean delivery.J Gynecol Obstet Biol Reprod(Paris).2012; 41(8): 708-26.

3. Landon MB, Hauth JC, Leveno KJ, et al.Maternal and perinatal outcomes associated witha trial of labor after prior cesarean delivery.N Engl J Med.2004, 351(25): 2581-9.

4. 张光圩, 熊庆.产科急症.北京; 协和医科大学出版社, 2006: 281-282.

5. ACOG practice bulletin.Vaginal birth after previous cesarean delivery.Number 2.Octorber 1998.Clinical management guidelines for the obstetricaian-gynecologist.American College of Obstetricians and Gynecologists.Int J Gynaecol Obstet 1999, 64：201-208.

6. 杨立明，谭晶，杨婉丽.机械通气及呼气末正压对中心静脉压的影响.中华医学杂志, 2011, 91（27）：1884-1885.

7. 冯鲲鹏，王天龙，岳云.去甲肾上腺素和多巴胺在非体外循环冠状动脉旁路移植术中维持血流动力学的比较.北京医学, 2013, 35（8）：639-642.

8. 张文钰，徐铭军.喉罩在妇产科手术中的应用.中国医刊, 2012, 47（12）：15-17.

9. S.Rajagopalan, M.Suresh, S.L.Clark, et al.Airway management for cesarean delivery performed under general anesthesia.Int J Obstet Anesth.2017, 29：64-69.

10. 耿志宇，王东信，李雪迎.喉罩用于全麻剖宫产术气道管理效果的回顾性分析.中华麻醉学杂志, 2015, 35（10）：1254-1256.

11. 赵国胜，韩斌，刘野.Guardian 喉罩用于剖宫产术的临床研究.临床麻醉学杂志, 2014, 30（2）：157-159.

104　妊娠合并肺动脉高压的麻醉管理

【导读】

肺动脉高压（pulmonary artery hypertension,PAH）是一类以肺动脉压力升高、伴肺小动脉病变、肺血管阻力进行性升高为主要特征的恶性心肺血管疾病,预后差。妊娠合并 PAH,尤其是重度 PAH,母婴死亡率极高,产妇死亡率可高达 50%,因剖宫产可在较短时间内结束分娩,避免长时间子宫收缩引起的血流动力学变化,并减轻疲劳、疼痛等引起的氧耗增加,大多数学者建议妊娠合并重度 PAH 患者孕中晚期选用剖宫取胎或剖宫产终止妊娠,此类患者的处理非常棘手,在麻醉方式的选择和围术期管理上对麻醉医生提出了很高的要求。

【病例简介】

患者,女性,23 岁,主因孕 32^{+4} 周,咳嗽、下肢水肿 1 月余,加重伴胸闷气短 1 周入院。既往活动量大时有胸闷气短表现,体力差,未正规检查和治疗。孕期未行围产期检查和监测。查体:T 36.6℃,BP 145/100mmHg,HR 131 次/分,R 24 次/分。听诊:双肺呼吸音清,未闻及明显干湿性啰音。左侧第二肋间可闻及 3/6 级收缩期吹风样杂音,无心包摩擦音。超声:①先心病,动脉导管未闭;②肺动脉高压（140mmHg）,三尖瓣关闭不全;③二尖瓣轻度关闭不全（图 8-4）。心电图:①窦性心动过速（119 次/分）;②电轴右偏;③顺钟向转位;④右心室肥大;⑤ST 段压低。初步诊断:①宫内孕 32^{+4} 周第一胎无产兆;②妊娠合并先心病动脉导管未闭,重度肺动脉高压;③重度子痫前期;④心功能不全,拟行急诊子宫下段宫产术。

入室后,监测生命体征,BP 140/95mmHg,HR 115 次/分,5L/min 氧流量面罩吸入,右指端脉搏血氧饱和度为 94%,左指端 75%（术中监测右侧）,局麻下右侧桡动脉穿刺监测有创血压,中心静脉穿刺置管监测中心静脉压（12cmH$_2$O）。取右侧卧位 L$_{1-2}$ 间隙行硬膜外间隙穿刺,过程顺利,向头端置管 3cm。硬膜外穿刺置管后,给予 2% 利多卡因 3ml 试验量后 5 分钟,患者无明显不适,血压未见明显变化,继续给予 5ml 利多卡因后 2 分钟,患者出现血压急剧下降,降至 85/60mmHg,紧急静脉注射麻黄碱 3mg,血压上升不明显,又给予麻黄碱 6mg,血压有所上升,但仍较麻醉前低,约 100/80mmHg,间断给予去甲肾上腺素共 44μg,当血压回升至入室的血压时,血氧饱和度下降至 88%~90%,血压低至 110/90mmHg,SpO$_2$ 回升至 91%~96%。中心静脉压无明显变化。胎儿娩出后,血压和 SpO$_2$ 均有所下降,SpO$_2$ 降至 88%,采取头高位,腹部加压,面罩紧闭吸氧,查动脉血气,调整水电酸碱平衡。手术历时 80 分钟,总入量 300ml,总出量 600ml。

术毕吸氧安返急诊 ICU,BP 100/60mmHg,HR 120 次/分,R 24 次/分,SpO$_2$ 75%（左侧）。术后第二日患者持续低氧血症（SpO$_2$ 70%）,出现头晕恶心等症状,给予无创通气治疗,因患者对无创通气耐受性差,间断给予无

【超声所见】

AO(mm)	22	LA(mm)	27	PA(mm)	32
Vpa(cm/s)	90	RA(mm)	45	Vao(cm/s)	156
Emv(cm/s)	100	Amv(cm/s)	/	E/A	/
DT(ms)	120	IVS(mm)	10	LV(mm)	35
LVPW(mm)	10	EDV(ml)	51	ESV(ml)	15
EF(%)	70.59	SV(ml)	36	HR(b/min)	114
CO	4.10	RV(mm)	42横		

患者体位受限,透声窗差,心脏探查欠满意,结果仅供参考:右心扩大,肺动脉增宽,右室壁增厚约14mm,余腔室大小正常。房、室间隔连续未见异常。左肺动脉起始部与降主动脉间可探及宽约14mm异常交通。室间隔受压左移,室间隔及左室后壁厚度及运动幅度未见异常。未见节段性室壁运动异常。各瓣膜形态未见异常。主动脉弓及降部未见明显异常,大动脉关系未见异常。左室后壁之后、左室心尖部分别可探及宽约6mm、7mm液性暗区。下腔静脉内径约21mm,吸气末塌陷率小于50%。

左室舒张功能评估:二尖瓣瓣环室间隔侧舒张期运动速度:e'=6   E/e'=16.7
　　1.左室舒张功能减低 2.左室充盈压增高

右室功能评估:右室游离壁收缩期最高速度 s'=10 cm/s   右室收缩功能正常

CDFI:左肺动脉起始部与降主动脉间可见连续双向分流。收缩期二尖瓣可见少量返流,同期三尖瓣可见中量返流,最高返流速度约560cm/s,估测肺动脉收缩压约为140mmHg。

【超声提示】

先天性心脏病——
　　动脉导管未闭
肺动脉高压,三尖瓣中度关闭不全
二尖瓣轻度关闭不全
少量心包积液

图8-4　心脏超声报告

创通气治疗,氧合情况改善不理想,SpO$_2$维持在70%。术后6天,患者排便后出现SpO$_2$持续下降,SpO$_2$维持在40%~60%,术后8日,患者咳嗽后出现,胸闷气短烦躁,血流动力学和SpO$_2$急剧恶化,无创通气和血管活性药物无效,交代病情后,家属放弃,自动出院。

【问题】

1. 妊娠对合并先心病肺动脉高压患者有哪些影响?
2. 如何评估肺动脉高压的病情及预后?
3. 针对妊娠合并肺动脉高压的治疗措施有哪些?
4. 麻醉手术过程中注意什么问题?
5. 不同麻醉方式对患者的影响?

1. 妊娠对合并先心病肺动脉高压患者有哪些影响?

妊娠对先心病肺动脉高压患者最重要的影响是血容量的增加、外周循环阻力下降及高凝状态。妊娠伴随孕激素水平的升高以及扩血管活性物质的释放,全身血管阻力下降,血管床相对空虚,心排血量增加,氧耗量增加,这些生理变化一般出现在妊娠早期,在孕中期4~6个月时达到高峰,直至分娩前保持稳定状态。分娩期宫缩和胎盘血流终止,引起血流动力学短期内急剧变化。分娩后由于子宫收缩,即有约500ml外周血进入循环,使回心血量和血容量进一步增加。先心病肺动脉高压患者,代偿高血容量的能力仅为正常人的50%,肺血容量增加会进一步加重肺动脉高压。对于双向分流的患者,孕期外周血管阻力下降可以增加右向左的分流,加重原有的缺氧,进一步加重肺血管收缩,肺动脉压升高,甚至出现肺动脉高压危象,易发生急性右心衰竭。孕期机体处于高凝状态,分娩过程中大量组织因子的释放,进一步加剧高凝状态。

从时间上看,妊娠32~34周、分娩期、产后3天是孕产妇血容量和血流动力学变化最为剧烈的时期。这段时期如果孕产妇合并肺动脉高压,这些变化无疑将加重肺动脉高压所致右心功能不全,因此上述三个阶段是妊娠合并肺动脉高压最易发生心衰、严重心律失常和猝死的危险时段。

2. 如何评估肺动脉高压的病情及预后?

如何准确评估PAH病情,一直是临床医生关注的问题。评定常用的参数包括以下几点:

(1)心功能 NYHA(纽约心脏协会1979)分级心功能是预测母儿预后的重要指标。心功能 I~II级是妊娠的基本条件。心功能 III-IV级预后不良,但心功能的评价有一定主观性。该患者心功能属于IV级很高危,此外,既往有心力衰竭、脑血管意外史、心律失常史等也是影响母亲预后的高危因素。

（2）PAH 分级 轻度 PAH 患者预后较好，中度以上尤其是重度患者预后不良。

（3）6 分钟步行试验（six-minute walk test,6MWT）6MWT 步行距离的变化与肺动脉收缩压变化大致呈负相关，能够一定程度反映肺动脉压力的变化，可作为病情评估的有效手段，但在妊娠风险评估方面还有待进一步临床观察。

（4）脉搏血氧饱和度低于85%者，妊娠后胎儿活产率<12%，如果经过吸氧仍不能使血氧饱和度增加，意味着母亲的风险进一步增加。

（5）血清尿酸是嘌呤代谢的终产物氧代谢障碍的标志，其血清水平与心脏指数、6MWT 呈负相关，与 PAH 患者肺血管阻力呈正相关，并随病情加重而升高，高尿酸水平提示预后差。

（6）超声心动图对评估血液分流，右心室功能和肺动脉压力都有确定意义。超声心动图作为孕期 PAH 诊断主要手段，与右心导管检查有很好相关性，静息时肺动脉收缩压力≥80mmHg 提示预后不良。心室射血分数是评价心脏泵能力的一个重要指标。正常孕妇的射血分数为 55%~70%。射血分数小于 40% 的孕产妇是妊娠合并心脏病的高危人群。

该患者心功能分级属于 IV 级，重度肺动脉高压，脉搏血氧饱和度低于85%，所以无论从主观查体评估还是客观监测检查均属于很高危患者。

3. 针对妊娠合并肺动脉高压的治疗措施有哪些？

目前 PAH 治疗措施有限，主要目的在于去除诱发 PAH 增高的诱因、改善临床症状、提高运动耐量和改善肺循环血流动力学，而针对妊娠合并 PAH 尚无规范化治疗方案，笔者查阅资料，可从以下几方面入手，旨在改善患者预后。

（1）氧疗：由于低氧血症能够促使肺血管收缩，使血流动力学状态进一步恶化，建议氧疗将母体动脉血氧分压维持在 70mmHg 以上。

（2）利尿剂的应用：由于利尿所引起的子宫胎盘供血量减少和增加血栓的风险，一般情况下避免应用利尿剂，但是如果已经出现右心衰，权衡利弊后，可在密切监测下应用。

（3）抗凝问题：PAH 极易引发肺部微血栓形成，有学者推荐在妊娠期或至少从分娩前 3 个月至分娩后早期使用肝素以减少栓塞发生的危险。分娩前应密切监测出凝血指标，调控低分子肝素用量，以降低阴道出血、手术中出血、椎管内出血的风险。对于血小板减少的患者来说，抗凝剂使用前最好补充血小板。

（4）肺血管扩张剂的应用 近年来研究证明，扩血管药物如前列环素、内皮素受体阻滞剂及磷酸二酯酶抑制剂等，通过靶向治疗、联合治疗对肺动脉高压患者有效果，在围术期使用可提高手术患者生存率，但对妊娠妇女的应用，由于考虑到一些药物对胎儿的影响，临床应用应该有所顾虑，权衡利弊。

4. 麻醉手术过程中注意什么问题？

妊娠合并 PAH 孕妇，由于血容量、心功能、肺循环阻力和体循环阻力的一系列变化，在剖宫产术中和产后 72 小时是发生心衰、肺动脉高压危象的高危时期。该类孕妇剖宫产术中一些关键问题的处理正确与否可能会直接影响预后。

（1）术中监测：无创监测包括心电图、脉搏氧饱和度、呼气末二氧化碳分压，有创监测包括有创动脉血压、中心静脉压以及肺动脉导管。有创监测的实施应在充分镇痛下进行，且操作者应动作轻柔、操作熟练。术中还应注意监测患者尿量和动脉血气分析结果。

（2）术中管理原则：术中良好镇痛，降低肺循环阻力，维持体循环阻力正常，减少心内右向左分流，保证机体氧供，避免静脉回流增加及心功能抑制，维持呼吸循环功能稳定是维护此类患者剖宫产术中血流动力学稳定的主要环节。可持续泵注少量多巴胺、多巴酚丁胺等强心药来维护心功能。体循环压力降低时，可给予少量去氧肾上腺素或去甲肾上腺素，以维持体循环压力，减少心内右向左分流和缺氧加重。患者硬膜外麻醉后出现血压下降，可能与血管扩张和平卧后妊娠子宫压迫影响回流有关，此时血管活性药物适合使用兴奋 α 受体为主的去氧肾上腺素或去甲肾上腺素，此类药物起效迅速、作用时间短，适合微量泵持续输注，随时根据血流动力学进行调控。麻黄碱具有拟肾上腺素样作用，起效相对较慢，作用时间长，且其兴奋 β 受体的作用对于此患者也有不利影响。

（3）全身麻醉药物选择：麻醉药物应选择对心功能及胎儿影响小的药物。胎儿娩出前尽量避免使用阿片类药物。虽然一些研究认为氯胺酮可加重肺动脉高压，但也有研究提示氯胺酮不会增加患者的肺动脉压力。氯胺酮具有镇静、镇痛作用，用于产科麻醉具有催产、增强子宫肌张力和收缩力的作用，小剂量（0.5~1.0mg/kg）应用对新生儿无抑制。对于吸入药而言,尽量减少高浓度吸入时间,以免出现子宫平滑肌松弛,影响宫缩。

（4）胎儿取出后的处理:由于腹腔压力骤减,腹腔血管瞬间扩张,使回心血量减低,导致血压降低及心率代偿性增快;其后,由于子宫收缩后导致回心血量增加,使心脏前负荷短时间内加重。血容量增加会加剧心内右向左分流,加重缺氧,甚至诱发右心衰竭和肺高压危象,危及母儿生命安全。胎儿取出后即刻实施腹部沙袋加压和下肢止血带等方法防止回心血量剧烈变化,对预防心衰和右向左分流的加重非常重要。此患者胎儿取出后采取头高位,腹部加压等措施,血压未有明显下降。

（5）缩宫素的使用:术中使用缩宫素是导致术中循环波动的重要因素之一,它可降低外周血管阻力,同时对肺血管具有收缩作用使肺循环阻力增加,也会加重以上情况,故术中应严格控制缩宫素用量,此患者属于重度肺动脉高压,在术中未使用缩宫素,如必须给予时,避免直接静脉给予,可使用5~10U子宫体分次注射,密切注意血流动力学变化。

5. 不同麻醉方式对患者的影响?

对该类患者剖宫产的麻醉方法目前仍无统一定论,各类报道中连续硬膜外阻滞麻醉和全身麻醉都有成功的经验,但由于腰麻对血流动力学影响较大,不建议常规选用。麻醉方式的选择应考虑患者的心肺功能、凝血功能及胎儿情况。对于拟行单纯剖宫产合并重度肺动脉高压的孕妇,绝大多数可选择硬膜外麻醉完成手术。在适当的监测和血管药应用下,硬膜外麻醉对绝大多数PAH产妇是安全的。对于脊柱畸形、凝血功能异常、不能配合的患者则推荐选择全麻。

椎管内麻醉对心脏功能抑制小,对血流动力学干扰小,其外周血管扩张作用可减少心脏负荷,降低心肌耗氧。同时避免了机械通气对体、肺循环的干扰,降低了因气管内插管所带来的肺部感染风险,但是,硬膜外麻醉后引起血管扩张明显导致回心血量减少,使右心输出量不足;血压下降使右室灌注压降低,而外周血管阻力的降低则可能加重右向左分流。全身麻醉血流动力学相对稳定,但是全身麻醉存在误吸、插管困难、新生儿窒迫以及母亲术中知晓等潜在问题,尤其在喉镜置入、气管插管过程以及术中持续正压通气可能增加肺动脉压,另外还可增加肺部感染的风险。

【小结】

妊娠期间孕妇的血流动力学改变,加重PAH患者的右心负荷及低氧血症,可发生心力衰竭和肺动脉高压危象。对于妊娠合并PAH的多数患者需实行剖宫产终止妊娠,围产期本身引起血流动力学的变化再加上PAH的恶化是死亡的主要原因,妊娠合并PAH患者的围术期处理极其棘手,对麻醉提出了较高要求,因而加强监测,选择合适的麻醉方法和药物,使用血管活性药物避免血流动力学紊乱和右向左分流以及正确使用缩宫素对于产妇的预后都非常重要。

【专家简介】

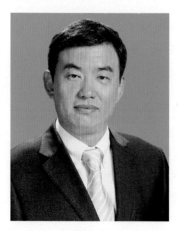

黄立宁,主任医师,副教授,硕士研究生导师,现任河北医科大学第二医院麻醉科副主任。主要研究方向:全麻药物的神经毒性。以项目负责人身份承担各级科研课题3项,以第一或通讯作者在国内外专业期刊发表论文13篇,主编主译专业书籍3部。现任中华医学会麻醉学分会第十二届青年委员会委员、中华医学会麻醉学分会第十二届神经外科麻醉学组委员、中国研究型医院学会第一届麻醉学专业委员会委员、河北省医学会麻醉学分会第九届委员会委员兼青年学组副组长,《中华麻醉学杂志》第十一届编辑委员会审稿专家等职。

黄立宁

【专家点评】

1. 妊娠合并肺动脉高压的孕产妇病情凶险,此类患者行剖宫产时麻醉的选择及管理均应充分考虑患者心功能状态及肺动脉高压的严重程度,尽量维持患者循环功能稳定。对于合并重度肺动脉高压行单纯剖宫产的孕妇,绝大多数可选择椎管内麻醉中的硬膜外麻醉完成手术。如需选择全麻时应该注意全麻药物对胎儿的影响和避免插管或置入喉罩引起血流动力学紊乱。术后 ICU 的进一步治疗可降低术后发生急性心衰的风险,保障患者安全度过围生期。

2. 详细的术前访视,完善的术中监测,术中注意充分镇痛,力求麻醉平稳、效果确切,酌情限制液体入量,降低肺循环阻力,维持体循环阻力正常,保证氧供,预防肺动脉高压危象,是维持此类患者剖宫产术中血流动力学稳定的主要环节。

【参考文献】

1. 刘陶.妊娠合并肺动脉高压的诊治.实用妇产科杂志, 2015, 6:403-405.
2. 卢家凯.妊娠合并重症心脏病患者剖宫产麻醉处理.实用妇产科杂志, 2015, 6:414-416.
3. Obican, S.G. & Cleary, K.L. Pulmonary arterial hypertension in pregnancy. *Seminars in* perinatology 38, 289-294, doi: 10.1053/j.semperi.2014.04.018(2014).
4. 王以新.妊娠合并先天性心脏病患者临床特点分析.中国医药, 2015, 10.
5. 于海娇.妊娠合并肺动脉高压患者行剖宫产麻醉管理 17 例分析.心肺血管病杂志, 2016, 1:49-51.

105 室间隔缺损合并肺动脉高压产妇行剖宫产手术的麻醉管理

【导读】

我国有 1% 的孕产妇患心脏病,在间接产科死亡原因中占首位,先心病在妊娠合并心脏病中占 60%~80%,肺动脉高压是妊娠死亡的高危因素,这类患者的死亡率居妊娠先心病的首位,达到 30%~50%。室间隔缺损合并肺动脉高压产妇的麻醉对麻醉医生提出了特有的挑战,麻醉医生需要对先心病及妊娠病理生理的改变有必要的了解,并在此基础上同产科医生和 ICU 医生开展多学科的紧密合作,共同做好患者的围术期管理。

【病例简介】

29 岁产妇,41kg,因"停经 38 周"入院。既往 6 年前行剖宫产 1 次。查体:BP 87/59mmHg,P 126 次/分,呼吸 12 次/分,辅助检查,心脏彩超示:先心病,室间隔缺损、左向右分流,肺动脉压 88mmHg,左心收缩功能正常范围。术前诊断:①38^{+2} 周妊娠,G4P1;②LOA;③瘢痕子宫;④先兆子宫破裂?⑤先天性心脏病:室间隔缺损;⑥肺动脉高压,心功能 Ⅱ~Ⅲ 级。拟施手术:子宫下段剖宫产术。现病史:定期产检,孕 6$^+$月就诊于浙江当地医院,诊断"室间隔缺损,肺动脉高压"(具体不详),未予特殊治疗。孕期偶感头昏、头痛,无明显活动后气促、胸闷等不适,无阵发性呼吸困难、无咳嗽、咳痰。2 天前无明显诱因出现不规则腹痛,无阴道流血、流液,急诊就诊于我院。既往史:6 年前于当地医院行剖宫产术(具体不详),人流 1 次,自然流产 1 次。查体:T 37℃,P 126 次/分,R 20 次/

分,BP 87/59mmHg,一般情况可,步入病房;专科见子宫轮廓清楚,张力不大,LOA,胎心 151 次/分,宫口未开。辅助检查:心脏彩超示:先天性心脏病,室间隔缺损(膜周型),室间隔膜周部回声中断约 10mm;收缩期心室水平左向右分流,最大分流速度约 320cm/s;肺动脉增宽;估计肺动脉收缩压 88mmHg;左心收缩功能正常范围。心电图:窦性心动过速;血生化:钠 135.49mmol/L、白蛋白 32.1g/L、甘油三酯 3.30mmol/L;血常规示:WBC:16.91×10^9/L。

入室后心电监护,P 90 次/分,R 19 次/分,BP 130/70mmHg,SpO$_2$ 99%,神清合作,平卧位。开放静脉通道,准备全身麻醉药、抢救药及物品等;局麻下行左侧桡动脉有创穿刺(查血气未见异常)。麻醉开始,给予依托咪酯 12ml、丙泊酚 5ml、罗库溴铵 40mg 进行麻醉诱导,切皮同时进行气管插管,此时 P 130 次/分,BP 140/87mmHg,SpO$_2$ 100%,插管顺利,4 分钟后剖出一男活婴,立即给予盐酸戊乙奎醚 0.4mg、咪达唑仑 2mg、芬太尼 0.2mg、持续泵注丙泊酚、瑞芬太尼。手术时间 1 小时,出血量约 300ml,尿量 180ml,共补晶体 200ml。麻醉期间循环、呼吸稳定,术后带管送入 ICU。入 ICU 后,行锁骨下静脉穿刺,出现室上性心动过速 HR 180~200 次/分,予维拉帕米、胺碘酮处理,1.5 小时后 HR 130~145 次/分,间断给予米力农、去甲肾上腺素、前列地尔静脉泵注等处理后好转。

术后第一天 08:40 拔除气管导管,14:50 转回产科病房,因胸部 CT 提示:双肺肺炎,双肺充血、肺动脉高压,左右心室增大。经抗感染治疗 2 周,肺部炎症消退,患者顺利出院。

【问题】

1. 妊娠后产妇的生理改变如何?
2. 室间隔缺损大小、类型、分度? 该患者室间隔缺损分几度?
3. 室间隔缺损合并肺动脉高压孕产妇其病理生理改变如何?
4. 什么是肺动脉高压? 如何分度? 何谓肺动脉高压危象? 其临床表现如何?
5. 室间隔缺损合并肺动脉高压产妇的麻醉前评估及准备的注意事项有哪些? 如何进行麻醉方式的选择?
6. 室间隔缺损合并肺动脉高压产妇的术中及术后的管理要点有哪些?

1. 妊娠后产妇的生理改变如何?

(1) 循环系统

1) 心脏改变:ECG 发生典型改变,从妊娠 8~10 周开始,心率逐渐加快,34~36 周时达高峰,以后逐渐下降,单胎妊娠心率可增加 10~15 次/分,心脏容量增加 10% 左右。高动力性循环使心音增强,肺动脉瓣区和心尖区出现 2~3 级收缩期吹风样舒张期杂音。

2) 血流动力学改变:心排血量增加,开始于妊娠第 5 周,并于妊娠早期末增加 35%~40%,妊娠中期至晚期增加达 50% 的水平。

3) 血压改变:体位、孕龄以及产次均可影响孕妇的血压测量值,坐位时血压高于卧位。侧卧位时,70% 的孕妇血压测量值可下降 10%,8% 的孕妇可下降 30%~50%。仰卧位时可出现仰卧位低血压综合征,担改变体位后好转。血压在妊娠早期下降。于妊娠 20 周时降至最低点(下降 35%),而在妊娠后期升高。

(2) 血液系统

1) 血容量变化:自妊娠第 6 周起,母体血容量开始增多,孕 32~34 周时达高峰,约增加 40%~45%,平均增加 1450ml,其中血浆增加约 1000ml,因血浆增加多于红细胞增加,血液相对稀释。妊娠 34 周后,血浆容量基本稳定或稍有减少。

2) 红细胞:Hct 降至 31%~34%,血小板减少 10%~20%,相对性贫血。

3) 白细胞:从妊娠 7 周起开始增加,30 周时达高峰。

4) 血浆蛋白:妊娠初期血浆白蛋白浓度从 4.5g/dl 下降至 3.9g/dl,到足月时下降为 3.3g/dl。

5) 凝血功能:妊娠期血小板的更新、聚集以及纤维蛋白溶解增强。大多数凝血因子浓度升高、凝血酶原时间和部分凝血活酶时间缩短、纤维蛋白肽 A 浓度增加、抗凝血酶 Ⅲ 浓度降低,均提示凝血系统的激活。血栓弹力图的改变也提示妊娠处于高凝状态。

2. 室间隔缺损大小类型、分度？该患者室间隔缺损分几度？

室间隔缺损(VSD)是指室间隔在胚胎时期发育不全，形成异常交通，在心室水平产生左向右分流。最常见的先心病，占 CHD 总数的 20%。

室间隔缺损分度如下：

轻度：缺损小于 0.5cm，左向右分流量小，肺动脉压正常；

中度：缺损 0.5~1.5cm，中等量左向右分流，右室及肺动脉压力有一定程度增高；

重度：缺损大于 1.5cm，左向右分流量大，肺循环阻力增加，右室及肺动脉压力明显增高；

极重度：巨大缺损伴肺动脉高压，肺动脉压等于或高于体循环压出现双向分流或右向左分流，从而引起发绀，出现艾森曼格综合征。

根据室间隔缺损的部位，可以分为以下几种类型：

(1) 膜周部室间隔缺损：缺损中心位于室间隔膜部，但很少单纯累及膜部室间隔，常扩展累及毗邻的肌部室间隔的某一部分，系室间隔后上方与动脉圆锥心内膜垫未融合所致。此型又可分为 3 个亚型，所有这类缺损都与三尖瓣隔瓣为邻，其上缘总是靠近主动脉瓣，而下缘都接近传导组织。

1) 单纯膜部型：单发而局限于膜部间隔的小缺损．缺损四周为纤维结缔组织，有时与三尖瓣腱索相互粘连，甚至形成膜片状结构或形成膜部间隔瘤，有助于自然闭合；

2) 嵴下型：室上嵴下方的膜周部缺损，常较大，其后上方常与主动脉瓣右叶相邻；

3) 隔瓣下型：缺损大部分位于三尖瓣隔瓣下方，三尖瓣隔瓣附着处构成缺损的上缘。

(2) 漏斗部室间隔缺损：缺损位于漏斗部室间隔、肺动脉和主动脉瓣下。

1) 干下型：也称为肺动脉瓣下型。缺损位于室上嵴上方肺动脉瓣下，肺动脉瓣环下缘即为缺损上缘，其间没有肌性组织。经缺损左向右分流血流直接射入肺动脉；

2) 嵴上型：缺损位于室上嵴之上肺动脉瓣下，其上缘与肺动脉瓣环之间有肌组织隔开。经缺损左向右分流血流直接射入右室流出道；

3) 嵴内型：位于室上嵴之内，周围一般有完整的肌肉组织，缺损位于肺动脉瓣以及三尖瓣之间，从左心室分流的血液往往直接进入右室流出道。

(3) 肌部缺损：缺损位置较低，四周有完整的肌肉组织边缘，单个或多个缺损，形态和大小不一。

(4) 对位不良型：由于心室流出道与大动脉的对位错开，二者没有对位在一条直线上。常见于法洛四联症、右室双出口、肺动脉闭锁、永存动脉干等畸形。

室间隔缺损可以单独存在，同时也可以有两处以上缺损口并存，还可与其他畸形并存。该患者属于中度室间隔缺损(膜周型)。

3. 室间隔缺损合并肺动脉高压孕产妇其病理生理改变如何？

室间隔缺损是一类以左向右分流为主的的先心病，其分流量多少取决于缺损大小。缺损大者，肺循环血流量明显增多，流入左心房、室后，在心室水平通过缺损口又流入右心室，进入肺循环，因而左、右心室负荷增加，左、右心室增大，肺循环血流量增多导致肺动脉压增加，右心室收缩期负荷也增加，最终进入阻塞性肺动脉高压期，可出现双向或右至左分流。

如果未经外科手术治疗，肺动脉系统长期充血，肺小动脉痉挛、增殖、重塑，使肺动脉压力逐渐增高，接近或超过体循环压力，继而发展为严重、甚至不可逆的肺动脉高压。妊娠晚期孕妇血容量增加30%~50%导致 HR 增快，心脏前负荷及每搏量增加；同时子宫增大、膈肌上升、心脏向左向上移位及大血管屈曲等因素也导致右心室后负荷急剧增加。

妊娠期的血流动力学改变可进一步增高肺动脉收缩压，患者肺动脉压力越高，其心功能状况以及妊娠结局越差。妊娠期孕妇的血容量增加，32~34 周达高峰，产后 2~6 周逐渐恢复正常。室间隔患者一旦妊娠，易合并肺动脉高压，孕妇心功能急剧下降，胎儿宫内缺氧，在分娩期情况较为危急。肺动脉高压是以肺小动脉的血管痉挛、内膜增生和血管重构为主要特征，患者临床病理表现为管腔狭窄的一种疾病。肺血管的组织变化再合并血栓形成使肺血管的阻力升高，引起右心室的代偿性肥厚，结局为患者的右心功不全，甚至全心衰，最终死亡。严重的肺动脉高压所引发的缺氧使得小儿呼吸窘迫综合征发生率、早产率、孕妇心衰发生率和医源性早产率均显著增加。

4. 什么是肺动脉高压？如何分度？何谓肺动脉高压危象？其临床表现如何？

（1）肺动脉高压，是指各种原因所引起的肺动脉压力持久性增高，超过正常最高值时即为肺动脉高压，是由多种病因引起肺血管床受累而肺循环阻力进行性增加，最终导致右心衰竭的一类病理性综合征。肺动脉压力升高只是表象，实质是肺血管阻力升高、心排血量下降。正常人肺动脉压力为 15~30/5~10mmHg，平均为 15mmHg。若肺动脉收缩压 >30mmHg，或平均压 >20mmHg，即为肺动脉高压。WHO 规定：静息状态下肺动脉收缩压 >25mmHg，运动过程中肺动脉压 >30mmHg，即为肺动脉高压。

（2）按肺动脉压力升高的程度分类：

1）轻度肺高压：肺动脉收缩压 30~40mmHg，Pp/Ps>0.45，肺血管阻力为 251~500dyn·s·cm^{-5}；

2）中度肺高压：肺动脉收缩压 40~70mmHg，Pp/Ps 为 0.45~0.75，肺血管阻力为 500~1000dyn·s·cm^{-5}；

3）重度肺高压：肺动脉收缩压 >70mmHg，Pp/Ps>0.75，肺血管阻力 >1000dyn·s·cm^{-5}。

注：80dyn·s·cm^{-5}=1Wood

（3）肺动脉高压危象（pulmonary hypertensive crisis，PHC）是指在肺动脉高压（pulmonary artery hypertension，PAH）的基础上因缺氧、肺栓塞、感染等多种因素诱发肺血管阻力和肺动脉压在短时间内急剧升高、接近或超过体循环压力和主动脉压而导致出现严重低心排血量、低氧血症、低血压和酸中毒的临床危象状态，是引起肺动脉高压患者死亡的重要原因之一。

各种类型的肺动脉高压患者都可发生 PHC。肺动脉高压危象可导致患者出现严重的低血压和低氧血症，临床上常有典型的左心功能衰竭表现，呈现左房压下降，体循环动脉压下降，中心静脉压上升，低氧血症、血氧饱和度下降、心输出量显著降低、心率加快和烦躁不安，高碳酸血症，代谢性酸中毒等，甚至发生晕厥。

5. 室间隔缺损合并肺动脉高压产妇的麻醉前评估及准备的注意事项有哪些？如何进行麻醉方式的选择？

（1）麻醉前评估及准备的注意事项：随着产妇妊娠月份的增加，循环血量和血流动力学的改变，心脏负担加重，增大的子宫使膈肌上抬导致心脏移位，在血管扭曲，机械性增加心脏负担，是增加先心病患者肺动脉高压和诱发心衰的主要因素，患者对手术和麻醉的耐受程度关键在于心功能的好坏，麻醉和手术对患者生理干扰的大小等，麻醉的关键在于维护循环的稳定。麻醉危险程度分析对准确判断病情非常重要。常用的 ASA 分级、NYHA 心功能分级或其他非妊娠状态下心脏病患者围术期风险评分系统，对指导临床的针对性有所欠缺。文献检索结果显示，可以参照的妊娠合并心脏病危险程度分级很少并缺少循证医学依据。根据临床经验，以下方面可供参考：

1）肺动脉压力：肺动脉高压是多数严重心脏病的合并症，肺动脉压力严重程度通常反映原发心脏异常的严重程度；

2）慢性缺氧体征：与病情相关，如杵状指、高血红蛋白表现等；

3）心力衰竭程度：术前较好的针对性治疗可明显改善术中和术后风险，有效的抗心衰处理，可提高围术期安全性。在胎儿情况允许时，切忌轻易放弃抗心力衰竭治疗的任何机会而冒然麻醉和手术；

4）合并其他重要脏器异常：合并脑梗死、肝肾功能不全和肺栓塞的剖宫产患者，围术期风险显著增加；

5）冠心病：我国妊娠合并冠心病患者较西方国家少，对于这类患者要放宽术前放射性介入检查和治疗的指征。麻醉医生应结合各类先心病的病理生理特点，谨慎进行麻醉管理。术前进行多科会诊，积极调整患者术前的循环状态，有利于围术期平稳。

麻醉设备和药物的准备，除了常规麻醉设备和药物外，还需要特殊术中血流动力学监测设备和心血管异常处理药物。如连续心排量监测设备、肺动脉导管（漂浮导管）、各种针对性的术中心血管异常处理药物（针对心力衰竭、肺动脉高压、心律失常等）。值得注意的是，比具备以上设备和药物更重要的是对获取数据的解读能力、术中心血管异常判断能力以及对心血管药物的使用经验。此类患者放置肺动脉导管的指征包括：①合并重度肺动脉高压；②心力衰竭；③术中或术后需要密切监测肺动脉压和心功能的其他情况。放置肺动脉导管要求熟练、轻柔，避免反复长时间操作诱发的心血管危象和宫缩状态变化。

（2）麻醉方式的选择：目前对于室间隔缺损合并肺动脉高压产妇剖宫产麻醉方式的选择无统一定论，椎管内麻醉和全身麻醉都有成功报道，大部分学者会建议椎管内麻醉。这是因为椎管内麻醉时，交感神经被阻滞区域的血管扩张而致外周血管阻力降低,静脉系统容量增加,回心血量减少,降低右心前负荷同时减少心肌耗氧,同时也避免了机械通气对体、肺循环的干扰,并降低了因气管内插管所带来的肺部感染风险,同时椎管内麻醉具有操作简单、镇痛效果好、对患者刺激小等优点,且对胎儿没有任何影响;其缺点是对于凝血功能异常、血氧饱和度低者不适用。蛛网膜下腔麻醉(腰麻)由于容易导致血流动力学波动,不建议常规首选。硬膜外阻滞麻醉对心脏功能没有抑制作用,采用小剂量多次注药缓慢达到麻醉平面的方法,对血流动力学干扰小。此类麻醉关键点:避免出现肺循环阻力增高及体循环阻力降低;麻醉前适度的前负荷;良好的阻滞平面调控。

全身麻醉具有麻醉效果确切、通过呼吸机支持可以更好地改善氧供,并有利于对机体血容量的调控,同时通过镇静、镇痛和肌松作用可以抑制交感神经兴奋性,减少急性肺水肿的发生率等优点,对于重度 PAH 患者还可通过气管内导管吸入一氧化氮扩张肺血管治疗;其缺点包括全身麻醉药物对心脏功能不同程度的抑制和影响新生儿评分,另外还可增加肺部感染的风险。全身麻醉经历气管插管、复苏和气管拔管 3 个阶段,每一阶段对肺动脉高压患者都是不良刺激。

根据国内的治疗经验,轻中度 PAH、心肺功能相对平稳,无椎管内麻醉禁忌证患者基本会选择椎管内麻醉,而对于以下几类患者,一般选择全身麻醉:①同期进行心脏手术;②心肺功能情况明显不稳定、术前已经存在或术中预计发生心力衰竭失代偿;③术前存在凝血功能异常;④脊柱结构异常;⑤术中出现 PAH 危象可能性大;⑥患者依从性差;⑦存在其他椎管内麻醉禁忌证。

对于合并重度 PH 及艾森曼格综合征患者,血流动力学极不稳定,病情进展快,麻醉方法选择应慎重。

6. 室间隔缺损合并肺动脉高压产妇的术中及术后的管理要点有哪些?

(1) 术中管理要点:对于剖宫产手术,围术期血流动力学变化最为剧烈的时间点是在取出胎儿后:第一阶段是由于取出胎儿时腹腔内压力骤减,血液进入压力骤降的腹腔脏器,腹腔血管瞬间扩张导致反射性 HR 增快、小血管阻力降低;同时出血也使回心血量减少,小血管阻力下降,HR 增快,导致右向左分流增加,SpO_2 降低;第二阶段,子宫收缩后大量血液进入循环系统,形成所谓的自体输血,增加了心脏的前负荷。这些变化均可加重患者循环系统的异常变化,处理不慎极易导致肺动脉高压危象、心功能衰竭,甚至死亡。因此对于无心脏手术史的先心病合并重度肺动脉高压的患者,选择合理的麻醉方法,以及保证血流动力学的稳定尤为重要。

术中应主要注意以下四点:①改善氧合;②避免 PVR 增高及 SVP 降低;③避免静脉回流突然增加及心功能受抑制;④合理使用血管活性药物。同时,足够镇痛也是很重要的。合适镇痛可减少交感系统过度兴奋,减轻分娩期间肺动脉压及肺血管阻力的上升。具体的措施有以下几点:患者入手术室时即持续面罩吸氧,除了常规的生命体征监护外,还要监测有创动脉压、中心静脉压、尿量、动脉血气分析等,有条件还应放置入肺动脉导管监测肺动脉压。在严密监测循环情况下,应用选择性肺动脉扩张药如持续泵注前列腺 E1 或吸入 NO 控制肺动脉压。防止循环系统剧烈波动,防止仰卧位综合征的发生,如腹部沙袋加压和下肢止血带等,持续泵注多巴胺、多巴酚丁胺、米力农等强心药,去氧肾上腺素或去甲肾上腺素维持循环稳定;液体管理可根据中心静脉压指导,必要时用利尿剂;催产素能强烈收缩肺动脉,加重肺动脉高压,故慎用。

硬膜外麻醉应注意:①严格控制液体入量(除非有严重出血);②在所有需要的监测完成建立后,再进行硬膜外置管;③试验量(2% 利多卡因 3ml)需要在平卧后确认患者各项监测指标平稳后再给药;④给药应遵循少量、分次、缓慢的原则;麻醉前适度的前负荷,良好的阻滞平面调控;⑤尽量不用缩宫素,如果必须使用,剂量不大于5U,禁止静脉快速滴入,重度肺动脉高压患者使用缩宫素可导致术中肺动脉高压危象。

全身麻醉应注意:①选择对胎儿影响小及对孕妇循环系统抑制轻的药物;②机械通气时采用小潮气量:6~8ml/kg,PEEP<4cmH$_2$O,避免允许性高碳酸血症,维持 $PaCO_2$ 在 28~30mmHg,吸纯氧;③严格控制液体入量(除非有严重出血);④在全身麻醉诱导前全面了解各项血流动力学和内环境监测指标;⑤严格避免在气管插管和拔管过程中的应激反应;⑥对于缩宫素的使用原则同于硬膜外麻醉。稳定血流动力学辅助措施根据麻醉深度,以及对产妇的影响来决定;⑦重症心脏病孕产妇全身麻醉恢复期是诱发肺动脉高压危象的高危时段,需要特别注意。

(2) 术后管理要点:术后 1 月内是产妇心血管并发症,尤其是肺动脉高压危象发生的危险期。多学科合作(产科、麻醉科、重症监护)的方式可完善此类患者的管理,改善母婴预后。充分镇痛,维持适当的心率及血压、酌情限制液体入量,避免术后急性心衰的发生、采取各种措施降低肺动脉压力,预防肺动脉高压危象,加强呼吸道管理及防治呼吸道感染,如应用前列腺素 E、罂粟碱、硝普钠、雾化吸入等,应用心血管活性药物如多巴胺、硝酸甘油、异丙肾上腺素以维持循环稳定,合理应用呼吸机,并根据血气指标调整呼吸机指标,过度通气引起低碳酸血症可降低肺动脉平均压及肺血管阻力,从而减轻右心室负荷。总之使产妇安全度过围生期,提高生存率。

先心病合并肺动脉高压产妇均应进入 ICU 继续监护治疗,3 天内尤其是产后 24 小时内仍是发生心衰的危险时期;对中重度 PH 患者,产后予前列腺素、西地那非治疗;合并有艾森曼格综合征的要延长观察时间,因为产后 7 天内死亡仍然存在;要用抗生素预防感染,直至产后 1 周左右无感染征象停药;做好术后镇痛,有利于血流动力学稳定;产后主要并发症是心衰、肺部感染。

【小结】

先心病合并肺动脉高压产妇需采用多学科合作(产科、麻醉科、重症监护)的方式可完善此类患者的管理,改善母婴预后。充分评估患者病情,重点评估心功能,完善术前准备,选择合理麻醉方式;加强术中监测,尤其是血流动力学变化;及时处理各种增加右向左分流的因素是降低此类患者围术期死亡率的关键环节;降低或维护肺动脉压,维持体循环阻力;避免回心血量骤增,维持左、右心功能;选择合适的全身麻醉药,制定对患者最有利的麻醉方案。

【专家简介】

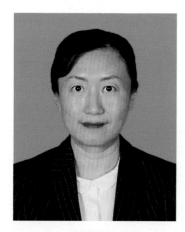

王海英,教授,主任医师。 遵义医学院附属医院麻醉科,硕士生导师,临床麻醉学教研室主任,麻醉科副主任。 现任中华医学会麻醉学分会第十二届委员会全国青年委员,中国心胸血管麻醉学会围术期基础与转化医学分会常委,是《中华麻醉学杂志》审稿专家、《国际麻醉学与复苏杂志》编辑委员。 2011 年赴德国心脏中心麻醉科访问学习 3 个月,获国家自然科学基金资助项目 2 项。 诊疗特长: 心血管外科、胸外科手术麻醉,危重病人麻醉管理,儿科麻醉。 主要科研方向为心肌保护和心血管麻醉临床研究。

王海英

【专家点评】

1. 该例患者为一室间隔缺损合并肺动脉高压产妇患者,患者对手术和麻醉的耐受程度关键在于心功能的好坏,麻醉和手术对患者生理干扰的大小等,麻醉的关键在于维护循环的稳定,麻醉危险程度分析对准确判断病情非常重要。对于这类患者,肺动脉压力严重程度通常反映原发心脏异常的严重程度;术前较好的针对性有效的抗心衰处理可明显改善术中和术后风险,可提高围术期安全性,在胎儿情况允许时,切忌轻易放弃抗心力衰竭治疗的任何机会而冒然麻醉和手术;麻醉医生应结合各类先心病的病理生理特点,谨慎进行麻醉管理。术前进行多科会诊,积极调整患者术前的循环状态,有利于围术期平稳。

2. 对于合并重度 PH 及艾森曼格综合征患者,血流动力学极不稳定,病情进展快,麻醉方法选择应慎重。

3. 对于这类患者,麻醉医生在麻醉诱导及术中管理应及时处理各种增加右向左分流的因素,是降低此类患者围术期死亡率的关键环节;降低或维护肺动脉压,维持体循环阻力,避免回心血量骤增,维持左、右心功能。

4. 此外,先心病合并肺动脉高压产妇均应进入 ICU 继续监护治疗,3 天内尤其是产后 24 小时内仍是发生心衰的危险时期。

【参考文献】

1. 范俊柏，郭政，杨建新等.妊娠合并法洛五联症行剖宫产 1 例.临床麻醉学杂志，2016，32（8）：831.
2. 于海娇，赵丽云.妊娠合并肺动脉高压患者行剖宫产麻醉管理 17 例分析.心肺血管病杂志，2016，35（1）：49-51.
3. 景赫，卢家凯，卿恩明.20 例妊娠合并艾森曼格综合征剖宫产麻醉管理经验.心肺血管病杂志，2012，31（2）：113-116.
4. 朱炜，马正良，顾小萍等.8 例先天性心脏病合并重度肺动脉高压孕妇剖宫产麻醉的回顾性分析.国际麻醉学与复苏杂志，2015，36（12）：1102-1105.
5. 张京岚，卢家凯，王慧等.妊娠合并艾森曼格综合征 ICU 处理 22 例报告.会议论文，2011.
6. 王腾科，李强，陈尧等.复杂先天性心脏病孕产妇围产期管理的探讨.心肺血管病杂志，2014，33（4）：517-520.
7. Juan Gu；Yunxia Cai；Bin Liu；Anesthetic management for cesarean section in a patient with uncorrected double-outlet right ventricle. SpringerPlus，2016，5（1）：415.
8. Maxwell，B.G.；El-Sayed，Y.Y.；Riley，E.T.；Carvalho，B.Peripartum outcomes and anaesthetic management of parturients With moderate to complex congenital heart disease or pulmonary hypertension.Survey of Anesthesiology，2015，59（2）5；79.

106 妊娠合并风湿性心脏病

【导读】

妊娠合并心脏病是产科的一种严重合并症，在孕产妇死亡中占第三位（1994 年资料），在非直接产科死亡中占第一位，其发病率占所有妊娠人群的 0.2%～3%。国外报道妊娠合并心脏病在高龄孕妇中的发病率为 1.5%，其中瓣膜性心脏病的发病率为 0.6%。有报道国内妊娠合并风湿性心脏病的发病率为 0.49%，风湿性心脏病二尖瓣狭窄伴心功能 I～II 级者孕产妇病死率为 0.4%，心功能 III～IV 级者孕产妇病死率高达 6.8%。

因此妊娠合并心脏病的麻醉风险很大，严重威胁产妇和胎儿的安全，如何进行围术期的麻醉管理、制定周密的麻醉方案，对妊娠合并风湿性心脏病的产妇意义重大。

【病例简介】

患者，女性，33 岁，G1P0，宫内妊娠 33 周，完全性前置胎盘，胎盘植入可能。自诉怀孕前有中度活动后呼吸困难，目前无法平躺，口服美托洛尔 25mg 后，呼吸困难有改善，但仍无法完全平卧。

既往史：无特殊。

体格检查：神清，血压 101/59mmHg，心率 107 次/分，呼吸 22 次/分，心脏听诊心尖部可闻及舒张期（2/6）及全收缩期（3/6）杂音，双肺听诊未闻及啰音，轻度足背水肿。

辅助检查：心电图显示窦性心动过速，左房扩大。心脏彩超提示中至重度二尖瓣瓣膜狭窄（约 $1.0cm^2$ 左右）及反流，中度肺动脉高压，肺动脉收缩压约 54mmHg，三尖瓣瓣膜中度反流，左、右心室收缩功能正常。血常规、凝血、生化无异常。

诊断：妊娠合并风湿性心脏病、肺动脉高压（中度）、NYHA III 级、G1P0 宫内妊娠 33 周，完全性前置胎盘，胎盘植入可能。

拟全麻下行剖宫产手术。术前口服 30ml 枸橼酸钠，静脉诱导：瑞芬太尼 1.5μg/kg，依托咪酯 0.2mg/kg，琥珀胆碱 1.5mg/kg，行气管内插管。麻醉维持采用泵注瑞芬太尼 0.05～0.1μg/（kg·min），2% 七氟烷+50% 氧化亚氮，维持 BIS 在 40～60 之间，$EtCO_2$ 在 35mmHg～45mmHg，间断静脉注射顺式阿曲库铵。行桡动脉穿刺测压，放置肺动脉导管。麻醉后 25 分钟胎儿娩出,1 分钟 Apgar 评分 4 分,5 分钟 Apgar 评分 9 分。胎儿娩出后静脉给予咪唑安定 3mg,调低吸入七氟烷浓度至 1%。手术期间血压控制在 90~140mmHg/55~80mmHg、心率在 90~110 次/分、脉搏血氧饱和度在 98%~100% 左右。肺动脉压收缩压 40mmHg 左右、混合静脉血氧饱和度 34%,中心静脉压 14mmHg 左右。手术顺利,术中出血约 600ml,平稳拔管,术后送妇产科监护病房。剖宫产后 4 小时,混合静脉血氧饱和度上升到 54%。送至 ICU 观察 1 天后转普通病房,第 5 天出院。

【问题】

1. 该产妇合并心脏病,产前如何处理?
2. 选择心血管外科介入治疗的时机?
3. 选择分娩的方式,阴道分娩或剖宫产?
4. 剖宫产的麻醉方式选择?
5. 麻醉的注意事项?
6. 麻醉的额外监测手段,利弊?

1. 该产妇合并心脏病,产前如何处理?

已知有中至重度二尖瓣膜狭窄,纽约心脏病协会 NYHA Ⅱ~Ⅳ级的患者,怀孕前即应考虑行瓣膜手术,或者行经皮二尖瓣膜气囊成形术(percutaneous balloon mitral valvuloplasty,PBMV)。对于已怀孕者,可使用 β 受体阻断剂控制心率以及限制活动。因为有胎儿生长迟滞的疑虑,怀孕早期应该避免使用阿替洛尔,晚期应谨慎使用。治疗期间应该监测血压、心率等,避免低血压造成子宫低血流灌注。利尿剂的使用亦应注意,不可让血容量降低。若有房颤,可给予控制心室率,并给予抗凝预防。

2. 选择心血管外科介入治疗的时机?

经过内科治疗后心衰还是持续性恶化或者反复发作者可考虑行 PBMV,Wilkins 超声计分 8 分以下者手术的预后较佳。而有严重二尖瓣反流(3+或 4+)或左心血栓者,为 PBMV 的禁忌证。手术应选择在怀孕的中后期以后,以免放射线对胎儿造成不良影响。只有当 PBMV 不合适时,才考虑开胸心脏矫正术,因为此类手术胎儿死亡率高。

3. 选择分娩的方式,阴道分娩或剖宫产?

大部分没有严重并发症的瓣膜疾病患者可以选择自然分娩,最好行分娩镇痛;对于有严重并发症的产妇应选择剖宫产。本例病人选择剖宫产是由于完全性前置胎盘,胎盘植入可能。

4. 剖宫产的麻醉方式选择?

对于剖宫产麻醉方式的选择,目前并没有循证医学的数据支持何者为最有利,需综合考虑。一般情况下单一剂量腰麻是不建议的,小剂量多次硬膜外给药可以考虑,对于重症病患来说选择全身麻醉是比较放心的做法。总的原则是要考虑麻醉对全身血流动力学的影响。

5. 麻醉的注意事项?

对于中至重度二尖瓣膜狭窄患者,麻醉的第一考量为避免心动过速,以免进一步减少左心充盈时间。其次,需要维持正常或偏高的前后负荷,以及心肌收缩力。肾上腺素禁用,苯肾上腺素、去甲肾上腺素可用,血管加压素相对不影响肺脉管系统也可以使用。

6. 麻醉的额外监测手段,利弊?

连续性监测血流动力学的改变是确保患者安全的必要手段。桡动脉穿刺连续监测动脉血压,肺动脉漂浮导管监测肺动脉压力,实时观察体肺循环的情况对患者安全是有利的。另外,选择全身麻醉,麻醉深度如 BIS 是必须的,而 TEE 可提供即时的心脏收缩与形态学改变的影像资料,能够及时了解患者的心脏功能情况,从而有利于提供更好的麻醉监测,保障患者安全。

【小结】

妊娠合并心脏病的产妇手术麻醉风险高,每个产妇心功能情况不同,胎儿的生长发育情况不同,术前应有多学科会诊(产科、麻醉科、心内科、心外科等)讨论,制定个体化的治疗方案,才能更好的保护产妇和新生儿的安全。

【专家简介】

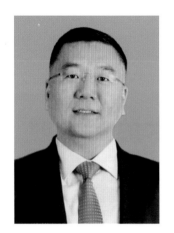

李师阳,主任医师,福建省泉州玛珂迩妇产医院执行总裁,主要研究方向:妇产科手术全身麻醉,特别是产科全身麻醉的管理和分娩镇痛。 以第一或通讯作者在国内外专业期刊发表论文数十篇。 现任中华医学会麻醉学分会常务委员、中国医师协会麻醉学分会常务委员、中华医学会麻醉学分会产科麻醉学组副组长、亚太小儿麻醉学会会员、美国小儿麻醉学会国际会员、《中华医学杂志》审稿专家、《中华麻醉学杂志》编委、《临床麻醉学杂志》编委、《麻醉学大查房》编委、《麻醉安全与质控杂志》常务编委、卫生部教材办公室《临床住院医师规范化培训系列教材-麻醉学》编委。

李师阳

【专家点评】

风湿性心脏病是妊娠合并心脏病中最常见的一种,但近年来随着风湿热得到积极和彻底的治疗,风湿性心脏病的发生率显著减少,妊娠合并风湿性心脏病者亦明显减少。据上海市 10 所医院的资料,1981 年~1995 年共住院分娩 379 065 例,其中合并心脏病 2680 例,先天性心脏病孕妇 1333 例(49.74%);风湿性心脏病孕妇 759 例(28.32%)。将 15 年的资料按顺序每 5 年为一期,分为三期,三个时期风湿性心脏病与先天性心脏病的比例分别为 1:1.27,1:2.37 及 1:2.81,说明风湿性心脏病孕妇占妊娠合并心脏病的比例已较 60 年代及 70 年代的资料有明显下降,且近 15 年来也逐渐下降,但仍居第二位,说明风湿性心脏病仍为妊娠合并心脏病最常见的种类之一。

本例患者,该选择区域麻醉还是全身麻醉呢?

1. 全麻的优缺点:控制呼吸,监测血气,避免通气不足引起肺动脉高压加重。但全麻有可能引起血压波动,需要辅助阿片类药物,术毕拔管前仍需要过通气这一关,由于考虑到呼吸抑制,可能只给小剂量阿片类药物,剂量不好掌握。

2. 区域麻醉的优缺点:患者清醒,可用作术后镇痛。但可能降低通气,使肺动脉高压恶化。

麻醉方法的选择还要看每个医院每个科室的配置,不同的医生也会有不同的选择。针对本例患者,本人趋向选择全麻。一般来说,反流性病变有较好的耐受性,是因为孕期血容量增加和全身血管阻力降低导致心输出量增加的结果。相比之下,狭窄性的瓣膜病耐受性很差,主要是由于无法增加与血容量增加相适应的心输出量。病情较重者,入院后要做好充分的术前准备,比如强心、利尿、限制液体等处理后待病情稳定再行麻醉手术。如果容量不足出现心率快、血压低,误当成心衰处理,往往使病情进一步恶化。而有些病人急诊入院伴有胸闷、气急、咳嗽、肺部啰音,经常提示心衰早期,如果不按心衰而按肺炎处理,那么后果也是可想而知的。艾森曼格综合征(Eisenmenger syndrome)的女性患者应该注意避孕,尽量避免怀孕,一旦怀孕应该早期终止妊娠。所以对病情的判断远比麻醉方法的选择来得重要。麻醉应该遵循个体化原则,做到循环平稳、镇痛完善、通气合理等。

【参考文献】

1. 李喜莲,张斌.高龄妇女孕期心脏病的管理.实用妇产科杂志,2017,33(1):12-14.

2. 王以新,丁书芳,刘海行,等.分析妊娠合并风湿性心脏病的临床治疗.首都医科大学学报,2010,31(3):409-411.

3. Fennira S1,Rejeb MA,Ellouze Y,et al.Heart diseases in pregnant women.Tunis Med,2008,86(6):584-590.

4. Lim ST.Rheumatic heart diseases in pregnancy.Ann Acad Med Singapore,2002,31(3):340-348.

5. 上海市 15 年妊娠合并心脏病的临床资料分析.中华妇产科杂志, 1997, 32 (6)：336-340.

6. W Wu, Q Chen, L Zhang, et al.Epidural anesthesia for cesarean section for pregnant women with rheumatic heart disease and mitral stenosis.Archives of Gynecology and Obstetrics, 2016, 294 (1)：103-108.

7. Grewal J, Silversides CK, Colman JM.Pregnancy in women with heart disease：risk assessment and management of heart failure.Heart Fail Clin, 2014, 10 (1)：117-129.

8. Krzysztof M, Kuczkowski, André van Zundert.Anesthesia for pregnant women with valvular heart disease：the state-of-the-art.Journal of Anesthesia.2007, 21 (2)：252-257.

107　妊娠合并心衰患者行剖宫产手术的围术期管理

【导读】

妊娠期特殊的生理变化可加重产妇的循环系统负担,一旦因心血管合并症或其他风险因素诱发产妇心衰,将危及母胎安全。妊娠合并心衰是导致产妇围产期死亡的重要原因之一,常需要紧急终止妊娠。妊娠合并心衰患者的麻醉对麻醉医生提出了特有的挑战,麻醉医生需要对妊娠期、分娩期及产后母体循环系统的生理性变化、妊娠期合并心衰的病理生理基础及其对母婴的影响有必要的了解,并在此基础上同产科医生和心脏内科医生开展多学科的紧密合作,共同做好患者的围术期管理。

【病例简介】

患者,女性,34 岁,身高 158cm,体重 89kg。以"停经 34^{+3}周,双胎,咳嗽、咳痰 3 天"之主诉入院待产。孕期未正常产检。

入院前 3 天出现咳嗽、咳痰、流涕,伴恶心、呕吐、纳差。患者否认既往其他系统病史。有一次剖宫产史,一次瘢痕子宫经阴道生产史。有吸毒史 3 年(冰毒),末次吸毒时间为入院前 1 天。入院时血压 160/110mmHg,心率 120 次/分,神志清,未及心脏杂音,两肺呼吸音粗,双下肢水肿+++,子宫下段无压痛。急诊行胸部 B 超提示双侧胸腔积液,左侧胸水深度 54mm,右侧胸水深度 74mm。尿蛋白+++。术前诊断:五胎二产,孕 34^{+3}周,双胎,头位;妊娠期高血压疾病,重度子痫前期;腹痛待查;瘢痕子宫。入院后患者腹痛稍缓解,咳嗽后气促,可自行缓解。血常规、生化、凝血功能、脑钠肽(BNP)、心肌酶谱等实验室检查示:白细胞计数(WBC) 12.98×10^9/L,BNP 5160ng/L,肌酸激酶同工酶(CK-MB) 6.74ng/mL,血清肌红蛋白 43.2ng/mL,心肌肌钙蛋白 I(cTnI) 0ng/mL,白蛋白 27.5g/L。给予心电监护、维持出入量平衡、降压(尼卡地平、拉贝洛尔)、解痉(硫酸镁)、利尿(呋塞米)、补充白蛋白治疗。入院 1 天后行子宫下段剖宫产术。

入手术室后给予吸氧、心电监护、有创动脉血压监测、中心静脉穿刺置管,测得心率 101 次/分,动脉血压 180/87mmHg。选择两点法腰硬联合麻醉,分别于 L3~4 间隙行蛛网膜下腔穿刺并给予 0.5% 罗哌卡因(耐乐品) 2.4mL,于 L1~2 间隙行硬膜外穿刺置管,麻醉平面达 T8。术中使用去氧肾上腺素维持血压,血压波动在 135~77/80~39mmHg。胎儿娩出前中心静脉压(CVP) 6cmH$_2$O,胎儿娩出后 CVP12~15cmH$_2$O。术中予缩宫素 20u 宫体注射、卡贝缩宫素 100μg 静脉注射,以加强子宫收缩。手术全程患者无不适主诉。手术共进行了 50 分钟,输注乳酸钠林格液 600mL,出血 300mL,尿量 100mL。术后安返病房。

术后 1 小时 40 分钟患者出现呼吸困难,强迫半坐位,气促咳嗽。心肺听诊两肺布满细湿啰音,心率 120 次/分,血压 170/90mmHg,氧饱和度从 95% 下降至 70%。诊断为急性左心衰,急性肺水肿。立即给予呋塞米 20mg

静推,硫酸镁 4mg 静推,酚妥拉明(立其丁)10mg 负荷量静推后 50mg 滴注维持。患者情况继续恶化,血压 140/85mmHg,心率 155 次/分,氧饱和度进一步下降至 60%,动脉血气分析示 pH 7.189,PaO_2 31.5mmHg,$PaCO_2$ 48.9mmHg,BE −10.3mmol/L。根据患者情况决定气管插管,给予咪达唑仑 2mg、丙泊酚 40mg、琥珀胆碱 60mg 诱导,面罩辅助通气,将患者放置平卧位准备插管时,患者突发室颤。立即启动心肺复苏程序,迅速气管插管给予机械通气,同时行胸外按压,3 分钟内给予电除颤。肾上腺素 3mg 分次静推,除颤 3 次后患者恢复心律,ECG 显示室上性心动过速,此时患者心率 172 次/分,血压 190/120mmHg,SpO_2 95%。复苏后即刻动脉血气分析示 pH 7.215,PaO_2 98.5mmHg,$PaCO_2$ 35.6mmHg,SaO_2 96%,BE −17.2mmol/L。继续给予硝普钠 50mg 缓慢静滴扩血管、呋塞米 40mg 静推利尿、碳酸氢钠 100ml 静滴纠正酸中毒、冰帽降温脑保护,人工低温状态下给予适当镇静,泵注丙泊酚 5mg/(kg·h)、顺式阿曲库铵 5mg/h,机械通气模式为同步间歇指令通气(SIMV),给予呼气末正压(PEEP)8cmH_2O,吸入氧浓度 60%。复苏后 4 小时患者生命体征渐趋平稳,代谢性酸中毒明显改善,转入 ICU 继续对症支持治疗。术后第 3 天拔除气管导管,第 15 天出院,出院时患者心衰症状缓解,各项实验室指标趋于平稳,无认知功能障碍。

【问题】

1. 妊娠期、分娩期及产后循环系统有哪些生理改变?
2. 合并哪些疾病的产妇易发生妊娠期心衰? 常见的诱发因素有哪些?
3. 合并心衰的产妇如何选择麻醉方式? 术前评估要点及麻醉要点有哪些? 术后处理要点有哪些?
4. 高危产妇围产期防治心衰的原则?

1. 妊娠期、分娩期及产后循环系统有哪些生理改变?

妊娠期孕妇总循环血容量逐步增多,在妊娠末期(孕 32~34 周后)达高峰。心输出量自孕 8~12 周逐渐增加,孕 32~34 周达高峰,至孕末期可增加 35%~40%。对有心脏疾病的产妇,循环系统的"过载"易诱发心力衰竭、肺充血、急性肺水肿等并发症。

在自然分娩期的第一产程中,子宫收缩可使回心血量明显增加,心排血量可增加 20% 左右。在第二产程中,孕妇屏气动作可使腹内压显著升高,增加回心血量,加重心脏负担。第三产程中,胎儿娩出后,腹内压力骤减,血液回流到内脏血管区域。剖宫产时,胎儿取出使腹腔压力骤减,大量血液聚集于腹腔,使回心血量骤减,血流动力学改变较大,常导致血压明显降低。

产后子宫收缩使血液从绒毛间隙进入体循环(自体血回输),腔静脉受压的情况改善,静脉回心血量增加,常使产妇心脏负荷加重。

2. 合并哪些疾病的产妇易发生妊娠期心衰? 常见的诱发因素有哪些?

研究显示妊娠期心衰的病人以风湿性心脏病最为多见,其次为先天性心脏病,妊娠期高血压疾病、围产期心肌病、贫血性心脏病、甲亢性心脏病等也会导致心衰。风湿性心脏病合并二尖瓣狭窄患者孕晚期由于横膈上抬心脏移位而挤压胸腔,同时循环血量增加而狭窄的二尖瓣阻碍了左心房射血,导致左心和肺动脉压力增加,最终易诱发急性左心衰。妊娠期高血压疾病患者全身小动脉痉挛导致外周阻力增加,左心室后负荷增加;冠状动脉痉挛导致心肌间质水肿、心肌缺血,严重者甚至心肌变性;同时又伴有低蛋白血症、贫血、血液稀释、血浆胶体渗透压降低,致使组织水钠潴留,极易发生左心衰。感染是促使心衰的一个重要因素,伴发热的感染可增加心输出量和耗氧量。妊娠期呼吸道黏膜充血,免疫功能受到抑制,肺部感染增多,导致肺循环阻力增加诱发心衰,呼吸道感染时亦可诱发心肌炎导致心衰。不良的生活习惯及嗜好如吸烟、吸毒也可诱发心衰,吸烟有造成上呼吸道感染的倾向,可卡因或苯丙胺本身有心血管作用,而静脉注射毒品可引起感染性心内膜炎。产后第三间隙液体回流,循环负荷再次增加,也是发生心衰的高危时期。产后出血、贫血、感染和血栓栓塞是促使有潜在心功能不全的产妇产后发生心衰的常见原因。

该患者入院前已有明显的呼吸道感染症状,同时又吸食了毒品,这两个因素都可能是心衰的诱因。入院时患者血压 160/110mmHg,双下肢水肿+++,同时有低蛋白血症,尿蛋白+++,妊娠期高血压疾病,重度子痫前期诊断明确。因此患者的心衰可能是在重度子痫前期基础上由感染诱发的。

3. 合并心衰的产妇如何选择麻醉方式？术前评估要点及麻醉要点有哪些？术后处理要点有哪些？

若自然分娩可选择硬膜外分娩镇痛，硬膜外缓慢给药可避免过大的血流动力学波动，该方式既可减少因疼痛引起的心脏应激，又可阻滞交感神经使心脏后负荷减轻。腰硬联合分娩镇痛也是一个不错的选择，在蛛网膜下腔可使用阿片类药物，血流动力学会更易维持稳定。若行剖宫产终止妊娠，可以选择连续硬膜外阻滞、腰硬联合阻滞、单次蛛网膜下腔阻滞或全身麻醉。相较于前两者，单次蛛网膜下腔阻滞血压变化更迅速，更容易导致低血压，心衰患者较难耐受。椎管内麻醉可以在侧卧位或坐位下进行。对于存在椎管内麻醉禁忌（如血小板降低）的产妇或在某些紧急状况下产妇无法接受椎管内麻醉时需要施行全身麻醉。全麻气管插管时需要注意预防反流误吸及插管刺激导致的血流动力学波动，应选择对胎儿影响较小的药物。

术前评估除常规的病史询问、体格检查与实验室检查外，还需仔细询问产妇的孕产史、内外科合并症、病理妊娠史，明确术前的禁食状态，进行气道评估尤其是注意有无呼吸道水肿、巨乳等。通过症状、体征、心肺听诊及心电图、心超等辅助检查仔细评估心脏功能。对于妊娠期高血压疾病患者实验室检查要关注血小板与凝血功能。术前做好充分准备包括困难气道处理工具、各类抢救药品。术中应密切观察生命体征、CVP变化；维持血流动力学稳定，避免血压剧烈波动，包括控制麻醉平面及平面上升的速度、合理使用血管活性药物等；提供良好的镇痛、镇静避免疼痛应激、焦虑紧张等引起的心脏做功增加而导致的心肌氧耗增加；给予良好的供氧避免缺氧；做好液体管理，结合产妇的心率、血压、CVP等监测数据，综合考虑产妇在手术不同阶段的容量变化特点如术前的相对脱水情况及胎儿娩出后腹压改变对回心血量的影响，控制补液速度及补液量，并仔细观察记录尿量和失血量。

术后由于第三间隙回流导致循环负荷增加等因素可能再次发生心衰，应持续密切监测生命体征、尿量等，严格控制出入量平衡，同时做好术后镇痛治疗，其他处理包括吸氧、积极抗感染治疗、纠正低蛋白血症等。

4. 高危产妇围产期防治心衰的原则？

高危产妇应纠正吸烟等不良嗜好，预防呼吸道感染，若有感染迹象应积极诊治。积极治疗原发病，如合并妊娠期高血压疾病的患者控制血压、严重贫血患者积极纠正贫血状态等。密切监测心功能，一旦发现心衰症状应积极治疗，治疗原则同普通成人心衰治疗的原则，包括强心、利尿、扩血管、镇静，维持水电解质及酸碱平衡，营养心肌、改善心肌代谢等，必要时及时终止妊娠。

【小结】

妊娠合并心衰是导致产妇围产期死亡的重要原因之一，麻醉医生需密切关注患者的围产期心肺功能，对于这类患者预防与治疗应并重，产后亦需要密切监护治疗。

【专家简介】

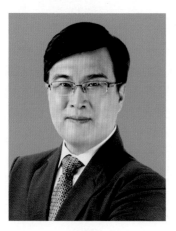

刘志强，男，主任医师，副教授，博士研究生导师，现任上海同济大学附属第一妇婴保健院麻醉科主任，主要研究方向为妇产科麻醉的基础与临床，近年来以项目负责人身份承担省部级科研课题5项，以第一或通讯作者在国内外专业期刊发表论文40余篇，其中SCI收录14篇，取得国家实用新型专利3项。现任中国医师协会麻醉学医师分会委员，中华医学会麻醉学分会产科麻醉学组委员，中国研究型医院学会麻醉学专业委员会委员，上海医学会麻醉学分会委员及麻醉学医师分会委员，上海市科学技术委员会专家库专家，《上海医学》、《国际麻醉与复苏杂志》编委等职。

刘志强

【专家点评】

1. 该病例颇为凶险,虽在剖宫产麻醉处理上较为得当,但是在抢救处理中似有不妥之处。产妇在术后 2 小时发生急性左心衰,肺水肿,严重低氧,本来已经端坐呼吸,但此时又将患者置于平卧位气管插管,合并使用丙泊酚等抑制心肌的麻醉药物,成为导致心搏骤停的"最后一根稻草"。如患者术后保留硬膜外导管,可以通过导管给予局麻药物,扩张外周血管,减少回心血量,对于减轻心肌前后负荷有明显作用。该病例也提示我们,对于高危孕产妇不仅要做好术前的准备,术中的处理,还应防范术后的不良事件,树立整体的围术期观念。

2. 该产妇有很多高危因素:①瘢痕子宫,双胎妊娠;②吸毒史;③病态肥胖;④重度子痫前期;⑤明显的上呼吸道感染表现;⑥术前可能既已合并心功能不全,BNP 高达 5160ng/L。发生产后心衰的原因,作者在病例中做了较为详尽的分析,亦言之有据。但是否还应考虑产妇合并有毒品戒断症状,这个病例也提醒我们要关注如何做好吸毒产妇的围产期处理。

3. 对于该产妇而言,妊娠已超过 34 周,而积极的治疗并未改善其重度子痫前期症状,因此终止妊娠是一项有效的措施。对于重度子痫前期合并心功能不全的患者,麻醉宜选择对血流动力学干扰较小的方式,同时要尽可能避免不良应激的发生。本例中麻醉医生选用的是两点法腰硬联合麻醉,但腰麻是否会导致循环的剧烈波动,单纯硬膜外阻滞是否更为妥当?当然没有标准答案,但是不论何种方法,加强围术期的监测,采用"滴定法(Titration)"麻醉,对此类高危孕产妇无疑是十分必要的。

【参考文献】

1. Chestnut 产科麻醉学理论与实践.第 4 版.北京:人民卫生出版社,2013.
2. Melchiorre K,Sharma R,Thilaganathan B.Cardiovascular implications in preeclampsia:an overview.Circulation.2014;130(8):703-714.
3. Dennis AT.Management of pre-eclampsia:issues for anaesthetists.Anaesthesia.2012;67(9):1009-20.
4. Ludlow J,Christmas T,Paech MJ,et al.Drug abuse and dependency during pregnancy:anaesthetic issues.Anaesth intensivecare,2007;35(6):881-893.
5. 王姗,罗方媛,何国琳,等.131 例双胎妊娠并发重度子痫前期的妊娠结局.中华围产医学杂志,2013,16(2):65-70.

108 艾森曼格综合征患者急诊行剖宫产术的围术期管理

【导读】

2001 年美国妇产科医师协会公布数据显示,妊娠合并艾森曼格综合征患者病死率为 25%~50%,建议艾森曼格综合征患者避免妊娠,一旦妊娠应尽早终止,如未终止妊娠,建议分娩时采用剖宫产术。由于艾森曼格综合征复杂的病理生理学改变及对患者造成的高风险性,合并艾森曼格综合征妊娠患者的麻醉是对麻醉医生的巨大挑战,不仅要求麻醉医生了解和掌握产妇妊娠期包括心血管循环系统的全身生理改变,还需熟悉艾森曼格综合征的病理生理改变,同时还应与产科医生、心血管科医生、新生儿科医生等开展多学科紧密协作,共同做好患者的围术期管理。

【病例简介】

患者,女性,21岁,身高165cm,体重70kg,因"停经33+3周,头晕、心慌、咳嗽5天,血压升高2天"入院。入院当天心慌、气短、颜面及全身发绀,不能平卧,门诊测血压160/100mmHg,心率142次/分,行胎心监护提示胎儿心率下降至60~80次/分,行床旁心动超声提示:动脉导管未闭,宽约13mm,肺动脉高压约140mmHg,右室增大。遂以"①先天性心脏病,动脉导管未闭,肺动脉高压(重度),艾森曼格综合征,心功能Ⅳ级,客观评定D;②妊娠期高血压疾病,子痫前期重度;③胎儿窘迫,胎儿生长受限;④脐带异常(绕颈1周);⑤2胎1产33+3周孕左枕前位待产"收入院,拟行急诊剖宫产术。患者既往体弱,自幼口唇及指趾发绀,不能从事轻度及以上体力活动,未予检查和治疗。否认高血压、心脏病病史,否认糖尿病、脑血管病、精神病病史,否认传染病病史,否认手术、外伤、输血史,否认过敏史。17个月前足月顺产一低体重活婴,无早产,无流产,现存子女1人。入院查体:体温36.4℃,心率107次/分,呼吸30次/分,袖带血压160/110mmHg,手指脉搏氧饱和度50%;营养差,颜面及全身发绀,双肺呼吸音粗,双肺底可闻及细小湿啰音,以左侧为著,心律齐,胸骨左缘第2肋间有响亮的连续性机器样杂音,伴震颤,杵状指(趾)。

患者术前床旁心脏超声:右心比值增大,右室壁厚约11mm,肺动脉内径明显增宽。左室整体收缩功能正常,射血分数约为58%。主、肺动脉间可及导管,内径约13mm。心包腔可及液性暗区,舒张期剑下右室膈面2mm。三尖瓣上可及少量反流,速度约417cm/s,压力阶差约70mmHg,三尖瓣反流法估测肺动脉收缩压约80mmHg。动脉水平可及右向左分流,分流速度156cm/s,压力阶差10mmHg,患者实时肱动脉收缩压约145mmHg,动脉水平分流法估测肺动脉收缩压约为155mmHg。提示:艾森曼格综合征超声改变先天性心脏病动脉导管未闭(动脉水平右向左分流)右室壁增厚、右心比值扩大肺动脉增宽、肺动脉高压(重度)心包积液(微少量)。术前心电图:窦速120次/分。胸片:未提供。双下肢静脉超声:未见明显血栓。

实验室检查:血常规:Hb 159g/L,Hct 51.4%,WBC 9.59×10^9/L,PLT 117×10^9/L。肝肾功:总蛋白53.2g/L,白蛋白25.5g/L,肌酐95.0umol/L,余正常。尿常规:尿蛋白3+。血气分析:PH 7.382,PaCO$_2$ 26.10mmHg,PaO$_2$ 50.9mmHg,标准碳酸氢盐15.2mmol/L,实际碳酸氢盐18mmol/L,二氧化碳总量12.70mmol/L,BE -7.6mmol/L;Hb 18.60g/dL,spO$_2$ 56.8%,HCT 31.87%;K$^+$ 4.16mmol/L,Na$^+$ 127mmol/L,Ca^{2+} 0.93mmol/L;Glu 5.1mmol/L,Lac 3.20mmol/L。B型前脑尿钠肽3590.00pg/mL。

术前请心血管内科、心血管外科、呼吸科及中心ICU等多科室会诊,会诊意见认为:患者目前合并艾森曼格综合征,全心衰竭,呼吸衰竭;建议及时终止妊娠,给予剖宫产手术;因手术风险极高,建议积极行无创呼吸机辅助呼吸,建议行体外膜肺氧合术(ECMO)进行有效的呼吸循环支持。与家属充分沟通后,同意于入院当日急诊行剖宫产术,但拒绝行ECMO术。

患者入手术室时情况:半卧位,全身发绀,神志清,精神差,无创呼吸机辅助呼吸(吸入氧浓度100%,呼气末正压8cmH$_2$O)。心电监护示:心率135次/分,无创袖带血压158/114mmHg,手指脉搏氧饱和度78%。立即给予肱动脉穿刺置管,监测有创动脉血压,颈内静脉穿刺置管开放中心静脉通路,以备术中快速输血输液。查血气分析:PaO$_2$ 36mmHg,PaCO$_2$ 48.8mmHg,BE -8mmol/L。立即给予5%碳酸氢钠200ml静滴。

麻醉方式:全身麻醉。

麻醉诱导:咪哒唑仑2mg,罗库溴铵30mg。待患者意识消失,肌松满意后,在可视喉镜直视下,经口插入7.0号加强型气管导管行机械通气。

麻醉维持:七氟烷0.1%~2%。

术中管理:给予多巴胺8μg/(kg·min)微量泵泵入维持心排量,加强心功能。胎儿娩出后,即刻用腹部沙袋加压,但肱动脉有创血压持续下降,间断给予去甲肾上腺素0.1mg/次,间断给予肾上腺素0.1mg/次,即时血气分析:BE -5.9mmol/L,PaO$_2$ 13.6mmHg,PaCO$_2$ 96.5mmHg。血压仍持续下降,肾上腺素0.2mg/次间断静推。胎儿娩出3分钟后心电监护示:心率84次/分,血压70/50mmHg,指脉氧饱和度40%。立即开始心外按压,间断静推肾上腺素1mg/次,阿托品1mg/次。最终抢救无效,宣布临床死亡。

【问题】

1. 妊娠期心血管循环系统的改变是什么?
2. 肺动脉高压的定义及分类是什么?
3. 艾森曼格综合征的定义是什么? 艾森曼格综合征的病理生理改变有哪些?
4. 艾森曼格综合征的治疗措施有哪些?
5. 艾森曼格综合征妊娠患者行剖宫产的麻醉方式该如何选择? 该患者为什么选择全身麻醉? 怎样进行艾森曼格综合征妊娠患者的麻醉管理?

1. 妊娠期心血管循环系统的改变是什么?

孕妇在妊娠期全身各系统发生不同程度的生理改变,心血管循环系统尤为明显,并导致血流动力学的改变。

孕妇的循环血容量一般从妊娠第 6 周起逐渐增加,孕 32~34 周达高峰,平均增加 40%~50%,产后 2~6 周左右恢复正常。其中以血浆的增加为多,故妊娠期血液稀释,血细胞比容降低,导致妊娠期生理性贫血。妊娠期由于每搏输出量增大,心脏做功增加,心肌可轻度肥大。

当产妇处于自然分娩时,能量及氧耗增加,进一步加重了心肌负担。第一产程中,随着子宫收缩,每次约有 300~500ml 血液被挤入体循环,导致回心血量增加,右心房压力也增高,心排量随之增加 20% 左右,平均动脉压增加约 10%,心脏负担进一步加重。第二产程时,在子宫收缩同时,腹肌及骨骼肌均参加做功,外周循环阻力加大,且产妇屏气用力时使肺循环压力增高,同时腹压增加使内脏血管区域血液涌向心脏。在产后即刻,心排量达到最高值,可超出分娩前的 80%~100%。在左向右分流的先天性心脏病患者,因右心室压力增高,可转为由右向左的分流而出现发绀。第三产程中,胎儿娩出后,腹内压力骤减,血液回流到内脏血管区域。产后子宫收缩,血液从子宫窦短时间内进入血液循环中,循环血容量进一步增加。临产过程时间虽然短暂,但心脏循环负荷加重,对心脏病孕妇影响尤其明显,约三分之二的危险发生在此期,各种并发症发生的概率明显增加,如心力衰竭,肺水肿等。

而剖宫产时,产妇心脏循环系统同样也会发生明显的变化。除了产妇本身的病理生理改变,麻醉也会导致产妇发生剧烈的血流动力学改变。另外,产妇平卧位可发生仰卧位低血压综合征,可将手术床左倾 15°,并将子宫推向左侧,可缓解此现象。因此无论行分娩镇痛或剖宫产时,麻醉医师应严密监测血流动力学的改变,积极处理,维持正常的循环功能。

2. 肺动脉高压的定义及分类是什么?

肺动脉高压(pulmonary hypertension,PH)是一种少见的预后不良的疾病,以肺动脉压力和阻力增高为特征。据 2015 年欧洲心脏病协会(ESC)肺动脉高压管理指南,肺动脉高压定义为静息状态下经右心导管评估的平均肺动脉压(PAPm)≥25mmHg。基于静息状态下的肺动脉压力即可诊断,运动试验不作为诊断依据,只用来评估功能性严重程度。

肺动脉高压根据发病原因可分为以下几类,见表 8-4:

表 8-4　肺动脉高压分类

原因	临床表现
肺血流增加	毛细血管前型大量左向右的心内分流:室间隔缺损、动脉导管未闭、主肺动脉间隔缺损等
肺静脉压力升高	左房水平任何阻碍血流通过的疾病,毛细血管后型:二尖瓣狭窄、左房黏液瘤、三房心、缺血性心脏病、主动脉瓣关闭不全、体循环高压等使左房舒张末压力升高,左室排空受限,肺淤血,引起反射性肺血管收缩及肺静脉高压逆传引起肺动脉高压
肺部疾病	肺血管损害、血管床面积减少
肺通气不足	肺泡低氧导致肺小动脉收缩
原因不明	原发性肺动脉高压、新生儿持续性肺动脉高压

2015 年欧洲心脏病协会(ESC)肺动脉高压管理指南中,根据临床右心衰竭的临床表现、症状进展程度、是否有晕厥发作、世界卫生组织(WHO)心功能功能分级(表 8-5)、6 分钟步行试验、心肺运动试验、血浆 N 末端 B 型利

钠肽原(NT-proBNP)水平、影像学检查结果及血流动力学特征,将肺动脉高压患者分为低危、中危和高危三个组别,预计这三组患者的 1 年死亡率分别为<5%、5%~10%和>10%(表8-6)。

表8-5　世界卫生组织 WHO 基于 NYHA 心功能分级修订的 PH 功能分级

分级	临 床 表 现
Ⅰ级	患者有 PH,但体力活动不受限,日常的体力活动不会引起不相称的呼吸困难,乏力、胸痛或近乎晕厥
Ⅱ级	患者有 PH,体力活动轻度受限,静息时无不适,日常体力活动引起不相称的呼吸困难、乏力、胸痛或近乎晕厥
Ⅲ级	患者有 PH,体力活动明显受限,静息时无不适,低于日常的体力活动引起过度呼吸困难、乏力、胸痛或近乎晕厥
Ⅳ级	患者有 PH,进行任何体力活动时即可出现症状,有右心衰竭的体征,静息时即可能出现呼吸困难和(或)乏力,体力活动时症状加重

表8-6　2015 年欧洲心脏病协会（ESC）肺动脉高压危险分层

预后决定因素	低危	中危	高危
右心衰临床表现	无	无	有
症状加重	无	缓慢加重	快速加重
晕厥	无	偶发	反复发作
WHO 心功能分级	Ⅰ、Ⅱ	Ⅲ	Ⅳ
6 分钟步行试验	>440 米	165~440 米	<165 米
心肺运动测试	最大氧耗量>15ml/(min×kg) VE/VCO$_2$ 斜率<36	最大氧耗量 11~15ml/(min×kg) VE/VCO$_2$ 斜率 36~44.9	最大氧耗量<11ml/(min×kg) VE/VCO$_2$ 斜率≥45
血浆 NT-proBNP	BNP<50ng/L NT-proBNP<300ng/ml	BNP 50~300ng/L NT-proBNP 300~1400ng/ml	BNP>300ng/L NT-proBNP>1400ng/ml
影像学检查(超声、CMR)	右心房面积<18cm^2 无心包积液	右心房面积 18~26cm^2 无或有少量心包积液	右心房面积>26cm^2 有心包积液
血流动力学	右心房压<8mmHg 心脏指数≥2.5L/(min×m^2) SvO$_2$>65%	右心房压 8~14mmHg 心脏指数 2.0~2.4L/(min×m^2) SvO$_2$60%~65%	右心房压>14mmHg 心脏指数<2.0L/(min×m^2) SvO$_2$<60%

CMR:心脏磁共振检查,VE:通气量,VCO$_2$:二氧化碳生成量,SvO$_2$:混合静脉氧饱和度,BNP:B 型利钠肽

肺动脉高压是许多先天性心脏病最常见的继发改变,是这类患者围术期死亡的重要原因。不恰当的左向右分流使肺血管血流流速和剪切力增加,损伤肺血管。肺血管发生重构,导致肺血管抵抗和肺血管疾病。约15%的先天性心脏病的患者会发展到肺血管疾病,甚至艾森曼格综合征,继发慢性缺氧。

3. 艾森曼格综合征的定义是什么？艾森曼格综合征的病理生理改变有哪些？

艾森曼格综合征(Eisenmenger's syndrome,ES)是指各种由左向右分流的先天性心脏病导致显著的肺血管阻力升高,使肺动脉压逐渐升高,达到或超过体循环压力,最终血液通过心内或心外异常通路产生双向或反向分流的一种病理生理综合征。临床表现为轻至中度发绀,劳累后加重,气急、乏力、头晕,呼吸困难,严重者可发生右心衰竭,甚至肺动脉高压危象而死亡。各种心内、心外畸形如房间隔缺损、室间隔缺损、动脉导管未闭、法氏四联症、主动脉-肺动脉间隔缺损等均有可能发展成艾森曼格综合征。当先天性心脏病患者发展为艾森曼格综合征时,往往预示已失去了最佳的手术矫正治疗机会。

先天性心脏病患者存在较大的左向右分流,肺血管床极易受到机械剪切力的损伤。如果未得到及时的治疗,肺动脉压力逐渐达到体循环压力水平时,肺血管会出现动脉中膜平滑肌肥厚,内膜纤维化及丛状血管样病等类似于肺动脉高压的病理改变。这是由于肺血流速度增快导致肺毛细血管床前血管扩张,而血管外膜和内膜细胞分化成平滑肌细胞所致。同时内皮受损也可引起一系列细胞水平的变化:正常情况下环鸟苷酸和环腺苷酸通过非内皮依赖性或内皮依赖性介质激活发生磷酸化,从而使肺动脉扩张,而当血管内皮破坏时,这一途径受损,肺血管舒张功能减弱,使肺血管阻力增加,肺动脉压升高,最终导致双向或反向分流。如果艾森曼格综合征原已存在的异常通路被修补,反而会加重病情,预后更差,这可能是由于肺动脉压力升高时,原先存在的缺损相当于"减压阀"的作用,可阻止肺动脉压进一步升高。

4. 艾森曼格综合征的治疗措施有哪些？

艾森曼格综合征的治疗措施包括吸氧、洋地黄类药物、利尿剂、血管扩张剂、抗凝治疗、肺移植+先天性缺损修补术或心肺联合移植等。血管扩张剂包括:钙离子通道拮抗剂、前列环素类、磷酸二酯酶Ⅲ抑制药、血管紧张素转

换酶抑制、腺苷类、吸入一氧化氮等。近年来,许多新的药物如前列环素及其衍生物、波生坦、西地那非等开始应用于临床,使得患者的运动耐量、生存率、生活质量等明显改善。虽然心肺联合移植、肺移植+先天性心脏缺损修补术治疗艾森曼格综合征已在临床成功实施30多年,但由于围术期死亡率极高、术后1月生存率极低等原因限制了其在临床的广泛应用。目前只对临床症状严重且药物治疗无效的患者才考虑移植治疗。

5. 艾森曼格综合征妊娠患者行剖宫产的麻醉方式该如何选择?该患者为什么选择全身麻醉?怎样进行艾森曼格综合征妊娠患者的麻醉管理?

艾森曼格综合征妊娠患者行剖宫产麻醉方式的选择目前尚无大样本对照试验研究可以借鉴,麻醉方法尚无统一定论。国内外已有腰硬联合麻醉、连续硬膜外麻醉及全身麻醉的成功的报道。理论上讲,硬膜外麻醉对血流动力学影响较小,由于外周血管扩张可降低回心血量,降低心肌氧耗,增加组织的氧合能力,可减轻肺动脉压力。大部分报道认为采用连续硬膜外阻滞麻醉具有显著优势。而全身麻醉具有麻醉效果确切、便于术中管理等优点。对于凝血功能异常、心功能情况不稳定、术中和术后可能出现肺动脉高压危象的患者应选择全身麻醉。

该患者入院时按PH功能分级,属于IV级,存在全心衰竭,据ESC肺动脉高压危险分层属于高危患者。患者半卧位,不能耐受硬膜外麻醉时的体位改变。且存在呼吸衰竭,氧合极差,在入手术室时采用无创呼吸机通气,仍不能改善。故为便于术中呼吸及氧合的管理,选择全身麻醉。

艾森曼格综合征妊娠患者的麻醉管理,需进一步完善术前检查和准备剖宫产术必备物品,此外应特别做好以下几点:

(1)完善的监测。术中监测应包括心电图、脉搏氧饱和度、有创动脉压、中心静脉压、尿量、动脉血气分析、心输出量等。肺动脉导管能及时了解肺动脉压、肺毛细血管楔压,指导治疗,但肺动脉导管并不能提高产妇的存活率,且增加了肺动脉栓塞、肺动脉破裂及感染性心内膜炎等发生的风险,因此应谨慎选择。

(2)控制肺动脉压。患者在入手术室后应立即面罩吸入100%纯氧,以改善氧合,减轻肺血管收缩。如果条件允许,可以给予选择性肺血管扩张药物,例如前列腺素E泵入,吸入一氧化氮气体,降低肺动脉压,减少右向左分流。

(3)防止循环系统剧烈波动:

①预防仰卧位综合征,体位可取左侧卧位15°及上半身抬高15°,并将子宫推向左侧。②防止回心血量骤增骤减,在胎儿娩出后可即刻用腹部沙袋加压和下肢用止血带等方法以预防心衰和右向左分流的加重。③增强心功能,可持续泵注少量多巴胺、多巴酚丁胺等强心药,维持心排量,加强患者心功能。④维持体循环压力,体循环压力降低时,可给予少量肾上腺素或去甲肾上腺素,以维持相对较高的体循环压力,减少右向左分流。

(4)防止容量过多,控制液体输入量。可根据中心静脉压及每搏量变异度了解容量负荷情况、右心衰竭程度并指导液体入量及速度,防止容量过多造成心衰,必要时可给予少量利尿药。

(5)若选用硬膜外麻醉时,给药应遵循少量、分次、缓慢的原则,控制麻醉平面在胸8以下,勿超过胸6平面。避免外周血管阻力降低,体循环压力降低从而增加右向左分流。

(6)全身麻醉时应选择对胎儿影响小及对孕妇循环系统抑制轻的药物。维持体循环和肺循环的平衡,插管前做好充分表面麻醉,尽可能抑制插管反应。

(7)缩宫素属于垂体后叶类激素,尤其在静脉注入时,可降低外周循环阻力,使肺血管强烈收缩,肺循环阻力增加,从而加重肺动脉高压,对于艾森曼格综合征患者需谨慎使用。

(8)做好紧急使用体外循环膜肺氧合及心肺复苏准备。

【小结】

妊娠合并艾森曼格综合征患者病情复杂,围产期血流动力学的剧烈变化增加了此类患者的风险,极易发生心力衰竭,甚至导致死亡,且此类患者终止妊娠时常行急诊剖宫产,时间匆忙、准备不够充分,因此对此类患者应全面详细评估病情,谨慎选择麻醉方式,且做好充分的物品及药品准备,并与产科医生、心内外科等多学科积极沟通,联合治疗。分娩时的治疗关键在于保持血流动力学的稳定,既要避免右向左分流的增加从而加重发绀,又要避免左向右分流增多从而增加右心负荷,加重右心功能不全。

【专家简介】

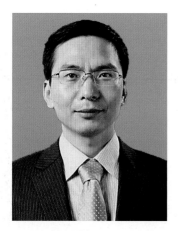

王强

王强，主任医师，教授。西安交通大学第一附属医院麻醉科主任、教授、博士研究生导师，担任中华医学会麻醉学分会青年委员会副主任委员、中国中西医结合学会麻醉学专业委员会常委、中国心胸血管麻醉学会胸科麻醉分会常委员委等。致力于脑保护内源性机制及转化医学研究，主持国家自然科学基金、国家科技支撑计划项目等 11 项，共发表 SCI 文章 77 篇，其中以第一作者或通讯作者发表 SCI 论文 50 篇，获国家科学技术奖励一等奖 1 项、陕西省科技进步一等奖 3 项等，国家专利 21 项。

【专家点评】

　　本例艾森曼格综合征患者是由动脉导管未闭的先天性心脏病发展而来，由于未行早期治疗，发展成右向左分流，已失去了手术矫正动脉导管未闭的机会。该患者 17 月前已经经历了一次自然分娩的考验，此次二次妊娠，进一步加重了心脏负担。患者入院时在妊娠 33 周余，血容量已达高峰，心脏负担重，全身发绀、不能平卧，已存在右心衰竭合并左心衰竭，严重右向左分流，极度缺氧。此时行剖宫产术，风险极高，关键在于保持血流动力学稳定，维持体循环及肺循环压力的平衡，避免分流量的急剧变化。

　　该患者行手术前，产科、心血管内外科等多学科已充分讨论并意识到手术的高风险，建议行体外循环膜肺氧合支持，改善呼吸及循环功能。遗憾的是术前及术中未实施，在术中尽管麻醉医生采取了多项措施，控制肺动脉压力，增强心功能，维持体循环压力，但体循环压力仍不可控制的降低，导致体循环肺循环的平衡破坏，右向左分流加重，缺氧加重，最终患者抢救无效。

　　艾森曼格综合征患者不宜妊娠，一旦妊娠也应尽早中止。在孕期应加强孕期监测和常规治疗，可据肺动脉压力及氧合情况，给予卧床、吸氧，抗凝治疗，给予血管扩张剂降低肺动脉压力，改善心功能，避免心功能衰竭。如果此类患者已处妊娠末期，首选剖宫产术，根据患者心功能情况、凝血功能情况选择麻醉方式，术中应采用多种措施维持血流动力学稳定，保持体循环及肺循环压力的平衡，避免右向左分流的增加。产后血流动力学改变很大，妊娠期体内积蓄的大量液体经体循环排除，心脏负担加重，此时可能发生急性肺水肿、心力衰竭，部分病例可能在此期死亡，因此产后的心功能也需积极维护。

【参考文献】

1. Siu SC，Colmn JM.Heart disease and pregnancy.Heart，2001，85：710-715.

2. 庄心良，曾因明，陈伯銮.现代麻醉学（第 3 版）.北京：人民卫生出版社，2003：1301-1304.

3. Ray P，Murphy GJ，Shutt LE.Recognition and management of maternal cardiac disease in pregnancy.Br J Anaesth，2004，93：428-439.

4. Simonneau G，Gatzoulis MA，Adatia I，et al.Updated clinical classification of pulmonary hypertension.J Am Coll Cardiol.2013；62（25 Suppl）：D34-41.

5. Galiè N，Humbert M，Vachiery JL，et al.2015 ESC/ERS Guidelines for the diagnosis and treatment of pulmonary hypertension：The Joint Task Force for the Diagnosis and Treatment of Pulmonary Hypertension of the European Society of Cardiology（ESC）and the European Respiratory Society（ERS）：Endorsed by：Association for European Paediatric and Congenital Cardiology（AEPC），International Society for Heart and Lung Transplantation（ISHLT）.Eur Heart J，2016，37（1）：67-119.

6. Truleck EP.Lung transplantation for primary pulmonary hypertension.Clin Chest Med，200I，22：583-593.

7. Idrees MM，Swiston J，Nizami I，et a1.Saudi guidelines on the diagnosis and treatment of pulmonary hypertension：Medical and surgical management for pulmonary arterial hypertension.Ann Thorac Med，2014，9：79-91.

109　围产期心肌病麻醉处理与策略

【导读】

围产期心肌病(peripartum cardiomyopathy,PPCM)是指既往无心脏病史的孕产妇在妊娠最后 1 个月到产后 5 个月内发生的一种心肌受累性疾病,其发病机制不清,炎症、病毒感染和自身免疫等均可导致围产期心肌病的发生。但该病虽然少见,却严重危害着孕产妇及新生儿的生命,患病产妇的病死率可高达 16%,有效控制心衰症状、适时终止妊娠、选择合适的分娩麻醉方式及促进患者的左室收缩功能的恢复是治疗的关键。

【病例简介】

患者,女性,38 岁,主因"孕 9 个月,喘憋不能平卧 3 天"入院。既往体健,15 年前行剖宫产 1 次。查体:神清,半坐位,呼吸急促,无发绀,双肺呼吸音粗,可闻及大量湿性啰音,心脏听诊律齐未及杂音,双下肢重度指凹性水肿。BP 98/62mmHg,P 180 次/分,R 30 次/分,SpO$_2$ 90%。心电图:室上性心动过速;血液化验:TnI 0.10ng/ml,BNP 914pg/ml;心脏彩超:双房扩大,三尖瓣中重度关闭不全,左室收缩功能减低,中量心包积液,EF(%)32.14(图8-5);入院诊断:①宫内孕 36^{+2} 周 ROA 第二胎无产兆;②瘢痕子宫;③妊娠合并心律失常室上性心动过速;④心力衰竭;入院后,产科、麻醉科、ICU、心内科紧急会诊,会诊意见:转入 ICU,在改善心功能,控制心率的同时完善术前检查,准备急症剖宫产终止妊娠。入室情况:BP 101/64mmHg,P 189 次/分,R 30 次/分,SpO$_2$ 90%,CVP 9cmH$_2$O;患者持续泵注多巴胺6μg·(kg·min)$^{-1}$,可达龙 0.6mg/min,患者半卧位,烦躁,双肺呼吸音粗,可闻及大量湿性啰音,心脏听诊律齐未及杂音,双下肢重度指凹性水肿,胎心不稳。麻醉处理:入室后紧闭面罩吸氧,增加患者血氧饱和度,改善氧合,局麻下行左桡动脉穿刺,准备在连续硬膜外麻醉下行剖宫产术,穿刺间隙选择 L2~3,向头侧置管3cm,试验量 2% 利多卡因 3ml,观察 5 分钟无全脊麻及平面异常广泛阻滞等情况,翻身后维持右髋部抬高30℃,防止仰卧位综合征。密切监测 MAP 和 CVP 变化,少量多次缓慢追加 2% 利多卡因 10ml,15 分钟后测平面 T8~S,期间 BP 90~110/50~60mmhg,P 160~180 次/分,手术开始及婴儿剖出后患者无明显不适。胎儿(2700g)娩出后情况极差,窒息状态,紧急给予清理呼吸道,心外按压,气管插管,1:10 000 肾上腺素 0.3ml 气管滴入,重复两次,Apgar 评分:1 分钟 0 分,5 分钟 6 分,初级复苏成功后,带气管插管转儿内重症监护室进一步治疗。术中血气示:PH 7.327,PO$_2$ 80.5mmHg,P CO$_2$26.3mmHg,BE −11.2,LAC 11.9mmol/l,给予 10mg 呋塞米减轻心脏前负荷,给予葡萄糖酸钙 1g 增加心肌收缩力,碳酸氢钠注射液 150ml 纠正代谢性酸中毒,腹部按压、放置沙袋减少回心血量。手术历时 50 分钟,补液 400ml。转归:术后 2 天后患者病情平稳,心率稳定于 60~70

AO(mm)	18	LA(mm)	45	PA(mm)	20
Vpa(cm/s)	263	RA(mm)	47	Vao(cm/s)	74
Emv(cm/s)	130	Amv(cm/s)	/	E/A	/
DT(ms)	63	IVS(mm)	8	LV(mm)	49
LVPW(mm)	9	EDV(ml)	112	ESV(ml)	76
EF(%)	32.14	SV(ml)	36.00	HR(b/min)	176
CO	6.34	RV(mm)	27		

图8-5 术前心脏彩超报告

次/分。术后8天复查心脏超声:二、三尖瓣轻度关闭不全,左室收缩功能轻度减低,EF(%) 53.76(图8-6),术后9天患者顺利出院。

AO(mm)	24	LA(mm)	29	PA(mm)	20
Vpa(cm/s)	77	RA(mm)	28*36	Vao(cm/s)	97
Emv(cm/s)	72	Amv(cm/s)	/	E/A	/
DT(ms)	/	IVS(mm)	8	LV(mm)	45
LVPW(mm)	8	EDV(ml)	93	ESV(ml)	43
EF(%)	53.76	SV(ml)	50.00	HR(b/min)	95
CO	4.75	RV(mm)	18		

图8-6　术后心脏彩超报告

【问题】

1. 围产期心肌病的临床特点和诊治原则有哪些?
2. 围产期心肌病麻醉方法及麻醉药物如何选择?
3. 合并室上速的围产期心肌病围术期处理注意事项有哪些?
4. PPCM产妇围术期如何安全地使用抗心律失常药和改善心功能药物?
5. 规范化复苏新生儿注意的几个问题?

1. 围产期心肌病的临床特点和诊治原则有哪些?

PPCM是指既往无心脏病史的孕产妇在妊娠最后1个月到产后5个月内发生的一种心肌受累性疾病,该病的发病原因与围产期感染、炎症、遗传、激素水平变化、血流动力学及代谢情况改变等多种因素有关。高龄、多次妊娠、多产、多胎、妊娠高血压或子痫前期、社会经济地位低下等均为PPCM发生的危险因素。

PPCM临床特征为起病隐匿,出现急性心功能不全的相关表现,超声心动图提示左心室射血分数下降、左心室舒张末期内径增加,临床上出现心功能不全症状或类似于扩张型心肌病样改变,该病的诊断须排除其他可导致心衰的疾病,患者左室也许不大,但射血分数须低于45%以下。目前临床上普遍采用的是国外Hibbard标准:①妊娠的最后1个月至产后5个月内发生的心力衰竭;②既往无心脏病史;③无其他导致心力衰竭的原因;④超声心动图诊断标准:左心室射血分数(LVEF)<45%和(或)左心室短轴缩短率(LVFS)<30%;左心室舒张末期内径(LVEDd)>2.7cm^{2}分别反映左心室收缩功能不全或左心室扩张,凡符合以上标准即可诊断为围产期心肌病。

由于PPCM患者可出现心力衰竭突然加重、猝死或胎儿宫内窘迫、胎死宫内等急性事件,因此亟需尽早诊断并积极开始治疗。由于PPCM患者处于妊娠期/哺乳期的特殊性,目前其治疗尚缺乏循证医学数据,主要是参考其他病因导致的急性心衰的对症处理,包括:限制液体及盐摄入、增强心肌收缩力、减低心肌前后负荷、纠正电解质紊乱、预防血栓栓塞及心律失常等并发症的发生。但药物的选择应注意其能否在妊娠及哺乳期使用。

2. 围产期心肌病分娩方式、麻醉方法及麻醉药物如何选择?

围产期心肌病患者采取何种分娩和麻醉方式存有争议。自然分娩时的疼痛、Valsalva动作将增加心脏负荷,而剖宫产增加出血、产后感染、肺部并发症等的发生率。因此分娩时机的选择应根据患者病情不同而异。一般认为除非母亲或胎儿病情加重,否则不需要提前终止妊娠,但是对于重度心衰伴有血流动力学不稳定的患者,任意孕周都应该紧急终止妊娠。建议由多科室医疗团队(包括产科、心内科、麻醉科、儿科、重症监护科)综合评价患者情况结合患者夫妇意愿决定分娩时机和方式。

PPCM剖宫产的麻醉处理报道较少,麻醉方法取决于产妇的心功能状态和凝血机制。全身麻醉多种药物可加重心肌抑制,且气管插管和拔管过程增加心脏负担。所以该患者在麻醉方式上选择椎管内麻醉,尽管也有PPCM产妇在腰硬联合麻醉下实施剖宫产的报道,但是对于心功能Ⅲ~Ⅳ级的患者,考虑到腰麻可导致血流动力学剧烈波动,因此,采用硬膜外麻醉。本例采用桡动脉穿刺置管和中心静脉置管监测血压和中心静脉压,指导补液和用药,维持血流动力学和内环境稳定,采用硬膜外分次小剂量注射局麻药,避免麻醉平面上升过快,收到良好麻醉效果。

　　如果合并 PPCM 的产妇存在椎管内麻醉的禁忌,全身麻醉药物的选择是实施全身麻醉的关键环节。一般情况下,为了防止新生儿呼吸窘迫,剖宫产全身麻醉快速序贯诱导时通常不使用阿片类药物,但这样往往会造成循环的剧烈波动,对于 PPCM 患者而言是非常危险的;实际上,对于 EF<30% 的患者,为了维持血流动力学的稳定,常需要足量的阿片受体激动剂,但是会造成新生儿呼吸抑制,需要使用盐酸纳洛酮等拮抗剂或者气管插管,抢救新生儿。如患者在接受盐酸胺碘酮治疗,那么在使用挥发性麻醉剂时要慎重,因为两种药物的协同作用可能会造成心动过缓,并且对阿托品反应欠佳。胎儿娩出后,为了防止回心血量增加所带来的容量负荷过重,通常需要腹部加压甚至使用血管扩张剂,以避免急性心力衰竭和肺水肿。有报道,全身麻醉采用依托咪酯和瑞芬太尼对产妇的循环影响较小,对新生儿的呼吸几乎没有影响。

　　3. 围产期心肌病合并室上速的围术期处理注意事项有哪些?

　　由于围产期心肌病合并室上速是罕见病例,尚缺乏循证医学的证据去指导临床制定治疗方案和原则,但是对于围产期心肌病患者合并室上性心动过速是一种非常危险的情形,需要紧急处理防止心脏情况进一步恶化。

　　对于合并类似室上性心动过速的恶性心律失常而言,首先针对发生的诱因、类型、血流动力学变化对母儿的影响、孕周综合决定尽早终止心律失常的方式,同时,防止其他并发症,病情缓解或稳定后再决定其长期治疗的策略。其次,在治疗心律失常的方法上可以选择保守疗法,如指压或按摩颈动脉窦、指压眼球等刺激迷走神经末梢的方法,保守治疗无效,对于围产期心肌病合并室上速应首选毛花苷 C(西地兰,已经有成功用于治疗妊娠期母体充血性心力衰竭和心律失常,且对胎儿是相对安全的,但孕产妇对洋地黄类药物较敏感,易发生中毒,使用洋地黄类药物应密切观察毒性反应。对于其他药物,在早期应用很小剂量的受体阻滞剂是有益的,即使射血分数低的患者,笔者认为在围术期特别是术中如果必须使用,推荐小剂量短效受体阻滞剂艾司洛尔。而胺碘酮加葡萄糖液,静脉注射,效果较毛花苷 C(西地兰)快,但需要注意胺碘酮可通过胎盘进入胎儿体内,新生儿血中原药及代谢物为母体血浓度的 25%,已知碘也可通过胎盘,故孕产妇使用时应权衡利弊。最后,在治疗过程中应该密切注意母体和胎儿情况,准备好急救药物和措施,实时监测心率、有创动脉压、CVP、胎心等,如果病情突然恶化,随时准备抢救。

　　4. PPCM 产妇围术期如何安全地使用改善心功能药物和抗心律失常药?

　　目前没有抗心律失常药物和强心药物在孕妇使用情况的大样本量临床研究,孕期使用必须权衡使用抗心律失常药物的治疗获益与潜在的毒副作用,结合患者心律失常的危害性和基础心脏病情况而定。

　　(1) 抗心力衰竭药物治疗:围产期心肌病与其他类型心力衰竭的治疗基本相同。围产期心肌病的急性期治疗应给予吸氧、利尿剂、正性肌力药和血管扩张剂等。给予药物治疗时必须充分考虑到这些药物在妊娠和哺乳期的安全性并严密监测可能发生的不良反应。①利尿剂:利尿剂可降低前负荷因而可用于治疗有肺淤血或外周水肿的围产期心肌病患者。妊娠和哺乳期给予氢氯噻嗪和呋塞米均较为安全。但需注意利尿剂所致的脱水可导致子宫低灌注和代谢性酸中毒,所以应监测碳酸氢盐,必要时给予乙酰唑胺。虽然储钾利尿剂螺内酯已成功地用于治疗心力衰竭,但尚缺乏在围产期时应用的资料,故应慎重用于治疗围产期心肌病。②血管扩张剂:由于妊娠时给予肼屈嗪治疗具有较好的安全性,故其是产前主要使用的血管扩张剂。病情严重的患者可静脉滴注硝酸甘油,剂量从 10~20μg/min 逐渐滴定至 200μg/min。由于硝普钠具有潜在的氰化物毒性作用故不推荐用于治疗围产期心肌病。③正性肌力药:正性肌力药物例如多巴胺、多巴酚丁胺和米力农仅应用于心输出量严重减低的围产期心肌病患者,一旦血流动力学稳定应尽早停用此类药物。④地高辛:地高辛是妊娠时可安全使用的正性肌力药物。由于缺乏更多可选择使用的正性肌力药物故围产期心肌病患者较易被给予地高辛治疗。⑤β受体阻滞剂:β受体阻滞剂已常规用于治疗心力衰竭。

　　(2) 抗心律失常药物治疗:心房颤动是围产期心肌病患者最常见的心律失常。围产期时奎尼丁和普鲁卡因酰胺属于相对安全的药物,曾经作为一线抗心律失常药物,目前则β受体阻滞剂和地高辛作为一线治疗药物。

　　5. 规范化复苏新生儿注意的几个问题?

　　(1) 保暖:手术间温度设置为 25~27℃。提前预热辐射保暖台,足月儿辐射保暖台温度设置为 32~34℃;早产儿根据其中心温度设置。用预热无菌巾包裹新生儿放在辐射保暖台上,注意头部擦干和保暖。

　　(2) 吸引:必要时(分泌物量多或有气道梗阻)先口咽后鼻清理分泌物。过度用力吸引可导致喉痉挛,并刺激迷走神经,引起心动过缓和自主呼吸延迟出现。应限制吸管的深度和吸引时间(≤10 秒,吸引器负压不超过

100mmHg（1mmHg=0. 133kPa）。

（3）气囊面罩正压通气：通气压力需要 20~25cmH$_2$O（1cmH$_2$O=0.098kPa），少数病情严重的初生儿可用 2~3 次 30~40cmH$_2$O 压力通气。国内使用的新生儿复苏囊为自动充气式气囊（250ml），使用前要检查减压阀。有条件最好配备压力表。呼吸频率控制在 40~60 次/分。足月儿开始用空气进行复苏，早产儿开始给 21%~40% 浓度的氧，用空氧混合仪根据血氧饱和度调整给氧浓度，使氧饱和度达到目标值。胸外按压时给氧浓度要提高到 100%。

（4）胸外按压：有效正压通气 30 秒后心率<60 次/分，在正压通气同时须进行胸外按压。胸外按压的位置为胸骨下 1/3（两乳头连线中点下方），避开剑突。按压深度约为胸廓前后径的 1/3，产生可触及脉搏的效果。按压和放松的比例为按压时间稍短于放松时间，放松时拇指或其他手指应不离开胸壁。因此胸外按压和正压通气的比例应为 3：1，即 90 次/分按压和 30 次/分呼吸，达到每分钟约 120 个动作。每个动作约 1/2 秒，2 秒内 3 次胸外按压加 1 次正压通气。45~60 秒重新评估心率，如心率仍<60 次/分，除继续胸外按压外，考虑使用肾上腺素。

（5）肾上腺素：45~60 秒的正压通气和胸外按压后，心率持续<60 次/分时应用。新生儿复苏应使用 1：10 000 的肾上腺素。静脉用量 0.1~0.3ml/kg；气管内用量 0.5~1ml/kg。必要时 3~5 分钟重复 1 次。首选脐静脉给药。如脐静脉插管操作尚未完成或没有条件做脐静脉插管时，可气管内快速注入，若需重复给药，则应选择静脉途径。

【小结】

对于围产期心肌病心功能Ⅳ级心衰患者，麻醉和手术的耐受性极差，死亡率极高，但是这类患者往往不终止妊娠，心衰不能纠正。对于心衰不能纠正，剖宫产又是唯一治疗手段的情况下，选择适宜的麻醉方式和围术期管理至关重要。在患者能够配合且没有椎管内麻醉禁忌证时，首先考虑硬膜外麻醉，同时加强监测，及时发现问题，妥善处理，确保患者围术期安全。

【专家简介】

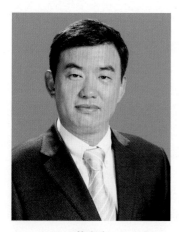

黄立宁，主任医师，副教授，硕士研究生导师，现任河北医科大学第二医院麻醉科副主任。 主要研究方向：全麻药物的神经毒性。 以项目负责人身份承担各级科研课题 3 项，以第一或通讯作者在国内外专业期刊发表论文 13 篇，主编主译专业书籍 3 部。 现任中华医学会麻醉学分会第十二届青年委员会委员、中华医学会麻醉学分会第十二届神经外科麻醉学组委员、中国研究型医院学会第一届麻醉学专业委员会委员、河北省医学会麻醉学分会第九届委员会委员兼青年学组副组长，《中华麻醉学杂志》第十一届编辑委员会审稿专家等职。

黄立宁

【专家点评】

1. PPCM 患者对心脏前后负荷的变化非常敏感，胎儿娩出后，子宫内血液进入循环，腹压骤降回心血量增加，而后负荷骤减，加重了心肌的负担，腹部按压、放置沙袋，可以有效防止类似情况发生。不能因为胎儿的顺利分娩而放松警惕，此时更应关注患者的 CVP 和动脉压。注意酸碱平衡和电解质紊乱，输液量及速度的控制。特别是对产后输液量，尤其不能忽视产后 1~2 天回心血量增加的高峰期，以免加重或诱发心衰，死亡病例多发生的产褥期。

2. PPCM 患者病情凶险，为保证母儿安全需要麻醉科、产科、心内科、儿科等多科室医护人员的协作。在麻醉方法的选择上硬膜外麻醉可以安全地应用于 PPCM 患者,但在给药过程中要注意小剂量、分次、缓慢的原则,根据有创动脉压和中心静脉压的变化来调整用药,必要时需进行肺动脉楔压或经食管超声监测,防止心脏前、后负荷的剧烈变化以及避免药物引起心血管系统的进一步抑制。

【参考文献】

1. Elkayam, U.Clinical characteristics of peripartum cardiomyopathy in the United States：diagnosis, prognosis, and management.Journal of the American College of Cardiology 58, 659-670, doi：10.1016/j.jacc.2011.03.047（2011）.

2. 曾鸿.围产期心肌病合并急性心力衰竭剖宫产麻醉处理 1 例.北京大学学报（医学版）, 2012, 5.

3. 赵梦华.围产期心肌病.中国循证心血管医学杂志, 2014, 4.

4. Bilehjani, E., Kianfar, A.A., Toofan, M.& Fakhari, S.Anesthesia with etomidate and remifentanil for cesarean section in a patient with severe peripartum cardiomyopathy—a case report.Middle East journal of anaesthesiology19, 1141-1149（2008）.

5. 中华医学会妇产科学分会产科学组.妊娠合并心脏病的诊治专家共识（2016）.中华妇产科杂志, 2016, 6.

6. 计鸣良.围产期心肌病诊治分析.生殖医学杂志, 2016, 3.

7. 中国新生儿复苏项目专家组.中国新生儿复苏指南（2016 年北京修订）.中华围产医学杂志, 2016, 7.

110　妊娠合并主动脉夹层的麻醉管理

【导读】

妊娠期间主动脉夹层的发生与子痫前期、主动脉缩窄引起的严重高血压、结缔组织病如马凡综合征和 Ehlers-Danlos 综合征等有关,其他风险因素包括原发性高血压和先天性主动脉二叶瓣。40 岁以下的女性主动脉破裂约 50% 与妊娠相关。妊娠期心血管系统的变化,如血容量、心输出量、每搏量和心率的增加,可显著增加主动脉壁的应力。在一项回顾性研究中,51 例妊娠期及围生期发生主动脉瘤夹层的案例,其中 6% 发生在妊娠早期,10% 发生在妊娠中期,50% 发生在妊娠晚期,14% 发生在产时,另 20% 发生在产褥期。妊娠合并主动脉夹层,母体死亡率可高达 25%。

【病例简介】

患者,女性,34 岁,因停经 9$^+$月,发现"升主动脉夹层动脉瘤"1 天入院。患者既往无高血压病史,有弱视,否认其他病史。入院诊断：①主动脉夹层（A 型）；②马方综合征?；③孕 38^{+5}周单活胎。入院后 CTA 示升主动脉和弓部动脉瘤,最大内径 7cm。入院 7 小时后急诊入手术室,麻醉诱导采用咪唑安定 3mg,舒芬太尼 40ug,依托咪脂 20mg,顺阿曲库铵 20mg,可视喉镜插入气管导管,插管前后血压控制在 110~120/55~70mmHg,心率 70~80 次/分,插管后 10 分钟胎儿娩出,Apgar 评分 10 分。剖宫产后行 Bentall 术和半弓置换术。术中七氟烷、丙泊酚、舒芬太尼和顺式阿曲库铵维持麻醉。脱离体外循环后,血管活性药维持下血流动力学平稳,关胸时查血栓弹力图（thromboela-stogram,TEG）检查正常。手术时间共 8 小时,输入红细胞 4u,血浆 800ml,血小板、冷沉淀各一个治疗量。术中出血量 1500mL,尿量 1000mL,回收自体血洗涤回输 750ml。术后回心外 ICU。手术次日脱机拔管,血气分析正常,术后有中度贫血、肺部感染及低蛋白血症。心肌酶及肌钙蛋白偏高、凝血功能轻度异常,无神经系统并发症。予以循环支持、抗感染、护胃、止痛、止血等对症处理,拔除宫内纱条后患者情况稳定,术后复查胸片示心影较前缩小,双侧胸腔积液较前减少。心脏彩超示主动脉位人工瓣功能正常,未见瓣周漏,人工血管血流通畅。于术后 16 天出院。出院时无特殊不适,一般情况可,心、肺、肝、肾、神经系统功能正常,阴道少量流血。

【问题】

1. 该患者的术前风险评估?
2. 剖宫产期间如何保护母婴安全?
3. 该患者术中器官保护策略?
4. 产妇主动脉夹层手术的麻醉管理要点?

1. 该患者的术前风险评估?

对胸主动脉动脉瘤/夹层的评估:通过影像学检查如 CTA 或 MRI 明确主动脉瘤病变部位及分型,瘤体大小,是否存在主动脉夹层,是否影响弓部主要分支血管。通过超声心动图检查评估患者心功能、心脏各房室大小,主动脉瓣窦扩张程度,瓣膜情况等;夹层撕裂是否存在心脏压塞、主动脉瓣关闭不全和内膜撕裂影响冠状动脉开口等。

明确患者孕期和胎儿情况,评估妊娠期心血管变化对主动脉动脉瘤/夹层的影响,确定手术方案。Stanford A 型夹层或 Debakey Ⅰ型和Ⅱ型夹层,均需积极进行术前准备,尽快手术,降低死亡率。发生于孕期 28 周之前时,推荐仅行主动脉夹层修复手术;夹层发生于孕 32 周之后时,推荐经剖宫产剖出胎儿后行夹层修复术;孕 28~32 周之间根据胎儿情况决定手术方式。

气道和呼吸功能评估:气道受妊娠生理改变影响,同时主动脉病变可推移气管,增加气管插管难度。巨大动脉瘤或包裹性的动脉破裂压迫纵隔内气道、大血管和胸腔。肺动脉受压和大量胸腔积液可致呼吸功能减退和低氧血症。

其他需评估的情况如肝肾功能、凝血功能。了解是否有主动脉手术史。明确术前用药情况,是否预防性服用 β 受体阻滞剂、是否有服用抗凝或抗血小板药物。

2. 剖宫产期间如何保护母婴安全?

术中进行严密的血流动力学监测,放置动脉导管监测上下肢有创动脉压,放置中心静脉导管监测中心静脉压并为容量治疗提供有效的静脉通路。术中采用经食管超声心动图(TEE)监测,防范突然出现的急性心包填塞、冠脉开口撕裂和重度主动脉瓣反流所致泵功能障碍,以及主要分支血管撕裂所致脑卒中。做好紧急建立体外循环的准备,剖宫产术野准备就绪后开始麻醉,给予足量麻醉性镇痛药、静脉麻醉药和肌松剂,保证足够的麻醉深度,减轻插管期间、剖宫产手术过程中的心血管反应,避免血压升高及主动脉壁应力增加,尽可能地减少动脉瘤/夹层破裂和进展的风险。麻醉后迅速进行剖宫产术剖出胎儿,必要时给予纳洛酮拮抗阿片类药物引起的新生儿呼吸抑制,或者新生儿气管插管辅助通气。

3. 该患者术中器官保护策略?

脑保护:深低温停循环期间加头部冰帽降温,加深麻醉,以降低脑代谢,提高缺氧耐受力;停循环期间进行选择性脑灌注进行脑保护;应用大剂量皮质激素,降低毛细血管通透性,稳定细胞膜结构,减少炎性介质渗出,减轻脑水肿;降温时充分肌松并加深麻醉;恢复体外循环后采用高流量灌注,待静脉血氧饱和度大于 75% 后再开始缓慢匀速复温,避免脑温过高,防止脑耗氧增加;开放主动脉前彻底排气,避免颅内气栓;体外循环期间避免血糖过高和过低。术中采用双侧脑氧饱和度监测,发现低于基础值 75% 或绝对值 50%,积极进行干预。

心脏保护:围术期维持血流动力学稳定,保持心肌氧供需平衡,避免加重心肌缺血及缺血/再灌注损伤。选用合适的冠脉灌注策略,优化心肌保护,尽可能减少体外循环时间及心脏停跳时间。

肺保护:术前呼吸功能减退,术中肺低灌注和全身炎性反应均可致术后急性肺损伤。术中采取保护性肺通气策略有助于减轻肺损伤。

血液保护:出血是主动脉夹层手术常见的并发症之一,多见于吻合口出血和体外循环停止后的广泛渗血,其原因可能包括低温、长时间体外循环、血液过度稀释、凝血机制破坏等。术中保持静脉通路通畅,保证血及血制品的输注通畅;应用血液回收装置,洗涤术区回收血液;术中应用氨基己酸抗纤溶、抗炎药物保护血小板功能;停机后注意保温,维持体温在正常范围;尽早应用鱼精蛋白中和肝素,根据 TEG 检测输注冷沉淀、血小板、纤维蛋白原及凝血酶原复合物等,纠正贫血。

肾保护:体外循环期间肾血流量和肾小球滤过率降低,由于肾素-血管紧张素的作用,肾血管阻力升高,进一步加重肾灌注不良。围术期有利于保护肾功能的措施有：①术前改善心功能,维持水、电解质和酸碱平衡,调节心、肾功能于正常状态;②体外循环期间合理的血液稀释,选用高品质的膜式氧合器、管道和微栓过滤器,维持适当的灌注压和灌注流量;③体外循环期间减少溶血,一旦出现血红蛋白尿适量应用碳酸氢钠碱化尿液,减少血红蛋白在肾小管中的沉积;④围术期避免使用肾毒性抗生素,尽量不使用强力缩血管药物;⑤积极应用超滤器和甘露醇注射液。

　　4. 产妇主动脉夹层手术的麻醉管理要点？

　　血流动力学管理的目标：避免高血压及主动脉壁应力增加,保证母胎安全,①避免血压急剧升高,血压升高时立即处理;②减轻后负荷;③维持正常的有效循环容量,保持正常前负荷;④避免心肌收缩力的急剧增加;⑤维持较慢的心率;⑥做好紧急建立体外循环的准备。

　　监测：采用心血管手术常规监测,如多导联心电图监测、上下肢有创血压、脉搏血氧饱和度、呼气末二氧化碳、体温、脑电双频指数(BIS)、脑氧饱和度、中心静脉压、尿量和经食管超声心动图(TEE)等。实验室检查有血气分析、电解质、血糖、胶体渗透压和血栓弹力图(TEG)等。

　　治疗措施：①加强血流动力学管理,有效控制血压波动。应用β受体阻滞剂艾司洛尔或拉贝洛尔时,需注意其可通过胎盘转运从而导致胎儿心动过缓或低血糖;可使用血管扩张剂硝酸甘油或钙通道阻滞剂尼卡地平持续输注;使用硝普钠输注时需注意其可导致胎儿硫氰酸盐中毒;②应用足量麻醉性镇痛药消除疼痛刺激,阻滞交感神经反应;③加强围术期抗感染治疗,避免产褥感染和纵隔感染;④术中注意重要器官的功能监测和功能保护,防治术后并发症;⑤加强凝血功能监测和纠正。

【小结】

　　妊娠合并 Stanford A 型夹层或 Debakey Ⅰ型和Ⅱ型夹层,均需积极进行术前准备,尽快手术,降低死亡率。如同期行剖宫产和主动脉夹层手术,需认真评估并做好术前准备,防范主动脉夹层进展,导致突发致命并发症,术中加强监测,力争保证剖宫产期间产妇和胎儿的安全。升主动脉和主动脉弓置换术中注意保护脑、心、肺、肾等重要脏器功能,加强围术期抗感染治疗,及时纠正凝血功能异常。

【专家简介】

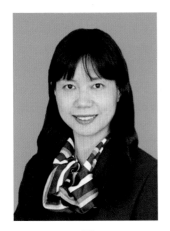

王锷,教授,博士生导师。 现任中南大学湘雅医院麻醉手术部副主任、麻醉学与重症医学研究室副主任、麻醉学与重症医学教研室副主任、麻醉科副主任。 主要研究方向为：心血管麻醉和危重症麻醉。 主持或承担五项国家自然科学基金项目和五项省部级课题研究, 共发表学术论文60 余篇,主编、参编著作和教材十余部,获两项省科技进步奖和两项省医学进步奖。 任中华医学会麻醉学分会第 11 届青年委员,中华医学会麻醉学分会超声学组副组长,中国心胸血管麻醉学会心血管麻醉分会常委等。 担任《中华麻醉学杂志》、《临床麻醉学杂志》和《国际麻醉学与复苏杂志》编委等职。

王锷

【专家点评】

　　1. 妊娠合并 Stanford A 型夹层或 Debakey Ⅰ型和Ⅱ型夹层,需积极进行术前准备,绿色通道进行影像检查和手术,尽快手术可有效降低死亡率。发生于孕期 28 周之前时,推荐仅行主动脉夹层修复手术;夹层发生于孕32周之后时,胎儿娩出后的成活率明显升高,推荐经剖宫产剖出胎儿后行夹层修复术;孕 28 周~32 周之间根据胎儿情况决定手术方式。

2. 剖宫产期间加强监测和血流动力学管理,做好夹层进展出现致命并发症的各种抢救准备,确保母婴安全。

3. 升主动脉和主动脉弓置换术中加强心、肺、脑、肾等器官和凝血系统的监测和器官功能保护,积极预防术后并发症。

4. 围术期需加强抗感染治疗,注意抗生素的合理使用,监测和控制血糖,密切监测白细胞、C-反应蛋白和降钙素原等感染指标,预防术后产褥感染和术后纵隔内感染。

【参考文献】

1. Houston L, Tuuli M, Macones G.Marfan syndrome and aortic dissection in pregnancy[J].Obstetrics & Gynecology, 2011, 117 (4): 956-960.
2. Suresh M, Preston R L, Fernando R, et al.Shnider and Levinson's anesthesia for obstetrics[M].Lippincott Williams & Wilkins, 2012.
3. Kaplan J A, Reich D L, Konstadt S N.Kaplan's Cardiac Anesthesia: Expert Consult Premium[M].Elsevier Health Sciences, 2011.
4. Muiño Mosquera L, De Backer J.Managing aortic aneurysms and dissections during pregnancy[J].Expert review of cardiovascular therapy, 2015, 13 (6): 703-714.
5. 戴攀, 詹丽英, 夏中元, 等.Stanford A 型主动脉夹层手术期间多脏器保护的作用[J].中华临床医师杂志: 电子版, 2010, 04 (11): 168-169.

111　妊娠合并血小板减少剖宫产麻醉

【导读】

妊娠合并血小板减少的产妇在分娩过程中有发生大出血和新生儿颅内出血的风险,因此,产科医师多选择终止妊娠。严重血小板减少是椎管内麻醉的禁忌,但全麻药物,特别是阿片类镇痛药,易透过胎盘抑制胎儿呼吸。全麻药物也会贮存在乳腺脂肪组织,并释放到母乳,进一步影响到新生儿。因此,妊娠合并血小板减少患者剖宫产的麻醉方法和麻醉药物选择至关重要。

【病例简介】

患者,女性,28 岁,69kg,G_2P_1,因"孕 39^{+3} 周,阴道流液 7 小时"就诊。入院诊断:胎膜早破(孕 39^{+3} 周、G_2P_1、LOA),妊娠合并子宫瘢痕,妊娠合并血小板减少。

既往史:2013 年在外院行剖宫产术。体格检查:T:36.9℃,HR:78 次/分,BP:112mmHg/68mmHg,宫高 35cm,腹围 107cm,胎方位 LOA,胎心 132 次/分,无宫缩。实验室检查:HGB:121g/L,PLT:57×10⁹/L。凝血功能 PT 13.1s APTT 34.2s。影像学检查:超声:宫内妊娠,单活胎。

患者入院后择期行"再次子宫下段剖宫产术"。麻醉选择:气管内插管全身麻醉。全麻诱导采用静脉泵注丙泊酚 2mg/kg、瑞芬太尼 1μg/kg;患者入睡后,予罗库溴铵 40mg,药物完全起效后气管插管,插管成功后接麻醉机机械通气,吸入氧浓度 100%,维持呼气末 CO_2 35~45mmHg。全麻维持丙泊酚 2~4mg/(kg·h)、瑞芬太尼 0.5~1μg/(kg·min)泵注。5 分钟内胎儿娩出,Apgar 评分 1 分钟和 5 分钟均为 10 分,胎儿娩出后予舒芬太尼 15μg。术中生命体征平稳,HR 75~110 次/分,BP 100~130mmHg/50~80mmHg。缝皮停丙泊酚、瑞芬太尼,接 PCA 镇痛泵,配方舒芬太尼 150μg 加格拉司琼 2mg,生理盐水稀释至 100mL,背景输注 2mL/h,单次按压 0.8mL,锁定时间 15min。手术 46 分钟。术中输液:乳酸林格注射液 400ml。尿量:100ml。术毕以格拉司琼 2mg 止吐。

手术结束患者立即清醒拔除气管导管。送 PACU 观察,30 分钟后送病房。

术后随访:术后第 1 天下床活动,术后第 4 天出院。

【问题】

1. 产妇妊娠血小板减少的常见原因?
2. 如何预防产妇反流误吸?
3. Sellick's 手法一定有效吗?
4. 全身麻醉药物对胎儿的影响?
5. 全身麻醉药物对产妇哺乳的影响?

1. 产妇妊娠血小板减少的常见原因?

产妇发生血小板计数降低的发病率为 7.6%。妊娠期首发血小板减少的病因与发病机制至今尚未完全阐明,可能与妊娠期血液稀释、免疫介导机制、血液疾病和潜在的妊娠相关疾病等有关,其中,妊娠期血小板减少症(gestational thrombocytopenia,GT) 是最常见的类型,占所有病例的 75%,其次是重度子痫前期和 HELLP 综合征(溶血、肝酶升高、低血小板计数)占 15%~22%,自身免疫性血小板减少性紫癜(autoimmune thrombocytopenia,ITP) 约占 1%~4%。GT 其发病可能与妊娠期血容量显著增加导致血液稀释以及血液系统处于高凝状态、血小板消耗增多、分布异常等因素有关。

单核巨噬细胞表达活化性和抑制性 Fcg 受体,由于细胞膜上活化性和抑制性 Fcg 受体比例的不均衡导致了自身免疫疾病。在大多数情况下,ITP 是由自身反应性 B 细胞产生抗血小板膜糖蛋白的抗体,介导巨噬细胞 Fc 受体与血小板抗体的 Fc 段识别后,血小板被脾脏吞噬和破坏增加。Fc 受体家族由数个受体组成,通过与 IgG 配体结合,激活不同的下游信号分子,通过不同的信号通路,产生不同的生物学效应。重度 ITP 患者发生胎盘早剥、产后出血、产伤性阴道血肿、剖宫产切口出血等的概率显著高于正常孕妇。重症子痫前期可能由于子宫螺旋小动脉重铸不足、炎症免疫系统过度激活、血管内皮细胞受损、营养缺乏、胰岛素抵抗等原因导致全身小血管痉挛、内皮损伤和局部缺血,血小板消耗增加、破坏增多等,导致血小板降低。其他原因导致的血小板减少的疾病发病率相对较低,如遗传性血小板减少,幼年时可表现出出血征象;系统性红斑狼疮容易引起胎盘血管功能障碍,导致血细胞减少和狼疮皮疹;病毒感染可能通过抑制血小板生成,诱发抗磷脂综合征等。

2. 如何预防产妇反流误吸?

尽管产妇经过严格的禁食禁饮,但由于胃排空延迟,仍可能发生反流、误吸。①择期剖宫产麻醉前严格禁食禁饮至少 6 小时。麻醉前口服 0.3M 枸橼酸钠 30ml 或麻醉 30 分钟前静注或口服 H_2 受体拮抗剂减轻误吸时酸性胃液损伤。②Sellick 法:麻醉诱导时用小指掌指关节向环状软骨适当施压,按向椎体,使食管闭合,阻止胃内容物反流进入口咽部。③通过体位调整防止误吸,医护人员可以在不违反无菌操作的原则下,协助麻醉医生,取产妇头低足高位,同时使产妇右侧卧位,使误吸物易于经口咽部吸除。④必要时如需行气管内灌洗,提前准备生理盐水以备用。

3. Sellick's 手法一定有效吗?

自 1961 年 Sellick 提出 Sellick's 手法,通过将环状软骨按压在椎体上,封闭食管入口,防止胃内容物反流误吸,广泛应用于临床实践中。然而,其存在一定缺陷,按压时如果正碰上患者在努力呕吐,可能导致食管破裂。按压也可能阻碍通气、干扰会厌暴露以及增加气管内插管、喉罩等的置入难度,故临床上是否使用应该综合考虑。

4. 全身麻醉药物对胎儿的影响?

①麻醉药:静脉注射丙泊酚在对产妇进行持续性地静脉注射时,尽管丙泊酚能通过胎盘,同时对新生儿的神经系统有一定影响,但是若使用剂量与方式合理,丙泊酚使用对新生儿的影响微乎其微。②阿片类镇痛药:阿片类镇痛药物对于胎儿的神经行为会产生很大的影响,会导致新生儿的心动周期出现变异性丧失或呼吸性酸中毒。同时,该类麻醉药物还会使孕妇出现体位性的低血压、呕吐与恶心等症状。芬太尼对于新生儿呼吸的抑制作用较强,如果使用过量很容易会造成窒息。同样,瑞芬太尼也会透过胎盘进入胎儿的体内,虽然在一定范围内瑞芬太尼对新生儿来说较安全,但是仍然存在导致新生儿呼吸抑制的危险。而舒芬太尼则由于亲脂性较好,可以快速见效,可

有效缓解产妇的疼痛感,而且药效持续的时间比较长。③神经肌肉阻滞药:非去极化肌松药阿曲库铵等都是高度水溶性药,不容易通过胎盘屏障,但对早产儿可能发生残余肌松作用。

　　5. 全身麻醉药物对产妇哺乳的影响?

　　①麻醉药:丙泊酚对产科病人是一种理想的诱导药物,作用时间短、代谢快。丙泊酚具有口服生物利用度低和在婴儿中快速代谢的特性,术后立即母乳喂养是安全的。依托咪酯的快速消除提示其能安全地用于母乳喂养患者。目前还没有有关氯胺酮对母乳影响的人类研究。咪达唑仑具有母乳/血浆比例低、口服生物利用度低、调整剂量容易、亲水性、快速起效和作用时间短等特性。目前没有发现使用挥发性麻醉药后测定它们母乳中水平的研究。尽管如此,证据表明吸入性麻醉气体很快在体内排除,生物利用度低。一旦气体从血液中游离开,就可以说患者已经清除了挥发性麻醉药,这也提示母亲在接受吸入麻醉药后能继续母乳喂养,不会对婴儿产生任何有害影响。②阿片类镇痛药:全身麻醉中经常使用的静脉阿片类药物有芬太尼、瑞芬太尼等。芬太尼的作用强度大约是吗啡的 100 倍,亲脂性高,能储存在乳腺组织中。鉴于芬太尼生物利用度低和作用时间短,在术中没有过度使用芬太尼的产妇术后可以继续母乳喂养。小样本研究提示,瑞芬太尼半衰期超短、被血浆胆碱酯酶快速代谢、高蛋白结合率和低游离药物分数等特性,使得它成为母乳喂养期间理想的术中麻醉药物,特别是那些术后疼痛不明显的手术。③神经肌肉阻滞药:目前还没有发现有关神经肌肉阻滞药转运入母乳方面的研究。估计它们的分子较大、脂溶性低和极化等特性,不易透过血泌乳导管屏障有关。另外,这些药物口服生物利用度低的特点也支持它们对乳婴安全。

【小结】

　　妊娠合并血小板减少的产妇,多选择全身麻醉,麻醉风险大。围术期产妇易发生反流误吸;全麻药物易透过胎盘,抑制胎儿呼吸循环;全麻药物贮存乳腺组织,也释放到乳汁影响到新生儿。因此,妊娠合并血小板减少剖宫产术麻醉,是麻醉医师的重要挑战。

【专家简介】

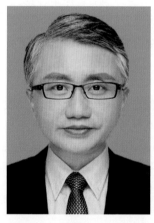

张野,教授,主任医师。安徽医科大学第二附属医院麻醉科主任、副院长,主任医师,教授,博士生导师。中华医学会麻醉学会第十二届委员,中国医师协会麻醉学分会委员,中国心胸血管麻醉学会胸科分会副主任委员,中国研究型医院学会麻醉学分会常委,安徽省医学会麻醉专科学会委员会副主任委员,安徽省医师协会麻醉学分会副主任委员,安徽省卫计委领军人才(2015),安徽省学术技术带头人(2010),安徽省卫生厅梯队人才(第一层次 2008)。一直致力于心肌保护的基础与临床研究。

张野

【专家点评】

　　妊娠期血小板减少的产妇中有 75% 是良性血小板减少,21% 是 HELLP 综合征,4% 是特发性血小板减少性紫癜,前者不影响凝血功能,后两种情况可能会影响凝血功能。大多数情况下,妊娠期凝血因子明显增多,血小板数量无明显改变或减少(呈现稀释性减少),一方面血液呈事实的高凝状态,一方面血小板数量的单纯性减少,给麻醉医生实施麻醉带来了困惑和挑战。

　　1. 妊娠合并血小板减少产妇剖宫产术是麻醉管理的难点之一,围术期要明确血小板减少的原因,保证产妇安全、无痛、顺利接受手术,保障产妇及新生儿的安全。

2. 孕妇胃排空延迟、胃内压增加以及食管下段括约肌张力降低增加了反流、误吸的危险性。因此,对于剖宫产手术麻醉管理都应按饱胃处理。

3. 镇痛、镇静药几乎均能迅速通过胎盘,使用过量可抑制新生儿呼吸;同时,许多全身麻醉药也会通过乳汁分泌,影响到新生儿。

4. 妊娠合并血小板减少产妇剖宫产,麻醉前应对产妇、胎儿做出全面的评估,尤其应重视凝血功能的检测和临床出凝血的实际表现。血小板不低于 $50×10^9/L$ 的情况下,可慎重选择椎管内麻醉,可实施细针单次腰麻或连续腰麻。血小板低于 $50×10^9/L$ 的情况下,禁忌实施椎管内麻醉,可选择全身麻醉。

【参考文献】

1. 姚尚龙.产科麻醉快速指南.中国医学继续教育.2011.10:131-138.

2. Piatek C I, El-Hemaidi I, Feinstein D I, et al.Management of immune-mediated cytopenias in pregnancy[J].Autoimmunity Reviews, 2015, 14(9):806-811.

3. Kim S Y, England L, Wilson H G, et al.Percentage of gestational diabetes mellitus attributable to overweight and obesity[J].American Journal of Public Health, 2010, 100(6):1047-1052.

4. Bergmann F, Rath W.The differential diagnosis of thrombocytopenia in pregnancy.An interdisciplinary challenge[J].Deutsches Ärzteblatt International, 2015, 112(47):80-90.

5. Nicolescu A, Vladareanu A M, Voican I, et al.Therapeutic options for immune thrombocytopenia(ITP)during pregnancy[J]. Maedica, 2013, 8(2):182-8.

6. Audia S, Santegoets K, Laarhoven A G, et al.Fcγ receptor expression on splenic macrophages in adult immune thrombocytopenia[J]. Clinical & Experimental Immunology, 2017, 1-49.

7. Ovassapian A, Salem MR.Sellick's maneuver:to do or not do[J].Anesthesia & Analgesia, 2009, 109(5):1360-1362.

8. Sumikura H, Niwa H, Sato M, et al.Rethinking general anesthesia for cesarean section[J].Journal of Anesthesia, 2016, 30(4):1-1.

9. Tumukunde J, Lomangisi D D, Davidson O, et al.Effects of propofol versus thiopental on Apgar scores in newborns and peri-operative outcomes of women undergoing emergency cesarean section:a randomized clinical trial[J].BMC Anesthesiology, 2015, 15(1):63.

10. Noskova P, Blaha J, Bakhouche H, et al.Neonatal effect of remifentanil in general anaesthesia for caesarean section:a randomized trial[J].BMC Anesthesiology, 2015, 15(1):38.

11. Cobb B, Liu R, Valentine E, et al.Breastfeeding after anesthesia:a review for anesthesia providers regarding the transfer of medications into breast milk[J].Transl Perioper Pain Med, 2015, 1(2):1-7.

12. Dalal P G, Berlin C.Response to Silvani and Camporesi, regarding their comment on our paper safety of the breast-feeding infant after maternal anesthesia [J].Paediatr Anaesth.2014;24(4):453-4544.

13. Montgomery A, Hale T W.ABM clinical protocol #15:analgesia and anesthesia for the breastfeeding mother, revised 2012[J].Breast-feeding Medicine the Official Journal of the Academy of Breastfeeding Medicine, 2012, 7(6):547-553.

14. Nitsun M, et al.Pharmacokinetics of midazolam, propofol, and fentanyl transfer to human breast milk[J].Clin Pharmacol Ther.2006;79(6):549-557.

15. Stuttmann R, et al.The breast feeding mother and xenon anaesthesia:four case reports.Breast feeding and xenon anaesthesia[J].BMC anesthesiology.2010;10:1.

112 高原地区妊娠合并血小板减少患者的麻醉

【导读】

妊娠期血小板减少症(Gestational thrombocytopenia,GT)指孕前没有血小板减少的病史,怀孕后首次发生血小板减少,一般出现于孕中晚期,无明显出血症状与体征,不会引起新生儿血小板减少及出血,血小板计数一般在产后1~6周内自然恢复。迄今国内外对妊娠期血小板(GT)减少症的诊断标准仍不统一。目前我国对GT的常用诊断标准是血小板计数<100×10⁹/L,国外常以Plt计数<150×10⁹/L作为诊断标准。临床上发现,孕期Plt值普遍偏低。按照目前我国常用GT诊断标准,多数孕妇被诊断为GT,但其中绝大部分孕妇无任何症状、体征,且凝血功能正常。妊娠合并血小板减少最常见是由妊娠引起的,其次病因为多种疾病引起,如妊娠期高血压疾病、再生障碍性贫血。高海拔低氧状态对孕妇最明显的影响是低氧分压、妊娠期高血压疾病和胎儿宫内发育迟缓发病率增高。高原地区妊娠期高血压发病率为24.6%,是平原地区2倍多。还有文献报道长期居住在高海拔地区人群的血小板数均低于平原地区人群。

【病例简介】

患者,女性,年龄30岁,孕37w,75kg,瘢痕子宫,拟行剖宫产术,Bp130/80mmHg,神志清,精神可,口唇无发绀,全身皮肤无黄染,无皮疹及出血点。无呼吸困难,双肺呼吸音清,未闻及明显干湿性啰音。心率75次/分,律齐,心前区各听诊区未闻及杂音。腹膨隆,双下肢轻度凹陷性水肿,大小便正常。

术前检查:T:37℃,HR:110次/分,RR:16次/分,BP:130/80mmHg,BW:75kg,神志清,腹部膨隆。

实验室检查:Hb:150g/L,Plt:50×10⁹/L,Na⁺:136mmol/L,Ca²⁺:1.02mmol/L,K⁺:3.8mmol/L,PH:7.354,Cl⁻:104mmol/L,Lac:3mmol/L,BE:-0.5mmol/L。肝肾功能、凝血功能无异常。

腹部B超:(图8-7)。

入院当天即行急诊剖宫产术。常规行心电监测,麻醉方式选择静脉复合麻醉+气管插管,诱导瑞芬太尼150μg,丙泊酚150mg、罗库溴铵50mg静脉推注,行气管插管,插管顺利,气管插管成功后瑞芬太尼、丙泊酚维持,插管时手术开始,1分钟后取出胎儿,Apgar评分9分,术中生命体征平稳,补液量约1750ml(乳酸钠林格液1000ml,明胶500ml,0.9%氯化钠250ml),术中尿量约300ml,出血量500ml,手术耗时50分钟。术毕患者自主呼吸恢复,拔气管插管送PACU。入PACU后生命体征平稳。2小时阴道出血50ml,完全清醒送病房,治疗7天后痊愈出院。

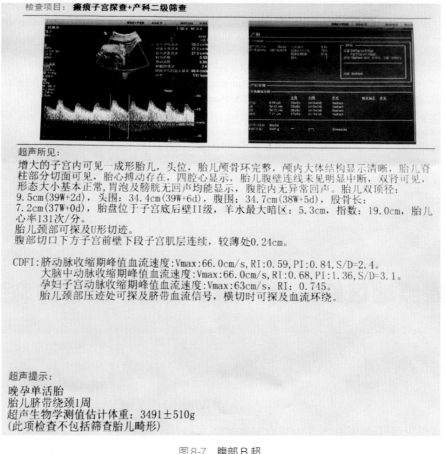

图8-7 腹部B超

【问题】

1. 血小板减少与凝血功能障碍对母体和胎儿有哪些影响？
2. 高原妊娠合并血小板减少患者如何选择麻醉方式？
3. 如果选择全身麻醉对患者和胎儿有哪些影响？
4. 麻醉诱导需要注意什么？
5. 围术期补液和血管活性药物的使用有什么要求？

1. 血小板减少与凝血功能障碍对母体和胎儿有哪些影响？

目前尚无明确的关于维持妊娠所需血小板数目的共识，但妊娠前血小板计数<$(20\sim30)\times10^9$/L、有出血症状且控制困难、对治疗无效或有严重合并症(糖尿病、高血压、脂代谢异常、肾病、自身免疫系统疾病或既往存在血栓病史)者不建议妊娠(推荐级别 2C)。建议对 ITP 要求妊娠的患者，妊娠前应充分告知以下几点：①虽然妊娠期出血风险相对较低，但仍存在发生严重出血(尤其是新生儿颅内出血)的风险。②抗心磷脂抗体阳性者，流产及动静脉血栓形成的风险增加，若既往存在流产史或血栓病史，建议使用肝素抗凝治疗。③妊娠过程中存在血小板计数进一步降低的可能，必要时需要治疗。④妊娠期对血小板减少的治疗可能引起高血压、糖尿病、脂代谢异常等相关并发症。对胎儿的影响：①新生儿血小板计数<50×10^9/L 的发生率约为 10%，颅内出血的发生率约为 1%。②无论新生儿是否存在出血症状，推荐通过分娩时脐血或新生儿外周血测定血小板计数。③新生儿出生时血小板计数<150×10^9/L 应重复测定，通常最低值发生于出生后 25 天，但也可在出生后更长时间发生。④无出血症状、血小板计数<30×10^9/L 的新生儿，应使用大剂量丙球或糖皮质激素治疗。⑤存在出血倾向、血小板计数<30×10^9/L 的新生儿，使用大剂量丙球或糖皮质激素的同时，输入血小板，维持血小板计数>50×10^9/L。

2. 高原妊娠合并血小板减少患者如何选择麻醉方式？

无出血倾向的 GT 患者，血小板计数>80×10^9/L 可行椎管内麻醉。如果血小板计数为 $(50\sim80)\times10^9$/L，应评估患者行椎管内麻醉或全身麻醉的利弊后决定麻醉方式。如果血小板计数小于 50×10^9/L 行全身麻醉。

3. 如果选择全身麻醉对患者和胎儿有哪些影响？

与全麻有关的妊娠生理较为特殊，如由于孕酮的镇静作用，患者对全麻药耐量下降，对吸入麻醉药敏感性增加；膈肌膨升，胸廓顺应性减少 45%，FRC 减少 20%，诱导速度快；代谢增加，氧耗增加 20%，因而易发生低氧血症；胃酸增加，排空时间延长等。解剖生理影响：膈肌抬升，呼吸受限；盆腔淤血易形成血栓等。与全麻有关的妊娠药理有：脂溶性高、非解离状态、分子量小、蛋白结合能力低的易通过血-胎盘屏障，低浓度吸入麻醉药对子宫收缩力、频率、最大张力无明显抑制，如 $0.5\sim0.8$MAC 异氟烷、50% N_2O-O_2；氯胺酮产科应用特点：①静脉注射后 60 秒即可透过胎盘；②大于 2mg/kg 时胎儿抑制增加；③半小时内总量勿超过 100mg；④抑制咽喉反射；⑤精神病史、子痫前期、子宫破裂者禁忌。其他与全麻有关的妊娠药理特点还主要有：麻醉性镇痛药极易透过胎盘，但杜冷丁在胎儿娩出前 4 小时以上可用；芬太尼 1μg/kg 影响较小；曲马多 100mg 静脉单次应用，对母婴没有明显不良影响；咪唑安定迅速通过胎盘，对胎儿的影响尚不清楚(《2008 产科麻醉临床指南》)；肌松药：多为高分子量，且高度解离，故难透过胎盘。

4. 麻醉诱导需要注意什么？

预防误吸的预防：禁食 6 小时；制酸剂；饱食病人；置胃管；尽可能清醒插管；快诱导插管时，助手按压环状软骨，小通气量面罩加压给氧，头高位；完全清醒后拔管。

困难插管问题，据报道产科全麻插管失败率约 1/250，为正常人群 10 倍，由于全麻率上升，产妇插管机会增多，插管失败率有逐年增加趋势。下列一些措施有较大帮助：准备口咽通气道、不同型号镜片、纤支镜；垫高头和肩部；盲探插管(勿反复尝试)。喉罩的使用问题，Tae-Hyung 等国外研究则认为喉罩反流误吸可能性极低，特别是 LMA 喉罩，平均密封压力达 29cmH$_2$O，且置胃管成功率>90%，认为可安全用于产科全麻。

5. 围术期补液和血管活性药物的使用有什么要求？

产妇是否需要补液？研究认为孕激素致周围血管阻力降低，代偿减弱，答案是需要补液。是补胶体还是晶体？

由于产妇血浆胶体渗透压降低约20%,且醛固酮、雌激素、孕酮致钠水潴留,晶体液输入30分钟后约75%弥散入组织间隙,产妇肺间质对液体承受能力下降,故主张以500~1000ml胶体预扩容安全有效,事半功倍,但心功能较差者须谨慎。补液速度:麻醉前10分钟快速输注胶体液500ml,接着晶体液500ml,可有效维持麻醉后的血流动力学稳定。常规行交叉配血。

胶体液预扩容联合麻黄碱,甲氧明可减少剖宫产麻醉期间低血压,恶心呕吐的发生率,但麻黄碱可引起新生儿脐动脉血pH降低,乳酸增高。对心率不慢的患者推荐甲氧明维持血压稳定。

【小结】

剖宫产麻醉风险较高,安全的麻醉管理需要靠对妊娠生理、解剖生理、药理特征应详细的了解和熟练掌握饱胃及困难气道的处理,这就要求麻醉设备和麻醉技术必须更加高超。

【专家简介】

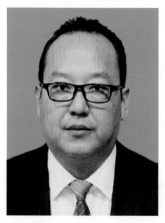

王学军

王学军,主任医师,青海红十字医院麻醉科,硕士。2016年获国家自然科学基金资助项目。诊疗特长:妇产科手术麻醉,危重病人麻醉管理,儿科麻醉。科研方向:高原环境静脉麻醉药物研究。SCI收录论文3篇。

【专家点评】

妊娠期血小板减少的产妇中有75%是良性血小板减少,21%是HELLP综合征,4%是特发性血小板减少性紫癜,前者不影响凝血功能,后两种情况可能会影响凝血功能。大多数情况下,妊娠期凝血因子明显增多,血小板数量无明显改变或减少(呈现稀释性减少),一方面血液呈事实的高凝状态,另一方面血小板数量的单纯性减少,给麻醉医生实施麻醉带来了困惑和挑战。

1. 妊娠合并血小板减少产妇剖宫产术是麻醉管理的难点之一,围术期要明确血小板减少的原因,保证产妇安全、无痛、顺利接受手术,保障产妇及新生儿的安全。

2. 椎管内麻醉危险的并发症是硬膜外血肿形成。既往认为血小板低于$50×10^9/L$是椎管内麻醉的禁忌,但有患者血小板$81×10^9/L$行椎管内麻醉后出现硬膜外血肿形成的报道,因此,麻醉医师对选择椎管内麻醉需更加谨慎。

3. 孕妇胃排空延迟、胃内压增加以及食管下段括约肌张力降低增加了反流、误吸的危险性。因此,对于剖宫产手术麻醉管理都应按饱胃处理。

4. 镇痛、镇静药几乎均能迅速通过胎盘,使用过量可抑制新生儿呼吸;同时,许多全身麻醉药也会通过乳汁分泌,影响到新生儿。

5. 妊娠合并血小板减少产妇剖宫产,麻醉前应对产妇、胎儿作出全面的评估,尤其应重视凝血功能的检测和临床出凝血的实际表现。血小板不低于$50×10^9/L$的情况下,可慎重选择椎管内麻醉,可实施细针单次腰麻或连续腰麻。血小板低于$50×10^9/L$的情况下,禁忌实施椎管内麻醉,可选择全身麻醉。

【参考文献】

1. Letsky EA, Greaves M.Guidelines on the investigation and management of thrombocytopenia in pregnancy and neonatal alloimmune thrombocytopenia.Maternal and Neonatal Haemostasis Working Party of the Haemostasis and Thrombosis Task Force of the British Society for Haematology[J].Br J Haematol, 1996, 95（1）：21-26.
2. Provan D, Stasi R, Newland AC, et al.International consensus report on the investigation and management of primary immune thrombocytopenia [J].Blood, 2010, 115（2）：168-186.
3. Gill KK, Kelton JG.Management of idiopathic thrombocytopenic purpura in pregnancy[J].Sem Hematol, 2000, 37（3）：275-289.
4. Webert KE, Mitta IR, Sigouin C, et al.A retrospective 11-year analysis of obstetric patients with idiopathic thrombocytopenic purpura[J].Blood, 2003, 102（13）：4306-4311.
5. 陈哲、梁梅英、王建六.妊娠期血小板减少程度对母儿结局的影响[J].中华围产医学杂志, 2011, 14（5）：267-272.
6. 王大鹏、梁梅英、王山米.妊娠合并极重度血小板减少 26 例临床分析[J].中华妇产科杂志, 2010, 45（6）：401-405.

113　妊娠急性脂肪肝患者行剖宫产的麻醉管理

【导读】

1939 年,Sheehan 第一次描述了妊娠急性脂肪肝(Acute Fatty Liver of Pregnancy,AFLP),其临床表现为孕产妇出现严重的肝衰竭并可能伴有肾衰竭、弥散性血管内凝血(DIC)、低血糖和肝性脑病等,发生率为 1∶7000～15 000。AFLP 具体机制尚不明确,一般认为其与线粒体内脂肪酸氧化缺陷有关,尤其是与胎儿体内线粒体长链酰基辅酶 A 脱氢酶(LCHAD)缺陷有关;而近些年有研究进一步提示 AFLP 患者肝功能损害是由胎盘线粒体和过氧化物酶体的氧化应激以及伴随线粒体功能受损引起的毒性中间产物,如花生四烯酸的堆积所致。随着对此疾病认识的提高,通过早期诊断、及时治疗、终止妊娠,母儿预后已经得到很大的改善。除极少数病例外,患者肝功能衰竭在分娩后短期即可逐步恢复。AFLP 患者终止妊娠往往选择剖宫产,麻醉医生需要掌握妊娠、肝脏的生理及 AFLP 的病理生理机制,此类患者的麻醉是对麻醉医生的考验和挑战。

【病例简介】

患者,女性,27 岁,体重75kg,身高 168cm,G1P0,孕 37 周,双胎妊娠,因乏力、纳差、恶心呕吐、皮肤黄染、腹痛入院。孕初期顺利,近一周出现上述主诉,在当地医院治疗数日无好转。查肝功能示:ALT 85U/L、AST 80U/L、TBIL 232μmol/L、DBIL 143μmol/L;肾功能、电解质正常;凝血功能:PT 12s,APTT 36s,FB 1. 3g/L,INR 1. 38、D-D(−);B 超提示:轻度脂肪肝(图 8-8)。此次急诊入我院,门诊拟诊为"G1P0,孕 37 周,双胎妊娠,妊娠急性脂肪肝"收入院。患者否认既往其他系统病史,发病以来无高血压、糖尿病。急查肝功能:ALT 150U/L、AST 110U/L、TBIL 250μmol/L、DBIL 156μmol/L;乙肝表面抗原阴性;凝血功能:PT 13s,APTT 39s,FB 1. 2g/L,INR 1. 46、D-D(−);血常规:WBC 11×10⁹/L、RBC 3. 5×10¹²/L、HGB 110g/L、PLT 70×10⁹/L;肾功能:尿素 3. 5mmol/L、尿酸 296μmol/L、肌酐 98umol/L;胸片及心电图检查正常。拟行子宫下段横切口剖宫产术。

麻醉采用蛛网膜下腔阻滞,经 L_{2-3} 给予布比卡因 10.5mg,测疼痛消失平面达 T_6。剖产 2 女婴,Apgar 评分均为 9 分。手术时间 50 分钟,出血量约 400ml,尿量 300ml,共补液 1000ml,其中乳酸林格液 500ml,万汶 500ml,输新鲜冰冻血浆 200ml。麻醉期间循环、呼吸稳定,术后送至麻醉恢复室(PACU),常规面罩吸氧、心电监护及观察子宫收缩和阴道出血情况,1 小时后测平面降至 T_{10},HR 80 次/分,BP 116/70mmHg,SpO₂98%。开启患者自控

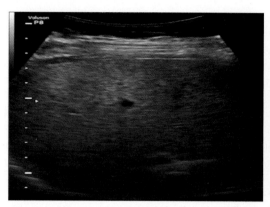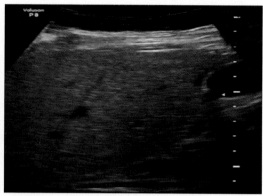

图8-8　轻度脂肪肝

经静脉芬太尼镇痛,送至ICU。入ICU后,予以广谱抗生素预防感染和保肝治疗,术后2h复查肝功能仍有多项异常。术后第二天复查血常规、凝血功能、电解质、肝肾功能,肝功能、凝血功能明显好转。术后第7天,切口拆线,甲级愈合,母女平安顺利出院。术后1个月,门诊复查肝功能,各项指标均恢复正常。

【问题】

1. 简述妊娠期孕妇的肝、肾功能及血液的变化。
2. 简述AFLP的发病机制、临床表现及诊断。
3. 如何选择AFLP终止妊娠的方式?
4. 简述AFLP麻醉处理原则及AFLP剖宫产患者的麻醉方法。
5. 如何实施AFLP患者剖宫产术后镇痛管理?

1. 简述妊娠期孕妇的肝、肾功能及血液的变化。

妊娠期孕妇的肝、肾及血液都发生了一定程度的变化。

(1) 肝功能:妊娠期肝功能的主要变化指标为天门冬氨酸转氨酶(AST)、丙氨酸转氨酶(ALT)及胆红素,增加至正常值的上限。血浆蛋白水平降低,导致高度蛋白结合药物的游离浓度升高。从妊娠的第10周到产后6周,血浆胆碱酯酶(假性胆碱酯酶)活性降低约25%至30%。虽然拔管前需要考虑神经肌肉传递,但是临床上该酶活性降低与琥珀酰胆碱作用延长无明显相关性。阿曲库铵、顺式阿曲库铵均在体内通过非特异性酯酶和Hofmann效应消除降解,不依赖肝肾功能,在肝功能正常和肝衰竭患者具有相似的消除半衰期和作用时间。因为胆囊不完全排空及胆汁组成变化,孕妇胆囊疾病的风险增加,妊娠期行胆囊切除术的比例在1∶1600~1∶5000。

(2) 肾功能:肾血流量和肾小球滤过率在妊娠第三个月时增加50%至60%,并持续至产后3个月。妊娠期肌酐、尿素和尿酸的清除率增加,故孕妇血尿素氮和肌酐浓度的实验室上限应减少约50%。由于肾小管吸收能力降低,尿蛋白和葡萄糖增加,24小时尿蛋白和尿糖正常上限为300mg和10g。

(3) 血液:怀孕期间,血浆与孕前相比增加了约50%,而红细胞仅增加约25%,这使得孕妇出现生理性贫血。而生理性贫血不会引起氧供降低,因为心输出量也增加了。白细胞增多在怀孕中很常见,其与感染无关。白细胞增多定义为计数大于$10×10^9$/L,在怀孕时,正常范围可以延伸到$13×10^9$/L。这些变化在产后4至5天恢复正常。孕妇处于高凝状态,伴有凝血因子Ⅰ(纤维蛋白原)和凝血因子Ⅶ明显增加,凝血因子Ⅺ和抗凝血酶Ⅲ减少,凝血因子Ⅱ和Ⅴ通常保持不变。正常妊娠时,这些变化导致凝血酶原时间(PT)和部分凝血活酶时间(PTT)减少约20%,血小板计数可能保持正常或因血液稀释减少10%。妊娠期TEG分析提示高凝状态,表现为凝血时间减少(R)、血凝块形成速率(α)增加和血块强度增加(MA)。

2. 简述AFLP的发病机制、临床表现及诊断。

(1) AFLP的发病机制:

AFLP 是一种罕见的可致命的代谢紊乱综合征,人口发病率约为 1∶7000~15 000,近年母亲死亡率仍可达 18%,胎儿死亡率约 23%。

1) 妊娠引起的激素水平变化:妊娠期时体内激素水平明显变化,其中促肾上腺皮质激素、去甲肾上腺素、生长激素水平增加,使脂肪组织的脂肪酸增加,脂肪酸大量堆积;雌激素水平增加,使甘油三酯在肝脏合成增加引起高脂血症。

2) 酶缺陷:30%~80% 的 AFLP 胎儿缺乏线粒体长链酰基辅酶 A 脱氢酶(LCHAD),该酶为线粒体蛋白复合体的一部分,参与肝脏中的长链脂肪酸氧化。这是一种罕见的常染色体隐性遗传疾病,与胎儿性别无关,AFLP 胎儿不能代谢一些脂肪酸,脂肪酸在子宫中累积,未代谢的游离脂肪酸通过胎盘返回母亲的血流,产生脂肪肝,导致 AFLP 的发生。及时终止妊娠后,肝脏代谢压力缓解,线粒体脂肪酸氧化恢复正常,多数 AFLP 在分娩后症状缓解。而近些年有研究进一步提示 AFLP 患者肝功能损害是由胎盘线粒体和过氧化物酶体的氧化应激以及伴随线粒体功能受损引起的毒性中间产物,如花生四烯酸的堆积所致。

3) 感染:AFLP 患者肝细胞胞质中有细菌、真菌的存在,这说明 AFLP 可能与细菌、真菌的侵袭感染有关。

(2) AFLP 的临床表现:AFLP 可发生于所有年龄、种族的妇女并可能出现在多次妊娠后,但更常见于初产妇、多胎妊娠和先兆子痫产妇。双胎妊娠产妇比单胎产妇常见。通常发生在妊娠第三个月、妊娠后期,分娩后很少发生。前驱症状主要为不适、呕吐,可有严重腹痛、多饮、头痛和轻度黄疸,可并发肾衰竭、急性呼吸窘迫、肝性脑病、DIC、尿崩症和胰腺炎。严重黄疸暗示病毒性肝炎、胆汁淤积或胆管阻塞,且可能有先兆子痫。

(3) 任何在妊娠晚期出现肝功能不全的妇女均需考虑 AFLP 的可能,其与子痫前期或 HELLP 综合征有相似之处,目前主要为临床诊断,多采用由 Ch'ng CL 等人于 2002 年制定的 Swansea 标准(表 8-7)

表 8-7　Swansea 标准,符合 ≥6 项者可诊断为 AFLP

1. 呕吐	5. 胆红素升高	9. 超声显示腹水或亮肝
2. 腹痛	6. 低血糖	10. 转氨酶升高
3. 多饮/多尿	7. 尿酸增高	11. 凝血功能障碍
4. 脑病	8 白细胞增高	12. 肝活检显示微泡脂肪变性

3. 如何选择 AFLP 终止妊娠的方式?

AFLP 需要快速评估和紧急治疗,其在几天内就可以发生肝功能衰竭和胎儿死亡,且尚没有分娩前产妇恢复的病例报道。一旦诊断明确,必须马上制定计划终止妊娠。目前,国际上关于 AFLP 患者终止妊娠的方式缺乏明确的指南,一些研究者认为剖宫产增加母亲的风险,建议进行密切监测的自然分娩,因为自然分娩可降低母亲并发症的发病率;相反,一部分人推荐使用剖宫产,其虽增加了母亲发生并发症的风险,却能改善胎儿的预后。AFLP 常伴有凝血功能障碍,剖宫产可能出现术中、术后大出血。因此,终止妊娠的方式应该根据母亲和胎儿的状况仔细选择。目前,大多数医生据其临床经验对 AFLP 患者选择剖宫产。

4. 简述 AFLP 麻醉处理原则及 AFLP 剖宫产患者的麻醉方法。

(1) AFLP 麻醉处理原则:孕妇一旦确诊 AFLP,麻醉医生应与产科、ICU、新生儿科、血液科等多学科共同协作,密切监测孕产妇各种功能状态,对血压、血糖、电解质、凝血和酸碱状态等进行定期评估。麻醉医生应在术前开放动静脉,为其后的手术及救治创造有利条件;维持术中循环和内环境稳定:补液、升压药适时使用,不定期进行血气分析;改善凝血功能:酌情输注新鲜血浆、冷沉淀、血小板、凝血酶原复合物、纤维蛋白原等以补充凝血成分;监测血糖:低血糖为本病特征,术中应严密监测血糖,防止发生低血糖昏迷;保护肝肾功能,应用保肝药;激素可解除血管痉挛、促进 ATP 合成、促进肝细胞合成蛋白质,保护肾小管上皮等;从小剂量开始使用利尿剂。

AFLP 患者围术期需要在重症监护室进行支持治疗,进行有创监测、输注葡萄糖纠正低血糖、肾衰竭血液透析、纠正凝血功能等。部分病例产后凝血功能可能进一步下降,需要输注血液制品。胃肠道出血及脓毒血症为常见死亡原因。肝性脑病的患者可能需要插管进行机械通气。对于严重 DIC、肝破裂或严重肝性脑病的孕妇可能需要急诊肝移植。AFLP 复发很少见,但是应提高对该疾病的认识,及时治疗、适时终止妊娠。若新生儿 LCHAD 缺乏可出现肝衰竭、心肌病和低血糖。

(2) AFLP 剖宫产患者的麻醉方法:目前有关 AFLP 剖宫产的麻醉选择方面的文献较少。麻醉医生实际上面临进退两难的境地:一方面,全身麻醉可能加重肝脏负担或损害,有引发肝性脑病的潜在危险;另一方面,椎管内麻醉又有凝血功能障碍引起椎管内血肿的风险。国内有文献认为剖宫产时应采用局麻或椎管内麻醉,不选用全麻,以免增加肝脏负担,这可能与国内剖宫产使用椎管内麻醉的传统有关。在口服抗凝药物的稳定患者中,美国区域麻醉学会的意见是如果 INR<1.5 可以慎重选择椎管内麻醉。因此,AFLP 患者 INR<1.5 时也可以选择椎管内麻醉,其中蛛网膜下腔阻滞更为安全。AFLP 的病理生理过程的影响目前还不清楚,AFLP 增加了细菌移位和脓毒症的风险以及病情恶化伴随的消耗性凝血病也增加了硬膜外血肿的可能性。由于这些原因,有人认为除了病情较轻的病例,应该避免选择椎管内麻醉。如果使用全身麻醉,七氟烷和地氟烷由于较为短效,可能是优选,但是在 AFLP 患者中没有相关报道。挥发性麻醉药减少肝脏氧输送,但对 AFLP 患者的肝功能影响还是未知的。瑞芬太尼不同于其他阿片样物质,通过非特异性血浆酯酶代谢,独立于肝代谢被消除。它可以初始剂量用作诱导用药以防止对插管的血流动力学反应,也可于手术全程输注。然而,泵注瑞芬太尼可导致新生儿的 Apgar 评分降低和轻度呼吸抑制;在一项小型研究中,10 例新生儿中有 6 例报告需要短暂面罩通气。妊娠和肝脏疾病使血浆胆碱酯酶水平降低,尽管有 AFLP 使用琥珀胆碱后出现长期神经肌肉阻滞的报道,但是琥珀胆碱仍然被推荐作为快速序贯诱导的肌松用药。

5. 如何实施 AFLP 患者剖宫产术后镇痛管理?

剖宫产术后疼痛多来源于皮肤、腹壁及子宫切口。尽管大多数剖宫产选择低位横切口,但遇到需要快速分娩时可能会采用纵切口。两种切口产生术后疼痛的严重程度还没有全面评估,从理论上讲低位横切口涉及的是皮肤感受器较纵切口要少(前者为 $T_{11\sim12}$,后者为 $L_1\sim T_{10}$)。AFLP 患者术后镇痛较为麻烦,目前相关研究较少。通常在轻、中度肝脏疾病中短时间使用推荐剂量的对乙酰氨基酚的静脉制剂(丙帕他莫)是安全的,但其镇痛效果稍弱。使用非甾体类抗炎药(NSAIDs)需特别慎重,对于并发肾损伤的患者则是禁忌的。阿片类药物血浆清除延迟,给药频率需要降低。有肝性脑病者,使用阿片药物期间应仔细观察神志和呼吸情况。短效药物——瑞芬太尼可能是不错选择。若凝血功能正常且稳定,慎重选择硬膜外镇痛,因术后可能出现感染、肝功能恶化、凝血功能障碍,增加硬膜外血肿风险。近年来,局部麻醉药手术切口浸润、超声引导下双侧腹横肌平面(TAP)神经阻滞镇痛研究较多,它们应用于 AFLP 患者剖宫产术后镇痛也是多模式镇痛理念的体现。

【小结】

AFLP 是一种罕见的可致命的代谢紊乱综合征,凝血功能障碍、肝功能衰竭、肝性脑病等常使麻醉医生陷入进退两难的困境。麻醉医生需要对妊娠期的生理变化及 AFLP 的病理生理有足够的了解,选择合适的麻醉方案并在此基础上同妇产科医生和重症监护科医生等开展多学科的紧密合作,共同做好患者的围术期管理。

【专家简介】

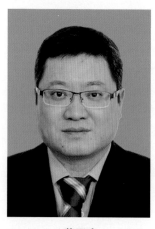

葛圣金,主任医师,博士研究生导师,现任复旦大学附属中山医院麻醉科副主任,主要研究方向:物质能量代谢与麻醉。 以项目负责人身份承担各级科研课题 7 项,以第一或通讯作者在国内外专业期刊发表论文 43 篇。 现任中华医学会麻醉学分会青年委员会委员、上海医学会麻醉专科委员会委员及加速康复与日间手术麻醉学组(筹)组长,中华医学会麻醉学分会老年学组和消化内镜学分会麻醉协作组组员,上海口腔医学会口腔麻醉专委会委员。 Anesthesia & Analgesia 审稿人,麻醉学大查房编委,上海医学、复旦学报(医学版)、中国临床医学、中国癌症杂志、第二军医大学学报等审稿人。 教育部和上海市科技奖励评审专家等。

葛圣金

【专家点评】

1. 妊娠急性脂肪肝(Acute Fatty Liver of Pregnancy,AFLP)是发生于妊娠晚期的、具有潜在致命性的罕见合并症,其病因至今尚未明确。近些年有研究指出 AFLP 患者肝功能损害是由胎盘线粒体和过氧化物酶体的氧化应激以及伴随线粒体功能受损引起的毒性中间产物,如花生四烯酸的堆积所致。AFLP 前驱症状各人表现不一,以乏力、纳差、恶心呕吐最常见,另外还有上腹部疼痛、烦渴多尿、皮肤瘙痒和腹泻,随后出现黄疸。常见体征为全身皮肤黏膜黄染、水肿。并发症主要包括低血糖、凝血功能障碍、肾功能衰竭、弥漫性血管内凝血、肝性脑病、低白蛋白血症、早产、胎儿宫内窘迫、新生儿窒息、低体重儿等,严重者导致母儿死亡。早期诊断、尽快终止妊娠和围术期积极对症支持治疗是提高 AFLP 母儿预后的关键所在。麻醉方法应个体化,有明显凝血功能障碍的患者首选快速序贯诱导全麻。麻醉与镇痛用药需注意肝、肾、脑等脏器状况。

2. 本例为一位双胎妊娠产妇,孕初期顺利,近一周出现乏力、纳差、恶心呕吐、皮肤黄染、腹痛等。入院检查发现转氨酶、胆红素显著升高,凝血功能轻度异常,PLT 70×10^9/L,超声显示轻度脂肪肝。按照 Swansea 标准诊断为 AFLP,并准备实施剖宫产术。由于 INR<1.5、PLT 70×10^9/L,选择蛛网膜下腔阻滞简单有效,较腰硬联合更为安全,但仍需要谨慎操作,避免发生椎管内血肿。术后在 PACU 观察,继而送入 ICU 继续治疗,均是明智之举。

【参考文献】

1. Zhou G, Zhang X, Ge S.Retrospective analysis of acute fatty liver of pregnancy:twenty-eight cases and discussion of anesthesia.Gynecol Obstet Invest.2013;76(2):83-89.

2. Castro MA, Fassett MJ, Reynolds TB, Shaw KJ, Goodwin TM.Reversible peripartum liver failure:a new perspective on the diagnosis, treatment, and cause of acute fatty liver of pregnancy, based on 28 consecutive cases.Am J Obstet Gynecol.1999;181(2):389-395.

3. Ch'ng CL, Morgan M, Hainsworth I, Kingham JG.Prospective study of liver dysfunction in pregnancy in Southwest Wales.Gut.2002;51(6):876-880.

4. Knight M, Nelson-Piercy C, Kurinczuk JJ, Spark P, Brocklehurst P, System UKOS.A prospective national study of acute fatty liver of pregnancy in the UK.Gut.2008;57(7):951-956.

5. Ranta PO, Ala-Kokko TI, Kukkonen JE, et al.Incisional and epidural analgesia after caesarean delivery:a prospective, placebo-controlled, randomised clinical study.Int J Obstet Anesth.2006;15(3):189-194.

6. Goel A, Ramakrishna B, Zachariah U, et al.How accurate are the Swansea criteria to diagnose acute fatty liver of pregnancy in predicting hepatic microvesicular steatosis? Gut.2011;60(1):138-139;author reply 139-140.

7. Browning MF, Levy HL, Wilkins-Haug LE, Larson C, Shih VE.Fetal fatty acid oxidation defects and maternal liver disease in pregnancy.Obstet Gynecol.2006;107(1):115-120.

8. Wang HY, Jiang Q, Shi H, et al.Effect of caesarean section on maternal and foetal outcomes in acute fatty liver of pregnancy:a systematic review and meta-analysis.Sci Rep.2016;6:28826.

9. Gucev G, Yasui GM, Chang TY, Lee J.Bilateral ultrasound-guided continuous ilioinguinal-iliohypogastric block for pain relief after cesarean delivery.Anesth Analg.2008;106(4):1220-1222.

10. Ibdah JA.Acute fatty liver of pregnancy:an update on pathogenesis and clinical implications.World J Gastroenterol.2006;12(46):7397-7404.

11. Davidson KM, Simpson LL, Knox TA, D'Alton ME.Acute fatty liver of pregnancy in triplet gestation.Obstet Gynecol.1998;91(5 Pt 2):806-808.

12. Bova JG, Schenker S.Acute fatty liver of pregnancy.N Engl J Med.1985;313(25):1608.

13. Liu J, Ghaziani TT, Wolf JL.Acute Fatty Liver Disease of Pregnancy:Updates in Pathogenesis, Diagnosis, and Management.Am J Gastroenterol.2017;112(6):838-846.

114　镜像综合征产妇行剖宫产术的麻醉管理

【导读】

镜像综合征(mirror syndrome)是指继发于胎儿、胎盘水肿出现母体水肿的一组综合征。其命名源自母体症状和体征能够镜像(mirror)胎儿、胎盘的水肿状况。该类产妇常需要早期引产或剖宫产终止妊娠,本身又常合并血液稀释、高血压、低蛋白血症,甚至肺水肿等并发症可能,其围术期的处理有别于一般病理产科。本文将结合1例镜像综合征产妇行剖宫产术的麻醉处理及术后再次出血抢救的过程,探讨该类产妇的麻醉管理。

【病例简介】

孕妇,28岁,身高158cm,体重54.5kg。因双下肢水肿1周入院。入院诊断:1. G_2P_0,孕31周4天;2. 胎儿水肿;3. 严重胎儿宫内生长受限(fetal growth restriction,FGR);4. 镜像综合征。既往体健,本次为自然受孕,孕期定期产检。体格检查:神清,一般情况可。血压110/60mmHg,心率80次/分,心律齐,各瓣膜区未闻及病理性杂音。两肺呼吸音清,无干湿啰音。双下肢凹陷性水肿。实验室检查示:HB 90.0g/L,HCT 29.6%,PLT 124.4×10⁹/L,AST 76U/L,ALT 71U/L,总胆汁酸42umol/L,尿素氮6.7mmol/L,肌酐72umol/l,白蛋白25g/L,尿酸806umol/L。B超(孕31W):羊水少,胎儿胸腹腔积液;胎儿水肿;胎儿生长相当于27W⁺⁶。胎儿MRI检查示:单胎,臀位,胎儿全身皮下水肿,腹腔大量积液,心包少量积液,两肺发育差,心影增大,胎盘显著增厚,未见明显的胎盘早剥及植入改变。

入院后肝酶逐渐升高,肾功能轻度异常,24h尿蛋白定量1.7g/L,HB 80.0g/L,PLT 90×10⁹/L,伴有少尿等症状,入院第3日出现气促(呼吸频率22次/分)、心动过速伴腹痛,床旁胸片示两肺门区及右下肺渗出影,考虑肺水肿可能,拟行急诊剖宫产手术终止妊娠。

产妇入手术室后取左倾30°头高位。麻醉前评估:Mallampati评分Ⅱ级,舌体肥大,口腔咽部黏膜略肿胀。双侧肺底部可闻及湿啰音。常规监测心电图、左上肢无创血压和脉搏氧饱和度。血压123/75mmHg,心率115次/分,呼吸频率20次/分,有轻度呼吸困难,鼻导管吸氧4L/min,SPO_2 99%。予无创心排量(NICOM)监测:心输出量(CO)6L/min,总外周血管阻力(TPR)为1030dynes·sec/cm⁵(参考范围800~1200dynes·sec/cm⁵),总外周血管阻力指数(TPRI)1589dynes·sec/(cm⁵·m²)(参考范围1970~2390dynes·sec/(cm⁵·m²))。

产妇右上肢静脉置入16G套管。行右颈内静脉穿刺置管,测定基础中心静脉压(CVP)为9cmH₂O。缓慢输注乳酸钠林格液,速度控制在200ml/h。产妇术前已禁食禁饮8小时。入室后即静脉注射西咪替丁200mg。麻醉诱导前令产妇面罩吸氧5分钟,采用快诱导+环状软骨压迫,诱导用药为丙泊酚120mg,瑞芬太尼60μg,琥珀胆碱120mg。Glidescope视频喉镜引导下经口插入7号气管导管,机械通气(PEEP:5cmH₂O)。麻醉维持采用丙泊酚300mg/h持续输注。

产科医师行子宫下段剖宫产手术,3分钟后胎儿娩出,全身明显水肿,腹部膨隆,脐带、胎盘均明显水肿。新生儿仅有微弱呼吸,1分钟Apgar评分为2分。保温同时,立即给予气管插管,辅助呼吸。同时行胸腹腔穿刺抽液术,抽出40ml黄色液体。新生儿随后出现心动过缓,脐静脉置管给予肾上腺素,但最终因胸腹腔大量积液,不能建立有效的呼吸循环而死亡。

胎儿娩出后,追加舒芬太尼20μg,顺式阿曲库铵5mg静注。母体宫缩乏力,给予缩宫素宫体注射20U,静脉滴注20U,同时静注卡贝缩宫素100μg,加强宫缩。行双侧子宫上行动脉结扎术+Blynch缝合术,术中出血量

1200ml。输注红细胞悬液 4U,血浆 2U,乳酸钠林格液 500ml。术中循环稳定,NICOM 监测 SVV 维持在在 7% ~ 10%,容量基本稳定。产妇术后苏醒完全,在 PACU 观察 1 小时后送回病房。

术后 5 小时左右,产妇出现低血压、心动过速,伤口引流量达 500ml,测血红蛋白 55g/L,红细胞比积 20%。考虑出血可能。立即转运至手术室,准备行急诊探查术。测血压 70/50mmHg,心率 130 次/分,给予去氧肾上腺素持续输注维持血压,快速输入红细胞悬液 3U,同时行桡动脉穿刺置管。再次于气管内插管全身麻醉下进行手术探查。术中发现右卵巢明显水肿伴有搏动性出血,行右卵巢结扎术,腹腔内吸引出血液 3000ml。给予积极补液、扩容,补充白蛋白,动态监测血常规、出凝血功能、动脉血气,根据结果输注红细胞 11U、血浆 8U,补充 2U 单采血小板。术中患者少尿,补充人血白蛋白 30g,先后予呋塞米 60mg。术后,完全清醒后拔除气管导管,在 PACU 观察 1 小时后,转入 ICU。

术后 3 天,产妇水肿逐渐消退,6 天后顺利出院。

【问题】

1. 镜像综合征的发病机制是什么?
2. 镜像综合征的临床表现有哪些?
3. 镜像综合征产妇可能存在的麻醉风险,麻醉前应如何评估和怎样选择麻醉方法?
4. 术中如何进行容量监测以及产后出血如何应对?

1. 镜像综合征的发病机制是什么?

镜像综合征的病理基础是各种原因造成的胎儿或胎盘的水肿,继而引起母体水肿,导致相应的临床表现。该病的发病机制尚不清楚,目前认为与免疫机制、代谢以及器质性疾病等原因有关,尤其是胎儿或胎盘在发病中起着关键作用。镜像综合征中导致胎儿水肿的可能原因包括 Rh(D) 同种免疫、病毒感染、双胎输血综合征、胎儿埃布斯坦综合征、胎儿心脏畸形、胎儿或胎盘肿瘤和 α 地中海贫血等。在亚洲尤其是东南亚,以 α 地中海贫血为常见原因。有人认为发生机制与胎盘缺氧,导致血管内皮受损引起胎盘水肿,进而引起的绒毛膜损伤与血管生成因子、抗血管生长因子之间的不平衡有关,最终导致母体血管内皮受损,发生水肿。认为胎儿在发病中起关键作用的证据还有:当宫内纠正胎儿水肿的原因后,母体水肿会迅速改善。同单胎妊娠相比,多胎妊娠更容易发生镜像综合征,尤其是在双胎妊娠发生输血综合征时。

2. 镜像综合征的临床表现有哪些?

镜像综合征的临床表现一般包括母体、胎儿、胎盘水肿三联征。其诊断标准为伴随胎儿水肿或胎盘水肿出现母体水肿,即可确诊。

胎儿水肿可通过 B 超和磁共振成像等发现:胎儿皮下水肿、腹水、胸水和心包积液等。胎盘水肿通过肉眼观察、称重和胎盘病理检查提示绒毛水肿确诊。镜像综合征还常合并羊水过多。如胎儿合并其他畸形,则会有相应的影像学表现。

母体的临床表现多样,包括快速体重增加、水肿、高血压、蛋白尿、贫血、肝酶升高等。最具有特征性的两大表现是水肿和稀释性贫血。母体水肿多表现为下肢水肿,严重者也可能进展为全身性水肿。镜像综合征因常具有子痫前期的多种特征,如高血压和蛋白尿等,使得二者鉴别困难。鉴别的主要特征是镜像综合征表现为血液稀释,而子痫前期则是血液浓缩。镜像综合征除了水肿和稀释性贫血外,还有渐进性的血尿酸增高、瘙痒、呼吸急促等表现,有的病例还伴有肝酶升高、头痛和恶心呕吐。最严重的母体并发症为肺水肿,发生率约为 21.4%。母体症状的平均消退时间一般在产后的 8~9 天。

3. 镜像综合征产妇可能存在的麻醉风险,麻醉前应如何评估和怎样选择麻醉方法?

镜像综合征对母体和胎儿均有较大威胁。母体更易发生肺水肿、心功能不全、产后出血等并发症。胎儿宫内及产后病死率高。由于镜像综合征孕妇的临床表现多样,症状轻重不一,目前尚无产科处理和麻醉管理的临床指南,大都主张个体化的治疗。一般来说,对于镜像综合征产妇的手术,麻醉前需要制定详细的计划,全面评估产妇各器官功能,包括呼吸、循环、肝肾功能、出凝血状态等。麻醉医师需要仔细询问病史,了解相关的体征(如上呼吸道是否水肿、有无肺水肿）、实验室和影像学检查结果。

　　在麻醉方法的选择上，要具体情况具体分析。如需终止妊娠，对于一般情况良好，无呼吸困难，无血小板降低和出凝血障碍，产后出血风险不高的产妇，可以行椎管内阻滞。但是由于皮下水肿，可能会存在定位和穿刺困难。对于血小板计数进行性下降，术前存在心肺功能不全，必要时需要呼吸支持的产妇，或者对于产后出血风险高者，则以气管内插管全身麻醉为佳。但要警惕气道黏膜水肿，做好处理困难气道的准备。

　　该例产妇全身水肿明显，椎管内阻滞可能存在定位困难。其血小板计数进行性下降，椎管内阻滞有发生血肿的风险。此外，该产妇存在肺水肿，可能需要呼吸支持。因此我们采用气管内插管全身麻醉。但是该产妇舌体和口腔黏膜水肿，高度怀疑气道水肿可能。我们准备了小一号的气管导管，同时做好了困难气道处理的准备，采用短效的瑞芬太尼和琥珀胆碱诱导，通过可视喉镜顺利完成了气管插管。

　　4. 术中如何进行容量监测以及产后出血如何应对?

　　在监测上，可以实施有创的压力监测，如直接动脉压和 CVP 监测等。在麻醉管理上，需要严格控制液体的入量，通过有创压力监测指导补液及循环处理。对于术前即存在的肺水肿，要考虑其多由血管通透性增加伴有低蛋白血症所致。可在补充白蛋白同时使用呋塞米，机械通气可以加用适当的呼气末正压。术后肺水肿多由于术中补液不当或是组织间液的吸收，使血管内循环容量达到一个高峰，导致循环超负荷所致。对于此类高危产妇，主张在 CVP 监测下指导补液、用药，必要时使用利尿剂等。该病例中，我们监测中心静脉压，并通过 NICOM 监测每搏变异率（SVV），指导补液情况。机械通气采用了容量控制+5cmH$_2$O PEEP 通气模式。

　　镜像综合征产妇出血发生率高，有报道显示产后出血发生率高达 61.1%。本例产妇在术后 5 小时又出现急性失血，探查发现是一侧卵巢的活动性出血。该出血与镜像综合征是否有关联还不得而知，但是也提示临床一定要警惕镜像综合征的产后出血。因此麻醉医师应做好应对大量失血的准备，开放外周和中心静脉通路，动态监测血常规、出凝血功能以及血生化等，根据生命体征和监测结果及时补充血制品。该类产妇通常羊水过多，需警惕分娩后子宫收缩不良，应及时使用缩宫素，必要时复合不同缩宫药物。

【小结】

　　镜像综合征是产科罕见并发症，因其特殊的病理生理特征，麻醉管理存在较大风险。麻醉前应综合评估全身各脏器受损程度，尤其注意急性肺水肿和心功能不全，选择合适的麻醉方式。做好大量失血的应对准备，同时加强容量监测，既避免容量超负荷又要防止急性失血导致的容量不足。产科医师和麻醉医师需密切沟通协作，以确保母婴安全。

【专家简介】

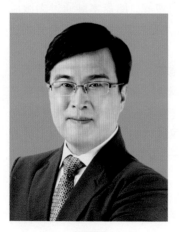

刘志强，主任医师，副教授，博士研究生导师，现任上海同济大学附属第一妇婴保健院麻醉科主任，主要研究方向为妇产科麻醉的基础与临床，近年来以项目负责人身份承担省部级科研课题 5项，以第一或通讯作者在国内外专业期刊发表论文 40 余篇，其中 SCI 收录 14 篇，取得国家实用新型专利 3 项。现任中国医师协会麻醉学医师分会委员，中华医学会麻醉学分会产科麻醉学组委员，中国研究型医院学会麻醉学专业委员会委员，上海医学会麻醉学分会委员及麻醉学医师分会委员，上海市科学技术委员会专家库专家，《上海医学》《国际麻醉与复苏杂志》编委等职。

刘志强

【专家点评】

1. 该病例在麻醉及产科处理上较为得当,产科及时终止妊娠,麻醉医师在较为完善的监测指导下,谨慎实施麻醉及进行术中的管理。如何为镜像综合征产妇实施麻醉,尚无明确借鉴经验,在 Pubmed 上也仅能查到 3 篇的麻醉病例报道。而该病例无疑为镜像综合征这一罕见病的麻醉提供了新的素材。

2. 由于镜像综合征发病率非常低,无论产科还是麻醉医师对其认识均有不足。加之其临床表现常体现为高血压、蛋白尿、血小板减少、肝肾功能损害,及急性肺水肿等,易误诊为子痫前期或 HELLP 综合征等,因此要特别注意对该类疾病的正确诊断。"血液稀释"为镜像综合征与子痫前期鉴别诊断的主要依据。该病例中,作者通过测定外周血管阻力,更具有鉴别的直观性,值得肯定。

3. 镜像综合征对孕妇存在较大威胁,近年来国内有多例报道镜像综合征产妇发生肺水肿和心衰,甚至有 1 例发生呼吸心跳骤停。因此,对此类产妇,麻醉医师应充分做好麻醉前评估,积极预防和应对各类可能的并发症。本病例借助有创和无创监测指导麻醉,麻醉管理较为精准。

4. 镜像综合征胎儿预后差,围产儿死亡率高。临床上应尽可能查找胎儿水肿原因(例如病毒感染、双胎输血综合征等)并进行针对性治疗,以期逆转胎儿水肿情况,改善预后,从而母体症状也可以得到相应改善。如果不能找到胎儿或胎盘水肿原因的,应及时终止妊娠,新生儿科医师需做好急救和新生儿复苏的准备。

【参考文献】

1. Kumar B, Nazaretian SP, Ryan AJ, et al.Mirror syndrome:a rare entity[J].Pathology, 2007, 39(3):373-375.

2. 李智泉, 王晨虹, 涂新枝.镜像综合征 6 例诊治分析[J].国际妇产科学杂志, 2011, 38(3):222-224.

3. Braun T, Brauer M, Fuchs I, et al.Mirror syndrome:a systematic review of fetal associated conditions, maternal presentation and perinatal outcome[J].Fetal Diagn Ther, 2010, 27(4):191-203.

4. 王晨虹, 涂新枝, 李智泉.镜像综合征 18 例临床分析[J].现代妇产科进展, 2012, 21(7):509-512.

5. 程澄, 李映桃.镜像综合征 20 例临床特征探讨[J].中国优生与遗传杂志, 2014, 22(1):80-82.

6. 王马列, 梁润彩.镜像综合征 8 例临床分析[J].中国实用妇科与产科杂志, 2014, 34(5):369-373.

7. Zhao Y, Liu G, Wang J, et al.Mirror syndrome in a Chinese hospital:diverse causes and maternal fetal features[J].J Matern Fetal Neonatal Med, 2013, 26:254-258.

8. 程澄, 李映桃.镜像综合征的研究进展[J].中华围产医学杂志, 2013, 16(3):182-184.

9. Zlotnik A, Gruenbaum SE, Gruenbaum BF, et al.Awake fiberoptic intubation and general anesthesia in a parturient with mirror syndrome and a predicted difficult airway[J].Isr Med Assoc J, 2011, 13(10):640-642.

10. Midgley DY, Harding K.The mirror syndrome[J].Eur J Obstet Gynecol Feprod Biol, 2000, 88(2):201-202.

11. McCann SM, Emery SP, Vallejo MC.Anesthetic management of a parturient with fetal sacrococcygeal teratoma and mirror syndrome complicated by elevated hCG and subsequent hyperthyroidism[J].J Clin Anesth, 2009, 21(7):521-524.

12. Matsubara S, Ohmaru T, Ohkuehi A, et al.Mirror syndrome associated with hydmpic acardius in triplet pregnancy[J].Fetal Diagn Ther, 2008, 24(4):429-433.

13. Tayler E, DeSimone C.Anesthetic management of maternal Mirror syndrome[J].Int J Obstet Anesth, 2014, 23(4):386-389.

14. 王博平, 徐振东, 刘志强.孕期微创手术中的胎儿麻醉方法:附 6 例次报告[J].中国临床医学, 2014, 23(4):457-459.

15. De Buck F, Deprest J, Van de Velde M.Anesthesia for fetal surgery[J].Curr Opin Anaesthesiol, 2008, 21(3):293-297.

16. 朱轶, 伍静, 袁世荧.胎儿手术的麻醉[J].国际麻醉学与复苏杂志, 2012, 22(3):110-114.

115　硬脊膜穿破后头痛患者的处理

【导读】

硬脊膜穿破后头痛（postdural puncture headache，PDPH）是椎管内麻醉较常见并发症，其发生率约为0.52%，主要特征是椎管内麻醉后 1~3 天出现直立性头痛，即患者立位时出现或加重，平卧位时减轻或消失。患者出现 PDPH 后往往影响活动及哺乳，且增加患者住院天数及增加住院费用，故其已成为产科椎管内麻醉患者产后投诉麻醉医生的主要原因之一。2009 年美国麻醉医师协会对已结案的索赔案件整理发现：PDPH 已成为患者因麻醉获得赔偿的第二大常见原因，PDPH 亦是产科患者起诉麻醉医生的第三大原因。由此可见，PDPH 给患者带来的痛苦已远远超出麻醉医生的预估。因此也警示越来越多的麻醉医生要关注 PDPH，积极预防、尽早发现并积极治疗 PDPH，避免 PDPH 严重并发症的发生。

【病例简介】

患者，女性，32 岁，67kg，165cm，主因"孕$_2$产$_0$孕 39 周，双胎"收入院，择期拟行"子宫下段横切剖宫产术"。既往史：既往体健，患者自述孕期无腰部及下肢不适病史。无外伤及手术史。入院检查：血压 121/69mmHg，心率82 次/分，呼吸 22 次/分，神清；行血常规、凝血功能检查、血生化检查无异常；ECG 检查：大致正常心电图；专科检查：B 超及胎心监护未见异常。麻醉选择：选择腰-硬联合麻醉，取左侧卧位，L$_{2-3}$ 间隙穿刺，采用 17G 硬膜外穿刺针，确定硬膜外针入硬膜外腔后置腰穿针，见清亮脑脊液后于蛛网膜下腔缓慢推注 0.5% 罗哌卡因 2.6ml，遂拔出腰穿针。此时，见有清亮液体自硬膜外针缓慢涌出，将液体滴至前臂皮肤测温为温热，判定发生硬脊膜意外穿破（accidental dural puncture，ADP），立即放置硬膜外针芯并拔除硬膜外针；于下一间隙 L$_{3-4}$ 再次行硬膜外穿刺成功并置管顺利。

术中处理及术后管理：手术过程中麻醉效果满意，手术平顺，术中于硬膜外腔分次缓慢推注羟乙基淀粉共20ml，术毕硬膜外连接电子输注泵（河南驼人医疗器械集团有限公司），电子泵设定：以生理盐水 6ml/h 持续泵注。术后镇痛采用静脉镇痛。术后一日访视患者，患者主述起床后 5 分钟后自觉前额及枕部不适，平卧位时好转，嘱患者尽可能采取卧位；术后第二日访视患者，患者症状无加重，无恶心呕吐发生，硬膜外管继续持续泵注盐水；术后第三日随访，患者已可较长时间（超过 1 小时）直立位且头枕部无明显不适症状，遂后拔除硬膜外导管。术后第 4 日随访，患者自述症状明显好转且无其他不适主诉，当日出院。

【问题】

1. 术后头痛一定是发生 PDPH 了吗？
2. PDPH 除头痛症状外还会给患者造成哪些影响？
3. 造成 PDPH 的危险因素有哪些？
4. 出现 PDPH 后我们该做些什么？
5. PDPH 发生后你会选择"血补丁"吗？

1. 术后头痛一定是发生 PDPH 了吗？

ADP 及 PDPH 的定义：

硬脊膜穿破（accidental dural puncture，ADP）；硬脊膜穿破后头痛（post-dural puncture headache，PDPH）；

（1）世界头痛协会头痛分类委员会对 PDPH 的定义如下：

1）头痛于 ADP 发生后 5 天内出现；

2）头痛部位在前额和枕部；

3）头痛直立位 15 分钟内出现或加重；

4）卧位 15 分钟内头痛减轻或消失；

5）一周内自发缓解或经有效的对抗脑脊液漏的治疗后 48 小时内缓解。

（2）并非所有的 ADP 都发生 PDPH。产科椎管麻醉 ADP 发生率约为 6.5%。一旦发生 ADP 造成 PDPH 的风险约为 45%~80%。在一项包含 17 198 例产科椎管麻醉的研究报道中 ADP 的发生率为 0.5%，PDPH 发生率为 0.38%。如以穿刺时体位区分：取侧卧位的 ADP 发生率为 0.35%，取坐位穿刺的 ADP 发生率为 0.30%；二者无统计学差异。若以操作实施者划分：实习医生穿刺与执业医师穿刺 ADP 的发生率及 PDPH 的发生率均存在明显统计学差异（0.33% vs 0.28%；0.33% vs 0.39%）。

（3）椎管麻醉后出现的头痛并非都是 PDPH。尤其是孕产妇本身就是头痛的高发人群。通常情况下需与以下原因造成的头痛相以鉴别：

1）产后焦虑紧张

2）睡眠不足

3）停服咖啡因类药物

4）偏头疼病史

5）子痫或子痫前期

6）脑血管病变如蛛网膜下腔出血

7）大脑皮质静脉血栓

只有排除以上原因且近期有腰椎穿刺病史的产后头痛才需考虑 PDPH 的可能。

2. PDPH 除头痛症状外还会给患者造成哪些影响？

发生 ADP 后最常见的症状为 PDPH，如未及时发现及治疗，少数患者可合并严重并发症。

（1）PDPH 常见的临床表现有：

1）头痛：腰椎穿刺后 1~3 天出现最常见，少数可 7 天后出现。特点为直立位时出现或加重，卧位时减轻或消失。

2）恶心呕吐：因脑膜刺激征，可伴/不伴恶心呕吐。

3）脑神经麻痹：有些患者除头痛外还可出现脑神经麻痹的症状如耳鸣、耳聋、复视等。

（2）PDPH 如未被及时治疗，可演变成严重并发症：

1）慢性头痛：有研究表明，发生 PDPH 如未及时治疗，超过 20% 的患者可转变成慢性头痛。

2）可逆性脑血管收缩综合征（reversible cerebral vasoconstriction syndrome，RCVS）：是产后血管病的一种，该综合征以较长时间的可逆性脑大中动脉收缩为病理基础，反复急剧发作的剧烈头痛为主要临床表现，可伴有局灶性神经功能缺损或癫痫发作的临床综合征。发病机制尚不明确，对于发生 PDPH 的产妇可能是由于脑组织因脑脊液丢失移位致的脑机械刺激增加。

3）硬膜下出血：是 ADP 最严重的并发症之一。发病原因主要是当硬脊膜穿破后，脑脊液减少使其对脑组织的支撑作用减弱，脑尾偏移可致桥静脉撕裂。临床症状为剧烈的头痛和局灶性神经系统症候。头痛程度及持续时间与出血速度及出血量成正相关。当 PDPH 患者突然出现头痛加剧、烦躁、呕吐、抽搐或癫痫，甚至意识障碍时需高度怀疑硬膜下出血。但有些患者只表现为呕吐而无头痛，或头痛特征与体位无关，因此较难诊断。由于该并发症死亡率可高达 13%，故早发现、早诊断尤为关键。

4）颅内出血：由于脑脊液丢失造成低颅压，脑血管代偿性扩张致脑血管破裂（特别是伴有凝血异常、接受抗凝治疗及动脉瘤破裂)。

5)颅内静脉窦血栓(cerebral venous sinus thrombosis,CVST):是指由于多种病因引起的以脑静脉回流受阻、常伴有脑脊液吸收障碍所致的高颅压性脑血管病。女性产褥期高发,约占所有 CVST 总数的 5%~20%。病因或危险因素可分为感染性和非感染性。前者常继发于化脓性感染或非特异性炎症;后者多与高凝状态、血液淤滞、血管壁损伤及颅内压过低有关。部分原因不明,85% 以上患者存在一种或多种危险因素。

3. 造成 PDPH 的危险因素有哪些?

与 PDPH 相关的危险因素有很多,包括年龄、BMI、性别、穿刺针型号、穿刺针口径大小、穿刺针斜面的方向、穿刺时患者体位、操作者技术、穿刺次数等等因素。

(1) 有研究显示,年龄在 18~30 岁是 PDPH 的高发人群,且低 BMI 的年轻孕妇是 PDPH 的最高发人群。由于老年人动脉硬化而阻碍脑血管扩张,故在老年人群保持较低的 PDPH 的发生率。尽管有儿童 PDPH 的个案报道,但 PDPH 极少发生于 10 岁以下儿童,其原因尚未明了。

(2) 对于性别是否是 PDPH 的高发因素一直以来存在争议,有许多相关的研究显示女性相对于男性的 PDPH 发生率高,对于该结论许多学者认为女性也是紧张焦虑性头痛和偏头疼的高发人群,这与女性对疼痛更敏感、疼痛反射更易被诱发等原因密不可分。

(3) 妊娠:妊娠期脂肪重新分布及隆起的巨大子宫改变孕妇正常的脊柱生理弯曲等因素都是造成孕妇椎管内穿刺困难及易发 ADP 的高危因素。

(4) 有慢性头痛病史或有近期头痛病史的患者易发生 PDPH。

(5) 有 PDPH 病史:研究显示以往发生 PDPH 的患者再次发生 PDPH 的风险较无 PDPH 病史的人群高。

(6) 腰穿针口径大小、针尖类型:穿刺针口径大小及类型是 PDPH 最重要的高危因素。口径越大发生 PDPH 的概率越大,22G 针比 25G 针发生 PDPH 的风险高出 6 倍;笔尖式与切割式相比发生 PDPH 的机率可减少 5 倍。

(7) 腰麻穿刺时穿刺针斜面方向:多项研究显示当穿刺针斜面与脊柱长轴相平行时,PDPH 的发生率明显低于穿刺针斜面与脊柱长轴相垂直时。其原因与硬脊膜的组织结构特点相关,硬脊膜的纤维走行与脊柱长轴平行。当穿刺针斜面垂直脊柱长轴进针时,如造成硬脊膜的穿破即为横断面切割,留存的破口较平行进针推挤开的破口大,更易于脑脊液外流。有报道称穿刺针斜面垂直进针者的 PDPH 发生率是平行进针者的 3 倍。有研究显示,多次试穿、当硬膜外针到达硬膜外腔后针斜面由平行转为垂直位即针斜面对头部或尾部时,以及向硬膜外腔推注空气测试是否有阻力等因素都会增加发生 ADP 的风险。

(8) 患者接受穿刺时体位:有研究显示,患者接受穿刺采用坐位时 PDPH 的发生率高于采用侧卧位者;还有研究发现,采取坐位穿刺者 PDPH 后需行"血补丁"的概率高于采用侧卧位者。

4. 出现 PDPH 后我们该做些什么?

对于 PDPH 的处理治疗手段多种多样。

(1) PDPH 的预防治疗手段:去枕平卧、对症治疗。当发现 ADP 时,麻醉医生往往嘱患者术后去枕平卧,目的在于减少患者因脑脊液丢失直立位时出现 PDPH。但最近有文献指出 Meta 分析发现 ADP 后是否平卧对 PDPH 没有明显影响。

(2) 现阶段常用的药物治疗包括:咖啡因、茶碱类、曲坦类、普加巴林等药物。大量文献证实以上药物可治疗或缓解 PDPH 患者的症状,尽管没有针对这些药物治疗普遍有效性的对照研究,有证据显示 PDPH 的疼痛的确与 P 物质和神经激肽受体相关。

(3) 针刺治疗:有文献报道针灸对 PDPH 的治疗有明显的辅助作用,可明显降低疼痛程度并缩短持续时间。针灸治疗可作为拒绝接受有创治疗(如"血补丁")患者可选择的又一种治疗手段。

(4) 硬膜外腔填充治疗:对于硬膜外腔填充治疗的报道不胜枚举,方法方式多种多样。研究显示治疗及缓解 PDPH 有效的方法包括:

1) 硬膜外腔推注胶体液和(或)生理盐水:国内外均有大量研究证实硬膜外腔推注胶体液或盐水可以预防和治疗 PDPH 的发生。其机制是利用硬膜外填充液体产生的压力阻止脑脊液由硬脊膜的破口继续外漏。在该患者我们采取硬膜外持续泵盐水的方法。具体方法为：当发生 ADP 后，放弃原穿刺点操作，选取另一间隙行腰硬联合麻醉常规放置硬膜外导管。术中硬膜外分次推注羟乙基淀粉 20ml，术毕硬膜外连续泵注生理盐水 5~6ml/h。术后每日随访，记录患者是否发生 PDPH，头痛性质、部位、持续时间，是否伴恶心呕吐，是否有耳鸣、复视等不适主诉。术后 3 日如患者无 PDPH 症状、症状消失或明显减轻即可拔除硬膜外导管；如症状持续存在可继续泵注盐水并每日随访直至症状明显减轻或消失。该患者术后第一天即出现 PDPH 症状，直立时加重，卧位时减轻，经持续硬膜外泵注盐水治疗，术后第三天症状明显减轻，久坐无明显头痛症状遂拔除硬膜外导管，术后第 4 天出院。

2）硬膜外自体血填充即"血补丁"：许多国家将"血补丁"作为治疗 PDPH 的金标准。"血补丁"操作方法：取患者静脉血 10~30ml，随即推注至硬膜外腔即可。其作用机制是依靠血凝块封堵硬脊膜的损伤破口，阻止脑脊液的进一步外漏。此方法起效快、效果确切。

3）其他方法：对于发生 ADP 后直接蛛网膜下腔置管留置 24 小时的方法一直存在争议。新近的 Meta 分析显示留置蛛网膜下腔导管的患者发生 PDPH 的数量由 66% 降至 51%，且患者使用"血补丁"的数量由 50% 降至 33%。有文献报道，当发生 ADP 后，硬膜外腔推注吗啡可有效预防 PHPH 的发生，并可减少"血补丁"的使用。土耳其人 Fethi Akyol 对出现 PDPH 的患者在 B 超引导下行双侧枕大神经阻滞，也取得满意的治疗疗效。

（5）保守治疗：对于某些发生 PDPH 但拒绝或不适合有创性治疗的患者可采取保守治疗和对症处理，如每日静脉输注液体 2500~3000ml；头痛严重者可给予口服非甾体抗炎药止痛；恶心呕吐者给予止吐药。

5. PDPH 发生后你会选择"血补丁"吗？

虽然在国外发生 PDPH 后行硬膜外腔自体血填充治疗即"血补丁"已成为公认的行之有效的治疗方法和手段。但对于"血补丁"的话题在我国一直存在争议。

研究表明，"血补丁"虽有效，但一次成功率仅为 50%~60%，需重复做第 2 次"血补丁"的占 5%~50%。有研究显示，如在 ADP 发生后 24 小时内行"血补丁"，超过 50% 的患者仍存在头疼症状。尽管如此，仍可检索到许多应用"血补丁"以预防 PDPH 的研究，这些研究认为与出现 ADP 后不治疗、保守治疗、硬膜外注射盐水相比，预防性"血补丁"可减少 PDPH 的发生率。

由于缺乏明确的有力证据，且担忧硬膜外穿刺术有再次发生 ADP 之可能，以及注射部位疼痛、下肢放射性疼痛、硬膜外血肿、硬膜外感染、马尾综合征等并发症发生的可能，许多麻醉医生对该方法持反对态度。因为任何侵入性的操作都会并发相应的并发症，"血补丁"也不能例外。背痛就是"血补丁"最常见的并发症。文献报道发生率高达 85%。与硬膜外腔自体血注射量成正比，即注射量越大背痛发生的概率越大。

对于 PDPH 后实施"血补丁"是否可减少 PDPH 并发症（如慢性头痛、硬膜下出血）的发生尚无定论。有文献报道，已接受"血补丁"治疗的患者仍发生了硬膜下出血。Verduzco 报道了 1 例个案，37 岁产妇出现 ADP 后 6 小时即接受"血补丁"治疗，结果造成患者硬膜下出血，L_1~S_3 节段马尾占位。

在我国，"血补丁"仍未被相应的指南所推荐，加之麻醉医生对其可能产生的不良后果的担忧，许多麻醉医生对使用该技术心存疑虑，使"血补丁"技术在国内的推广应用仍不乐观。

【小结】

PDPH 是椎管麻醉常见且棘手的麻醉并发症，主要表现为额颞部或枕部头疼，直立时出现或加重，平卧时减轻或消失；伴或不伴恶心呕吐、耳鸣、复视等症状。如未及时治疗，可发展为慢性头痛，个别患者可发生颅内浅静脉血栓、颅内出血等严重并发症。PDPH 发病机制为脑脊液丢失造成低颅压所致。治疗方法多种多样，在预防和治疗手段上应以预防为主，早发现早治疗。

【专家简介】

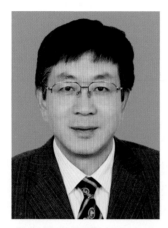

徐铭军

徐铭军，硕士生导师，教授，主任医师。 首都医科大学附属北京妇产医院麻醉科主任。 北京医学会麻醉学分会副主任委员，北京医师协会麻醉专科医师分会副会长，中华医学会麻醉学分会产科麻醉学组副组长，中国心胸血管麻醉学会非心脏手术麻醉分会副主任委员，中国医疗保健国际交流促进会妇儿医疗保健分会盆底健康医学联盟副主席，世界疼痛医师协会中国分会分娩镇痛专业委员会主任委员。《中华麻醉学杂志》、《临床麻醉学杂志》、《国际麻醉学与复苏杂志》、《中华麻醉大查房》等编委。 专业特长：高危产科麻醉、分娩镇痛、门诊无痛技术、妇科腔镜手术的麻醉。 在专业核心期刊发表文章100余篇，获得国家专利四项。 主编、主译书籍5部；副主译、参编书籍若干部。

【专家点评】

硬脊膜穿破后头痛（post-dural puncture headache，PDPH）是椎管内麻醉较棘手的并发症。一旦发生硬脊膜意外穿破（accidental dural puncture，ADP），临床上还是应该积极治疗为佳，而不要等到发生了PDPH再处理。

1. PDPH发生的机制是硬脊膜穿破后脑脊液外漏，过去认为是颅内压降低，脑组织失去了缓冲垫的支撑，脑组织下沉，压迫在颅底导致头痛。现今认为是颅内压降低，引起的颅血管的扩张，导致的血管性头痛。

2. 若是由硬膜外针意外穿破硬脊膜，脑脊液外漏的量较大，几乎都会发生PDPH，PDPH最大的特点是与体位直接相关，上身直立位或立位则发生头痛或头痛加重。在有些大手术或老年病人表现不显著，重大手术病人术后体质较弱，术后基本处于平卧体位，故其头痛的发生不明显；年轻病人或小手术的发生率几乎100%。若是进行的腰-硬联合穿刺麻醉，国外报道PDPH发生率为1%，笔者单位的调查CSEA后疑似PDPH的发生率为0.17%，此与娴熟的穿刺技巧相关。

3. 一旦发生了ADP需要积极治疗，国外"血补丁"被认为是治疗PDPH的金标准，但"血补丁"有其局限性，推荐的方法是发生严重头痛后实施，没有预防头痛发生的作用，第一次的有效率也仅50%~60%且仍需要进行有创的穿刺，另外，"血补丁"亦有发生严重并发症的个案报道，如：硬膜下出血、双眼视力缺失等。

4. 笔者倾向于文中提到的硬膜外盐水填充法，此法是针对脑脊液的丢失进行处理，简单易行，效果可靠。若不能使脑脊液生成增加，则临床思维就是减少脑脊液的丢失，而且可以预防性地应用，值得临床推广。

【参考文献】

1. Adam S, Richard S.Post-dural puncture headache：The worst common complication in obstetric anesthesia.SEMINARS IN PERINATOL-OGY.2014，38：386-394.

2. Bathman B, Olbercht V, Berman M.et, al.Peripartum subarachnoid hemorrhage：nationwide data and institutional experience.Anesthesiology.2012，116（2）：324-333.

3. 中国颅内静脉系统血栓形成诊断和治疗指南2015.中华神经科杂志，2015，48（10）：819-829.

4. Borges BC, Wong G, Isaac L, et al.Unusual presentation of postdural puncture headache requiring repeat epidural blood patch in a 4-year old child.Paediatr Anaesth.2014，24（5）：541-543.

5. Andres E Monserrate, BS, Daris C.Ryman.et, al.Factors Associated with the onset and Persistence of Post-Lumbar Puncture Headache.JAMA Neurol.2015，72（3）：325-332.

6. Alexandra Chang, Joseph Acquah, Sanjay Reddy.et, al.Acupuncture for the Management of Postdural Puncture Headache：A case Report.Global Adv Health Med.2016，5（1）：103-106.

7. Xiangming Che, Wenyu Zhang, Mingjun Xu.Continuous epidural pumping of saline contributes to prevent and treat postdural puncture headache.Journal of Clinical Anesthesia.2016，34：154-158.

8. Shen Sun, Shaoqing Huang.Epidural injection of hydroxyethyl starch in the management of post-dural puncture headache：a case series.Int Clin Exp Med.2015，8（5）：8254-8258.

9. M.W.M.Rucklidge.All patients with a postdural puncture headache should receive an epidural blood patch.International Journal of Obstetric Anesthesia.2014，23：171-174.

10. Fethi Akyol, Orhan Binicl, Ufuk Kuyrukluyildiz.et, al.Ultrasound-guided bilateral greater occipital nerve block for the treatment of postdural puncture headache.Pak J Med Sci.2015，31（1）：111-115.

116　剖宫产腰硬联合麻醉下致永久性马尾综合征

【导读】

椎管内麻醉后永久性神经并发症非常少见,但后果严重,应引起足够的重视。对其病因、诊断及鉴别诊断、预防、治疗等都应有一定的了解,其目的在于尽量减少此类并发症的发生,同时在出现此类并发症时最大程度地改善患者的预后。

【病例简介】

患者,女性,29岁,身高160cm,体重61kg,ASA Ⅰ级。因 G1P0 孕38周,臀位,入院行择期剖宫产术。既往无神经功能障碍,无根性疼痛及腰背痛。血糖正常,各项常规术前检查均未发现异常。入手术室后,患者取右侧卧位,,取 L_{2-3} 行硬膜外穿刺。穿刺顺利,一次完成。继而以 25G Whiteacre 笔尖式穿刺针行蛛网膜下腔穿刺,见清亮脑脊液流出后注入 0.5％布比卡因 10mg+8％葡萄糖溶液共 2ml,推注时间约12s(布比卡因为非无菌玻璃安瓿瓶注射液,打开安瓿前用 75％酒精擦拭安瓿颈部),推注结束后置入硬膜外导管,向头端置管,留管 4cm。在整个穿刺、置管、注药过程中,患者无麻木、疼痛及任何神经刺激征。麻醉后患者取仰卧位,腹部左侧倾斜,感觉阻滞平面达 T_6。剖宫产手术平稳顺利,术中血压波动于基础值上下 20％。术中未再追加其他麻醉药。手术时间30分钟,术中出血 300ml,术毕患者安返病房。术后镇痛使用患者自控硬膜外镇痛泵,0.1％罗哌卡因+1μg/ml 舒芬太尼共 100ml,背景输注 2ml/h,PCA 量 2ml,锁定时间 20分钟。

术后第一天,患者未觉异常。术后约30小时,患者起床小便时突觉右下肢麻木无力,症状很快加重,左腿亦觉无力,立即拔除硬膜外导管。神经系统检查示双下肢运动感觉受损,会阴部感觉受损。6小时后患者出现大小便失禁。临床诊断为马尾综合征。腰椎 MRI 显示:L_{2-3} 层面椎管内右侧蛛网膜下异常影伴右侧终丝增粗(变性或炎症),$L_5 \sim S_1$ 椎间盘变性伴轻度突出。未见椎管内脓肿、血肿,亦未见椎管狭窄。立即给予大剂量激素冲击治疗,甲泼尼龙 500mg 静脉注射3天后改为 80mg 继续静脉注射10天。同时进行高压氧舱、中医针灸治疗。4周后,双下肢感觉逐渐恢复,肌电图显示:神经源性损害肌电改变,累及双下肢肌,L_5、S_1 根性损害考虑,右侧 L_3、L_4 也有累及。术后2个月,患者大小便功能恢复。7个月后,患者仍不能正常行走。MRI 复查结果与第一次相仿。经过2年的康复治疗,患者右足仍有足下垂,行走时仍现跨阈步态。

【问题】

1. 什么是马尾综合征?
2. 椎管内麻醉引起马尾综合征的病因和危险因素?

3. 椎管内麻醉马尾综合征的预防和治疗？

4. 椎管内麻醉后不同神经损伤的鉴别诊断？

5. 椎管内麻醉后引起马尾综合征与短暂神经症（TNS）的鉴别诊断？

1. 什么是马尾综合征？

马尾综合征是以脊髓圆锥水平以下神经根受损为特征的临床综合征，其表现为：不同程度的大便失禁及尿道括约肌麻痹、会阴部感觉缺失和下肢运动功能减弱。

2. 椎管内麻醉引起马尾综合征的病因和危险因素？

病因：①局麻药鞘内的直接神经毒性；②压迫性损伤：如硬膜外血肿或脓肿；③操作因素损伤。危险因素：①局麻药种类：局麻药直接的神经毒性。②蛛网膜下腔神经周围的局麻药浓度：其中给药剂量是最重要的因素。应特别注意影响局麻药在蛛网膜下腔分布的因素，如重比重溶液（高渗葡萄糖）、脊麻中选择更接近尾端的间隙、注药速度缓慢（采用小孔导管）等，将导致局麻药的分布受限而增加其在尾端的积聚，加重对神经的毒性作用。③是否使用血管收缩剂：肾上腺素本身无脊髓损伤作用，但脊麻药物中添加肾上腺素可加重鞘内应用利多卡因和氯普鲁卡因引起的神经损伤。

3. 椎管内麻醉马尾综合征的预防和治疗？

预防：由于局麻药的神经毒性目前尚无有效的治疗方法，预防显得尤为重要：①连续脊麻的导管置入蛛网膜下腔的深度不宜超过4cm，以免向尾部置管过深；②采用能够满足手术要求的最小局麻药剂量，严格执行脊麻局麻药最高限量的规定；③脊麻中应当选用最低有效局麻药浓度；④注入蛛网膜下腔局麻药液葡萄糖的终浓度（1.25%至8%）不得超过8%。

治疗：一旦发生目前尚无有效的治疗方法，以下措施可辅助治疗：①早期可采用大剂量激素、脱水、利尿、营养神经等药物；②后期可采用高压氧治疗、理疗、针灸、功能锻炼等手段；③局麻药神经毒性引起马尾综合征的患者，肠道尤其是膀胱功能失常较为明显，需要支持疗法以避免继发感染等其他并发症。

4. 椎管内麻醉后不同神经损伤的鉴别诊断？

椎管内麻醉后的神经损伤：①穿刺针脊髓损伤：常由脊间隙辨认失误造成，数小时内发作，表现为肌力减弱，严重者肌无力，MRI在初期可能正常。②血管损伤：常发生于椎旁入路（侧路），数小时内发作，表现为肌力减弱，严重者肌无力，MRI在初期可能正常。③脊髓前动脉综合征：多见于老年人。有动脉硬化史或长时间重度低血压，数小时内发作，MRI示脊髓梗死。④硬膜外血肿：多见于凝血功能异常者，老年人危险较大，常在3天内发病。表现为进行性运动障碍和感觉障碍；不同程度的背痛；肠、膀胱功能障碍等。MRI示硬膜外压迫。⑤硬膜外脓肿：由感染引起，1~3天内发病。表现为进行性运动障碍和感觉障碍；有发热，肌无力、背痛，MRI示硬膜外压迫。

5. 椎管内麻醉后引起马尾综合征与短暂神经症（TNS）的鉴别诊断？

TNS大多数表现为单侧或双侧臀部疼痛，50%~100%的患者并存背痛，少部分患者表现为放射至大腿前部或后部的感觉迟钝。症状发生于脊麻作用消失后24小时内，在6小时到4天消除。体格检查和影像学检查无神经学阳性改变。TNS的病因尚不清楚，可能的病因或危险因素有①局麻药特殊神经毒性：利多卡因脊麻发生率高；②患者的体位影响：截石位手术发生率高于仰卧位；③手术种类：如膝关节镜手术等；④穿刺针损伤、坐骨神经牵拉引起的神经缺血、小口径笔尖式腰麻针造成局麻药的浓聚等因素。

【小结】

椎管内麻醉后引起马尾综合征非常少见，但后果严重。麻醉后随访必不可少，发现问题及时处理。可予大剂量激素、营养神经药物、高压氧、理疗、针灸、功能锻炼等辅助治疗，争取最大程度地改善患者的预后。

【专家简介】

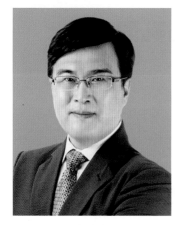

刘志强，男，主任医师，副教授，博士研究生导师，现任上海同济大学附属第一妇婴保健院麻醉科主任，主要研究方向为妇产科麻醉的基础与临床，近年来以项目负责人身份承担省部级科研课题 5 项，以第一或通讯作者在国内外专业期刊发表论文 40 余篇，其中 SCI 收录 14 篇，取得国家实用新型专利 3 项。 现任中国医师协会麻醉学医师分会委员，中华医学会麻醉学分会产科麻醉学组委员，中国研究型医院学会麻醉学专业委员会委员，上海医学会麻醉学分会委员及麻醉学医师分会委员，上海市科学技术委员会专家库专家，《上海医学》、《国际麻醉与复苏杂志》编委等职。

刘志强

【专家点评】

1. 这是 1 例非常少见的病例，但应引起临床的足够重视。理论上，椎管内阻滞后遗留永久性的神经并发症非常罕见，确切的发生率尚不确定，有报道称其发生率为 10 万分之 0.3~1.2。该例患者在椎管内穿刺、置管、给药过程中没有感觉异常、背痛等症状，基本排除操作因素的直接损伤。MRI 检查未见椎管狭窄、血肿等，患者没有易引起微血管病变的糖尿病史，术中血流动力学平稳，椎管内亦未给予血管收缩药物，因此引起该病例神经损伤最可能的原因是布比卡因的直接神经毒性作用。局麻药可改变神经周围的渗透性，引起神经纤维水肿。脊麻后发生马尾综合征的大多数病例都与局麻药的毒性有关，尤其是利多卡因。亦有报道称，增加重比重布比卡因的浓度和剂量使神经损伤的发生率增加，而这一现象在轻比重溶液中并未发生。因此重比重溶液也可能是该例发生神经损伤的重要原因。

2. 需要注意的是椎管内麻醉后的神经并发症并非都与椎管内麻醉有关，还可能由妊娠和分娩所引起。由于胎儿头部压迫、产程过长、截石位、膝关节过度屈曲、手术牵拉等因素可致腰骶干、股神经、腓总神经、闭孔神经等损伤，表现出不同的临床症状。与产科相关的神经损伤加以鉴别诊断不仅仅是出于法医学的考虑，还有利于对患者神经功能的预后做出准确的判断。通过病史和查体可以初步作出产科相关神经并发症的诊断。影像学检查判定神经损伤发生的位置，肌电图检查有利于神经损伤的定位。由于去神经电位出现于神经损伤后两周，如果在实施麻醉后不久便检出该电位则说明麻醉前就可能神经损伤。

【参考文献】

1. 中华医学会麻醉学分会专家组.椎管内阻滞并发症防治的专家共识（2008）.中华医学杂志，2008，88（45）：3169-3176.
2. Rodgers A，Walker N，Schug S，McKee A，Kehlet H，van ZundertA，et al.Reduction of postoperative mortality and morbidity with epidural or spinal anaesthesia：results from overview of randomised trials.BMJ2000；321：1493.
3. Myers R，Kalichman MW，Reisner LS，Powell HC.Neurotoxicity of local anesthetics：altered perineural permeability，edema，and nerve fiber injury.Anesthesiology 1986；64：29-35.
4. Hogan Q.Anatomy of spinal anesthesia：some old and new findings.RegAnesth Pain Med 1998；23：340-3.
5. Ganem EM，Vianna PT，Marques M，Castiglia YM，Vane LA.Neurotoxicity of subarachnoid hyperbaric bupivacaine in dogs.RegAnesth 1996；21：234-8.

117 经腹腔镜全子宫切除术后进行性高乳酸血症

【导读】

血乳酸增高是临床常见的围术期并发症。高乳酸血症对患者的体内各系统均会有不同程度的影响,表现为血流动力学不稳定、组织缺氧。临床乳酸增高的原因主要有全身/局部组织灌注不足,应激使血儿茶酚胺浓度增高,组织中毒性缺氧及肝肾功能障碍致排出障碍等。腹腔镜手术由于创伤小,痛苦少,术后恢复快及住院时间短等特点,目前在各科手术领域广泛应用。其中建立二氧化碳气腹是腹腔镜手术的重要操作过程,气腹压力过低手术视野不能充分显示,压力过高则严重影响患者的呼吸及循环系统的功能。气腹时膈肌上抬,肺通气量减少,同时由于下腔静脉受压,静脉回流受阻,心排血量下降,一旦术中管理不善,可能引起组织缺血、缺氧,同时血乳酸水平亦会升高。因此面对增高的乳酸水平,要从减少乳酸生成和促进乳酸排出着手,并及时找出乳酸增高的原因,解除病因。

【病例简介】

患者,女性,48 岁,因"发现子宫肌瘤两年,继发痛经三月"入院,拟在全麻下行"经腹腔镜全子宫切除术"。既往史:有高血压病史,间断口服降压药(具体不详),否认"糖尿病史"及手术外伤史。术前检查:均未见异常。

入室时:BP 140/80mmhg,SPO$_2$ 98%。麻醉诱导:咪达唑仑 0.05mg/kg,丙泊酚 2mg/kg,枸橼酸舒芬太尼 0.5μg/kg,顺式阿曲库铵 0.15mg/kg。

麻醉维持:丙泊酚 5mg/(kg·h),顺式阿曲库铵 0.1mg/(kg·h),瑞芬太尼 0.2μg/(kg·min)维持。

麻醉诱导后查血气:血糖 Glu 4.9mmol/L,乳酸 Lac 0.8mmol/L。手术顺利,术中气腹压力 12~15mmHg。历时 150 分钟,术中出血约 200ml,腹腔放置引流管一根。术中生命体征平稳,动脉血压维持在 125/75mmHg 水平,P$_{ET}$CO$_2$ 维持 35mmHg 左右,手术结束后送入 PACU。

入 PACU 时 BP 120/70mmHg,P 90 次/分,约 20 分钟后,患者 BP 降至 90/60mmHg,P 105 次/分,急查血气:PH 7.28,Glu 19.8mmol/L,Lac 6.4mmol/L,BE −11.2mmol/L,Hb11.2g/L,Hct36%。立即给予生理盐水快速静滴扩容,胰岛素 10u 静滴,5% 碳酸氢钠 150ml 纠酸,一小时后复查血气:PH 7.21,PCO$_2$33mmHg,Glu 21.4mmol/L,Lac 11.3mmol/L,BE −13.5mmol/L,再次给予胰岛素 10u,5% 碳酸氢钠 150ml 静滴,患者 BP 回升至 105/60mmHg,约 40 分钟后再查血气:PH 7.32,Glu 18.1mmol/L,Lac 13.7mmol/L,BE −9.1mmol/l,患者乳酸水平呈进行性升高,送入 ICU 进一步治疗。

入 ICU 后血压进一步下降至 83/50mmHg,立即予以积极补液扩容同时予去甲肾上腺素静脉泵入,改善不明显,给予加用多巴胺及多巴酚丁胺联合静脉泵入,血压维持于 100/60mmhg 水平,血气可见乳酸水平进行性增高,在手术结束后 9 小时迅速增高至 34.5mmol/l。抢救过程中,液体复苏效果不佳,持续存在代谢性酸中毒,低钾血症。行床边B 超检查,右心无扩张,下肢无血栓,肝动静脉及门静脉血流正常,腹腔盆腔无大量积液,腹腔引流袋内有淡血性液体约 300ml。患者的 Hb 含量及 Hct 均在正常范围,但白蛋白在手术后 7 小时降至 20g/L。为给寻找病因争取时间,在维持血压及器官灌注,纠正低蛋白血症、改善微循环的同时行连续肾脏替代疗法(CRRT)纠正内环境紊乱。

术后 13 小时,患者乳酸经 CRRT 后有所下降,但需血管活性药物维持血压。输入人血白蛋白后复查白蛋白回升。腹腔引流液由淡血性转为淡黄色,量多约 1000ml。引流液查蛋白定量 40g/L。腹腔大量漏出液不能由盆腔手术创面渗出解释,急查腹部增强 CT 检查,CT 提示肠系膜上动脉远端局部呈涡状改变,考虑扭转,其周见渗出。立即在全麻下行剖腹探查术。术中见距回盲部起约 150cm 小肠顺时针扭转 360 度,部分小肠肿胀充血。

给予复位后约 30 分钟查乳酸 11mmol/L,手术历时 60 分钟,术毕送入 ICU 复查乳酸已降至 8.2mmol/L。术后患者循环渐稳定,血管活性药物减量至复位术后6小时停用。复位术后12小时乳酸浓度已降至1.2mmol/L,达正常水平。复位术后28小时,患者意识恢复好,循环稳定,自主呼吸及肌力恢复满意,复查血气分析及肝肾功能均满意,予以拔除气管导管。患者于复位术后第3天转入普通病房继续治疗并于腹腔镜全子宫切除术后20天顺利出院(表8-8)。

表8-8　血气分析表

	诱导后	入PACU	术后1h	术后1h40min	术后9h	复位后30min	复位后1h	复位后12h
pH	7.46	7.28	7.21	7.32	7.29	7.35	7.316	7.42
Glu	4.9	19.8	21.4	18.1	14.8	12.6	10.7	4.8
Lac	0.8	6.4	11.3	13.7	34.5	11	8.2	1.2
BE	−1.8	−11.2	−13.5	−9.1	−10.8	−9.1	−7.4	−1.6

【问题】

1. 乳酸酸中毒和高乳酸血症的诊断?
2. 酮症酸中毒的诊断及与乳酸酸中毒的鉴别诊断?
3. 患者出现围麻醉期高乳酸和高血糖的原因分析?
4. 患者出现高乳酸血症和血流动力学不稳定的处理流程?

1. 乳酸酸中毒和高乳酸血症的诊断?

高乳酸血症:正常人血乳酸浓度为(1.0±0.5mmol/L),危重病人为<2.0mmol/L。高乳酸血症通常被定义为血乳酸浓度>2.25mmol/L。

乳酸酸中毒:血浆中乳酸升高(>5mmol/L),同时动脉血pH值低于7.35,尿与血浆中无酮体存在。诊断标准:血乳酸浓度>5.0mmol/L,动脉血pH<7.35,阴离子间隙>18mmol/L,HCO_3^-<10mmol/L,CO_2结合力减低,丙酮酸增高,乳酸/丙酮酸>30∶1,血酮体一般不升高。

乳酸酸中毒分类:继发性(A型)和先天性(B型)乳酸酸中毒。如果高乳酸水平可由循环血容量不足(休克、低容量、少尿、未充分复苏、贫血、一氧化碳中毒、癫痫发作)解释,则是A型乳酸酸中毒;如果不能用循环血容量不足解释(双胍、果糖、山梨醇、硝普盐、乙二醇、癌症、肝疾病),则为B型。

2. 酮症酸中毒的诊断及与乳酸酸中毒的鉴别诊断?

酮症酸中毒:发生在游离脂肪酸产生增加或脂肪酸分解的酮体在肝脏内蓄积。常见的诱因有糖尿病、急性感染、胰岛素不适当减量或突然中断治疗、心肌梗死、胃肠疾病、手术等。诊断:血酮>3mmol/L或尿酮体阳性,血糖>13.9mmol/L或已知为糖尿病患者,血清HCO_3^->18mmol/L和(或)动脉血pH>7.3时可诊断糖尿病酮症,而血清HCO_3^-<18mmol/L和(或)动脉血pH<7.3即可诊断酮症酸中毒(表8-9)。

表8-9　酮症酸中毒和乳酸酸中毒鉴别诊断

	酮症酸中毒	乳酸酸中毒
病史	糖尿病及其他诱因史	肝肾功能不全、低血容量休克、心衰、饮酒、服苯乙双胍
皮肤	失水、干燥	失水、潮红
呼吸	深、快	深、快
脉搏	细速	细速
血压	下降或正常	下降
尿糖	++++	阴性或+
尿酮	+～+++	阴性或+
血糖	升高,多为16.7～33.3mmol/L	正常或稍高
血钠	降低或正常	正常或增高
pH	降低	降低
CO_2CP	降低	降低
乳酸	稍升高	显著升高
血浆渗透压	正常或稍高	正常

3. 患者出现围麻醉期高乳酸和高血糖的原因分析

（1）乳酸增高原因

1）乳酸生成过多：①组织氧供不足：全身或局部组织灌注不足，导致氧的供需不平衡，如休克、心功能不全、通气换气障碍、血红蛋白下降、缺氧等，均会导致高乳酸血症的发生。②局部组织灌注不足，常见于肠系膜动脉血栓或栓塞引起的肠道缺血缺氧，血乳酸可急剧增高。③隐匿性组织灌注不足：某些疾病状态时虽无明显的组织低灌注现象，如高血压伴发的心脏损伤、体外循环心脏手术、肌肉组织无氧代谢时，存在着隐匿性组织灌注不足，对乳酸利用降低，释放增加。④应激致高儿茶酚胺血症。⑤组织中毒性缺氧：某些药物（如硝普钠）抑制了氧化还原酶，使组织不能充分利用氧，导致用氧障碍性缺氧。⑥麻醉过浅，大量输注含乳酸液体，外周血管阻力偏高，过度通气。

2）乳酸清除不足：清除下降是高乳酸血症的另一重要原因，主要表现在肝肾功能不足。另外还有先天性丙酮酸脱氢酶障碍可致乳酸升高。

（2）血糖增高原因：①手术和麻醉刺激可引起机体应激反应，增加皮质醇、儿茶酚胺、胰高血糖素使血糖增高，而精神紧张、疼痛、出血、缺氧及二氧化碳蓄积等可加重患者应激反应，从而加重患者高血糖反应。②患者有严重感染、肠梗阻或创伤等疾病；特殊的手术方式，例如体外循环、全肝血流阻断的肝脏手术。③术中输注大量含糖液体尤其是对糖尿病患者。④合并有严重心脏疾病或自主神经功能异常患者。⑤循环容量不足、休克、严重脱水及失血；麻醉过浅及镇痛不足。⑥缺氧和二氧化碳蓄积。⑦肝肾功能障碍。

综合上述资料，分析本例患者发生高乳酸和高血糖的原因：患者术前否认糖尿病病史，肝肾功能无明显异常，麻醉过程平稳，术中生命体征无明显波动，入 PACU 后 20 分钟出现血压下降，血气分析提示血糖显著升高，同时血乳酸亦升高明显，进行扩容、降糖、纠酸及升压等对症处理后，并无显著好转，为给寻找病因争取时间，在维持血压及器官灌注、纠正低蛋白血症、改善微循环的同时行 CRRT 治疗纠正内环境紊乱。后续腹部增强 CT 提示肠扭转，迅速行剖腹探查术，最终患者转危为安。总结整个治疗过程，患者出现高乳酸及高血糖的原因很可能与肠扭转有关，肠道的扭转导致组织灌注不足，引发肠道缺血缺氧，同时使得机体处于强烈的应激状态，从而引发了一系列上述表现。

4. 患者出现高乳酸血症和血流动力学不稳定的处理流程

（1）病情监护：注意生命体征（血压、呼吸、脉搏）变化；监测血气、血乳酸、电解质、血糖等变化，积极预防。

（2）去除诱因：由药物（如双胍类降糖药等）引起者应立即停药，保持呼吸道通畅，减少缺氧刺激，积极控制感染，维持麻醉深度和镇痛充分，保证组织氧供和循环灌注，维持血压平稳，抗休克治疗，但禁用肾上腺素和去甲肾上腺素（血管收缩制剂可使肌肉和肝脏血流量减少而乳酸增多）。

（3）输液治疗：目的——补充容量、纠正脱水、休克、排酸等；种类——生理盐水、胶体液、5% 葡萄糖液，必要时可用血浆或全血等，避免用含乳酸的制剂（如乳酸钠等）；方法——补液量要根据病人血气分析、脱水情况、心肺功能而定。

（4）纠正酸中毒：补碱要尽早充分。PH<7.0，5% 碳酸氢钠 400ml ~800ml 静滴，总量及输液速度应根据血 PH、CO_2CP、$[HCO_3^-]$ 及心功能而定，直到血 pH>7.2，再停止补碱。（补碱也不宜过多、过快，否则可加重缺氧及颅内酸中毒）。

（5）胰岛素治疗：①对抗肝脏及周围组织糖原分解；②减少无氧糖酵解；③促进丙酮酸脱氢酶活性，使丙酮酸进入三羧酸循环增加乳酸利用。小剂量胰岛素维持静脉滴注法，用法与酮症酸中毒相似，但乳酸性酸中毒患者胰岛素用量偏小。

（6）纠正电解质紊乱，抗感染治疗等综合治疗。

（7）透析疗法：对不能耐受钠过多的老年患者以及有心肾功能不全者，可用血液透析或腹膜透析，以加速乳酸及有害药物（降糖灵）的排泄，清除乳酸或引起乳酸酸中毒的药物。

（8）内科治疗无效者，应排除机械性因素引起的乳酸增高，尽早解除病因。

【小结】

围术期的多种因素均会引起乳酸水平的增高，一方面是生成过多，例如缺氧、休克、循环低灌注，应激致儿茶酚胺增高等，一方面是清除不足，例如肝肾功能障碍等。高乳酸状态对患者的体内各系统均会有不同程度的影响，表现为循环低迷、组织缺氧等。本文病例中，患者术后出现显著的高乳酸血症，伴随血压下降，积极对症处理争取时间后，予急查腹部增强 CT，最终查明病因，紧急剖腹探查复位后，患者转危为安，由于患者术前肝肾功能无明显异常，理论上乳酸清除能力无明显障碍，可能主要是乳酸生成过多所致，当然也不完全排除由于二氧化碳气腹导致肝脏血流减少，引起急性肝功能障碍，使得乳酸清除障碍的可能。总之，围术期要加强对血乳酸水平、血气分析、PH 等监测，选择适宜的麻醉方法，维持麻醉深度和充分镇痛，保持循环的稳定。当出现高乳酸血症后，应积极抗休克治疗，及时排除并解除病因，补液、纠酸，必要时行血滤治疗。同时当内科治疗效果欠佳时，及时与外科医师沟通，排除相关的外科因素，关注气腹压力的设置，有研究提示当腹内压升高至 20mmHg 时会显著增加外周血管阻力，这也可能导致血乳酸升高。Taura P 等以择期行腹腔镜下乙状结肠切除术患者为研究对象，入选 28 例，分为两组，A 组腹内压 15±1mmHg，B 组腹内压 10±1mmHg，对照组入选 6 例为非腹腔镜手术组，分析持续二氧化碳气腹状态下腹内压的增加对于机体酸碱平衡以及血乳酸水平的影响；结果发现：腹腔镜组（A、B 两组）二氧化碳均进行性的升高，A 组患者血乳酸水平在充气后 90 分钟显著升高，并在放气后 1 小时达到最高水平。该研究提示在腹腔镜手术中持续高腹内压会导致乳酸的堆积。因此对于此类手术，应适时的提醒外科医生手术时间不宜过长。同时对术中变换体位时予以警惕，尤其在术毕二氧化碳气腹尚未完全放气时，迅速的变换体位可能导致严重后果，因此也要充分考虑到是否存在机械性因素，例如肠扭转、肠梗阻等，必要时行腹部 X 线或 CT 检查，及时治疗，改善患者的预后。

【专家简介】

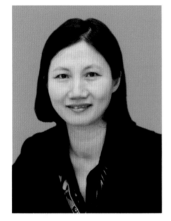

顾小萍，主任医师，教授。 博士生导师，现任南京大学附属鼓楼医院麻醉科副主任。 主要研究方向：1）疼痛在脊髓水平调控机制；2）术后认知功能障碍。 以项目负责人承担国家自然基金面上项目 3 项，省部级课题 6 项。 以第一或通讯作者发表 SCI 论文 60 篇。 现任中华医学会麻醉学分会老年学组/骨科学组委员，中国医师协会麻醉学分会常务委员，中国研究型医院学会麻醉学分会副主任委员。 江苏省医学会麻醉专业委员会常委，南京市医学会麻醉专业委员会副主任委员。《中华麻醉学杂志》与《中华行为医学和脑科学杂志》通讯编委、《临床麻醉学杂志》与《国际麻醉学与复苏杂志》编委。

顾小萍

【专家点评】

1. 随着内镜手术的广泛应用和发展，腹腔镜手术的风险和效益是一个值得考虑的问题。妇科开展腹腔镜手术的时间较长，可以获得一些大样本的统计数据。其死亡率在 1/10 000~1/100 000，术后因严重并发症而需要实施剖腹手术者大约为 2/1000~10/1000。在这些报道病例中，肠道和血管损伤各占 30%~50%，且一半以上的病例原因不明。最近几年，虽然死亡率有所下降，但总的并发症发生率却略有上升，很可能是因为手术操作的复杂程度增加所致。

2. 在腔镜手术中，二氧化碳气腹产生的腹内压（intra-abdominal pressure，IAP）对局部血流动力学的影响不容忽视。IAP 增高对腹内器官，如肝和胃肠可以产生机械性压迫。在狗的气腹模型中，IAP 升高 1.60kPa，则内脏肠系膜上动脉及门静脉血流减少 24%。当病人 IAP 从 1.33kPa 升高到 2.00kPa 时，内脏血流量明显减少，胃减少 54%，空肠减少 32%，结肠减少 4%，肝减少 39%，壁层腹膜减少 60%，十二指肠减少 11%。这说明内脏血流量的减少与 IAP 升高的程度有关。现已证明 CO_2 气腹及 IAP 升高会减少腹内脏器的血流，因此腹腔镜手术时 CO_2 气腹的压力应维持在 1.06~1.33kPa 或更低以避免内脏微循环和肝血流的紊乱。

3. 过去 2 年内,本地区病例分享中报道 8 例妇科腹腔镜子宫手术术后患者出现苏醒延迟或苏醒后再次意识障碍。患者共同特征是中年女性,无心血管疾病,肝肾功能不全,被施行 1~2 小时腹腔镜子宫手术,在手术后因患者苏醒延迟或苏醒后再次意识障碍,血气检查提示乳酸增高,血糖升高,经 ICU 2~7 天的扩容,纠酸,降糖,调整内环境,均康复出院。其中 4 例所在医院在调整了患者的手术体位,减少倾斜角度,降低气腹压,未再出现类似病例。而本病例提示在带气腹快速体位改变时存在肠扭转的可能,在临床中需要建立相应的规范。

【参考文献】

1. 邓小明,姚尚龙,于布为,等.现代麻醉学.第 4 版.北京:人民卫生出版社,2014.

2. (美)巴特沃斯著.摩根临床麻醉学.第 5 版.王天龙,刘进,熊利泽主译.北京:北京大学医学出版社,2015.

3. Ronald D.Miller 著.米勒麻醉学.邓小明,曾因明,黄宇光主译.北京:北京大学医学出版社,2016.

4. Gomez H, Kellum JA.Lactate in sepsis.JAMA.2015 Jan 13;313(2):194-5.

5. Szold A, Weinbroum A A.Carbon dioxide pneumoperitoneum-related liver injury is pressure dependent:A study in an isolated-perfused organ model[J].Surgical Endoscopy, 2008, 22(2):365-71.

6. Ir M Z B, Lim A, Verbrugge S J, et al.Effect of intraabdominal pressure elevation and positioning on hemodynamic responses during carbon dioxide pneumoperitoneum for laparoscopic donor nephrectomy:a prospective controlled clinical study.[J].Surgical Endoscopy, 2004, 18(6):919-23.

7. Taura P, Lopez A, Lacy A M, et al.Prolonged pneumoperitoneum at 15mmHg causes lactic acidosis[J].Surgical Endoscopy, 1998, 12(3):198.

8. Safran DB, Orlando R.Physiologic effects of pneumoperitoneum, Am J Surg, 1994:167:281-6.

118　长时间头低位腹腔镜手术的循环呼吸管理与常见并发症处理

【导读】

腹腔镜手术是一把双刃剑,一方面它创伤小、恢复快、住院时间短,但另一方面若术中长时间 CO_2 气腹可使腹内压升高,膈肌上抬,影响呼吸和循环功能,导致高碳酸血症、呼吸性酸中毒以及肺不张等并发症,置患者于危险之中。因此,腹腔镜手术中应加强麻醉管理,确保患者围术期安全。

【病例简介】

患者,女性,57 岁,体重 60kg,身高 155cm,因"宫颈癌 Ib2 期"入院,拟在全身麻醉下行腹腔镜广泛全子宫+双附件切除术+盆腔淋巴结清扫术。既往高血压病史,服药控制可。术前 ECG 正常,心肺无异常。全麻诱导采用咪达唑仑、舒芬太尼、丙泊酚和司可林,经口明视插入 ID 7.0 加强型气管导管,外露 22cm,以吸入七氟烷和间断追加舒芬太尼、罗库溴铵维持麻醉。机械通气参数 VT 450ml,RR 14 次/分,I：E＝1：1.5。手术体位采用深度曲式体位。CO_2 气腹压力维持在 12~14mmHg,手术过程中生命体征平稳,$P_{ET}CO_2$ 维持在 35mmHg 左右。气腹 90 分钟时 $P_{ET}CO_2$ 升到 50mmHg。加大潮气量,增加呼吸频率。但此后 $P_{ET}CO_2$ 仍继续升高,至 60mmHg。此时发现患者上胸部、腋窝均发生皮下气肿,皮下捻发感明显,采用针刺放气,查动脉血气 $PaCO_2$ 明显升高。气腹 120 分钟后结束气腹,此时皮下气肿扩散到双侧上臂及颈部,$P_{ET}CO_2$ 升到 70mmHg。术毕继续给予机械通气,降低 $P_{ET}CO_2$,加快排出体内 CO_2,待自主呼吸恢复,清醒后拔除气管导管。术后 PACU 观察 2 小时,皮下气肿消退送回病房,1

周后痊愈出院。

【问题】

1. 长时间头低位腹腔镜手术对循环系统的影响有哪些?
2. 长时间头低位腹腔镜手术对呼吸系统的影响有哪些?
3. 腹腔镜手术术中需要维持深度肌松吗?
4. 术中高碳酸血症和低氧血症的常见原因及防治措施有哪些?
5. 腹腔镜手术常见的并发症及处理方法有哪些?

1. 长时间头低位腹腔镜手术对循环系统的影响有哪些?

CO_2 气腹对循环功能的影响主要与高碳酸血症和腹内压的升高有关。高碳酸血症可间接刺激交感神经致儿茶酚胺释放增加,导致心肌收缩力增加,使心率增快,心输出量无明显改变或增加,血压升高。另外,二氧化碳可直接兴奋颈动脉体和主动脉体的化学感受器,使心肌自律性升高,心率加快,心输出量增加,血压升高;二氧化碳还可刺激下丘脑-垂体-靶腺轴,间接影响循环系统。腹内压增加使腹部和下肢静脉回流受阻,血流速度减慢,导致回心血量减少,心脏前负荷降低,心率加快,心脏搏出量下降,心脏指数下降,外周阻力增加,后负荷增加;腹内压升高使肾血管受压,减少肾灌注,刺激肾素-血管紧张素-醛固酮系统,血管加压素水平上升,与平均动脉压的升高直接相关。

腹腔镜手术中患者体位对循环也会造成影响。正常情况下,机体可通过自我调节机制纠正由体位改变引起的变化。麻醉状态下,机体自我调节能力下降。全身麻醉气腹时头低足高位状态下,由于重力作用,下肢静脉回流增多,中心静脉压上升,心脏前负荷增加,心搏出量增加,心率加快;同时,肺血容量增加,通气/血流比率失调,不利于气体交换,导致体内二氧化碳蓄积。随着气腹时间的延长,气腹和头低位所带来的不利影响更加严重。

2. 长时间头低位腹腔镜手术对呼吸系统的影响有哪些?

腹腔镜手术中,随着气腹压力的升高,腹腔内压力增高,引起膈肌向头端移位,胸腔内压力升高,从而引起肺扩张受限、气道压力升高、肺顺应性降低、甚至引发肺不张。呼吸运动受限降低肺功能残气量,部分肺段不张,有效通气肺泡数量减少,导致肺泡无效腔通气量增大及肺通气/血流比例失调,从而影响肺换气功能。气腹后摆头低体位,肺功能残气量、肺动态顺应性和潮气量继续降低。因此,在保证手术视野的情况下,适度降低气腹压力,可以减轻气腹的不利影响,改善气体交换。

气腹后,$PaCO_2$ 和 $PetCO_2$ 升高,无效腔通气量随之增加。随着气腹时间的延长,由于肺泡无效腔通气量、心输出量变化及通气血流比值失调等因素,$PetCO_2$ 可能无法真实反映 $PaCO_2$ 的变化。CO_2 顺腹腔内气体浓度梯度,很容易经腹膜吸收入血,使术中血 pH 值降低,动脉血二氧化碳分压升高,形成高碳酸血症或呼吸性酸中毒。

3. 腹腔镜手术术中需要维持深度肌松吗?

对于腹腔镜手术是否需要维持深度肌松一直有争议。有研究使用套管针测量妇科腹腔镜手术患者的骶骨岬距离来表示手术空间,结果表明在气腹压为 12mmHg 时,深度肌松较浅度肌松提高 0.33cm 的手术空间,在气腹压为 8mmHg 时,深度肌松较浅度肌松提高 0.3cm 的手术空间,两种气腹压力条件下均显著改善了手术空间以及手术缝合筋膜的条件,因此认为腹腔镜手术同样需要足够的肌松来提供良好的手术视野。很多临床研究都证实了在腹腔镜胆囊切除术、肾切除术和前列腺切除术,深度肌松可以更好地改善手术条件,同时能允许更低的气腹压力,减少术中体动和术中医生无法操作事件的发生。然而,一般腹腔镜手术从气腹结束到最后皮肤缝合完成的时间很少超过 15 分钟,极易造成术后肌松残余。残余肌松可导致严重呼吸不良事件的发生,延长术后恢复时间,增加患者术后死亡率。因此,在腹腔镜手术需要维持一个合适的肌松程度,既能满足腹腔镜手术对术野的要求,又能避免肌松残余。

在腹腔镜手术中,呼吸肌(尤其是膈肌)肌松恢复是引起手术中视野的改变重要的原因,而呼吸肌术后肌松残余也是影响麻醉病人预后的重要因素。此外,不同的骨骼肌对于肌松药有不同的反应时间和敏感性,与拇内收肌相比,膈肌的神经肌肉阻滞起效与恢复均较快。当膈肌肌松恢复至可能引发自主呼吸时,肢体肌肉恢复程度仍较弱不会引起体动。由此可见,腹腔镜手术术中监测膈肌的肌松程度可能较之于肢体骨骼肌的肌松程度更有临床意义,然而临床上至今还没有一种直接的膈肌肌松监测方法。呼吸动力学压力-容量环监测可以灵敏地反映呼吸肌的活动,因此在腹腔镜手术中通过压力容量环的连续监测,既可以观察到气道压力和肺顺应性的变化,又可以捕捉到膈肌的微小活动,是一种值得推荐的手段。

4. 术中高碳酸血症和低氧血症的常见原因及防治措施有哪些?

(1)术中并发高碳酸血症和低氧血症可能与肥胖、高龄、术前心肺疾病史、气腹时间长、气腹压力过高、体位等因素有关。

1)对于正常体重患者,腹腔镜手术中气腹建立后,$PetCO_2$、气道压、气道阻力均会明显增加,而对于肥胖患者来说,其氧耗多,仰卧位时胸肺顺应性低,气腹建立后,肺顺应性下降程度更明显,更容易导致通气血流比例失调和肺萎陷。

2)与中、青年患者相比,老年患者肺功能残气量降低,动脉血与呼末 CO_2 分压差明显增加。CO_2 潴留,导致高 $PaCO_2$ 及低 pH 值,甚至出现严重高碳酸血症或呼吸性酸中毒。

3)对于术前不合并呼吸功能障碍患者,术中腹膜吸收 CO_2 后机体多表现为轻度高碳酸血症,持续到手术结束,肺功能多在术后数日内即可恢复,一般不会产生不良影响。对于术前合并呼吸功能障碍患者,腹腔镜手术中呼末二氧化碳分压、气道压、气道阻力明显增加,肺顺应性下降。

4)皮下气肿和长时间的 CO_2 气腹均可增加 CO_2 的吸收。长时间的 CO_2 气腹还可导致肺低 $\dot{V}/\dot{Q}$ 区域气道关闭、吸收性肺不张、低氧血症。皮下气肿可降低胸顺应性,其与低氧血症的因果关系有待证实。

5)一定气腹压力下,气管隆凸及气管分叉向头侧移位,气管插管偏深可致支气管内插管或支气管痉挛,导致低氧血症。头低脚高截石位或侧卧+腰桥等特殊体位除可能致气管插管移位外,更主要是加剧 CO_2 气腹的不良影响。

(2)预防处理:腹内压升高是 CO_2 气腹对人体生理功能多方面影响的重要始动因素和直接原因,相关的呼吸力学研究表明,潮气量、分钟通气量和胸肺顺应性下降与腹内压升高呈负相关。腹内压维持在 12mmHg 时,一般对无肺功能障碍的患者不会有明显影响。

腹腔镜术中并发高碳酸血症和低氧血症者,可能存在多重危险因素,应加强预判、尽早处理。腹腔镜气腹手术中气管插管深度适当减浅,气腹快速充气与体位变化后注意再次确认导管位置,避免因导管移位导致的单肺通气。若考虑存在局部肺不张,可予以肺复张手法。排除其他因素后,可以按照需要增加分钟通气量或通气频率,并采用多种保护性肺通气策略。机械通气时可适当延长吸气时间,复合较低水平的 PEEP 以改善动脉血氧合。

5. 腹腔镜手术常见的并发症及处理方法有哪些?

(1)气胸:气胸是比较少见的严重并发症,主要发生在一些腹腔镜下治疗贲门失弛缓症和腹腔镜下膈疝修补等手术中。发生气胸的主要原因有术者术中分离腹腔粘连时伤及胸膜以及气管插管误入一侧支气管,潮气量过大造成。

(2)皮下气肿:皮下气肿是长时间腹腔镜手术过程中比较常见的并发症,多发生于体格肥胖的老年病人。轻度的皮下气肿一般无需处理,术后很快自行吸收。而类似腹腔镜下直肠癌根治等手术,术中需要头低足高位,有时会有大量气体进入皮下,遍布前胸、乳房、颈部甚至面部眼睑。血气分析结果显示病人存在因二氧化碳蓄积引起的呼吸性酸中毒。此时应立即停止手术,排净腹腔内的残余气体,局部加压使气体尽量排除,过度通气同时更换新鲜的钠石灰。

(3)气体栓塞:气体栓塞是腹腔镜手术中比较罕见的并发症,但是最为严重的并发症。具体措施包括立即解除人工气腹、吸入纯氧、左侧卧头低位通过中心静脉插管抽出中央静脉右心房内气体、高压氧治疗。如发生心搏骤停按心肺复苏处理。

(4)二氧化碳蓄积和高碳酸血症:是腹腔镜手术中最常见的并发症之一。应及时降低人工气腹压力,更换新鲜的钠石灰的同时过度通气。必要时血气分析来明确诊断。

(5)反流误吸:一旦发生,应迅速清除口鼻腔分泌物,暂时停掉人工气腹,备好吸引器。

(6)心律失常:腹腔镜手术期间发生心律失常主要以心动过缓或心动过速为主,但也可以表现为多源性的室性早搏,房颤和心搏骤停。主要原因还是人工气腹。

(7)气管插管误入一侧支气管:腹腔镜手术所特有的人工气腹会使膈肌上移导致胸腔纵轴长度变短,进而使原来在气管内的导管进入支气管。所以此种手术气管插管不要插入过深,人工气腹或改变体位时一定要重新听诊双肺呼吸音。

（8）血压急剧改变：在一定的麻醉深度下，人工气腹后病人血压会一过性的显著升高。尤其是既往高血压的病人，气腹后血压升高非常明显。所以术前应将血压控制到安全范围内再考虑手术。

（9）术后恶心呕吐：是腹腔镜手术后常见的并发症。术前应用5羟色胺受体拮抗药以及应用地塞米松等可以预防恶心呕吐的发生。

（10）肩颈部疼痛：头低足高位使腹腔内液体及CO_2气体聚集于上腹部，刺激膈肌及膈神经所致；腹腔镜术后膈下积血积液也是引起术后肩痛的主要因素之一。术中应合理调节CO_2气腹时间，同时应合理调节CO_2气腹的压力以减轻对膈肌的张力，主张不要大于14mmHg；控制CO_2进气速度、提高CO_2温度，术中尽量避免腹壁向上过度牵拉；手术结束后尽量排除腹腔内残余气体，可减轻此并发症。

【小结】

腹腔镜手术时气腹和体位改变对正常生理功能产生较大影响，应注意个体化对待，术前改善患者心肺功能，在保证术野暴露的前提下，选用较低气腹压力，尽量缩短手术时间，以减少CO_2气腹对机体的不良影响。

【专家简介】

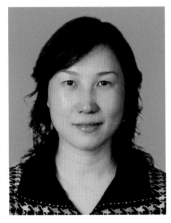

陈莲华，医学博士，主任医师，博士研究生导师，上海交通大学附属第一人民医院麻醉科南部执行主任。中国女医师协会疼痛学专业委员会常务委员、中国心胸血管麻醉学会疼痛学分会常务委员、上海市医学会麻醉学分会委员、上海医师协会麻醉学分会委员、上海市口腔医学会麻醉学分会委员、上海医学会麻醉学专科分会神经外科学组副组长、上海市松江区医学会麻醉学分会副主任委员。国家自然科学基金项目评议人、国家留学基金评审专家、上海市科学技术专家库成员。长期从事临床麻醉工作，对各类手术均有较丰富临床经验，尤其擅长头颈-颌面外科、神经外科及小儿外科麻醉。主要研究方向为麻醉与气道管理、麻醉与脑保护、肌松药药理。主持国家自然科学基金面上项目2项，发表SCI期刊论文20余篇。

陈莲华

【专家点评】

1. 该例患者为长时间头低位腹腔镜手术引起高碳酸血症和皮下气肿的典型病例。长时间CO_2气腹使腹内压升高，膈肌上抬，影响呼吸和循环功能，可引起高碳酸血症、呼吸性酸中毒以及肺不张等并发症。目前临床上对此类患者的处理有诸多共识。对于此类患者，应重在预防，加强监测。注意气腹压、心率、脉搏、血压、SpO_2、$PetCO_2$等各参数变化。及时进行血气分析，观察氧分压及二氧化碳分压的变化，及早发现高碳酸血症。有条件可以进行呼吸力学监测。

2. 腹腔镜手术中，生理因素（如：年龄、基础心肺疾病、体重等）、手术因素（如：气腹压力、手术体位、手术及气腹持续时间等）以及麻醉因素（如：通气模式，麻醉药物等）均可以引起呼吸动力学参数发生变化，这需要我们调整通气参数，调整合适的PEEP值，调整潮气量和呼吸频率，适时使用肺复张，切换通气模式等，从而保证患者术中的通气和换气，维持更好的氧合。研究证实，全身麻醉容量控制通气模式下气道压力和气道阻力均随手术时间的延长而升高，其中截石位的气道压力和气道阻力显著高于平卧位，且伴有胸肺顺应性的降低。另有一项研究表明，对于长时间曲式体位下腹腔镜妇科手术，压力控制通气对比容量控制通气可能提供更低的气道峰压，并且容量控制通气模式下应合理控制气腹时间。

3. 对于轻度皮下气肿无需特别处理，一般24~48小时可自行吸收。重度皮下气肿情况下应暂停手术，排放腹腔二氧化碳,调整麻醉机呼吸参数,加大潮气量,增快呼吸频率,适当过度通气,更换钠石灰,及时行血气分析,纠正高碳酸血症;待 SpO_2、$PetCO_2$ 等各项参数基本恢复正常后,再在较低的气腹压力下继续手术,并尽快结束手术。如各项指标恢复缓慢,应立即行动脉血气分析,并纠正呼吸性酸中毒,同时中转开腹,尽快结束手术。术毕可用粗针头穿刺气肿明显处皮肤;也可直接用手驱赶、挤压胸腹部气肿,减少 CO_2 潴留,继续予以吸氧,纠正酸碱、水电解质平衡失调,随访血气分析、生化等指标。如气肿范围广泛,应考虑气胸、纵隔气肿的可能,可通过听诊双肺呼吸音及胸部 X 线检查帮助鉴别诊断。必要时术后转入 ICU 继续监护治疗。

　　4. 腹腔镜手术术中肌松的维持应同时考虑腹腔镜手术对术野的要求和术后肌松残余的可能,维持在一个合适的程度;呼吸动力学监测除了可以连续动态反应气道状态,还能敏感反应膈肌的活动,可作为腹腔镜手术术中肌松程度的参考。

【参考文献】

1. Ronald D.Miller.米勒麻醉学[M].北京大学医学出版社,2011.
2. Neira V M, Kovesi T, Guerra L, et al.The impact of pneumoperitoneum and Trendelenburg positioning on respiratory system mechanics during laparoscopic pelvic surgery in children:a prospective observational study[J].Canadian Anaesthetists Society Journal, 2015, 62（7）:798-806.
3. Loring S H, Behazin N, Novero A, et al.Respiratory mechanical effects of surgical pneumoperitoneum in Humans.[J].Journal of Applied Physiology, 2014, 117（9）:1074-9.
4. Mishra S K, Sivaraman B, Balachander H, et al.Effect of pneumoperitoneum and Trendelenberg position on oropharyngeal sealing pressure of I-gel™ and ProSeal LMA™ in laparoscopic gynecological surgery:A randomized controlled trial[J].Anesthesia Essays & Researches, 2015, 9（3）:353-358.
5. Choi E M, Na S, Choi S H, et al.Comparison of volume-controlled and pressure-controlled ventilation in steep Trendelenburg position for robot-assisted laparoscopic radical prostatectomy[J].Journal of Clinical Anesthesia, 2011, 23（3）:183-8.
6. Staehr-Rye A K, Rasmussen L S, Rosenberg J, et al.Minimal impairment in pulmonary function following laparoscopic surgery[J].Acta Anaesthesiologica Scandinavica, 2014, 58（2）:198-205.
7. Takahata O, Kunisawa T, Nagashima M, et al.Effect of age on pulmonary gas exchange during laparoscopy in the Trendelenburg lithotomy position[J].Acta Anaesthesiologica Scandinavica, 2007, 51（6）:687-92.
8. Ming Lian, Xiao Zhao, Hong Wang, Lianhua Chen, Shitong Li.Respiratory dynamics and dead space to tidal volume ratio of volume-controlled versus pressure-controlled ventilation during prolonged gynecological laparoscopic surgery.Surg Endosc（2016）.doi:10.1007/s00464-016-5392-x.
9. Xiao Zhao, Shiwei Huang, Zhaomin Wang, Lianhua Chen, Shitong Li.Relationship Between Respiratory Dynamics and Body Mass Index in Patients Undergoing General Anesthesia with Laryngeal Mask Airway（LMA）and Comparison Between Lithotomy and Supine Positions[J].Medical Science Monitor, 2016, 22:2706-2713.
10. Madsen MV, Gatke MR, Springborg HH, et al.Optimising abdominal space with deep neuromuscular blockade in gynaecologic laparoscopy—a randomised, blinded crossover study[J].Acta Anaesthesiol Scand, 2015, 59（4）:441-447.

119　宫腔镜手术中突发肺水肿的救治

【导读】

　　临床上,严重创伤、休克患者术中常需要快速输血补液,易于并发急性肺水肿。此外如宫腔镜、膀胱镜下电切术、TURP 术等术中因需大量冲洗,液体经破溃血窦吸收入体循环引发急性水中毒,也易发生肺水肿,如不及时发现和正确处理,可能造成患者呼吸困难、持续性氧饱和度下降和全身氧供障碍,甚至危及生命。

【病例简介】

患者,女性,40 岁,48kg。体检发现"子宫肌瘤 3 年,月经紊乱半年"来我院就诊。拟全身麻醉下行宫腔镜下子宫肌瘤切除术。

患者平素体健,否认系统病史。发病以来一般情况可,神清气平,二便正常。术前诊断为:子宫平滑肌瘤。术前检查:血红蛋白 106g/L,红细胞比容 34.3%,血凝常规、肝肾功能、电解质未见异常。心电图、胸部 X 线片均正常。

10:30am 患者入手术室,常规开放上肢静脉通路,行无创血压、心电监护。入室 BP:120/65mmHg,HR:55 次/分。

10:45am 麻醉开始,全麻诱导采用咪达唑仑 2mg、丙泊酚 120mg、阿曲库铵 25mg、芬太尼 0.1mg 依次静脉注射,5 分钟后置入 4 号 LMA 喉罩,全麻维持采用 2% 异氟烷吸入+丙泊酚 20ml/h 静脉泵注+右美托咪定 20μg/h 静脉泵注,术中未监测麻醉深度。

11:30am 发现患者腹部压力升高,追加阿曲库铵 12mg、芬太尼 0.1mg。此时共补液 1250ml,其中晶体 1000ml,抗生素 250ml。

11:38am 发现患者颈部水肿,11:40am 发现气道压升高,喉罩管腔内大量粉红色泡沫痰涌出,SpO_2 逐渐下降至 80%,$P_{ET}CO_2$ 下降至 13mmHg,听诊两肺散在湿性啰音,怀疑肺水肿,询问护士报告冲洗液生理盐水共计 18 000ml。停用右美托咪定、丙泊酚,暂停手术,予呋塞米 20mg 静推。拟拔出喉罩改为气管插管机械通气,但因喉头水肿声门暴露困难,3 次气管插管均失败。面罩加压通气,SpO_2 逐渐下降至 72%,予紧急气管切开。气切成功后于气管内吸出大量淡红色液体,连接麻醉机予呼气末正压通气(PEEP),吸入氧浓度增加至 80%,SpO_2 维持在 95% 左右。急行动脉血气分析(12:20Pm):PH 7.32↓,氧分压(PO_2)122mmHg↑,二氧化碳分压(PCO_2)52mmHg↑,氧饱和度(SO_2)96%,碳酸氢根浓度(HCO_3)30.2mmol/L↑,标准碳酸氢根(SB)28.6mmol/L↑,标准剩余碱(BE)4.5mmol/L↑,钾(K)3.0mmol/L↓,总钙(Ca)1.38mmol/L↓。静脉泵注多巴胺 5ug/(kg·min),间断给予呋塞米,同时快速输注 20% 甘露醇 250ml,1.5 小时内共利出尿量 4000ml。

13:00pm,神志清醒、自主呼吸恢复。根据动脉血气补钾、补钙、碳酸氢钠纠正代酸。

15:30pm 患者病情稳定,带管转入 SICU 进一步治疗。急查床边胸片(图 8-9),提示两肺散在渗出性改变,考虑肺水肿可能。进入 SICU 后呼吸机辅助呼吸,PEEP 维持在 10cmH_2O,同时予人血白蛋白+呋塞米利尿,并予皮质激素甲泼尼龙 80mg 静注,减轻组织水肿。

患者术后第 1 天,神志清醒,肢体语言交流良好,颜面部、下颌轻度水肿,两肺呼吸音粗,未闻及湿性啰音,气切处接呼吸机辅助通气中,自主呼吸节律良好(自主呼吸频率 15 次/分),SpO_2 99%,窦性心率 62 次/分,有创血压 111/56mmHg。查胸片(图 8-10)示两肺透亮度减低(右侧为著),肺纹理增多。术后第 2 天去除呼吸机,予射流吸氧。患者术后 3 天血气见表 8-10。术后第 7 天拔除气管套管,第 15 天患者病情稳定,气切处愈合良好,予出院。

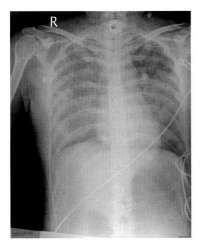

图 8-9　患者术中胸片

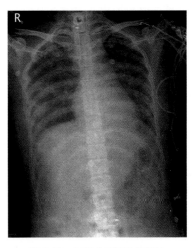

图 8-10　患者术后第 2 天胸片

表8-10　患者术后3天动脉血气变化

血气指标	术后第1天(呼吸机辅助)	术后第2天(射流吸氧)	术后第3天(自主呼吸,未吸氧)
pH	7.42	7.44	7.43
PO₂(mmHg)	141↑	142↑	85
PCO₂(mmHg)	43	44	37
SO₂(%)	99	99	97
HCO₃(mmol/L)	27.9↑	29.9↑	24.6
SB(mmol/L)	27.3↑	29↑	25.3↑
BE(mmol/L)	3.4↑	5.7↑	0.3
K(mmol/L)	3.24↓	3.49↓	3.84
Ca(mmol/L)	1.31↓	1.93↓	2.01↓

【问题】

1. 什么是肺水肿? 常见的原因有哪些?
2. 该患者发生肺水肿的原因是什么? 麻醉方案对肺水肿进展有无影响?
3. 若是清醒手术患者,发生肺水肿会有哪些临床表现?
4. 全麻患者,从哪些方面可以提早察觉肺水肿的发生?
5. 一旦术中发生肺水肿,如何处理?

1. 什么是肺水肿? 常见的原因有哪些?

肺水肿是指由于某种原因引起肺内组织液的生成和回流平衡失调,使大量组织液在很短时间内不能被肺静脉和淋巴系统吸收,从肺毛细血管内外渗,积聚在肺泡、肺间质和细小支气管内,从而造成肺通气与换气功能严重障碍。临床表现为极度呼吸困难,端坐呼吸,发绀,大汗淋漓,阵发性咳嗽伴大量白色或粉红色泡沫痰,双肺满布对称性湿啰音,X线胸片可见两肺蝶形片状模糊阴影,晚期可出现休克甚至死亡,动脉血气分析早期可有低 PaO₂、低 PaCO₂、严重缺氧,CO₂ 潴留及混合性酸中毒,属临床危重症之一。

常见的原因有:①心源性肺水肿,由左心衰竭或二尖瓣狭窄所致;②高原性肺水肿,由高海拔缺氧环境所致;③神经性肺水肿,继发于各种中枢神经系统损伤后;④复张性肺水肿,继发于各种原因所致肺萎缩后,在肺急速复张时或复张后发生;⑤氧中毒性肺水肿,由长时间吸入高浓度氧(>60%)可致肺损伤;⑥吸入性肺水肿,因食物、胃内容物或其他碳酸化合物液体吸入呼吸道所引起的支气管-肺损害;⑦感染性肺水肿,继发于全身感染或肺部感染后;⑧其他还有麻醉剂过量中毒、淹溺、尿毒症、妊娠中毒、电击复律后、职业中毒等等。

2. 该患者发生肺水肿的原因是什么? 麻醉方案对肺水肿进展有无影响?

该患者术前身体健康,无基础疾病,无心律失常表现,未使用心肌抑制药物,无缺氧和二氧化碳蓄积,主要原因应当是冲洗液经宫腔创面被大量吸收入血液循环引起水中毒。行宫腔镜手术时,当手术时间长,冲洗液量大,灌注压过高,易并发急性水中毒,引起肺水肿、脑水肿、稀释性低钠血症等,国外报道其发生率为 0.20%,虽然发生率较低,可一旦发生,后果严重,可危及生命。

麻醉方案可以采用全麻或椎管内麻醉。当采用椎管内麻醉时,临床症状如胸闷、烦躁、表情淡漠、眼睑水肿更易被早期发现,如此时紧急干预,患者处于肺水肿早期预后较好。

3. 若是清醒手术患者,发生肺水肿会有哪些临床表现?

典型的急性肺水肿可根据病理变化分为 4 个时期:①间质性水肿期:主要表现为发作性呼吸困难,被迫端坐位伴出冷汗及不安,口唇发绀,两肺可闻及干啰音或哮鸣音,心动过速,血压升高;②肺泡性水肿期:严重呼吸困难,伴恐惧窒息感,面色青灰,皮肤口唇明显发绀,大汗淋漓,咳大量粉红色或白色泡沫样痰,两肺布满湿性啰音;③休克期:出现低血容量性休克,呼吸急促,血压下降,皮肤湿冷,少尿或无尿,伴神志意识改变;④终末期:呈昏迷状态,往往因心肺功能衰竭而死亡。

4. 全麻患者,从哪些方面可以提早察觉肺水肿的发生?

当手术时间长,超过 1 小时,手术视野有出血,冲洗液量大,冲洗压力高,气道压增高时需警惕肺水肿。全身麻醉患者,术中生命体征较平稳,患者处于无意识状态,掩盖了早期肺水肿的征象,直到发展为肺泡性水肿期才会被发现。术中应当加强监测,注意是否有气道压升高、脉搏指氧饱和度下降、血压下降,观察患者颜面部有无水肿,两肺听诊有无啰音,皮肤口唇有无发绀,吸痰时有无大量粉红色或白色泡沫样痰。肺水肿时还常伴有一过性血糖升高和电解质紊乱,可严密监测血糖及电解质。

5. **一旦术中发生肺水肿,如何处理?**

一旦术中发生肺水肿,应立即终止手术,解除病因,限制输液量和输液速度。①在充分镇静或全身麻醉下及时行气管插管或气管切开术进行 PEEP 通气治疗,可用 $3\sim5cmH_2O$,重度缺氧可采用 60% 以上的高浓度氧,纠正低氧血症。②利尿脱水,选用起效快的强效利尿剂,如呋塞米 $20\sim40mg$ 静脉注射,可在短时间内排出大量水、钠,有效缓解肺水肿,利尿同时要补钾。也可用甘露醇防止脑水肿。③监测患者有创动脉血压、中心静脉压及电解质,控制输液量和输液速度,纠正电解质紊乱。④肾上腺皮质激素,如氢化可的松 $200\sim300mg/d$ 或地塞米松 $30\sim40mg/d$,连续 $2\sim3$ 天,能减轻炎症反应,增强心肌收缩力,解除支气管痉挛,降低肺泡内压而改善通气。⑤血管扩张剂,可静脉滴注硝普钠或酚妥拉明以降低肺循环压力,降低心脏后负荷,但应注意勿引起低血压。⑥强心剂,可适当应用正性肌力药如缓慢静注西地兰 $0.2\sim0.4mg$,增强心肌收缩力,减慢心室率,增加利尿效果。⑦预防和控制感染。

【小结】

肺水肿在各类手术中时有发生,情况危急、后果严重,如不及时常危及生命。预防是关键。手术及麻醉医师应高度重视,严密观察病情,做到早发现、早处理。一旦发生,应尽早停止手术,积极抢救。

【专家简介】

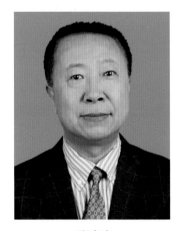

张晓庆,主任医师,副教授,硕士研究生导师,现任上海市同济医院麻醉科主任。 主要研究方向:麻醉与认知。 以项目负责人身份承担各级科研课题 6 项,以第一或通讯作者在国内外专业期刊发表论文 30 余篇,其中 SCI 收录 6 篇。 上海市中华医学会麻醉学分会委员,上海市中国医师协会麻醉科医师分会委员,上海市中西医结合学会麻醉学分会常委,中国胸心血管麻醉学会理事。

张晓庆

【专家点评】

1. 围术期急性肺水肿虽总体发生率不高,但起病急,进展快,如不及时处理,后果严重。早期发现及时处理是关键,因此,对一些特殊手术如:宫腔镜、膀胱镜下电切术、TURP 术等,尤其是全身麻醉者,应加强监测、严密观察。观察指标包括气道压、胸肺顺应性、CVP、SpO_2、组织水肿,定期双肺听诊。另外,密切观察冲洗液用量,有条件者可监测冲洗液的出量。

2. 急性肺水肿的救治主要是对症处理,包括控制气道、加强氧供、脱水利尿、循环支持和纠正酸碱失衡和电解质紊乱。只要早期发现、处理及时,大多预后良好。

3. 本例患者,麻醉医生术中观察不够仔细,发现不够及时,忽视了肺水肿早期征象,直至肺泡肺水肿期才发现,且因咽喉部水肿导致气管插管插管困难,好在及时行气管切开术,但导致患者住院时间延长。这也是麻醉管理欠妥当的一个教训。

【参考文献】

1. 万晓丽，罗晓，许洪梅，等.宫腔镜电切术并发急性水中毒3例[J].实用妇产科杂志，2013，29（9）：702-703.

2. Schafer M, Von Ungern-Sternberg BS, Wight E, et al.Isotonic fluid absorption during hysteroscopy resulting in severe hyperchloremic acidosis[J].Anesthesiology, 2005, 103（1）：203-204.

3. Yu GB, Yuan N, Ai YH.Mechanical ventilation combined with mild hypothermia for the treatment of neurogenic pulmonary edema[J].J Clin Res, 2012, 29（5）：866-868.

120   全身麻醉诱导过程中突发气道痉挛的处理

【导读】

在全身麻醉诱导过程中，气道痉挛时有发生。一旦发生要求麻醉医生必须迅速做出判断、即刻处理，否则患者在很短的时间内就会因窒息缺氧造成严重后果。目前处理紧急气道痉挛常用的方法有：加压控制呼吸给氧、解痉药物、抗过敏药物、糖皮质激素等。本病例在麻醉诱导时出现气道痉挛，其中诱发原因、临床表现、处理方法与措施、患者反应等方面，有共性更有其特殊性，现与读者分享如下，以期对临床麻醉工作提供教训与借鉴。

【病例简介】

患者，女性，31岁，因慢性下腹痛3月余入院。入院诊断：左侧卵巢巧克力囊肿。患者自述一月前曾"诊断哮喘"，在外院呼吸内科给予药物治疗后缓解。否认药物及其他过敏史。

术前检查：T 36.3℃，HR 71次/分，BP 117/62mmHg，BW 52kg，神清，发育良好，营养中等。腹部超声：左侧卵巢巧克力囊肿，大小2.3cm×3.1cm×1.2cm。实验室检查、影像学及其他各项术前检查结果无异常。患者择期手术，拟在气管插管全身麻醉下行左侧卵巢巧克力囊肿腹腔镜探查术。

患者入室后常规开放静脉，标准监测。麻醉诱导静脉注射：咪唑安定2mg、罗库溴铵10mg、丙泊酚100mg、舒芬太尼20μg。患者入睡，面罩加压去氮给氧5分钟后行气管插管。插管后机械通气，患者突然发生气道压力异常增高，达到43cmH$_2$O；同时伴有SpO$_2$急剧下降达55%，双肺听诊有哮鸣音，血压为105/55mmHg，心率112次/分。紧急静脉注射罗库溴铵40mg、氨茶碱20mg、甲基强的松龙80mg后，患者上述症状无缓解。继续沙丁胺醇气雾剂气道内喷雾，静脉注射乌司他丁20万单位，罗库溴铵50mg，氢化可地松100mg；患者症状仍无缓解迹象，机械通气压力继续升高为50cmH$_2$O，SpO$_2$最低降至40%，血压55/35mmHg，心率125次/分。紧急呼叫麻醉救援小组人员，决定静脉继续注射氨茶碱20mg、甲基强的松龙80mg、肾上腺素50μg，同时经气管导管滴入肾上腺素10μg。患者气道压力逐渐下降至20cmH$_2$O，SpO$_2$升高到95%以上，血压上升至120/65mmHg，心率82次/分。经与外科商议，考虑保证患者安全，决定暂缓手术。待患者自主呼吸恢复良好、意识清醒后，顺利拔除气管插管。患者出手术室时，各项生命体征平稳，均在正常范围内，安全返回病房。

【问题】

1. 该例患者在全身麻醉诱导过程中是否发生了气道痉挛？其临床表现有哪些？

2. 该例患者出现气道痉挛的原因是什么?

3. 目前临床上预防和处理气道痉挛的方法和措施有哪些?

4. 有哮喘病史和气道高反应的患者需急诊手术时应该采取哪些麻醉对策?

1. 该例患者在全身麻醉诱导过程中是否发生了气道痉挛? 其临床表现有哪些?

哮喘、慢性支气管炎等气道阻塞性疾病患者在物理、化学和药物等刺激下可发生进行性支气管平滑肌收缩,围术期该类患者容易发生严重气管、支气管痉挛;气道操作、气管支气管刺激或机体组胺释放等其他一些因素,亦可能诱发支气管痉挛。

围术期支气管痉挛的诊断并不困难,自主呼吸时可见患者发生以呼气为主的呼吸困难,严重时出现发绀;气管插管全麻下通气阻力明显增加,听诊可闻及两肺广泛哮鸣音,以呼气时更为明显;$EtCO_2$ 或 $PaCO_2$ 可稍下降;严重者哮鸣音反而减少,$EtCO_2$ 或 $PaCO_2$ 显著升高,SpO_2 或 PaO_2 显著降低。

本例患者既往曾有明确的哮喘病史,且在麻醉诱导插管后出现的症状符合上述表现,可以确定该患者发生了气道痉挛。

2. 该例患者出现气道痉挛的原因是什么?

围术期气道痉挛发作的常见因素主要有以下几方面:

(1) 患者自身情况:已有的肺部疾患(如:慢性支气管炎、肺气肿、哮喘等)未经正规疗程治疗,吸烟,近期上呼吸道感染未痊愈等。

(2) 麻醉操作刺激:浅麻醉,吸痰,气管插管过深,人工气腹,含乳胶的医用化学用品刺激等。

(3) 麻醉药物的影响:引起组胺释放的肌松药、胶体溶液等。

(4) 其他因素:输血、血浆,体外循环主动脉开放后,酸性代谢产物释放刺激等。

由此可见,本病例中患者出现气道痉挛的原因可能有这么几个方面:一是患者本身有哮喘发作史,具有气道高反应性;其次,麻醉诱导给予罗库溴铵,该肌松剂可引起机体组胺释放增多,加重气道高反应性;第三,也是该患者在麻醉诱导期发生气道痉挛的直接诱因,气管插管前静脉给予的罗库溴铵,没有达到气管插管所要求的肌松剂要求剂量,从而致使患者迅速出现气道痉挛的相关症状与表现,危急生命。

3. 目前临床上预防和处理气道痉挛的方法和措施有哪些?

(1) 去除病因

1) 消除刺激因素:如与药物或生物制品等有关,应立即停用。

2) 麻醉过浅者宜加深麻醉:全麻期间一旦诊断气道痉挛,第一步方法是加深麻醉。文献支持吸入麻醉可有效地治疗哮喘持续状态。

3) 肌肉松弛不够的全麻患者,应给予肌松药。有助于判定气道压力升高是肌肉松弛不够还是支气管痉挛所致。

(2) 扩张气道平滑肌

1) 拟肾上腺素能药物:肾上腺素与异丙肾上腺素:目前临床仍然首选肾上腺素用于青年哮喘患者,其中异丙肾上腺素多通过气雾吸入给药。这两种药物舒张支气管平滑肌的 β_2 作用往往伴有兴奋心脏的不良 β_1 作用,导致快速性心律失常。

β_2-选择性药物:是急性支气管痉挛的首选药物,代表性的药物包括:舒喘宁(灵)(沙丁胺醇)、间羟舒喘宁(特布他林、博利康尼、叔丁喘宁)和双甲苯苄醇(bitolterol)。后者气雾吸入后作用时间超过 8 小时。间羟舒喘宁一般仅用于口服和肠道外给药,均可伴有心动过速和肌颤。舒喘灵是目前应用最广的 β_2 激动剂,其气雾剂每揿约 $100\mu g$,一般用量为 2 揿。舒喘灵气雾剂吸入后 5~6 分钟起效,30~60 分钟达到最大作用,持续约 3~4 小时。必须注意的是经气管导管给药后,绝大部分药物沉积在气管导管内壁,真正到达气道的剂量不足吸入量的 10%,因此需要 5~10 揿。气管内插管患者另一种给药方法是在麻醉回路吸气端近 Y 管处接一个超声雾化装置,当然也会存在上述药物沉积现象。

2) 茶碱类药物:长期以来,茶碱类药物支气管扩张作用被认为是由于抑制了磷酸二酯酶,从而减少细胞内cAMP 降解,使细胞内 cAMP 增加。然而,研究显示升高细胞 cAMP 水平的茶碱浓度数倍于其产生平滑肌松弛和支气管扩张的浓度,所以,上述机制还需推敲。目前认为茶碱类药物的支气管扩张作用是由于其拮抗了腺苷受体、释放内源性儿茶酚胺等。

氨茶碱是支气管痉挛患者维持治疗的标准药物。但是,氨茶碱在围术期支气管痉挛中的治疗作用尚有争议。氨茶碱治疗支气管痉挛的血清浓度范围相当狭窄,为 10~20μg/ml,应用是需监测血药浓度,预防中毒。

3）糖皮质激素:糖皮质激素是最有效的抗炎药,可多环节阻断、减轻气道炎症,降低气道高反应性;还可使已降低的 β 受体功能得以恢复,加强、延长机体对 β-肾上腺素能药物的反应。近十余年来,气雾吸入糖皮质激素具有用量小,局部高效,作用时间长,副作用少等优点,有逐步取代全身应用糖皮质激素的趋势。目前常用的气雾剂有二丙酸氯地米松(必可松、必酮碟)、去炎舒松、氟乐松、布的松。

对于气道高反应性疾病患者,术前准备、术中治疗支气管痉挛时,静脉给予糖皮质激素是必需的。建议使用氢化考的松 1~2mg/kg,糖皮质激素治疗患者剂量一般增加 1 倍,麻醉诱导前 1~2 小时给药。对于严重支气管痉挛,可首剂静脉注射 4~8mg/kg,以后每 6 小时以 4mg/kg 静滴。

4）抗胆碱能药物:吸入、静脉注射或肌内注射抗胆碱能药物后引起支气管扩张作用的时间(20~30 分钟)较慢。该类药物预防支气管痉挛的发生效果更优,可在麻醉前静脉用药。抗胆碱能药物雾化吸入疗法,特别适合于应用拟肾上腺素能药物后有心动过速和肌震颤的患者,以及应用拟肾上腺素能药物、茶碱类药物、糖皮质激素后支气管扩张不完全的患者。

支气管痉挛一般伴有支气管黏液分泌增加。抗胆碱能药物不仅可扩张支气管、减轻黏液阻塞狭窄气道管腔的程度,还能减少黏液分泌的容积,不影响黏液化学成分,不会使黏液黏稠,引起痰痂形成。

阿托品注射后可产生全身副作用,所以一般不用于支气管痉挛的治疗。异丙托品(溴化异丙托品)气雾剂吸入疗法与阿托品同样有效,但是副作用较少。该药起效较慢,作用时间较长。气雾剂吸入后 3 分钟达最大作用的 50%,30 分钟达 80%,90~120 分钟达 100%,可维持 4~6 小时。

5）其他药物:①利多卡因:可有助于逆转某些支气管痉挛,预防的价值更大。②脂皮素(Lipocortin):糖皮质激素抗炎、抗过敏作用机制之一,是通过脂皮质素介导的。直接应用合成的脂皮素或有较好效果,避免糖皮质激素的副作用。③介质阻释剂(炎症细胞稳定剂):色甘酸钠、酮替酚、利喘平等通过稳定炎症细胞膜,减少介质释放,起到防治支气管痉挛的作用。这类药物适用于变态性或类过敏性反应所致支气管痉挛的预防。④介质拮抗剂:H1 受体拮抗剂、PAF 拮抗剂、白三烯受体拮抗剂等多种特异性受体拮抗剂可有效地阻断其相关介质的作用,而起到抗某些支气管痉挛的作用。

(3)纠正缺氧与二氧化碳蓄积:气道痉挛可显著影响肺内气体交换,引起通气/血流比例失调,导致低氧血症。许多支气管扩张药物的肺血管扩张作用可加重低氧血症。所以需加大 FiO_2,使 $PaO_2 \geqslant 8kpa$,$SaO_2 > 90\%$。严重的气道痉挛伴低氧血症和(或)高碳酸血症患者,需要加强呼吸支持,宜选择适当的通气模式和通气参数,并加强生命体征监测。

(4)纠正水、电解质与酸碱平衡紊乱:自主呼吸患者发生支气管痉挛时可因过度通气和大量出汗,易发生脱水。严重的气道痉挛患者可发生呼吸性酸中毒。应注意纠正水、电解质、酸碱平衡的紊乱。

4. 有哮喘病史和气道高反应的患者需急诊手术时应该采取哪些麻醉对策?

患者既往有哮喘病史和气道高反应病史,其急诊手术麻醉期间气道痉挛的发生率与哮喘是否得到控制有很大的相关性。如在控制期:一般能够很好的耐受手术和麻醉,围术期支气管痉挛的发生率<2%。部分控制:大手术(尤其是上腹部),年龄大于 50 岁时,围术期并发症的发生率增加。未控制:围术期支气管痉挛、痰栓堵塞、肺不张、气道感染、呼吸衰竭的发生率很高。对于这一类必须行急诊手术麻醉的患者,应采取如下对策:

(1)术前准备:患者平时自备使用的解痉平喘药物喷剂,须带入手术室。入室后,注意患者保暖、镇静;幼年患者避免哭闹;麻醉手术所使用的液体、药物、材料等,应尽量避免存在致敏因素。

(2)麻醉诱导:麻醉诱导前 30 分钟须吸入沙丁胺醇等解痉平喘气雾剂药物,同时给予 2mg/kg 强的松。诱导用药选择避免导致组胺释放的药物。氯胺酮具有舒张支气管平滑肌的作用,亦可在麻醉诱导时选择使用。气管插管前麻醉深度应足够,为避免发生气道痉挛,LMA 也是很好的选择。如手术方式允许,哮喘未控制的患者尽量实施区域阻滞麻醉。

(3)麻醉维持期:术中发生气道痉挛时,可参考图 8-11 所示处理流程,并注意以下几点:

1）检查有无诱发因素,必要时暂停手术刺激。

2）加深麻醉深度。

3）经气管插管给予 10 揿沙丁胺醇,给予琥珀酸氢考 100~200mg 静脉滴注。

4）重症患者:氯胺酮或肾上腺素。

处理流程

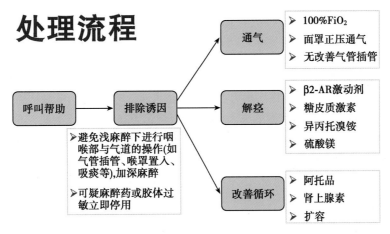

图 8-11 气道痉挛紧急处理流程

5）慎用氨茶碱：效果不确切，与吸入药物合用易致心律失常，如需使用，剂量需减半。

（4）术后拔管期处理

1）拔管方法

深麻醉下拔管：注意舌后坠。

清醒拔管：患者完全清醒，应避免呛咳时拔管。

喉罩过渡：如患者拔管后又出现气道痉挛症状，立即给予纯氧面罩加压辅助通气，必要时可置入喉罩以减少对声门及气管的刺激。

对于气道痉挛重症患者，须建立可靠的气道，建议术后延迟拔管，送 ICU 行进一步的治疗。

2）预防性使用减少拔管期并发症的药物：右美托咪啶、芬太尼、瑞芬太尼、丙泊酚、硫酸镁、利多卡因等。

【小结】

近年来我国空气质量的下降，哮喘等气道高反应性相关的呼吸系统疾患发病率，呈现上升趋势；环境因素中具有致敏性作用的物质增多，围麻醉手术期发生气道痉挛的意外概率增加。麻醉医师应当对此类突发状况始终保持高度的预警意识。对于确诊或者疑似气道高反应性的患者，在整个围术期提前做好应急预案以及干预、处理措施，提高麻醉安全，减少患者相关并发症的发生。

【专家简介】

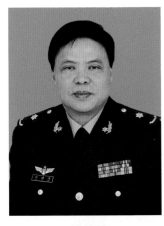

孙绪德

孙绪德，主任医师，教授，博士生导师，现任第四军医大学第二附属医院麻醉科主任。 主要研究方向："麻醉机制与器官保护"，擅长胸腔外科、神经外科及危重老年患者的麻醉。 以项目负责人身份承担各级科研课题九项，以第一或通讯作者在国内外专业期刊发表论文 100 余篇，现任中国医师协会麻醉学医师分会第五届委员会委员、首届中国心胸血管麻醉学会理事、胸科麻醉分会副主任委员、首届中国研究型医院学会麻醉学专业委员会委员、西安医学会第一届疼痛学会主任委员。 任《国际麻醉学与复苏杂志》第四届编辑委员会特邀编委、《中华麻醉学杂志》、《国际麻醉学与复苏杂志》、《临床麻醉学杂志》、《麻醉安全与质控》编委等职。

【专家点评】

1. 麻醉与手术期间发生的气道痉挛,发病急,气道压力异常升高,如果处理不及时,急性缺氧可危及生命。

2. 许多因素可促使哮喘、气道高反应性疾病患者发生气道痉挛。哮喘儿童、接触抗原或病毒感染相关性气道水肿和炎症均可诱发支气管痉挛。气道阻塞的成人中,变态反应远不如刺激物反射机制重要。刺激物诱发的支气管收缩是这些患者麻醉处理时最值得注意的问题。

3. 哮喘的严重程度总是被低估:麻醉医师在术前访视时,查体和检查很重要。对有哮喘发作史的病人,需要详尽掌握哮喘控制情况,注意询问其活动耐量、诱发因素、合并症等问题。

4. 据相关报道,哮喘患者中,成年 21%、儿童 5%,有着对非甾体类抗炎药物的过敏史,麻醉用药时值得大家注意。

5. 对于围术期发生气道痉挛的患者,还应注意控制全身液体出入量,避免输入液体超负荷,从而发生肺水肿、心力衰竭等情况。

【参考文献】

1. 黄云峰, 黄映善.围麻醉期支气管痉挛的研究进展.World Latest Medicine Information, 2015, 15（23）：48-49.
2. James M Smoliga, PninaWeiss, Kenneth W Rundell, 易芳.成人运动诱发性支气管痉挛：基于循证的诊断与管理.BMJ Chinese Edition, 2016, 6：339-346.
3. 胡利国, 柴小青, 梅斌, 等.围麻醉期严重过敏反应的多中心回顾性分析.临床麻醉学杂志, 2017, 33（1）：74-76.
4. 韩庆峰, 万文锦.气管插管全麻并发支气管痉挛 60 例分析.河南外科学杂志, 2012, 18（10）：67-68.
5. 闻大翔.肌松药与支气管痉挛.国外医学.麻醉学与复苏分册, 2002, 23（1）：36-38.
6. 王嵘.支气管痉挛的麻醉处理.国外医学.麻醉学与复苏分册, 2001, 22（1）：37-39.

121　哮喘患者的麻醉处理

【导读】

气道高反应不仅包括哮喘,还有支气管炎、肺气肿、过敏性鼻炎和上、下呼吸道感染。常表现为气道阻力升高,通气不良,双肺哮鸣音,严重时体现为"沉默肺"（silent lung）,如不及时有效处理后果严重。

【病例简介】

患者女性,46 岁,体重 50kg,因体检发现盆腔包块 2 月余收住院。

病例特点:一般全身情况可,既往有哮喘病史,具体治疗不详,近半年无发作。术前听诊双肺呼吸音增粗,散在少许干啰音。生化检查无异常。ECG:大致正常心电图;胸片正常,下腹部 CT 显示:右侧卵巢 12mm ×8mm × 20mm 包块,考虑卵巢囊肿可能性大。完善术前准备后拟在全麻下行腹腔镜卵巢囊肿剥离术。

麻醉过程:患者入室后行常规监测,充分去氮给氧后给予依托咪酯 20mg,舒芬太尼 20μg,罗库溴铵 40mg,安定 4mg,喉镜直视下顺利插入气管导管(7.0 号),深度 21cm,行手控呼吸,感阻力高,听诊两肺未闻及呼吸音,SPO₂ 缓慢下降最低至 50%,血压 83/47mmHg。考虑气管导管误入食管可能性较大后,拔除气管导管给予面罩通气感觉气道阻力仍高,胸廓起伏不明显,SPO₂ 未显著改善,予以异丙酚 50mg 加深麻醉后再次在可视喉镜下气管插管见气管导管顺利置入声门。气道阻力仍高。听诊双肺仍然未闻及呼吸音,SPO$_2$维持在75%左右,血压92/53mmHg,嘴唇略黑。此时考虑支气管痉挛导致的"沉默肺"。立即静注氢化泼尼松10mg,二羟丙茶碱0.125g静注,气管内给予0.5%利多卡因3ml。4%七氟烷手控呼吸,5分钟后气道压力逐步下降,SPO$_2$逐步上升至95%,听诊两肺可闻及少量干性啰音。15分钟后气道压力恢复正常SPO$_2$上升至100%,2%七氟烷机控呼吸,术中患者生命体征平稳,手术顺利,术毕在深麻醉状态下拔出气管导管,患者送入PACU,苏醒完全后送返病房。

【问题】

1. 何谓气道高反应及如何识别围术期气道高反应事件?
2. 患者诱导插管期间发生了什么,围术期支气管痉挛的流行病学及发生机制?
3. 什么是"沉默肺",术中听诊两肺无呼吸音,如何判断是"沉默肺"还是误入食管内?
4. 围术期支气管痉挛相关治疗?

1. 何谓气道高反应及如何识别围术期气道高反应事件?

气道高反应定义:指咽喉部、气管、支气管敏感状态异常增高,对于在正常人反应程度相对较轻或无反应某种刺激,表现出过强和(或)过早出现的反应。围术期气道高反应事件主要表现为喉痉挛和支气管痉挛。(表8-11)

表8-11　喉痉挛和支气管痉挛的鉴别

喉痉挛	支气管痉挛
早期部分性梗阻: 　三凹征、吸气性喉鸣、喉头或气管塌陷、腹肌抽搐 进一步发展为完全性梗阻: 　听诊双肺无呼吸音、压迫胸壁无气流流出、呼吸囊无起伏、低而平直的ETCO$_2$波 其他:心动过缓、低血压等	听诊双肺无呼吸音、压迫胸壁无气流流出、呼吸囊无起伏、呼气相持续抬高的ETCO$_2$波形 循环系统的表现:低血压、心律失常、循环衰竭 皮肤黏膜的表现:红斑、荨麻疹、水肿等 胃肠道反应:恶心、呕吐

2. 患者诱导插管期间发生了什么,围术期支气管痉挛的流行病学及发生机制?

患者气管插管期间因插管刺激引发支气管哮喘急性发作,发生了严重的支气管痉挛。

全麻气管插管导致支气管痉挛发生率>9%;哮喘急性期>哮喘稳定期,吸烟者>非吸烟者,年轻女性>年轻男性,慢支气管炎/COPD属于高发人群,慢性支气管患者>无呼吸系统症状者,围麻醉期间发生比例,诱导期发生率44%,维持期发生率36%,苏醒期发生率20%。围术期与麻醉手术有关的神经反射:如牵拉反射、疼痛反射,乃至咳嗽反射和肺牵张反射。或者应用了具有兴奋迷走神经、增加气道分泌物,促使组胺释放的麻醉药、肌松药或其他药物都可成为诱发气道收缩的因素。但气管插管等局部刺激仍是麻醉诱导期间发生气道痉挛最常见的原因。其发生机制如下:炎症、异物、插管等刺激支气管平滑肌感受器——经传入神经冲动到达延髓孤束核—经迷走神经传出,并释放Ach作用于支气管平滑肌表面的M3型受体引起支气管平滑肌收缩。

3. 什么是"沉默肺",术中听诊两肺无呼吸音,如何判断是"沉默肺"还是误入食管内?

"沉默肺"也叫"寂静肺"或"静默肺"是支气管哮喘患者的一种危重征象。当患者支气管发生强烈痉挛或广泛黏液栓堵塞支气管时,不仅哮喘音消失,且听诊时哮鸣音、呼吸音明显减弱或消失。对于听诊肺部无呼吸音时,排除气管导管及麻醉设备故障后,应听诊腹部是否可闻及气过水音,以鉴别于插管误入食管。如果可视喉镜或纤维支气管镜明确见到气管导管过声门而非进入食管内也有助于诊断。"沉默肺"由于同期差,ETCO$_2$曲线极低或几乎不出现,而气管插管误入食管时ETCO$_2$曲线也很低或不能显示。两种情况下气道压有显著差异。"沉默肺"气道压极高,一般大于40mmH$_2$O。而气管插管误入食管时,气道压一般是偏低的,尤其是早期胃没有被大量充气时。患者一旦发生重度支气管痉挛,出现"沉默肺",首先是正确快速地做出诊断,去除病因,尽量避免多次插管,其次是尽快由机控通气改为手控通气,加压给氧,避免缺氧。β受体激动药雾化吸入或静脉给予肾上腺素,均可显著改善支气管痉挛。

4. 围术期支气管痉挛相关治疗?

(1)对症治疗,去除病因:分析明确病因,消除刺激因素。如怀疑过敏引起的支气管痉挛,则应立即停用相关药物或制剂。对已插管患者应用吸痰管排除气道机械梗阻,同时应检查气管插管位置,以解除导管尖端触及隆突而诱发支气管痉挛的可能。全麻期间一旦诊断呼吸道刺激引起的支气管痉挛,简单的初步治疗是加深麻醉。加深麻醉过程中应注意维持循环稳定。

（2）药物治疗

1）选择性 β_2 受体激动剂:为治疗急性支气管痉挛的首选药物,其中最具有代表性的 β_2 选择性药物包括沙丁胺醇、特布他林。沙丁胺醇是目前应用最广的 β_2 激动剂,其气雾剂每揿约 100μg,一般用量为 2 揿。沙丁胺醇气雾剂吸入后 5~6 分钟起效,30~60 分钟达到最大作用,持续约 3~4 小时。必须注意的是经气管导管给药后,绝大部分药物沉积在气管导管内壁,真正到达气道的剂量不足吸入量的 10%,所以可能需要 5~10 揿。

2）肾上腺素与异丙肾上腺素:目前许多医生仍然首选肾上腺素用于无心脏病史的哮喘患者,皮下注射 0.1~0.5mg。异丙肾上腺素往往通过气雾吸入给药。该两药物产生支气管扩张的 β_2 受体作用时往往伴有心脏兴奋的不良 β_1 作用,导致快速性心律失常,使用时要考虑。

3）茶碱类药物:一般认为氨茶碱是支气管痉挛患者维持治疗的标准方法。但是氨茶碱在围术期支气管痉挛中的治疗作用尚有争议,许多学者的研究显示,围术期急性支气管痉挛时不主张应用氨茶碱。因为氨茶碱治疗支气管痉挛的血清浓度范围相当狭窄,为 10~20μg/ml。使用时需监测血清浓度,以达到治疗范围血清浓度,防止中毒发生。

4）糖皮质激素:糖皮质激素是最有效的抗炎药,可明显抑制炎性介质和细胞因子的合成和释放,减轻微血管渗漏,抑制腺体的分泌,从而减轻支气管黏膜的充血、水肿,改善气流受限。另外由于具有抑制炎性介质和上调 β_2 受体的作用,也间接起到舒张支气管平滑肌的作用。因此,在急性发作时的处理上,糖皮质激素起到了重要的作用。

治疗哮喘急性发作的糖皮质激素要求起效迅速,抗炎作用强,半衰期适中,不良反应轻,常用药物包括氢化可的松、泼尼松(强的松)、甲泼尼龙(甲强龙/美卓乐)和地塞米松等。

5）其他药物

利多卡因:可能有助于逆转某些支气管痉挛,但用于预防的价值更大。

介质阻释剂(炎症细胞稳定剂):色甘酸钠、酮替酚、利喘平等。

介质拮抗剂:H1 受体拮抗剂、PAF 拮抗剂、白三烯受体拮抗剂等。

【小结】

哮喘患者在麻醉诱导期和苏醒易发生气道高反应。对于气道高反应高危人群麻醉诱导前应该充分作好预防工作;麻醉手术过程中一旦出现气道阻力异常升高,应立即做出诊断并作相应处理。

【专家简介】

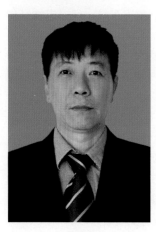

张明生

张明生,副主任医师,副教授,现任江西省人民医院麻醉科主任。 主要研究方向：吸入麻醉相关。 以项目负责人身份承担各级科研课题 3 项,以第一或通讯作者在国内外专业期刊发表论文 11 篇。 现任中国医师协会麻醉学医师分会委员、江西省医学会麻醉学分会副主任委员,江西省医学会疼痛分会副主任委员。 任《中华麻醉学杂志》、《国际麻醉学与复苏杂志》、《临床麻醉学杂志》编委等职。

【专家点评】

1. 麻醉科医师在气管插管过程中遇见气道阻力增高时应该仔细分析,快速鉴别气管导管误入食管,机械故障还是因气道高反应引起的沉默肺;有充分证据表明气管插管在气管里时,同时应鉴别气道高反应性是麻醉深度不足诱发还是过敏原所致。前者应迅速加深麻醉,后者应立刻停用可以过敏原。肾上腺素及其他 β_2-R 激动药物均能改善气道高反应性。不应拔出气管导管而再次插管。

2. 遇见气道高反应高危人群应该提前预防,尽最大可能避免人为因素(麻醉深度不够,过敏原接触等);麻醉手术过程中一旦出现气道阻力异常升高,应立即做出诊断并做出相应处理,预防不良事件的发生。

【参考文献】

1. Woods, B.D.and R.N.Sladen, Perioperative considerations for the patient with asthma and bronchospasm.Br J Anaesth, 2009.103 Suppl 1:p.i57-65.
2. 蔡诚毅, 马武华.全麻诱导后支气管痉挛1例.临床麻醉学杂志, 2012(05):453.
3. 邹学军.氟比洛芬酯诱发严重支气管痉挛1例.临床麻醉学杂志, 2016(06):585.
4. Orestes, M.I., et al., Incidence of laryngospasm and bronchospasm in pediatric adenotonsillectomy.Laryngoscope, 2012.122(2):p.425-428.
5. Kozian, A., T.Schilling and T.Hachenberg, [Anesthetic management in bronchial asthma].Anasthesiol Intensivmed Notfallmed Schmerzther, 2016.51(6):p.402-409.
6. Albuali, W.H., The use of intravenous and inhaled magnesium sulphate in management of children with bronchial asthma.J Matern Fetal Neonatal Med, 2014.27(17):p.1809-15.

122　累及右心房的静脉平滑肌瘤切除术的麻醉管理

【导读】

累及心脏的静脉平滑肌瘤(Intravenous Leiomyomatosis with Cardiac Extension, IVL CE)是良性的子宫肌瘤的一种罕见的变异。完整的手术切除是治疗的唯一手段。由于此类肿瘤切除需经胸腹联合手术,涉及妇科、血管科和心、胸外科,对麻醉医生提出了极高的挑战,麻醉医生需要对此类肿瘤和术中机体的生理及病理生理学影响有必要的了解,做好充分术前评估,熟悉手术操作过程,并在此基础上同妇科、血管科、心胸外科医生密切合作,做好术中重要脏器和血液保护,共同做好患者的围术期管理。

【病例简介】

患者,女性,41岁,体重60kg,因"子宫肌瘤术后8个月,复查发现心脏占位10天"入院;患者间断有双下肢酸胀,胃纳不佳,无明显胸闷、心慌、恶心、呕吐等。2015年10月在外院行子宫肌瘤剥除+右侧阔韧带肌瘤剥除术,病理提示:子宫、阔韧带平滑肌瘤,部分为腺肌瘤。入院后心脏彩超检查提示:右心占位(右心房内见蓬松等回声组织,随三尖瓣活动而摆动,追踪探查下腔静脉见类似组织反射,经造影剂检查,该组织见血流回声),轻、中度三尖瓣反流估测肺动脉收缩压为60mmHg,下腔静脉内径2.1cm,EF:60%;B超超声造影提示:右侧髂窝内髂血管分叉处富血供实性占位,并伸入右侧髂静脉沿下腔静脉延续至右心房(倾向MT,血管源性?);胸部、上下腹部CTA

提示:下腔静脉增宽,下腔静脉及双侧髂总、髂内外静脉腔内造影剂密度不均匀,呈高低混杂密度;子宫体右旁及右侧盆侧间隙见异常迂曲缠绕血管团影(图8-12、图8-13)。MRV:下腔静脉肝下段及右侧髂总静脉增宽伴其内信号异常。盆腔右侧可见团样粗大血管及不均匀异常强化影。MRA:考虑血管平滑肌瘤可能大,肿瘤生长入下腔静脉及右肾静脉。子宫体右旁及右侧盆侧间隙异常信号占位,汇入右侧髂总静脉,考虑为子宫血管平滑肌瘤可能(图8-14、图8-15)。PET-CT 提示:盆底子宫及膀胱右侧旁多发肿块,右侧髂内、髂总静脉及下腔静脉可以占位,葡萄糖代谢均未见异常,子宫右前壁稍隆起并局部囊变,双肺多发小结节,双筛窦及右上额窦炎,脊柱轻度退行性变。CTU 提示:子宫体右旁及右侧盆侧间隙肿块侵及右侧输尿管下段(图8-16)。

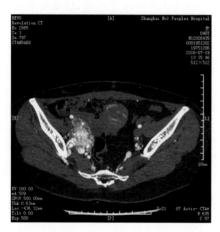

图8-12　髂血管 CT 1

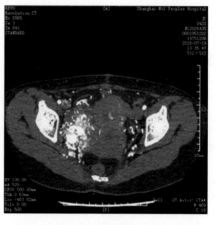

图8-13　髂血管 CT 2

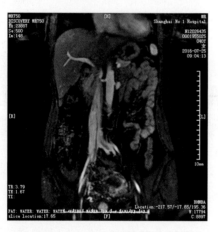

图8-14　MRI 下腔静脉内占位 1

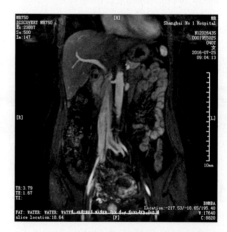

图8-15　MRI 下腔静脉内占位 2

　　经妇科、普外科、麻醉科、放射科、血管外科等多学科会诊后考虑"静脉内平滑肌瘤病(累及右心房)"诊断较明确,拟全麻下Ⅰ期或Ⅱ期行心脏占位切除+下腔静脉切开取瘤栓+腹腔肿瘤切除+全子宫、附件切除术。

　　术前检查:T:36℃,HR:75 次/分,RR:16 次/分,BP:105mmHg/70mmHg。神清,全身浅表淋巴结无肿大,腹部未见膨隆,双下肢无水肿,双肺未闻及啰音。

　　实验室检查:肝肾功能、凝血功能无异常。肿瘤相关标记物指标无异常。

　　麻醉诱导前给予咪达唑仑 1mg,芬太尼 0.05mg 静注,局麻下左桡动脉穿刺置管,行有创动脉压监测。采用咪达唑仑 5mg、丙泊酚 50mg、芬太尼 0.5mg、哌库溴铵 6mg 全麻诱导,诱导完成后置入胃管,并行右颈内静脉穿刺置管。全麻采用 1.5%~2.5% 七氟烷吸入,芬太尼 0.3mg、哌库溴

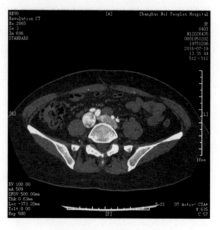

图8-16　下腔静脉 CT

铵 8mg 分次间断静脉注射维持。行腹部正中切口,在肝下和肾静脉上水平阻断下腔静脉后,切开下腔静脉,剥离肿瘤瘤体,并切断,在腔静脉内将向上侵入右心房的瘤体拉出(图 8-17,8-18,8-19)。再次阻断肾静脉上水平下腔静脉,结扎右髂内静脉,切开右髂总静脉,向上、向下拉出所有肿瘤组织。术中可见肿瘤组织与心房和下腔静脉疏松粘连,拉出瘤体后,包膜完整,仅仅部分与血管内膜粘连。再由妇科完成子宫及附件切除术。术后病理回报:"全切子宫"子宫平滑肌瘤,部分呈血管平滑肌瘤形态,"右侧子宫静脉内"平滑肌瘤,"右心房、下腔静脉"平滑肌瘤伴局灶性水肿变性,ER(雌激素受体)、PR(孕激素受体)阴性。考虑此病例肿瘤生长可能与雌、孕激素无关,因此术后未再行激素治疗。

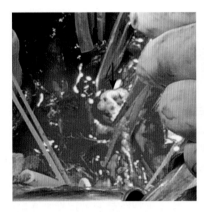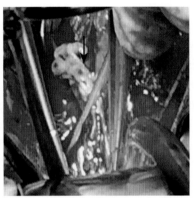

图 8-17　术中直视下下腔静脉血管内平滑肌瘤

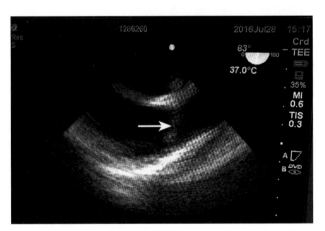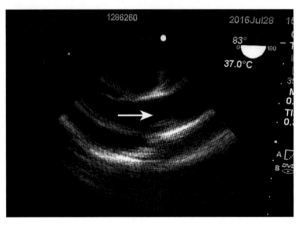

图 8-18　手术开始时右房三尖瓣区 TEE 影像　　　　图 8-19　手术后右房三尖瓣区 TEE 影像

手术时间 4 小时 40 分钟,出血量约 2000ml,尿量 900ml,共补液 2700ml,其中晶体液 1600ml,胶体 1100ml(此胶体指不包括少浆血的血浆和羟乙基淀粉代血浆),输少浆红细胞 6u,自体血液回输 750ml。麻醉期间循环、呼吸稳定,术中下腔静脉阻断前后血气分析结果见表 8-12。术后患者带管机控呼吸送入心外科监护室(ICU),次晨顺利拔管,术后第二天转普通病房,术后第 7 天顺利出院。

表 8-12　术中下腔静脉阻断前后血气分析结果

中心静脉血气分析	手术开始后阻断前	阻断开放后 20min	中心静脉血气分析	手术开始后阻断前	阻断开放后 20min
pH	7.27	7.45	Na^+(mmol/L)	140	142
PO_2(mmHg)	385	417	Ca^{2+}(mmol/L)	1.00	1.18
PCO_2(mmHg)	35.7	35.6	Cl^-(mmol/L)	106	105
Hb(g/dl)	9.6	9.2	BE(mmol/L)	−9.8	−0.5
Hct(%)	30%	28%	HCO_3^-(mmol/L)	15.8	23.1
K^+(mmol/L)	4.02	3.12			

【问题】

1. 静脉内平滑肌瘤病分类有哪些？该患者属于哪类静脉内平滑肌瘤？对机体会产生什么样的影响？
2. 该患者属于哪类静脉内平滑肌瘤？具体治疗措施有哪些？
3. 累及心脏的静脉内平滑肌瘤围术期可能有哪些病理生理学变化？在围术期是否应注意哪些方面？
4. 对于胸腹联合切口的大血管手术围术期应该注意的要点有哪些？
5. 下腔静脉阻断、开放后围术期病生理学变化和处理要点？

1. 静脉内平滑肌瘤病分类有哪些？该患者属于哪类静脉内平滑肌瘤？对机体会产生什么样的影响？

静脉内平滑肌瘤病(Intravenous Leiomyomatosis,IVL)是累及多器官、具有不同临床表现的一组少见的、组织学上良性但生物行为学上恶性的肿瘤,指临床有明确的子宫肌瘤病史或子宫肌瘤切除史,以平滑肌细胞沿子宫和(或)子宫外静脉内生长为特点,肿瘤延伸至血管腔隙内,可在小、中及大静脉内生长,组织病理学上为良性病变,但其生长方式类似恶性肿瘤。具有沿血管腔扩展的独特生物学行为,甚至可长入右心房或右心室,具有潜在的致命性。临床上本病极为罕见,文献报道不超过200例,超出子宫范围的达30%~80%。从1907年Durk报道了累及心脏的病例之后,生长至下腔静脉并波及心脏(Intravenous Leiomyomatosis with Cardiac Extension,IVL CE)的病例报道约50例左右,大多为个案报道,达IVL的10%~30%。随着诊治水平和对该疾病认识水平的提高,近年来病例报道数量有增加趋势,但尚无关于人群发病率的报道。临床资料显示此类患者均为女性,28~80岁均有发病,平均45岁左右。90%为绝经前的经产妇,未育者和妊娠合并IVL者少见。与子宫肌瘤发生有密切关系,少数IVL转移全肺动脉累及肺脏的报道。

此类肿瘤可侵及下腔静脉、右心房甚至三尖瓣膜导致相应的梗阻症状。最主要的临床特征为:除右心梗阻的表现外,还同时合并妇科子宫、盆腔新生肿物或肿物手术切除病史。肿瘤栓塞很少见,可能是由于密集的肌纤维和血管组成的IVL缺乏出血坏死的基础。累及心脏(CE)的IVL死亡风险极高。该疾病的病理学诊断均为良性病变,其肿瘤生长多原发自子宫小静脉内来源的平滑肌瘤病,沿子宫静脉血流经卵巢静脉、肾静脉、下腔静脉向右心房蔓延式生长,系良性病变恶性生物学表现,累及并引起右心房和下腔静脉梗阻而表现出不同的临床症状。

2. 该患者属于哪类静脉平滑肌瘤？具体治疗措施有哪些？

本例病例患者8个月前有子宫肌瘤切除病史,术前影像学检查可见子宫体右旁及盆侧右侧团块状占位,沿右侧髂内、髂总静脉生长入下腔静脉及右肾静脉,并至右心房内随三尖瓣活动。但可能因发展时间较短(仅仅8个月),下腔静脉及右心房尚未完全阻塞,因此并未出现右心梗阻的症状。累及心脏的静脉平滑肌瘤诊断明确。累及心脏的静脉平滑肌瘤(IVL CE)是一种罕见的后遗症IVL,发生率小于10%。本病例即属于此类罕见病例。

目前,手术切除是处理静脉内平滑肌瘤病的最佳选择。手术可分为Ⅰ型及Ⅱ型手术,前者为一次性彻底切除原发肿瘤及下腔静脉、心脏内侵及的肿瘤;后者为分期手术,先开胸取出心房及下腔静脉上段内的肿瘤,再择期开腹切除子宫和宫旁组织及下腔静脉下段内瘤体。因本例病例瘤体在静脉内生长时间不长,且并未完全阻塞静脉,考虑瘤体浸润静脉可能不是很严重,拟采取第一种术式,一次性完全切除子宫、双附件,并彻底切除沿静脉生长的原发肿瘤及下腔静脉内和心脏内侵及的肿瘤组织。

3. 累及心脏的静脉内平滑肌瘤围术期可能有哪些病理生理学变化？在围术期应注意哪些方面？

累及心脏的静脉平滑肌瘤在子宫肌瘤症状基础上,由于下腔静脉和心脏的受累,往往出现右心功能不全的表现,并由于侵及三尖瓣,出现心慌、气短、下肢水肿、肝肿大、腹水、胸水及心脏杂音和阵发性梗阻性晕厥等。罕见的还可以出现下腔静脉充血性表现,继发血栓形成或类似布-加氏综合征、大量腹水、猝死和全身性栓塞。此类肿瘤表面有完整包膜,与静脉壁粘连不严重,仔细分离可以将瘤体与静脉壁完全剥离。

本例病例术中采用一次性完整切除肿瘤组织的术式,可以降低术中栓塞的发生率,而且手术视野清晰,利于术中彻底止血。但手术时间较长,术中出血量较多,手术切口较长,创伤较大。因此术中对于多学科合作的要求更高。但是当长入心房内的瘤体较大时,不应经下腔静脉盲目牵拉,易导致瘤体断裂或静脉壁撕裂。而分期手术主要适用于体质较弱、预计难以耐受Ⅰ型手术的患者。虽然分期手术避免了Ⅰ型手术的不足,但存在直视手术后静脉内残余瘤栓脱落致肺栓塞的风险。因此,在Ⅱ型分期手术的基础上进行改良,先进行开胸手术切除肿瘤并放置下腔静脉临时静脉滤器,然后再择期行经腹手术和肾下下腔静脉内肿瘤切除术,是一种更加安全、可行的手术方案。随着术中影像技术和体外循环技术的发展,一次性切除IVL CE的成功率越来也高,而并发症也越来越少。本例病例术中由于TEE影像指导,直观监视下腔静脉和右心房内肿瘤取出过程,确认无肿瘤组织脱落,避免了体外循环下开心直视取栓过程,减少手术创伤,缩短了手术时间。

4. 对于胸腹联合切口的大血管手术围术期应该注意的要点有哪些?

此类胸、腹、盆腔联合切口,手术创伤大,失血多,术中液体治疗,维持血流动力学稳定是围术期管理的重中之重。因此,术前有创动脉和静脉压力检测的建立成为必须。为保证术中及时补充血容量的丢失,开放足够粗大的外周静脉也是必不可少的准备之一。对于所有大血管手术,建议优先选择肘部粗大静脉,16~18G 静脉留置针置入。

术中大量液体的丢失和补充,使得保证电解质平衡和凝血功能正常成为保证手术顺利结束的另一重要方面。大量输血、输液后,应根据血气分析结果,及时补充新鲜冰冻血浆、冷沉淀、纤维蛋白原和血小板等凝血因子。本例病例应用了术中血液回输,减少了少浆血的使用。手术止血的完善,使得仅输注了血浆和红细胞,并未使用其他凝血因子,使手术费用极大降低,也是围术期血液保护的成功。

5. 下腔静脉阻断、开放后围术期病生理学变化和处理要点?

下腔静脉阻断后,回心血量骤减,心输出量减少,可使用多巴胺、去氧肾上腺素等正性肌力药物维持血压,出现顽固性低血压,可加快补充血容量,保证重要脏器的灌注。腔静脉开放后,肝、肾等重要脏器恢复灌注,容易发生低血压、代谢性酸中毒等,注意补足血容量、纠正酸中毒、暂时停止麻醉和停用扩血管药物,必要时给予缩血管药物,使血压保持在一定水平。缓慢开放血管时,如出现严重低血压,可用手指暂时夹闭下腔静脉,再缓慢开放,并补充更多血容量。

注意重要脏器的保护,如脊髓、肾脏的保护。

脊髓保护:注意限制腔静脉阻断时间;阻断前使用大剂量糖皮质激素、钙通道阻滞剂、氧自由基清除剂和镁离子等。

肾脏保护:注意选择性保证肾脏灌注、回流;适当扩容;使用多巴胺、祥利尿剂、甘露醇等。本例病例开放后给呋塞米 20mg,术中尿量 900ml,提示肾脏血液灌注、回流正常。

【小结】

累及心脏的静脉平滑肌瘤是罕见的累及多个脏器的恶性行为的良性肿瘤。多隐匿起病,诊断困难。手术切除是此类病例的唯一根治手段。这类患者由于病程较长,多伴有贫血、腹水、胸水、右心功能不全等多器官功能的损伤,围术期加强器官功能保护,维持血流动力学稳定和电解质平衡,保证凝血功能的正常是保障手术顺利进行的必备条件。

【专家简介】

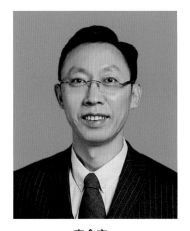

李金宝,主任医师。 上海市第一人民医院麻醉科副主任,主任医师,博士研究生导师。 兼任中国医师协会麻醉科医师分会委员、中华医学会麻醉学专业委员会青年委员、中国高等医学教育理事会麻醉学教育研究会秘书长、中国麻醉药理专业委员会委员、中华医学会麻醉学分会老年麻醉学组委员、中华医学会麻醉学分会输血与血液保护学组委员、上海市医学会麻醉学专科分会委员、上海医师协会麻醉科医师分会委员等。《国际麻醉学与复苏杂志》常务编委、《中华麻醉学杂志》英文审核、《临床麻醉学杂志》通讯编委。 擅长危重病患者的麻醉与围手术期处理。 以脓毒症与免疫抑制为科研主攻方向,先后获2项国家自然科学基金及多项上海市或军队科研基金资助,第一作者或通讯作者发表 SCI 收录论文 30 余篇,5 分以上 SCI 论文 7 篇。 获军队医疗成果二等奖 2 项和军队医疗成果三等奖 1 项。 主编(译)专著 2 部。

李金宝

【专家点评】

1. 该例患者为一罕见的累及右心房的静脉平滑肌瘤患者,临床上对这类患者多是个案报道,对此类疾病的具体发病原因尚无定论。对于这类患者,麻醉医生应更为关注肿瘤对多脏器功能的影响,并保证围术期病人的安全。

2. 对于那些累及心脏的静脉平滑肌瘤拟行切除术的患者(这类患者占心脏、大血管患者总数的比率极低),一旦阻塞腔静脉和心腔,即可危及病人生命。因此在保证病人安全的前提下尽早进行肿瘤的手术切除至关重要。

3. 由于此类手术多涉及胸、腹、盆腔,无论Ⅰ期还是Ⅱ期手术,均存在手术切口创伤大,失血多,术中血流动力学变化剧烈的特点。围术期应做好充分血流动力学、电解质、凝血功能监测的同时,应当开放足够的外周和中心静脉补液通路,以保证容量和电解质、凝血因子的补充。

4. 此类手术无论是否行体外循环,均存在阻断腔静脉的过程,术中对脊髓、肾脏等重要脏器的保护,防治缺血缺氧性损伤。

【参考文献】

1. Li B, Chen X, Chu YD, et al.Intracardiac leiomyomatosis:a comprehensive analysis of 194 cases.Interact Cardiovasc Thorac Surg.2013,17(4):132-139.

2. 朱斌,黄宇光,苗齐.累及右心的下腔静脉瘤栓手术的麻醉处理.中国医学科学院学报,2014,36(3):336-339.

3. Gu X, Li Z, et al.Intracardiac Leiomyomatosis:clinical fingdings and detailed echocardiographic features-a Chinese institutional experience.Journal of the American Society of Echocardiography.2014,27(9):1011-1016.

4. Luís Oliveira, Samuel Ramos.Anesthetic approach for a clinical case of intravenous leiomyomatosis:case report.Rev Bras Anesthesiol.2013,63(6):504-507.

5. Worley MJ Jr, Aelion A, Caputo TA, et al.Intravenous leiomyomatosis with intracardiac extension:a single-institution experience.Am J Obstet Gynecol 2009;201(6):574.e1-5.

6. Consamus EN, Reardon MJ, Ayala AG, et al.Metastasizing leiomyoma to heart.Methodist Debakey Cardiovasc J.2014,10(4):251-254.

7. Price JD, Anagnostopoulos C, Benvenisty A, et al.Intracardiac Extension of Intravenous Leiomyomatosis.Ann Thorac Surg.2017,103(2):e145-e147.

8. Alizade K, Maddah G, Jafarian AH, et al. Management of Intravenous Leiomyomatosis of Uterus with Extension to Heart.Arch Iran Med.2016,19(2):147-149.

9. Harnoy Y, Rayar M, Levi Sandri GB, et al.Intravascular Leiomyomatosis with Intracardiac Extension.Ann Vasc Surg.2016,30(1):306.e13-e15.

10. Zhang Y, Clark LH, Sheng XG, et al.Successful en bloc venous resection with reconstruction and subsequent radiotherapy for 2 consecutive recurrences of intravenous leiomyoma—a case report.BMC Cancer.2016,16(6):1-6.

123 子宫腺肌症、卵巢囊肿合并烟雾病患者的围术期管理

【导读】

烟雾病(moyamoya disease,MMD)又称脑底异常血管网病,是一种原因不明、慢性进行性脑血管闭塞性疾病,主要表现为单侧或双侧颈内动脉远端和大脑中动脉或大脑前动脉近端狭窄或闭塞伴脑底部和软脑膜烟雾状、细小血管形成以脑缺血和脑出血为主要临床表现。合并有烟雾病患者的麻醉对麻醉医生提出了特有的挑战,麻醉医生需要充分了解烟雾病的发病机制及病理特点,并在此基础上同神经外科、神经内科及妇科医生开展多学科的紧密合作,共同做好患者的围术期管理。

【病例简介】

患者,女性,45岁,BMI 23kg/m²。半月前因痛经至当地医院就诊,体检发现子宫前方触及一大小约15cm包块,B超提示:子宫增大,节育环下移,盆腔囊性包块(165mm×107mm),为进一步治疗入我院。患者5年前因突发剧烈头痛及呕吐,诊断为自发性蛛网膜下腔出血,行脑血管造影检查发现烟雾病,保守治疗后好转。平时偶尔自服"尼莫地平"片,血压为110~120/70~75mmHg。患者意识清醒,偶有头痛发作,四肢肌力正常。术前检查提示:血红蛋白81g/L,CA-125 78.37U/ml,肝肾功能及电解质未见明显异常;心电图:窦性心律,完全性右束支传导阻滞;头颅CTA:左侧大脑中动脉纤细,局部见侧支血管网形成,双侧大脑后动脉节段性狭窄(图8-20);头颅MR:双侧大脑中动脉周围见迂曲血管网影,左侧大脑中动脉显示不清(图8-21)。术前诊断:①盆腔包块待查:子宫腺肌症可能;②烟雾病。拟于喉罩全身麻醉下行经腹子宫、卵巢占位切除术。

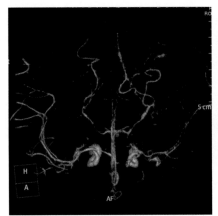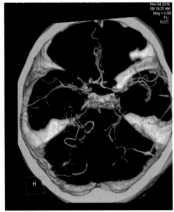

图8-20　患者的头颅CTA图像

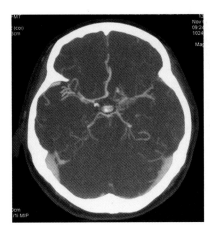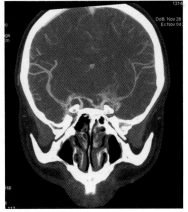

图8-21　患者的头颅MR图像

入室后监测生命体征:BP 110/73mmHg,HR 64次/分,SPO₂ 99%。于局部麻醉下行桡动脉穿刺监测动脉血压:122/70mmHg。麻醉诱导采用咪达唑仑、依托咪酯、舒芬太尼及罗库溴铵,全麻维持采用丙泊酚及瑞芬太尼靶控输注,复合吸入七氟烷,罗库溴铵间断静注。术中持续监测BIS及脑氧饱和度,为防止脑灌注不足而致围术期脑梗死,可通过积极补充液体和持续泵注去甲肾上腺素(0.3~0.5μg·kg⁻¹·min⁻¹),维持动脉血压始终不低于基础血压(120~130/70~80mmHg),$P_{ET}CO_2$ 38~40mmHg。手术时间为165分钟,术中出血200ml,尿量400ml,共补液2200ml,其中晶体1700ml、胶体500ml。术毕患者自主呼吸恢复后送入PACU,10分钟后完全清醒拔除喉罩。

术后当天及术后第一天患者诉腹部切口疼痛,VAS评分5分,各给予氟比洛芬酯100mg。术后持续监测患者的血压、脉搏氧饱和度及尿量,生命体征平稳,无头晕、头痛、恶心、呕吐等不适主诉,四肢肌力及活动正常。

术后第 8 天患者顺利出院。

【问题】

1. 什么是烟雾病? 有哪些临床表现?
2. 合并烟雾病的手术患者,如何进行术前评估及选择手术时机?
3. 合并烟雾病的患者,怎样预防脑血管意外并发症?
4. 如何进行围术期的循环管理及液体治疗?

1. 什么是烟雾病? 有哪些临床表现?

烟雾病(moyamoya disease)是以双侧颈内动脉(Internal carotid artery,ICA)远端和大脑前动脉(Arteriae cerebri anterior,ACA)近端狭窄或闭塞伴烟雾状代偿血管形成为特点的脑血管病。烟雾病综合征或称类烟雾病(quasi-moyamoya)是指有明确原发病或诱因(如放疗、合并甲状腺肿等)但有典型烟雾状代偿血管生成,还包括非前述特定部位狭窄伴有烟雾状血管形成的情况。在儿童烟雾病中,有时烟雾状血管首发于一侧,随着年龄的增长,另一侧病变也逐渐出现,因而发生于儿童的单侧病变通常被认为是烟雾病,而成人的单侧病变只被认为是可能的烟雾病(probable moyamoya)。

大多数 MMD 患者有临床症状,但也有部分患者无明显症状。无论有无症状,均可出现单侧或双侧的疾病进展,且都可能同时累及大脑前、后侧血液循环。青少年和儿童 MMD 多以短暂性脑缺血发作(TIA)和缺血性卒中为主要表现,出血较少见,缺血主要表现为可逆性神经功能障碍、感觉异常、癫痫、偏瘫、不自主舞蹈病样运动等,其中以运动功能障碍最为常见,可见于约 85% 的患者。而成人 MMD 常以出血为主要或首发表现,研究显示出血位于基底节者占 40%,脑室出血者占 30%,丘脑出血破入脑室者占 15%,其他脑内血肿占 5%,在出血型的患者中,再出血是预后差的首要影响因素,再出血与年龄有一定关系,46~55 岁者出血危险性逐渐增加。

2. 合并烟雾病的手术患者,如何进行术前评估及选择手术时机?

,预示大脑血供受损严重,同时此类患者由于大脑长期缺血、缺氧,可伴有不同程度的肢体运动障碍、癫痫及认知功能降低。研究表明,术前颅脑 CT 出现低密度区预示患者出现围术期神经系统并发症的风险较高,全面了解 MMD 患者的用药情况很重要,抗癫痫药和钙离子拮抗剂应持续服用至术晨,对于阿司匹林则有两种不同观点:继续服用至手术当日或术前停用 7~10 天,改用低分子肝素治疗。而术后都主张立即恢复阿司匹林治疗。对于合并烟雾病的患者,不建议在缺血或出血的急性期手术,在对缺血性起病患者给予改善微循环、抗凝血等药物治疗或对出血性起病患者给予止血和抗纤维蛋白溶解等药物治疗,以及全面评估有无运动障碍、癫痫发作及认知功能障碍后方可手术。

3. 合并烟雾病的患者,怎样预防脑血管意外并发症?

(1) 加强脑氧供需平衡监测:颈静脉球氧饱和度($SjvO_2$)监测是一种经典的脑氧供需平衡的分析方法。颈静脉球内无颅外静脉血参杂,故监测 $SjvO_2$ 能够反映大脑半球的氧供需变化,可作为反映脑组织氧合状况的指标。$SjvO_2$ 正常值为 54%~75%,小于 50% 提示脑氧供需失衡,或脑低灌注状态;$SjvO_2$ 值小于 40% 提示半球缺血。但该项技术要求比较高,目前难以作为常规。近红外光谱仪(NIRS)近年来越来越多用于监测各种大血管和心脏手术的脑氧供需平衡,但其反映的也往往是局部脑的供氧,难以反映一侧大脑半球的氧供需情况,因此,MMD 患者的脑氧平衡状态监测还需要进一步探讨。

(2) 维持正常动脉血 $PaCO_2$:MMD 患者的受累血管对 CO_2 的反应性为单向表现,即在高碳酸血症时受累血管微弱扩张,病变血管供血区域 CBF 增加有限或减少;低碳酸血症时,病变血管保持对 CO_2 的反应,导致其供血区域的 CBF 均减少。正常脑区的血管在高碳酸血症时扩张,此时可能产生脑内区域性充血,局部脑血流转移,导致脑内窃血。因此,MMD 患者围术期维持正常的 $PaCO_2$,保持稳定的脑血流,可降低围术期脑缺血的风险。

（3）维持正常体温：低温能够降低脑氧代谢，提高脑对缺血缺氧的耐受力，起到脑保护作用。但 MMD 患者体温降低可能引起脑血管痉挛；体温升高可能增加脑氧代谢，诱发脑缺血，因此，MMD 患者围术期宜维持正常体温。

4. 如何进行围术期的循环管理及液体治疗？

MMD 围术期血流动力学变化与脑缺血发生密切相关，脑血流动力学的变化增加了神经功能障碍发生的风险。围术期宜维持正常心输出量，将血压保持在基础或轻度升高水平，以维持正常脑灌注压，确保脑血流稳定，降低脑缺血发生的风险。术前抗高血压药物的应用、出血型 MMD 的脱水治疗、术前禁食等造成的容量不足及麻醉药物的作用，术中和术后出现低血压者（低于基础血压），短暂性脑缺血发生率显著高于未发生低血压者。围术期出现低血压，宜在充分补充容量的基础上应用多巴胺、去甲肾上腺素、麻黄素血管活性药物，维持血压高于在基础血压的 10% 左右。

液体治疗需要补充正常的生理需要量以及麻醉和手术导致的循环容量和液体缺失。Smith 和 Scott 建议 MMD 患者围术期应保持高容量状态，以预防低血压和低脑灌注，MMD 患者的围术期液体管理一般要求输注晶体：胶体为 4:1，维持 CVP 在 $10\sim12cmH_2O$。心功能、肾功能正常的患者，尿量是反映容量状态的良好指标，少尿是 MMD 患者发生神经功能障碍的危险信号。Sato 等研究 MMD 患者围术期脑缺血相关危险因素显示：发生脑缺血（TIA 发作及脑梗死）患者的尿量显著低于未发生脑缺血者。术中失血是导致 MMD 患者脑缺血的潜在因素，宜将血细胞比容维持在 30%~42%，必要时进行成分输血，提高携氧能力，保证脑氧供需平衡。

【小结】

烟雾病患者主要的病理生理是脑血管变细，血流减少，麻醉医师需关注的是围术期脑血流的变化和脑氧供需平衡，对于此类患者，围术期的容量和血流动力学管理是关键，必须保证一定的血容量和脑灌注压力，避免低血容量和低血压。

【专家简介】

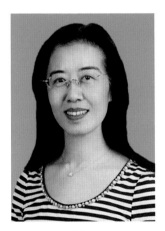

李娟，主任医师，安徽省立医院主任医师，博士生导师。 主要研究方向：围手术期脏器保护。主持省级科研课题 4 项，以第一或通讯作者在国内外期刊发表论文五十余篇。 现任中国医师协会麻醉学分会常委，心胸麻醉学会理事，心胸麻醉学会胸科分会常委，中华医学会麻醉学分会神经外科麻醉学组、气道管理学组委员，安徽省麻醉分会常委。 任《中华麻醉学杂志》、《国际麻醉学与复苏杂志》、《临床麻醉学杂志》通讯编委等职。

李娟

【专家点评】

1. 本例烟雾病患者以出血症状为主，烟雾病属于脆弱脑血管病，增生扩张的动脉管壁非常菲薄，容易破裂，对血流的改变非常敏感；因此，该患者在围术期存在脑出血和缺血的风险，应加强围麻醉期管理。

2. 该患者的麻醉管理重点是维持血流动力学和内环境的稳定，以保证脑灌注和氧供，避免脑血管痉挛破裂出血：①全麻诱导需避免麻醉药和气管插管引起的血流动力学波动，防止颅内压骤然增高和脑灌注压剧烈下降；②围术期血压应维持基础血压较高水平（+10%）已成共识，麻醉诱导至手术开始前应适当扩容，必要时可使用多巴胺、去甲肾上腺素、甲氧明、麻黄碱等血管活性药，但需避免血压过高导致脑出血；③MMD患者的侧支循环对血中的二氧化碳降低非常敏感，应避免过度通气，减少因此引起的脑缺血；④术中积极保温，维持体温在36~37℃；⑤强化脑功能监测，建议行近红外光谱无创脑氧饱和度、经颅超声多普勒、电生理学监测等。

3. MMD患者还应重视术后镇痛及避免恶心、呕吐。切口疼痛可引起大量儿茶酚胺分泌以及高血压，严重可致脑出血，本例患者疼痛控制不佳，术后疼痛评分偏高，增加了脑出血风险，应予以避免。另外，恶心、呕吐可导致颅内压增高，在增加脑出血风险的同时也可因脑灌注压降低导致脑缺血，因此，预防性给予止吐药物是必要的。

【参考文献】

1. Suzuki J, Takaku A.Cerebrovascular moyamoya disease.Disease showing abnormal net-like vessels in base of brain.Arch Nuerol, 1969, 20（3）: 288-299.
2. Gosalakkal JA.Moyamoya disease: a review.Neurol India, 2002, 50（1）: 6-10.
3. Kobayashi E, Saeki N, Oishi H, et al.Long-term natural history of hemorrhagic moyamoya disease in 42 patients.J Neurosurg, 2000, 93（6）: 976-980.
4. Iwata M, Kawaguchi M, Inoue S, et al.Effects of increasing concentrations of propofol on jugular venous bulb oxygen saturation in neurosurgical patients under normothermic and mildly hypothermic conditions.Anesthesiology, 2006, 104（1）: 33-38.
5. Smith E, Scott R.Surgical management of moyamoya syndrome.Skull Base, 2005, 15（1）: 15-26.
6. Sato K, Shirane R, Yoshimoto T.Perioperative factors related to the development of ischemic complications in patients with moyamoya disease.Child Nerv System, 1997, 13（2）: 68-72.

124 肌营养不良症患者的麻醉管理

【导读】

肌营养不良症是一种多基因遗传性疾病，以肌纤维的坏死和再生为特征，导致骨骼肌的进行性无力和萎缩，可伴有心肌退化、呼吸肌无力、脊柱畸形。此类患者易发生误吸、心肺功能不全、恶性高热，对许多麻醉药物反应异常，麻醉管理比较复杂。麻醉医生需要根据肌营养不良症不同类型的特点，仔细评估患者的多器官系统功能，制定合理的麻醉方案。

【病例简介】

患者，女，28岁，31kg，以"右下腹间断性疼痛10余天"为主诉入院。入院诊断：右侧附件区混合性包块。既往发现进行性肌营养不良5年余，无高血压、心脏病、糖尿病、脑血管病病史。体格检查：发育正常，营养不良，体形消瘦。双肺呼吸音清，心律齐，各瓣膜听诊区未闻及杂音，脊柱正常，四肢肌肉萎缩、肌力Ⅳ级，右侧附件区可触及一9cm×8cm×7cm大小包块。实验室检查：红细胞：$3.51×10^{12}$/L，血红蛋白：107g/L，肌酸激酶：205（26~192）U/L，乳酸脱氢酶：268（75~245）U/L，余肝肾功能、电解质、凝血功能正常。肿瘤相关抗原125：134.2（0.01~35）U/mL，肿瘤相关抗原19-9：51.14（0.01~37）U/mL。影像学检查：胸片：心肺膈未见明显异常。心电图：正常范围心电图。彩超：右附件区多房囊肿物。拟行：腹腔镜探查术。

麻醉科会诊后建议：①此患者不适合全身麻醉及肌松药应用，建议硬膜外麻醉下施术。②CO_2气腹对此患者不利，建议开腹手术。与手术医生及患者家属沟通后，手术方式改为剖腹探查术。

患者入室后采用硬膜外麻醉,穿刺间隙 $L_{1\sim2}$,深度:2.5cm,向上置管,1% 利多卡因 +0.5% 罗哌卡因混合液 11mL 分次注入硬膜外腔,阻滞范围 $T_6\sim S_5$。术中患者生命体征平稳,术毕安返病房。

【问题】

1. 肌营养不良症的常见类型有哪些?
2. 几种常见类型肌营养不良症患者的临床表现有什么不同?
3. 肌营养不良症患者的麻醉术前评估要点是什么?
4. 几种常见类型肌营养不良症患者的麻醉管理要点?
5. 该患者的最佳麻醉方案?

1. 肌营养不良症的常见类型有哪些?

肌营养不良症是一种多基因遗传性疾病,以肌纤维的坏死和再生为特征,导致骨骼肌的进行性无力和萎缩。根据遗传方式、起病年龄、萎缩肌肉的分布、病程进展的速度和预后,肌营养不良症可分为很多类型,其中比较常见的类型有 Duchenne 型肌营养不良症(Duchenne's muscular dystrophy,DMD)、Becker 型肌营养不良症(Becker's muscular dystrophy,BMD)、强直性肌营养不良症(myotonic dystrophy,MD)、面肩肱型肌营养不良症(facioscapulohumeral muscular dystrophy,FSHD)和肢带型肌营养不良症(limb-girdle muscular dystrophy,LGMD)。

2. 几种常见类型肌营养不良症患者的临床表现有什么不同?

DMD 和 BMD 均为 X 染色体连锁隐性遗传疾病,几乎只发生在男性,病变部位不仅累及骨骼肌、心肌和平滑肌,还累及大脑,均以近端肌肉组织的进行性无力和消瘦为特点,常见腓肠肌和其他肌群的假性肥大。DMD 是一种最常见的严重的肌营养不良症,发病早,症状重,并且疾病发病越早,进程越快。DMD 患者中有 74% 的儿童在 4 岁时出现症状,临床表现包括骨盆带的近端肌无力引起蹒跚步态、频繁跌倒、登楼梯困难、高尔动作、肩束和躯干肌的无力引起胸腰段脊柱侧凸,大多数 DMD 儿童 9~11 岁时不能行走,60% 患者出现腓肠肌假性肥大,30% 患者出现巨舌症,常伴智力受损。心脏不同程度受累,结缔组织或者脂肪组织替换心肌组织致使心肌退化,可导致扩张型心肌病,可发生乳头肌功能不全引起的二尖瓣反流。呼吸肌退化影响了有效的咳嗽机制,导致分泌物潴留和频繁肺部感染,脊柱侧凸加上肌肉萎缩产生严重的限制性通气障碍,随着疾病的发展常出现肺动脉高压,进一步损害肺功能。DMD 患者死亡的常见原因是 30 岁左右时出现的心肺功能衰竭。BMD 是轻型的 DMD,发病年龄较晚,进展较慢。症状发作出现在 20~30 岁,生存期能够达到 40 多岁,肺炎是最常见的死因。

MD 是一种多系统疾病,常染色体显性遗传。肌强直是疾病早期最主要的表现,随着疾病进展,肌无力和萎缩变得更突出,通常影响头颅肌肉和远端肌肉,伴多器官系统受累:早老性白内障、过早前额脱发、伴有睡眠呼吸暂停的过度嗜睡以及内分泌功能障碍导致的胰腺、肾上腺、甲状腺和性腺的激素分泌不足。累及呼吸系统可导致肺活量下降,胃肠道动力不足易于发生肺部误吸。心脏表现一般比其他临床表现先出现,包括:房性心律不齐、不同程度的心脏传导阻滞和少见的心室功能抑制。

FSHD 是一种常染色体显性遗传病,患者通常在 20~30 岁出现肌无力,肌无力主要局限于面部和肩胛带,进展缓慢。呼吸肌通常不受累,心脏受累罕见。

LGMD 是一种多基因遗传病,包括几种不同的神经肌肉疾病,常染色体显性或隐性遗传。近端肌肉(肩胛或骨盆)带无力为这一组疾病的典型特征。由于遗传异质性,疾病的临床表现各不相同。大多数患者在儿童期到 20 或 30 多岁出现肌无力,进展非常缓慢。心脏受累相对少见,呼吸系统并发症常见于长期患病后(>30 岁)。

3. 肌营养不良症患者的麻醉术前评估要点是什么?

随着疾病发展的自然进程,外科手术的风险、疾病晚期相关的并发症同时增加。然而围术期的并发症与疾病的严重性不成比例,甚至轻度受累的患者也会出现并发症,因此应认真进行术前访视和评估。DMD 和 BMD 是 X 染色体疾病,多见于男性,患者的肌酐和磷酸肌酶的水平升高发生在症状出现之前,因此有 DMD 和 BMD 家族史而未进行过检查的男性患者风险较高,应多加关注。MD 比较特殊,对其诊断的了解非常重要,绝大多数围术期并发症发生在有严重肌无力的 MD 患者以及处于症状前期或没有进行诊断的 MD 患者。对于诊断为肌营养不良症的患者,需要关注患者是否合并呼吸系统损害如呼吸困难、呼吸衰竭、肺炎,是否合并心肌病表现如心悸、胸痛、眩晕、端坐呼吸、水肿以及脊柱畸形、智力受损、恶性高热、胃扩张。辅助检查需关注心电图、肺功能、超声心动图。

4. 几种常见类型肌营养不良症患者的麻醉管理要点?

DMD 和 BMD:如这类病人选择全身麻醉,那么麻醉处理比较复杂,不仅有肌无力,而且还有心脏和肺部问题。气道管理方面需注意:DMD 和 BMD 患者喉反射降低,胃排空时间延长,误吸风险增加,最好避免使用镇静剂或阿片类药物作为术前用药;患者咳出口腔聚集分泌物能力下降,术后呼吸道易于感染;咬肌痉挛是麻醉诱导过程中的可能并发症,如果患者合并脊柱后侧凸或颈部的弯曲挛缩,可能出现插管困难,做好困难气道准备很必要。由于肌纤维膜不稳定所致潜在的横纹肌溶解和高钾血症,以及可能诱发恶性高热,此类患者禁用琥珀酰胆碱。此类患者对非去极化肌松药敏感性增高,最大效应和持续作用时间增加,使用时推荐采用小剂量滴定的给药方法和选择应用短效药物。处于疾病进展期的患者应用吸入麻醉剂可能发生明显的呼吸和循环抑制。有人提出 DMD 和 BMD 与恶性高热有关,但未经证实。区域麻醉相比全身麻醉,可以避免触发因子和呼吸抑制的危险,并且能够采用局部麻醉用于术后镇痛,所以这些患者最好选用区域或局部麻醉。

MD:MD 患者围术期呼吸和心脏的并发症发生率很高,如果不是绝对需要,应尽量避免选择全麻。对于 MD 患者,琥珀酰胆碱产生长达几分钟的肌肉强直,使得气管插管和通气面临挑战,非去极化肌松药不能对抗这种收缩,相反可以诱发肌强直性收缩,因此建议使用短效非去极化肌松药或者避免肌肉松弛。其他药物包括美索比妥、依托咪酯、丙泊酚,甚至新斯的明也可以诱发肌强直反应,如果可能,避免抗胆碱酯酶药拮抗。触发因素比如低体温、颤抖、机械刺激或者电刺激,可以引发一次肌强直反应,应予以避免。MD 患者对许多麻醉药的反应都异常,即使是小剂量的阿片类药物、镇静剂、吸入和静脉麻醉药,都非常敏感,可引起突然的和长时间的呼吸暂停,所以如果可能,避免术前用药,术中小剂量分次给予相对短效的麻醉药。须严密监测心脏功能,起搏设备应迅速可及,因为 1/3 的一度房室传导阻滞的患者可能对阿托品没有反应。有人提出 MD 与恶性高热相关,但没有明确证实。局部麻醉可以选用,但并不是能完全避免肌强直性收缩。难以处理的肌强直很少有发生,可通过肌内注射普鲁卡因或静脉给与苯妥英 4mg/(kg·d)~6mg/(kg·d)或者奎宁(0.3g/d~1.5g/d)治疗肌强直反应。

FSHD 和 LGMD:FSHD 和 LGMD 患者对麻醉药的反应通常正常。不过,因为各种肌营养不良症类型之间存在很大的变异和重叠,要谨慎应用非去极化肌松药,最好避免使用琥珀酰胆碱。

5. 该患者的最佳麻醉方案?

该患者肌无力、肌萎缩明显,被诊断为进行性肌营养不良 5 年余,不足的是具体类型不详。虽然该患者肌力仍有Ⅳ级,术前没有呼吸困难和心脏受累的表现,但仍有可能存在广泛而轻微的肌纤维坏死、再生。围术期的并发症与疾病的严重性不成比例,甚至轻度受累的患者也会出现并发症。肌营养不良症患者骨骼肌膜通透性增加,对非极化肌松药敏感性增加,去极化肌松药琥珀酰胆碱能引起大量的钾离子释放,可导致致命的心律失常,另外使用琥珀胆碱同时或单独长时间吸入卤族全麻药有可能发生恶性高热。此类患者心肺储备能力降低,挥发性麻醉药加重心肌抑制作用,全麻后易呼吸功能不全时间延长。而且胃肠道运动减弱可使胃排空时间延长,当喉反射减弱时会增加误吸的危险。椎管内麻醉能满足此手术需要,比全麻更为安全。

【小结】

肌营养不良症患者骨骼肌膜通透性增加,肌纤维坏死和再生,骨骼肌无力和萎缩,心肺储备能力降低,术前需仔细评估患者的气道、脊柱、心、肺情况,用药需注意防止肺误吸、避免严重的呼吸和循环抑制、如可能应避免使用神经肌肉阻滞剂、避免应用已知可能诱发恶性高热的药物。如果需要应用神经肌肉阻滞剂,要用短效的非去极化肌松药,避免使用琥珀酰胆碱,因为有可能发生未知的非正常反应,诱发严重的高钾血症或恶性高热。警惕合并心肌病与肺功能不全,术中严密监测心肺功能。对于此类患者,局部或区域麻醉比全麻更安全。

【专家简介】

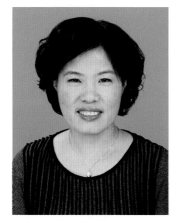

艾艳秋

艾艳秋,主任医师,郑州大学第一附属医院麻醉科主任医师,教授,医学博士,麻醉科副主任。1987 年毕业于河南医科大学医学系,同年留院工作至今。30 年来积累了丰富的临床麻醉经验。现任中华医学会麻醉学分会心胸麻醉学组委员。中国心胸血管麻醉学会常务理事。河南省医学会麻醉学分会副主任委员,河南省麻醉药理学会副主任委员,河南省医师协会副主任委员,郑州市医学会麻醉学分会副主任委员。主要研究方向围术期器官保护。

【专家点评】

1. 肌营养不良症患者可伴有心脏不同程度受累,心脏疾病的严重性与骨骼肌疾病的严重性之间尚未发现相关关系。约有 90% 的 DMD/BMD 患者呈现心脏受累的亚临床或者临床表现,但是仅有 20% 的 DMD 患者和 50% 的 BMD 患者死于心脏病。对于肌营养不良症患者,术前心电图和超声心动图评价心脏状况是最基本的检查。如果心电图捕捉到心律失常或者患者描述与心律失常有关的症状时,必须进行连续心脏 Holter 监测。超声心动图能显示合并的瓣膜病变如二尖瓣脱垂以及心肌收缩舒张功能情况,但是超声心动图并不能总是反应围术期应激反应的病态心肌的功能,推荐应用血管紧张素的应激超声心动图检测隐匿性心脏衰竭。

2. 呼吸系统方面的并发症是肌营养不良症患者面临的重要问题,包括上呼吸道梗阻、胸壁限制、术后肺通气不足、痰液清除不充分、慢性下呼吸道疾病,因此术前控制慢性肺部感染,进行呼吸功能锻炼,术中控制患者呼吸保证有效通气,术后保持呼吸道通畅,保证氧合和避免二氧化碳蓄积是避免出现呼吸系统并发症的有效措施。DMD 患者术后呼吸道并发症风险增加,术前用力肺活量低于 40% 预计值的患者术后通气延长(>36 小时)的发生率最高,肺活量明显高于 30% 预计值的患者术后通常能立即拔管。持续气道正压和双相气道正压可以有效治疗术后呼吸抑制,直至术后 36 小时迟发性肺通气不足仍可能发生,尽管骨骼肌肌力已经明显恢复。

3. 有研究提出肌营养不良症患者是恶性高热发病的高危人群,去极化肌松药和吸入麻醉药可致肌营养不良症患者出现横纹肌溶解症和类似于恶性高热的临床症状,如发热、心动过速等。也有大量研究显示其发病机制不同于恶性高热,而与抗肌萎缩蛋白异常有关。抗肌萎缩蛋白是胞浆内一种大分子蛋白,与糖蛋白组成复合体将细胞膜下骨架蛋白与细胞外基质连结起来。抗肌萎缩蛋白缺乏或功能缺失可致肌膜稳定性下降、通透性增高,胞浆内 Ca^{2+} 浓度升高,激活骨架蛋白复合体水解酶,导致膜结构的稳定性进一步降低,当与可刺激肌膜的吸入麻醉药和去极化肌松药接触时,膜稳定性进一步降低,通透性进一步增高,胞内 Ca^{2+} 浓度继续升高并促发 Ca^{2+} 诱导的钙释放过程,K^+ 和肌酸激酶渗漏至胞外,导致血钾升高、体温升高、心率增快和横纹肌溶解症。丹曲林对于此类患者效果不佳。静脉麻醉药对这类患者是比较安全的选择,非去极化肌松药罗库溴铵及它的拮抗药环糊精在肌营养不良症患者应用有成功报道,非去极化肌松药表现更快速更持久的肌松作用,类似于重症肌无力的患者。因此,肌营养不良患者的麻醉原则是能在局部麻醉下包括局部浸润麻醉、神经阻滞麻醉、椎管内麻醉下完成手术尽量选择局部麻醉;全麻过程中应使用丙泊酚和阿片类药物维持麻醉,避免使用吸入麻醉剂和肌松药物特别是去极化肌松剂琥珀胆碱,如果必须使用肌松药,应选用非去极化肌松药,减少非去极化肌松药的用药量,并且在肌松监测的指导下用药。

【参考文献】

1. Hiroki，Yamauchi K，et al.Anesthesia preoperative preparation of muscular dystrophy.Masui，2010，59（9）：1093-5.

2. Tino，Muenster C，et al.Anaesthetic management in patients with Duchenne muscular dystrophy undergoing orthopaedic surgery：a review of 232 cases.Euro J Anesthsio，2012，29（10）：489-94.

3. Naohiro，Ohshita Y，et al.Anesthetic management of a patient with Becker muscular dystrophy.Masui，2011，60（8）：950-2.

4. 李莉，欧阳文，等.肢带型肌营养不良患者腹腔镜下胆囊切除术麻醉1例.临床麻醉学杂志，2006，22（12期）：961.

5. Satoshi，Yamaguchi G，et al.Masui.Successful anesthetic management of laparoscopic rectopexy using rocuronium and sugammadex in a patient with Becker muscular dystrophy.Masui，2014，63（10）：1131-4.

第九章 儿科手术麻醉

125 小儿急性颅内高压及神经源性肺水肿围术期麻醉管理

【导读】

小儿围术期急性颅内高压为小儿神经外科最危急情况之一,主要原因包括肿瘤占位导致脑积水、癫痫持续状态,蛛网膜下腔出血、脑出血、急性脑炎等。神经源性肺水肿是指无心、肺、肾等疾病的情况下,由于颅脑损伤或中枢神经系统其他疾病引起的急性颅内压增高而导致的急性肺间质和肺泡液体增多。神经源性肺水肿治疗的首要措施是通过药物或手术方法解除颅内高压从而解决肺水肿的病因,其次是支持治疗改善循环、水电解质平衡。在解决其根本病因后,神经源性肺水肿可以得到缓解,患者各器官功能才能恢复正常,才能获得较好的远期预后。

【病史简介】

患儿,男性,9岁,体重32kg。因突发头疼、呕吐急送当地医院,MRI示颅内血管畸形伴出血。保守治疗5天后患者行脑血管造影示左小脑半球脑血管畸形,拟复合手术下行栓塞及枕下后正中入路病变切除术。术前患儿脑出血症状已改善,意识清醒,无嗜睡、癫痫、呕吐,偶有间断头痛。术前诊断为脑血管畸形破裂出血(小脑半球,左)(图9-1)。术前检查血常规、生化以及凝血象未见异常,胸片及心电图检查正常。

麻醉诱导前给予咪唑安定2mg及长托宁0.5mg静注。全麻诱导采用舒芬太尼、丙泊酚、顺式阿曲库铵,气管插管后采用2.5%七氟烷维持麻醉。先行脑血管造影(DSA)及血管畸形部分栓塞术,栓塞过程中小脑后下动脉破裂出血,患者循环急剧变化:血压自100/60mmHg升至180~210/110~150mmHg,心率自100次/分升至160

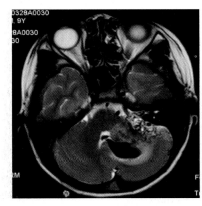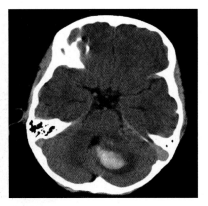

图9-1 术前影像学

559

次/分,考虑颅内压急剧增高,患儿呈急性枕大孔疝征象,立即终止介入手术,行开颅清除血肿,切除动静脉畸形以降低颅内压。麻醉维持为满足电生理监测需要调整为七氟烷、丙泊酚、瑞芬太尼静吸复合维持;调整呼吸参数轻度过度通气;给予艾司洛尔 15mg 以及乌拉地尔 5mg 控制血压及心率,血压降压 180/100mmHg,心率降至 140 次/分左右,维持循环稳定。动脉破裂 35 分钟后气管导管内出现大量粉红色泡沫痰,听诊双肺湿啰音,50% 氧气浓度下 SpO$_2$ 降至 83%。血气分析示 PH 7.27,PCO$_2$ 40mmHg,PO$_2$ 314mmHg,HCO$_3$ 22.6mmol/l,BE -4.2,Hb 92g/L,考虑可能发生神经源性肺水肿。立即调整呼吸机参数,吸纯氧,给予 PEEP 5cm H$_2$O 支持,甲拨尼龙 20mg 静注,控制输液速度并给予 5mg 呋塞米利尿,反复吸痰改善肺部氧合。为维持循环及内环境稳定,给予去氧肾上腺素 10~20μg/(kg·min)维持循环稳定。术中清除血肿并切除左侧外 1/3 小脑组织及血管畸形,夹闭小脑后下动脉及小脑上动脉分支,电凝切断引流至横窦、乙状窦的粗大引流静脉。再次行 DSA 造影后确认畸形切除完全。术中共出血 2600ml,尿量 1300ml,输注术野回收血 1300ml,异体红细胞 260ml,异体血浆 600ml,平衡液 2100ml,万汶 500ml。出室时患儿血压 120/80mmHg,心率 140bpm 左右,无自主呼吸,手动通气下吸纯氧血氧为 100%,保留气管插管返回转至 ICU 后继续治疗。

术后当晚患儿浅昏迷,GCS 评分 4 分,气道分泌物不多,ICU 给予 AC 辅助通气,PEEP 5cm H$_2$O,PS 12cmH$_2$O,FiO$_2$ 40%,SPO$_2$ 100%。并给予对症处理,抗生素预防感染。患儿呼吸浅快,无法脱机。

术后第一天继续 AC 模式辅助呼吸,氧合好转后转为 PSV 模式,PEEP 3cmH$_2$O,PS 12cmH$_2$O,FiO$_2$ 30%,SPO$_2$ 100%。血气分析未见明显异常。患儿 14 时突发心率波动于 150~180 次/分,血压 125~154/77~92mmHg,体温波动于 37.7~38.8℃。瞳孔左:右=2.5:2mm,光反应消失,四肢刺痛屈曲,双侧病理征阳性,急行床旁脑室穿刺引流引出血性液体。此时患儿呼吸频率增值 45 次/分,心率 180~190 次/分,急 CT 示幕上脑室出血,左枕叶梗死,颅内压再次增高。给予冰毯降温,西地兰强心控制心率,加强脱水治疗,白蛋白维持血浆渗透压,呼吸机适度过度通气降低颅内压后患儿心率逐渐降至 150 次/分。双肺呼吸音粗,再次转为 A/C 辅助呼吸模式,继续支持治疗。

患儿持续昏迷状态,自主呼吸弱持续呼吸机辅助通气。自主呼吸恢复后呼吸频率 18~20 次/分,PSV 模式下 SPO$_2$ 为 100%。但咽反射差,为避免长期气道护理困难,术后第 12 天行经皮气管切开,拔除气管插管。患儿随后出现颅内感染,肺部感染等情况,最后昏迷出院。

术后半年门诊随访患儿意识清醒,共济失调,气管切开状态,NIHSS 评分 16 分,改良 Rankin 评分 4 分。

【问题】

1. 颅内压的形成机制及颅内高压的原因? 枕骨大孔疝的临床特征?
2. 颅内高压的临床表现及治疗原则?
3. 颅内压调节机制及小儿颅内压调节特点?
4. 围术期神经源性肺水肿的发病机制、临床表现及治疗原则?

1. 颅内压的形成机制及颅内高压的原因? 枕骨大孔疝的临床特征?

颅内压是指颅腔内容物对颅腔壁产生的压力,是由液体静力压和血管动压两因素组成。颅腔内容物包括脑组织及脑膜、脑脊液、脑血容量和病理占位。体位不同,颅内压测量值不同。成人颅内压的正常值为 7~18cmH$_2$O。儿童颅内压正常值为 5~10cmH$_2$O,10~20cmH$_2$O 为可疑颅高压,>20cmH$_2$O 为确诊颅高压,>30cmH$_2$O 为严重颅高压。

颅内压增高的原因较多,由于颅腔空间固定,因此任何原因导致颅内容物体积改变的因素均会导致颅内压增高。脑水肿是最常见的脑组织体积增加原因之一。导致脑水肿的原因包括脑缺氧、脑血管病变、脑积水、细胞外液渗透压降低等。同时年龄、病变的扩张速度、颅内容积扩大的体积、硬脑膜是否开放、血和脑脊液可被转移的量也是影响颅内压的因素。

枕骨大孔位于颅后窝,为卵圆形,其下缘相当于延髓与脊髓相连接处。颅后窝容量较小,对颅压增高缓冲力有限。当颅内压增高传递导致颅后窝压力增高或颅后窝占位性病变时,如肿瘤、血肿等情况,由于周围为颅骨,上方为坚实的小脑幕,脑组织只能通过枕骨大孔向下疝出,或通过小脑幕切际向颅内压相对较低的幕上区域疝出,因此枕骨大孔疝常伴发小脑幕切际疝。枕骨大孔疝由于疝出组织压迫延髓,导致延髓水肿、出血、淤血、软化等病理变化,同时脑脊液循环障碍以及血管改变加速出现延髓功能衰竭。如呼吸中枢受损,患者早期可突发呼吸骤停而死亡。枕骨大孔疝的临床症状包括:①因小脑扁桃体下疝至颈椎管内,上颈脊神经根受到压迫和刺激,引起枕部疼痛及颈肌强直,甚至强迫头位;②由于小脑扁桃体对延髓呼吸中枢压迫导致的呼吸抑制现象。表现为呼吸缓慢或不规律,患者此时多神志清楚但烦躁不安;③脑疝初期常出现对称性瞳孔缩小,继而散大,光反射由迟钝变为消失,此为中脑急性缺氧动眼神经核损伤的结果;④延髓受压导致出现锥体束征,在小脑受累时肌张力和深反射可一并消失,锥体束征可不出现;⑤生命体征改变,表现为心率减慢或不规律,血压忽高忽低,大汗淋漓或汗闭,体温升高或不升高。

2. 颅内高压的临床表现及治疗原则?

临床上颅内高压的主要症状和体征包括:

(1) 头痛:为颅内高压最常见症状之一。

(2) 呕吐:喷射性呕吐,易发生于进食后。

(3) 视盘水肿:表现为视盘周围充血,边缘模糊不清,中央凹陷消失,视盘隆起,静脉怒张。长期以往出现视神经继发性萎缩。

(4) 意识障碍及生命体征变化:可出现嗜睡,随之加重出现昏睡、昏迷、伴有瞳孔散大、对光反射消失,去脑强直。生命体征变化主要为 Cushing 反应,表现为血压升高、脉搏徐缓、呼吸不规则,体温升高等病危症状。

(5) 其他:如头晕、摔倒、头皮静脉怒张

颅内高压的治疗原则包括:

(1) 一般处理:包括观察神志、瞳孔、血压、呼吸、脉搏、体温、颅内压监测等。根据患者情况进行补液,维持电解质酸碱平衡。

(2) 病因治疗:解除病因是颅内高压治疗的关键。如有颅内占位患者应考虑及早手术切除,如有脑积水,可行脑脊液分流,如患者急性脑疝,应分秒必争行紧急抢救或手术处理。

(3) 降低颅内压治疗可采用利尿剂,如口服氢氯噻嗪,乙酰唑胺等,静脉输注 20% 甘露醇、呋塞米 20~40mg、20% 人血清蛋白 20~40ml 等均可降低颅内压。

(4) 激素可减轻脑水肿,有助于缓解颅内压增高。

(5) 亚低温疗法可降低脑的新陈代谢,减少脑组织氧耗,防止脑水肿的发生发展。

(6) 辅助过度通气,$PaCO_2$ 每降低 1mmHg 脑血流量递减 2%,颅内压相应下降。

(7) 对症治疗,包括镇痛、抗癫痫治疗等。

3. 颅内压调节机制及小儿颅内压调节特点?

颅骨坚硬不可变动、颅腔容积固定,颅内容物中任何一部分容积增加必然导致其余部分容积减少,以维持颅内压恒定。脑组织及脑膜不易压缩,为维持脑功能,脑血流量亦相对恒定,因而在颅内高压时脑脊液最早发生变化。同时脑组织被挤向椎管,但其伸缩性有限,全颅腔的代偿空间仅 8%~15%,如超过此代偿能力,即出现颅内压增高表现——颅内高压综合征,导致脑缺血缺氧,严重时颅腔内容物因受压变形,部分脑组织移位,造成脑血流中断、脑疝等严重后果。颅内压力-容量曲线起始端,颅内容量增加时,颅内压变化不大(顺应性高,$C1 = \triangle V1/\triangle P1$,曲线"平直部分")。一旦失代偿,容量小幅增加即可显著升高颅内压(顺应性差,$C2 = \triangle V2/\triangle P2$,曲线"陡峭部分")。(图9-2)

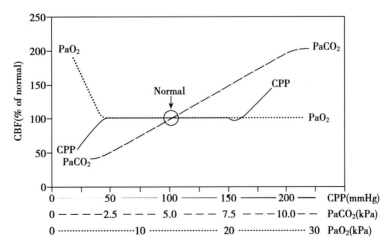

图9-2　颅内压力-容量曲线图

小儿颅腔容积小,可代偿空间小。6 岁小儿脑容积已接近成人,但 16 岁时颅腔容积才与成人相同,与小儿患者相比成人 CSF 多 10%,故调节空间大,而小儿脑组织代谢率高,对缺血缺氧敏感,且小儿蛛网膜颗粒少,CSF 吸收慢,因此小儿颅内高压时 CSF 代偿能力弱于成人。由于婴幼儿颅骨未闭合,因此其颅内尚有扩张的空间,因此缓慢的脑积水患儿症状可能在早期并不明显,因此当病程出现急性改变时,则可迅速发展到濒死状态。

本例患儿为脑动静脉畸形,既往有出血病史,临床症状表现为偶有间断头痛,考虑为颅内高压表现。患儿在麻醉后介入栓塞手术时动脉破裂,突发脑内血肿,颅内压急性增高,为小儿神经外科最紧急情况。在此紧急情况下调整麻醉方案:降低吸入麻醉药浓度,改为静吸复合麻醉(满足电生理监测要求),轻度过度通气降低颅内压,给予地塞米松、呋塞米改善脑水肿,并给予血管活性药维持循环平稳。

4. 围术期神经源性肺水肿的发病机制、临床表现及治疗原则?

神经源性肺水肿(neurogenic pulmonary edema,NPE)是指无心、肺、肾等疾病的情况下,由于颅脑损伤或中枢神经系统其他疾病引起的急性颅内压增高而导致的急性肺水肿。成人 NPE 发生率为 5%~10%,儿童患者中因神经系统病变而导致 NPE 的发病率以及具体原因目前没有定论。对于成人患者,导致 NPE 最常见的原因是动脉瘤破裂蛛网膜下腔出血,占 42.9%,癫痫发作为第二常见原因,占 33%。但对于儿童患者,由于儿童患者蛛网膜下腔出血及脑内出血相对罕见,儿童癫痫持续状态可能为 NPE 发生的最常见原因。

NPE 的确切发病机制目前尚不清楚,公认的有冲击伤理论(Blast Theory)和渗透缺陷理论(Permeability Defect Theory),目前普遍为是两种损伤共同作用的结果。中枢神经系统损伤后引起突然的颅内压升高,从而造成视丘下部和延髓孤束核功能紊乱,机体应激反应导致交感神经兴奋,血中儿茶酚胺(肾上腺素、去甲肾上腺素等)含量明显增高,进而全身血管收缩和血流动力学急剧变化。由于动脉血压急剧增高,所以体循环内的大量血液进入肺循环。一方面肺毛细血管床有效滤过压急剧增高,大量体液潴留在肺组织间隙,从而形成肺水肿;另一方面血流冲击造成血管内皮细胞损伤,同时体内血管活性物质(例如组胺和缓激肽等)大量释放,使血管通透性增加,大量血浆蛋白外渗导致急性肺水肿进一步加重。其发病迅速,针对心源性肺水肿的传统治疗方法常常对此无效,结果往往致命。

NPE 临床表现以急性呼吸困难和低氧血症为特征的临床综合征,患者出现呼吸急促,心动过速以及呼吸功能不全。在神经系统疾病发生后患者的症状和体征可能快速进展,常在颅内高压发生后几小时内发病。其主要诊断依据包括:

(1)颅脑损伤后出现意识障碍、恶心、呕吐、瞳孔改变、视乳头水肿等 ICP 增高的症状。

(2)颅脑损伤后突然出现呼吸窘迫、发绀和(或)粉红色泡沫痰。

(3)两肺布满湿性啰音。

(4)早期 X 线胸片检查显示轻度间质性改变或肺纹理增粗,晚期呈现大片云雾状阴影;成人患者也有可能为单侧肺改变。

(5)发病过程中无过量、过速静脉输液,也无原发性心脏和肺部疾病。动脉血气分析:$P_aO_2 < 60mmHg$ 和 $P_aCO_2 > 53mmHg$。

NPE 治疗首先应采用药物或手术方法解除颅内高压,其次为保证脑氧供避免出现继发脑损伤,包括呼吸支持和液体管理等。处理原则包括:

(1)积极处理引起颅内压增高的因素,限制过量液体输入。

(2)清除呼吸道分泌物,保持气道通畅。

(3)纠正低氧血症,高流量吸氧,维持脉搏指氧饱和度 90% 以上。必要时采用气管插管或气管切开,呼吸机控制通气(PCV)或反比通气(IRV)提高氧合,降低平均气道压、改善肺内分流和治疗肺水肿。采用呼气末正压通气来维持满意的氧合,但应尽量避免使用过高的 PEEP,因为胸内压升高可影响脑静脉回流和增加 ICP。

(4)可采用糖皮质激素,减低肺毛细血管的通透性。降低心脏负荷,维持正常循环。如出现血压降低可进行液体治疗,必要时可采用血管活性药物。如患者血流动力学稳定,可谨慎的采用利尿剂辅助降低肺毛细血管压力。采用利尿剂的同时应积极监测血压和灌注情况,以避免低血容量。

(5)保持水电解质和酸碱平衡。

(6)抗生素防止肺部感染。

　　NPE 患者麻醉管理需要注意的是进行气管插管时,喉镜对咽喉部的刺激可能会加速 NPE 的发展。目前认为维持相对较深的麻醉可以抑制下丘脑、脑干以及脊髓交感系统,从而抑制 NPE 的进展。麻醉深度不足可能无法抑制神经系统损伤带来的交感神经系统兴奋作用。因此对于该类患者,维持适宜深度的麻醉以及减缓麻醉诱导插管时神经内分泌反应非常重要。

【小结】

　　本例患儿为复合手术中急性颅内高压的典型病例。患儿最终预后欠佳,mRS 评分仅为 4 分。患儿的预后不佳主要与其神经外科疾病相关。但从对 NPE 的处理方面,各种治疗 NPE 及降低颅内压措施均可使用,患儿在术后当时 NPE 已有所缓解,回到 ICU 继续治疗当晚 NPE 症状业已基本消失,可以认为 NPE 的治疗是成功的。

【专家简介】

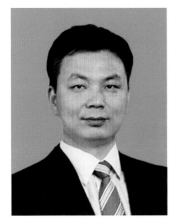

韩如泉,主任医师,教授,博士研究生导师,现任首都医科大学附属北京天坛医院麻醉科主任。主要研究方向:神经外科麻醉与脑保护。 以项目负责人身份承担各级科研课题 10 余项,以第一或通讯作者在国内外专业期刊发表论文 100 余篇,主编主译专业书籍 5 部。 现任中华医学会麻醉学分会第 12 届青年委员会副主任委员、中华医学会麻醉学分会神经外科麻醉学组副组长、中国医师协会麻醉学医师分会委员、北京医学会麻醉学分会第 12 届副主任委员兼秘书、北京医师协会理事、北京医师协会麻醉专科医师分会副会长。 任《中华麻醉学杂志》、《国际麻醉学与复苏杂志》、《临床麻醉学杂志》编委等职。

韩如泉

【专家点评】

　　1. 该病例为小儿神经外科急性颅内高压的典型病例。患儿在术前即有颅内高压症状,术中动脉破裂再次加重颅内高压程度,最终导致神经源性肺水肿。在该病例中,针对 NPE 的治疗是较成功的,得益于对 NPE 的早期诊断、早期处理。其中快速解除颅内高压病因是 NPE 治疗最主要的措施。在介入治疗时动脉破裂后,立即转为开颅手术清除血肿切除病灶,解除血肿及病灶的占位效应。同时调整呼吸参数、控制液体输注、给予激素、利尿剂、血管活性药维持循环等。患儿在术后 NPE 症状基本缓解,回到 ICU 后症状基本消失,证明在手术过程中针对 NPE 的治疗是有效的。

　　2. 目前对儿童神经源性肺水肿仅有文献报道,尚无指南或临床指导意见指导临床工作。但 2016 年美国重度颅脑外伤管理指南(第四版)中在通气治疗方面提出:不推荐预防性持续控制 $P_aCO_2 \leq 25mmHg$,推荐通过过度通气暂时降低颅内压,同时监测 SjO_2 或 $BtpO_2$ 以监测氧供(ⅡB 级证据)。在麻醉镇痛镇静方面,不推荐预防性使用巴比妥类药物产生爆发抑制以对抗颅内压增高;但标准药物治疗或手术治疗后仍出现难治性颅内高压,可考虑使用大剂量巴比妥类降低颅内压,且在使用过程中应注意循环稳定;虽然建议使用丙泊酚降低颅内压,但在患者死亡率及 6 个月预后方面,大剂量丙泊酚可导致死亡率明显增加(ⅡB 级证据)。另外 2012 年发布的小儿颅脑外伤管理指南中也提出长期使用丙泊酚镇静可增加死亡率,因此不推荐小儿患者在 ICU 使用丙泊酚镇静。其他药物,包括氯胺酮等过去认为可能增加颅内压的药物,近年来认为可能有缓解颅内压增高的作用,因此有可用于难治性颅内高压患儿的麻醉。

　　3. 过去认为儿童 NPE 发病率远低于成人,但目前看来儿童 NPE 发病率被大大低估,其原因可能是患儿临床症状不明显,或被其他因素掩盖。患儿可表现为在中枢神经系统激惹后不同程度的呼吸困难、呼吸急促和发绀,结合胸片检查可确诊。

【参考文献】

1. 赵继宗,神经外科学,北京,人民卫生出版社,2012.
2. Busl KM, Bleck TP. Neurogenic Pulmonary Edema. Crit Care Med 2015;2015 Aug;43:1710-5.
3. Carney N, Totten Am Fau-O'Reilly C, O'Reilly C Fau-Ullman JS, et al. Guidelines for the Management of Severe Traumatic Brain Injury, Fourth Edition. Neurosurgery 2016;Sep 20.
4. Hornik C, Meliones J. Pulmonary Edema and Hypoxic Respiratory Failure. Pediatr Crit Care Med 2016;2016 Aug;17:S178-81.
5. Kukreti V, Mohseni-Bod H, Drake J. Management of raised intracranial pressure in children with traumatic brain injury. J Pediatr Neurosci;2014 Sep-Dec;9:207-15.
6. Kwon HM, Baek JW, Lee SP, Cho JI. A Fatal Adverse Effect of Barbiturate Coma Therapy:Dyskalemia. Korean J Neurotrauma 2016 Oct;12(2):156-8.
7. Lakkireddigari SK, Durga P Fau-Nayak M, Nayak M Fau-Ramchandran G, Ramchandran G. Preoperative neurogenic pulmonary edema:A dilemma for decision making. J Anaesthesiol Clin Pharmacol;2012 Apr;28232-4.
8. Otero HJ, Pollock AN. Neurogenic pulmonary edema. Pediatr Emerg Care 2014 Nov 30;845-6.
9. Ware LB, Matthay MA. Clinical practice. Acute pulmonary edema. N Engl J Med;2005 Dec 29;353:2788-96.

126　小儿人工电子耳蜗植入术的麻醉管理

【导读】

人工电子耳蜗是由体外语言处理器将声音转换为一定编码形式的电信号,再通过植入体内的电极系统兴奋听神经来恢复或重建患者听觉功能的一种电子装置。人工电子耳蜗是感音神经性耳聋患儿治疗的首要选择,可以有效地提高患儿术后听觉及语言能力,满足大部分患儿日常语言交流的需要。人工电子耳蜗植入术的麻醉管理与普通患儿相差无几,难点在于如何与患儿进行交流,消除其紧张心理,配合手术麻醉,让患儿安全、舒适的度过围术期。

【病例简介】

患儿,女性,4岁,15kg,系"发现听力下降3个月"入院。入院诊断:双侧感音神经性耳聋。拟施手术:左侧人工电子耳蜗植入术。

家长在3个月前发现患儿对声音反应差,无耳痛,无耳流水,外院诊断为"双侧感音神经性耳聋"。术前检查:T:36.6℃,脉搏:86次/分,BP:90/60mmHg,耳:双耳廓形态正常,外耳道通畅,鼓膜完整,鼻:外鼻无塌陷、鼻腔黏膜红润;心肺无异常。实验室检查:血常规:WBC 7.41×10^9/L,HGB 120g/L,PLT 286×10^9/L;PT 12.5s,APTT 31.2s;肝肾功能无异常。影像学检查:胸片:双肺未见明显异常;CT:双侧中耳乳突未见明显异常密度;颞骨三维重建:(−)。

麻醉选择:气管插管全身麻醉。患儿在母亲陪伴下进入麻醉诱导间,吸入8%七氟烷至意识消失后开放静脉通道。在心电监护下推入手术间,静脉缓慢推注丙泊酚10mg、瑞芬太尼40μg、顺式阿曲库铵3mg,然后经口插入4.5$^\#$加强气管导管。气管插管成功后,接麻醉机机械通气,吸入氧浓度100%,维持呼气末CO_2 35~45cmH$_2$O,麻醉维持丙泊酚2~4mg/(kg·h)、瑞芬太尼0.5~1μg/(kg·min)持续泵注。人工电子耳蜗植入完毕,测试电极功能正常后,依次停丙泊酚、瑞芬太尼。患儿苏醒后,拔出气管导管。术中生命体征平稳,HR 70~90次/分,BP 80~115mmHg/40~70mmHg。手术历时56分钟,术毕送PACU,监护30分钟后送病房。

术后随访:患儿术后恢复顺利,术后 3 天出院。

【问题】

1. 人工电子耳蜗是如何工作的?
2. 患儿的心理状态?
3. 如何与患儿交流?
4. 如何评估患儿术后疼痛?
5. 如何进行术后镇痛?

1. 人工电子耳蜗是如何工作的?

人工电子耳蜗是一种可以帮助听觉障碍的患儿恢复听觉能力和语言交流能力的生物医学工程装置。人工电子耳蜗由体外言语处理器和体内电极接收刺激器组成。体外部分包括麦克风、言语处理器、发射线圈及连接导线。体内部分包括接收线圈、刺激器和电极。人工电子耳蜗声音的采集与预处理主要通过患者佩戴的体外装置完成,方向性麦克风接收声音后,将信号传输到言语处理器,言语处理器将信号放大、过滤、数字化,并选择有用的信息按一定言语处理策略进行编码,将编译后信号(语码)传至发射线圈。体内植入部分由电极向神经细胞传输电信号,刺激耳蜗的蜗轴螺旋神经节细胞产生神经冲动,随后神经冲动传导至听神经和听觉中枢系统,产生听觉。声音的聚焦、定向、降噪等功能与麦克风方向性的转换以及信号模式的切换密切相关。声音的处理与转换是人工电子耳蜗的关键功能,其决定术后患者对声音的分辨。人工电子耳蜗对声音的处理涉及声窗、频域和时域等。最小声音与最大声音之间的范围称为声窗。在某一时刻可处理的声窗越大,患儿通过人工耳蜗听到的声音大小变化越丰富,也就越接近真实。频域是低频至高频的声音信号范围,提高频域有利于人工电子耳蜗分辨复杂声音以及分析噪声环境下的声音。研究表明音乐能力与频域也有直接关系。时域代表声音的时间变化信息,只有听觉通路完整,并且具有精细的听觉感知和分析能力,才能获得时域的信息。同时,人工电子耳蜗对声音的识别处理受到人工耳蜗点击数目的限制。通过提高人工耳蜗刺激率来获取更多的时间信息,达到提高声调识别能力的目的。大样本研究证实植入年龄和使用时间与声调识别能力有关,患儿人工耳蜗植入年龄和使用时间与言语识别、声调识别密切相关。人工耳蜗植入越早,使用时间越长,声调识别能力越好,越有利于患儿对语言等的学习。

2. 患儿的心理状态?

感音神经性耳聋是临床常见疾病,虽然众多学者一直致力于对感音神经性耳聋的研究,但是在现有医疗条件下不能单纯依靠药物实现完全治愈。人工电子耳蜗植入术是改善感音神经性耳聋患儿听力的有效措施。双侧感音神经性耳聋患儿通常年龄为 1~6 岁,处于语言学习阶段,听力障碍直接影响患儿听力和言语的发育。患儿缺乏与外界环境的交流接触,表达能力有限,同时在成长环境、父母受教育水平等众多因素的影响下,患儿容易出现心理疾病,表现为性格孤僻、自卑、焦虑和任性等。诊疗期间,由于陌生的医院环境和诊疗过程中身体的疼痛,患儿会对外界缺乏信任感,更容易产生焦虑和恐慌情绪,逐渐发展为抵抗、恐惧等心理,从而降低术后治疗的依从性。研究表明听觉障碍儿童自我控制能力差、对挫折的承受能力低、社会适应能差。此外,患儿父母的心理状态严重影响了患儿的心理健康。相比正常儿童,患儿更加依赖父母,也更加敏感。患儿家属可能由于人工电子耳蜗植入术价格昂贵,手术的风险及术后并发症、对手术的期望值过高等产生极大的经济负担和心理压力,家长的焦虑等情绪会直接影响患儿住院期间的心理健康以及配合程度。因此,患儿入院后,医护人员首先应该同患儿父母充分沟通,详细告知手术过程中可能出现的并发症以及相关处理措施、人工电子耳蜗植入后的注意事项等,同患儿父母建立良好的信任关系,缓解家长的紧张焦虑情绪,同时鼓励患儿父母采取恰当的方法措施,以减轻患儿的不良情绪,增加诊疗配合程度。人工耳蜗植入术可以显著提高感音神经性耳聋患儿的生活质量,降低患儿的孤独感,提高社会融入度和幸福感。实现感音神经性耳聋患儿的早期发现、诊断和干预,可以最大程度降低听力障碍对儿童、家庭和社会造成的影响,促进患儿心理健康,提高患儿生活质量。

3. 如何与患儿交流?

双侧感音神经性耳聋患儿通常年龄为 1~6 岁,处于语言学习阶段。患儿年龄小,由于先天性耳聋接受不到言语信号,无法学习语言,语言障碍导致交流困难,医护人员可以通过绘画与患儿交流。如若患儿学习过手语,医护人员也可以通过手语的方式与患儿进行交流。语言专家指导是更好的选择,了解患儿的需求,并培训患儿遵循医护人员的指令,术后确定患儿清醒,了解其内在需要,并作出有意义的外部刺激的反应,特别对药物治疗出现的并发症,确保治疗安全、有效。在患儿入院后,与患儿家长有效沟通,建立信任,在患儿父母的配合下,通过鼓励等措施降低患儿内心的恐惧等不良情绪。

4. 如何评估患儿术后疼痛?

由于患儿年龄小,语言交流困难,术后疼痛可能引起患儿哭闹、烦躁,导致人工电子耳蜗电极脱落等并发症。由于患儿无法配合测试,可以通过观察患儿面部表情、询问患儿家属及患儿行为学表现来评估疼痛。常用的方法包括数字评分法结合 Wong-Banker 面部表情疼痛评定量表、Bieri 改良面部表情评分图、Oucher 疼痛评分图、Manchester 疼痛评分图等。还可以观察患儿的行为,通过 CRIES(crying, requires O_2 turation, increased vital signs, expression, sleeplessness) 评分、FLACC(face, legs, activity, crying, consolability) 评分、CHEOPS(cry, facial, child verbal, torso, touch, legs) 评分等(图 9-3、表 9-1) 。

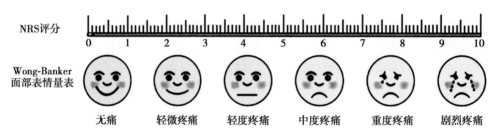

图 9-3　数字评分法结合 Wong-Banker 面部表情疼痛评定量表

表 9-1　FLACC 量表

分值项目	0	1	2
脸 Face	微笑无特殊表情	偶尔出现痛苦表情,皱眉,不愿交流	经常或持续出现下颚颤抖或紧咬下颚
腿 Leg	放松或保持平常的姿势	不安、紧张,维持于不舒服的姿势	踢腿或腿部拖动
活动度 Activity	安静躺着,正常体位或轻松活动	扭动,翻来覆去,紧张	身体痉挛,成弓形,僵硬
哭闹 Cry	不哭(清醒或睡眠中)	呻吟,啜泣,偶尔诉痛	一直哭泣、尖叫、经常诉痛
可安慰性 Consolability	满足、放松	偶尔抚摸拥抱和言语可以被安慰	难于被安慰

5. 如何进行术后镇痛?

小儿术后镇痛方法的选择与手术部位有很大的关系,手术类型不同,创伤程度不一样,术后疼痛的程度也不同。小儿术后镇痛需要安全、有效、个体化,达到镇痛效果最佳、不良反应最小和生理功能恢复最佳的目标。人工电子耳蜗植入的患儿语言交流困难,术后疼痛可能引起患儿哭闹、烦躁,甚至引起耳蜗电极脱落等并发症。而有效的术后镇痛可以减轻人工电子耳蜗植入术后疼痛,增加术后舒适度,减少并发症。人工电子耳蜗植入患儿需要多模式的术后镇痛,手术切口皮下注射长效局麻药浸润是选择之一,常用局麻药物 0. 15% ~0. 25% 罗哌卡因,单次2. 5mg/kg。局部浸润可以减少对阿片类药物镇痛出现并发症的顾虑。此外,小儿术后镇痛也可以采用情感支持、精神抚慰、心理干预等非药物治疗方案。

【小结】

人工电子耳蜗植入术已经是感音神经性聋患儿治疗的首要选择,可以有效提高耳聋患儿的听觉和言语能力。先天性耳聋患儿言语障碍,交流困难,容易对陌生环境产生焦虑和恐慌情绪。麻醉难点在于如何与患儿进行交流,消除其心理紧张,避免刺激患儿,使麻醉过程更加安全、有效、舒适。

【专家简介】

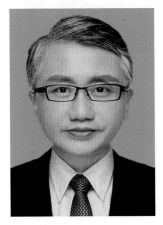

张野,教授。主任医师,博士生导师,安徽医科大学第二附属医院麻醉科主任、副院长。 中华医学会麻醉学会第十二届委员,中国医师协会麻醉学分会委员,中国心胸血管麻醉学会胸科分会副主任委员,中国研究型医院学会麻醉学分会常委,安徽省医学会麻醉专科学会委员会副主任委员,安徽省医师协会麻醉学分会副主任委员,安徽省卫计委领军人才(2015),安徽省学术技术带头人(2010),安徽省卫生厅梯队人才(第一层次2008)。

张野

【专家点评】

1. 在小儿语言发育期,听力刺激至关重要,人工电子耳蜗植入术是感音神经性耳聋患儿最有效的治疗选择。

2. 感音神经性耳聋患儿在知识信息的获取、心理状态和人际交往方面存在障碍。患儿在进入医院这一陌生环境后,面对医务人员,更容易产生紧张心理。围术期应避免引起患儿紧张的不良刺激。

3. 与患儿交流仍然是小儿人工电子耳蜗植入术的一个问题,目前,绘画、手语是与患儿交流的常用方式。对无法交流的患儿,围术期家长陪伴是减少其焦虑的一个方法。

4. 有效的术后镇痛可以改善人工电子耳蜗植入术后舒适度,减少并发症,准确的疼痛评估至关重要。

【参考文献】

1. 王梦,龚树生. 人工耳蜗植入进展[J]. 中国医学前沿杂志:2016,8(10):3-6.
2. Zhou N, Huang J, Chen X, et al. Relationship between tone perception and production in prelingually deafened children with cochlear implants. [J]. Otology & Neurotology, 2013, 34(3):499-506.
3. Mao Y, Xu L. Lexical tone recognition in noise in normal-hearing children and prelingually deafened children with cochlear implants[J]. International Journal of Audiology, 2016:1-8.
4. Darlong V, Khanna P, Baidya DK, et al. Perioperative complications of cochlear implant surgery in children[J]. J Anesth. 2015 Feb; 29(1):126-130.
5. Van G T, Goedhart A W, Treffers P D. Characteristics of children and adolescents in the Dutch national in-and outpatient mental health service for deaf and hard of hearing youth over a period of 15 years. [J]. Research in Developmental Disabilities, 2012, 33(5):1333-1342.
6. Schlesinger H S. A developmental model applied to problems of deafness[J]. Journal of Deaf Studies & Deaf Education, 2000, 5(4):349.
7. Percysmith L, Cayéthomasen P, Gudman M, et al. Self-esteem and social well-being of children with cochlear implant compared to normal-hearing children. [J]. Int J Pediatr Otorhinolaryngol, 2008, 72(7):1113-1120.
8. Contrera K J, Sung Y K, Betz J, et al. Change in loneliness after intervention with cochlear implants or hearing aids[J]. Laryngoscope, 2017, 1-5.

127　面部重症血管瘤合并 Kasabach-Merritt 现象患儿的麻醉管理

【导读】

卡-梅现象（Kasabach-Merritt phenomenon，KMP）是在卡-梅综合征（Kasabach-Merritt syndrome，KMS）基础上提出来的，以巨大血管瘤伴血小板减少为特征，其临床表现是瘤体快速增大及血小板的急剧减少，引起消耗性凝血功能障碍及微血管溶血性贫血，发病人群多为新生儿或 6 月以下的婴儿，严重者可引起弥漫性血管内凝血（DIC），病死率较高，目前其发病机制仍不明确。特别是生长在面部的 KMP 对麻醉医生是一种极大的考验，瘤体可能引起面罩通气及气管插管困难，围术期麻醉医生还应该做好容量管理，保持内环境稳定及凝血因子的补充，围术期需要麻醉医生、手术医生及 PICU 医生共同配合。

【病例简介】

患儿，男性，3 个月，以"颌面部肿物 2 个月余"为代主诉入院。曾外院保守治疗一周效果欠佳。最近半月肿块生长较快，转入我院。入院诊断：KMP。

患者入院神志清，精神一般，T 36.8℃，HR 135 次/分，RR 34 次/分，BP 92/48mmHg，BW：5.6kg，病变部位皮温稍高，质地稍韧，局部未触及搏动感。查体可见颌面部紫红色肿块，大小约 10cm×20cm，突出正常皮肤约 1cm，不规则样，边界不清楚，病变周围可见大面积散在出血点（图 9-4）。实验室检查：HGB 91g/L，RBC 3.9×10^{12}/L，HCT 30%，PLT 17×10^9/L，PT 20s，INR 1.71，APTT 48.20s，FBG 0.6g/L，Na$^+$ 140.6mmol/L，Ca^{2+} 1.36mmol/L，K$^+$ 3.1mmol/L，PH：7.374，Cl$^-$ 108mmol/L，Lac 0.98mmol/L，BE 0.7mmol/L。肝肾功能基本正常。影像学检查：心电图示：窦性心律；少数导联 T 波异常。心脏超声提示：三尖瓣少量反流；房水平少量左向右分流，卵圆孔 0.8mm（考虑卵圆孔未闭）。X-ray：双肺纹理模糊。

入院后给予维生素 K1 针、甲泼尼龙琥珀酸钠止血升高血小板治疗，予以静注人体免疫球蛋白（PH4）针提高免疫力、预防感染。术前局部多点尿素注射治疗，使瘤体硬化便于手术切除。手术当天早晨 6：00 开始输注血小板改善凝血功能。

入院后第 5 天全麻下行"颌面部血管瘤切除+任意皮瓣成形术"。气管内插管全身麻醉，患儿入室后给予甲泼尼龙琥珀酸钠 8mg，麻醉诱导给予咪达唑仑 0.5mg、舒芬太尼 5μg、依托咪酯 2mg、顺式阿曲库铵 1mg，面罩通气 4 分钟后行气管插管，行桡动脉及颈内静脉穿刺置管，术中持续监测有创血压及中心静脉压，采用静吸复合麻醉维持，全麻维持使用氧气（FiO$_2$ 60%），丙泊酚（5ml/h）复合七氟烷（1.0%~1.5%）吸入麻醉维持，术中用保温毯保温，根据血气分析及中心静脉压监测指导补充电解质及输液输血。术中维持 HR 120~160 次/分，ABP 90~110mmHg/50~70mmHg。中心静脉压（CVP）维持在 4~8mmHg。手术持续约 2 小时，出血量约 80ml，尿量 200ml，共补液 130ml，其中晶体 100ml，胶体 30ml，输注悬浮红细胞 1U，冷沉淀 2U，血小板 50ml，补钾 0.2g。术中切除病理组织送病理科检查。麻醉期间维持呼吸循环

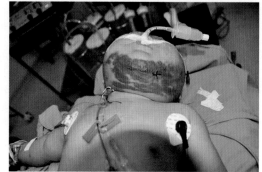

图 9-4　麻醉诱导成功后

功能稳定,术毕带管送入儿童重症监护病房(PICU),术后4小时患儿完全清醒,顺利拔管。术中、术后动脉血气分析结果,见表9-2。患儿入院第1天、术前早晨及术后4小时血常规及凝血结果,见表9-3。

表9-2　术中、术后动脉血气分析结果

动脉血气分析	术中 FiO₂ 60%	术后2h FiO₂ 45%
pH	7.513	7.324
PO₂(mmHg)	172.9	108.9
PCO₂(mmHg)	30.2	54.8
Hb(g/L)	100	117
Hct(%)	29	35
K⁺(mmol/L)	3.0	4.1
Na⁺(mmol/L)	139.8	137.1
Ca²⁺(mmol/L)	1.25	1.30
Glu(mmol/L)	6.9	6.5
Lac(mmol/L)	1.99	1.59
BE(mmol/L)	1.2	1.0
HCO₃⁻(mmol/L)	25.6	27.9

表9-3　入院后、术前、术后血常规及凝血结果

血常规	入院后 (第1天)	手术前 (手术日8:00)	术后 (术后4h)
WBC(10⁹/L)	4.97	10.30	8.26
RBC(10¹²/L)	3.9	3.7	3.9
HGB(g/L)	91	85	101
MCV(fL)	76.6	75.8	81.0
HCT(%)	30	27	32
PLT(10⁹/L)	17	80	169
MPV(fL)	–	7.5	10.4
PCT(%)	–	0.06	0.17
PT(s)	20	17	12.2
INR	1.71	1.63	0.94
APTT(s)	48.2	38.6	24.5
FB(g/L)	0.6	1.8	2.54

　　术后第1天患儿生命体征平稳,神志清,精神佳,复查血常规及凝血功能基本恢复正常,手术区域辅料包扎完好,干燥无渗出,引流管引流通畅,可见淡红色引流液约5ml。术后第7天,患儿术后恢复良好,无明显术后不良并发症,患者顺利出院。

【问题】

1. KMP的定义?KMP的主要临床特点是什么?其病理特征是什么?
2. 临床常用KMP的诊断标准?其致死的原因有哪些?
3. KMP患者治疗方案有哪些?该患者应用了哪些治疗方法?
4. 对于KMP患者,补充血小板的方案是怎样的?
5. 面部重症血管瘤合并KMP患者麻醉要点及围术期注意事项是什么?

1. KMP的定义?KMP的主要临床特点是什么?其病理特征是什么?

1940年Kasabach和Merritt共同报道了第1例KMP患儿,1周岁男婴大腿肿物伴广泛紫癜,实验室检查发现血小板减少及凝血功能紊乱,组织活检病理诊断为毛细血管性血管瘤,KMP以巨大血管瘤伴血小板减少和全身出血倾向为特征。目前对于KMP的发病机制仍不明确,KMP的临床特点主要有:①婴幼儿的发病率远高于成年人,尤其是6月以下婴儿为主要发病阶段,且多为出生后短期内发病。②初期表现为红色或棕色斑疹,后来慢慢形成肿块,随着患儿的成长逐渐表现为红色或青紫色膨出,且瘤体有快速增大的特征。因血流量较多易引起皮温升高、质韧。③血常规检查可发现血小板计数明显减少,凝血功能检查异常,从而引起全身出血倾向。其病理特点主要为卡波西样血管内皮细胞瘤(KHE)和簇状血管瘤(TA),这两类血管瘤均表现为瘤体内杂乱的血管网,且许多微血管为盲端,导致血小板被捕获和全身凝血功能障碍。

2. 临床常用的KMP诊断标准?其致死的原因有哪些?

　　通过实验室检查、影像学检查及组织活检可以进行综合判断,新生儿出现红棕或青紫色肿物,颜色呈离心性变淡,瘤体快速扩大,并可见瘤体及全身其他部位出血,及时检查血小板计数,肿瘤的血运信息可通过磁共振血管造影术及锝99同位素成像技术进行了解,CT不是合适的检查,因其血小板低,凝血功能障碍,取活检进行病理检查容易造成出血、血栓、感染等并发症,因而并不提倡的首要检查方法,外科手术切除后送病理检查是确诊KMP的金标准。KMP患者死亡率高达20%~30%,常见的致死原因有肿瘤侵犯重要脏器、凝血功能紊乱、严重感染导致败

血症等。

3. KMP 患者治疗方案有哪些？该患者应用的哪些治疗方法？

由于 KMP 的发病率极低，以往没有随机对照实验研究，对其治疗没有一个统一的参考标准，很多治疗方法缺乏有力的证据，治疗的最终目的是控制血小板的减少、改善凝血功能和完整去除血管瘤。目前为止，治疗 KMP 并取得了一定疗效的治疗方法有：糖皮质激素、长春新碱、α-干扰素、普萘洛尔、雷帕霉素、血小板输注、手术治疗、机械性压力、激光、血管栓塞治疗、放射治疗等。目前研究提出，治疗 KMP 的一线药物为糖皮质激素，其中激素的用量为每天泼尼松 2mg/kg 或者甲泼尼龙琥珀酸钠 1.6mg/kg，其他治疗手段应酌情应用。该患者术前应用甲泼尼龙琥珀酸钠改善凝血，应用尿素硬化瘤体，最终完成完整的瘤体切除。

4. 对于 KMP 患者，补充血小板的方案是怎样的？

专家组一致认为在 KMP 患者中血小板输注应该避免应用，除非患者有活动性出血或准备手术切除，其原因主要有以下两个方面：1、由于瘤体对血小板的捕获和破坏，血小板在患者体内的半衰期为 1~24 小时。2、输注的血小板主要积聚在瘤体内，导致病灶范围扩大及患者出现疼痛症状，另外血小板释放的促血管生成因子刺激内皮细胞增殖。该患者手术当天早上开始输注血小板，术前急查血常规将血小板计数恢复至接近正常水平，术中可根据出血情况继续输注血小板，血管瘤切除完成后停止输注血小板。

5. 面部重症血管瘤合并 KMP 患者麻醉要点及围术期注意事项是什么？

该患者为 KMP，血小板低及凝血功能差，而且是面部巨大血管瘤，围术期麻醉风险极高。术前应认真评估与准备，术前检查患者有无合并口腔内血管瘤，纠正贫血及补充血小板。麻醉诱导前给予激素改善凝血功能，充分吸氧为可能出现的面罩通气困难争取较多的时间，麻醉诱导过程力求平稳，避免患儿呛咳而加重瘤体出血，面罩通气及插管过程中操作轻柔，术中根据 CVP 和尿量进行容量管理，有条件的情况下可根据血气分析及血栓弹力图结果指导输血和维持内环境稳定。术后送 ICU 继续治疗，术后由于面部手术切口包扎会引起面罩通气困难，应待患者充分清醒后再行气管导管拔除。

【小结】

巨大面部 KMP 可能影响围术期气道管理，麻醉医生还需关注患者的凝血功能，对于这类患者，围术期应常规给予糖皮质激素、凝血因子和血小板，改善凝血功能，尽量减少术中出血。手术病灶切除是有效的治疗方法。根据目前的临床经验，手术治疗越早，瘤体越容易剥除，手术切除越晚，瘤体与周围正常组织黏连越紧密，所以应该早期发现及早治疗。

【专家简介】

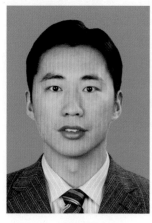

张加强，主任医师，硕士研究生导师，现任河南省人民医院麻醉科主任。 主要研究方向：麻醉与发育期脑。 以项目负责人承担各级科研课题 5 项，以第一或通讯作者在国内外期刊发表论文 50 余篇，主译主编专业书籍 2 部。 现任中华医学会麻醉学分会青年委员会委员，中国医师协会麻醉学分会委员，河南省医学会麻醉分会副主任委员， 河南省医师协会麻醉学分会副会长，中国研究型医院学会麻醉分会委员，中国心胸学会输血与血压保护分会常务委员。 任《中华麻醉学杂志》、《国际麻醉与复苏杂志》、《Anesthesia and Analgesia》中文版、《麻醉安全与质控杂志》编委。

张加强

【专家点评】

1. KMP 患者因术前凝血功能差,补充血小板最好在术前 2 小时之内,手术切除前使血小板计数接近正常水平,以减少术中出血,瘤体切除后停止血小板输注。瘤体切除前血小板输注可以快速提高血小板计数,改善凝血状态,但由于瘤体对血小板的消耗不会停止,因此血小板在患儿体内半衰期较短,输注血小板反而会加重病情,除非是术前调整状态或急性出血,一般不推荐输注血小板治疗 KMP。冷沉淀及新鲜冷冻血浆可以补充体内缺乏的凝血因子,可以酌情使用。

2. 围术期输注血小板和液体速度不宜过快,避免因液体输入过快引起急性左心衰与急性肺水肿,增加围术期肺部感染风险,术中密切关注患儿动态血压、心率、尿量及中心静脉压。

3. 手术中注意保暖,避免术中低体温,低体温会加重凝血功能障碍,加重术中出血,还可以引起组织缺氧和心输出量降低及免疫抑制,术中低体温增加患儿围术期死亡率。

4. KMP 的治疗应呈阶梯式,首先口服糖皮质激素治疗,对激素不敏感的患儿,可采用多种治疗方案联合应用,通过治疗控制病情,最后联合手术切除。

【参考文献】

1. Deraedt K, Poorten VV, Geet CV, et al. Multifocal kaposiform haemangioendothelioma[J]. Virchows Arehiv, 2006, 448 (6): 843-846.

2. Freeman I, Ganesan K, Emmerson AJ. Kasabach-Merritt syndrome in a term neonate[J]. Arch Dis Child Fetal Neonatal Ed, 2012, 97 (2): 139-140.

3. ORafferty C, ORegan GM, Irvine AD, et al. Recent advances in the pathobiology and management of Kasabach Merritt phenomenon[J]. B J Haematol, 2015, 171 (1): 38-51.

4. George M, Singhal V, Sharma V, et al. Successful surgical excision of a complex vascular lesion in an infant with Kasabach Merritt syndrome[J]. Pediatric Dermatology, 2002, 19 (4): 340-344.

5. Drolet BA, Scott LA, Esterly NB, et al. Early surgical intervention in a patient with Kasabach-Merritt phenomenon [J]. J Pediatr, 2001, 138 (5): 756-758.

128　扁桃体切除+腺样体刮除患儿的麻醉管理

【导读】

小儿扁桃体肥大和腺样体肥大是耳鼻喉科的常见病,扁桃体切除术和腺样体刮除术是小儿常见手术。麻醉医师应该了解耳鼻喉手术的特点,在维持安全气道的同时为手术提供清晰的术野。喉痉挛常由于浅麻醉下进行气道操作诱发,麻醉医师应该熟悉喉痉挛的病因、诱因和临床表现,掌握喉痉挛的处理原则。

【病例简介】

患儿,男性,5 岁,体重 25kg,系"睡时打鼾 2 个月余"入院。2 月前无明显诱因下出现睡时打鼾,鼾声响,伴憋气,每次憋气持续时间 2~3 秒,每晚憋气次数不详,偶有惊醒,易盗汗,注意力不易集中。患儿平时有发热、咽痛发作,每年 10 余次,热型不规律,有时伴咳嗽,当地医院以"急性扁桃体炎"予抗感染治疗后可好转。2 个月来前述症状反复发作,1 个月前于我院就诊。

入院查体:T 36.7℃,P 110bpm,R 24 次/分,BP 106/65mmHg,SpO_2 97%,神志清,精神可,咽无红肿,扁桃体Ⅲ度大,表面未见明显脓栓隐窝,双侧鼻黏膜无充血,鼻甲无肥大,鼻道可及少许分泌物。双侧鼓膜完整,无内陷,鼓室内未见液平线,双下颌未及肿大淋巴结,双肺听诊呼吸音清,未闻及干湿啰音,心律齐,心音有力,未闻及病理性杂音。腹部及神经系统查体无殊。

实验室检查:血常规:WBC $11.62×10^9$/L,L 37.8%,Hb 129g/L,HCT 38.5%,PLT $283×10^9$/L;血T细胞亚群检测:CD3 68.5%,CD4 30.35%,CD8 32.45%,CD4/CD8 0.94;肝肾功能:正常;凝血功能:正常。影像学检查:鼻咽侧位X线片:扁桃体肥大,腺样体肥厚(图9-5,图9-6)。胸片:心肺膈未见明显异常征象。睡眠监测:轻度睡眠呼吸暂停低通气;心电图:窦性心动过速。

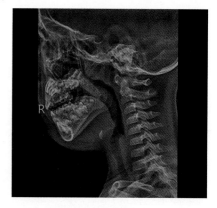

图9-5 鼻咽侧位X片

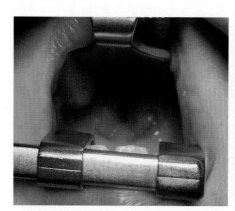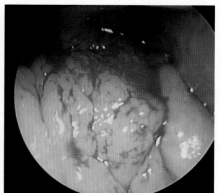

图9-6 扁桃体腺样体肥大

术前诊断:阻塞性睡眠呼吸暂停低通气综合征;慢性扁桃体炎;腺样体肥大。拟施手术:等离子双侧扁桃体切除+鼻内镜下腺样体消融术。麻醉选择:气管插管全身麻醉。

麻醉过程:入室 BP 109/67mmHg,HR 118 次/分,R 24 次/分,SpO_2 97%(吸空气)。咪唑安定2mg、芬太尼0.1mg、丙泊酚50mg和罗库溴铵15mg进行麻醉诱导,然后插入 5.0# 加强型气管导管。麻醉维持:瑞芬太尼0.5μg/(kg·min)+丙泊酚50~100μg/(kg·min),术中根据生命体征调整麻醉深度。术中生命体征:HR 91~105 次/分,BP 90~102mmHg/60~72mmHg,$P_{ET}CO_2$ 33~37mmHg。手术时长45分钟,手术结束前5分钟停用丙泊酚和瑞芬太尼,术中输液乳酸林格液200ml。术毕吸除口咽部分泌物,在患儿出现体动,自主呼吸恢复良好后拔除气管导管。拔除气管导管后患儿即出现屏气,SpO_2从97%快速降至85%,立即开放气道、APL阀压力调至20,面罩加压给氧,通气阻力大,胸廓未见明显起伏,听诊两肺未闻及呼吸音。静推丙泊酚20mg,并将APL阀压力调至60~70之间继续面罩加压辅助通气,胸廓有抬动,听诊闻及喘鸣音,30秒后通气阻力明显下降,APL阀压力降至20,SpO_2升至98%,APL阀压力调至5以下,患儿自主呼吸恢复,听诊双肺听诊呼吸音略粗,未及明显喘鸣音,吸空气下SpO_2维持在96%左右,入麻醉复苏室观察1小时,待呼吸平稳、血压及SpO_2稳定,口内无明显血性分泌物后返回病房。

【问题】

1. 小儿耳鼻喉手术的麻醉特点是什么?
2. 拔除气管导管后出现SPO_2下降的原因是什么?
3. 喉痉挛的产生的原因和临床表现是什么?

4. 喉痉挛怎么分度?

5. 喉痉挛的处理原则是什么?

6. 喉痉挛如何预防?

1. 小儿耳鼻喉手术的麻醉特点是什么?

小儿耳鼻喉手术的麻醉特点:A. 小儿耳鼻喉手术大多涉及呼吸道,麻醉医师在维持安全气道的同时,必须提供清晰的术野。小儿呼吸道的解剖特点与成人差异大:头大、颈短、会厌软骨较大,腺体分泌旺盛,尤其是婴幼儿,呼吸肌薄弱,舌头易后坠,易致呼吸道阻塞。B. 术中呼吸管理:手术均需在头面部施行,麻醉医师远离气道,增加了麻醉中呼吸管理的难度,术中需密切监测 SpO_2、$PetCO_2$ 和气道压等,及时发现气管导管移位、扭曲、滑脱及接口脱落等异常情况,及时发现,及时处理。如果气管插管的病人突然出现 SpO_2 下降,应考虑以下几种可能(DOPE):①导管移位(Displacement of tube);②导管阻塞(Obstruction of tube);③气胸(Pneumothorax);④肺栓塞;⑤仪器设备故障(Equipment failure)等。C. 困难气道发生率高:异物、肿瘤、先天性解剖异常、感染、水肿和损伤等都可影响呼吸道通畅,可能存在的困难气道。喉乳头状瘤等脆性肿物占据或遮挡声门,多次复发及反复手术可造成局部解剖改变,增加了气管插管的难度 D. 由于手术野在气道入口处,异物、分泌物和血液有误入气道的危险,因此需保证气道密闭性,尽量使用有套囊的导管。也有喉罩下行扁桃体和腺样体刮除术的麻醉的报道。E. 阻塞性睡眠呼吸暂停(OSA)患者围术期并发症主要有困难插管、拔管后气道梗阻、呼吸抑制、低氧血症及高碳酸血症等。睡眠呼吸暂停的严重分级、缺氧程度及围术期阿片类药物使用是影响围术期并发症的重要因素。对于 OSA 的患者而言,吸氧可能降低缺氧性呼吸驱动力,从而增加呼吸暂停事件的发生率,拔管后使用持续气道正压通气(CPAP)在一定程度上可减少缺氧的发生。

2. 拔除气管导管后出现 SpO_2 下降的原因是什么?

全麻拔管后出现低氧血症的原因有:①肺内分流增加,通气/血流比例下降,其中分泌物堵塞了支气管、气胸等造成的肺不张是引起肺内分流增加的主要原因;②本身有肺部疾病的患儿,如肺炎,ARDS 也可导致拔管后低氧血症;③术毕麻醉药和肌松药的残余作用加上术毕低通气以恢复动脉血中正常 CO_2 分压所造成吸入氧量下降;④全麻后神经肌肉阻滞恢复不完全、舌后坠、喉痉挛和气道水肿、颈部手术切口血肿压迫引起静脉和淋巴回流受阻造成严重水肿及其他各种原因造成的呼吸道梗阻;⑤反流误吸;⑥心输出量降低:心输出量降低,体循环压力降低,肺循环压力增高可增加氧含量低的混合静脉血通过右向左分流直接进入循环进一步降低 PaO_2;⑦疼痛:疼痛可产生屏气或残缺呼吸,引起肺泡萎缩。该患儿出现 SpO_2 下降的原因考虑为拔管后出现的喉痉挛所致。

3. 喉痉挛的产生的原因和临床表现是什么?

喉痉挛是由于喉咽部的刺激使颈部和咽喉部的肌肉痉挛性收缩,从而使声门部分或完全关闭所致。是一种由迷走神经介导的保护性反射,其作用在于防止异物进入气管与支气管。喉痉挛为拔管后上呼吸道梗阻的常见原因,尤其常见于小儿上气道手术。一般认为,麻醉深度过浅,不足以预防喉痉挛反射时,分泌物或血液刺激声带局部可引起喉痉挛。

与麻醉手术有关的喉痉挛易感因素:①麻醉相关因素:浅麻醉状态下插管、苏醒期拔管、浅麻醉时喉罩的置入、喉罩通气期间麻醉维持较浅;气道刺激因素如喉镜片的置入、气管内吸引、黏液、血液进入气道、吸入麻醉药等;静脉麻醉药硫喷妥钠易诱发喉痉挛,氯胺酮引起喉痉挛的可能原因是由于氯胺酮可致分泌物过多,分泌物刺激声带导致喉痉挛。②病人因素:年龄与喉痉挛的发生率呈负相关,上呼吸道感染及哮喘发作期患儿喉痉挛的发生率可增加 10 倍。另外,被动吸烟患儿及有扁桃体或腺样体增生的、悬雍垂过长的、有窒息史的、有睡眠呼吸暂停综合征患儿的喉痉挛发生概率也大大增加。③手术相关因素:扁桃体及腺样体切除术术后喉痉挛的发生率较高(21%~26%),其他手术如尿道下裂、植皮手术、甲状腺手术及食管手术等都可发生喉痉挛。喉痉挛轻者可表现为轻微吸气性喘鸣,重者可出现完全性上呼吸道梗阻。尽管前者不属致命性发作,但是处理不当可迅速发展成后者。完全性上呼吸道梗阻表现为吸气性喘鸣消失。

4. 喉痉挛怎么分度?

喉痉挛可分为:①轻度喉痉挛:声门变窄,随呼吸气流可发出低调的吸气性喉鸣(鸡啼样喉鸣),SpO_2可保持在90%。虽然轻度喉痉挛对机体氧合的影响较轻,但如果未及时进行处理,可快速发展成为中度或重度喉痉挛;②中度喉痉挛:声门并未完全关闭,气道部分梗阻,因气流明显受阻而发出高调的吸气性喉鸣声,吸气性三凹征(锁骨上凹,胸骨上凹及肋间凹陷)明显,SpO_2可保持在80%~90%;③重度喉痉挛:声门紧闭,使呼吸道完全梗阻,患者具有强烈的呼吸动作,但气道接近完全梗阻,无气流通过反而无任何声音,病人很快出现发绀,意识丧失,脉搏细弱,心律不齐,血压下降,如不及时抢救,可因窒息或心力衰竭而死亡。

5. 喉痉挛的处理原则是什么?

喉痉挛的处理:立即停止一切刺激和手术操作;开放气道,保持气道通畅,面罩加压纯氧通气,APL阀调至50~70cmH_2O;加深麻醉可缓解轻、中度喉痉挛,常用的方法为静脉注射丙泊酚0.5~1mg/kg或增加吸入麻醉药浓度。必要时,可给予琥珀胆碱1.0~1.5mg/kg静脉注射后气管插管正压通气;对重度喉痉挛,紧急情况下可采用16号以上粗针行环甲膜穿刺给氧或行高频通气(图9-7)。

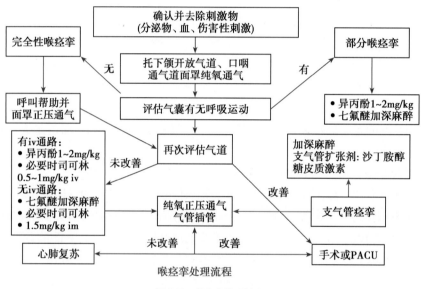

图9-7   喉痉挛处理流程

6. 喉痉挛如何预防?

喉痉挛的预防:①术前给予足量的抗胆碱药如阿托品,东莨菪碱,以减少腺体分泌,使口咽分泌物刺激减小;及时清除呼吸道分泌物、血液等;②避免浅麻醉下行口腔,咽喉和气道内操作,避免缺氧和二氧化碳蓄积;③气管插管前行咽喉部表麻或静脉使用利多卡因1mg/kg,使用亚催眠剂量的丙泊酚(1mg/kg)在适当麻醉状态下拔管;④存在上呼吸道感染的患儿,其围术期呼吸道不良事件的发生率明显高于非上呼吸道感染患儿。因此,上呼吸道感染患儿行口咽部择期手术应考虑延期。

【小结】

喉痉挛常由于浅麻醉下进行气道操作诱发,扁桃体及腺样体切除术喉痉挛的发生率较高,麻醉医师需要了解耳鼻喉手术的特点,熟悉喉痉挛的病因和临床表现,掌握喉痉挛的处理原则。

【专家简介】

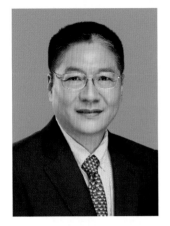

胡智勇，教授。 浙江大学医学院附属儿童医院麻醉科主任。 中华医学会麻醉学分会儿科麻醉学专业组委员，浙江省医学会麻醉学分会副主任委员，浙江省医师协会麻醉学分会副会长，浙江省神经科学学会麻醉学专业委员会副主任委员，中国研究型医院学会麻醉学专业委员会委员。 The journal Current Medicinal Chemistry, International Journal of Neurology Research 通讯编委。 承担国家自然科学基金 2 项及省部级课题 9 项，发表学术论文 50 余篇，其中 14 篇SCI 收录，参编专著 9 部，其中主编 1 部、副主编 3 部。

胡智勇

【专家点评】

1. 慢性的气道梗阻可能会导致机体长期缺氧从而引起循环系统的改变，甚至出现肺动脉高压，术前应对患儿的循环系统有良好的评估。

2. 喉痉挛是一种由迷走神经介导的保护性反射，由于喉咽部的刺激使颈部和咽喉部的肌肉强力收缩，从而使声门关闭所致。扁桃体及腺样体切除术喉痉挛的发生率较高。了解喉痉挛的临床表现，早发现、早处理是关键。

3. 喉痉挛往往是在浅麻醉下进行操作而诱发的，应避免在浅麻醉下进行吸痰等操作，特别是在口咽部操作的耳鼻喉科手术。

【参考文献】

1. Gulhas N，Durmus M，Demirbilek S，et al. The use of magnesium to prevent laryngospasm after tonsillectomy and adenoidectomy：a preliminary study. Pediatr Anesth，2003，13（1）：43-47.

2. AlalamiAA，AyoubCM，Baraka AS：Laryngospasm：Review of different prevention and treatment modalities. Paediatr Anaesth 2008，18：281-288.

3. Orliaguet GA，Gall O，Savoldelli GL，et al. Case scenario：perianesthetic management of laryngospasm in children. Anesthesiology，2012，116（2）：458-471.

129　小儿丙泊酚引起过敏性休克的识别和处理

【导读】

过敏性休克是由 IgE 介导的 I 型变态反应，其中各种炎性细胞释放的组胺、血小板激活因子等是造成组织器官水肿、渗出的主要生物活性物质。"闪电样"过敏性休克所致死亡可发生在几分钟内，迅速处理十分重要。开始治疗的关键是保持呼吸道通畅和维护有效的呼吸与循环功能。即使不能将过敏性休克伴有的支气管痉挛与单纯性支气管痉挛在早期做出鉴别诊断,在无法维护有效的呼吸与循环功能时,应尽早以"滴定法"静脉推注肾上腺素。

【病例简介】

患儿,女性,4 岁,20kg。入院诊断:阻塞性睡眠呼吸暂停低通气综合征。既往史:湿疹,余无殊。否认手术外伤史,否认药物、食物过敏史。

实验室检查:血常规、凝血功能、肝肾功能正常。辅助检查:胸片示两肺纹理显著。拟行手术:全麻下行"腺样体切除术"。

患儿 9:45AM 入手术室,开放外周静脉后、缓慢静脉推注丙泊酚 50mg(此时未推注其他药物),约 1~2 分钟后患儿出现连续喷嚏 9 次,口鼻腔见大量分泌物(鼻腔为主),无血性,患儿面色逐渐青紫,牙关紧闭,四肢出现强直,有呼吸动作(中等程度),但属无效通气。提出问题:①此时患儿发生了什么情况? ②我们怎么办?

思考:这可能是一个上呼吸道感染(upper respiratory infection,URI)的病人,在小儿 URI 可伴随气道高反应性、气道分泌物增多,易发生憋气、缺氧发作、喉痉挛、支气管痉挛。应给予供氧,保持气道通畅和有效通气。

处理:立即面罩加压通气,发现无效;随即气管插管通气、吸痰。因患儿牙关紧闭,张口困难,上述过程中仅间断静脉推注丙泊酚 20mg+30mg 用以加深麻醉。插管过程顺利,插管后双肺听诊仅闻及微弱呼吸音,考虑支气管痉挛。静脉推注肾上腺素 50μg,地塞米松 10mg,甲泼尼龙 40mg。患儿唇色转红润,双肺呼吸音较前好转但仍欠佳,HR 150~160 次/分,SpO_2 97%~98%,BP:72/48(55)mmHg。此时距离发作开始不超过 10 分钟。连接麻醉机,行正压通气(压力控制),PIP:20cmH$_2$O,PEEP:5cmH$_2$O,RR:30 次/分,I:E=1:1.5,吸入七氟烷 8%→5%→3%(解除支气管痉挛)。立即床旁拍摄胸 X 线片,口头报告示右上肺及左肺不张。由于双肺呼吸音仍欠佳,气道阻力仍较高,故气管导管内滴入肾上腺素 50μg,特布他林(β2-受体兴奋剂)2.5mg。双肺呼吸音较前明显改善,SPO_2 100%,HR 160 次/分,BP:67/40(48)mmHg。血压呈下降趋势,最低至 57/31(42)mmHg,予肾上腺素 25μg 静推,多巴胺 6μg/(kg·min)静脉维持,林格液 60ml、生理盐水 40ml、5% 碳酸氢钠 20ml 静推。建立有创血压监测,ABP 83/56(63)mmHg,行动脉血气分析:pH 7.389,PCO_2 34.6mmHg,PO_2 93mmHg,$HCO3^-$ 20.9mmol/L,BE −4mmol/l,SO_2 97%,Na^+ 139 mmol/L,K^+ 2.5 mmol/L,Ca^{2+} 1.11mmol/L。查体:双侧瞳孔对光反射正常,外周表浅静脉塌陷、皮肤花斑样发绀、毛细血管充盈迟缓(>3 秒)。此时 2 小时内共进液体约 1000ml(除前面特殊注明,均为乳酸钠林格液),尿量约 30ml,遂于呋塞米 5mg 静脉推注。建立中心静脉测压,CVP:13/9(11)mmHg。

取消手术,再次复查胸部 X 线片示:左肺不张较前改善,余同前。停止吸入七氟烷后,患儿逐渐出现呛咳、自主呼吸,不能耐受气管插管,12AM 拔除气管导管,患儿清醒睁眼,心电监护示:HR 140 次/分,BP 90/57(68)mm-Hg,SPO_2 100%。

当日下午 3PM 随访患儿,清醒、生命体征平稳、见颜面部明显水肿。次日复查胸 X 线片示:支气管炎。第 3 天,患儿出院。

【问题】

1. 过敏性休克的临床表现有哪些?
2. 如何快速识别和紧急处理?
3. 早期如何与支气管痉挛、喉痉挛鉴别诊断?
4. 本病例带给我们的经验和教训有哪些?

1. 过敏性休克的临床表现有哪些?
过敏性休克是由 IgE 介导的 I 型变态反应,其中各种炎性细胞释放的组胺、血小板激活因子等是造成组织器官水肿、渗出的主要生物活性物质。常突然发生且很严重,若不及时处理,可危及生命。其病理生理不全等同于感染性休克或低血容量性休克;血流重新分配,低血压,激活交感神经系统,骨骼肌无氧代谢,能量代谢障碍是其病理生理特点。因此,过敏性休克的临床表现包括:①皮肤黏膜表现:通常最早出现,皮肤潮红,荨麻疹,喷嚏,水样鼻涕。②呼吸道阻塞:最多见、最主要的死因,可表现为气道水肿,喉和(或)支气管痉挛,发绀,窒息。③循环衰竭:血压急剧下降,严重低血压,脉速而弱→肢冷、发绀、心跳停止。④神经系统表现:意识不清或完全丧失,抽搐,肢体强直。

本例患儿先后快速地出现了上述所有临床表现,最早出现的症状是皮肤黏膜的表现,连续喷嚏 9 次,口鼻腔见大量分泌物(鼻腔为主);其次是呼吸道阻塞、无法通气;然后是血压迅速下降、以及相应的脑缺氧后神经系统表现。

2. 如何快速识别和紧急处理?

过敏性休克发生很快,因此必须及时作出诊断。过敏性休克有两大特点:①休克表现,出汗、面色苍白、脉速而弱,四肢湿冷、发绀,烦躁不安、意识不清或完全丧失,血压迅速下降乃至测不出,脉搏消失,最终导致心跳停止;②在休克出现之前或同时,伴有一些过敏相关的症状。因此上述特点再结合明确的过敏接触史、以及接触后立即发生全身反应、而又难以药品本身的药理作用解释时,应马上考虑到本病的可能。还可以通过检测血浆类胰蛋白酶或 IgE 水平来进一步明确过敏反应的发生。需要注意的是,血浆类胰蛋白酶浓度的达峰时间是 15~60 分钟,半衰期为 2 小时,因此需要在疾病早期采集血标本;而血浆 IgE 水平通常在过敏反应发生后 2~3 周进行检测。

本例患儿在静脉推注丙泊酚后 2 分钟(此时未用其他任何药物),即出现典型的皮肤黏膜表现、气道阻塞、低血压。曾有报道,丙泊酚引发的过敏反应占全麻药过敏反应的 66.7%。丙泊酚主要成分:①2,6-二异丙基苯酚(1%);②二异丙基:存在于许多引发皮肤病的药品中;③苯酚:曾被确诊为过敏原(1992 年)。④载体(脂肪乳剂):大豆油,鸡蛋蛋黄素(磷脂),甘油。因此,虽然该患儿后来并未行类胰蛋白酶或 IgE 水平的检测,但结合既往有"湿疹"的过敏性疾病史、以及上述临床症状,认为该患儿丙泊酚引起过敏性休克的诊断基本成立。

过敏性休克所致死亡可发生在几分钟内,迅速处理十分重要。治疗的关键是保持呼吸道通畅和维护有效的呼吸与循环功能:①立即停止进入并移除可疑的过敏原或致病药物。②肾上腺素是救治过敏性休克的首选药物,通过 β-受体效应使痉挛的支气管快速舒张,通过 α-受体效应使外周小血管收缩;还能对抗部分 I 型变态反应的介质释放。但需注意,肾上腺素的有效剂量范围大(1~10μg/kg),应在心电监护下采用滴定法达到有效剂量,否则剂量过大可能导致严重高血压及潜在的致死性心律失常(室颤)。持续静脉输注较单次静脉推注效果好,较小的总量即可提供有效的血流动力学改善。③液体治疗。在过敏性休克,由于外周血管麻痹扩张,有效循环血容量减少;血管通透性增加,血管内液很快渗出血管外,因此早期适当快速补液是必要的。④糖皮质激素可增强肾上腺素的作用,具有抗炎、抗中毒、抗休克和抗过敏等作用,因而可用于各种原因的休克,特别是过敏性休克。⑤抗组胺药。⑥精氨酸后叶加压素(arginine vasopressin,AVP),用于对传统治疗不敏感的患者。作为肾上腺素的辅助用药可明显降低快速型心律失常的发生率,体外试验显示对于纠正由于组织胺释放引起的血管扩张,AVP 较肾上腺素更为有效。⑦其他:供氧、纠酸、做好心肺复苏准备。

3. 早期如何与支气管痉挛、喉痉挛鉴别诊断?

通常,与麻醉相关的支气管痉挛、喉痉挛的发生,是在呼吸道感染引起气道高反应性的基础上以及麻醉深度相对不足的前提下,对咽喉部进行操作/机械刺激时所诱发。因此,对于这类原因引起的呼吸道阻塞的处理原则首先是立即加深麻醉(吸入七氟烷或静脉推注丙泊酚),这与过敏性休克时出现上述相同气道阻塞症状的处理(停止接触过敏源,静脉推注肾上腺素)是有所不同的。

而本例患儿正是由于静脉推注丙泊酚引起的、伴有气道阻塞症状(支气管痉挛)的过敏性休克。因此最初考虑患儿系上呼吸道感染导致气道高反应性、从而采用静脉推注丙泊酚加深麻醉的处理,是加重了患儿的过敏性休克。在发现加深麻醉并未改善患儿气道阻塞的情况下,很快做出气管插管的决定、改用静脉推注肾上腺素来处理支气管痉挛。直到发现血压持续下降,才意识到可能发生了过敏性休克,并予以相应的处理。由此可见,早期能做出正确诊断对患者的预后有着非常重要的意义,尤其对这类"闪电样"过敏性休克的患者。

总结该例患儿的救治过程,得出以下体会:①了解既往过敏史和近期上、下呼吸道感染史很重要;②气道阻塞症状的出现是发生在某一药物使用后还是发生在气道操作时;③是否更早或伴随出现过敏性休克相关的皮肤黏膜表现和血压急剧下降的循环衰竭表现;④即使最初未能迅速做出准确判断,在无法维护有效的呼吸与循环功能时,应尽早使用静脉推注肾上腺素。

4. 本病例带给我们的经验和教训有哪些?

总结该例患儿的救治过程,得出以下经验教训:①了解既往过敏史和近期上、下呼吸道感染史很重要;②对鸡蛋和大豆油过敏病人,慎用异丙酚;③提高对过敏反应的警惕性,对伴有皮肤潮红、荨麻疹、喷嚏、水样鼻涕等皮肤黏膜表现以及进行性低血压的支气管痉挛患者,要考虑过敏性休克诊断;④在无法维持有效的呼吸与循环功能时,应尽早以"滴定法"静脉推注肾上腺素。

【小结】

本病例中患儿由于静脉推注丙泊酚而发生了非常严重的过敏性休克。由于最早被重视的症状是气道阻塞症状,因而最初被判断为上呼吸道感染伴随的气道高反应性、在麻醉较浅的情况下发生了喉痉挛/支气管痉挛,并错误地继续静脉推注丙泊酚,试图通过加深麻醉而改善上述气道阻塞的情况。幸运的是发现加深麻醉并未改善患儿气道阻塞的情况下,很快做出气管插管的决定,改用静脉推注肾上腺素来处理支气管痉挛,最终控制了过敏性休克的发展和恶化。由此可见,早期能做出正确诊断对患者的预后有着非常重要的意义。但该病例也提示我们:即使不能在早期将过敏性休克伴有的支气管痉挛与单纯性支气管痉挛做出鉴别诊断,在无法维持有效的呼吸与循环功能时,应尽早使用肾上腺素对症处理。

【专家简介】

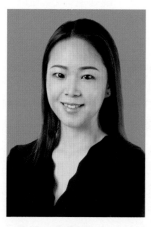

邓萌,副主任医师。 复旦大学附属华山医院麻醉科,博士。 1999 年毕业于上海医科大学临床医学专业后,一直从事麻醉临床工作。 2006 年赴美国辛辛那提儿童医学中心麻醉科访问学习 6个月。 2012 年 5 月至 2014 年 5 月,在美国辛辛那提儿童医院、师从著名的 Dr. Loepke 教授、以 Research Fellow 的身份学习科研,并发表了较高质量的论文。 2015 年获国家自然科学基金资助项目(青年基金)。 诊疗特长: 神经外科手术麻醉,危重病人麻醉管理,儿科麻醉。 科研方向: 全身麻醉药物对脑神经发育的影响。 发表 SCI 论文 5 篇,最高单篇影响因子达 11 分。

邓萌

【专家点评】

1. 儿科患者在麻醉诱导期间出现气道阻塞、通气不能,最常见的原因是发生了喉痉挛/支气管痉挛。而其最常见的诱因:在呼吸道感染引起气道高反应性的基础上以及麻醉深度相对不足的前提下,对咽喉部进行操作/机械刺激。

2. 在小儿,丙泊酚引起、伴有气道阻塞症状(支气管痉挛)的过敏性休克不容易与麻醉过浅诱发的喉痉挛/支气管痉挛做出早期鉴别诊断。而两者对于呼吸道阻塞的第一步处理原则不尽相同,甚至完全违背。

3. 过敏性休克伴有的支气管痉挛与单纯性支气管痉挛在早期做出鉴别诊断至关重要,可结合病史和其他系统(皮肤黏膜、循环系统)变化协助诊断。

4. 即使最初未能迅速做出准确判断,在无法维护有效的呼吸与循环功能时,建议尽早以"滴定法"静脉推注肾上腺素。

【参考文献】

1. Mertes P.M, Laxenaire M. C, Alla F et al. Anaphylactic and anaphylactoid reactions occurring during anesthesia in France in 1999-2000. Anesthesiology, 2003, 99（3）: 536-545.
2. Hofer K. N, McCarthy M. W, Buck M. L et al. Possible anaphylaxis after propofol in a child with food allergy. Ann Pharmacother, 2003, 37（3）: 398-401.
3. Baker M. T, Naguib M. Propofol: the challenges of formulation. Anesthesiology, 2005, 103（4）: 860-876.
4. Dünser M. W, Torgersen C, Wenzel V. Treatment of anaphylactic shock: where is the evidence? AnesthAnalg, 2008, 107（2）: 359-361.
5. Luckner G, Mayr V. D, Jochberger S. Comparison of two dose regimens of arginine vasopressin in advanced vasodilatory shock. Crit Care Med, 2007, 35（10）: 2280-2285.
6. Miller R. D. Miller's anesthesia. 8th ed. Elsevier Inc, 2015.
7. Gregory G. A. Gregory's pediatric anesthesia. 5th ed. Blackwell Publishing Ltd, 2012.

130　声门下血管瘤切除术麻醉

【导读】

声门下血管瘤是婴幼儿罕见但易出现严重并发症的急症之一。由于其病变位置的特殊性,行外科手术治疗时,麻醉医生需和外科医生共用一个气道,对麻醉的气道管理提出了更高的要求,保持气道通畅是手术成败的关键。

【病例简介】

患儿,男性,4个月,体重8kg,因"出生后2周间歇喘鸣、渐进性加重2个月"入院。患儿出生后2周即出现喘鸣,初为间歇性,哭吵或喝奶后加重。喘鸣加重时伴有明显的"三凹征",安静时恢复正常,但仍有喘鸣音。近2月患儿受凉后出现上呼吸道感染症状,喘鸣进行性加重,时伴有发绀。行喉镜检查提示:左声门下占位(血管瘤可能)(图9-8)。颈部及气管支气管CT提示:喉部声门下左侧后方软组织增厚,气道略受压,两肺未见实质性病灶(图9-9)。经吸氧、吸痰、抗感染、雾化等治疗后症状稍缓解,以"喉梗阻Ⅱ~Ⅲ度,左侧声门下占位(血管瘤可能)"收治入院。患儿目前进食尚可,精神,睡眠不佳。既往否认心脏病、哮喘等特殊病史。实验室检查未见明显异常,拟全身麻醉下行"气管内肿瘤切除术"。

患儿入室后予以七氟烷吸入诱导麻醉,七氟烷浓度8%,新鲜气流量8L/min。患儿意识消失约4分钟后,1%丁卡因喷雾行喉部表面麻醉,然后持续吸入2%~4%七氟烷加深麻醉。术中静脉麻醉维持,予以丙泊酚3~5mg/(kg·h),瑞芬太尼0.05~0.1µg/(kg·min),右美托咪定(1µg/kg)在15分钟内快速静滴,地塞米松(0.2mg/kg)减轻喉部水肿。患儿在保留自主呼吸无气管插管下行声门下血管瘤切吸术。术中氧饱和度曾降至80%,即刻予以气管插管,吸除气道内积血,待氧饱和度稳定后,拔除气管导管,继续进行瘤体切吸。术中见左侧声门红色隆起,局部阻塞70%气管径,大小约6~10mm。手术进行约15分钟,术中出血5ml,术后喉喘鸣、喉梗阻症状明显改善,术后苏醒后返回普通病房。病理诊断为:左侧声门下毛细血管瘤。随访18个月,未见复发及并发症。患儿术后

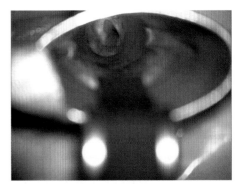

图9-8　患者术前的喉镜图像

喉镜图片见图 9-10。

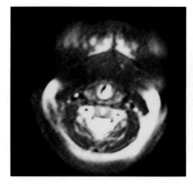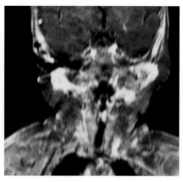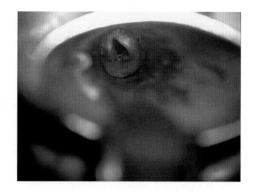

图 9-9　患者术前的颈部 CT 图像　　　　　　　　　　　图 9-10　患者术后的喉镜图像

【问题】

1. 声门下血管瘤临床表现和诊断依据有哪些？
2. 声门下血管瘤的治疗措施有哪些，有何注意事项？
3. 患儿麻醉前评估应注意哪些关键问题？
4. 该患儿的麻醉前有哪些特殊准备？
5. 对于此类患儿，如何实施麻醉诱导及麻醉维持？
6. 喷射通气技术的工作原理是什么？有何并发症？
7. 术后拔除气管导管常见的并发症有哪些，如何处理？

1. 声门下血管瘤临床表现和诊断依据有哪些？

声门下血管瘤属于先天性疾病，具有血管畸形和肿瘤的双重特征。婴幼儿自出生至 6 个月均可发病，易导致婴幼儿急性气道梗阻。但患儿出生后一般无症状，称无症状期，约持续数周至数月。随着瘤体增大，气道梗阻症状随之出现，典型症状为间歇性喉喘鸣，并呈进行性加重，严重者可出现发作性呼吸困难、发绀等，易被误诊为急性喉炎、喉软化。本病的诊断主要依靠病史、电子支气管镜检查和影像学检查。电子支气管镜能直观、清晰地观察到声门区域的病变，但其有赖于检查者操作熟练程度和丰富的经验，否则易漏诊。声门下血管瘤的典型镜下表现为黏膜下的蓝色或紫红色肿块，声门下单侧、双侧多见，环周或多发性少见。对于难治型"喉炎"，反复发作喉喘鸣或以急性呼吸道梗阻就诊，经治疗无好转或症状反复的患儿应考虑到该病的可能。CT 和 MRI 增强有助于诊断，但因声门下血管瘤直径多为 6~8mm，需薄层扫描方能显示声门下增强的占位性病变，否则仍易漏诊。影像学检查的另一重要意义可以排除其他先天性喉气管占位病变。

2. 声门下血管瘤的治疗措施有哪些，有何注意事项？

婴幼儿声门下血管瘤的治疗目前尚无公认的最有效方法，主要有全身药物治疗和局部手术两大类。

全身药物治疗中最常用的是糖皮质激素，但其敏感度低，副作用大，疗效评估较为困难。糖皮质激素作用机制是通过阻断雌激素-17B 受体（刺激内皮细胞的增殖）来抑制肿瘤的生长。普萘洛尔是近年来报道较多的一种治疗血管瘤药物，因其安全、无创，常作为治疗血管瘤的首选。其治疗机制可能是在治疗前期通过收缩周围血管减少瘤体体积，从而使颜色变淡，治疗后期通过抑制碱性成纤维细胞生长因子和血管内皮细胞生长因子表达，促使血管瘤进一步消退，并能促进血管内皮细胞的凋亡。研究证实，普萘洛尔较糖皮质激素能更为有效的治疗声门下血管瘤。普萘洛尔的问题是：疗程长，有一定的药物不良反应，单一病灶的疗效不确定，停药后瘤体可再生长等。

对于小于 1 岁的婴幼儿因气道腔径窄小，一些患儿在口服药物治疗期间难以避免上呼吸道感染，在瘤体体积尚未缩小的基础上气道黏膜一旦水肿往往加重喉梗阻症状，导致生命危险。对于瘤体大、气管径阻塞>50% 的患儿，服药期间仍有症状反复发作的应视为无效或效果不佳，应积极手术治疗。平阳霉素瘤体内注射具有创伤小，操作简便的优点，但因药物外溢，局部水肿持续时间长，再插管概率高。射频和激光治疗具有术中定位准确，止血简便的优点，但瘤体切除的深度较难把握，过深则局部反应明显，术后易瘢痕增生，导致声门下狭窄。显微镜引导声门下切吸术是一种微创、疗效快、治愈率高、围术期风险较小的手术方法。术中应注意将瘤体吸除至与气管壁相平即可，切忌过深，以免术后瘢痕狭窄。术中操作时将吸引器始终置于瘤体边缘，以防切吸过程中血液过多流入下气道。创面用肾上腺素棉球压迫或射频电凝止血。

3. 患儿麻醉前评估应注意哪些关键问题？

对于这类患儿首先要进行困难气道的评估，患儿呼吸困难的程度可间接反映气道梗阻的程度，喉镜检查可以直接判断肿瘤的大小，范围及阻塞气道的程度，但是患儿配合度差，大部分难以接受此项检查。颈部 CT 和 MRI 可以显示肿瘤的大小和位置，对于排除其他先天性喉气管占位性病变也有重要意义。观察患儿睡眠时呼吸道情况非常重要，睡眠时何种姿势可以保证正常通气，以及是否能维持较长时间睡眠，这些对麻醉诱导后能否面罩通气有较大帮助，此外还要进行全身情况的评估，包括：体重、总体健康状况、并存疾病、最近的呼吸系统感染史、过敏史、用药史，以及术前禁食状态都是很重要的方面。术前是否使用糖皮质激素或普萘洛尔治疗，有无药物相关的并发症都应积极关注。此患儿术前气道评估为喉梗阻 Ⅱ～Ⅲ 度，已行喉镜及颈部、气管支气管 CT 检查，家长告知患儿睡眠情况不佳，予以左侧卧位时，喘鸣稍好转。2 月前有上呼吸道感染病史，术前已行抗感染，雾化等治疗，因该患儿目前气道梗阻情况严重，未服用糖皮质激素及普萘洛尔，直接考虑手术治疗。术前 2 小时予以禁饮用清饮料，4 小时禁母乳，6 小时禁配方奶。

4. 该患儿的麻醉前有哪些特殊准备？

由于术中麻醉和手术需共用同一气道，操作在声门下气管内实施，对于术中呼吸管理是一项挑战。麻醉医师应与外科医师讨论病情，对手术方案彻底理解，在手术全程密切联系。设计一个既能维持通气和氧合，又能满足手术操作需要的麻醉方案。由于患儿无法耐受清醒气管插管，镇静、催眠又可加重患儿气道阻塞，诱导需谨慎处理，应由高年资儿科麻醉医师负责。一般术前可给以抗胆碱药物，以减少口腔分泌物，不应使用镇静药物。由于声门下血管瘤位置的特殊性，常规的解决困难气道的手段，如喉罩，光棒等无法在此类患儿中实施，使得处理困难气道的方法受限。应准备与小儿年龄相当的型号的及小于该型号的所有气管导管，以备插管时选择，同时应备好管芯，常规备好喷射式呼吸机、麻醉机、监护仪、喉镜、输液装置及困难气道车。耳鼻喉科的硬质气管镜应准备完好，由有经验的耳鼻喉科医师实施手术操作。准备好常规的麻醉药品外还需准备急救药品，如：肾上腺素、激素、血管活性药物等。做好紧急预案，即当气管插管不成功而又出现面罩通气无法有效通气时，环甲膜穿刺，紧急气管切开装置应随时可用。

5. 对于此类患儿，如何实施麻醉诱导及麻醉维持？

声门下血管瘤手术全麻诱导是关键，也是风险最大的环节。实施麻醉诱导时应考虑以下因素：控制通气的方式、诱导用药、肌松药是否使用、气管插管方法、瘤体出血如何处理、急性气道梗阻的应急预案等。

由于患儿无法耐受清醒气管插管，而麻醉后极有可能引起呼吸抑制或急性气道梗阻。目前尚无很满意的方法解决这一难题，因此，诱导时最好能保留自主呼吸。对于术前存在非常严重的呼吸困难，预计插管条件极为不佳者，仍以先做气管造口为安全。

由于患儿血管瘤位于声门下，气管插管妨碍手术操作，且手术时间短，所以本病例采用保留自主呼吸无气管插管麻醉方案。保留呼吸时，静脉麻醉诱导以咪达唑仑、氯胺酮、丙泊酚、芬太尼、瑞芬太尼等为主，不予使用肌松剂。吸入七氟烷诱导可在保留自主呼吸下达到满意的插管条件，是一种较好的诱导选择。诱导时麻醉宜深，以免置入气管镜时患者出现挣扎及严重的心血管反应。麻醉后，充分面罩给氧，进行口腔、咽部、声门逐级局部表面麻醉，表面麻醉以利多卡因、丁卡因为主，控制单位时间内总量，以免局麻药中毒。从气管镜侧孔给氧，可持续氧气吸入，目前多采用喷射呼吸机喷射通气，高频、常频皆可。喷射压力应严格控制，时刻关注手术进程，患者胸廓起伏状态，随时调整喷射压力。需避免高喷射通气压，胸廓过度起伏和胸廓回缩不良的喷射通气，以维持可接受的氧饱和度即可。但由于该病例中考虑到喷射通气易导致血和分泌物随喷射气流进入下呼吸道，发生支气管痉挛，因此该病例中并未使用喷射通气。

麻醉维持以患儿保留自主呼吸，手术过程中无体动反应为原则。由于通气期间使用吸入麻醉不可行（手术室污染，不能精确控制吸入麻醉药物浓度），大多数情况下可采用全凭静脉维持，联合使用丙泊酚和短效阿片类药物（如瑞芬太尼），右美托咪定等可以实现镇静、遗忘、镇痛，同时手术结束后还可以迅速恢复清醒。

此外，间歇呼吸暂停法也是美国儿童耳鼻喉科麻醉医师对于该类手术较喜欢使用的一种麻醉方法，该方法可确保患儿完全没有体动，可以排除体动影响手术操作及增加损伤气道的风险。在进行呼吸暂停，间断通气时，通过气管导管进行插管和通气，使用 100% 纯氧可延长无呼吸时间，使用肌松剂避免手术操作时任何微小的体动，经过纯氧通气后拔除气管导管,这时外科医师进行短暂的手术操作。密切关注外周血氧饱和度,在患者出现缺氧前进行再次插管,再次氧合通气。

由于声门下血管瘤切吸术中,麻醉通气与手术共用一个气道,保持气道通畅是手术成败的关键。手术过程中,术者将吸引器始终置于瘤体边缘,以防切吸过程中血液过多流入下气道。若血液流入下气道,血氧饱和度不能维持正常,应即刻行气管插管吸除下气道积血,待血氧饱和度稳定后拔除插管继续切吸瘤体。此病例中患儿曾出现氧饱和度下降,主要考虑上述情况,予以相应处理后,氧饱和度回升。外科医生对瘤体切除、止血、及时清理下气道积血等每个步骤及细节,都与保持气道通畅息息相关。瘤体切除后,往往选择气管插管,以便彻底吸除少量流入下气道的残留血液。根据瘤体阻塞情况选择是否拔除气管导管,对于多发性血管瘤,瘤体阻塞气管径>70%的患者,选择术后保留气管导管送 ICU 观察。

6. 喷射通气技术的工作原理是什么? 有何并发症?

喷射通气是一种高压氧气通过狭窄管道喷射而出,在开放的管道中带着周围的空气前进,形成卷吸气流,进而提供有效通气。喷射出的氧气与卷吸气孔混合进入人体内,氧浓度的高低与喷射压力、喷射头的粗细有关。潮气量的大小与喷射压力、方向、与管道角度、气道内深入程度及患者胸廓和肺顺应性有关。喷射通气提供了一种在非密闭的管道系统中,传送生理潮气量的简单方式。

喷射通气最严重的并发症是气胸和纵隔气肿。其他的的并发症包括:黏膜干燥、通气氧合不满意、低氧血症和高二氧化碳血症、胃扩张、反流、甚至破裂等。此外,喷射通气易导致血液和肿瘤组织碎片被喷射至下呼吸道,引起支气管痉挛或肿瘤播散,因此,对有出血倾向的手术,如喉部乳头状瘤,声门下血管瘤及喉部肿瘤等,不宜使用声门上喷射通气。

7. 术后拔除气管导管常见的并发症有哪些,如何处理?

喉部水肿是术后早期最常见的并发症,可出现胸壁凹陷,吸气性喉鸣,术后应对患者进行湿化氧气吸入,静脉予以类固醇激素及抗生素治疗,也可雾化吸入消旋的肾上腺素。由于患者喉部的高反应可能会发生喉痉挛,在喉部局部用以局麻药可以减少喉痉挛的发生。如喉痉挛已经发生,可以面罩加压给以纯氧来处理,更加严重的喉痉挛可能需要给以小剂量的琥珀胆碱。

【小结】

婴幼儿声门下血管瘤手术的麻醉,术前应详细了解病情,做好充足的麻醉前准备,制定好紧急预案,在外科医师到场后实施麻醉诱导,可采用保留自主呼吸和间歇性呼吸暂停法进行术中气道管理,采用喷射式通气需警惕气胸和皮下气肿的发生,术后加强监测,防止喉水肿及喉痉挛的发生。

【专家简介】

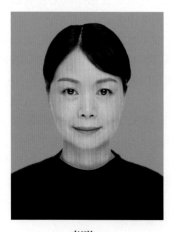

赵璇,主任医师。博士。同济大学附属第十人民医院麻醉科主任。主要从事临床麻醉工作,擅长危重病人的麻醉,在小儿、成人心脏手术麻醉及困难气道方面积累了丰富经验。主持上海市科委课题2项,国家自然基金1项,共发表中英文论著二十余篇。担任中华医学会麻醉学分会气道管理学组委员;上海市医学会麻醉学专科分会委员;上海市口腔医学会麻醉学专业委员会委员;中国心胸血管麻醉学会围术期基础与转化医学分会委员;中国医师协会麻醉学医师分会青年委员。

赵璇

【专家点评】

1. 对于婴幼儿声门下血管瘤,术前应详细了解病情,包括血管瘤的位置,深度,呼吸困难程度,全身症状等,由于手术和通气共用同一气道,术前应与手术医师沟通手术方式、麻醉方法及气道管理策略。术前应充分准备,考虑各种困难,并将相关的措施准备到位。

2. 此类患儿的气道管理贯穿整个围术期,关键是选择何种方式维持气道。由于肿瘤位于声门下,气管内插管妨碍手术操作,且手术时间较短,因此,选择保留自主呼吸方式较为可行。即便术中出现低氧血症,也可很容易置入气管导管进行氧合。

3. 麻醉诱导的关键是如何使患儿意识消失并达到一定的麻醉深度,同时能够保留患儿的自主呼吸。七氟烷吸入诱导应为首选,根据患儿的反应调整适宜的浓度。待患儿意识消失后,应评估自主呼吸是否能够维持有效通气和氧合。然后再实施气道表面麻醉。

4. 由于术中气道非密闭,因此,应采取静脉麻醉维持。麻醉宁深勿浅,深则呼吸抑制,但很容易通过置入气管导管或声门上通气维持氧合,过浅则容易引发气道痉挛。

5. 术中需采取措施预防血液误吸入下气道。

【参考文献】

1. Chinnadurai S, Sathe NA, Surawicz T. Laser treatment of infantile hemangioma: A systematic review. Lasers in surgery and medicine. 2016, 48 (3): 221-233.
2. Huang Q, Lyu J, Zhang Z, et al. Treatment of infantile subglottic hemangioma by microdebrider. Chinese journal of otorhinolaryngology head and neck surgery. 2014, 49 (6): 457-461.
3. Li-Qiao Y, Jian-Wei Z, Jing-Jie L, et al. The risk factors of intraoperative anesthesia adverse events in children with laryngeal diseases. Journal of clinical anesthesia. 2016, 34: 535-539.
4. Claros A, Fokouo JV, Roqueta C, et al. Management of subglottic hemangiomas with carbon dioxide laser: Our 25-year experience and comparison with the literature. International journal of pediatric otorhinolaryngology. 2015, 79 (12): 2003-2007.
5. El Hammar-Vergnes F, Cros AM. High frequency jet ventilation in paediatric anaesthesia. Annales francaises d'anesthesie et de reanimation. 2003, 22 (7): 671-675.
6. Knights RM, Clements S, Jewell E, et al. Airway management in patients with subglottic stenosis: experience at an academic institution. Anesthesia and analgesia. 2013, 117 (6): 1352-1354.
7. Vo DN. Anesthesia for patients with subglottic cysts. Clinical case reports. 2016, 4 (2): 209-211.

131 声门下狭窄患儿的麻醉管理

【导读】

医源性创伤如气管插管、高位气管切开是小儿继发性气管狭窄的主要原因之一,气道手术的挑战在于麻醉医师与手术医师共用同一呼吸道,患儿存在通气不足与低氧血症的风险。麻醉医生需要了解气管狭窄的病因,合理评估患儿的呼吸及循环状况,选择合理的麻醉方式和麻醉药物。麻醉医师在保障患儿气道安全同时,为外科医师创造良好的手术条件,并注意术中监测及不良事件的防范。

【病例简介】

患儿,男性,1月26天,体重4.5kg,因"咳嗽、气喘3天"入院。患儿生后35天因"气喘"在当地医院重症监护室治疗,期间行"气管插管"1周。3天前无明显诱因出现阵发性咳嗽,有痰不易咳出,伴有气喘,哭时声音嘶哑伴脸色发绀。

入院查体:T 37.2℃,P 182次/分,R 46次/分,BP 98/53mmHg,SpO₂ 94%。神志清,急性面容,呼吸欠规则,鼻翼扇动,三凹征明显,两肺呼吸音粗,可闻及喘鸣音,心律齐、心音有力,L2~3肋间闻及Ⅱ~Ⅲ级收缩期杂音。腹部及神经系统查体无特殊。

实验室检查:血气分析:PH 7.250,PaCO₂ 76.3mmHg,PaO₂ 34.5mmHg,HCO₃⁻ 20.1mmol/L,ABE −5.9mmol/L;血常规:WBC 12.15×10⁹/L,L 54.8%,Hb 112g/L,HCT 34.8%,PLT 472×10⁹/L;肝肾功能:正常;凝血功能:正常;影像学检查:胸片:右侧支气管肺炎伴肺不张;心脏超声:先天性心脏病,房间隔缺损(继发孔型0.45cm),三尖瓣轻度反流。CT气道三维重建:声门下局部气管形态不规则,见软组织密度影,管腔变窄(图9-11),气管中下段,左、右主支气管未见狭窄及扩张。纤维支气管镜检:声门下气道狭窄(图9-12)。

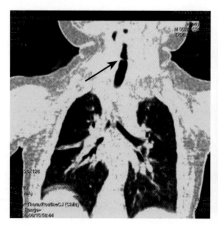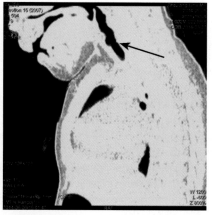

图9-11　CT三维气道重建图

入院诊断:急性支气管肺炎;先天性喉喘鸣。入院后予抗感染、化痰、解痉平喘等治疗后患儿咳嗽减轻,面罩吸氧下SPO₂ 99%~100%,轻度三凹征,两肺呼吸音粗,仍可闻及喘鸣音。复查血气分析:pH 7.353,PaCO₂ 41.3mmHg,PaO₂ 68.7mmHg,HCO₃⁻ 24.1mmol/L,ABE −0.8mmol/L;血常规:WBC 10.9×10⁹/L,LY% 24.2%,Hb 110g/L,HCT 34.8%,PLT 521×10⁹/L;复查胸片:两肺纹理增粗。

术前诊断:急性支气管肺炎;声门下狭窄;先天性心脏病,房间隔缺损。拟行经纤维支气管镜辅助声门下狭窄电切+软组织冷冻治疗术。麻醉选择:全身麻醉。

患儿入室BP 89/47mmHg,HR 138次/分,R 36次/分,SpO₂ 97%(吸空气)。麻醉诱导:8%七氟烷吸入,开放静脉后予地塞米松2mg、盐酸阿扎斯琼2mg、阿托品0.1mg、咪唑安定0.5mg和丙泊酚9mg,然后置入1.0# LMA,保留自主呼吸,通气良好,P_ET CO₂ 42mmHg。麻醉维持:瑞芬太尼0.1~0.2μg/(kg·min),丙泊酚100~200μg/(kg·min)氧浓度100%(使用电凝时氧浓度<30%),术中根据生命体征调整麻醉深度,在电切前10分钟和冷冻后10分钟检查血气分析(表9-4)。

表9-4　术中血气分析结果

血气分析	电切前 10min	冷冻后 10min	血气分析	电切前 10min	冷冻后 10min
PH	7.373	7.376	Lac(mmol/L)	0.7	0.9
PO₂	120	130	BE(mmol/L)	−1	−0.8
PCO₂	50.8	41.5	HCO₃⁻(mmol/L)	24.6	23.7

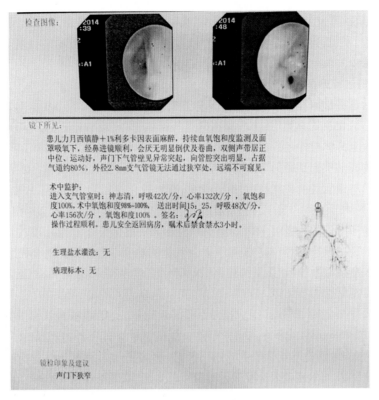

图 9-12　纤维支气管镜检结果

　　术中呼吸内镜经喉罩达声门下狭窄部位,电切膜样组织直至膜的基底部,手术时长 50 分钟,术中 HR 112~125 次/分,BP 85~102mmHg/55~62mmHg,$P_{ET}CO_2$ 33~49mmHg,平均气道压 22~28cmH$_2$O,输注乳酸林格氏液 120ml。术毕停丙泊酚和瑞芬太尼,自主呼吸保持良好,吸除口咽部分泌物后拔除喉罩。对乙酰氨基酚栓剂 150mg 塞肛后送麻醉复苏室观察,1 小时后患儿呼吸平稳,送返病房。

【问题】

1. 小儿气道狭窄的原因有哪些?
2. 气道手术患儿如何进行麻醉评估?
3. 气道手术的麻醉方式有哪几种,各有何优缺点?
4. 气道手术的通气方式有哪几种,各有何优缺点?
5. 小儿气道手术如何选择麻醉药物?
6. 气道手术可能存在哪些不良事件?
7. 气道手术的类型有哪些?

1. 小儿气道狭窄的原因有哪些?

　　小儿气道狭窄可分为先天性和后天性。(1)先天性气管支气管狭窄包括气管蹼、气管发育不全、气管软化,气管支气管狭窄可单部位/多部位狭窄,单独存在或伴发其他呼吸系统/心血管畸形;血管对气道的压迫(双主动脉弓,左位主动脉弓,右位主动脉弓,颈部主动脉弓,异常无名动脉及左肺动脉吊带等);先天性心脏病对气道的压迫(肺动脉扩大,左房扩大,全心扩大)。(2)儿童后天性的气管狭窄多由创伤、感染、异物及肿瘤造成,而医源性的创伤如气管插管、高位气管切开是继发性气管狭窄的重要原因之一,随着对医源性损伤的认识和预防,其发生率已从 20 世纪 60 年代的 10%~20% 降至 1.0%~8.3%。仅 1%~2% 的患儿有临床症状或存在严重的狭窄。气管插管后气囊甚至是气管导管本身对气道侧壁产生的机械压力可造成气道黏膜缺血、水肿甚至溃疡、坏死,气管内分泌物的瘀滞可继发感染、软骨膜炎,管腔内结缔组织增生最终导致气管狭窄。插管和气管切开后气管狭窄可分为3类:单纯袖套状狭窄、单纯造口狭窄及造口复合袖套状狭窄,其中单纯袖套状狭窄最为常见,于气管导管或气管切开套管气囊水平呈圆柱状狭窄。气管导管套囊压力>20mmHg,插管后患者头部被动地过度运动,继发于心源性休克的呼吸衰竭患者都是气管狭窄发生的风险因素。

2. 气道手术患儿如何进行麻醉评估?

对小儿气道狭窄的合理评估有利于制定完善的麻醉方式,主要应注重以下几方面:①病史采集和体格检查:患儿出生情况(是否足月顺产、出生时体重、哭声情况),有无气管插管/气管切开史,有无呼吸道手术病史,有无心血管疾病史等。体检除常规全身体检外还应特别注重胸部的听诊,是否存在哮鸣音,哮鸣音在吸气相还是呼气相等。对于可能影响气道管理的其他头面部畸形也应特别重视,如小颌畸形、巨舌症、后鼻孔闭锁等。②辅助检查:CT扫描气道重建能很好地显示气道管腔的整体形态,有无狭窄,有无软化及塌陷,还可判断气管软骨有无缺损;硬支气管镜、纤维支气管镜能很好地显示声门及声门下气管的形态,有无塌陷、软化,有无肉芽组织增生,有无瘢痕组织生长等。对于先天性血管畸形压迫的患者可采用颈胸部MRI。③狭窄部位及严重程度的评估:按部位可分为声门上、声门、声门下及中央气道的狭窄,以声门下及隆突以上气管的狭窄最为多见。狭窄程度按照Myer CM Rd等提出的Ⅳ度分类法:Ⅰ度:狭窄横截面面积/正常管腔面积<50%;Ⅱ度:狭窄横截面面积/正常管腔面积51%~70%;Ⅲ度:狭窄横截面面积/正常管腔面积71%~99%;Ⅳ度:完全阻塞。④气道评估的方法有很多,包括张口度、颈部活动度、下颌骨水平长度、甲颏间距、颏胸间距、身高-甲颏间距比例、上下唇咬合试验、Mallampati困难气道分级法、Cormack-Lehane评分、Willson综合评估法等。但这些评估方法都有各自的局限性。因此通常将这些变量结合起来,更能提高气道评估的敏感性及准确性。存在三凹征、鼻翼扇动的患者还应进行呼吸困难的评估,可采用MRC呼吸困难量表(表9-5)及博尔格量表对呼吸困难程度从0到10进行定级(表9-6)。达尔豪西呼吸困难和主观知觉量表(Dalhousie Dyspnea and Perceived Exertion Scales)以图画的方式将胸闷、咽喉闭合、呼吸费力程度及腿部劳累程度进行评估从而反映呼吸困难的程度(图9-13)。

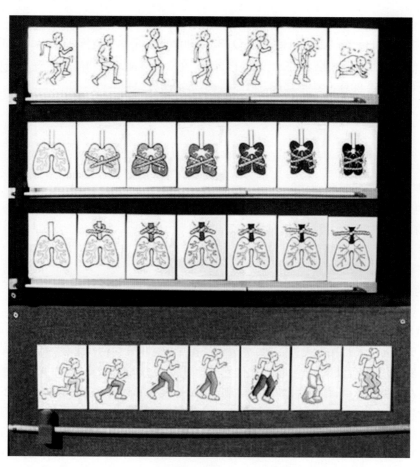

图9-13　达尔豪西呼吸困难和主观知觉量表

表9-5　MRC 呼吸困难量表

级别	呼吸困难的程度
0	除做剧烈运动以外不会发生呼吸困难
1	行走于斜坡或快速行走于平地时呼吸困难
2	以比大多数人慢的速度行走于平地时呼吸困难,或者在停止行走15分钟后依旧呼吸困难
3	在平地上停止行走数分钟后依旧呼吸困难
4	进行穿衣等非常轻微的活动时发生呼吸困难,并无法出门

表9-6　博尔格量表

评分	呼吸困难	评分	呼吸困难
0	一点也不觉得呼吸困难或疲劳	4	略严重的呼吸困难或疲劳
0.5	非常非常轻微的呼吸困难或疲劳,几乎难以察觉	5	严重的呼吸困难或疲劳
1	非常轻微的呼吸困难或疲劳	6 ~ 8	非常严重的呼吸困难或疲劳
2	轻度的呼吸困难或疲劳	9	非常非常严重的呼吸困难或疲劳
3	中度的呼吸困难或疲劳	10	极度的呼吸困难或疲劳,达到极限

3. 气道手术的麻醉方式有哪几种,各有何优缺点?

气道手术麻醉的主要困难在于麻醉与手术共用同一呼吸道,存在相互干扰、手术风险性增大的问题。对于Ⅱ度及以下狭窄手术的麻醉国内外仍多在局麻或基础麻醉+局麻下进行,但是,局麻下操作存在诸多问题:①因声门开合及患者配合程度不同,表面喷雾麻醉常常导致气管及支气管麻醉不充分;②环甲膜穿刺麻醉,因患者痛苦和恐惧难以接受;③对于因呼吸困难被迫端坐体位的患者,影响手术操作;④手术操作引起刺激性咳嗽以及对抗性体动,患者配合度差,容易引起大出血、反流误吸等并发症;而小儿呼吸、循环代偿能力较差,不耐受缺氧,气道对刺激非常敏感,手术操作时易引起患儿气道痉挛、屏气、缺氧和二氧化碳蓄积甚至心跳骤停;⑤手术过程加重患者呼吸困难,且无法保障足够的氧供,导致手术间断,影响术者操作,延长手术时间;⑥部分局麻患者术后可产生长期的心理障碍。

全身麻醉能达到足够的麻醉深度,在保障患者安全的基础上,减轻患者的痛苦,为术者提供理想的手术条件。气管插管、喉罩及高频喷射通气能够满足不同部位的气道手术要求。常规全身麻醉建立人工气道均采用气管插管的方式,但是气道狭窄的位置过高易影响气道内手术的操作。儿科病人特别是婴幼儿,存在纤维支气管镜通过普通气管导管不顺畅的问题,手术视野暴露不佳。而喉罩不进入气管,不直接接触声带,对气管和声带不会产生机械性损伤,并可根据狭窄的部位、程度决定治疗的时间,使通气和手术操作得以同时进行。

4. 气道手术的通气方式有哪几种,各有何优缺点?

气道手术的气道管理方式主要有四种:控制通气、自主呼吸、间歇通气呼吸暂停、喷射通气。①控制通气:气管插管控制通气是最安全的麻醉技术。优点是可控制气道,间歇正压通气确保术中氧供,能进行 $P_{ET}CO_2$、气道阻力等呼吸功能监测,声带固定,麻醉深度平稳,术中体动、呛咳、支气管痉挛和喉痉挛的发生率较低,且导管的气囊可避免血液和肿瘤组织进入气道。但是,气管导管干扰了手术视野及手术操作,特别是声带后联合和声门下的手术,激光手术则需使用特制的气管导管,氧浓度(FiO_2)<40%,避免气道燃烧。为了减少气管导管对手术野暴露的干扰,一般采用小口径导管,气道阻力与气道半径的4次方成反比,导管太细易致气道压力增高,甚至通气不足。②自主呼吸:优点是气道开放,不影响手术操作;因病人维持自主呼吸,在某些特殊手术(小儿喉软化症杓会厌褶切除术)可观察气道运动以供准确掌握手术范围。但要求操作者技术娴熟,维持恒定麻醉深度的同时确保足够通气。缺点是开放气道不能监测 $P_{ET}CO_2$,有可能发生高碳酸血症;血液或组织碎片有可能流入下气道。③间歇通气呼吸暂停:常规麻醉诱导后插入合适的气管导管,给予正压通气直到 SpO_2>98%,然后拔出气管导管,进行外科手术。当 SpO_2 低于90%时,再次置入气管导管开始新一轮控制通气,通气与手术交替进行。呼吸暂停时,$PaCO_2$ 在第一分钟升高 12.2mmHg,随后的4分钟每分钟升高 4.2mmHg;PaO_2 在第一分钟降低 105mmHg,随后的4分钟每分钟降低 31mmHg。插入气管导管后,通常4~7次的过度通气就可扩张闭合的肺泡,排出二氧化碳。其优点包括改善手术野、没有可燃物质和术中没有声带活动。其最主要的问题是通气不足引起的缺氧,3~4 岁小儿耐受呼吸暂停时间约 3 分钟,因此间歇通气呼吸暂停技术只适用于短小的外科手术。虽然满足了手术操作的要求,但移除气管导管时可能发生误吸、反复插管易引起损伤、通气暂停引起缺氧及二氧化碳储留以及外科操作时间受限等缺点。④喷射通气:喷射通气是使用小直径的导管通过高压气流驱动进行合适的通气。其原理是利用 Venturi 效应,即当高压下的氧气流通过一个狭小的开口时,在其压力迅速降低的同时,将大量空气卷入氧气流中,使总气流量明显加大而达到有效通气。喷射通气的优点是导管口径小,最细可允许内径 1.5mm 的导管,不妨碍手术视野,已被广泛应用于耳鼻喉科支撑喉镜下的手术;缺点是难以进行 $P_{ET}CO_2$ 监测,可能造成气压伤,包括皮下气肿、纵隔气肿和气胸,还可能将血液和组织碎片吹入气道。喷射通气根据途径可以分为声门上喷射通气和声门下喷射通气。声门上喷射通气,其缺点是有将血液和组织碎片吹入气道的可能,不推荐用于喉乳头状瘤切除术。声门下喷射通气是将喷射导管经口(或经鼻、经环甲膜穿刺)插入气管内,优点是喷气通路和手术入路不在一条通道内,避免声带震动,缺点是导管占据气道内一定空间,且增加了气压伤的风险。

气道内手术通气方式的选择应同时考虑患者和手术两方面的因素,包括:气道内病变的性质及位置、拟施行的手术方式、术前气道困难的程度、呼吸功能状态、存在的合并症等,原则上应选择麻醉医生和手术者最熟悉且对病人最安全的通气方式。

5. 小儿气道手术如何选择麻醉药物?

气道狭窄的患者都存在一定程度的气道阻塞,术前镇静药物的使用需慎重,必须根据病情权衡利弊后使用。①麻醉前用药:有人主张使用抗胆碱能药物,既能减少腺体分泌,又能预防吸入药物引起的心动过缓。也有认为使用抗胆碱能药物不利于术后分泌物的排出。②麻醉药:麻醉药采用静脉麻醉还是吸入药物麻醉一直是颇具争议的话题。七氟烷因具有无刺激性气味,诱导快速平稳的特点,是较为理想的吸入性麻醉药物,特别在尚未开放静脉通路的小儿麻醉诱导有着不可替代的优势。与成人相比,小儿因其分钟通气量/功能残气量较高,血/气分配系数较低,吸入麻醉药的吸收和分布较成人快。七氟烷溶解度较低,对中枢神经可产生激惹的不良反应,干扰中枢神经系统神经元突触抑制和兴奋间的平衡,容易出现麻醉快速苏醒后躁动,其发生率可高达 80%。停止吸入七氟烷后使用丙泊酚(1mg/kg)及芬太尼(1μg/kg)均可减轻术后躁动,丙泊酚更能有效地降低术后恶心呕吐的发生率。咪达唑仑及丙泊酚均具有良好的镇静遗忘作用,能提供较好的舒适度和快速苏醒。阿片类药物能较强地抑制气道应激反应和镇咳,应用于气道手术中具有独特的优势。有研究报道采用丙泊酚[300μg/(kg·min)]复合瑞芬太尼[0.1μg/(kg·min)]泵注保持自主呼吸的方式在小儿斜视及气道手术中取得满意的麻醉效果,50% 患儿保留自主呼吸的瑞芬太尼最大输注速度与年龄相关:<3 岁,0.192μg/(kg·min);3~6 岁,0.095μg/(kg·min);6~9 岁,0.075μg/(kg·min)。幼儿比儿童更加容易维持自主呼吸,小于 3 岁的幼儿可以忍受更高剂量的瑞芬太尼输注速度,这可能与婴幼儿比儿童的药物分布容积与清除率更大相关。血浆靶控输注瑞芬太尼对呼吸的抑制作用主要表现为呼吸频率减慢或呼吸暂停,并在用药后 5~10 分钟时最为明显,这与瑞芬太尼的效应浓度变化相一致。在临床实践中,对于气道狭窄或怀疑存在气道梗阻困难插管的患儿,可以采用了保持自主呼得方法,但无论何种药物或联合应用均对呼吸有一定程度的抑制。③肌松药:气道手术是否使用肌松药也存在不同的意见。有学者认为保持自主呼吸容易出现呼吸抑制及二氧化碳潴留,使用肌松药可减少气道痉挛和体动。

因此,需要在加深麻醉的过程合理把握麻醉深度,使术中操作时患儿既不呛咳、体动,又不抑制呼吸,在自主呼吸情况下仍保持良好的通气。

6. 气道手术可能存在哪些不良事件?

气道手术可能存在气道痉挛、气道梗阻、气道管理困难(标准选择的气管导管难以通过狭窄气道)、低氧血症、血流动力学不稳定、创面出血、误吸、气胸、纵隔气肿、感染、气管-食管瘘及术后气道水肿等。

7. 气道手术的类型有哪些?

气道手术的类型包括内镜下修复、喉气管重建或节段性狭窄段切除端端吻合术。对于 Ⅱ 度及以下狭窄患者通常采用气道扩张技术或观察治疗,扩张术包括硬支气管镜扩张术、支架置入术、经皮扩张术、纤维辅助球囊扩张、氩气冷凝和激光治疗伴有/无支架植入术等;对于 Ⅲ 度及 Ⅲ 度以上狭窄通常采用喉气管重建术;对部分 Ⅳ 度狭窄范围广泛者,可选择狭窄段切除的端-端吻合术。气道手术的选择取决于气管狭窄损伤是否累及气管软骨,即使非手术治疗成功的患者还可能因为气管软骨的损伤而复发,对这类患者来说手术切除狭窄气管或气道重建是唯一可行的治疗方法。

【小结】

本例患儿我们采用了保持自主呼吸逐步加深麻醉的方法,达到一定的麻醉深度后插入喉罩,麻醉维持采用丙泊酚复合瑞芬太尼并保持自主呼吸,给手术医师创造良好的手术条件。充分的术前评估、术中严密的监测、不良事件的预防和及时处理是做好气道手术麻醉的关键。

【专家简介】

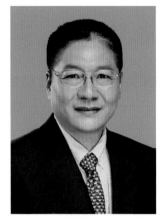

胡智勇

胡智勇,教授。 浙江大学医学院附属儿童医院麻醉科主任。 中华医学会麻醉学分会儿科麻醉学专业组委员,浙江省医学会麻醉学分会副主任委员,浙江省医师协会麻醉学分会副会长,浙江省神经科学学会麻醉学专业委员会副主任委员,中国研究型医院学会麻醉学专业委员会委员。 The journal Current Medicinal Chemistry, International Journal of Neurology Research 通讯编委。 承担国家自然科学基金 2 项及省部级课题 9 项,发表学术论文 50 余篇,其中 14 篇 SCI 收录,参编专著 9 部,其中主编 1 部、副主编 3 部。

【专家点评】

1. 气道手术麻醉与手术共用同一呼吸道,麻醉手术风险增大,是对麻醉医生的一个挑战。

2. 充分的术前评估、术中严密的监测、不良事件的预防和及时处理是做好气道手术麻醉的关键。

3. 小儿气道手术在儿童狭小的气道内进行操作,不仅需要维持患儿足够的通气和氧合,同时应尽可能减少对手术视野暴露的影响。

4. 小儿呼吸、循环代偿能力较差,不耐受缺氧,气道对刺激非常敏感,手术操作时易引起患儿气道痉挛、屏气、缺氧和二氧化碳蓄积甚至心跳骤停,而术中使用电凝时氧浓度过高容易导致电火花灼伤气道,氧浓度过低更易导致缺氧。

5. 本例全凭静脉下维持麻醉保持自主呼吸,保障患儿气道的通畅可控,给手术医师创造良好的手术条件。该方法有利于术后苏醒及拔管,难点在于维持合适麻醉深度,使术中操作时患儿既不呛咳、体动,又不抑制呼吸。

【参考文献】

1. Stenton C. The MRC breathlessness scale. Occup Med(Lond),2008,58(3):226-227.

2. Wahidi M M, Jain P, Jantz M, et al. American College of Chest Physicians consensus statement on the use of topical anesthesia, analgesia, and sedation during flexible bronchoscopy in adult patients. Chest, 2011, 140(5):1342-1350.

3. Barker N, Lim J, Amari E, et al. Relationship between age and spontaneous ventilation during intravenous anesthesia in children[J]. Paediatr Anaesth, 2007, 17(10):948-955.

4. Hadi U, Hamdan A L. Diagnosis and management of tracheal stenosis[J]. J Med Liban, 2004, 52(3):131-135.

5. Rea F, Callegaro D, Loy M, et al. Benign tracheal and laryngotracheal stenosis:surgical treatment and results. Eur J Cardiothorac Surg, 2002, 22(3):352-356.

6. Hashemzadeh S, Hashemzadeh K, Kakaei F, et al. Surgical treatment of postintubation tracheal stenosis:Iranian experience of effect of previous tracheostomy. Int J Gen Med, 2012, 5:93-98.

132　小儿支气管异物取出术麻醉

【导读】

小儿支气管异物取出术全麻的实施与管理重点为气道的控制，以及如何为手术操作提供满意的条件。术前对异物的客观评估关系到麻醉方案的设计，以及紧急状况时的预案。全身麻醉应为首选，具体实施应根据麻醉医生的熟练程度和可及的条件进行设计，喷射通气在此类手术中发挥着独特的优势。麻醉深度需足够满足硬质支气管镜在气道内操作刺激。

【病例简介】

患儿，男，1岁3个月，因进食花生米后呛咳伴呼吸困难3小时，到急诊室救治。患儿3小时前进食花生米后呛咳，伴呼吸困难，无发热和呕吐。发病以来神志清，未进食进饮。既往否认遗传病史，无手术史和药物过敏史。急诊以"支气管异物"收住院，拟急诊行气管异物取出术。

术前检查：体温37℃，心率（HR）140次/分，呼吸频率（RR）20次/分，血压（BP）80/40mmHg，体重12kg。发育正常，营养中等，神清，体位自如，皮肤黏膜无苍白、发绀，口唇无发绀。双肺听诊可闻及哮鸣音，左侧呼吸音略弱，余查体未见异常。

实验室检查：HGB 90g/L，PLT：387×10^9/L，Na^+：136mmol/L，Ca^{2+}：1.02mmol/L，K^+：3.8mmol/L，Cl^-：104mmol/L，PH：7.354，Lac：3mmol/L，BE：−0.5mmol/L。肝肾功能、凝血功能无异常。胸部正位片：心肺膈未见异常，胸腺不大。

患儿于17:00点入手术室，神情淡漠，面色潮红，口唇无发绀，查体：双肺可闻及哮鸣音，左肺呼吸音较弱，呼吸频率30-40次/分，三凹征，II度呼吸困难。SPO_2 93%，HR 190次/分。开放静脉，5%葡萄糖注射液+生理盐水100ml，阿托品0.1mg静脉注射。面罩吸氧至SPO_2 96%，开始麻醉诱导：氯胺酮20mg（分两次静脉注射），芬太尼10μg，丙泊酚20mg（分两次静脉注射），诱导期还分别给予利多卡因10mg，地塞米松5mg。患儿意识消失后，保留自主呼吸，呼吸频率30~40次/分。术者置入支气管镜，进入主气管后患儿呼吸渐弱至停，SPO_2迅速下降至40%，HR降至40次/分。撤除气管镜急行气管内插管（ID3.5带套囊），同时给予肾上腺素0.1mg，手控辅助呼吸，气道阻力大，给予琥珀胆碱10mg，丙泊酚20mg。SPO_2升至92%~93%，HR一度升至190次/分，后稳定于150~160次/分。麻醉维持七氟烷0.8%。

诱导后15分钟（17:13）血气分析：pH 6.88，PaO_2 87mmHg，$PaCO_2$ 116mmHg，HCO_3^- 21.7mmol/L，HCO_3^- 14.2mmol/L，BE（B）−13.4mmol/L，BE −11.5mmol/L，Lac 4.9mmol/L。静脉5% $NaHCO_3$ 20ml，20%甘露醇50ml，冰帽降温。等待麻醉科和耳鼻喉科主任到场。其间SPO_2 85%~95%，HR 145~160次/分。手控辅助呼吸潮气量40~50ml，呼吸频率20~30次/分，气道压25~35cmH_2O。

第二次动脉血气分析（17:40）：PH 6.97，PaO_2 93mmHg，P_aCO_2 103mmHg，HCO_3^- 23.7，HCO_{3std} 17.9mmol/L，BE（B）−8.9mmol/L，BE_{efc} −8.1mmol/L，Lac 1.8mmol/L。给予维库溴铵1mg，更换气管导管（ID4.0）行手控呼吸，潮气量50~60ml，呼吸频率25~35次/分，气道压25~35cmH_2O。

第三次动脉血气分析（18:05）：pH 7.00，PaO_2 167mmHg，$PaCO_2$ 112mmHg，HCO_3^- 27.6mmol/L，HCO_{3std} 20.6mmol/L，BE（B）−5.6mmol/L，BE_{efc} −3.7mmol/L，Lac 0.7mmol/L。

第四次动脉血气分析（18:55）：pH 7.13，PaO_2 217mmHg，$PaCO_2$ 89mmHg，HCO_3^- 29.6mmol/L，HCO_{3std} 24.1mmol/L，BE（B）−1.2mmol/L，BE_{efc} 0.4mmol/L，Lac 0.5mmol/L。

19:40 两位科主任到场后,给予丙泊酚 20mg,芬太尼 10μg,维库溴铵 0.5mg,地塞米松 3mg。拔出气管导管,置入支气管镜开始手术操作。喷射呼吸机经支气管镜侧孔控制通气,驱动压 0.2KPa,呼吸频率 20 次/分。操作过程中 SPO_2 75%~90%,HR 130~150 次/分。

20:16 在左主气道取出一块花生米约 0.2cm×0.3cm×0.3cm,听诊左肺哮鸣音减弱。

第五次动脉血气分析(20:22)血气分析:PH 7.21,PaO_2 158mmHg,$PaCO_2$ 70mmHg,HCO_3^- 28.0mmol/L,HCO_{3std}^- 24.1mmol/L,BE(B) -1.1mmol/L,BE_{efc} 0.1mmol/L,Lac 0.4mmol/L。

20:30:在左下支气管取出第二块异物约 0.2cm×0.3cm×0.25cm。双肺哮鸣音明显减弱,拔出支气管镜,置入喉罩。

第六次动脉血气分析(20:47):PH 7.28,PaO_2 157mmHg,$PaCO_2$ 55mmHg,HCO_3^- 25.8mmol/L,HCO_{3std}^- 23.4mmol/L,BE(B) -1.6mmol/L,BE_{efc} 0.9mmol/L,Lac 0.5mmol/L。自主呼吸恢复,SPO_2 93%~100%,HR 130~140 次/分,拔出喉罩。

第七次动脉血气分析(21:07):PH 7.24,PaO_2 247mmHg,$PaCO_2$ 57mmHg,HCO_3^- 24.4mmol/L,HCO_{3std}^- 22.2mmol/L,BE(B) -3.6mmol/L,BE_{efc} -3.0mmol/L,Lac 0.8mmol/L。SPO_2 97%~100%,HR 130~140 次/分。安返病房。

次日晨随诊:患儿双肺左下肺少许哮鸣音,SPO_2 98%~100%,HR 130~140 次/分。

【问题】

1. 小儿支气管异物有哪些特点?
2. 本例小儿术前评估应关注哪些重点?
3. 手术时机如何选择?
4. 如何进行麻醉前准备?
5. 如何为此患儿设计麻醉方案?
6. 如何分析术中发生的紧急气道情况?
7. 术中如何选择通气模式及管理要点?
8. 如何看待支气管异物取出术中肌松药的使用问题?

1. 小儿支气管异物有哪些特点?
(1) 小儿支气管异物多发生在 1~3 岁年龄段;
(2) 右侧支气管异物多于左侧;
(3) 异物种类繁杂;
(4) 常伴发上呼吸道感染或肺部感染;
(5) 气道管理具有特殊性:①术前可能就存在呼吸困难;②配合检查较差;③难以耐受清醒麻醉诱导;④手术操作在气道内,人工气道的管理在术者手里;⑤人工气道为移动模式;⑥钳取异物过程可能发生急性气道梗阻。

2. 本例小儿术前评估应关注哪些重点?
此患儿无窒息、呼吸窘迫、发绀、意识不清等需要紧急处置的危急状况,允许进行详细的麻醉前评估。术前评估的重点应围绕异物及其相关并发症,以预判异物取出术的难度、时间和风险。早期诊断(24 小时以内)可以提高气道异物取出术的成功率并降低并发症的发生率。小儿本身配合检查困难,加上常伴有呼吸困难,因此,应注意评估的客观真实性。

(1) 异物吸入史是最重要的诊断依据(尽管不是所有的患儿均有明确的吸入史),吸入后常伴有咳嗽、喘息、发热、呼吸困难、喘鸣、发绀等表现。患儿有明确的进食花生米后呛咳,伴呼吸困难,气道异物诊断基本确立。

(2) 体检:双肺听诊可闻及哮鸣音,左侧呼吸音略弱,提示可能为左侧支气管异物。体检还可判断是否伴发呼吸困难及严重程度。患儿入院时体位自如,皮肤黏膜无苍白、发绀,口唇无发绀。入手术室时,呼吸频率 30~40 次/分,三凹征,II 度呼吸困难。SPO_2 93%,HR 190 次/分。

(3) 胸透、胸片、颈侧位片、CT 等影像学检查为辅助诊断。具有较大诊断价值的是胸透见呼吸时纵隔摆动。除非异物能够在 X 线下显影,否则通过胸片仅提示气道异物的间接征象,如肺气肿、肺不张、肺渗出等。患儿胸片未见异常,因吸入的花生米在 X 线照射下不显影。CT 三维重建技术可以准确地识别异物。

（4）对于异物史不明确、临床表现和影像学表现不典型的病例,术前应进行 CT 三维重建检查和（或）纤支镜检查,而不是首选硬支气管镜检查（多用于异物取出,而不是诊断）。

（5）异物性质判断:异物的种类繁多,此例吸入花生米,应询问花生米的大小、是否完整吸入。吸入的时间很重要,因为植物性异物在呼吸道内停留时间较长会膨胀,且增加并发症的发生率。

（6）判断并发症:严重合并症者术中比较容易出现低氧血症,术后也容易发生喉痉挛、低氧血症、气胸等呼吸系统不良事件。并发症与异物性质、大小、位置、存留时间,以及是否取过等有关。常见并发症包括:感染、肺不张、肺气肿,严重者可发生肺脓肿、脓胸、心衰等。该患儿异物吸入时间较短,除呼吸困难外,尚未发现其他并发症。

3. 手术时机如何选择?

手术时机的选择应综合考虑有无窒息等紧急状况、异物吸入的时间、钳取异物的难度、并发症的程度,以及医疗团队的经验。原则上,早期手术可以提高气道异物取出术的成功率并降低并发症的发生率,因异物阻塞气管而有窒息、神志不清等症状的需立即处理。经验丰富的耳鼻喉科医生、麻醉医生和护理人员非常关键,对于稳定的气道异物（异物位于一侧支气管内、无明显呼吸困难）,将手术推迟到次日工作时间进行并不会增加不良事件的发生率。此患儿已出现明显呼吸困难,采取有准备的急诊手术是适宜的。

4. 如何进行麻醉前准备?

在麻醉前评估和决策手术的基础上,充分的麻醉前准备对提高手术成功率和降低风险非常重要。①麻醉设备及装置:气源、电源、麻醉机、输液泵、监护仪等。特别强调气道管理工具的准备,喷射呼吸机或手动喷射通气装置必须调整好待用状态（包括连接麻醉机和支气管镜侧孔的连接管）,其他的包括喉镜、插管钳、气管导管（带管芯）、吸痰管、喉罩、鼻咽通气道、面罩、负压吸引器、气管切开包等;②麻醉及急救药品准备;③异物取出术设备:硬质支气管镜、异物钳、冷光源等;④人员准备:团队需要有经验丰富的耳鼻喉科医生和麻醉医生在场;⑤麻醉方案和应急方案预先确定,并在团队内良好沟通。

5. 如何为此患儿设计麻醉方案?

全身麻醉应为首选,具体实施应根据麻醉医生的熟练程度和可及的条件进行设计,主要的考虑因素包括,①异物的位置、操作的难度,以及预判的手术时间;②合理选择控制气道的方式,以确保有效通气和氧合;③是否使用肌松剂,及使用时机;④麻醉深度的控制;⑤异物取出后气道的控制;⑥术中出现紧急气道的预案。

此患儿入手术室时 II 度呼吸困难,呼吸频率 30~40 次/分,有三凹征,面罩通气给氧有效,SPO_2 可提高到 96%。患儿可耐受开放静脉,给予容量补充,选择静脉麻醉诱导。对于不配合的小儿,可行七氟烷吸入诱导,然后行静脉开放。无论静脉或吸入诱导,均尽可能保留自主呼吸。本例选择氯胺酮、芬太尼、丙泊酚静脉诱导,根据患儿情况,小剂量分次给予,确保患儿保留自主呼吸。诱导后给予利多卡因、地塞米松以减轻气道反应和术后气道水肿的可能。术中计划静脉麻醉维持,保留自主呼吸。

6. 如何分析术中发生的紧急气道情况?

术者将支气管镜置入主气管后,患儿呼吸渐弱至停,SPO_2 迅速下降至 40%,HR 降至 40 次/分。可能的原因为在麻醉深度不合适的情况下,硬质气管镜置入诱发下反应性气道痉挛。说明不应该在麻醉深度没有到位的情况下,匆忙置管。应该在患儿意识消失后,评估面罩通气效果,此患儿应该可以通过面罩控制气道,然后使用肌松剂,并调整好麻醉深度,再置入硬质支气管镜。

当脉搏氧饱和度持续下降后,麻醉医生迅速置入气管导管。此时发现手控辅助呼吸气道阻力大,给予琥珀胆碱,并注射丙泊酚加深麻醉,SPO_2 升高。插管前给予肾上腺素,心率一度升至 190 次/分,后稳定于 150~160 次/分。紧急处理有效,接着给予七氟烷维持麻醉。发生上述紧急情况时,撤除硬质气管镜后,应即刻面罩加压通气,判断是否有效,同时加深麻醉,然后决定是否建立人工气道。

处理紧急气道同时测血气分析:低氧血症（吸氧 100%）、高碳酸血症、急性呼吸性酸中毒+代谢性酸中毒,给予相应处理。经过近两个小时的调整血气分析明显好转,但酸中毒仍未完全恢复。期间急请两科主任从家赶来,在患儿病情初步稳定基础上,开始加深麻醉,实施硬质气管镜操作。分两次取出花生米后肺部情况明显改善,短暂喉罩替代后,顺利过渡到自然气道。本例提示,钳取异物时机要把握好,包括患儿的准备,气道的有效控制,以及团队的技术力量与配合。

7. 术中如何选择通气模式及管理要点?

当麻醉诱导完成后,麻醉医生便将头部交给术者控制。此时,术者置入的硬质支气管镜便成为赖以通气的人工气道,且此人工气道会随着检查和操作在左右支气管不同深度移动。喷射呼吸机或手动喷射装置可通过支气管镜实施通气供氧。管理要点如下。

(1) 麻醉深度需足够满足硬质支气管镜在气道内操作刺激。

(2) 当支气管镜进入主气管后,应首先判断是否能够提供有效的通气和氧合,然后再进行左/右支气管内操作。

(3) 喷射通气因无需气道密闭,且可通过细小管道供气,因此,非常适合支气管异物取出术。但要随时通过观察胸廓起伏、脉搏血氧饱和度监测等,判断通气效果,并通过调整驱动压力和通气频率(一般常频通气即可),确保有效通气。使用喷射通气必须确保肺内二氧化碳的及时排出,并注意预防肺气压伤。

(4) 当支气管镜在异物侧支气管内操作时,非异物侧无法通气,而异物侧通气受阻,很快会出现缺氧。此时需将支气管镜退至主气管,待缺氧改善后,再次操作。

(5) 异物取出后,根据情况可选择喉罩通气,可较顺利过渡到清醒。

8. 如何看待支气管异物取出术中肌松药的使用问题?

使用肌松剂的顾虑就是,在异物导致气道梗阻的情况下,失去自主呼吸将引发紧急气道状况。然而,肌松剂对于此类手术却可以带来很多益处:①肌松剂可为支气管镜操作提供满意的松弛条件;②肌松剂的使用可减轻气道对操作的反应,降低气道痉挛的发生率;③当异物钳夹住异物时,术中会将异物钳、异物和支气管镜一并同时缓慢退出,此时,要求气道松弛且声带固定,以防异物脱落引起窒息,肌松剂可确保提供此条件。决策肌松剂的使用及使用时机为:当麻醉诱导后,病人意识消失,判断面罩通气有效后,即可使用肌松剂。

【小结】

小儿支气管异物取出术多为急诊手术,全麻为首选。尽可能充分的术前评估和准备是成功的前提,重点是异物的性质、并发症,以及团队力量的评估。麻醉方案和紧急预案均应事先拟定并做好沟通。麻醉的关键是如何始终有效地控制气道,以确保通气和氧供。喷射呼吸机/手动喷射装置非常适合支气管异物取出术中通气供氧,其与硬质支气管镜的组合应用能够在气道开放且不断移动的情况下提供有效通气。麻醉管理的另一个重点就是为手术操作提供满意的条件,在确保有效通气前提下应提倡使用肌松剂。麻醉的深度要足够,以减少喉痉挛、支气管痉挛、低氧血症等不良事件的发生。常采取的麻醉方法为静脉复合麻醉,根据操作进程不断调整用药剂量。气管异物取出后,可采取其他人工气道做短暂替代,以使患儿平稳恢复,以喉罩为优先选择。

【个人简介】

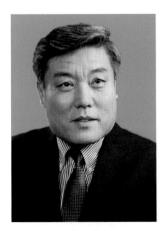

李天佐

李天佐,主任医师、教授、博士生导师。 首都医科大学附属北京世纪坛医院党委书记,副院长。 中华医学会麻醉学分会第十二届委员会常务委员;中国医师协会第四届麻醉学分会副会长;北京医学会麻醉专业委员会主任委员;首都医科大学麻醉学系副主任;中国抗癌协会肿瘤麻醉与镇痛委员会常委;中华医学会麻醉学分会五官科麻醉学组(筹)组长;中华麻醉学杂志副总编辑;中国医疗保健国际交流促进会第五届常务理事。

【专家点评】

1. 全麻下小儿支气管异物取出术应视为一类特殊困难气道,从术前评估、麻醉诱导、术中气道管理等,均有显著特点。集中体现在,术前常有通气困难、小儿难以清醒诱导、手术操作与麻醉共享气道,尤其是术中气道控制在术者手里,麻醉管理有一定难度和风险。

2. 异物吸入史是最重要的诊断依据。对于异物史不明确、临床表现和影像学表现不典型的病例,术前应进行CT 三维重建检查和(或)纤支镜检查,而不是首选硬支气管镜检查。

3. 对于团队的评估非常重要。对于稳定的支气管异物,将手术推迟到次日工作时间进行并不会增加不良事件的发生率。

4. 全身麻醉应为首选,关键是如何确保气道的有效控制,特别是硬质支气管镜在异物侧支气管内操作时。喷射呼吸机应为支气管异物取出术的首选通气模式。

5. 确保足够的麻醉深度,避免发生气道的反应性痉挛。

6. 当确保气道控制的前提下,肌松剂的使用能够提供满意的钳取异物条件。

【参考文献】

1. 刘进,邓小明. 中国麻醉学指南与专家共识. 北京:人民卫生出版社, 2014, 170-180.

2. Shunyu NB, Akhtar H, Karim HM, et al. Ear, Nose and Throat Foreign Bodies Removed under General Anaesthesia：A Retrospective Study. J Clin Diagn Res. 2017 Feb；11（2）；MC01-MC04.

3. 刘冰,张杰,刘世琳,等. 小儿气管支气管异物诊断指标的量化评分及其对治疗的意义. 中国耳鼻咽喉头颈外科, 2009, 16（5）：277-279.

4. 何景培,陈海林,莫朴,等. 小儿气管异物取出术的麻醉处理. 国际医药卫生导, 2017, 23（5）：717-719.

5. Pinar Kendigelen. The anaesthetic consideration of tracheobronchial foreign body aspiration in children. Journal of thoracic disease. 2016, 8（12）：3803-3807.

6. Soudabeh Haddadi, Shideh Marzban, Shadman Nemati, et al. tracheobronchial Foreign-Bodies in Children；A 7 Year Retrospective Study. Iranian Journal of Otorhinolaryngology. 2015, 27（82）：377-385.

7. Martin-Flores M, Cortright CC, Koba SJ. Removal of an Airway Foreign Body via Flexible Endoscopy Through a Laryngeal Mask Airway. Journal of the American animal hospital association. 2015, 51（5）：325-8.

8. Omkar Halwai, Ameya Bihani, Jyoti Dabholkar et al. A Study Of Clinical Presentations And Complications Of Foreign Body In The Bronchus-Our Experience. Polish Journal of Otolaryngology. 2015；69（1）：22-29.

9. Sumanth TJ, Bokare BD, Mahore DM, et al. Management of tracheobronchial foreign bodies；a retrospective and prospective study. Indian J Otolaryngol Head Neck Surg. 2014 Jan；66（Suppl 1）：60-64.

133　法洛四联症根治术的麻醉处理

【导读】

法洛四联症(tetralogy of Fallot, TOF)是以法国医生 Arthur Louis Etienne Fallot 的名字命名的一组心脏解剖畸形,包括:肺动脉狭窄、室间隔缺损、主动脉骑跨和右心室肥厚。目前的数据表明,法洛四联症及其变异型在所有先天性心脏病中所占的比例高达 10%,且 TOF 是最常见类型的发绀型先天性心脏病。随着心脏外科技术的进步,TOF 根治术的成功率不断提高,小儿麻醉医生需要对 TOF 相关的病理生理、麻醉诱导、维持及血管活性药的使用等有一个非常熟练的掌握。

【病例简介】

患儿,女性,1岁1月,8.5kg,体检时发现心脏杂音,当地医院心超提示:"先天性心脏病,法洛四联症"。平素患儿有轻度口唇四肢发绀,哭闹后口唇四肢发绀明显,无晕厥史、缺氧发作史及蹲距史。门诊拟诊为"先天性心脏病,法洛四联症,房间隔缺损(ASD),动脉导管未闭,三尖瓣反流",收治入院,拟行手术矫治。

体格检查:颜面及口唇略发绀,SpO$_2$上肢82%,下肢78%。呼吸平稳,双侧胸廓对称,心前区可闻及广泛4/6收缩期杂音,3~4肋间最响亮,P2减弱。腹平软,肝脾肋下未及。杵状指、趾不明显。

实验室检查:HGB:137g/L,HCT 41.8%,PLT:354×10^9/L。肝肾功能、凝血功能无异常。

辅助检查:心超:先天性心脏病,法洛四联症,房间隔缺损(继发孔直径0.36cm,双向分流),三尖瓣轻度反流,降主动脉旁侧支循环,左肺动脉未能清楚探及,建议进一步检查,EF56%(图9-14、图9-15)。

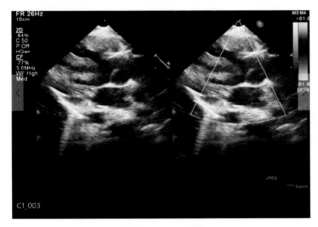

图9-14　心脏彩超

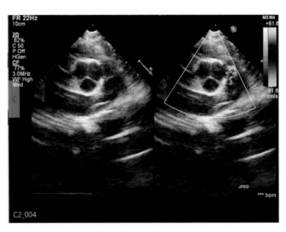

图9-15　心脏彩超

普通心电图:窦性心律,右心房扩大,不完全右束支传导阻滞伴右心室高电压。

X线[胸部正位]片:左心腰凹陷,心尖圆钝上翘,主动脉结突出,呈"靴状心"。肺野血管纤细。(图9-16)

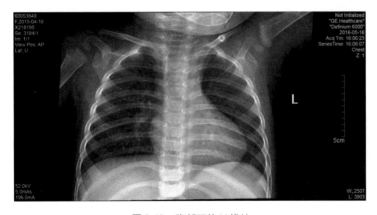

图9-16　胸部正位X线片

治疗经过:患儿入心导管室,常规心电监护,予咪达唑仑1mg、氯胺酮16mg、5%碳酸氢钠10ml、罗库溴铵6mg及芬太尼15μg静推诱导,气管插管接麻醉机机械通气,桡动脉穿刺置管测压。吸入七氟烷、间断追加罗库溴铵及芬太尼维持麻醉。左心造影:见升主动脉扩张直径14.2mm,室缺主瓣下直径13.28mm,双向分流,右室肌束肥厚,右室流出道及肺动脉瓣狭窄,流出道直径2.37mm,肺动脉位于主动脉左前方,主动脉骑跨于室间隔,约30%~40%,侧支血管多支,最大支胸6右侧2.82mm。降主动脉直径7.69mm,右肺动脉10.84mm,左肺动脉4.49mm,左肺动脉发育差,肺总动脉10.45mm,McGoon=1.99,左肺动脉发育不良。未见动脉导管未闭。予封堵侧枝后转心脏手术间继续行心内直视体外循环下房间隔、室间隔缺损修补、右室流出道疏通术。麻醉维持同前述。升温后予血管活性药多巴胺 5μg/(kg·min)、多巴酚丁胺 5μg/(kg·min)及肾上腺素 0.05μg/(kg·min)强心辅助,循环稳定,SpO_2 达 100%,体外循环撤除顺利。予鱼精蛋白中和体内肝素,未发生过敏反应,关胸后转监护室继续呼吸支持。手术共历时 5 小时 10 分钟。术后第 2 天撤离呼吸机,术后第 10 天出院。

【问题】

1. 法洛四联症的解剖学特征和病理生理?
2. 法洛四联症患儿术前评估要点? 高危因素有哪些?
3. 缺氧发作发生机制及处理措施?
4. 体外循环前后麻醉管理的注意事项有哪些?
5. TOF 根治术后常见并发症及相应处理?

1. 法洛四联症的解剖学特征和病理生理?

TOF 是一组心脏缺损性疾病,包括圆锥-心室室间隔缺损、主动脉骑跨、肺动脉狭窄和右心室肥厚。多年来,心脏学家一直在努力判定四种解剖特征中,究竟哪一个是恒定出现的。现认为所有这些特征均是心脏发育异常导致动脉圆锥向心室间隔偏移。右心室流出道(right ventricular outflow tract,RVOT)梗阻和主动脉骑跨程度随着动脉圆锥向心室间隔偏移角度的增加而加重。而 RVOT 梗阻及所合并缺损的严重程度影响肺血流,产生相应的临床症状和病程。TOF 可见有各种不同的冠状动脉解剖,最常见的是冠状动脉前降支起源于右冠状动脉。在这种病例中,前降支横跨 RVOT 的前表面,如果需要用心室切口来进行手术,则非常容易对其造成损伤。有 25% 的患者为右位主动脉弓,左锁骨下动脉起源于右锁骨下动脉的远段,沿食管后逦行,这种异常解剖结构将影响姑息性体肺动脉分流术的实施。

RVOT 梗阻和 VSD 并存导致了心内右向左的分流。RVOT 梗阻、体循环阻力(SVR)和肺循环阻力(PVR)三者之间的相互关联决定了心内分流量,动脉血氧饱和度取决于分流量的大小。对于合并肺动脉闭锁的 TOF,其肺血流来自于未闭的动脉导管、大的体肺侧支循环(major aortopulmonary collateral arteries,MAPCA)和手术建立的体肺分流,这些也对动脉氧饱和度有影响。主肺动脉发育良好者 MAPCA 少见。RVOT 梗阻为动力性,体内儿茶酚胺增高(内源性或应用药物)时梗阻加重,SVR 降低时右向左分流增加,加重发绀。慢性发绀不仅红细胞增多,血液黏滞度增加,还可随着时间的延长出现丰富的、细小的侧支血管。年龄较大、未经治疗的患者因大的 VSD 和跨过肺循环的滤过作用而出现动脉栓塞,感染性栓塞会导致脑脓肿。TOF 患者(尤其是体肺动脉分流术后)很容易出现感染性心内膜炎。

2. 法洛四联症患儿术前评估要点? 高危因素有哪些?

TOF 患儿的术前评估应着重于以下几个方面:①肺血流的来源以及肺血流减少的程度;②是否存在缺氧发作及其程度和频率;③有无合并可能影响麻醉管理的病理生理改变?

如前所述,肺血流的来源随解剖不同而有所不同,肺血流量因梗阻的部位和程度而异,并受生理特点的影响,如 PVR 和 SVR 之间的平衡。小的 RVOT 梗阻主要表现为通过大的 VSD 的左向右分流、肺血流过多、肺充血的症状和体征以及心力衰竭。此类患儿可表现为"面色红润",麻醉管理须避免 PVR 降低及 SVR 升高,加重左向右分流。严重的 RVOT 则会导致外周氧饱和度降低、严重发绀、红细胞增多以及杵状指。此类患儿以维持或使 SVR 高于 PVR、减少右向左分流为目的。

重症 TOF 患儿可出现频繁的缺氧发作,严重影响麻醉管理。这种危及生命的发作常发生于 2 个月到 2 岁之间。常发生于麻醉诱导期和苏醒期,提示麻醉医生须重视术前镇静和术后镇痛。

约 7% 的 TOF 存在肺动脉闭锁,其中有无 PDA 造成了最重要的区别。与大多数 TOF 不同,伴有肺动脉闭锁的新生儿因导管闭合且 MAPCA 较少,出生后短期即可出现发绀。这类患儿须依赖前列腺素或动脉导管支架以维持导管开放。如存在 MAPCA,术中渗血会明显增多,故有时会先行 MAPCA 封堵再行 TOF 根治术。

3. 缺氧发作发生机制及处理措施?

20%~70%未治疗的 TOF 患儿可有阵发性发绀和缺氧发作,在年龄为 2~3 个月时可达高峰。病因不明确,但各种诱因如哭闹、喂食或排便等引起的氧需增加、pH 降低和 PCO_2 升高起着重要作用。也有认为漏斗部肌性痉挛亦是缺氧发作的主要因素。发作通常可自行缓解或当患儿安静下来后得到缓解。重症缺氧发作的处理主要包括:①吗啡镇静;②吸纯氧、过度通气以降低肺循环压力(PVR);③适当输液以及静脉应用碳酸氢钠纠正代谢性酸中毒、恢复并增加体循环压力(SVR);④应用去氧肾上腺素增加 SVR;⑤较大患儿可通过蹲踞体位减少血液流向下肢,增加 SVR,同时远端肢体不饱和静脉血的回流减少可减轻右向左的分流;⑥麻醉过程中发生缺氧发作,可应用吸入麻醉药增加麻醉深度或艾司洛尔减轻心肌过度收缩,还可应用芬太尼减慢心率,减少儿茶酚胺释放。⑦此外还可以采用肺血管扩张药如米力农、前列环素以及吸入一氧化氮降低肺循环阻力,减少右向左分流。

4. 体外循环前后麻醉管理的注意事项有哪些?

TOF 患儿麻醉管理分为两个阶段:体外循环前和体外循环后。

体外循环前,包括麻醉诱导、维持,其最基本的原则是预防缺氧发作。基于此目的,麻醉管理应保证患儿的前负荷(防止禁食导致脱水),诱导用药应确保体循环不致降得过低,增加右向左分流。保持心率和心肌收缩力不变或轻度下降,预防氧耗增加而引起缺氧发作。

体外循环下,患儿的心肌经历切开、矫治、缝合等一系列的外科操作,以及体外循环本身带来的灌注损伤,故体外循环后一般应给予血管活性药予以辅助,直至心功能恢复正常。麻醉管理以保持正常的前负荷或轻度下降,防止二氧化碳蓄积以免肺循环压力过高。血管活性药以多巴胺、多巴酚丁胺及肾上腺素为常用,以正性肌力、保持外周循环阻力为首要目标。

此外,多种试验模型和临床研究均表明体外循环可导致肺动脉高压和肺血管收缩,其程度取决于肺血管内皮细胞受损程度。目前临床常用控制肺高压的药物主要有硝酸甘油、前列环素、NO 及磷酸二酯酶抑制剂。除了 NO 是选择性的肺动脉扩张剂,其他药物在降低肺动脉压力的同时会同时降低体循环压力。NO 半衰期短,因为其可以被迅速氧化为硝酸盐和亚硝酸盐,并和血红蛋白迅速结合而失活,因而不会影响外周循环阻力。有研究表明吸入较低浓度的 NO(2~20ppm)即可有效降低体外循环后肺动脉压力。

5. TOF 根治术后常见并发症及相应处理?

TOF 根治术后最显著的并发症是心律失常和(或)心脏传导阻滞、早期再手术或心导管再干预、顽固的右心室衰竭。

在术后早期,最常见的心律紊乱是右束支传导阻滞,这是由于 RVOT 和(或)VSD 修补的缝线所造成的。与之相反,完全性心脏传导阻滞则是 TOF 根治术的一个相对不常见的并发症,报道的发生率为 1%~3%。术后最常见的早期心律失常是室上性心动过速,交界性异位性心动过速可在术后即刻阶段就造成严重的血流动力学不稳定。治疗包括纠正电解质、轻度低温、减少或停止儿茶酚胺类药物的输注、镇静,并使用胺碘酮进行治疗。TOF 根治术后的晚期心律失常包括房性和室性心动过速。房性心律失常的治疗包括药物学治疗、经心导管消融和外科消融。室性心律失常是猝死的重要因素。

TOF 术后早期再手术的最常见适应证是 RVOT 残余梗阻。残余狭窄可位于漏斗部水平、瓣膜水平或在肺动脉分支上。当肺动脉分支存在残余狭窄时,通常适于进行心导管球囊成形术和(或)植入支架。其他早期再手术的适应证包括残余 VSD、残余 ASD 以及出血等。多种因素可导致出血过多,包括手术缝合部位和侧枝血管的出血、伴有术前红细胞增多的凝血异常以及 CPB 的损伤作用。

多种因素可导致右心室衰竭。因手术创伤和心肌保护不充分所致的心室不能耐受残余 RVOT 梗阻、过高肺血管阻力和气道压产生的压力负荷,或因肺动脉瓣关闭不全产生的容量负荷。超声心动图有助于确定诊断指导治疗。应用房室顺序起搏器和正性肌力药与选择性肺血管扩张药治疗均改善心排血量。

【小结】

法洛四联症是最常见的发绀型先天性心脏病,手术矫治效果良好。小儿麻醉医生在进行法洛四联症患儿根治术麻醉管理的时候,应积极采取措施避免缺氧发作,如尽量减少患儿哭闹时间、避免术前脱水、麻醉诱导切忌过深等等。体外循环后尽量保持心血管系统平稳,保持呼吸道通畅,保证氧供、避免二氧化碳蓄积。

【专家简介】

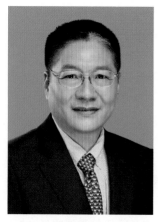

胡智勇

胡智勇,主任医师,研究生导师,现任浙江大学医学院附属儿童医院麻醉科主任。 作为负责人承担国家自然科学基金2项及省部级课题9项。 近几年来发表学术论文50余篇,其中第一作者或通讯作者SCI收录14篇,参编专著9部,其中主编1部、副主编3部。 现任中华医学会麻醉学分会儿科麻醉学专业组委员,浙江省医学会麻醉学分会副主任委员,浙江省医师协会麻醉学分会副会长,浙江省神经科学学会麻醉学专业委员会副主任委员,中国研究型医院学会麻醉学专业委员会委员。 The journal Current Medicinal Chemistry, International Journal of Neurology Research 通讯编委。

【专家点评】

1. 此病例比一般的法洛四联症根治术稍有不同。该患儿先在心导管室封堵了较大的侧支(MAPCA)再转送至体外循环手术室进行根治手术。该患儿没有PDA,肺血流主要依赖侧枝血管,一旦对主要侧枝血管进行封堵,氧饱和度极有可能大幅下降。此时应尽快建立体外循环进行手术矫正。因此对于此类患儿,应积极在封堵侧支前进行比较全面的静脉通路及监测的准备,以减少氧饱和度不稳定情况下麻醉准备时间。

2. 法洛四联症麻醉诱导过程中应维持血流动力学稳定,防止缺氧发作。应掌握不同血管活性药物的特点,根据病人的实际情况合理应用血管活性药物。

3. 除了常规的心电监护、有创血压监测及体温、尿量监测,体外循环下心脏矫治手术建议积极行脑氧饱和度监测。有研究表明,即使静脉血氧饱和度正常,脑灌注仍有可能不足导致术后脑功能障碍。

4. 虽然TOF根治术是法洛四联症患儿最常用的手术,还是有一部分患儿因自身条件不足没办法做根治手术,而只能退而求其次改行姑息性手术,小儿麻醉医生对这类手术也应该加以熟悉和掌握。

【参考文献】

1. 刘锦纷,孙彦隽. 小儿心脏外科学. 上海:上海世界图书出版公司,2014.
2. 晏馥霞,李立环. 小儿心脏麻醉学. 北京:人民卫生出版社,2008.
3. 陈煜. 当代小儿麻醉学. 北京:人民卫生出版社,2011.
4. Neches W, Park S, Ettedgui J. Tetralogy of Fallot with pulonary atresia. The science and practice of pediatric cardiology, 2nd d. Balti-more:Williams & Wilkins, 1998:1383-1411.
5. Kouchoukos NT, Blackstone EH, Doty DB, et al. Ventricular septal defect with pulmonary stenosis or atresia. In:Kirklin/Barratt-Boyes cardiac surgery, 3rd ed. Philadelphia:Churchill Livingstone, 2003:946-1073.
6. Kadosaki M, Kawamura T, Oyama K, et al. Usefulness of nitric oxidetreatment for pulmonary hypertensive infants during cardiac anes-thesia. Anesthesiology 2002;96:835-840.

134　先天性气管食管瘘患儿的围麻醉期管理

【导读】

气管食管瘘系由于先天性胚胎发育异常形成的气管与食管间相连通的瘘道。大多数为散发性,仅少数有家族史。气管食管瘘的新生儿可出现进食呛咳和反流,并呕出咽喉部分泌物。常因吸入性肺炎和呼吸窘迫而迅速死亡。手术治疗是治疗气管食管瘘的最佳选择。近年来,胸腔镜气管食管瘘结扎已广泛开展,但其麻醉管理面临很多困难,是麻醉医生面临的挑战。

【病例简介】

患儿,女性,4天,体重3.32kg。因声音嘶哑3天,反复吃奶后皮肤青紫2天入院。该患儿系G2P2,胎龄40周顺产娩出,无胎膜早破及生后窒息史。生后母乳喂养,吸吮有力,无吐奶。生后一天患儿无诱因出现声音嘶哑,不伴有呛咳,无皮肤青紫,无喘息。患儿家长未予特殊处理。生后第2天始出现吃奶后呛咳,伴皮肤青紫。上消化道造影显示:食管中上段(约第2~3胸椎水平)前壁与气管相通,隐约见窦道,可见少量造影剂充盈近段支气管。考虑先天性气管食管瘘。心脏超声检查显示卵圆孔未闭,EF 62%。胸部正位片:双肺纹理增多,模糊,沿肺纹理可见斑片状边缘模糊密度增高影。立位腹部平片:腹部肠管积气征象。血常规:WBC 24.92×10^9/L,N 81.6%,RBC 6.54×10^{12}/L,HBG 234g/L,PLT 327×10^9/L,HCT 66.5%,CRP 22mg/L。术前诊断:先天性气管食管瘘;肺内感染。患儿术前经积极抗炎、给氧、吸痰、纠正电解质紊乱等治疗措施后于出生后第18天行胸腔镜下气管食管瘘结扎、食管成形术。

患儿入室后开放外周静脉通路,连接PHILIPS多功能监护仪行ECG、NIBP、SPO$_2$,麻醉诱导前给予戊乙奎醚0.05mg、地塞米松1mg静注。全麻诱导采用咪达唑仑0.5mg、丙泊酚5mg、6%七氟烷吸入(FiO$_2$ 100%,氧流量6L/min),保留自主呼吸,可视喉镜下插入ID 3.5mm带囊气管导管,气管内插管后,以听诊双肺呼吸音对称及胃部未及气过水声为标准,调整气管导管深度,尽可能使其尖端开口位于气管食管瘘与气管隆突之间。静脉泵注瑞芬太尼0.5~1.0μg/(kg·min)和持续吸入0.5~1.0MAC七氟烷维持麻醉。行桡动脉和颈内静脉穿刺置管监测IBP和CVP,插入导尿管监测每小时尿量,置入肛温探头监测直肠温度。手术开始前,给予顺式阿曲库铵1mg控制呼吸,拔出气管导管,重新插入ID 3.0mm气管导管,听诊右侧呼吸音消失确认导管在左主支气管,行左侧单肺通气。采用低潮气量(4~6ml/kg)以允许性高碳酸血症的单肺通气策略,辅以适当的PEEP(4~6cmH$_2$O),每30分钟行血气分析,调整潮气量、呼吸频率、吸呼比及PEEP值以维持动脉血气分析PaO$_2$≥50mmHg,PaCO$_2$<80mmHg,pH>7.20。术中间断静注顺式阿曲库铵0.5mg/30分钟维持肌松,并根据患儿及手术情况调整麻醉药物剂量及补液(乳酸林格氏液)速度和补液量,MAP低于40mmHg时辅以多巴胺3~5μg/(kg·min)静脉泵注,以维持HR 120~160次/分,MAP 40~50mmHg。手术时间110分钟,出血量约5ml,尿量30ml,共补晶体液100ml。麻醉期间呼吸循环在可控范围内波动,术后呼吸循环稳定,带管送入新生儿重症监护室(NICU),术后第2天拔管。术后第15天顺利出院。

【问题】

1. 为什么说先天性气管食管瘘手术的麻醉是麻醉医生面临的挑战?麻醉医生术前访视应注意哪些问题?

2. 该患儿术前合并卵圆孔未闭,那么什么是卵圆孔未闭? 有什么影响? 此例患儿该如何处理?

3. 围术期麻醉医生应重点关注和处理哪些问题?

4. 小儿如何实现单肺通气? 小儿单肺通气气管插管有哪些技巧?

5. 小儿单肺通气病理生理与成人相比有哪些区别?

1. 为什么说先天性气管食管瘘手术的麻醉是麻醉医生面临的挑战? 麻醉医生术前访视应注意哪些问题?

先天性气管食管瘘的病理生理改变是其病情严重、病死率高的重要原因。患儿因瘘管的存在,空气易进入胃内,引起胃内压升高,胃内的酸性分泌物通过瘘管和气管进入肺内,使肺实质发生化学刺激性肺炎。多数先天性气管食管瘘合并先天性食管闭锁,患儿不能吞咽自己所分泌的唾液,经气管食管瘘反流到气管,进入肺内,引起吸入性肺炎。患儿不能进食,加上分泌唾液失水、皮肤失水及其他失水引起患儿脱水、酸中毒。另外,约半数患儿伴有其他先天性畸形,如心血管、泌尿生殖系统和肺发育不全等。麻醉医生术前访视应重点关注患儿是否合并其他畸形,肺内炎症控制及脱水电解质纠正状况。根据具体情况制定严密的麻醉计划和应急预案,才能确保手术麻醉安全。

2. 该患儿术前合并卵圆孔未闭,那么什么是卵圆孔未闭? 有什么影响? 此例患儿该如何处理?

卵圆孔未闭(Patent Foramen Ovale, PFO),心脏卵圆孔在 1 岁以内有可能保持开放,可能有少量分流,甚至有 5%～10% 的人卵圆孔终生保持开放而不闭合,但对心脏的血流动力学并无影响。有一些成人,经常头痛,却查不出任何原因,经过测量颈动脉血液含氧量,发现有轻度的动静脉血混杂,轻微的卵圆孔未闭是造成这种情况的原因之一。婴儿时期的卵圆孔未闭属正常生理现象,不是先心病,一般不需要做手术。但是,如果房间隔中央的缺损较大,大于 8～10mm,分流量大,则称为中央型房间隔缺损,需要手术修补。该患儿虽存在卵圆孔未闭,但分流量小,对心功能无明显影响,可不予处理。但应嘱患儿家长定期复查,密切观察病情变化。

3. 围术期麻醉医生应重点关注和处理哪些问题?

保持呼吸道通畅:因气管食管瘘可能引起化学刺激性和吸入性肺炎,故呼吸道的管理非常重要:术前定期用吸痰管吸引食管盲袋及口腔内的分泌物,都可有效地预防吸入性肺炎。抗生素的应用,尽早实施手术。都是减轻患儿肺炎的有效手段。

胸腔镜单肺通气时的呼吸管理是该麻醉管理的重点。患儿因瘘管的存在,导致食管和气道连通。麻醉诱导时尽量减少面罩加压供氧从而减少术前术中化学刺激性肺炎的发生。可以用丙泊酚加七氟烷大高浓度 6%～8% 大流量 6～8ml 氧流量吸入,尽快插入带囊气管导管,使导管前端越过瘘管为佳。等患儿麻醉准备完善,予肌松药控制呼吸,再换细 0.5 号的气管导管行左主支气管插管,接麻醉机行单肺通气。这类患儿一般实行允许性高碳酸血症的单肺通气策略,又称保护性通气策略。该患儿采用 4～6ml/kg 的低潮气量,辅以 4～6cmH$_2$O 的 PEEP,维持 SPO$_2$ 在 90% 以上,PetCO$_2$ 维持在 45～50mmHg。每 30 分钟行血气分析,根据血气分析调整潮气量、呼吸频率、吸呼比及 PEEP 值,以维持动脉血气分析 PaO$_2$≥50mmHg,PaCO$_2$<80mmHg,pH>7.20。如果术中发生顽固性低氧血症,通过调整呼吸参数无法维持基本氧合,就退气管导管到主支气管,行双肺通气。

纠正水、电解质及酸碱平衡:患儿由于先天性食管闭锁及气管食管瘘而可能脱水和酸中毒。新生儿肾脏发育尚不完善,对水、电解质紊乱的纠正能力还十分低下,所以水、电解质平衡十分重要。补充水分,纠正酸、碱失衡,使其尽量达到生理水平。

和术者的配合:术中术者操作时对气管的牵拉会引起患儿气道阻力的增大,拉钩引起开胸侧肺单肺通气,进而影响患儿的通气量和血氧饱和度。麻醉医师的控制呼吸也影响术者的术野和操作。所以麻醉医师和术者的协调配合对患儿的状态平稳及手术的顺利进行十分关键。

注意监测体温,预防低体温:新生儿体温调节能力尚不健全,易受环境影响,造成患儿低体温,特别是冬季。这可以引起许多危害,如增加肺动脉阻力,甚至有恢复胎儿型循环而导致低氧血症的危险;增加呼吸暂停的发生率;还可增加葡萄糖的消耗,诱发新生儿低血糖症。所以术前患儿应住暖箱,术中调高房间温度,使用加温毯等保温装置,使患儿体温维持在正常范围之内。

严密的术中监测:新生儿术中生命体征的不平稳以及术者操作时对患儿造成的影响,都会使先天性食管闭锁及气管食管瘘患儿的病情发生变化。故应严密监测患儿血氧饱和度的变化。

4. 小儿如何实现单肺通气？小儿单肺通气气管插管有哪些技巧？

成人 OLV 使用双腔管可以实现从单肺通气到双肺通气的快速转换,使麻醉医师更好的控制气道。但目前没有适用于小儿的双腔管,临床上常用以下二种方法建立单肺通气:一是用单腔气管插管行非开胸侧主支气管选择性插管。这种方法较常用,若插管的口径允许,用小儿支气管镜协助插管更安全、可靠、快捷。因小儿支气管较细且韧性较差,故一般选用不带套囊的气管导管,以免气囊过度压迫支气管黏膜,造成严重并发症。二是选择性支气管阻塞,具体操作是用单腔管行气管插管,再用小儿支气管镜将支气管堵塞器的气囊送至手术侧主支气管的合适部位,向气囊内注入适量气体阻塞手术侧主支气管,完成单肺通气。但当气管插管口径较细时,这种方法不适用。我们选用比总气管插管小一号的单腔气管导管行左主支气管插管,完成单肺通气。在操作中通过听诊来确定最佳深度,包括双肺通气的最佳深度和单肺通气的最佳深度而后牢固固定。当病儿体位改变或术者对肺、纵隔用力牵扯等操作后,应及时观察通气侧肺的呼吸音及气道阻力以防导管移位,影响通气效果。

由于右主支气管比左主支气管短、粗而直,故插入右主支气管较易。如要插入左主支气管,插管时助手可将患儿颈部将气管向右侧牵拉,以减小左主支气管与气管纵轴的夹角,使导管更易进入左主支气管。

5. 小儿单肺通气病理生理与成人相比有哪些区别？

在胸科手术期间,多种因素影响通气/血流($\dot{V}/\dot{Q}$)的匹配,如侧卧位术侧肺的压迫引起健侧肺膨胀不全;单肺通气导致术侧肺萎陷;吸入麻醉药和血管扩张药对血流的影响。婴幼儿和儿童与成年人相比,侧卧位对 $\dot{V}/\dot{Q}$ 比值的影响不同,成年患者手术时术侧肺在上,健侧肺在下的这种侧卧体位对氧合是比较理想的。由于重力作用,流体压力梯度使得患侧肺的血流向健侧肺转移,以维持 $\dot{V}/\dot{Q}$ 的匹配。然而患儿则不同,单侧肺疾病,健侧肺在上可以改善氧合。

几个因素可以解释成人和儿童的这种差异:①儿童胸廓软,易被压缩不能支撑下侧肺,因此功能残气量接近残气量(功能残气量丢失),造成健侧肺在潮气呼吸下就有气道闭合。②成人侧卧位时,患侧膈肌有机械优势,被腹部流体压力梯度锁定,而在儿童这种压力梯度减小,因此降低了患侧膈肌的功能优势。③婴幼儿体型小也减小了健肺、患肺间的流体压力梯度。患肺灌注相对增加,健肺灌注相对减少,造成 $\dot{V}/\dot{Q}$ 比值失衡。④婴幼儿氧需大,功能残气量小更易缺氧。儿童氧耗为 6~8ml/(kg·min),成人为 2~3ml/(kg·min)。因此儿童侧卧位更易导致缺氧。

【小结】

胸腔镜下新生儿先天性食管闭锁手术麻醉处理要点包括术前应积极治疗肺炎,调整营养状态;麻醉诱导时保留自主呼吸,气管导管尖端尽可能位于食管气管瘘以下;术中采用低潮气量加适当 PEEP 并辅以允许性高碳酸血症的单肺通气策略;加强单肺通气时动脉血气分析的动态监测也十分必要。

【专家简介】

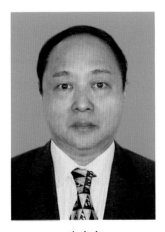

李克忠,主任医师,教授,博士生导师,青岛大学附属烟台毓璜顶医院麻醉科主任。兼任中国心胸血管麻醉分会儿科麻醉分会副主任委员,中华医学会麻醉分会小儿麻醉学组委员,山东省医学会麻醉分会副主任委员,山东省麻醉质控中心副主任,山东省老年麻醉分会副主任委员,半岛麻醉疼痛联盟执行主席,烟台医学会麻醉专业委员会主任委员。中华麻醉学职责杂志、临床麻醉杂志和国际麻醉与复苏杂志编委/通讯编委。国家科技成果评审专家、山东省科技评审专家和山东省医药卫生科技评审专家。从事临床工作 30 多年,积累了丰富的临床麻醉经验,尤其擅长疑难危重麻醉处理。

李克忠

【专家点评】

先天性气管食管瘘通常与食管闭锁并发是新生儿严重的先天性畸形之一。新生儿的麻醉特点及先天性食管闭锁和气管食管瘘自身的病理生理特点,使此类患儿的临床麻醉管理有一定难度。术前和术中注意纠酸和扩容。新生儿体表面积相对较大,蒸发水分较快,无形失水量大,加上患儿不能进食、进水,所以纠酸和扩容就非常重要。新生儿心功能发育不健全,循环血量相对较多,但绝对值较小。输液速度不宜过快,量不宜太大。当然,如果能在中心静脉压和血压监测的指导下输液效果将更佳。新生儿肾脏发育还不完善,对水电解质紊乱的纠正能力还不十分完善,故术中对水电解质的监测和纠正是必需的。

新生儿食管闭锁及气管食管瘘麻醉管理关键是围术期患儿单肺通气(OLV),OLV导致低氧血症。在新生儿单肺通气时一定要根据患儿病情调节好相关参数,使肺通气血流比值维持在接近正常范围之内,应避免通气压力过大导致肺泡破裂;通气压力过小则肺泡不能充分扩张,均会影响单肺通气的效果。近年来,有人采用喉罩结合高频通气的麻醉方式,也取得了很好的临床效果。

对单肺通气的新生儿术前应正确评估,针对患儿不同病情制定个体化麻醉方案,做好充分术前准备,选择合适的麻醉药,术中术后动态观察机械通气参数及血气分析指标,发现异常情况及时处理,本例患儿围术期处理得当,术中单肺通气效果满意,保障了手术的顺利进行,患儿预后良好。

【参考文献】

1. Nidhi B, Kamlesh K, Shiv S. Tracheoesophageal fistula repair in a neonate with tetralogy of Fallot: An anesthesiol Clin Pharmacol. 2016, 32 (3): 411-2.
2. Ho AM, Dion JM, Wong JC. Airway and Ventilatory Management Options in Congenital Tracheoesophageal Fistula Repair. J Cardiothorac Vasc Anesth. 2016, 30 (2): 515-20.
3. C C Ferguson. Management of infants with esophageal atresia and tracheoesophageal fistula. Ann Surg. 1970, 172 (4): 750-4.
4. 饶丽华, 苏小虎, 刘伟. 单腔气管导管用于小儿单肺通气的临床观察. 临床麻醉学杂志. 2006, 22 (10): 794.
5. 刘伟, 耿万明. 小儿单肺通气的麻醉. 中华临床医师杂志. 2011, 5 (8): 2324-7.
6. Dolan AM, Moore MF. Anaesthesia for tracheobronchial stent insertion using an laryngeal mask airway and high-frequency jet ventilation. Int J Clin Exp Med, 2014, 7 (1): 327-328.

135　食管闭锁新生儿行开胸食管闭锁Ⅰ期吻合术的麻醉管理

【导读】

新生儿食管闭锁并不罕见,根据国内统计,发生率为2000~4500个新生儿中有1例,占消化道发育畸形的第3位。过去患本病小儿多在出生后数天内死亡。近年来随着小儿外科技术的发展,手术治疗成功率日见增高。由于疾病本身特有的病理生理特点及此类患儿多合并其他先天性疾病或畸形,无疑增加了麻醉医生的挑战性及麻醉管理难度。

【病例简介】

患儿,男性,G_1P_1,胎龄不详,因"羊水Ⅲ度粪染"顺产娩出,Apgar 评分 1 分钟评 9 分,5 分钟评 9 分,出生体重 3100g。出生后 7 天,因"气促、发绀、吐沫 4 小时"入院。体格检查:体温 36.5℃,血压 66/48mmHg,心率 120 次/分,呼吸 55 次/分,体重 3100g,SpO_2 88%~93%,面色青紫,反应差,左耳缺失,三凹征阳性,双肺呼吸音粗,可闻及湿性啰音,双侧阴囊未触及睾丸。辅助检查:白细胞计数 17×10⁹/L;肌酸激酶 2374U/L;血糖:2.9mmol/L。胸片:双肺渗出性病变,右肺部分肺实变,右侧第 6 肋部分缺损。心脏彩超:动脉导管未闭,卵圆孔未闭,肺动脉高压(44mmHg)。食管造影:食管上段扩张,下段未见明显造影剂影,双侧气管、支气管内见造影剂,疑食管闭锁(图 9-17)。诊断:①先天性食管闭锁(Ⅲ-a 型);②新生儿肺炎;③左耳先天性畸形;④双侧隐睾。

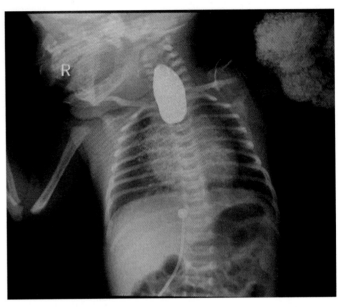

图 9-17 患儿食管造影 X 线片

入院后患儿一般情况差,肺部感染严重,且合并先天性心脏病及肺动脉高压,麻醉方式选择气管内插管全身麻醉。全麻诱导采用静脉推注盐酸戊乙奎醚(0.05mg)、丙泊酚(10mg)、芬太尼(5μg)、阿曲库铵(2.5mg)。气管插管成功后,建立有创动脉压及中心静脉压监测;全麻维持使用氧气(FiO_2 50%)、七氟烷(MAC 1.0%~1.5%),间断追加芬太尼(5μg/次)及阿曲库铵(1mg/次),手术结束前 20 分钟追加芬太尼(5μg)镇痛。插管后 SpO_2 波动在 99%~88% 之间,双肺可闻及哮鸣音及大量湿啰音,立即予吸痰、解痉(氨茶碱 10mg)、化痰(氨溴索 6mg),以及加深麻醉、止血、制酸、维持水电解质酸碱平衡等对症处理。手术进行 1 小时后,突然出现 $P_{ET}CO_2$ 波形消失(此前有下胃管及吸痰操作),双肺呼吸音消失,气道压力上升至 35cmH₂O,此时 SpO_2 维持在 96% 左右,皮肤红润,心率无明显变化,立即拔出气管导管,见气管导管内有血凝块阻塞(图 9-18),予更换气管导管,随后 SpO_2 上升至 98%。约 30 分钟后,再次出现上述情况,立即拔出气管导管(图 9-19),通过喉镜暴露声门,将吸痰管插入气管中吸出少量血性分泌物及血凝块,再次插管后情况有所缓解。随后患儿循环、呼吸趋于平稳,SpO_2 维持在 96%~98% 之间,双肺呼吸音清,无明显湿啰音,手术时间 3 小时,术毕带气管导管送入新生儿 ICU。

转归:患儿当日转入新生儿 ICU 持续呼吸机控制呼吸,循环、呼吸稳定。术后第二日于新生儿 ICU 曾出现全身发绀,呼吸困难,气道阻力增高,拔出气管导管后见其前端有血凝块阻塞。因患儿恢复自主呼吸,改为面罩吸氧,7 日后转入普通病房。

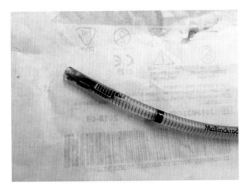

图 9-18 第 1 次拔出后的气管导管

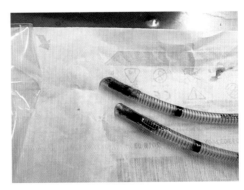

图 9-19 两次拔出后的气管导管

【问题】

1. 新生儿食管闭锁的分型有哪些?
2. 新生儿食管闭锁的病理生理特点?
3. 围术期出现气道阻力增高,应如何判定原因及处理?
4. $P_{ET}CO_2$ 监测的原理及意义?
5. 判断气管导管在气管内的标准有哪些?
6. 此患儿出现围术期呼吸道梗阻的原因是什么?
7. 新生儿食管闭锁的围术期麻醉管理的特点有哪些(术前、术中、术后)?

1. 新生儿食管闭锁的分型有哪些?

目前将食管闭锁分为五型(图9-20):

Ⅰ型　食管上下两段不连接,各成盲端,两段间的距离长短不等,同气管不相通连,无食管气管瘘。此型较少见,占4%~8%。

Ⅱ型　食管上段与气管相通,形成食管气管瘘,下段呈盲端,两段距离较远。此型更少见,占0.5%~1%。

Ⅲ型　食管上段为盲管,下段与气管相通,其相通点一般多在气管分叉处或其稍上处。两段间的距离超过2cm者称a型,不到1cm者称b型。此型最多见,占85%~90%或以上。

Ⅳ型　食管上下段分别与气管相通连。也是极少见的一种类型,占1%。

Ⅴ型　无食管闭锁,但有瘘与气管相通,又称H型,为单纯食管气管瘘,占2%~5%。

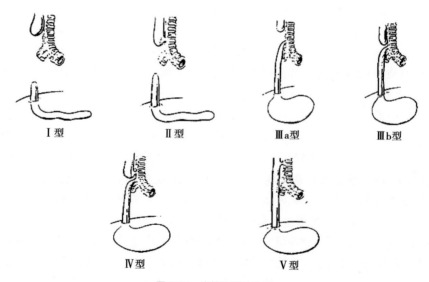

图9-20　食管闭锁的分型

2. 新生儿食管闭锁的病理生理特点?

了解了食管闭锁的分型后不难看出,此类患儿的病理生理特点主要是患儿口腔分泌液或乳液积聚在食管上段盲袋内(除外Ⅴ型),均可回流至咽部,被吸入呼吸道;食管与气管有瘘者分泌液或乳液可直接流入气管;食管下段与气管相通,胃液亦可反流入气管,最后均可引起吸入性肺炎。食管闭锁也常同时合并其他畸形,约占50%,第Ⅰ型最易发生。以先天性心脏病(19%~35%)、肠闭锁、肛门闭锁(20%~40%)最常见,其次为生殖泌尿系(10%~15%)、肌肉骨骼系统、颜面(兔唇、腭裂)、中枢神经系统畸形。本例患儿就合并左耳先天性畸形、双侧隐睾及先天性心脏病。

3. 围术期出现气道阻力增高,应如何判定原因及处理?

在围术期发现气道阻力比基础值增高50%就应该积极处理,主要从以下几个步骤来分析:①将螺纹管和气管插管处断开,使用简易呼吸器通气如呼吸囊来评估气道阻力,若气道阻力不高,则基本能判定为麻醉机故障可能(如麻醉机吸气活瓣失灵、螺纹管接错),若气道阻力高,则进行下一步检测;②用吸痰管探查气管插管的通畅性,可了解气管导管是否打折、被痰液或分泌物阻塞,从而进行相应的处理。若检查后无特殊,则进行下一步检测;③对胸部进行体检:"望、触、叩、听",判断气道阻力增高是否和患者胸腔胸壁、肺部、小气道等部位相关(如支气管痉挛、气胸等)。处理原则系找准气道阻力增高原因,并去除诱因、病因,严重的患者可使用药物治疗。

4. $P_{ET}CO_2$ 监测的原理及意义?

$P_{ET}CO_2$ 监测的原理:组织细胞代谢产生二氧化碳,经毛细血管和静脉运输到肺,在呼气时排出体外,体内二氧化碳产量(VCO_2)和肺通气量(VA)决定肺泡内二氧化碳分压($P_{ET}CO_2$)。CO_2 弥散能力很强,极易从肺毛细血管进入肺泡内。肺泡和动脉血 CO_2 完全平衡,最后呼出的气体应为肺泡气,正常人 $P_{ET}CO_2 \approx PACO_2 \approx PaCO_2$,但在病理状态下,肺泡通气/肺血流($\dot{V}/\dot{Q}$)及交流(Qs/Qt)的变化,$P_{ET}CO_2$ 就不能代表 $PaCO_2$。

$P_{ET}CO_2$ 监测的意义:①监测通气功能;②维持正常通气量:全麻期间使用呼吸机时,可根据 $P_{ET}CO_2$ 来调节通气量,避免发生通气不足和过度通气;③确定气管导管的位置;④及时发现呼吸机的机械故障:如接头脱落,回路漏气,导管扭曲、气管阻塞、活瓣失灵以及其他机械故障等,$P_{ET}CO_2$ 波形在临床上可以发生变化。当气道阻塞时会发生二氧化碳波形的消失或明显的下降,同时也会发现气道压力突然升高,正如本例病例讨论中发生的情况一致,拔出气管导管可见管道前段被血凝块阻塞;⑤调节呼吸机参数和指导呼吸机的撤除;⑥监测体内 CO_2 产量的变化;⑦了解肺泡无效腔量及肺血流量变化;⑧监测循环功能。

5. 判断气管导管在气管内的标准有哪些?

判断气管导管在气管内的标准有:①直视下看到气管导管在声带之间置入;②在呼气末二氧化碳监测仪上可见连续 4 个以上不衰减的正常波形;③纤维支气管镜检查可见气管环及隆突。以上均是判断导管位于气管内的可靠指标。

6. 此患儿出现围术期呼吸道梗阻的原因是什么?

根据患儿食管闭锁的分型(Ⅲ-a 型)及该病病理生理改变,即食管上段为盲管,下段与气管相通,其相通点一般多在气管分叉处或其稍上处,两段间的距离超过 2cm。在行全身麻醉插管后,气管导管的尖端可能在食管与气管的瘘口之上,在进行手术操作的时候会不断有分泌物及血液于瘘口处流出,故出现了本次病例中两次气管导管阻塞的情况。

7. 新生儿食管闭锁的围术期麻醉管理的特点有哪些(术前、术中、术后)?

首先要了解该病的病理生理改变,反流误吸是食管闭锁患儿呼吸系统的严重并发症,死亡率极高,注意患儿的食管闭锁分型,且此类患儿多合并其他畸形,对于麻醉医师来说无疑是一个挑战。术前可给予抗感染治疗、补充血容量、纠正电解质紊乱及酸碱平衡失调、保暖、给氧等治疗,若合并重症肺炎者可予呼吸机支持治疗,待肺炎控制良好后行手术治疗。

术中要注意气道管理,维持氧和水平及呼吸道通畅。麻醉诱导前尽量从胃管吸尽盲端的分泌物,面罩辅助呼吸时应注意避免过高的通气压力,以免胃内容物反流,造成误吸。行气管插管后,插管深度以听诊两肺呼吸音对称为合适,期间通过检测呼气末二氧化碳确保导管位置。术中予七氟烷吸入、间断静脉注射镇痛药及肌松药维持麻醉。术中常规监测 HR、ECG、MAP、SpO_2、$P_{ET}CO_2$、尿量、动脉血气分析、体温等指标,可指导呼吸机参数设置及维持水电解质平衡。术者在进行瘘管结扎时可能会出现低氧血症,可通过手控加快呼吸频率、延长吸气时间,并加强吸痰,必要时通知术者暂停手术操作等措施可得以纠正。术中液体管理:患儿的生理需要量以 4ml·(kg·h)$^{-1}$ 计算,术中第三间隙量按 6ml·(kg·h)$^{-1}$ 计算,当失血量大于或等于循环血量的 10% 时可考虑输血。

该类患儿术后均建议带气管导管送入新生儿重症监护室继续呼吸机辅助呼吸治疗,待呼吸功能恢复稳定、肺部感染控制时再考虑拔出气管导管更为安全。

【小结】

针对于新生儿食管闭锁手术的麻醉管理,麻醉医师首先必须了解该病的相关病理生理改变及分型,预判在麻醉及手术过程中可能出现的相应并发症。其次,术中的呼吸道管理也极其重要,掌握好气管导管的插管深度,对于术中低氧血症及呼吸道梗阻要积极处理。术后建议送患儿到重症监护室辅助呼吸治疗,待呼吸功能恢复稳定,一般情况较好时再拔出气管导管更为安全。

【专家简介】

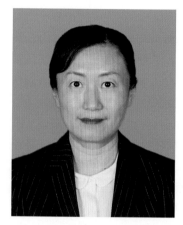

王海英

王海英,教授,主任医师。 遵义医学院附属医院麻醉科,硕士生导师,临床麻醉学教研室主任,麻醉科副主任。 现任中华医学会麻醉学分会第十二届委员会全国青年委员,中国心胸血管麻醉学会围术期基础与转化医学分会常委,是《中华麻醉学杂志》审稿专家、《国际麻醉学与复苏杂志》编辑委员。 2011 年赴德国心脏中心麻醉科访问学习 3 个月,获国家自然科学基金资助项目 2 项。 诊疗特长:心血管外科、胸外科手术麻醉,危重病人麻醉管理,儿科麻醉。 主要科研方向为心肌保护和心血管麻醉临床研究。

【专家点评】

1. 食管闭锁的患儿多合并其他系统的畸形,此患儿相关检查提示动脉导管未闭、卵圆孔未闭、左耳先天性畸形及双侧隐睾,且合并新生儿肺炎,所以病房的相关术前准备及治疗也尤为重要。术前可给予抗感染治疗、补充血容量、纠正电解质紊乱及维持酸碱平衡、保暖、给氧等,建议待肺炎控制较好时再行择期手术。

2. 该患儿在手术过程中发生了两次气管导管的阻塞,这点给了我们警示,应留意瘘管口与气管隆突的关系,术中极易出现呼吸道梗阻、低氧血症、瘘管通气等相关并发症,所以必须严密监测生命体征,并且留意 $P_{ET}CO_2$ 的波形是否正常,若出现 $P_{ET}CO_2$ 波形消失伴气道阻力增高,即可考虑是否为呼吸道梗阻,在吸痰并未好转、听诊双肺未闻及哮鸣音的情况下,应当机立断拔出气管导管确认,不能单一认为血氧饱和度维持在正常范围内就不予处理。

3. 关于此类患儿行气管插管时的插管深度现在仍有不同的意见,部分人认为应先将气管导管插入右侧主支气管内,然后缓慢退出,并同时听诊双肺,在刚好可以听到左侧呼吸音时,便是较为合适的插管深度。但是这种方式并不适合瘘口刚好位于气管隆突的患儿,会增加瘘口通气的可能性。为了避免此风险,可考虑将气管导管套囊通过声门即可,尽量保留自主呼吸尽快开胸行瘘口结扎。可嘱术者在寻找瘘道前先将食管下段钳夹,避免了瘘口通气及反流误吸的风险。

【参考文献】

1. 冯继峰,周蜀克. 新生儿食管闭锁手术的麻醉体会[J]. 广西医学,2011,33(1):52-53.
2. 莫丽平,冯继峰. 先天性食管闭锁和气管食管瘘麻醉及围手术期管理[J]. 现代生物医学进展,2012,12(34):6740-6742.
3. Tercan E, Sungum MB, Boyaic A, et al. one-lung ventilation of a preterm newborn during esophageal atresia and tracheo-esophageal fistula repair[J]. Acta Anaesthesiol Scand, 2002, 46(3):332-333.
4. 王玉霞. 新生儿术中输液对血糖和酸碱平衡的影响[J]. 实用儿科学临床杂志,2005,20(2):135-136.
5. 彭夕华,胡华琨. 新生儿胸腔镜下Ⅲ型食管闭锁手术的麻醉处理四例[J]. 临床 麻醉学杂志,2012,28(12):1186.

136 新生儿先天十二指肠闭锁切开吻合术麻醉

【导读】

先天性十二指肠闭锁(congenital duodenal closure) 是胚胎时期,肠管空泡化不全所引致,属肠管发育障碍性疾病。病儿可伴有其他发育畸形,如21号染色体三体畸形。1733 年 Calder 首先描述本病,但直到 1916 年才第 1 次为患此病的婴儿施行手术治疗。到 1931 年仅有 9 例成活记录。先天性十二指肠闭锁一经确诊应立即进行手术。在准备手术的同时积极纠治脱水、电解质及酸碱平衡紊乱,并给予维生素 K 和抗生素。患儿为一新生儿,出生时间短,手术及麻醉风险性极大。

【病例简介】

患儿,女性,剖宫产术后出生,出生 2 小时后拟行十二指肠闭锁切开吻合。体重 3kg,先天性十二指肠闭锁,Apgar 评分 9 分,羊水清,神志清,精神及反应可,哭声连续,全身皮肤无黄染,无皮疹及出血点。头颅外观无畸形,无呼吸困难,双肺呼吸音清,未闻及明显干湿性啰音。律不齐,心前区可闻及 2/6 SM 吹风样杂音,不伴传导。腹膨隆。大小便均未解。余正常。

术前检查:T:37℃,HR:154 次/分,RR:47 次/分,BP:70/50mmHg,BW:3kg,神清,腹部膨隆。

实验室检查:HGB:100g/L,PLT:342×10^{-9}/L,Na$^+$:136mmol/L,Ca^{2+}:1.02mmol/L,K$^+$:3.8mmol/L,pH:7.354,Cl$^-$:104mmol/L,Lac:3mmol/L,BE:−0.5mmol/L。肝肾功能、凝血功能无异常。

腹部 B 超:腹腔内可见双泡征(图 9-21)。

入院当天即行急诊剖腹探查术。麻醉方式选择静吸复合麻醉+气管插管,行常规诱导,芬太尼 10μg 莫菲氏壶滴入,丙泊酚 3mg、维库溴铵 0.3mg 静脉推注,行气管插管(3#加强型气管插管,插管深度 9cm),插管顺利,气管插管成功后,建立有创动脉压监测、中心静脉压监测;术中选择七氟烷维持麻醉(吸入浓度 0.6%~0.9%),术中除行血压、心率、脉搏、氧饱和度监测之外,还对体温、呼末 CO_2 进行了监测,术中患儿体温开

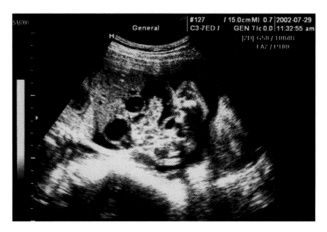

图 9-21 腹部 B 超

始下降,生命体征平稳,术中维持补液,入量约 37ml(乳酸钠林格液 17ml,血浆 20ml),术中尿量约 8ml,出血量 5ml,手术耗时 75 分钟。术毕患儿自主呼吸恢复,带气管插管送入新生儿重症监护病房(neonatal intensive care unit,NICU)。入 NICU 后生命体征平稳,5 小时后拔出气管插管,患儿无呼吸困难及缺氧症状。19 天后痊愈出院。

【问题】

1. 新生儿麻醉的风险性?
2. 该例患儿术中应进行什么术中监测?

3. 低体温对新生儿循环系统功能的影响有哪些?

4. 代谢性碱中毒有哪些危害?

5. 如何为患儿做麻醉前准备?

6. 如果拔管后出现"伪膜性喉炎",如何处理?

1. 新生儿麻醉的风险性?

出生仅两个小时的新生儿肺泡小,数量少,肺的顺应性差;加之肋骨软骨成分多,又致胸壁的顺应性高。两者使胸壁在吸气时塌陷,降低了呼气时的肺残气量。功能残气量的降低限制了缺氧阶段的氧储量,使患儿容易发生肺不张和低氧血症;由于头部和舌体所占比例大,鼻腔狭窄,喉的位置偏向前侧和头侧,会厌长气管狭窄,导致了有潜在的困难气管插管的可能性;新生儿左心顺应性差,发育不全,使每搏量受到了限制,心输出量需依赖于心率,而患儿易发生心律失常;新生儿皮肤薄,脂肪储备少,单位体重下的体表面积大,热量较多地丢失于外周环境中,因手术室室温低、创面暴露、静脉液体管理不当、麻醉气体干燥以及麻醉剂直接作用于体温调节中枢等综合因素易致低体温。

2. 该例患儿术中应进行什么术中监测?

监测项目包括血压、心电图、有创动脉压、CVP、直肠温度、脉氧饱和度和呼末二氧化碳。

3. 低体温对新生儿循环系统功能的影响有哪些?

低体温对新生儿神经系统、心血管系统、呼吸系统、代谢内分泌、水电解质、凝血功能、免疫系统等都有不同程度的影响。其中对循环生理功能的影响包括以下几方面:低体温减慢心率(影响心肌细胞的离子转运);低体温降低心排出量(cardiac output,CO),和低氧耗相匹配,体温每下降 $1℃$,CO 减少 7%(抑制心肌收缩力);低体温可以引起血压升高,尤其是在没有镇静的新生儿。低体温时机体通过调节血管收缩来保存热量,低体温应激导致机体释放内源性儿茶酚胺、皮质醇,这些因素都会升高血压。曾有研究报道,新生儿随着体温恢复正常,升高的血压也慢慢下降至正常(血管收缩,低体温应激)。需要提醒的是,随着低体温的持续发展,其引起的 CO 下降、血管内液体转移会导致血容量的不足,进而发展为低血压。而这种现象在新生儿缺血缺氧性脑病接受亚低温治疗时曾被报道,且需要给予升压药来维持正常血压。

4. 代谢性碱中毒有哪些危害?

pH 升高使氧离曲线左移,氧倾向于血红蛋白结合而不是向组织释放。此现象对于新生儿的影响更为严重,因为 3 周的小孩有 70% 的血红蛋白为胎儿血红蛋白,其 P_{50} 非常低(20~22mmHg)。呼吸暂停和低通气方式的呼吸代偿都可能导致肺不张。

5. 如何为患儿做麻醉前准备?

首先应充分补充容量和电解质,根据患儿状态不同,这个治疗历时 12~72 小时不等,其次要使胃排空,可以经鼻留置一根大口径胃管,以便洗出胃内容物。必要时也可经口留置更大口径的胃管使胃充分排空。术前通常静脉注射阿托品(0.01~0.02mg/kg),如果没有静脉通道,也可肌内注射。

6. 如果拔管后出现"伪膜性喉炎",如何处理?

对于拔管后喉水肿的处理必须及时、有效。治疗必须在麻醉医师的直接监护下进行,处理如下:增加吸入氧浓度,湿化吸入气,补偿肠营养,轻度镇静以使患儿能配合治疗,同时应避免出现呼吸抑制,通过手持雾化器或经面罩吸入消旋肾上腺素,每次治疗时间大约 10 分钟,如有需要,可每 30 分钟重复一次。激素:静注地塞米松 0.5~1mg/kg,如果病情继续恶化或出现严重低氧血症,须行气管插管,必要时进行气管切开。

【小结】

新生儿接受外科手术治疗,麻醉风险极高。小儿不是成人的缩小版。安全的麻醉管理需要对小儿各阶段的生理学、解剖学、药理学特征作详细的了解和掌握。小儿在生长发育的各个阶段具有不同生理的特征,这就对麻醉设备和麻醉医师的技术水平提出了更高的要求。

【专家简介】

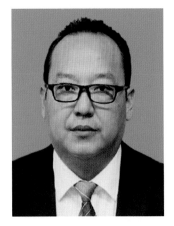

王学军

王学军，主任医师，青海红十字医院麻醉科，硕士。 2016 年获国家自然科学基金资助项目。诊疗特长：妇产科手术麻醉，危重病人麻醉管理，儿科麻醉。 科研方向：高原环境静脉麻醉药物研究。 SCI 收录论文 3 篇。

【专家点评】

1. 新生儿外科手术时麻醉风险高，麻醉医生应考虑到围术期的各个环节并积极充分准备应对措施。
2. 全面有效的监测可对术中、术后出现的问题提出指导性意义。
3. 新生儿体温调节功能尚不完善，且体表散热面积大，外科手术治疗期间极易发生低体温。低体温可对新生儿的呼吸、循环功能以及内环境稳定产生重要影响，因此围术期应严格保温，防止低体温和高体温的发生。
4. 新生儿内环境有别于成人，麻醉医师对新生儿的内环境要有高度的认识，并做好积极的液体治疗准备，同时要注重小儿麻醉工作经验的积累。

【参考文献】

1. Hall SC. Anaesthesia for Abdominal Surgery//Paediatric Anaesthesia. 4th ed. Churchill Livingstone 2002，567-585.
2. Steward DJ. Manual of Paediatric Anaesthesia. 3rd ed. Churchill Livingstone，1992. 235-237.
3. Park JH，Lee J，Park YS，et al. Prognostic value of central venous oxygen saturation and blood lactate levels measured simultaneously in the same patients with severe systemic inflammatory response syndrome and severe sepsis. Lung. 2014 Jun；192（3）：435-40.

137　肥胖儿行腹腔镜下阑尾切除术的麻醉处理

【导读】

　　阑尾炎是儿童常见的急腹症，行腹腔镜下阑尾切除术在临床上已日益普遍。因其切口小，疼痛少，缩短住院时间等特点使腹腔镜在肥胖患儿手术中的应用更显优势。肥胖可导致多系统的改变，使其成为影响麻醉安全性的重要因素之一，小儿麻醉医师不仅要了解肥胖导致的病理生理改变，更要防范这些改变对麻醉带来的影响而导致的不良事件。

【病例简介】

患儿,男性,8岁,体重50kg,因"发热4天伴腹痛1天"入院。4天前无明显诱因下出现发热,最高体温40℃,自行口服泰诺、阿奇霉素等治疗,1天前体温恢复正常,无明显诱因下出现腹痛,以右下腹为主,伴反复呕吐,非喷射性,无腹泻,无咳嗽,无皮疹,来我院门诊就诊,B超提示"右下腹条状低回声,阑尾炎考虑,肠间隙积液"。入院诊断:急性阑尾炎。

术前检查:T:37℃,HR:113次/分,RR:21次/分,BP:109/78mmHg,BW:50kg,身高110cm。神清,精神软,痛苦面容。心律齐,两肺呼吸音略粗,未闻及明显干湿性啰音。腹肌略紧张,右下腹压痛明显,无反跳痛,未扪及明显包块。

实验室检查:血常规:WBC 16.91×10⁹/L,GR% 91.4%,HGB:132g/L,PLT:265×10⁹/L,HCT 40.3%。肝肾功能、凝血功能无异常。

腹部B超提示"右下腹条状低回声,阑尾炎考虑,肠间隙积液"(图9-22)。

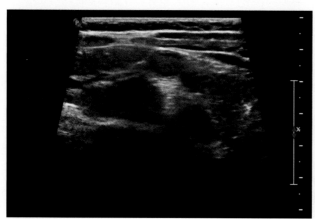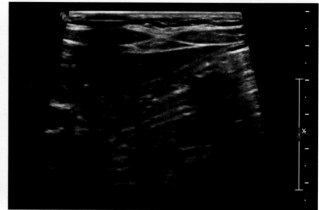

图9-22　腹部B超检查结果

胸片提示两肺纹理增多。心电图提示窦性心律,正常心电图。

患儿平素有打鼾史。

入院当天即行急诊腹腔镜下阑尾切除术。禁食5小时。患儿入室血压129/77mmHg,心率108次/分,呼吸21次/分。麻醉诱导前准备好吸引装置,经胃管吸引减压,吸出20ml左右胃内容物。诱导前充分给氧去氮,采用快速顺序诱导,依次予利多卡因1mg/kg、咪唑安定2mg、丙泊酚1mg/kg、罗库溴铵35mg、舒芬太尼25μg静推。患儿意识消失后按压环状软骨,顺利插入6.0号气管导管。气管导管固定后给予地塞米松4mg、盐酸阿扎斯琼4mg。选择PCV模式进行呼吸支持,压力为18cmH₂O,呼吸频率20次/分,I:E为1:2,选择瑞芬太尼[0.3~0.5μg/(kg·min)],丙泊酚[50~100μg/(kg·min)]维持麻醉,术中调整瑞芬太尼和丙泊酚的用量维持麻醉深度。气腹后P꜀ₜCO₂从36mmHg逐渐上升至40mmHg,予调节呼吸机参数,压力调整为20cmH₂O,呼吸频率22次/分,PEEP 5cmH₂O,P꜀ₜCO₂波动在37~39mmHg之间,手术时长35分钟,未追加肌松药。术中生命体征平稳,HR 91~113次/分,BP 105~112mmHg/70~79mmHg。术中输液乳酸林格氏液900ml,手术结束前5分钟停用丙泊酚和瑞芬太尼,术毕吸除口咽部分泌物,患儿出现体动,唤之睁眼,胸廓抬动良好,呼吸规则后,予拔除气管导管。拔管后患儿出现嗜睡现象,打鼾明显,吸气性三凹征明显,呼之不应,SpO₂降至90%。面罩吸氧下SpO₂仍不能维持,予面罩加压辅助通气,SpO₂开始恢复,予纳洛酮0.1mg静推,5分钟后患儿呼吸规则,能唤醒,入复苏室予侧卧位面罩吸氧,SpO₂维持在96%左右,30分钟后患儿完全清醒,安返病房。

【问题】

1. 儿童生长发育、营养状态是否正常如何评判?如何界定小儿肥胖?

2. 小儿肥胖导致的病理生理改变及对麻醉的影响？

3. 肥胖患儿麻醉用药应按照标准体重还是实际体重？

4. 饱胃患儿应如何诱导？一旦发生反流误吸，又该采取什么方法？

5. 气腹引起的病理生理变化？

6. 气管拔管后应注意哪些问题？

1. 儿童生长发育、营养状态是否正常如何评判？如何界定小儿肥胖？

生长发育标准是评价个体和群体儿童生长发育状况的统一尺度，根据 WHO 2006 年颁布的标准，评判的主要指标包括：①年龄别体重（Weight for age Z score，WAZ），是判断儿童近期及长期营养状况的指标。国际上常单用这个指标作为判断营养不良患病率的依据。②年龄别身高（Height for ageZ score，HAZ），主要反映儿童慢性营养不良。③身高别体重（Weight for height Z score，WHZ），是急性营养不良的指标。④体质量指数（Body Mass Index，BMI）。体质量指数在判断学龄儿童青少年是否超重或肥胖时特别有用。但 BMI 会随着小儿的年龄和性别而改变，对于特定的病人其绝对值可能并非意味其超重或者肥胖。

儿童肥胖症的标准一般指体重超过同性别、同年龄健康儿或同身高健康儿平均体重的 2 个标准差；或超过同年龄、同性别平均体重的 20%。中国肥胖问题工作组调研 24 万 7~18 岁儿童青少年的营养状况，制定了中国学龄儿童青少年（7~18 岁）超重、肥胖 BMI 筛查标准（表 9-7）。

表 9-7　中国学龄儿童青少年超重、肥胖筛查 BMI 分类标准

年龄（岁）	男超重	男肥胖	女超重	女肥胖
7-	17.4	19.2	17.2	18.9
8-	18.1	20.3	18.1	19.9
9-	18.9	21.4	19.0	21.0
10-	19.6	22.5	20.0	22.1
11-	20.3	23.6	21.1	23.3
12-	21.0	24.7	21.9	24.5
13-	21.9	25.7	22.6	25.6
14-	22.6	26.4	23.0	26.3
15-	23.1	26.9	23.4	26.9
16-	23.5	27.4	23.7	27.4
17-	23.8	27.8	23.8	27.7
18-	24.0	28.0	24.0	28.0

该患儿的 BMI 为 $50/1.1^2 = 41.3$ 符合肥胖标准。

2. 小儿肥胖导致的病理生理改变及对麻醉的影响？

肥胖引发病理生理的改变最终导致疾病的发生，尽管这些疾病大多发生于成年后，但是处于病理性肥胖阶段的患儿仍可能提早出现这些疾病。

（1）呼吸系统：胸廓扩张受限，顺应性降低，胸壁肌肉常无法完成满意的前向运动，腹部脂肪的堆积使膈肌上移，横膈运动受限；肌肉内脂肪含量增加又影响到呼吸肌的工作能力，这些既妨碍呼吸深度，又影响到单位时间的呼吸频率，是造成肥胖儿童青少年肺通气功能下降的主要原因。其功能性残气量、呼气储备量、肺活量和吸气量均有所下降，FEV1/FVC 水平显著降低，并且儿童青少年的体质指数（BMI）与 FEV1/FVC 呈显著地负相关。由于头颈部脂肪堆积、口咽部软组织增生和肌肉松弛，容易造成气道尤其是咽腔部位狭窄，导致患者发生阻塞性睡眠呼吸暂停或低通气，进而出现静息低氧-高碳酸血症。肥胖症患者的体位变化对呼吸影响更为显著，在仰卧和头低位时，可出现严重的肺泡萎陷，使通气/血流（V/Q）比例失调，出现换气功能障碍，在机械通气后这种情况会更加明显。研究表明，在静息状态下肥胖症患者的氧耗大约比非肥胖症患者高 25%，故肥胖症患者对缺氧的耐受时间大大缩短，同时其特殊的病理生理改变亦使其对镇静药物的耐受性降低。

（2）心血管系统：肥胖可以通过直接或间接两种途径影响循环系统。直接作用主要来自脂肪组织局部堆积产生的压迫及炎症反应。心脏脂肪堆积使心肌细胞比例缩小，收缩功能降低，而胸壁及腹部堆积的脂肪则进一步

限制胸廓扩张及横膈移动,减弱心脏的舒张功能。脂肪组织可分泌细胞因子激活炎症介质,进一步破坏正常的心肌组织。循环系统的损伤更多来自肥胖并发症的间接影响,其中包括内分泌及代谢紊乱导致的高血压、高脂血症、胰岛素抵抗、血管受损后形成的动脉粥样硬化斑,呼吸系统受累引发的低氧-高碳酸血症等。持续的低氧-高碳酸血症可引起肺小动脉痉挛,最终可致肺动脉高压、右心室扩张及右心衰竭,还可加重全身血管内皮的氧化应激损伤,促进动脉粥样硬化斑形成及血管狭窄。肥胖患者由于胰岛素抵抗和内脏脂肪增加使得收缩压升高。胰岛素能使肾脏滞留钠离子从而导致血容量超负荷。高血压的发病率与 BMI 正相关。肥胖小儿的心输出量和血容量都有所增加,每增加 1kg 脂肪组织则心输出量增加 0.1L/min。肥胖病人静息时心率下降到正常低限而每搏输出量增加,最终使得心输出量增加。血容量的增加及局部血流分布的改变会影响麻醉药物血药浓度峰值、清除率及半衰期。由于组织间存在弥散现象,导致吸入麻醉药从高浓度器官到脂肪组织之间达到平衡的时间延长,随着体质量指数的增加,对吸入药物的摄取量也进一步增加,需要更多的吸入药物来维持一定的 MAC 值。

(3) 内分泌系统:肥胖所致的内分泌改变最显著的特征是胰岛素分泌的增加,肥胖可以通过内分泌机制、炎性反应、氧化应激以及脂肪细胞的功能障碍导致胰岛素抵抗、高胰岛素血症及葡萄糖代谢障碍。肥胖者糖尿病的发生率比非肥胖者高 3 倍,通常是非胰岛素依赖型。高甘油三酯血症发生率明显增高。肥胖的儿童、青少年、成人,血清促甲状腺激素(TSH)水平在正常范围的上限或略高,与肥胖的程度正相关,而肥胖程度与血清游离甲状腺素(FT4)水平负相关,游离三碘甲状腺氨酸(FT3)水平较正常体重人群增高。

3. 肥胖患儿麻醉用药应按照标准体重还是实际体重?

肥胖患儿总血容量增加以及局部血流的改变,会影响许多麻醉药物的血浆浓度峰值、清除率及半衰期。按照药物说明书以总体重指导肥胖患儿的麻醉用药并不合理,容易造成麻醉药物过量,麻醉深度过深,增加麻醉不良事件。标准体重是指特定身高,达到最佳生理状态时的体重。以标准体重指导肥胖患儿用药容易造成麻醉深度过浅,增加应激反应。药物血药浓度与血容量有关,人体体表面积与血容量成线性关系,有学者发现对短小手术而言,按体表面积计算肌松药比按体重计算有更好的可控性,肌松药量更少,恢复更快。但体表面积计算法没有考虑肥胖病人身体结构的改变,没有区分脂肪重量和去脂体重的差异,因此对肥胖患儿的麻醉用药指导意义不大。近年来,有学者提出了去脂体重的概念,其主要成分为骨骼肌和矿物盐,可通过人体成分分析仪获得。去脂体重与心输出量及药物代谢清除率都息息相关,更适合用于指导肥胖患儿的用药,包括阿片类药物及大多数麻醉诱导药物。但是,非去极化肌松药例外,按标准体重计算更合适。

4. 饱胃患儿应如何诱导? 一旦发生反流误吸,又该采取什么方法?

饱胃病人麻醉诱导的风险在于意识消失后胃内容物反流误吸,导致窒息甚至肺炎、肺水肿。肥胖患者胃内容(胃液量和胃内压)和酸度增加。有研究显示,术前约 88% 肥胖患者的胃液量在 25ml 以上、PH 值在 2.5 以下。诱导期间误吸的发生率约为 1.7%。因此,应积极采取措施预防反流误吸的发生:

(1) 择期手术严格执行术前禁食规定。

(2) 放置胃管,尽可能地吸尽胃内容物并进行有效的减压。

(3) 备好有效的吸引装置。

(4) 对术中可能发生反流误吸的病人,术前给予 H_2-受体拮抗剂,以降低胃酸度。

(5) 存在困难气道的患者,充分行表面麻醉后尝试清醒插管;无困难气道的病人可以选择快速顺序诱导插管,减少操作时间,减少误吸发生的机会。诱导前充分预给氧,氧储备正常患者不用面罩正压通气,选择丙泊酚和起效快的肌松药(琥珀胆碱/罗库溴铵)。

(6) 从意识消失到气管插管成功前压迫环状软骨(是否有效存在争议),选用带套囊的气管导管,插管后迅速给套囊充气。

(7) 手术结束后选择麻醉清醒下拔管。

一旦发生反流误吸,应采取以下措施:

(1) 立即降低上半身,头偏向一侧,启动吸引装置,及时清理口腔内异物。

(2) 肺灌洗及抗生素使用:大量异物吸入后,需紧急气管插管,行气管内吸引和灌洗。灌洗液可用生理盐水或加用抗菌素的生理盐水,每次 5~10ml,反复冲洗,直至吸出液为清亮为止。误吸后肺部感染的发生率为 20%~25%,早期应用抗生素,并维持水电解质和酸碱平衡。

（3）纠正低氧血症，CPAP 或 PEEP(5~10cmH$_2$O) 对改善肺不张有利，恢复功能残气量，减少肺内分流。还可使用支气管扩张剂解除支气管痉挛，增加肺顺应性，改善 $\dot{V}/\dot{Q}$ 比值，减少呼吸肌耗氧。

（4）必要时使用激素，但不建议早期大量使用激素。

（5）行血气分析及胸片监测来评估转归。

5. 气腹引起的病理生理变化？

人工气腹可使腹内压升高，膈肌上抬，同时膈肌活动受限，胸内压升高，肺底段受压，肺泡无效腔增大，潮气量和功能残气量减少，肺顺应性下降，肺容量减少，气道阻力增加，气道压升高，$\dot{V}/\dot{Q}$ 比值失调，机体氧合功能受影响。同时二氧化碳可经腹膜大量吸收入血，导致高碳酸血症，加上气腹导致交感神经兴奋使肺血管发生类似缺氧性肺血管收缩，从而使气腹期间肺循环阻力增加。高碳酸血症还可使脑血管扩张、脑血流量增大、毛细血管通透性增加，从而引起脑水肿和颅内压升高。另外，人工气腹可使下腔静脉回流受限，回心血量减少，每搏输出量减少，心肌耗氧量增加。

6. 气管拔管后应注意哪些问题？

肥胖患者上气道脂肪组织含量增加、咽腔部位狭窄，肺容量降低，容易发生阻塞性睡眠呼吸暂停或低通气，加上氧耗量增加，以及术后早期麻醉药物残留使呼吸中枢对缺氧的反应性降低，呼吸肌力未完全恢复，拔管后容易发生严重的呼吸系统并发症，包括气道梗阻、通气不足、气道痉挛、低氧血症、高碳酸血症、急性呼吸窘迫综合征甚至急性呼吸衰竭。一旦发生急性呼吸窘迫综合征，应尽早行肺复张，使萎陷的肺泡及早复张，改善氧合，术后均应持续性低流量吸氧并监护，期间注意监测血气变化。如果患者的 PaO$_2$ 较低，PaCO$_2$ 较高，则可采用面罩下无创持续正压通气模式（CPAP），模式多采用双水平正压通气（BiPAP）的呼吸模式。

舒芬太尼在肥胖患儿中有更高的表观分布容积和清除半衰期，使用正常体重剂量的舒芬太尼会产生过高的血浆浓度。因此，该患儿考虑麻醉药物残留使呼吸中枢对缺氧的反应性降低，加上肥胖患儿容易发生阻塞性睡眠呼吸暂停或低通气，从而出现拔管后氧合不能维持的现象。

【小结】

腹腔镜下阑尾切除术在肥胖患儿中的应用更显优势，肥胖引发病理生理的改变使其成为影响麻醉安全性的重要因素之一。小儿麻醉医师不仅要了解肥胖导致的病理生理改变，更要及时调整麻醉方式及药物并采取有效措施来防范这些改变对麻醉带来的影响而导致的不良事件。

【专家简介】

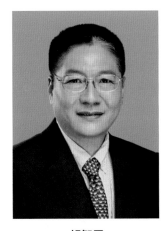

胡智勇，主任医师，研究生导师，现任浙江大学医学院附属儿童医院麻醉科主任。作为负责人承担国家自然科学基金 2 项及省部级课题 9 项。近几年来发表学术论文 50 余篇，其中 14 篇 SCI 收录，参编专著 9 部，其中主编 1 部、副主编 3 部。现任中华医学会麻醉学分会儿科麻醉学专业组委员，浙江省医学会麻醉学分会副主任委员，浙江省医师协会麻醉学分会副会长，浙江省神经科学学会麻醉学专业委员会副主任委员，中国研究型医院学会麻醉学专业委员会委员。The journal Current Medicinal Chemistry, International Journal of Neurology Research 通讯编委。

胡智勇

【专家点评】

1. 肥胖患儿可能存在困难气道,应做好困难气管插管及面罩通气的准备。肥胖患儿行腹腔镜阑尾切除术应采取相应措施预防反流误吸的发生。

2. 肥胖患儿会导致药效动力学及药代动力学改变,麻醉药物及肌松药物的选择及剂量应作适当调整。

3. 密切关注气腹引起的病理生理的改变,必要时监测血气分析,并及时调整呼吸模式及药物并采取有效措施来防范这些改变导致的不良事件。

4. 肥胖患者术后拔管应谨慎,拔管后容易发生气道梗阻、通气不足、高碳酸血症甚至急性呼吸衰竭等不良事件,所以提倡清醒拔管,拔管后需关注患者的呼吸幅度(胸廓抬动)、呼吸频率及 SpO_2。

【参考文献】

1. 中国肥胖问题工作组. 中国学龄儿童青少年超重、肥胖筛查体制指数值分类标准[J]. 中华流行病学杂志, 2004, 25 (2): 97-102.

2. Davidson WJ, Mackenzie-Rife KA, Witmans MB, et al. Obesity negatively impaired lung function in children and adolescents [J]. Pediatr Pulmonol, 2014, 49 (10): 1003-1010.

3. Spathopoulos D, Paraskakis E, Trypsianis G, et al. The effect of obesity on pulmonary lung function of school aged children in Greece [J]. Pediatr Pulmonol, 2009, 44 (3): 273-280.

4. 张良, 姚维正, 李威杰. 肥胖症患者全身麻醉的围术期呼吸管理研究进展[J]. 中华肥胖与代谢病电子杂志, 2015, 1 (1): 47-49.

5. 赵青, 张抒扬. 肥胖症与心血管疾病[J]. 中国医学科学院学报, 2012, 34 (4): 431-436.

6. Eger EI, Saidman LJ. Illustrations of inhaled anesthetic uptake, including intertissue diffusion to and from fat. Anesth Analg, 2005, 100 (4): 1020-1033.

7. Biondi B. Thyroid and obesity: an intriguing relationship [J]. J ClinEndocrinol Metab, 2010, 95 (8): 3614-3617.

8. Ingrande J, Lemmens HJ. Dose adjustment of anaesthetics in the morbidly obese. Br J Anaesth. 2010, 105: i16-23.

138　新生儿脐膨出修补术的麻醉

【导读】

新生儿的麻醉管理要全面考虑其生理、药理和外科疾病的病理生理特点,制定完善的麻醉方案,保证新生儿安全、顺利进行手术。本病例汇报出生当天新生儿脐膨出修补术的麻醉处理,对麻醉药物选择、诱导方式、麻醉维持、围术期管理及镇痛策略等方面进行阐述,探讨新生儿脐膨出修补术的麻醉。

【病例简介】

患儿,男性,孕 13 周行产前 B 超检查发现胎儿脐膨出,大小约 54mm×53mm×59mm,为进一步诊治以"先天性脐膨出"收入院。患儿母亲 36 岁,原发不孕,此次怀孕为体外受精-胚胎移植,早期保胎至孕 3 月,孕妇入院后复查 B 超发现脐膨出包块约 112mm×77mm(图 9-23)。孕妇于孕 39^{+1} 周在椎管内麻醉下行子宫下段横切口剖宫产术,患儿出生体重 3990g,经脐静脉推 5% 葡萄糖 3ml、维生素 K_1 3mg 肌注,1 分钟、5 分钟、10 分钟 Apgar 评分均为 10 分。将新生儿转入隔壁手术间急诊行脐膨出修补术。

新生儿入室查体:患儿足月外观、呼吸平稳左肺呼吸音低,腹部皮肤缺损,缺损大小约 5~6cm,腹腔内脏器膨

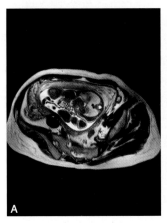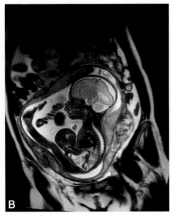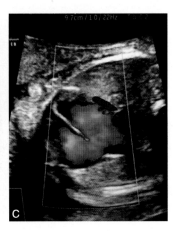

图9-23
A、B 为胎儿平扫,图 C 为胎儿彩色多普勒超声检查

出,外包膜完整,大小约 14cm×9cm,内可见肝脏、肠管及少许腹水。

术前评估:根据病史、体格检查,先天性脐膨出(巨大型)诊断明确。

麻醉方案:静吸复合麻醉下行脐膨出修补术。

麻醉前准备:备好新生儿复苏抢救设备,预防新生儿窒息、新生儿低血糖及失血性休克,新儿科医生准时手术室待命,联系小儿重症监护室床位。

麻醉诱导过程:患儿入室心率 135 次/分,血压 60/38mmHg,呼吸 25 次/分。选择静脉给药诱导,依次静脉推注阿托品 0.04mg、氯胺酮 8mg、咪达唑仑 0.4mg、芬太尼 8μg、丙泊酚 8mg、罗库溴铵 2.5mg。选择喉镜片为 Miller 1 号,气管导管为 3.0 号、无套囊,插管深度为 8cm。

麻醉维持:采用静-吸复合麻醉:丙泊酚 4mg/(kg·h),七氟烷 2% 浓度,肌松药采用罗库溴铵 0.6mg/(kg·h)。术中氧流量 2L/min,氧浓度 60%。呼吸机采用 PCV 模式,气道压 18mmHg,呼吸频率 25 次/分,维持 $P_{ET}CO_2$ 为 32~35mmHg。注意患儿保温。行 Ladd's 术。手术时间 2.5 小时,微量输液器补液,总输液量 70ml。

术毕患儿带管入 PSICU,呼吸机辅助通气,模式 SIMV+PS,FiO₂ 55%,PEEP 5cmHg,RR 35 次/分,氧饱和度在 95%,心率 180 次/分。患儿于 PSICU 监护 20 天转普通病房,术后 1 月康复出院。

【问题】

1. 脐膨出新生儿病理生理特点?
2. 新生儿吸氧浓度的选择?
3. 新生儿麻醉药物如何选择?
4. 如何预防新生儿围术期低体温的发生?
5. 该患儿术中补液如何管理?

1. 脐膨出新生儿病理生理特点?

新生儿是指出生一个月之内的婴儿,其发育尚未完善,与儿童和成人均有较大不同。新生儿鼻腔狭窄,胸廓小,呼吸储备功能不足,而脐膨出患儿在膨出物回纳修补后加大腹内压,挤压并上抬膈肌,进一步减少患儿肺容量,降低潮气量。故这类患儿麻醉后应尽量带管呼吸辅助支持一段时间,让患儿适应腹压增大,呼吸支持过程中可以给予适量的 PEEP 对抗增大的腹内压。

新生儿喉头位置高、会厌短小的特殊解剖特点往往造成气管插管困难,而先天类脐膨出患儿往往可能伴随其他问题,这类患儿插管时麻醉医师应该做好充分的准备,至少先确保面罩通气通畅。新生儿喉部最狭窄的部位在环状软骨,若气管导管较粗容易造成声门下水肿。本例患儿由母体娩出后由胎儿循环转变为子宫外循环,其膈肌中 I 型纤维含量低,此时麻醉插管呼吸支持后再拔管容易出现呼吸机疲劳甚至发生呼吸衰竭,故应带管支持一段时间。

其他诸如肾小球滤过率低、肾小管功能不全,应注意术中患儿尿量;心肌收缩力差,注意术中心率的维持;体温调节能力差,注意术中保温,防范低体温等,这些都是麻醉医师应该关注的地方。

2. 新生儿吸氧浓度的选择?

新生儿几乎从不需要 100% 的 O_2,即使吸入非纯氧,也可能发生氧中毒。高浓度氧导致多种严重并发症,如:早产儿视网膜病、支气管肺发育不良、发育中脑损伤等。就本例患儿而言,术中我们维持 60% 的吸入氧浓度、18mmHg 的气道压,必要时给予合适的 PEEP 能够尽量避免吸入性肺不张、低 FRC 和不均匀通气。麻醉医师应当认识到过多氧对新生儿的有害性,避免吸入纯氧,缩短吸氧时间。

3. 新生儿麻醉药物如何选择?

吸入麻醉剂用于新生儿时血压下降较为明显,这与其抑制心肌收缩力、扩张血管有关。相比其他吸入麻醉剂,七氟烷循环抑制程度较轻,加之其芳香气味、气道刺激小的特点,目前广泛用于新生儿麻醉。

静脉麻醉药中,氯胺酮是一种较理想的麻醉诱导药物,其心肌抑制轻、镇痛作用强、可以降低阿片类药物剂量。

阿片类镇痛药中,芬太尼的心血管抑制作用最小,但其呼吸抑制作用明显,因此不适用术中维持。超短效阿片类药瑞芬太尼清除率高,停药后恢复迅速,加之其血流动力学和呼吸方面的优势,更适用于新生儿麻醉。

以琥珀胆碱为代表的去极化肌松药已经不推荐用于新生儿麻醉。新生儿的神经肌肉传递尚不成熟,2~3 月后才能达到成人程度。新生儿顺式阿曲库铵的作用时间较儿童短。罗库溴铵起效迅速,常用于快速诱导,但肌松作用时间将延长,故应提前停药。

4. 如何预防新生儿围术期低体温的发生?

新生儿围术期较成人更易发生低体温,特别是像本病例的刚出生婴儿。术中新生儿发生低体温的原因有:体温调节阈值下降、手术室内环境温度过低、冷的消毒液消毒皮肤、输注未加热的液体、与麻醉相关的血管扩张以及高流量吸入未经湿化处理的麻醉气体等。如果发生低体温,加上新生儿心肺功能不成熟,经麻醉、手术打击,新生儿心肺衰竭发生的风险成倍增加。

围术期预防新生儿热量丢失的几种方法:升高手术室温度至 28~30℃、使用辐射灯、加热消毒液、补液的加温处理、吸入麻醉气体加温和湿化处理、床垫加温等。

5. 该患儿术中补液如何管理?

本例刚出生足月儿,其具有体液总量大、细胞外液增多、水代谢率高、肾小球滤过率低的特点,加之肾小管重吸收钠离子、葡萄糖、碳酸氢根、氨基酸的能力低下,使得新生儿更易发生补液过多、脱水、代谢性酸中毒、低血糖、低钠血症、低钙血症等临床状况。新生儿对葡萄糖有特殊需要,可能是由于葡萄糖储备不足和胰岛素经胎盘从母体转移至胎儿所致。对该例患儿应输入 5% 葡萄糖液,儿母亲患有糖尿病的新生儿应接受 10% 葡萄糖液。对这类患儿围术期需要制定精准补液方案,术中连续监测血糖。

目前认为新生儿补液首选晶体液,补液关键是维持血管内液体容量、预防低钠血症发生。本例新生儿补液量中生理需要量根据 4/2/1 原则确定,加上围术期液体再分布 4ml/(kg·h)、麻醉所致血管扩张 5ml/kg、术中失血量,手术 2.5 小时,总输液量为 70ml。

【小结】

先天性脐疝新生儿的麻醉处理中既要考虑新生本身的生理特点又要兼顾脐疝本身疾病特点。本例病患为出生后即刻开始外科行脐疝修补术的新生儿,对这类患儿麻醉准备、诱导和术中维持应当严格要求,术后应当尽量带管回监护室。

【专家简介】

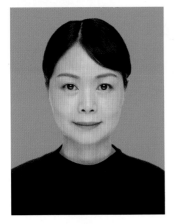

赵璇，主任医师，博士，同济大学附属第十人民医院麻醉科主任。 主要从事临床麻醉工作，擅长危重病人的麻醉，在小儿、成人心脏手术麻醉及困难气道方面积累了丰富经验。 主持上海市科委课题 2 项，国家自然基金 1 项，共发表中英文论著 20 余篇。 担任中华医学会麻醉学分会气道管理学组委员；上海市医学会麻醉学专科分会委员；上海市口腔医学会麻醉学专业委员会委员；中国心胸血管麻醉学会围术期基础与转化医学分会委员；中国医师协会麻醉学医师分会青年委员。

赵璇

【专家点评】

1. 该病例为行脐膨出修补术的新出生患儿，患儿呼吸和循环发生巨大改变：由胎儿转变为新生儿。新生儿肺弹力组织数量较少，弹力蛋白仅延伸到肺泡管，其顺应性相对较低。新生儿肺血流在出生即刻接近成人水平，其通气与灌注的匹配在此后数小时开始，在此期间肺血管床可能持续收缩以应对生理应激状态，在本例脐膨出状态下，术中可能出现新生儿持续性肺动脉高压。胎儿肝糖原的储备接近成人 3 倍，但在出生后数小时内几乎完全释放，在此期间新生儿有发生低血糖的风险。临床中麻醉医师要重点关注这类患儿围术期全麻药物选择、呼吸管理、吸氧浓度调节、液体选择及用量、患儿脐膨出修补后腹压增高对其呼吸管理等诸多环节。

2. 新生儿鼻腔狭窄、喉头位置高、会厌短小、胸廓小等解剖特点，呼吸储备功能不足，故麻醉诱导要慎之又慎。麻醉医师应预见气管插管困难、插管后声门下水肿等问题。围术期应警惕新生儿发生补液过多、脱水、代谢性酸中毒、低血糖、低钠血症、低钙血症等问题，术中补液应该针对性处理，输晶体液的同时输 5% 葡萄糖应成为常规补液方案。新生儿体温调节能力差，应注意术中保温，预防低体温的发生。新生儿术后是否拔管应个体化分析，该病例患儿脐膨出修补后腹压急剧增大，患儿肺容量减小、呼吸做功增大，应该术后带管、呼吸机支持呼吸。

【参考文献】

1. 杭燕南，俞卫锋，于布为等. 当代麻醉手册. 第 3 版. 上海：上海世界图书出版公司，2016.
2. 王英伟，连庆泉. 小儿麻醉学进展. 上海：上海世界图书出版公司，2011.
3. Simon C H，Gopal K，et al. Neonatal anesthesia. Seminars in Surgery，2004，13（3）：142-151.
4. Augusto S. Oxygen in neonatal anesthesia：friend or foe? Current Opinion in Anaesthesiology，2008，21（3）：332-339.

139　低体重儿输血致高钾血症心搏骤停

【导读】

小儿脊柱侧凸矫形手术,患儿体重轻,术式复杂,术中出血量大,常需输入库血以维持血容量相对稳定,保证重要脏器如心、肺、脑等充分灌注,避免出现缺血缺氧。目前我国库血保存液主要使用枸橼酸钠,随着保存时间的延长,红细胞会破坏,细胞内的钾离子会流至细胞外,从而细胞外的钾离子浓度会逐渐增高。围术期若输入大量储存时间较长(如14天以上)的库血,则可出现因高钾血症导致的心搏骤停不良事件。

【病例简介】

患儿,女性,11岁,体重24kg,身高126cm。因"发现背部不对称隆起3年余"于2016-06-21收入我院脊柱外科。入院诊断:脊柱侧弯,Cobb角109°,$T_4 \sim L_3$。术前检查:肺功能提示中重度限制性通气功能障碍;余无特殊。拟于2016-07-06在全麻下行"脊柱后路矫形内固定植骨融合术"。

手术当日08:20患者入室,开放外周静脉。入室心电监护示:BP 121/77mmHg,HR 81次/分,SPO_2 98%。20分钟后进行麻醉诱导:咪达唑仑2mg,丙泊酚50mg,芬太尼0.2mg,顺式阿曲库铵4mg。气管内插管成功后行左桡动脉、右颈内静脉穿刺置管监测ABP及CVP。术中麻醉维持:丙泊酚160mg/h,顺式阿曲库铵3μg/(kg·min),瑞芬太尼0.1μg/(kg·min),右美托咪啶8μg/h持续泵注。09:30手术开始,术中无明显特殊。11:10停用麻醉药物,11:26患儿唤醒成功,顺利完成指令动作。唤醒前进行两次动脉血气分析,见表9-8。

表9-8　唤醒试验前的动脉血气分析结果

项目	08:52	10:39	项目	08:52	10:39
pH	7.35	7.40	Ca^{2+}(mmol/L)	1.19	1.17
PCO_2(mmHg)	44	32	Glu(mmol/L)	4.4	5.3
PO_2(mmHg)	522	575	Lac(mmol/L)	0.9	1.0
Na^+(mmol/L)	138	138	Hb(g/dL)	12.2	9.5
K^+(mmol/L)	3.7	3.6			

至11:10出血总量250ml,考虑患儿低体重(24kg),手术伤口仍在缓慢渗血,故予以缓慢滴注浓缩红细胞悬液400ml,自体回收红细胞100ml,11:45静滴完毕。此时总入量2250ml,包括乳酸林格氏液500ml,0.9%生理盐水150ml,复方氯化钠注射液300ml,羟乙基淀粉800ml,浓缩红细胞悬液400ml,自体回收血100ml;液体总出量900ml,包括尿量500ml,失血量400ml。

11:50发现血压有下降趋势,有创血压渐下降至99/49mmHg,心率82次/分,分别给予两次苯肾上腺素,每次20μg,但效果欠佳且血压迅速下降,11:52平均动脉压65mmHg,心率118次/分,立刻静脉推注1:10 000的肾上腺素2.5ml(肾上腺素250μg),血压仍进行性下降,继予肾上腺素250μg并呼叫上级医生,同时告知外科医生做好随时翻身准备,血压仍无改善,继予肾上腺素250μg,HR最快至150次/分。11:55血压低至无显示,HR降至90次/分,心电图出现室颤,迅速终止手术立刻翻身,翻身后立刻50J电除颤一次,胸外按压,未复律,再次给予肾上腺素250μg,第二次给予电除颤(100J),12:08患者恢复自主心律。

根据患儿术前基础病情、术中及心肺复苏后(共给予1mg肾上腺素)血气结果(12:10血气分析中血钾浓度6.7mmol/L,此为心肺复苏后,提示之前血钾浓度更高),考虑患儿突发心搏骤停原因为高钾血症所致。给予钙剂拮抗高钾心脏毒性作用、碳酸氢钠纠酸、呋塞米降低血钾;去甲肾上腺素、肾上腺素泵注维持血压;予亚低温及冰帽脑保护治疗。继续予输入红细胞悬液 1000ml 及冷沉淀 5U。转入 AICU 前血气分析结果汇总,见表 9-9。

表 9-9　CPCR 术后动静脉血气分析汇总

项目	12:10 静脉血	12:13 动脉血	12:19 动脉血	12:22 静脉血	12:26 动脉血	12:55 动脉血	13:56 动脉血
pH	7.04	7.28	7.08	7.27	7.44	7.34	7.26
PCO_2(mmHg)	60	12	23	66	47	44	44
PO_2(mmHg)	21	336	406	23	525	522	598
K^+(mmol/L)	6.7	6.4	6.0	3.0	2.7	2.5	3.2
Ca^{2+}(mmol/L)	1.21	1.06	1.07	0.89	0.9	0.97	0.98
Glu(mmol/L)	12.0	14.4	14.6	11.4	11.8	12.4	15.7
Lac(mmol/L)	5.4	6.3	8.4	11.1	10.4	8.0	6.8
BE(mmol/L)	−13.4	−19.0	−21.6	3.3	6.6	−1.9	−7.2
Hct	19	15	15	15	15	20	39
Hb(g/dl)	6.5	5.1	–	5.1	–	6.8	13.3

当日下午 14:20 转入 AICU 进一步监护治疗。术程 4 小时 50 分,术中出血量 700ml,尿量 1250ml,术中补液红悬 1400ml,自体血 125ml,冷沉淀 5U,羟乙基淀粉 1000ml,晶体 1730ml。转入 AICU 后继续予亚低温及冰帽脑保护、升压药物维持血流动力学平稳、预防感染及应激性溃疡、抗炎、控制血糖、营养心肌、营养神经、维持内环境稳定等支持治疗。次日(07-07)09:20,患儿神志清楚,循环稳定,脱机半小时后顺利拔管,拔管后无不适,TnT 由入室 0.423(07-06 21:36)降低至 0.217(07-07 08:04)。07-07 10:45 ABG:pH 7.33,PCO_2 45mmHg,PO_2 113mmHg,Na^+ 141mmol/L,K^+ 4.9mmol/L,Ca^{2+} 1.22mmol/l,Glu 6.2mmol/L,Lac 0.9mmol/L,BE −2.3,Hb 10.2g/dL。生命体征平稳,予以转回脊柱外科病房继续治疗,并于术后第 10 日痊愈出院(07-16)。

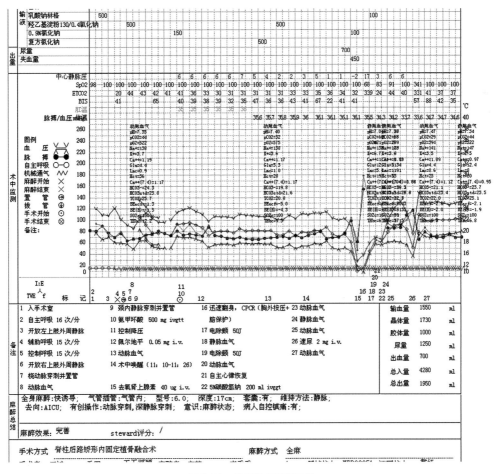

图 9-24　患者的麻醉记录单

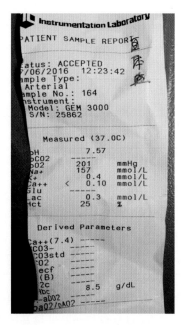

图 9-25　患者自体血血气报告单

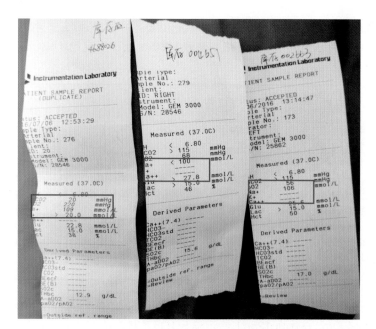

图 9-26　患者所输库血和另两份库血的血气报告单

【问题】

1. 脊柱手术患儿围麻醉期心搏骤停原因分析
2. 小儿围术期高钾血症的可能原因,从哪些方面考虑?
3. 儿童输血致高钾血症危险因素分析
4. 输血相关的高钾血症性心搏骤停(TAHCA)的预防措施
5. 对于库血血钾超过正常高限又缺乏替代红细胞的应急处理预案

1. 脊柱手术患儿围麻醉期心搏骤停原因分析

(1) 严重低血压:如未及时输入足够的液体及血液制品,未及时使用血管活性药物;

(2) 术中大量失血:未补充足够的晶胶液体及血液制品,造成有效循环容量严重不足,重要组织脏器灌注不足;

(3) 过敏:如抗生素,麻醉药物,血液制品

(4) 静脉空气栓塞:如大量空气通过破损的静脉血管进入循环系统,表现出肺动脉压增高、PetCO$_2$ 的降低,心排血量和血压下降,低氧血症和高碳酸血症,严重者可发生心律失常、心搏骤停;

(5) 高钾血症:如大量输入含钾的液体,如乳酸钠林格液;短时间内输入大量异体红细胞;不恰当地使用含钾药物;术中发生恶性高热,出现横纹肌溶解,大量肌细胞破坏,细胞内的钾离子释放入血;

(6) 低氧血症:气管导管移位,导管进入一侧支气管内,造成单肺通气;呼吸回路接头出现松脱,未及时发觉。

2. 小儿围术期高钾血症的可能原因,从哪些方面考虑?

小儿围术期发生高钾血症,具体可从以下几项因素中进行排查:

(1) 患者术前是否存在高钾血症,关注患者的生化检查报告结果;

(2) 围术期是否输入大量含钾液体;

(3) 围术期是否短时间内输入大量异体血;

(4) 围术期是否不恰当地使用含钾药物;

(5) 围术期患者的中心体温(如肛温、鼻咽温)是否有显著增加,气道压、PetCO$_2$ 是否显著上升,心率是否明显增加,从而诊断是否出现了恶性高热

(6) 关注患者的肾功能,如肌酐、尿素氮、eGFR 等指标,同时应关注患者围术期尿量。

3. 儿童输血致高钾血症的危险因素分析

(1) 患者类型:若患者为婴儿或新生儿,输血过程中应严密监测患者的生命体征,警惕因高钾血症导致的心

搏骤停;

（2）输血相关因素:如①输血速度:输血速度不宜过快;②输血量:如大量输血,即 24 小时内输血量超过 70ml/kg 或 3 小时内输血超过 35ml/kg,警惕高钾血症导致的心搏骤停;③输血静脉通路:如通过中心静脉输血,则出现输血所引发的高钾血症导致心搏骤停的风险较大。

4. 输血相关的高钾血症性心搏骤停(TAHCA)的预防措施

（1）若预计术中需输入异体血,建议尽早输血,可使输血速度维持在一个相对较慢的速度,来补充患者的血容量,避免短时间内快速输血,尽量降低 TAHCA 发生风险;

（2）通过外周静脉通路输血可使储存异体红细胞中的钾离子在到达中央循环和发挥心源性效应之前有更长的再分布时间,如术中大量输血时,优先选择通过外周静脉输注而非中心静脉通路输注;

（3）建议选择大号的静脉输液导管,有研究表明更大号的外周静脉导管(>23G)可降低红细胞溶血的风险,即可减少细胞内的钾离子外流,使细胞外的钾离子浓度不会显著增加;

（4）目前认为单位时间流经心脏的钾离子浓度是引起心搏骤停的主要决定因素:①第 13 版实用内科学(P990)不再规定补钾浓度上限,而对补钾速度做出严格限制,静脉内补钾通常不超过 10~20mmol/h,也就是每小时氯化钾极量 3g;②Strauss 提出以 0.5ml/(kg·min)的速度来输注红细胞悬液来避免发生高钾血症;

（5）术中大量输血容易引起患者内环境紊乱,如低钙血症、高钾血症、酸中毒等,应定时进行动脉血气分析,积极纠正酸碱失衡和电解质异常;

（6）若估计术中大量输血可能性较大时,建议请输血科会诊,了解采取何种措施有效降低储存红细胞的钾离子浓度,如尽量输入近期采集的异体血;

（7）手术患者术中或非手术患者于病房内输血补充血容量或纠正贫血时,无需过多考虑发生 TAHCA 的风险,但对于 TAHCA 的高危人群如婴儿或新生儿,输血过程中,医护人员应严密监测,并做好相应准备工作以便及时有效处理出现的高钾血症。

5. 对于库血血钾超过正常高限又缺乏替代红细胞的应急处理预案

（1）尽早于外周静脉通路输血,以较慢的速度输注;同时严密监测患者生命体征,定期复查动脉血气,并做好高钾血症的应急处理准备工作,如胰岛素,氯化钙;

（2）有条件者,可用血液回收机对库血进行洗涤,一定程度上可降低钾离子浓度,再回输入患者体内。

【小结】

小儿脊柱侧凸矫形术中易发生大出血,加之患儿体重小,耐受性差,因此围术期常需输入库血维持血容量相对稳定,而若短时间内输入大量储存时间较长的库血,必须严密监测钾离子浓度,避免出现因高钾血症导致心搏骤停等不良事件。

【专家简介】

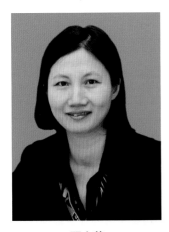

顾小萍

顾小萍,主任医师,教授,博士生导师,现任南京大学附属鼓楼医院麻醉科副主任。 主要研究方向：①疼痛在脊髓水平调控机制;②术后认知功能障碍。 以项目负责人承担国家自然基金面上项目 3 项,省部级课题 6 项。 以第一或通讯作者发表 SCI 论文 60 篇。 现任中华医学会麻醉学分会老年学组/骨科学组委员,中国医师协会麻醉学分会常务委员,中国研究型医院学会麻醉学分会副主任委员。 江苏省医学会麻醉专业委员会常委,南京市医学会麻醉专业委员会副主任委员。《中华麻醉学杂志》与《中华行为医学和脑科学杂志》通讯编委、《临床麻醉学杂志》与《国际麻醉学与复苏杂志》编委。

【专家点评】

1. 输血相关的高钾性心搏骤停是快速输注红细胞时发生的一项严重并发症。其高钾血症的产生机制复杂，取决于出血相关的各种变化（如组织低灌注）、红细胞液因素、输血速率及途径等。严重的生理紊乱（如不可控制的出血引起低心排时）可减缓输血时钾离子向细胞内移动。已证实，倘若快速输注的血制品（不论是浓缩红细胞抑或全血）中钾离子浓度超过 10mEq/L 时，低心排状态本身即可导致高钾血症。研究证实，贮存十天的红细胞液平均钾离子浓度 27.3mEq/L，远超过低心排状态下诱发高钾血症的钾离子浓度 10mEq/L。而加压输注装置可加剧红细胞破坏，将导致更多的内源性钾离子释放。因此要求麻醉专业人员在发生严重的血流动力学不稳定前能够估计失血，尽早输血，避免快速输注的需要。

2. 增加输血时发生高钾血症或高钾性心脏毒性风险的其他机制包括高血糖、低钙血症、低温及酸中毒。手术应激及休克可导致高血糖，血浆渗透压的急性升高使钾离子向细胞外运动。输注大量含柠檬酸盐的血液导致低钙血症，也使心肌细胞在较低的钾离子浓度下发生膜的不稳定。低温也降低了柠檬酸盐的代谢，从而加剧了低钙血症状态，并使心肌细胞对钾离子的毒性作用更加敏感。因此识别患者基础电解质紊乱或肾功能不全，监测和纠正内环境紊乱对于预防输血相关高钾性心脏毒性非常重要。

3. 根据患儿术前基础病情、手术过程及心肺复苏后（3mg 肾上腺素）血气结果（血钾 6.7mmol/L），考虑患儿突发心跳骤停原因为高钾血症。患儿在 40 分钟输入库血 400ml，远低于相关的大量输血定义。但是患儿低体重，术式复杂，术中出血量大，常需短时间输入大量库血以维持血容量相对稳定，属于存在危险因素的患者。提示对于被确定有危险因素的患者，无论输血多少，应在输血前常规监测输入库血的血钾浓度！

【参考文献】

1. Tyler DC. The Pediatric Anesthesia Quality Improvement Initiative Wake Up Safe. Hyperkalemicstatement. 2011. Available from http：//wake-upsafe. org/findings. iphtml.

2. Bhananker SM，Ramamoorthy C，Geiduschek JM，et al. Anesthesia-related cardiac arrest inchildren：update from the Pediatric Perioperative Cardiac Arrest Registry. Anesth Analg 2007；105：344-50.

3. Lee AC，Reduque LL，Luban NLC，et al. Transfusion associated hyperkalemic cardiacarrest in pediatric patients receiving massive transfusion. Transfusion 2014；54（1）：244-54.

4. Strauss RG. Red blood cell storage and avoiding hyperkalemia from transfusions toneonates and infants. Transfusion 2010；50（9）：1862-5.

5. Miller MA，Schlueter AJ. Transfusions via hand-held syringes and small-gauge needlesas risk factors for hyperkalemia. Transfusion 2004；44（3）：373-81.

6. Sesok-Pizzini D，Pizzini MA. Hyperkalemic cardiac arrest in pediatric patients undergoingmassive transfusion：unplanned emergencies. Transfusion 2014；54（1）：4-7.

140　先天性肾上腺皮质增生症患儿的手术麻醉

【导读】

先天性肾上腺皮质增生症主要由于肾上腺皮质激素生物合成过程中所必需的酶缺陷，使皮质醇等激素水平改变所致的一组疾病。临床上可表现为糖、盐皮质激素和性激素水平改变而出现相应的症状、体征和生化改变。此类患儿术中易出现血压及电解质的变化导致麻醉管理的困难，麻醉医生应重视及完善术前准备，了解患儿内环境的状况,选择合适的麻醉方法、加强术中管理以降低手术麻醉的风险。

【病例】

患儿,女性,6岁,体重23kg,因"阴蒂肥大"行阴蒂成形术。患儿既往临床诊断"先天性肾上腺皮质增生症",常规随访治疗:醋酸氢化可的松5mg 每日3次口服,9α-氟氢可的松25μg 每日2次口服。

术前评估:患儿体貌正常,体内无糖、盐皮质激素水平改变,无钠、钾离子失衡,无血压异常及生长迟缓或肥胖等表现。一般正常患儿术前检查包括常规心电图、胸片、血常规、凝血常规及肝肾功能,无需生化检查。但此类患儿因为其特殊的内分泌疾病,需增加体内激素水平及血生化的检测。本病例患儿术前检查:皮质醇44.80nmol/L,睾酮0,ACTH(8am)<1.00pg/ml。血 Na^+ 145mmol/l,K^+ 3.4mmol/l,其余常规检查均无异常。麻醉方案:静吸复合麻醉下行阴蒂成形术。

术前准备:术前一晚嘱患儿增加醋酸氢化可的松的用量至10mg 口服,9α-氟氢可的松50μg 口服。手术当日入室带药氢化可的松46mg(2mg/kg)麻醉诱导期滴注完毕,另带氢化可的松46mg 术中静滴。麻醉药物的准备除常规全麻药外需备好各类血管活性药物包括硝酸甘油、多巴胺、去氧肾上腺素及肾上腺素,防止血压剧烈波动。术中连续监测动脉血压及血气分析,及时了解患儿内环境变化。

麻醉诱导:入室患儿血压125/85mmHg,心率98次/分,SpO_2 100%。开放静脉后即给予氢化可的松46mg 静脉滴注。依次静脉推注:阿托品0.2mg,咪唑安定2mg,芬太尼46μg,丙泊酚46mg,顺式苯阿曲库铵4.6mg。插管后心率迅速上升至140次/分,袖带测压170/100mmHg,即刻追加芬太尼23ug,丙泊酚23mg 加深麻醉,血压仍偏高为160/90mmHg。动脉穿刺连续监测血压,动脉血气分析无异常,留置导尿管监测尿量。

麻醉维持:手术开始后继续氢化可的松46mg 静脉滴注。吸入2%七氟烷,静脉泵注3~4mg/(kg·h)丙泊酚及0.1~0.2μg/(kg·min)瑞芬太尼维持麻醉,硝酸甘油0.5~1μg/(kg·min)泵注调控血压。血压维持在140/90mmHg 左右。手术时间2小时,共输注平衡液550ml,尿量200ml。分别于手术1小时及拔管前10分钟行动脉血气分析,均无无酸碱失衡及电解质紊乱。术后拔管顺利,血压无明显波动,予以芬太尼7μg/h 术后镇痛,考虑患儿血压偏高,转入重症监护室。

入重症监护室后予以硝普钠0.75~1.5μg/(kg·min)维持,查血 Na^+ 134mmol/l,K^+ 5.2mmol/l,请儿内分泌科医生会诊后建议停用9α-氟氢可的松,口服氨氯地平及氢氯噻嗪降压。并行心彩超及肾动脉检查未见明显血管狭窄等畸形存在。术后第三天硝普钠逐渐由0.75μg/(kg·min)减量至0.25μg/(kg·min),血压较平稳。术后第四天停用硝普钠,转入普通病房,血压维持于100~110/70~80mmHg。术后第12天出院。

【问题】

1. 此类患儿体内皮质激素改变的病理生理过程?
2. 术前访视的重点是什么? 如何完善术前检查?
3. 术前及术中应如何补充皮质激素?
4. 如何更好的管理此类患儿的手术麻醉以避免术中血压的剧烈波动?

1. 此类患儿体内皮质激素改变的病理生理过程?

先天性肾上腺皮质增生症(congenital adrenal hyperplasia,CAH)是较常见的常染色体隐性遗传病,由于皮质激素合成过程中所需酶的先天缺陷所致。皮质醇合成不足使血中皮质激素浓度降低,由于负反馈作用刺激垂体分泌促肾上腺皮质激素(adrenal cortical hormone,ACTH)增多,导致肾上腺皮质增生并分泌过多的皮质醇前体物质如11-去氧皮质醇和肾上腺雄酮等(图9-27),而引发一系列临床症状。

肾上腺合成3种类固醇:糖皮质激素、盐皮质激素和雄激素。本病例中的患儿是由于皮质激素合成中的21-羟化酶缺乏导致糖皮质激素和盐皮质激素分泌不足,其负反馈机制使ACTH分泌增加,引起双侧肾上腺皮质增生,增生的皮质持续大量地合成雄激素导致女性婴儿出生时生殖器两性畸形,以及合成盐类皮质素增多致高血压。

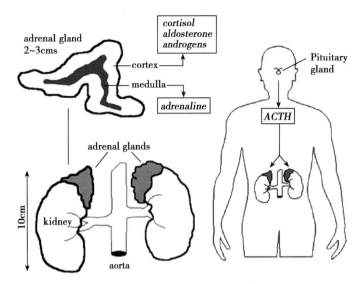

图 9-27　先天性肾上腺皮质增生症机制

2. 术前访视的重点是什么？如何完善术前检查？

术前访视应仔细询问患儿 CAH 的病情、平时服药情况及有无并发症（血压的变化、血钾的变化等）。术前生化检查包括尿液的 17- 羟类固醇、17- 酮类固醇、孕三醇及血液 17- 羟孕酮等测定，其中血液 17- 羟孕酮是 21- 羟化酶缺乏的特异性指标，还可用于检测药物剂量和疗效。此外，还可拍摄左手腕骨正位片判断骨龄。本案例患儿 6 岁，但摄片显示其左手腕骨龄相当于 8 岁左右（图 9-28）。

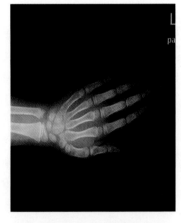

图 9-28　患儿左手腕骨正位片

此类患儿本身由于双侧肾上腺皮质不正常增生导致大量致高血压的盐类皮质激素生成，且需要补充正常的盐皮质激素，易引起钠水潴留、高血压及低钾血症。该患儿长期服用类似 9α- 氟氢可的松等盐皮质激素，术前可能即存在高血压或电解质的紊乱。术前需要引起重视并予以纠正，以降低术中麻醉的风险。

3. 术前及术中应如何补充皮质激素？

在手术前应增加氢化可的松剂量。术前晚上给以平日剂量的 2 倍，手术当天给以氢化可的松剂量为平日剂量的 3~4 倍，其中一半在麻醉诱导期给予，另外一半术中维持至手术结束。若平日不规律服药，或其基础用药量不详，则建议按麻醉诱导期给予氢化可的松 2mg/kg，术中再给予 2mg/kg 维持至手术结束。应激保护要持续 24 小时~72 小时，根据手术的类型和恢复的情况而定。术后应及时请小儿内分泌科医生会诊，逐渐将激素减量至维持量。

4. 如何更好得管理此类患儿的手术麻醉以避免术中血压的剧烈波动？

在本案例中，患儿插管后血压急剧上升，除了患儿本身的病情之外，和麻醉方法的选择也很有关系。手术麻醉作为一种创伤性刺激可诱发患者出现应激反应，且儿童的应激反应是成人的 3~5 倍。儿童应激其主要是由于交感神经兴奋及垂体-肾上腺皮质增加的一系列神经内分泌反应，从而出现血浆内去甲肾上腺素及肾上腺素水平升高的临床症状。先天性肾上腺皮质增生症患儿在应激状态下更容易产生这类变化，且这种应激状态将延迟至术后数天。因此，麻醉诱导前应尽可能在基础麻醉下行动脉穿刺直接测血压，也便于行动脉血气分析及时了解体内钠、钾离子变化情况。关于麻醉方法的选择，若是下腹部及下肢手术，可以选择椎管内麻醉复合静脉麻醉，若必须要气管内插管麻醉，可以选择喉罩或静推利多卡因、声门口局部麻醉、增加芬太尼用量等降低插管反应的措施。在麻醉深度合适的前提下，术中若出现持续高血压，可以选择硝酸甘油或硝普钠泵注，必要时结合钙离子拮抗剂，不宜使用 ACEI 类药物。

此外，也有病例发现先天性肾上腺皮质增生症患儿行手术治疗时出现持续性的低血压，这种低血压并非由麻醉过深、容量不足等常见麻醉因素造成，而是由于此类患儿在应激状态需要大量的皮质激素未得到满足所致，因此在患儿入手术室开放静脉后即可静滴负荷剂量的氢化可的松,维持至手术结束。在给予足量激素后若术中仍出现血压过低,可考虑使用血管活性药物多巴胺、去氧肾上腺素等。

【小结】

先天性肾上腺皮质增生症患儿术中易出现血压及电解质的变化,且这种变化将维持至术后数天。麻醉医生需充分做好术前访视,与内分泌科医生共同调整患儿的血压及电解质至最佳状态。尽可能选择椎管内麻醉复合全身麻醉,尽量减轻手术麻醉对患儿的应激刺激。术中加强监测,及时了解其内环境的变化情况。

【专家简介】

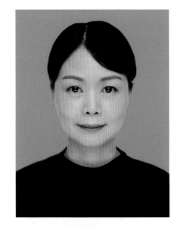

赵璇

赵璇,主任医师。 目前担任同济大学附属第十人民医院麻醉科主任,博士。 担任中华医学会麻醉学分会气道管理学组委员;上海市医学会麻醉学专科分会委员;上海市口腔医学会麻醉学专业委员会委员;中国心胸血管麻醉学会围术期基础与转化医学分会委员;中国医师协会麻醉学医师分会青年委员。 主持上海市科委课题 2 项,国家自然基金 1 项,共发表中英文论著二十余篇。 主要从事临床麻醉工作,擅长危重病人的麻醉,在小儿、成人心脏手术麻醉及困难气道方面积累了丰富经验。

【专家点评】

1. 先天性肾上腺皮质增生症是由于体内皮质激素合成不足负反馈作用刺激垂体分泌 ACTH,导致分泌过多的皮质醇前身物质而发生一系列临床症状。

2. 术前访视的重点包括其体内皮质醇、ACTH 的水平、服药情况及有无并发症(重点包括血压的变化、血钾的变化等)。

3. 手术当天给予 3~4 倍平日剂量的氢化可的松,一半在麻醉诱导期给予,另一半在术中维持至手术结束。若平日用药不详,则按麻醉诱导期 2mg/kg,术中再给予 2mg/kg 维持至手术结束。

4. 术中应避免血压剧烈波动,尽量选择椎管内麻醉复合全身麻醉,根据血压变化情况酌情使用血管活性药物。

【参考文献】

1. 屈双权,周星星,张溪英,等.不同麻醉方式对患儿术中应激反应影响效果分析.医学临床研究,2012,29(4):725-729.
2. 马毓,高平进.盐皮质激素及其受体在血压调节中的作用.国际心血管杂志,2014(4):252-255.
3. L Axelrod. Perioperative management of patients treated with glucocorticoids.Endocrinology & Metabolism Clinics of North America, 2003,32(2):367-383.
4. Nebesio TD, Renbarger JLN, abhan ZM, et al. Differential effects of hydrocortisone, prednisone, and dexamethasone on hormonal and pharmacokinetic profiles:a pilot study in children with congenital adrenal hyperplasia. Int J Pediatr Endocrinol, 2016:17.
5. Kochar IP, Jindal R. Diagnosis and management of congenital adrenal hyperplasia in the child and adolescent. Apollo Medicine, 2011, 8(4):261-265.
6. Peter C. Management of the child with congenital adrenal Hyperplasia. Best Practice & Research Clinical Endocrinology & Metabolism.

2009，23：193-208.

141　连体婴儿分离手术的麻醉管理

【导读】

连体儿（conjoined twins）是指出生时两个胎儿未完全分开，身体中有一部分相互连接在一起的畸形，比较罕见。连体儿存在器官畸形、血管相连和循环交叉，甚至还合并其他畸形。这类患者对麻醉管理提出很高要求：应充分评估风险，尽快完善各项检查并组织相应科室会诊，共同制定手术和麻醉方案和应急方案。目标是保证患儿安全平稳度过围术期。

【病例简介】

患儿，双胎，女，剖宫产后 126 天，体重 9.9kg。腹部相连，连接部分上至剑突，下至脐水平，长约 8cm。腹部 CT：肝脏、肠道两体相连。腹部 B 超：连体婴儿肝脏共用：门静脉主干不相连，肝静脉主干分开，各有一胆囊，小双胆总管可显示，稍增宽，大双肝管显示段较细而且显示不清，大双肝动脉位于门静脉深面；肾脏未见明显异常。腹部 MRI：腹部连体婴儿（前壁及肝脏相连）；胆囊未见异常，肝外胆管显示不清，多考虑各自独立。心脏彩超：大双心超正常；小双室间隔缺损（分流束宽 6mm，心室水平大多左向右分流）和卵圆孔未闭（分流束 4mm），右室流出道轻度肌性遮挡，心功能正常。有新生儿败血症史，经抗感染后痊愈。目前正常喂养，生命体征平稳。拟行连体婴儿分离手术，分离肝脏采用"局部血流阻断共用肝离断"方法。术前美国麻醉医师学会（ASA）分级均为 II 级，小双无青紫和心功能不全表现。

患儿入室后面罩吸氧，行心电监护、无创血压、氧饱和度、体温和尿量监测。小双入手术室后 HR 140 次/分，无创血压 97/40mmHg，R 42 次/分，SPO$_2$ 100%。大双入手术室后 HR 140 次/分，无创血压 85/50mmHg，R 40 次/分，SPO$_2$ 100%。行颈内静脉、上肢外周静脉、下肢外周静脉和头皮静脉置管，颈内静脉持续监测中心静脉压（CVP）。

先对小双缓慢进行全身麻醉诱导，一次给予阿托品 0.1mg，咪达唑仑 0.25mg，芬太尼 0.02mg，维库溴铵 0.5mg，地塞米松 1mg，5 分钟后进行气管插管。同时观察药物对大双的作用。随后对大双进行全麻诱导，阿托品 0.1mg，咪达唑仑 0.5mg，地塞米松 2mg，维库溴铵 0.5mg，5 分钟后进行气管插管。设置为压力控制通气模式，吸气压力为 11cmH$_2$O，设置 PEEP 4cmH$_2$O，之后进行股动脉穿刺置管测压。麻醉维持采用静吸复合全麻。小双吸入 2% 的七氟烷和 1L/min 的氧化亚氮（N$_2$O），静脉泵注芬太尼，间断推注维库溴铵。手术开始后动脉血气示：pH 7.377，动脉氧分压（PaO$_2$）162mmHg，动脉二氧化碳分压（PaCO$_2$）34mmHg，K$^+$ 3.1mmol/L，HCO$_3^-$ 20mmol/L，碱剩余（BE）−5mmol/L，血细胞比容（Hct）25%，血红蛋白（Hb）86g/L。给予 5% 碳酸氢钠溶液 6ml，ivgtt。大双吸入 2% 的七氟烷和 1L/min 的 N$_2$O，持续泵注芬太尼 0.4μg/（kg·h）和丙泊酚 1mg/（kg·h），间断追加维库溴铵维持肌松。

术中生命体征平稳，大双手术历时 4 小时 20 分钟，术中出血 20ml，尿量 320ml，输入 10% 葡萄糖溶液 100ml+0.9% 氯化钠溶液 100ml，5% 葡萄糖 5ml+头孢哌酮他唑巴坦钠 0.25g，0.9% 氯化钠 20ml，输入全血 95ml。小双手术历时 5 小时，术中出血 25ml，尿量 300ml，输入 10% 葡萄糖溶液 25ml+0.9% 氯化钠溶液 25ml，琥珀酰明胶 70ml，复方电解质 40ml，5% 葡萄糖 5ml+头孢哌酮他唑巴坦钠 0.25g，输全血 100ml。

术毕分别给予昂丹司琼 1mg，iv。术后均带管入 NICU，行 ECG、NIBP、SPO$_2$、RR、体温、尿量等监测，待其自主呼吸恢复规律、肌力好、意识清、生命体征平稳后予以吸痰拔管,拔管后继续密切观察。22天后顺利出院。

【问题】

1. 术前如何评估患儿的连体状况?
2. 连体婴儿的麻醉前评估应注意哪些方面?
3. 连体婴儿麻醉前准备事项有哪些?
4. 连体婴儿麻醉管理要点是什么?
5. 术后应重点关注哪些内容?

1. 术前如何评估患儿的连体状况?

连体儿是由单独的一个受精卵分裂而成,与正常的单卵双胞胎妊娠过程不同的是,受精卵在最初没能完全分离,局部分离的受精卵继续成熟,便形成了一个连体胎儿。连体儿的发生率很低,在5万~10万次怀孕中有1例发生。大多数连体胎儿在胚胎期就死亡了,能活产的约为1/20万。连体儿按联体部位可以分为6种:头颅双胎、胸部双胎、脐部双胎、臀部双胎、坐骨双胎、双头双胎,其中胸部双胎最常见。必须先明确器官的连接程度是两患儿共用、部分相连还是各自独立,以及器官的功能状况,有否解剖学上的畸形。需酌情行CT断层扫描、磁共振(MRI)、经胸腔或食管超声、胃肠造影、心血管造影术、甚至心导管检查等。值得一提的是即使检查显示两连体儿之间没有明显的血管相连,但也应考虑到患儿延迟的循环交叉,可以采用同位素锝-99、放射标记的蛋白及红细胞、吸入氧气进行对照研究评价血流交叉的程度和速度。连体儿联体状况不同则药效学和药代学也不相同,一般胸部双胎和头颅双胎的交叉循环更明显,据此评估连体儿之间循环交叉的程度可用来帮助计划术中麻醉用药和输液。

2. 连体婴儿的麻醉前评估应注意哪些方面?

(1) 麻醉前气道评估:麻醉前需先评估气道解剖、气管插管的难易程度、气管导管的安置和固定,并制定相应的计划。一般的术前气道评估其参考数值均不适用于小儿。因此通常把多种变量结合起来综合判断。对于面对面的连体婴儿来说,每次只能给一个孩子进行插管。一般先给体弱的连体儿用药和气管插管,随后完成另一连体儿的气管插管。本例患儿腹部相连,呈面对面侧卧位体位,操作空间小活动受限,且婴儿头大颈短舌大,易发生困难气道。同时要考虑此类婴儿是否伴有气道解剖畸形。气管插管成功后,必须妥善固定以免发生移位或滑出。

(2) 血管通路建立:连体儿建立血管通路的难度可能很大,尤其是中心血管通路。其血管解剖位置可能发生了很大的变化,建立股静脉通路时可能需要将患儿左右翻转。穿刺之前可提供有效的经皮镇痛。围术期采用多普勒超声定位可能具有价值。

(3) 合并先天畸形的评估:此例患儿中小双有室间隔缺损伴左向右分流的畸形,术前应详细进行评估。详细了解其现病史、活动能力、喂养情况、既往病史、过敏史等;是否有分流,发绀缺氧表现,心功能情况。同时应该了解其除了先心病之外有无其他器官的先天异常。

3. 连体婴儿麻醉前准备事项有哪些?

(1) 配备两套麻醉机和监护仪等设备,两组麻醉医生和巡回、器械护士。
(2) 麻醉前需准备各种血管活性药物,阿托品、麻黄碱、去氧肾上腺素、肾上腺素、异丙肾上腺素。
(3) 准备小儿困难气道器械。
(4) 术前调节手术室温度为24℃或者稍高并且预热加温毯。
(5) 转运过程中也需要妥善保温,可将患儿置于暖箱中直接转运。

4. 连体儿麻醉管理要点是什么?

(1) 连体儿呼吸参数的设定:目前尚无针对此类患儿的最佳呼吸管理方案。既要对连体儿整体关注又要把她们当成单独的个体来对待。婴儿的有效肺泡面积很小,约2.8m²,所以婴儿气体交换的储备能力很低。低龄婴儿在清醒和正常体温的状态下对低氧血症的反应通常表现为双相反应-短暂的过度呼吸后出现呼吸抑制。体温过低的婴儿对低氧血症的反应为呼吸抑制。婴儿在全身麻醉中通常需要控制呼吸,通过增加呼吸频率或使用呼气末正压通气来维持肺容量。本例采用压力控制通气加以 4cmH$_2$O 的 PEEP 来进行通气。通过观察呼气末二氧化碳分压($P_{ET}CO_2$)来调整呼吸频率和吸气压力。

（2）术中液体的管理：婴幼儿并非缩小化的成人，婴幼儿的生理及病理有其固有特点和变化规律，在麻醉手术中的液体管理应根据婴幼儿的体液分布、电解质及渗透压，施行与成人不同的方案，要设定合理的输液速度、选择合适张力以及成分的液体进行输注。婴儿的收缩压同循环血量密切相关。在麻醉过程中，血容量是否充足，血压是很好的衡量标准。同时此例连体儿肝脏分离手术可能伴有大量失血。因此术中容量管理是麻醉医生应该密切关注的问题。体重小于 20kg 的患儿，应精确输液，术前应仔细计算输入液体的量。乳酸林格氏液常用于简单手术，大手术时，将葡萄糖和其他液体分开给予对于婴幼儿来说是有利的，同时应监测血糖水平。总的原则：使用等渗液体，避免低钠血症；平衡盐溶液输注总量达 75ml/kg 时，推荐监测凝血指标；血容量丢失 20% 时，推荐使用胶体液或者血制品替换。小儿液体管理中可允许的误差小，但是精确计算却相当困难，一般分为生理维持需要量、禁食丢失量和术中丢失量。生理维持需要量此例患儿行腹部手术，生理维持需要量临床上仍根据 1957 年 Holliday 和 Segar 提出的经典 4∶2∶1 法则：第 1 个 10kg 需要 4ml/（kg·h）液量，第 2 个 10kg 需要 2ml/（kg·h）液量，剩余按 1ml/（kg·h）计算。但近年来，此法则也颇受争议，主要因为该法则采用的间接测热法结果不准确引起。手术期间维持液体补充，同时评估手术创伤所引起的第三间隙液的丢失。对于婴儿来说，腹腔手术时估计第三间隙丢失量为 6~10ml/（kg·h），胸腔手术为 4~7ml/（kg·h），体表手术或神经外科手术为 1~2ml/（kg·h），常使用乳酸林格液补充第三间隙丢失量。评估血液丢失量进行补充，丢失的血量与需要补充的平衡盐溶液的比例为 1∶3。通过连续监测心指数和尿量来判断补液是否充足，若是尿量小于 0.5~1ml/（kg·h），输液速度应该加快。如果需要大量输血应监测凝血指标。

（3）术中输血的管理：足月儿血容量范围 50~100ml/kg（平均 85ml/kg）；早产儿血容量范围 89~105ml/kg。在生后 1 个月中，新生儿血容量逐渐减少，约 1 个月后接近成人血容量比例，达 73~77ml/kg（成人 <77ml/kg）。国内对小儿贫血的诊断标准是：生后 2 周 Hb<145g/L，2 周~4 个月 Hb<90g/L，4~6 月 Hb<100g/L，6 个月~6 岁 Hb<110g/L。同一婴儿输血应尽可能选择同一献血者的血液，连体儿分离手术的失血量有时相当大，但是由于两者间存在循环压差，因此很难明确的知道每个个体的失血百分比。手术失血量取决于连体儿连接的类型、器官解剖的复杂程度、外科手术的操作、患儿的血液学指标，外科医生和麻醉医生之间的交流起决定性的作用。整个手术期间应该通过监测循环系统参数、计算手术部位的出血、持续记录失血总量和警惕可能蓄积在体内腹膜腔等腔隙中的失血等几个方面来精确地评估失血量。是否输血主要依据患儿术前的血红蛋白水平、计算手术失血量和患儿的心血管反应来综合判断。输红细胞之前常用生理盐水稀释，需要大量输血时用新鲜冰冻血浆稀释红细胞，以免稀释性凝血功能障碍同时检测凝血指数，此时若血小板计数低于 10×10^{12}/L 时，应输注血小板 5~10ml/kg 使其计数增加。快速大量输血时应警惕酸中毒。

（4）术中体温的管理：由于婴儿的体表面积相比体重大、皮下血管丰富、热传导性强、体温中枢发育不完善、体温调节能力弱，容易受到环境温度的影响出现体温异常。婴儿主要依靠非寒战性产热，同时伴随着氧耗和葡萄糖消耗，主要发生在褐色脂肪组织中。在麻醉过程中，婴儿对冷刺激反应迟钝，同时，正常的体温调节皮肤血管收缩受到抑制，体温从中心向外周进行重新分布。体温过低可使患儿皮肤出现花斑、免疫功能抑制加重感染、凝血功能下降增加出血、麻醉苏醒延迟。麻醉过程中应尽量保温减少热量散失，如手术室加温、变温毯、输液加温和对流空气加温机等。同时进行体温监测，根据患儿实时体温变化来进行调整。若体温过高，关闭空气加热器，同时应该跟其他围术期体温过高的情况进行鉴别诊断，如发热反应（感染或输血反应），恶性高热，甲状腺危象等。高温可以增加患儿的代谢和氧耗、脑组织耗氧增加继而发生脑缺氧和脑水肿、心率增快继而心负荷增加。

5. 术后应重点关注哪些内容？

（1）患儿可能有术后苏醒延迟，发生循环和呼吸并发症，因此术毕应带管入新生儿重症监护室（NICU），先给予一段时间的机械通气，待患儿呼吸意识恢复，血流动力学稳定后再拔除气管导管。

（2）术后可能事件分析：术后须注意患儿的液体管理、呼吸方式、血流动力学改变和镇痛。术后可能会发生低氧血症、恶心呕吐、体温改变、术后镇痛不全等，需要及时处理。

1）术后低氧血症：小儿全身麻醉后低氧血症的发生很常见，是麻醉后患儿死亡的主要原因。患儿在全麻和气管插管前 2~4 周，如果患有呼吸系统感染，会使围术期肺部并发症，如低氧血症等风险增加。发生低氧血症的原因有很多：上呼吸道梗阻、通气不足、肺不张、肺水肿等。婴幼儿因肺和胸壁结构发育不全，肺表面活性物质缺乏，其发生率高于成人。

2）术后恶心呕吐：术后恶心呕吐是常见并发症，有时会给患者带来比伤口疼痛更大的痛苦和恐惧，剧烈呕吐可导致患者脱水、电解质紊乱、酸碱水平失衡、伤口张力增大甚至裂开、静脉压增高、出血、食管裂孔疝、影响口服药物的治疗、不能摄入食物和液体、营养缺乏及恢复延迟，导致患者住院时间延长，经济负担加重。频繁的恶心呕吐不但使患者主观感到不适，而且使术后舒适度下降，这可能是患者术后一段最不愉快的经历。严重的恶心呕吐甚至引起胃酸误吸，导致吸入性肺炎，甚至引起危及生命的气道损害，当然大部分严重的并发症极为少见。引起恶心呕吐的原因有很多：外科手术类型，腹腔镜和斜视手术患儿恶心呕吐的发生率高；术中使用阿片类药物、吸入性麻醉药，患儿恶心呕吐的风险也增加。

3）术后体温改变：6个月以下的婴儿易发生低体温，严重威胁预后，必须重视。患儿的保温措施应从术前做起，进入 NICU 时应继续吸氧、输注加温的液体和血液，加盖保温毯或空气加热装置。

4）术后镇痛不全：儿科患者镇痛的重要障碍之一是认为小儿感觉不到疼痛，对疼痛无记忆，疼痛的经历不会带来任何麻烦。事实上，妊娠24周时，胎儿所有传导和感知疼痛的传导道都已出现并具有功能。临床上常常低估了小儿疼痛的程度而高估了止痛药的危险和副作用。

【小结】

连体儿的器官可能相连、重复或者缺如，并且可能伴发其他畸形，无论是择期手术还是急症手术，对麻醉医师而言均是极大的挑战。围术期可能发生的风险包括：困难气道、低氧血症、低血压、低体温、酸中毒、心律失常等。评估主要对手术和麻醉的了解，包括气管插管方面和各类麻醉事件的管理。

【专家简介】

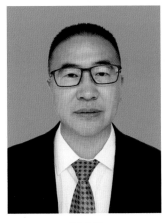

邵建林，医学博士，副主任医师，硕士研究生导师，中组部"西部之光"优秀访问学者，云南省中青年学术和技术带头人后备人才，云南省医学学科带头人，享受云南省政府特殊津贴。 现任昆明医科大学第一附属医院麻醉科主任、昆明医科大学第一临床医学院麻醉学教研室主任、昆明医科大学麻醉学专业主任。 任中华医学会麻醉学分会青年委员、云南省麻醉质控中心副主任、云南省医院管理协会麻醉学专业管理委员会秘书、《中华麻醉学杂志》编委。

邵建林

【专家点评】

1. 连体儿分离术前必须先明确器官的连接程度是两患儿共用、部分相连、还是各自独立，以及器官的功能状况，有否解剖学上的畸形。判断连体儿联体状况，可以估计二个婴儿药效学和药代学。一般胸部双胎和头颅双胎的交叉循环更明显，据此评估连休儿之间循环交叉的程度有助于计划术中麻醉用药和输液。

2. 连体儿联体部位的差异可能导致麻醉操作的困难，术前应充分评估是否存在困难气道，是否存在静脉穿刺困难，以及麻醉诱导后由于血管交通，麻醉药影响到另外一个患儿而出现呼吸循环的抑制。配备两套麻醉机和监护仪等设备，两组麻醉医生和巡回、器械护士。警惕患儿身体热量丧失而出现低体温，术前调节手术室温度为

24℃或者稍高并且预热加温毯。转运过程中也需要妥善保温,可将患儿置于暖箱中直接转运。

3. 术中呼吸管理、液体管理、体温管理等可以参照同年龄小儿的管理方法。

4. 术后注意患儿的液体管理、呼吸方式、血流动力学改变和镇痛。对可能发生的低氧血症、恶心呕吐、体温改变、术后镇痛不全等高度重视,保证患儿顺利度过围术期。

【参考文献】

1. Greenberg M, Frankville DD, Hilfiker M. Separation of omphalopagus conjoined twins using combined caudal epidural-general anesthesia. Can J Anaesth 2001, 48：478-82.

2. Norsidah AM, Lim SK, Ibtisan I, Misiran K. Anaesthetic management of conjoined twins：experience with six sets of twins. Med J Malaysia 1996, 51：420-5.

3. Kingston CA, McHugh K, Kumaradevan J, et al. Imaging in the p reoperative assessment of conjoined twins. Radiographics, 2001, 21：1187-1208.

4. 王浩、金泉英、王则娅、等. 连体新生儿分离术麻醉处理1例体会. 临床麻醉学杂志, 2003, 19：138.

5. Wang H, Jin QY, Wang ZY, et al. One case of Anesthesia management for the separation of conjoined newborn twins（in Chinese）. The Journal of Clinical Anesthesiology, 2003, 19：138.

6. Jenny M. Anesthesia for conjoined twins. Childs Nerv Syst, 2004, 20：538-546.

7. 张瑞冬、陈煜. 联体婴儿手术的麻醉. 见：田玉科, 主编. 小儿麻醉学. 北京：人民卫生出版社. 2013：147-154.

8. Grant M. Stuart, MBChB, FRCA, Ann E. Black, MBBS, FRCA, Richard F, et al. The anaesthetic management of conjoined twins. Seminars in Pediatric Surgery, 2015, 24：224-228.

9. Ann G. Bailey, Peggy P. McNaull, Edmund Jooste, et al. Perioperative Crystalloid and Colloid Fluid Management in Children：Where Are We and How Did We Get Here? [J]. ANESTHESIA & ANALGESIA, 2010, 110（2）：375-390.

10. Lai WY, Tian ZS. Baby blood transfusion（in Chinese）. Chin J Blood Transfusion, 2002, 15：70-72.

11. Kovac AL. Prevention and treatment of postoperative nausea and vomiting. Donnerer J（ed）：Antiemetic Therapy. Basel, Karger, 2003, pp 121-160.

12. Kovac AL. Management of Postoperative Nausea and Vomiting in Children[J]. Pediatr Drugs 2007；9（1）：47-69.

142　围术期低体温对新生儿循环功能的影响

【导读】

新生儿接受外科手术治疗,即使在采用保温措施的情况下,仍易发生低体温。低体温对新生儿体内各系统均会有不同程度的影响,其中对循环功能的影响可表现为高血压、心输出量下降、体内氧供需失衡进而导致组织细胞缺氧。中心静脉血氧饱和度（central venous oxygen saturation, ScvO$_2$）发生变化仅需要数秒,能为机体氧供-氧耗平衡提供迅速的信息反馈,因此作为复苏目标中的早期量化指标被用于临床。为改善微循环灌注、改善组织细胞氧供,临床也常采用液体治疗,而对于低体温原因引起的上述改变,补液量需谨慎,因为曾有补液相关的急性心衰报道。

【病例简介】

患儿,男性,G$_1$P$_1$,因"边缘性前置胎盘,胎盘早剥"于孕周31周时剖宫产出,出生体重1600g。出生后40余天,因"坏死性小肠结肠炎（NEC）"曾外院住院保守治疗。后因腹胀、呕吐加重,于出生后15周（46周）转入我院。

入院诊断：新生儿腹胀,腹股沟斜疝。

术前检查:T:37℃,HR:168 次/分,RR:45 次/分,BP:88/52mmHg,BW:3kg,神清,腹部膨隆。实验室检查:HGB:90g/L,PLT:387 * 10⁹/L,Na⁺:136mmol/L,Ca²⁺:1.02mmol/L,K⁺:3.8mmol/L,PH:7.354,Cl⁻:104mmol/L,Lac:3mmol/L,BE:-0.5mmol/L。肝肾功能、凝血功能无异常。心脏超声:卵圆孔 2.2mm,小股左向右分流;心包积液(少量)4mm 和 5.2mm。X-ray:肠道充气显著伴少许液平、部分肠壁间隔增宽,提示肠道炎性改变;左侧腹股沟斜疝(图 9-29)。

入院当天即行急诊剖腹探查术。气管内插管全身麻醉,全麻诱导采用静脉推注丙泊酚(10mg)、芬太尼(5μg),气管插管成功后,静脉推注罗库溴铵(2mg),建立有创动脉压监测、中心静脉压监测;

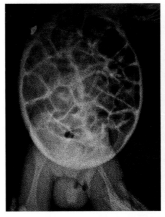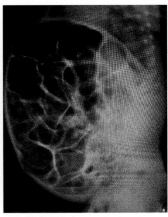

图 9-29　腹部 X-ray 正侧位片

全麻维持使用氧气(FiO₂:50%)、七氟烷(1.0%~1.5%)、芬太尼(5μg)以及氢吗啡酮(10μg),肌松药未再追加,手术结束前 30 分钟追加氢吗啡酮(10μg)。手术室内温度设置为 26℃,采用输液加温管道(37℃)和一次性医用充气式升温毯(40~42℃)保温。术中生命体征平稳,HR 110~150 次/分,ABP 70~80/40~50mmHg。中心静脉压自术前 10mmHg 逐渐下降至 3mmHg。体温(鼻咽温度)在术中持续下降,最低达 34.4℃。术中输液:林格氏液 20ml,抗生素 20ml,5% 白蛋白 20ml,浓缩红细胞(少浆血)50ml。尿量:10ml。手术历时 2 小时 10 分钟(11:00Am-13:10Pm)。术毕予阿托品 0.06mg,新斯的明 0.1mg 拮抗肌松,观察自主呼吸恢复且循环稳定后,拔除气管导管及动脉置管,患儿入 PACU。入 PACU(13:15)时测得体温 34.7℃,见全身皮肤花纹,四肢末梢发绀,毛细血管充盈时间显著延长。给予暖箱保暖,面罩吸氧,监测心率、脉搏血氧饱和度。患儿呼吸平稳、安静、嗜睡。入 PACU 后 1 小时,体温回升 1℃,始测无创血压(表 9-10)。

表 9-10　PACU 中生命体征监测数据

PACU 中监测	
13:15	T:34.7℃
14:10	T:35.7℃
14:15	BP:125/53(61)上肢
14:16	BP:112/76(90)下肢
14:20	BP:123/59(80)上肢
14:21	BP:108/61(75)下肢
14:25	BP:116/63(88)上肢
14:26	BP:117/73(91)下肢
14:26	CVP:1~2mmHg
HR:111~114 次/分,SpO₂:100%,RR:33 次/分	

表 9-11　术前、术中、术后中心静脉血气分析结果

中心静脉血气分析	术前(10:50)	术中(12:42)	术后(13:59 PACU)
pH	7.336	7.29	7.299
PO₂	54.9	38.9	35.5
PCO₂	42.6	45.1	40.6
Hb(g/dl)	7.7	11.6	14.1
Hct	24%	35.90%	43.40%
ScvO₂	70.70%	58.30%	61.30%
K⁺(mmol/L)	4	3.9	4.1
Na⁺(mmol/L)	137	137	136
Ca²⁺(mmol/L)	1.23	1.19	1.15
Cl⁻(mmol/L)	108	109	111
Glu(mmol/L)	3.5	5.5	5.5
Lac(mmol/L)	1	0.7	0.9
BE(mmol/L)	-2.8	-3.2	-5.9
HCO₃⁻(mmol/L)	21.8	20.5	18.6

【问题】

1. 患儿在 PACU 中是否发生了高血压?
2. 该例患儿高血压的原因?
3. 低体温对新生儿循环系统功能的影响有哪些?
4. $ScvO_2$ 值下降的原因有哪些?(正常值约为 70%)
5. 本例患儿 $ScvO_2$ 值降低的原因?
6. $ScvO_2$ 的实际临床应用价值?
7. 在反映组织细胞缺氧方面,乳酸和 $ScvO_2$ 相关性如何?

1. 患儿在 PACU 中是否发生了高血压?

婴幼儿高血压的定义为:重复测量血压(至少 3 次),并且超过正常值 95% 可信区间的上限。该例患儿在手术当天,胎龄(PCA,post conceptional age)为 44 周。根据图 9-30 所示血压正常值的均值、95% 可信区间,可以确定该患儿在 PACU 中发生高血压。

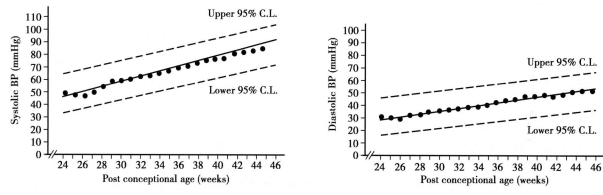

图 9-30　不同胎龄新生儿血压正常值范围

2. 该例患儿高血压的原因?

该例患儿高血压的可能原因,首先:需要了解患儿在高血压的同时有否其他伴随症状。根据上述病例介绍,可以知道:患儿在 PACU 时呼吸平稳、安静、嗜睡,无激惹,无窦性心动过速,中心静脉压 1~2mmHg,静脉血气分析(电解质、血红蛋白含量、酸碱平衡)无明显异常。故可排除常见的由于容量过负荷、疼痛应激引起的高血压。其次:是否可能肾脏问题引起的高血压?患儿术前血压正常,因此仍需继续观察循环、尿量才能做出判断。第三,该患儿突出表现为末梢循环差、低体温。

在经过数小时暖箱内保暖、体温恢复正常后,患儿的心率和血压也恢复到相应年龄的正常值范围(图 9-31)。有人问了,为什么高血压是在体温由 34.7℃恢复到 35.7℃的恢复期引起,不是体温降低期引起,即术中为什么没有出现高血压? 首先,这是我们如实记录到的数据;其次,术后入 PACU 的第 1 个小时内,确实没有监测无创血压,

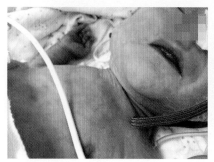
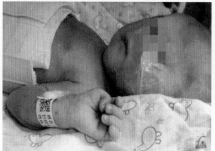
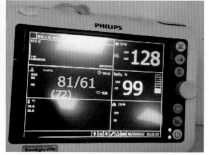

图 9-31　体温恢复正常后皮肤花纹、心率、血压的变化

所以血压开始上升的时间和速度无从得知；但是，考虑到术中麻醉药物对心血管的抑制作用以及失血、失液、腹内压下降的客观因素，低体温可能引起的高血压被上述作用所抵消。因此直至术后，待麻醉药物等因素的影响逐渐消失后，患儿才出现高血压，且随着低体温的纠治而逐渐恢复正常血压。因此，对本例患儿术后 PACU 内高血压的原因，我们认为是由于低体温引起的。

3. 低体温对新生儿循环系统功能的影响有哪些？

低体温对新生儿神经系统、心血管系统、呼吸系统、代谢内分泌、水电解质、凝血功能、免疫系统等都有不同程度的影响。其中对循环生理功能的影响包括以下几方面：低体温减慢心率（影响心肌细胞的离子转运）；低体温降低心排出量（cardiac output, CO），和低氧耗相匹配，体温每下降 1℃，CO 减少 7%（抑制心肌收缩力）；低体温可以引起血压升高，尤其是在没有镇静的新生儿。低体温时机体通过调节血管收缩来保存热量，低体温应激导致机体释放内源性儿茶酚胺、皮质醇，这些因素都会升高血压。曾有研究报道，在新生儿随着低体温回复正常、升高的血压也慢慢下降至正常（血管收缩，低体温应激）。

需要注意的是，随着低体温的持续发展，其引起的 CO 下降、血管内液体转移会导致血容量的不足，进而发展为低血压。而这种现象在新生儿缺血缺氧性脑病接受亚低温治疗时曾被报道，且需要给予升压药来维持正常血压。

4. $ScvO_2$ 值下降的原因有哪些？（正常值约为 70%）

$ScvO_2$（中心静脉血氧饱和度）：①代表局部静脉血氧饱和度，主要反映来自脑和身体上半部分的氧供需平衡，正常值约为 70%。在临床一定范围内，它可反映组织灌注情况；②较早发现组织低氧血症，当动脉血氧饱和度（arterial oxygen saturation, SaO_2）未见明显下降时，$ScvO_2$ 已开始逐步下降，对于危重患者可提供早期信息。也就是说，$ScvO_2$ 和 SaO_2 的变化并不完全相关，而与动静脉血氧分压差 $P(a-v)O_2$ 密切相关；③更准确反映组织的氧供-氧需平衡；从而任何引起氧供-氧需改变的因素均会影响 $ScvO_2$ 值；④其变化早于乳酸水平的改变；⑤是独立死亡预测因子。

当供氧和需氧平衡受到威胁时，机体将以以下三种方法进行补偿：①增加 CO 和（或）HR，从而增加氧供。因而，当 $ScvO_2$ 值下降、而 SaO_2 和耗氧量正常时，则可证明 CO 是下降的；②增加摄氧，因而 $ScvO_2$ 值会下降；③血流转向。

因此，下降的 $ScvO_2$ 值通常提示组织耗氧增加或心肺功能不佳。但是较高的 $ScvO_2$ 并不总提示有足够的氧供，比如：①当微循环功能障碍、动静脉短路开放（败血症），使得氧获取发生病理性损害；②细胞无法利用氧。这两种情况下，组织存在缺氧而 $ScvO_2$ 值并不降低，甚至升高。

5. 本例患儿 $ScvO_2$ 值降低的原因？

如表 9-11 所示，与术前相比，本例患儿术中、术后均存在 $ScvO_2$ 值下降的情况，那么是否提示存在组织细胞缺氧呢？根据上个问题的阐述，我们可以将临床麻醉中 $ScvO_2$ 值下降的常见原因简单总结如下：氧供减少——贫血、缺氧、CO 下降（低体温）；氧耗增加——应激、疼痛、寒战（低体温）、高温。结合该患儿无贫血、脉搏血氧饱和度正常，未表现出明显的疼痛应激反应，我们认为低体温引起的氧供需失衡是其 $ScvO_2$ 降低的主要原因。

新生儿的 CO 更大程度地取决于心率，该患儿心率一直维持在 111~114 次/分，较术前心率明显降低，且也明显低于该年龄段小儿的正常心率范围，我们有理由认为低体温引起的心率减慢和心肌收缩力下降、导致的 CO 下降，使得全身氧运输下降；而术后早期阶段，由于苏醒、手术创伤应激、低体温、寒战导致氧耗增加；两者结合，最终引起氧供需失衡，组织低氧，$ScvO_2$ 降低。

6. $ScvO_2$ 的实际临床应用价值？

组织细胞缺氧是导致患者器官功能不全，甚至死亡的最直接原因之一。对于危重患者复苏目的在于逆转、纠正组织缺氧。但是越来越多的证据表明传统的血流动力学指标参数（CO、MAP、CVP）有时是不可靠的，即使这些指标正常，也不能排除正在发展的组织低灌注。因此，细胞灌注正常的指标成为了复苏的目标。即使脉搏血氧饱和度（pulse oxygen saturation, SpO_2）、SaO_2 正常，组织也未必不缺氧，因为组织缺氧还受到以下因素的影响：CO，反映微循环灌注的动静脉二氧化碳分压差（$Pv-aCO_2$），血红蛋白含量，组织氧摄取率，组织氧耗量，组织需氧量，氧解离状态，细胞氧利用率等。而上述这些无法一一检测。

但是利用混合静脉血氧饱和度（SvO_2）很大程度上能检测出上述众多因素的最终结果，即能够反映全身组织的总体氧合情况。国内外很多研究表明,不论 CO 高低,$ScvO_2$ 和 SvO_2 均显著相关,$r = 0.86 \sim 0.9$。中华医学会也提出,虽然 $ScvO_2$ 高出 SvO_2 达 $5\% \sim 15\%$,但是动态变化趋势一致。也就是说在临床工作中,我们可以采用容易获得的 $ScvO_2$ 来了解组织细胞的氧合情况。而且,$ScvO_2$ 的变化数秒即可发生,能为反映机体氧供-氧耗平衡提供迅速的信息反馈,因此作为复苏目标中的早期量化指标被用于临床,且证实该指标的监测有利于改善患者的预后。

需要强调的是,$ScvO_2$ 反映组织、细胞氧合状况的临床应用是有一定局限性的,当微循环障碍发展到相当严重的程度,比如动静脉短路开放,$ScvO_2$ 值不但不下降,反而会升高。在这样的情况下,正常的,甚至偏高的 $ScvO_2$ 值反而是预后差的指标,且无相应治疗选择。

7. 在反映组织细胞缺氧方面,乳酸和 $ScvO_2$ 相关性如何?

临床常用的反映全身组织低氧、缺氧的指标有下降的 $ScvO_2$ 值和升高的乳酸(lactate,Lac)值,通常它们的变化方向相反。乳酸是无氧糖酵解的终极产物,高乳酸血症分为 A 型和 B 型,其中 A 型与组织缺氧有关,而 B 型与儿茶酚胺类激素水平升高、碱血症、肿瘤、肝衰、糖尿病等全身疾病、药物、毒物、内毒素等有关。因此在反映组织细胞缺氧方面:①乳酸值的干扰因素多于 $ScvO_2$ 值的干扰因素。②乳酸半衰期长,不能像 $ScvO_2$ 那样及时反映氧供需情况。当氧耗大于氧供时,则 $ScvO_2$ 开始下降直至达到阈值极限时,乳酸开始升高。③严重脓毒症时,微循环动静脉短路开放,$ScvO_2$ 值可以正常,而乳酸持续升高。在这种情况下,乳酸清除率成为预后的指标,$ScvO_2$ 和乳酸失去上述相关性。乳酸 $>4\text{mmol/L}$ 常提示需要干预治疗,48 小时内正常化常伴随更高生存率。④$ScvO_2$ 和乳酸联合监测更有意义。

【小结】

新生儿接受外科手术治疗,极易发生低体温。低体温对新生儿循环生理功能的影响可表现为高血压、心输出量下降、体内氧供需失衡进而导致组织细胞缺氧。$ScvO_2$ 和 Lac 是临床常用的评估组织细胞缺氧的指标,$ScvO_2$ 的下降比 Lac 的升高出现的更早。但由于受干扰因素多,因此上述指标并不能准确反映组织缺氧。为改善微循环灌注、改善组织细胞氧供,临床也常采用液体治疗,而对于低体温原因引起的上述微循环灌注不足改变,补液量需谨慎,因为曾有补液相关的急性心衰报道。

【专家简介】

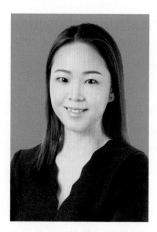

邓萌

邓萌,副主任医师。复旦大学附属华山医院麻醉科,博士。1999 年毕业于上海医科大学临床医学专业后,一直从事麻醉临床工作。2006 年赴美国辛辛那提儿童医学中心麻醉科访问学习 6 个月。2012 年 5 月至 2014 年 5 月,在美国辛辛那提儿童医院、师从著名的 Dr. Loepke 教授、以 Research Fellow 的身份学习科研,并发表了较高质量的论文。2015 年获国家自然科学基金资助项目(青年基金)。诊疗特长:神经外科手术麻醉,危重病人麻醉管理,儿科麻醉。科研方向:全身麻醉药物对脑神经发育的影响。发表 SCI 论文 5 篇,最高单篇影响因子达 11 分。

【专家点评】

新生儿外科手术治疗期间极易发生低体温。低体温对新生儿循环功能的影响包括高血压、心输出量下降、体内氧供需失衡进而导致组织细胞缺氧。

评估组织细胞缺氧,$ScvO_2$ 的下降比 Lac 的升高出现的更早。

下降的 $ScvO_2$ 值和升高的 Lac 值都能反映体内的氧供需失衡。在特定情况下 $ScvO_2$ 更好地反映心肌功能,但严重败血症时,其值反而升高。乳酸则更好地反映细胞应激状态。

对组织细胞的氧供是否充足,并不简单地由血压高低决定,而是取决于 CO 和器官的血流灌注。

新生儿围术期低体温、液体治疗改善微循环灌注时,需监测血压、避免由于输液量相对过多而导致急性心衰。

【参考文献】

1. Joseph TF. Neonatal hypertension: diagnosis and management. PediatrNephrol, 2000, 14: 332-341.

2. Zanelli S, Buck M, Fairchild K. Physiologic and pharmacologic considerations for hypothermia therapy in neonates. Journal of Perinatology, 2011, 31: 377-386.

3. Tander B, Baris S, Karakaya D, et al. Risk factors influencing inadvertent hypothermia in infants and neonates during anesthesia. PaediatrAnaesth, 2005, 15 (7): 574-579.

4. Zanelli S, Buck M, Fairchild K. Physiologic and pharmacologic considerations for hypothermia therapy in neonates. J Perinatol, 2011, 31 (6): 377-386.

5. Fuller BM, Dellinger RP. Lactate as a hemodynamic marker in the critically ill. CurrOpinCrit Care, 2012, 18 (3): 267-272.

6. Park JH, Lee J, Park YS, et al. Prognostic value of central venous oxygen saturation and blood lactate levels measured simultaneously in the same patients with severe systemic inflammatory response syndrome and severe sepsis. Lung, 2014, 192 (3): 435-440.

第十章 围术期过敏反应

143 围术期严重过敏反应患者的急救处理

【导读】

麻醉过程中过敏反应的发生率逐年上升。围术期严重过敏反应可引起一系列皮肤、消化、呼吸和循环等系统表现,严重者危及生命。研究显示麻醉药物诱发的急性过敏反应致死率可达 3%~9%,另有 2% 患者后遗明显脑损害,是围术期风险增高的重要因素。临床中严重过敏反应主要通过临床表现、病史及鉴别诊断来确诊。但由于患者处于麻醉状态,且身体大部被覆盖,不易及时发现相关症状和体征。而且麻醉中常常同时使用数种药物、生物制品、输液制品等,在发生过敏时难以直接判断致敏原。因此,围术期过敏反应的诊治有较大的挑战性。麻醉过程中由于所用药物种类较多,尤其诱导期同时给予多种药物,而且病人处于麻醉状态,这对麻醉医生诊断患者是否发生过敏反应以及过敏原的判断提出了特有的挑战。麻醉医生应当对围术期严重过敏反应的临床表现、紧急处理有充分的认识并对致敏原的诊断有必要的了解。

【病例简介】

患者,男性,56 岁,体重 65kg。因体检发现甲状腺肿物拟在我院行劲动脉剥脱术及甲状腺肿物切除术。患者 5 年前曾因心肌梗死行冠状动脉支架植入术,现患者体力活动不受限,无心绞痛,NYHA Ⅰ 级。患者否认既往其他系统病史,无术前用药。患者术前检查提示:血常规、尿常规、肝肾功能及电解质水平、凝血功能在正常范围。术前激素检查提示:甲状腺功能正常。胸片检查正常。心电图检查提示:V3 导联坏死型 Q 波。

患者入室血压 140/90mmHg,全麻诱导采用咪达唑仑、丙泊酚、芬太尼、罗库溴铵,插管顺利。外科医生行导尿时发现尿管置入困难,考虑到患者可能存在泌尿系疾病导致尿管置入困难,请泌尿科大夫协助导尿。为利尿,开始输注琥珀酰明胶,约输注 100ml。此时发现患者突然出现休克,血压下降至 50/30mmHg,立刻静脉给予麻黄素 12mg,血压无明显改变,再静脉给予去氧肾上腺素 0.2mg,血压仍无明显改变。休克持续约 1~2 分钟,患者出现室颤,立刻行 CPR、静脉注射肾上腺素,CPR 进行约 45 分钟后患者恢复自主窦性心律。患者取消手术,带气管导管返 ICU。揭开手术单时发现患者皮肤呈现血管性水肿橘皮样改变。

术后 1 天患者病情平稳,水肿消退,拔管后返回普通病房,术后第三天顺利出院。

术后 4 周,对患者行咪唑安定、丙泊酚、芬太尼、罗库溴铵的皮肤试验和嗜碱性粒细胞活化试验(Basophil Activation Test,BAT),检测结果均为阴性,排除所用麻醉药物过敏,诊断为疑似琥珀明胶过敏。2 个月后再次手术,常规麻醉,避免使用明胶类液体,患者术中生命体征平稳,手术顺利完成。

【问题】

1. 如何通过临床症状诊断围术期严重过敏反应?

2. 休克的鉴别诊断?

3. 围术期严重过敏反应处理原则?

4. 围术期严重过敏反应过敏原的主要检测方法有哪些?

5. 围术期过敏反应的高危因素?

1. 如何通过临床症状诊断围术期严重过敏反应?

围术期严重过敏反应的临床表现主要有以下几个方面:

(1) 皮肤黏膜:过敏反应的皮肤表现可以是皮肤发红或出现各种皮疹,典型的有大风团样丘疹;部分患者出现皮下血管神经性水肿和全身皮肤黏膜水肿。皮肤黏膜表现常是严重过敏反应最早且最常出现的征兆,80% 患者出现皮肤黏膜反应(图 10-1,图 10-2)。单纯局部皮肤表现而无循环呼吸系统症状者一般无生命危险。

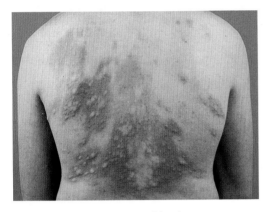

图 10-1　风团样丘疹

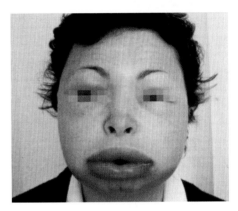

图 10-2　血管神经性水肿

(2) 呼吸系统:过敏的呼吸系统表现主要是气道分泌物增多,严重时出现气道水肿及痉挛,听诊可闻及哮鸣音及湿啰音,通气压力会增加,甚至严重影响通气,导致低氧(图 10-3)。因此严重过敏反应的呼吸系统症状是导致过敏患者死亡最主要的死因。

(3) 心血管系统:严重过敏反应时,由于大量血浆从血管进入组织间隙,心血管系统主要表现为低血压、心动过速,甚至出现心律失常和循环衰竭。约10% 的过敏患者中,心血管反应是唯一的临床表现。

(4) 消化系统:呕吐、腹痛等,多为清醒时出现。

严重过敏反应一般在接触过敏原后迅速发生,尤其是静脉用药,一般都在5 分钟内发生症状。目前公认的临床判断标准是,皮肤黏膜、循环系统及呼吸系统三方面症状中出现两方面或三方面症状时,并与其他原因引起的休克相鉴别后可拟诊为严重过敏反应。

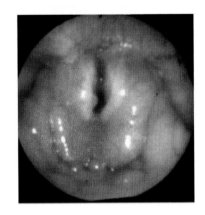

图 10-3　喉头水肿

2. 休克的鉴别诊断?

围术期严重过敏反应引起的休克主要通过病史与其他原因引起的休克鉴别来判断(表 10-1)。

表 10-1　围术期过敏反应的鉴别诊断

围术期休克	支持点
心源性休克	缺血性或充血性心脏病病史,有心肌梗死、心衰、心律失常等表现
失血性休克	急性大失血、血容量相对不足
神经源性休克	颅脑严重创伤、高位脊髓麻醉
感染性休克	全身性细菌感染
过敏性休克	接触致敏物质,有皮肤表现,循环系统表现或呼吸系统表现

3. 围术期严重过敏反应处理原则?

怀疑发生围术期严重过敏反应后,应立刻脱离所有可疑的过敏原,保留残留的可疑药物和包装,并立即进行呼吸循环支持。出现循环、呼吸系统显著反应时，首选肾上腺素。肾上腺素成人每次50~100mg，必要时多次给药，或持续泵注。容量补充也非常重要。后期可以根据患者情况使用抗组胺药物、糖皮质激素等（图10-4）。

发生过敏反应时使用肾上腺素作为一线用药的主要原因是肾上腺素不仅可以兴奋α受体，收缩外周血管，还可以兴奋β1和β2受体，增强心肌收缩性、自律性和传导功能，舒张支气管平滑肌。

4. 围术期严重过敏反应过敏原的主要检测方法有哪些？

目前围术期严重过敏反应患者过敏原检测方法主要有以下几种：

（1）嗜碱性粒细胞活化实验（Basophil Activation Test，BAT）：通过用可疑抗原体外激活嗜碱性粒细胞并检测细胞膜上特异性CD63和CCR3的表达来明确过敏原。

（2）特异性IgE抗体法：通过放免法检测血中特异性IgE来确定是否对某种物质发生了抗原抗体反应。

（3）皮肤试验：通过点刺试验或皮内注射直接刺激肥大细胞判断过敏原。皮肤试验简单易行但假阳性率高。

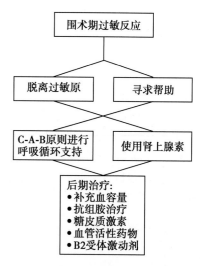

图10-4   围术期过敏反应处理流程图

5. 围术期过敏反应的高危因素？

了解围术期过敏反应的高危因素，在术前评估中排查，有利于做好充分的准备。

（1）既往麻醉药物过敏史

（2）过敏性哮喘病史

（3）女性

（4）对某些化学制品严重过敏。牙膏、清洁剂、洗发剂、止咳药等制品中的化学物质多含有季胺基团，可以与琥珀胆碱、吗啡等含有相同季胺基团药物产生交叉过敏反应。

（5）热带水果与乳胶存在交叉反应，有热带水果严重过敏的患者，乳胶过敏的风险显著增加。

【小结】

围术期过敏反应是危及生命的全身性严重反应，死亡率高达3~9%。由于围术期用药等方面的复杂性，很难直接明确过敏原并避免使用。紧急处理时，应注意立即脱离过敏原并早期使用肾上腺素。明确围术期过敏原是避免患者再次接触致敏原的有效方法。

【专家简介】

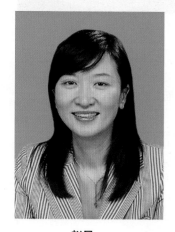

赵晶，主任医师。中日医院手术麻醉科主任，主任医师，博士生导师，卫生部人力资源库专家。现任中国医师协会麻醉学分会常务委员，北京医学会麻醉学分会副主任委员，北京医师协会疼痛专科医师分会副会长等。1995年毕业于北京协和医学院。二十余年来积累了丰富的临床麻醉工作经验，主要科研方向为围术期过敏反应致敏原的检测、神经免疫相互作用。所率领的科研小组是国内目前唯一能进行规范麻醉药物致敏原检测的团队。通过十年的深入研究和经验积累，在专业上有了突破性的进展，为围术期高危过敏患者的临床安全做出了重要的保障。

赵晶

【专家点评】

1. 该患者诱导后在输注胶体时发生了严重过敏反应,并且出现了明显的血管性水肿。但是由于患者处于手术准备期间,全身几乎被无菌单覆盖,未能及时发现早期的皮肤改变。对于术中突然发生休克的患者,应检查皮肤改变,作为鉴别诊断的依据。术中出现血压下降后迅速出现了室颤,是由于患者冠脉支架植入 5 年后未行再次冠脉评估。严重低血压加上冠脉本来存在的狭窄,是导致室颤的原因。

2. 对于突发休克的患者,迅速给予已抽好的麻黄素是可以的。但严重过敏反应的患者,应早期采用肾上腺素,必要时连接泵注,直至循环和呼吸功能稳定。

【参考文献】

1. Dona I, Barrionuevo E, Blanca-Lopez N, Torres MJ, Fernandez TD, Mayorga C, et al. Trends in hypersensitivity drug reactions: more drugs, more response patterns, more heterogeneity[J]. Journal of investigational allergology & clinical immunology. 2014, 24 (3): 143-53; quiz 1 p following 53.
2. Galvão VR, Giavina-Bianchi P, Castells M. Perioperative Anaphylaxis[J]. Current allergy and asthma reports. 2014, 14 (8): 1-10.
3. Xin X, Zou Y, Xing L, Yin J, Gu J, Wang Z, et al. Investigation of drugs responsible for perioperative anaphylactic reactions using cellular allergen stimulation test[J]. Chinese medical journal. 2014, 127 (21): 3738-43.
4. Opstrup MS, Malling HJ, Kroigaard M, Mosbech H, Skov PS, Poulsen LK, et al. Standardized testing with chlorhexidine in perioperative allergy—a large single-centre evaluation[J]. Allergy. 2014, 69 (10): 1390-6.
5. 吴新民, 薛张纲, 王俊科, 叶铁虎, 赵晶. 围术期过敏反应诊治的专家共识[J]. 中国继续医学教育. 2011, 03 (10): 129-30.
6. Laxenaire M, et al. Anaphylaxis during anesthesia. Results of 2 years survey in France. British Journal of Anesthesia, 2001; 87: 549-56.

144 手术中 1 例过敏性休克病例分析

【导读】

围术期过敏反应多为突发,难以预测,严重者可危及患者生命。随着医学发展,围术期大量合成药物和新的医用耗材的广泛应用,致使过敏反应更加复杂难辨。充分认识过敏反应及过敏性休克,及时、正确处理过敏反应,提高救治率,保障病人围术期的安全是麻醉医师的重要职责。

【病例简介】

患者,女性,56 岁,主因"双上肢麻木数月"入院,术前诊断"颈椎病",拟择期行"颈前路 $C_{6\sim7}$ 椎间盘切除减压,人工椎间盘置换术"。患者既往无特殊病史,否认高血压,糖尿病,心脏病等疾病,否认药物及食物过敏史,术前实验室检查未见明显异常,心电图、胸片均正常。术前评估 ASA 分级 I 级。拟行全身麻醉。

麻醉过程:患者入室心电监护示:血压 120/74mmHg(无创袖带测压,间隔 5 分钟),心率 71 次/分,血氧饱和度 96%,给予复方氯化钠溶液输注。全麻诱导:咪达唑仑 3mg,芬太尼 0.15mg,顺苯磺酸阿曲库铵 15mg,丙泊酚(长链脂肪乳)50mg,倍他米松 8mg,诱导平稳,顺利插入气管导管,听诊双肺呼吸音清,机械通气,气道压力 14cmH$_2$O。术中持续泵入丙泊酚(180mg/h)和瑞芬太尼 0.2μg/(kg·min)。手术开始前 30 分钟输注头孢美唑钠 2g(皮试阴性),随后给与琥珀酰明胶输注。手术开始,给予芬太尼 0.05mg,顺苯磺酸阿曲库铵 5mg,此时血压

108/66mmHg,心率58次/分。5分钟后血压101/58mmHg,心率56次/分。10分钟后测得血压66/41mmHg,心率56次/分,立即给予麻黄碱6mg并复测血压,为56/36mmHg,心率80~90次/分,紧急呼救求助并再次给予麻黄碱10mg,再次测量血压为49/30mmHg,心率上升至120次/分左右,此时气道压15cmH₂O。立即停用所有麻醉药,停止输注琥珀酰明胶(约输入200ml)。立即给予去氧肾上腺素,但血压上升并不明显,行动脉穿刺置管测压,血压波动于45~70/23~39mmHg,心率120~150次/分。血压下降的同时气道压力迅速上升,最高达46cmH₂O。口腔涌出大量清亮稀薄分泌物;掀开无菌单发现患者双下肢皮肤潮红,大片风团样皮疹,皮温较高。综合上述考虑过敏性休克,立即静推肾上腺素50μg。随后持续泵注肾上腺素,泵注氨茶碱,静脉推注地塞米松,氯化钙。30分钟后血压上升至119/85mmHg,心率120次/分左右,生命体征逐渐平稳,气道压力降至30cmH₂O以下,双下肢皮肤颜色逐渐正常,皮疹淡化。重新开始手术,术程顺利。手术结束后顺利拔出气管导管,PACU观察2小时,无异常后安返病房;次日随访患者生命体征平稳,问答切题,全身皮肤色泽正常,无术中知晓等麻醉并发症。1周后顺利出院。

【问题】

1. 什么是过敏反应及过敏性休克?
2. 过敏反应的类型及发生机制,该患者属于哪一类型变态反应?
3. 过敏反应及过敏性休克的临床表现?
4. 此病例中可能引起过敏反应的药物分析。
5. 过敏性休克的处理。

1. 什么是过敏反应及过敏性休克?

过敏反应(anaphylaxis)是机体对某些抗原初次应答后,再次接受相同抗原刺激时,发生的一种以机体生理功能紊乱或组织细胞损伤为主的特异性免疫应答。过敏性休克(anaphylactic shock)是外界某些抗原性物质进入已致敏的机体后,通过免疫机制在短时间内发生的一种强烈的多脏器累及症候群,是以IgE为介导的对变应原的全身性反应,大多数是典型的Ⅰ型变态反应,在全身多器官尤其是循环系统的表现。常见于对某些药物和血清制剂过敏的人群。

2. 变态反应的类型及发生机制,该患者属于哪一类型变态反应?

根据变态反应的发生机制和临床特点将其分为四型:

Ⅰ型变态反应,也称速发型变态反应,由IgE介导,是临床最常见的变态反应,其主要特征是:①再次接触变应原后反应发生快,消退亦快;②通常使机体出现功能紊乱而不发生严重组织细胞损伤;③具有明显个体差异及遗传倾向。参与Ⅰ型过敏反应的细胞和介质主要有:①肥大细胞,②嗜碱性粒细胞,③嗜酸性粒细胞,其他介质如TNF、IL-1~6、一氧化氮、主要碱性蛋白和超氧化物等,均在炎症和休克中起重要作用。

Ⅱ型变态反应,又称溶细胞或细胞毒型过敏反应,是细胞表面抗原与相应IgG或IgM抗体结合后,在补体、吞噬细胞和NK细胞参与作用下,引起以细胞溶解和组织损伤为主的病理性免疫应答。

Ⅲ型变态反应,又称免疫复合物型或血管炎型超敏反应。是由可溶性抗原与相应的IgG、IgM抗体结合形成中等大小的可溶性免疫复合物沉积于局部或全身毛细血管基底膜后,通过激活补体级联反应和血小板、嗜碱性、嗜中性粒细胞参与作用下引起,以充血、水肿、局部坏死和中性粒细胞浸润为主要特征的血管炎性反应和组织损伤。

Ⅳ型变态反应,是由致敏T细胞与相应抗原作用后引起,以单核细胞和淋巴细胞浸润及组织细胞损伤为主要特征的炎症反应,与抗体和补体无关,而与效应T细胞、吞噬细胞和其产生的CK(淋巴毒素、IFN-γ、TNF-β和趋化因子等)有关。反应发生慢(24~72小时)。

过敏反应性疾病的发生机制十分复杂,临床所见往往是混合型,但以某一型损伤为主。该患者属于Ⅰ型过敏反应。

Ⅰ型过敏反应的发生过程可分为致敏阶段、激发阶段和效应阶段。当变应原进入机体后,刺激机体产生以IgE

为主的对应抗体。IgE 对分布在呼吸道和消化道黏膜、皮下疏松结缔组织和血管周围组织中的肥大细胞、对血液中的嗜碱性粒细胞和对血管内皮细胞有特殊的亲嗜性,与上述细胞表面的受体结合使之成为致敏细胞,使机体处于致敏状态,当机体再次接触相同变应原时,变应原插入两个已与细胞结合的 IgE 抗体之间,使两个 IgE 分子桥连,引起细胞膜构形改变及钙离子流入,使细胞内颗粒脱出。后者释放出组胺等活性介质。这些介质的效应决定过敏反应的临床表现:概括为毛细血管通透性增加、血管扩张和平滑肌收缩。导致临床表现荨麻疹、血管性水肿、低血压、支气管痉挛、胃肠痉挛和子宫收缩等。过敏性休克的表现与程度,依机体反应性、抗原进入量及途径等而有很大差别。通常都突然发生且很剧烈,若不及时处理,常可危及生命。

3. 过敏反应及过敏性休克的临床表现?

药物诱发的过敏反应表现为突然发作,注药后30分钟内达最严重程度,临床表现完全决定于肥大细胞和嗜碱性粒细胞脱颗粒释放的化学介质作用,特别是组胺。所以不论启动脱颗粒的机制如何,表现均类似。各种临床症状按频率排序如下:皮肤改变;低血压伴心动过速;支气管痉挛以致低氧血症。

(1) 皮肤:即刻反应的特征是皮肤潮红、瘙痒、风团样皮疹或一过性血管性水肿。

(2) 循环系统:首先表现为低血压,患者面色苍白、四肢厥冷、烦躁不安、冷汗、心悸;随后表现有胸闷、心律失常、脉率细数、血压迅速下降,甚至神志不清、严重休克。组胺使血管平滑肌松弛,引起血液蓄积于静脉,也是血压下降的原因之一。

(3) 呼吸系统:首先表现为咽部发痒、咳嗽、喷嚏和声音嘶哑,严重时可出现咽喉部水肿,迅速出现喘息、喉痉挛、顽固性支气管痉挛、呼吸急促、严重发绀,甚至肺水肿。支气管痉挛是过敏反应中最致命的。

(4) 清醒患者还可出现呕吐、腹痛、腹泻。

根据临床表现将过敏反应分为4级。Ⅰ级:仅仅出现皮肤症状;Ⅱ级:出现明显的但尚无生命危险的症状,包括皮肤反应,低血压(血压下降30%伴其他不可解释的心动过速);Ⅲ级:出现威胁生命的症状,包括心动过速或心动过缓,心律失常及严重的气道痉挛;Ⅵ级:循环无效,呼吸心搏骤停。

4. 此病例中可能引起过敏反应的药物分析。

虽然各种围术期严重过敏反应发生率有所不同,但尚缺乏完整、系统的报道,因此无法单纯用发生率来判断过敏原。尤其鉴于Ⅰ型变态反应的高死亡率,对于过敏原的判断不可局限于发生率。围术期用药很复杂,所涉及的药物及液体均可能是致敏原。包括催眠药、镇痛药、肌松药,也包括胶体液、抗菌素、生物制品、血制品等(表10-2)。对于较为高发的致敏原如抗菌素、胶体液、肌松药、血液制品等,在输注时应密切观察循环、呼吸、皮肤表现。高风险病人尤其应减慢初始给药速度,减少过敏原接触,对改善预后有重要意义。

表10-2　麻醉期间常发生过敏反应的物质

物质	与过敏反应相关药品	发生率(%)	物质	与过敏反应相关药品	发生率(%)
肌松药	司可林、罗库溴铵、阿曲库铵	69.2	血浆代用品	右旋糖酐、明胶	2.7
乳胶制品	乳胶手套、止血带、引流管	12.1	阿片类药物	吗啡等	1.4
抗菌素	青霉素等	8.0	其他物质	抑肽酶、鱼精蛋白等	2.9
镇静药	丙泊酚等	3.7			

5. 过敏性休克的处理。

以低血压与支气管痉挛为特征的危及生命的过敏性休克要立即积极处理。治疗的目标是纠正动脉低氧血症,抑制化学介质的继续释放和恢复血容量。具体措施是:①立即停止应用可疑有过敏反应的药物,停止使用麻醉药;②维持有效血容量,积极补充电解质溶液,稳定循环。立即缓慢静脉注射肾上腺素 5μg/kg 或 100μg(稀释至1:10 000),可在数分钟内重复一次。肾上腺素能通过 β 受体效应使支气管痉挛快速舒张,通过 α 受体效应使外周小血管收缩以及对抗部分Ⅰ型变态反应的介质释放,因此是救治本症的首选药物。在血容量恢复以前,酌情使用血管活性药物去甲肾上腺素、间羟胺、苯肾上腺素等以维持灌注压。③保持呼吸道通畅,吸入纯氧,必要时气管插管,机械通气。氨茶碱能解除支气管持续性痉挛,其机制认为是抑制磷酸二酯酶,从而使细胞内 cAMP 蓄积,以减少化学介质的释放;④抗组胺治疗:氯苯那敏 10mg 或苯海拉明 0.5~1mg/kg 静脉推注;⑤糖皮质激素:氢化可的松 1~5mg/kg,或地塞米松 10~20mg 加强治疗。

【小结】

围术期过敏反应已成为威胁病人围术期安全的重要因素,全麻下的患者意识消失,不能主诉不适。手术时无菌单的遮盖妨碍了对患者皮肤改变的观察,并且手术、麻醉等其他因素的影响,使得麻醉医生难以早期发现过敏反应。且过敏性休克发病非常迅速,因此麻醉医师应做好术前访视、术中严密监护、备好应急的抢救设备和药品,掌握过敏反应的诊断和处理流程,以减少过敏性休克的发生和提高救治成功率。

【专家简介】

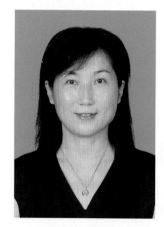

倪新莉,主任医师,硕士生导师,宁夏医科大学总医院、临床医学院孵育省级重点学科麻醉学科带头人,宁夏科技创新领军人才培养对象,国务院特贴专家。 主要研究方向: 脑复苏与脑保护。 以项目负责人身份承担各级科研课题6项,以第一或通讯作者在国内外专业期刊发表论文30余篇,以第一完成人获省级科技进步二等奖2项。 中华医学会麻醉学分会第十一届青年委员会委员。 现任中国研究型医院学会麻醉专业委员会全国委员,任《国际麻醉与复苏杂志》编委、《中华麻醉学杂志》和《临床麻醉学杂志》通讯编委等职。

倪新莉

【专家点评】

1. 围术期的过敏反应严重者可危及患者生命,引起临床麻醉医师的广泛关注与思考。由于围术期过敏反应大多属于Ⅰ型变态反应,主要症状为皮肤黏膜、呼吸系统和循环系统方面的变化。因此,术前访视重视对患者既往过敏史和家族史等相关危险因素的了解,对掌握患者围术期发生严重过敏反应的风险十分重要。麻醉药物诱发的严重过敏反应可在用药后数分钟内迅速发生,皮肤黏膜症状可表现为皮肤潮红,各种皮疹(尤其是大风团样丘疹),皮下血管神经性水肿,全身皮肤水肿,鼻、眼、咽喉黏膜水肿;呼吸道方面可表现为唾液及痰液分泌增多,喉痉挛,支气管痉挛,肺内出现哮鸣音及湿啰音;循环系统方面可表现为低血压,心动过速,或迅速进展为严重心律失常甚至循环衰竭。目前国际公认的诊断标准,即予麻醉药物后15分钟内出现皮肤黏膜表现、呼吸道方面表现和循环系统方面临床症状中的任意两项,且皮肤试验阳性者,明确诊断为围术期严重过敏反应。此患者在给予可疑过敏原后10分钟即出现循环变化,并存在呼吸系统和皮肤的变化,从临床上分析,发生了严重过敏反应。

2. 这例患者在怀疑严重过敏反应后,可以尽早使用肾上腺素,不但能更好维持循环稳定,也对气道反应有较好效果。积极的容量治疗能帮助维持循环稳定。

3. 据文献报道,血清类胰蛋白酶的检测在过敏反应的诊断中起到重要作用。但目前大多数医院或实验室并不具备检测血清类胰蛋白酶的条件。过敏原的诊断主要依赖于皮肤试验和血清学试验。皮肤试验包括点刺试验和皮内试验,血清学试验主要包括IgE介导的放射性过敏原吸附试验(Radioallergosorbent Test,RAST)和嗜碱性粒细胞活化试验(Basophil Activation Test,BAT)等。RAST可证实特异性IgE抗体的存在,用于诊断IgE介导的严重过敏反应特异度较高,但目前临床上少有麻醉药物相关的特异性IgE检测服务,且敏感性较差,现多作为实验室研究。BAT是近年开始应用的变态反应学检查方法,可检测出被变应原激活的嗜碱性粒细胞。据报道,BAT检测用于严重过敏反应诊断的灵敏度和特异度均较高。BAT用于麻醉药物诱发的严重过敏反应的诊断前景广阔,为准确判断麻醉过程中诱发严重过敏反应的变应原提供了新的方法。

【参考文献】

1. 邓小明，姚尚龙，于布为，等. 现代麻醉学. 第 4 版. 北京：人民卫生出版社，2014.
2. 赵晶. 围术期过敏反应的研究. 中华医学会全国麻醉学术年会，2012.
3. 赵晶，围术期过敏反应及其处理（协和医院），新青年麻醉论坛，2013-8-9.
4. 赖宏波，围术期过敏反应，《科学导报》，2016（6）.
5. 赵璐，石景辉. 顺阿曲库铵引起过敏反应的概述.《国际麻醉学与复苏杂志》，2016，37（7）.
6. McAleer PT, McNicol L, Rose MA. Perioperative anaphylaxis：progress, prevention and pholcodine policy. Anaesth Intensive Care. 2017, 45（2）：147-150.
7. Meng J, Rotiroti G, Burdett E, Lukawska JJ. Anaphylaxis during general anaesthesia：experience from a drug allergy centre in the UK. Acta Anaesthesiol Scand. 2017, 61（3）：281-289.

145　腹主动脉瘤覆膜支架腔内隔绝术麻醉的病例分析

【导读】

　　腔内支架血管隔绝术是近十年开展的治疗主动脉瘤的新技术。与传统的开放式主动脉重建手术相比，这种手术不仅具有创伤小、并发症和致死率低等优点，而且使一些老年和合并全身严重并存疾病的病人有了新的生机。探索胸腹主动脉瘤腔内支架血管隔绝术的麻醉方法，对麻醉处理的安全有效提出了新的挑战。腹主动脉瘤是一种病变累及全身的大血管疾病，对麻醉要求较高，术中管理困难。本患者采用了气管内插管全身麻醉，术中常规监测心电图、有创动脉血压、脉搏氧饱和度，术中采用肝素化抗凝。此例患者术中出现不明原因的低血压，虽然麻醉期间发生低血压比较常见，但是面对低血压的不同判断和处理会给患者带来不同的预后，本例病例中的低血压考虑为造影剂引起的严重过敏反应。

【病例简介】

　　患者，男性，72 岁，体重 57kg，既往有长期大量吸烟史（2~3 包/日），高血压病史 30 年，自服降压药控制血压良好。2016 年 11 月 23 日"发现腹部搏动性肿块伴腹胀一年"入院，查体：体温 37℃，脉搏 75 次/分，呼吸 16 次/分，血压 155/100mmHg，神志清醒，查体合作，腹平软，无压痛、反跳痛、肌紧张，左中腹可触及一直径约 10cm 搏动性肿块，质韧、无压痛，活动度差。双侧颈动脉、股动脉、足背动脉搏动（+）。双下肢无水肿。于 2016 年 11 月 30 日在气管内插管全身麻醉下行"腹主动脉瘤缩窄+腔内覆膜支架修复术（COOK）"。

　　术前麻醉访视：既往有高血压病史和吸烟史，无手术麻醉史。有药物过敏史（磺胺类、青霉素、头孢类）。术前心电图、凝血组合、血常规以及肝肾功能、肿瘤指标、血气分析、肝炎全套和免疫组合正常。D 二聚体明显增高：3951μg/L↑（参考值 0~500μg/L）N 端 B 型钠尿肽前体：331.3pg/ml↑（参考值<300pg/ml）。

　　术前胸腹主动脉 CTA 示：腹主动脉瘤扩张（自双肾动脉水平至髂总动脉上方），大小约 7.7cm×7.5cm×18.9cm，周围见片状低密度附着。胸主动脉附壁血栓形成，伴局部管腔内膜欠光整（图 10-5）。

　　术前心脏彩超示：室间隔增厚，左室舒张功能减退；主动脉瓣瓣叶、瓣环增厚，回声增强伴轻度反流。

　　麻醉诱导及维持：咪达唑仑 2mg、依托咪酯 20mg、舒芬太尼 30μg、顺式阿曲库铵 20mg 常规诱导，气管插管顺利，听诊呼吸音良好并固定 7.0 号钢丝气管导管，动脉及颈内静脉穿刺并置管，静吸复合麻醉维持，丙泊酚

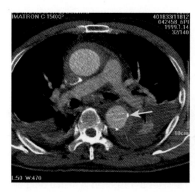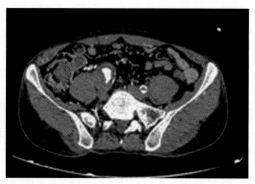

图10-5　术前胸腹主动脉CTA

1200mg 泵注、右美托咪啶 50μg 泵注、顺式阿曲库铵 60mg 泵注、七氟烷吸入。

麻醉险象:手术开始常规给予激素(地塞米松 5mg 和氢化泼尼松 20mg),术中血压维持在 110~120/65~70mmHg,心率 62~65 次/分;术中应用造影剂后突然出现严重低血压 85/55mmHg,心率 78 次/分,立即给予间羟胺 200μg,效果不明显,患者气道压力 14cmH_2O,马上寻求上级帮助。

麻醉处理:术中在应用造影剂后血压下降明显,下肢及躯干部位出现较多红疹,过敏性休克可能性大。立即给予地塞米松 10mg 和肾上腺素 1mg 抗过敏治疗,继续给予多巴胺强心、去甲肾上腺素 15μg/min 维持血压。与患者家属沟通,手术完毕带气管导管返回 ICU 病房。

术后第 1 日:带管入 ICU,氨溴索化痰,兰索拉唑抑酸,还原型谷胱甘肽清除自由基,补充电解质和白蛋白等一系列治疗,密切监测循环情况,适当加强补液利尿,水化碱化尿液。治疗的同时,床旁胸片检查、心脏超声、血液检查续查原因。床旁胸片示两肺纹理增多、卧位心影增大,心脏超声示左室壁收缩活动未见明显异常,血液报告示 C 反应蛋白 65mg/L↑、乳酸 4.4mmol/L、谷草转氨酶↑61U/L、乳酸脱氢酶↑502U/L、肌酸激酶↑318U/L、肌酸激酶 MB 同工酶↑36U/L。

术后第 2 日:患者神志清,肌力恢复,循环稳定,氧合尚可情况下脱机拔管,拔管后患者呼吸、氧合尚可。鼻导管吸氧,心电监护示:心率 89 次/分,呼吸 16 次/分,血压 122/68mmHg,SpO_2 98%。查体:双肺呼吸音粗,未闻及干湿啰音,心率 89 次/分,律齐,腹软,无压痛,双下肢不肿。复查血气分析:pH 7.41,PaCO_2 41mmHg,PaO_2 94mmHg,K^+ 3.8mmol/L,Lac 2.2mmol/L,HCO_3^- 25.9mmol/L,BE 1.2 mmol/L,SpO_2 97%。床旁胸片示两肺纹理增多、卧位心影增大,血液报告示出凝血时间正常、血常规示白细胞轻度增高、肝肾功能正常,C 反应蛋白 88mg/L↑,D 二聚体 4256ug/L↑,N 端 B 型钠尿肽前体:2116pg/mL↑,肌钙蛋白-I 阳性+、肌红蛋白阴性、肌酸激酶 MB 同工酶阴性,肌酸激酶↑403U/L(22-269U/L),肌酸激酶 MB 同工酶↑29U/L(0~25U/L),当日转出 ICU 转入专科继续治疗:雾化吸入治疗,继续观察患者生命体征,维持内环境稳定。

术后第 3 日:继续治疗原发疾病,控制血压,改善心功能;维持内环境平衡;动态观察心电图、心肌酶谱;病情允许建议复查心超,排查冠心病,复查 D 二聚体;排除禁忌证可予以曲美他嗪 20mg 每日 3 次餐时口服。C 反应蛋白 88mg/L↑,D 二聚体:4256ug/L↑,N 端 B 型钠尿肽前体:2116pg/mL↑,肌钙蛋白-I 阳性+、肌红蛋白弱阳性+、肌酸激酶 MB 同工酶 弱阳性+、肌酸激酶↑547U/L、肌酸激酶 MB 同工酶 17U/L。

术后第 4 日:肌钙蛋白-I 阳性+、肌红蛋白 弱阳性+、肌酸激酶 MB 同工酶 弱阳性+,谷草转氨酶↑105U/L、乳酸脱氢酶↑818U/L,肌酸激酶↑560U/L、肌酸激酶 MB 同工酶 ↑47U/L。

术后第 5 日:肌钙蛋白-I 阳性+、肌红蛋白 弱阳性+、肌酸激酶 MB 同工酶 阴性,谷草转氨酶↑61U/L、乳酸脱氢酶↑326U/L,肌酸激酶↑337U/L、肌酸激酶 MB 同工酶 22U/L。

【问题】

1. 影响血压的因素有哪些?
2. 围麻醉期不明原因的低血压考虑哪些因素?
3. 如何认识过敏反应,如何诊断和治疗过敏性休克?

4. 腹主动脉瘤介入手术的麻醉还需要注意哪些细节?

1. 影响血压的因素有哪些?

影响动脉血压的因素有:每搏排出量、心率、外周阻力、主动脉和大动脉管壁的弹性与循环血量与血管容量。①每搏输出量:在其他因素不变的情况下,每搏输出量增加,收缩压上升较舒张压明显,脉压加大。反之,每搏输出量减少,主要使收缩压降低,脉压减小。②心率:心率增加时,舒张压升高大于收缩压升高,脉压减小。反之,心率减慢时,舒张压降低大于收缩压降低,脉压增大。③外周阻力:外周阻力加大时,舒张压升高大于收缩压升高,脉压减小。反之,外周阻力减小时,舒张压的降低大于收缩压的降低,脉压加大。④血管弹性:大动脉管的弹性贮器作用主要起缓冲血压的作用。当大动脉硬化时,其缓冲作用减弱,收缩压会升高,但舒张压降低,脉压明显增大。⑤循环血量和血管系统容量的比例:当血管系统容积不变,血量减小时(失血)则体循环平均压下降,动脉血压下降。血量不变而血管系统容积加大时,动脉血压也将下降。

2. 围麻醉期不明原因的低血压考虑哪些因素?

围麻醉期顽固性低血压是指血压降低幅度超过麻醉前20%或血压降低达80mmHg的患者经过输血、补液、升压药等对症治疗后无法使血压恢复正常的临床症状。围麻醉期不明原因的低血压时应该细致地观察血压和心率的波动性;微循环血流状态;周密地观察皮肤湿度;末梢的充盈度和颜色以及准确记录出入量。然后做出具体正确的判断。最常见于休克、创伤、大手术中,是围术期的一种严重并发症,发生率在9%~44%,而死亡率更可达25%。围麻醉期导致顽固性低血压的主要原因分类:①分布性低血压:由外周血管阻力降低所致,其机制包括自由基使内源性儿茶酚胺失活和肾上腺素能受体失敏,代谢产物蓄积,血管通透性增加,小动脉平滑肌细胞膜超极化和离子通道变化,细胞膜超极化,细胞因子(NO等)作用,氧自由基,超氧化物等,主要表现在感染性休克、过敏性休克、神经源性休克,其他如肾上腺危象、黏液性昏迷、中毒性休克等原因发生的顽固性低血压。②梗阻性低血压:由心血管管路中血流发生梗阻所致,特点是舒张期充盈异常或后负荷过高,此类顽固性低血压常见病因为心包填塞、张力性气胸、肺栓塞、主动脉夹层等。③血容量性低血压:例如术中大量出血。④心源性低血压:例如患者伴有右心衰竭,左心衰竭及全心衰竭,严重心律失常导致的心力衰竭等。

围麻醉期导致顽固性低血压时需要从麻醉因素(各种麻醉药、辅助麻醉药的心肌抑制与血管扩张作用、过度通气、排尿过多所致的低血容量和低血钾、酸中毒、低温)、手术因素(术中失血过多、副交感神经反射、手术操作压迫心脏和大血管、TURP综合征、心脏手术中发生的血管麻痹综合征)、患者因素(术前即有明显低血容量、肾上腺皮质功能衰竭、严重低血糖、心律紊乱、急性心肌梗死、心功能不全)和其他因素(围术期使用的药物及液体可能会使部分体质特殊的患者产生过敏反应)。具体原因分析,再采用具体措施处理险情。

3. 如何认识过敏反应,如何诊断和治疗过敏性休克?

(1)过敏反应的分级和临床表现:2004年将严重过敏反应(anaphylaxis)定义为"严重的、危及生命的全身或系统性的超敏反应"。一般指严重、速发性及全身性的过敏反应,可由多种原因诱发,也可在没有任何征兆的情况下发生,常有多系统症状表现,包括皮肤、呼吸、心血管以及消化道,严重的病例可以导致气道完全梗阻、心血管系统衰竭,甚至死亡(表10-3)。

表10-3　过敏反应的分级和临床表现

分级	临床表现
I	皮肤黏膜症状:红斑,荨麻疹,伴/不伴血管性水肿
II	皮肤症状,低血压和心动过速,气道高反应(咳嗽,通气功能受损),胃肠道症状
III	严重的危及多个器官:衰竭,心动过速/过缓,心律失常,支气管痉挛;伴/不伴皮肤症状
IV	呼吸循环骤停

(2)过敏反应ABCDE临床表现:A和B(Airway and Breathing)气道水肿、分泌物增加;喉和(或)支气管痉挛;胸闷、气急、喘鸣、憋气、发绀,是本症最多见的表现,也是最主要的死因。

C(Circulation)心悸、出汗、面色苍白、脉速而弱,然后发展为肢冷、发绀、血压下降,最终导致心跳停止,少数原有冠状动脉硬化的患者可并发心肌梗死。

D(Disability)先出现恐惧感,烦躁不安和头晕;随着脑缺氧和脑水肿加剧,可发生意识不清或完全丧失;恶心、呕吐、腹痛、腹泻,最后出现大小便失禁。

E(Exposure)包括皮肤潮红、瘙痒,继以广泛的红疹/荨麻疹/或血管神经性水肿,常是过敏性休克最早且最常(80%)出现的征兆,可能不明显,但也可能非常显著,可能仅有皮肤(红斑或红疹或荨麻疹)和(或)黏膜表现。血管性水肿与荨麻疹类似但是可导致深部组织水肿,可出现于眼睑、嘴唇,有时出现在口腔与咽喉,大多数过敏反应仅有皮肤表现而并不发展为过敏性休克。

(3) 过敏性休克的诊断与处理

过敏性休克的诊断:皮疹、休克、气道痉挛水肿三联征。

过敏性休克的处理:①遵循 ABC(airway,breathing,circulation)原则。②撤除一切可能的致敏因素(抗生素、胶体、乳胶、氯己定)。寻求帮助,准确记录时间。③保证气道,需要时行气管插管,吸入纯氧。④低血压时,抬高患者下肢。⑤静脉使用肾上腺素。初始剂量 50μg(0.5ml,1:10 000 溶液),如果存在严重的低血压或支气管痉挛,可反复使用。可持续静脉输注肾上腺素。⑥超大容量补液,加压快速输注 0.9% 生理盐水或乳酸林格液(1~4L)。严重过敏反应中发生心脏骤停,复苏遵循以下原则:首先致死性的严重过敏反应引起明显的血管扩张,需要超大容量补充,至少建立两个静脉通道,加压输入等张晶体液(4~8L);其次静注大剂量肾上腺素,首剂 1mg,如需要 3 分钟后再次静注 1mg,需要时可采用 4~10μg/min 持续输注;再者抗组胺及类固醇激素应用,若有心跳骤停需延长 CPR 时间,直到严重过敏反应完全消退。

4. 腹主动脉瘤介入手术的麻醉还需要注意哪些细节?

腹主动脉瘤介入手术的麻醉总体处理原则:保持血流动力学稳定、防止动脉瘤破裂、加强肺、肾、血液、脑和脊髓等功能保护。

【小结】

围术期出现不明原因的低血压时必须系统地考虑是否低血容量、麻醉过深、麻醉平面过高等常见原因,然后根据患者具体病情考虑是否合并心源性休克、感染性休克、过敏性休克、急性肺栓塞和心包填塞?本例全麻患者发现及时,处理及时,预后良好。

围术期发生严重过敏反应可危及患者生命,引起剧烈的循环系统和呼吸系统变化时,需要进行心肺复苏,以保证呼吸和循环的稳定。必须在第一时间脱离和切断可疑过敏原,如麻醉药物、含有乳胶的器械、抗生素以及血液制品等,同时早期使用肾上腺素,并根据患者的情况,进行后期治疗和处理。

【专家简介】

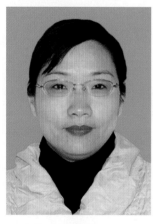

王志萍

王志萍,主任医师。 南京医科大学附属无锡人民医院麻醉科教授、主任医师、博士生导师。 现任中华医学会麻醉学分会器官移植学组委员、中国心胸血管麻醉学会胸科麻醉分会常务委员,江苏省医学会麻醉学分会常委。 工作 27 年来积累了丰富的危重、疑难、复杂合并症患者麻醉处理经验,临床主攻胸科及神经外科手术麻醉,专科特色为肺移植麻醉管理、肺保护与肺修复;科研上致力于吸入脑保护和低温脑保护的研究,尤见长于脑、肺等重要脏器功能衰竭的防治与调控。

【专家点评】

1. 围麻醉期过敏反应的发生率约为 1:5000,女性多见,约为男性的 3 倍。尽管在多数危及生命的麻醉药过敏反应中,有过敏史的患者所占比例很高,但没有前瞻性数据显示此部分患者在围麻醉期过敏的风险会增加。

2. 围麻醉期出现突发的低血压,在排除心肌收缩力和循环容量的因素后,要考虑过敏反应的可能。虽然清醒患者多存在瘙痒,皮肤表现,濒死感的临床症状,而全麻患者的循环崩溃最常见且最严重。目前公认的严重过敏反应临床判断标准是,皮肤黏膜、循环系统及呼吸系统三方面症状中出现两方面或三方面,但约 10% 的过敏患者中,心血管反应是唯一的临床表现。

3. 过敏反应的治疗首选肾上腺素,尽早使用,并根据需要多次使用或持续泵注是基本治疗原则,此类患者的拔管必须在保证心肺功能稳定的前提下,并正确评估呼吸道水肿情况后进行。

【参考文献】

1. Fischer GW, Levin MA. Vasoplegia During Cardiac surgery: Current Concepts and Management[J]. Semin Thoracic Surg, 2010. 22 (2):140-144.
2. Shanmugam G. Vasoplegic syndrome-the role of methyleneblue[J]. EurJ Cardiothorac Surg, 2005, 28 (5):705-710.
3. 王天龙, 黄宇光, 李天佐, 等. 危重症患者麻醉管理进阶参考[M]. 北京: 北京大学医学出版社, 2012:553.
4. 闵红星, 高改莉, 雷庆红, 等. 主动脉夹层动脉瘤介入手术的麻醉处[J]. 宁夏医学杂志, 2006, 28 (3):172-173.
5. 欧阳碧山, 姚立群. 胸主动脉夹层动脉瘤介入治疗的麻醉体会[J]. 临床麻醉学杂志. 2002, 18 (9):475-477.
6. 于钦军, 李立环. 临床心血管麻醉实践[M]. 北京: 人民卫生出版社, 2005:128-129.

146 由 1 例严重过敏反应引发对围术期过敏反应的再认识

【导读】

过敏反应在围术期发生率虽较低,而一旦发生可能会给患者带来多种并发症,严重时甚至威及生命。病人在麻醉前存在对药物、辅佐剂及手术用品等的致敏现象,围术期在较短的时间内,应用多种麻醉药物、辅佐剂或血液制品,可能对其中一种或几种物质敏感,从而引发过敏反应。轻微的过敏反应,往往易于处理,严重的过敏反应,如果处理不当,则引起严重的后果。因此,对围术期可能发生的过敏反应应予以充分重视,最大限度地减少发生,以保障病人的生命安全。

【病例简介】

患者,男性,41 岁,体重 67kg。入院前 2 月在我院体检行超声检查提示:左肾积水,输尿管结石,尿常规提示:隐血(+),既往间断腰痛多年,为求进一步诊治,以"左肾盂积水伴输尿管结石"入住我院泌尿外科。入院后 CT 提示:左侧肾脏重度积水,左侧肾脏下盏多发结石,2~3cm 大小,左侧输尿管上端结石。既往左食指外伤曾行清创缝合术。此次入院除 CT 外,心电图、胸片及相关实验室检查无明显异常,拟择期在气管插管全身麻醉下行"经皮肾镜超声碎石取石术"。

手术当日,患者入室血压 130/90mmHg,心率 90 次/分,呼吸 18 次/分。巡回护士遵泌尿外科医生医嘱给予术前抗生素,五水头孢 2g 入 0.9% 生理盐水 100ml 静脉滴注,此时无循环、呼吸及皮肤变化。5 分钟后全麻诱导,诱导用药:盐酸戊乙奎醚 1mg,咪达唑仑 3mg,舒芬太尼 40μg,顺式阿曲库铵 14mg,依托咪酯 14mg。待患者意识消失,常规面罩通气,手控呼吸。通气期间,发现气道分泌物较多,加压给氧气道阻力较大,气道压力达到 50mmHg,吸净分泌物后,立即行气管插管,100% 纯氧机械通气,听诊双肺呼吸音略低,随后发现患者双下肢肌张力较高,皮肤发红,有散在小皮疹,球结膜水肿,初步诊断为"过敏反应",立即停止抗生素的输入,同时给予地塞米松 10mg 静注、氯化钙 1g 静滴及苯海拉明 20mg 肌内注射等抗过敏治疗。数分钟内,发现患者四肢冰冷,末梢循环差,血氧饱和度下降,最低至 67%,血压下降至 50/30mmHg,考虑"过敏性休克",立即给予肾上腺素 50μg 静推,羟乙基淀粉 500ml 快速扩容,过敏症状无明显改善,继续加大肾上腺素剂量(100μg→200μg→500μg→1mg)反复静推,同时行肾上腺素、去甲肾上腺素等药物持续泵注、甲泼尼龙 200mg 静注以纠正休克、改善微循环,期间行桡动脉穿刺有创测压、右颈内静脉穿刺置管加快输液、血气分析低钾、低钙、酸中毒,给予补钾、补钙、纠酸等处理,患者 SPO2 回升,但血压仍维持于 60/40mmHg 左右,HR 波动在 100~170 次/分之间,很快患者又出现室早、室颤,行胸外按压、电除颤后转为窦性心律,继续维持原有抗过敏性休克治疗,经过 2 小时的积极抢救,患者 HR 稳定于 100~110 次/分,BP 稳定于 130~140/80~90mmHg,SPO2 99%,生命体征趋于平稳,手术未做,带管送往内科 ICU 继续监护治疗。

【小结】

围术期过敏反应属小概率事件,若处理不当,危害严重。围术期应加强对已用药物使用后的观察;规范术前抗生素的使用;对既往有过敏反应或过敏体质的患者,应高度重视,尽可能使用局麻药和区域麻醉;避免再次使用与过敏反应有关的可疑药物;尽可能避免使用释放组胺的药物,如吗啡等;尽可能避免多种药物复合使用,做到单独缓慢注射;积极做好处理过敏反应的应急准备;有条件的要做好过敏性休克模拟人的教学和培训。

【专家简介】

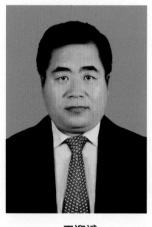

王迎斌,主任医师,副教授,医学博士,现任兰州大学第二医院麻醉学系主任,麻醉科主任。主要研究方向为疼痛诊疗老年患者麻醉的临床研究。 以项目负责人身份承担各级科研课题 3 项,以第一或通讯作者在国内外专业期刊发表论文 20 余篇。 现任中华医学会麻醉学分会学科管理学组委员,中国胸心血管麻醉学会理事,中国研究型医院麻醉学分会委员,中华医学会麻醉学分会第十届、十一届中青年委员,甘肃省医师协会麻醉医师分会侯任会长,甘肃省医学会麻醉专业委员会副主任委员,甘肃省中西医结合学会麻醉学专业委员会副主任委员,兰大学报编委。

王迎斌

【专家点评】

1. 此例患者过敏反应的过敏原不明确。如果诱导时仍在使用抗菌素,则麻醉诱导药物和抗菌素均有可能是过敏原。临床上两类药物的输注可以间隔一段时间,尤其应该注意用药短时间内(5 分钟)患者循环、呼吸和皮肤变化。

2. 地塞米松起效较慢,它和氯化钙及抗组胺药均是急性期处理后的用药。一线药物以肾上腺素和补液为主。

【参考文献】

1. Emergency treatment of anaphylactic reactions—Guidelines for healthcare providers. Resuscitation 2008，77：157-169.

2. Reducing the Risk of Anaphylaxis During Anesthesia：2011 Updated Guidelines for Clinical Practice. J Investig Allergol Clin Immunol 2011，21（6）：442-453.

3. 辛鑫，赵晶. 围术期过敏反应再认识. 协和医学杂志，2011，2（4）：380-381.

4. 田玉科. 围手术期过敏反应及类过敏样反应. 医学新知杂志，2005，15（2）：7-9.

5. 裴丽坚，黄宇光. 围术期严重过敏反应的思考. 中华临床免疫和变态反应杂志，2009，3（1）：15-18.

索引